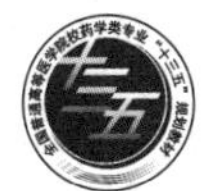

全国普通高等医学院校药学类专业“十三五”规划教材

天然药物化学

（供药学类专业用）

主　编　阮汉利　张　宇

副主编　杨官娥　宋小妹　刘荣华　赵桂琴

编　者（以姓氏笔画为序）

才　谦（辽宁中医药大学）
危　英（贵州中医药大学）
刘　涛（中国医科大学）
刘荣华（江西中医药大学）
汤海峰（第四军医大学）
许琼明（苏州大学药学院）
阮汉利（华中科技大学同济药学院）
杨官娥（山西医科大学）
李　岩（徐州医学院）
何细新（广州中医药大学）
宋小妹（陕西中医药大学）
张　帆（川北医学院）
张　宇（佳木斯大学药学院）
张　鹏（华中科技大学同济药学院）
张延萍（河南科技大学化工与制药学院）
胡金锋（复旦大学药学院）
赵桂琴（承德医学院）
穆　青（复旦大学药学院）

中国健康传媒集团
中国医药科技出版社

内容提要

本书是全国普通高等医学院校药学类专业“十三五”规划教材之一，全书分为17章，主要介绍天然药物化学学科的建立与发展及其在新药研发中的应用、天然药物的结构类型、结构特征、生物合成、理化性质、提取分离和结构鉴定等。同时，本教材首次将微生物代谢产物列为一章，对其进行较为详尽的介绍，此外还增加脑苷类、有机含硫化合物等内容，充分体现了国内外天然药物化学学科领域的最新发展趋势。我们在每章开始配有学习导引、章节中间有知识拓展和知识链接、每章结束部分有本章小结和练习题，目的是方便学生自学，培养其理论联系实际的能力。本书供药学类专业学生使用。同时，为丰富教学资源，增强教学互动，免费配套在线学习平台（含电子教材、教学课件、图片、视频和习题集），供师生使用。

图书在版编目（CIP）数据

天然药物化学 / 阮汉利，张宇主编．—北京：中国医药科技出版社，2016.1

全国普通高等医学院校药学类专业“十三五”规划教材

ISBN 978－7－5067－7908－1

Ⅰ. ①天…　Ⅱ. ①阮…　②张…　Ⅲ. ①生药学—药物化学—医学院校—教材　Ⅳ. ①R284

中国版本图书馆 CIP 数据核字（2016）第002969号

美术编辑　陈君杞

版式设计　郭小平

出版　**中国健康传媒集团** | 中国医药科技出版社

地址　北京市海淀区文慧园北路甲22号

邮编　100082

电话　发行：010－62227427　邮购：010－62236938

网址　www.cmstp.com

规格　787×1092mm 1/16

印张　34 1/4

字数　778千字

版次　2016年1月第1版

印次　2020年8月第3次印刷

印刷　三河市百盛印装有限公司

经销　全国各地新华书店

书号　ISBN 978－7－5067－7908－1

定价　68.00 元

获取新书信息、投稿、为图书纠错，请扫码联系我们。

全国普通高等医学院校药学类专业“十三五”规划教材
出 版 说 明

全国普通高等医学院校药学类专业“十三五”规划教材，是在深入贯彻教育部有关教育教学改革和我国医药卫生体制改革新精神，进一步落实《国家中长期教育改革和发展规划纲要》（2010－2020年）的形势下，结合教育部的专业培养目标和全国医学院校培养应用型、创新型药学专门人才的教学实际，在教育部、国家卫生和计划生育委员会、国家食品药品监督管理总局的支持下，由中国医药科技出版社组织全国近100所高等医学院校约400位具有丰富教学经验和较高学术水平的专家教授悉心编撰而成。本套教材的编写，注重理论知识与实践应用相结合、药学与医学知识相结合，强化培养学生的实践能力和创新能力，满足行业发展的需要。

本套教材主要特点如下：

1. 强化理论与实践相结合，满足培养应用型人才需求

针对培养医药卫生行业应用型药学人才的需求，本套教材克服以往教材重理论轻实践、重化工轻医学的不足，在介绍理论知识的同时，注重引入与药品生产、质检、使用、流通等相关的“实例分析/案例解析”内容，以培养学生理论联系实际的应用能力和分析问题、解决问题的能力，并做到理论知识深入浅出、难度适宜。

2. 切合医学院校教学实际，突显教材内容的针对性和适应性

本套教材的编者分别来自全国近100所高等医学院校教学、科研、医疗一线实践经验丰富、学术水平较高的专家教授，在编写教材过程中，编者们始终坚持从全国各医学院校药学教学和人才培养需求以及药学专业就业岗位的实际要求出发，从而保证教材内容具有较强的针对性、适应性和权威性。

3. 紧跟学科发展、适应行业规范要求，具有先进性和行业特色

教材内容既紧跟学科发展，及时吸收新知识，又体现国家药品标准［《中国药典》（2015年版）］、药品管理相关法律法规及行业规范和2015年版《国家执业药师资格考试》（《大纲》、《指南》）的要求，同时做到专业课程教材内容与就业岗位的知识和能力要求相对接，满足药学教育教学适应医药卫生事业发展要求。

4. 创新编写模式，提升学习能力

在遵循“三基、五性、三特定”教材建设规律的基础上，在必设“实例分析/案例解析”

模块的同时，还引入“学习导引”“知识链接”“知识拓展”“练习题”（“思考题”）等编写模块，以增强教材内容的指导性、可读性和趣味性，培养学生学习的自觉性和主动性，提升学生学习能力。

5. 搭建在线学习平台，丰富教学资源、促进信息化教学

本套教材在编写出版纸质教材的同时，均免费为师生搭建与纸质教材相配套的“医药学堂”在线学习平台（含数字教材、教学课件、图片、视频、动画及练习题等），使教学资源更加丰富和多样化、立体化，更好地满足在线教学信息发布、师生答疑互动及学生在线测试等教学需求，提升教学管理水平，促进学生自主学习，为提高教育教学水平和质量提供支撑。

本套教材共计29门理论课程的主干教材和9门配套的实验指导教材，将于2016年1月由中国医药科技出版社出版发行。主要供全国普通高等医学院校药学类专业教学使用，也可供医药行业从业人员学习参考。

编写出版本套高质量的教材，得到了全国知名药学专家的精心指导，以及各有关院校领导和编者的大力支持，在此一并表示衷心感谢。希望本套教材的出版，将会受到广大师生的欢迎，对促进我国普通高等医学院校药学类专业教育教学改革和药学类专业人才培养作出积极贡献。希望广大师生在教学中积极使用本套教材，并提出宝贵意见，以便修订完善，共同打造精品教材。

中国医药科技出版社

2016年1月

全国普通高等医学院校药学类专业“十三五”规划教材

书　目

序号	教材名称	主编	ISBN
1	高等数学	艾国平　李宗学	978－7－5067－7894－7
2	物理学	章新友　白翠珍	978－7－5067－7902－9
3	物理化学	高　静　马丽英	978－7－5067－7903－6
4	无机化学	刘　君　张爱平	978－7－5067－7904－3
5	分析化学	高金波　吴　红	978－7－5067－7905－0
6	仪器分析	吕玉光	978－7－5067－7890－9
7	有机化学	赵正保　项光亚	978－7－5067－7906－7
8	人体解剖生理学	李富德　梅仁彪	978－7－5067－7895－4
9	微生物学与免疫学	张雄鹰	978－7－5067－7897－8
10	临床医学概论	高明奇　尹忠诚	978－7－5067－7898－5
11	生物化学	杨　红　郑晓珂	978－7－5067－7899－2
12	药理学	魏敏杰　周　红	978－7－5067－7900－5
13	临床药物治疗学	曹　霞　陈美娟	978－7－5067－7901－2
14	临床药理学	印晓星　张庆柱	978－7－5067－7889－3
15	药物毒理学	宋丽华	978－7－5067－7891－6
16	天然药物化学	阮汉利　张　宇	978－7－5067－7908－1
17	药物化学	孟繁浩　李柱来	978－7－5067－7907－4
18	药物分析	张振秋　马　宁	978－7－5067－7896－1
19	药用植物学	董诚明　王丽红	978－7－5067－7860－2
20	生药学	张东方　税丕先	978－7－5067－7861－9
21	药剂学	孟胜男　胡容峰	978－7－5067－7881－7
22	生物药剂学与药物动力学	张淑秋　王建新	978－7－5067－7882－4
23	药物制剂设备	王　沛	978－7－5067－7893－0
24	中医药学概要	周　晔　张金莲	978－7－5067－7883－1
25	药事管理学	田　侃　吕雄文	978－7－5067－7884－8
26	药物设计学	姜凤超	978－7－5067－7885－5
27	生物技术制药	冯美卿	978－7－5067－7886－2
28	波谱解析技术的应用	冯卫生	978－7－5067－7887－9
29	药学服务实务	许杜娟	978－7－5067－7888－6

注：29 门主干教材均配套有中国医药科技出版社“医药学堂”在线学习平台。

全国普通高等医学院校药学类专业“十三五”规划教材

配套教材书目

序号	教材名称	主编	ISBN
1	物理化学实验指导	高　静　马丽英	978－7－5067－8006－3
2	分析化学实验指导	高金波　吴　红	978－7－5067－7933－3
3	生物化学实验指导	杨　红	978－7－5067－7929－6
4	药理学实验指导	周　红　魏敏杰	978－7－5067－7931－9
5	药物化学实验指导	李柱来　孟繁浩	978－7－5067－7928－9
6	药物分析实验指导	张振秋　马　宁	978－7－5067－7927－2
7	仪器分析实验指导	余邦良	978－7－5067－7932－6
8	生药学实验指导	张东方　税丕先	978－7－5067－7930－2
9	药剂学实验指导	孟胜男　胡容峰	978－7－5067－7934－0

前言

PREFACE

天然药物化学是高等院校药学、中药学、生物药学、制药工程等专业的必修或骨干专业课程，其涵盖的专业知识涉及创新药物分子的发现、药物的研发、生产和监管等环节，在中药和民族药的研究等领域发挥着重要的作用。本书的编写人员是由国内从事天然药物化学教学与科研工作第一线的具有丰富教学经验和科研经历的教授组成。教材结合当今社会对药学及中药学人才培养的需求，注重理论联系实际，使其更具应用价值。在编写内容方面注重深入浅出，循序渐进，条理清晰。每章开始有学习导引、章节中间有知识拓展和知识链接、每章结束部分有本章小结和练习题，便于学生自学。

该教材由阮汉利、张宇两位教授担任主编，杨官娥、宋小妹、刘荣华、赵桂琴四位教授担任副主编。编写任务根据各位老师的科研背景分配如下：第一、二章阮汉利（华中科技大学同济药学院），第三章杨官娥（山西医科大学），第四章刘荣华（江西中医药大学），第五章胡金锋（复旦大学药学院），第六章赵桂琴（承德医学院）和宋小妹（陕西中医药大学），第七章穆青（复旦大学药学院），第八章才谦（辽宁中医药大学），第九章、第十七章张延萍（河南科技大学化工与制药学院），第十章张鹏（华中科技大学同济药学院）和许琼明（苏州大学药学院），第十一章危英（贵州中医药大学），第十二章张宇（佳木斯大学药学院），第十三章张帆（川北医学院），第十四章李岩（徐州医学院），第十五章汤海峰（第四军医大学），第十六章刘涛（中国医科大学）和何细新（广州中医药大学）。张鹏兼任秘书。陕西中医药大学的岳正刚老师、华中科技大学的吴文明、刘叶、周明、宋健、王艳美等同学在化学结构绘制和书稿的校对等方面给予较多的帮助，在此表示感谢！同时，为丰富教学资源，增强教学互动，免费配套在线学习平台（含电子教材、教学课件、图片、视频和习题集），供师生使用。

本书在编写过程中，得到编委和兄弟院校有关老师及其所在院校的热情支持和鼓励，提出了许多宝贵的意见和建议，在此一并表示衷心的感谢！

因编者学术水平及编写能力有限，不当之处在所难免，敬请广大师生和读者予以指正。

编者

2015 年 10 月

目录

CONTENTS

第一章　绪论 …… 1

第一节　天然药物化学的内涵 …… 1

一、天然药物化学的内涵 …… 1

二、天然药物化学与相关学科 …… 2

三、有效成分和有效部位 …… 3

四、天然药物化学在药学领域中的作用和地位 …… 4

第二节　天然药物化学发展概况 …… 7

一、国外发展概况 …… 7

二、国内发展概况 …… 9

三、天然药物化学研究的发展趋势 …… 12

第二章　天然产物化学成分的生物合成 …… 15

第一节　植物体内含有的成分及其代谢过程 …… 15

一、植物体内含有的成分 …… 15

二、植物体内物质代谢过程 …… 16

三、生物合成假说的提出 …… 17

第二节　天然产物的构成单元与生物合成途径 …… 18

一、醋酸－丙二酸途径 …… 20

二、甲戊二羟酸途径和丙酮酸/磷酸甘油途径 …… 22

三、莽草酸途径 …… 25

四、氨基酸途径 …… 27

五、生物合成的多样性 …… 27

第三节　植物化学分类学与亲缘相关性 …… 30

一、植物化学分类学 …… 30

二、植物亲缘相关性 …… 31

第三章 天然产物成分提取分离方法 …… 33

第一节 有效成分在生物体内存在的特征 …… 33
一、成分种类复杂性 …… 33
二、生物活性多样性 …… 33
三、有效成分可变性 …… 33

第二节 有效成分提取方法 …… 34
一、溶剂提取法 …… 34
二、水蒸气蒸馏法 …… 40
三、升华法 …… 40

第三节 有效成分分离与精制的一般方法 …… 40
一、根据物质溶解度差别进行分离 …… 41
二、根据物质在两相溶剂中分配系数不同进行分离 …… 43
三、根据物质吸附性差别进行分离 …… 53
四、根据物质分子大小差别进行分离 …… 60
五、根据物质解离程度不同进行分离 …… 64
六、根据物质的平均自由程不同进行分离 …… 66
七、提取分离实例 …… 67

第四节 原生产物与人工修饰物 …… 69
一、酶解影响 …… 69
二、溶剂影响 …… 70
三、酸碱的影响 …… 70
四、色谱行为的影响 …… 71
五、光照的影响 …… 71
六、其他影响 …… 73

第四章 天然化合物结构研究方法 …… 77

第一节 概述 …… 77

第二节 化合物结构研究的一般步骤 …… 78
一、化合物的纯度测定 …… 78
二、理化常数的测定 …… 78
三、分子量和分子式的确定 …… 79
四、不饱和度的计算 …… 80
五、化合物的功能团和分子骨架的推定 …… 81
六、化合物结构的确定 …… 81

第三节 经典化学法在结构测定中的应用 …… 82
一、氧化反应 …… 82

二、还原反应 …… 83
三、水解反应 …… 83
四、衍生化反应 …… 84
五、脱氢反应 …… 85

第四节　波谱分析在结构测定中的应用 …… 85
一、紫外光谱 …… 85
二、红外光谱 …… 86
三、核磁共振谱 …… 87
四、质谱 …… 97
五、其他仪器分析方法 …… 100

第五章　天然药物研究与开发 …… 109

第一节　概述 …… 109
一、天然药物的发展 …… 109
二、国际和国内天然药物研发现状 …… 110

第二节　天然药物的研究方法和开发程序 …… 113
一、天然药物研究和开发一般步骤 …… 113
二、天然药物研究中的注意事项 …… 116
三、天然药物研究开发实例 …… 118

第三节　天然药物的发现途径 …… 121
一、通过传统或民间用药习惯发现药物 …… 121
二、基于化学生态学发现药物 …… 121
三、通过系统筛选发现药物 …… 122
四、通过研究体内代谢过程发现药物 …… 122
五、通过机制研究发现药物 …… 123
六、基于天然先导化合物的药物合理设计和结构优化发现药物 …… 124

第四节　天然药物研究未来发展 …… 125
一、天然活性化合物快速发现和结构鉴定技术的应用 …… 125
二、拓展新的天然药物来源 …… 129
三、后基因组时代天然药物研发新模式 …… 132

第六章　糖和苷 …… 135

第一节　糖类 …… 135
一、糖的结构类型 …… 135
二、单糖的立体化学 …… 139
三、糖的理化性质 …… 141

四、糖的提取分离 …… 143
五、糖的结构测定 …… 145

第二节 苷类化合物 …… 150
一、概述 …… 150
二、苷的理化性质 …… 155
三、苷的检识 …… 160
四、苷的提取与分离 …… 161
五、苷的结构研究 …… 162
六、提取分离实例 …… 169

第七章 苯丙素类 …… 174

第一节 苯丙酸类 …… 174
一、苯丙酸类化合物 …… 174
二、苯丙素的提取 …… 176
三、苯丙素的波谱特征 …… 176
四、实例分析 …… 177

第二节 香豆素类 …… 179
一、香豆素的结构类型 …… 180
二、香豆素的理化性质 …… 181
三、香豆素的提取分离 …… 182
四、香豆素的谱学特征 …… 182
五、实例分析－紫花前胡香豆素的研究 …… 184

第三节 木脂素 …… 185
一、木脂素类化合物的主要结构类型 …… 186
二、木脂素的理化性质 …… 193
三、木脂素的提取分离 …… 194
四、木脂素的波谱性质 …… 195
五、木脂素的生物活性 …… 198

第八章 醌类化合物 …… 202

第一节 醌类化合物的结构类型 …… 202
一、苯醌 …… 202
二、萘醌 …… 204
三、菲醌 …… 205
四、蒽醌 …… 207

第二节 醌类化合物的理化性质 …… 210

一、物理性质 …… 210
二、化学性质 …… 210

第三节 醌类化合物的提取分离 …… 213
一、醌类化合物的提取方法 …… 213
二、醌类化合物的分离方法 …… 214
三、提取分离实例 …… 216

第四节 醌类化合物的结构测定 …… 216
一、醌类化合物的波谱特征 …… 216
二、醌类化合物衍生物的制备 …… 222
三、结构解析实例 …… 224

第九章 黄酮类化合物 …… 229

第一节 黄酮类化合物结构与分类 …… 229
一、黄酮和黄酮醇 …… 230
二、二氢黄酮和二氢黄酮醇 …… 230
三、异黄酮和二氢异黄酮 …… 231
四、查耳酮和二氢查耳酮类 …… 231
五、橙酮类 …… 232
六、黄烷醇类 …… 232
七、双黄酮类 …… 233
八、花色素类 …… 233
九、其他类 …… 233

第二节 黄酮类化合物的理化性质 …… 236
一、性状 …… 236
二、溶解性 …… 237
三、酸碱性与结构的关系 …… 238
四、荧光 …… 239
五、显色反应 …… 239

第三节 黄酮类化合物的提取与分离 …… 241
一、提取 …… 241
二、分离 …… 243
三、提取分离实例分析 …… 245

第四节 黄酮类化合物的结构鉴定 …… 246
一、紫外光谱在结构鉴定中的应用 …… 246
二、^{1}H－NMR 谱在结构鉴定中的应用 …… 250
三、^{13}C－NMR 在结构鉴定中的应用 …… 253
四、质谱在结构鉴定中的应用 …… 255

五、结构研究实例解析 …… 257

第十章　萜类化合物 …… 261

第一节　萜类化合物的含义和分类 …… 261
一、萜类化合物的含义 …… 261
二、萜类化合物的分类 …… 262
三、萜类化合物的生源学说 …… 262

第二节　萜类化合物的结构类型 …… 266
一、单萜 …… 266
二、倍半萜 …… 274
三、二萜 …… 276
四、二倍半萜 …… 280
五、三萜 …… 281

第三节　萜类化合物的理化性质 …… 294
一、物理性质 …… 294
二、化学性质 …… 295
三、显色反应 …… 298
四、沉淀反应 …… 298

第四节　萜类化合物的提取分离 …… 299
一、萜类的提取 …… 299
二、萜类的分离 …… 300
三、提取分离实例 …… 300

第五节　萜类化合物的结构测定 …… 302
一、紫外光谱 …… 302
二、红外光谱 …… 303
三、质谱 …… 303
四、核磁共振谱 …… 305
五、结构鉴定实例 …… 307

第十一章　挥发油 …… 311

第一节　概述 …… 311
一、挥发油的存在和分布 …… 311
二、挥发油的生物活性与应用 …… 311

第二节　挥发油的组成 …… 312
一、萜类化合物 …… 313
二、芳香族化合物 …… 313

三、脂肪族化合物 …… 313
四、其他类化合物 …… 314

第三节 挥发油的性质 …… 314
一、性状 …… 314
二、溶解度 …… 315
三、理化常数 …… 315
四、稳定性 …… 315

第四节 挥发油成分的提取与分离 …… 315
一、挥发油成分的提取 …… 315
二、挥发油成分的分离 …… 316
三、提取分离应用实例 …… 320

第五节 挥发油成分的鉴定 …… 324
一、物理常数的测定 …… 324
二、化学常数的测定 …… 324
三、功能团的鉴定 …… 324
四、色谱法的应用 …… 325
五、挥发油研究实例 …… 326

第十二章 甾体及其苷类 …… 329

第一节 概述 …… 329

第二节 强心苷 …… 332
一、概述 …… 332
二、强心苷的结构与分类 …… 332
三、化学结构与强心作用的关系 …… 337
四、强心苷的理化性质 …… 338
五、强心苷的提取与分离 …… 342
六、强心苷的波谱特征 …… 346

第三节 甾体皂苷 …… 352
一、概述 …… 352
二、甾体皂苷的结构与分类 …… 352
三、甾体皂苷的理化性质 …… 357
四、甾体皂苷的提取与分离 …… 358
五、甾体皂苷的波谱特征 …… 359

第四节 其他甾类成分 …… 363
一、C_{21}甾类及其苷 …… 363
二、植物甾醇类 …… 365

三、昆虫变态激素 …… 365
四、胆酸类 …… 366

第十三章　生物碱 …… 368

第一节　概述 …… 368
一、生物碱的定义 …… 368
二、生物碱的命名规则 …… 369
三、生物碱的分类方法 …… 369

第二节　结构与分类 …… 370
一、有机胺类生物碱 …… 370
二、吡咯类生物碱 …… 370
三、哌啶类生物碱 …… 371
四、托品类生物碱 …… 372
五、喹啉类生物碱 …… 373
六、异喹啉类生物碱 …… 373
七、吲哚类生物碱 …… 375
八、萜类生物碱 …… 377
九、甾体类生物碱 …… 378
十、其他类型生物碱 …… 380

第三节　生物碱的分布及在体内的存在形式 …… 381
一、生物碱的分布 …… 381
二、生物碱在植物体内的主要存在形式 …… 382

第四节　生物碱的理化性质 …… 383
一、性状 …… 383
二、旋光性 …… 384
三、溶解性 …… 385
四、碱性及影响碱性的因素 …… 385
五、生物碱的检识 …… 390

第五节　生物碱的提取与分离 …… 391
一、总生物碱的提取 …… 391
二、各类生物碱的分离 …… 394
三、生物碱提取分离实例 …… 398

第六节　生物碱的结构测定 …… 399
一、常用的经典理化鉴定方法 …… 399
二、波谱分析在结构测定中的应用 …… 400
三、生物碱结构解析实例 …… 405

第十四章 鞣质 …… 409

第一节 概述 …… 409

第二节 鞣质的结构与分类 …… 410

一、可水解鞣质 …… 410

二、缩合鞣质 …… 415

三、复合鞣质 …… 420

第三节 鞣质的理化性质 …… 421

一、物理性质 …… 421

二、化学反应 …… 422

第四节 鞣质的提取与分离 …… 425

一、鞣质的提取 …… 425

二、鞣质的分离纯化 …… 425

第五节 鞣质类化合物的结构研究 …… 428

一、鞣质的检识与分析 …… 428

二、鞣质波谱学特征 …… 429

三、鞣质结构研究实例解析 …… 430

第十五章 海洋药物 …… 435

第一节 概述 …… 435

一、海洋药物的发展历史 …… 435

二、海洋药物的研究特点 …… 437

三、海洋药物的来源 …… 438

第二节 海洋天然产物的结构类型 …… 440

一、大环内酯类 …… 440

二、聚醚类化合物 …… 444

三、肽类化合物 …… 447

四、生物碱类化合物 …… 452

五、C_{15}乙酸原化合物 …… 455

六、前列腺素类似物 …… 458

七、甾体及其苷类 …… 459

八、萜类化合物 …… 463

第三节 海洋药物的生物活性 …… 467

一、海洋抗肿瘤活性物质 …… 469

二、神经系统活性物质 …… 470

三、心脑血管活性物质 …… 471

四、海洋抗病毒活性物质 …… 471
五、海洋抗菌活性物质 …… 471

第四节　海洋药物的研究实例 …… 473
一、红树海鞘中的抗肿瘤物质 …… 473
二、总合草苔虫中的抗肿瘤物质 …… 478

第十六章　微生物代谢产物 …… 490

第一节　概述 …… 490

第二节　来源于微生物的次级代谢产物的结构类型 …… 491
一、β– 内酰胺类化合物 …… 491
二、氨基糖苷类化合物 …… 492
三、萜类化合物 …… 493
四、甾体类化合物 …… 494
五、聚酮类化合物 …… 495
六、炔类化合物 …… 496
七、生物碱类化合物 …… 497
八、大环内酯类 …… 499
九、肽类、二酮哌嗪类、缩肽类 …… 501
十、含卤素化合物 …… 503

第三节　微生物毒素 …… 504

第四节　微生物代谢物的提取、分离和结构研究 …… 507
一、微生物的分离培养和发酵 …… 507
二、提取 …… 507
三、分离 …… 507
四、结构研究实例： …… 508

第五节　展望 …… 510

第十七章　其他成分 …… 513

第一节　有机酸 …… 513
一、有机酸的结构与分类 …… 513
二、有机酸的理化性质 …… 514
三、有机酸的检识 …… 514
四、有机酸的提取与分离 …… 514

第二节　有机含氮化合物 …… 515
一、氨基酸 …… 515

二、蛋白质和酶 …… 516
三、环肽 …… 517

第三节 其他类型化合物 …… 518
一、联苄类化合物 …… 518
二、脑苷类化合物 …… 519
三、有机含硫化合物 …… 519

参考文献 …… 523

第一章　绪　　论

学习导引

1. **掌握**　天然药物化学的定义，天然药物有效成分、有效部位、无效成分的内涵及其相对性。

2. **熟悉**　天然药物化学在药学领域的作用与地位。

3. **了解**　天然药物化学与相关学科的关系及天然药物化学的历史、现状和发展趋势。

第一节　天然药物化学的内涵

一、天然药物化学的内涵

天然药物化学（natural medicinal chemistry）是一门运用现代科学技术和方法研究天然药物中的化学成分、从中寻找防病治病的活性物质的一门学科。其主要研究内容包括：不同类型天然产物的结构分类及特点、物理化学性质、提取分离、结构鉴定、活性测试、生物合成途径等。

天然药物可看作一个广义的概念，它包括自然界中药用植物、动物、矿物和微生物本身及来源于植物、动物、矿物和微生物中的活性成分。

天然药物化学主要以二次代谢产物为研究对象。二次代谢产物是以一次代谢产物为原料或前体，经不同途径代谢形成的千奇百怪、维持植物形态特征的产物，如生物碱、黄酮、蒽醌、香豆素、萜类、皂苷、强心苷、挥发油等物质，其中不少具有显著的生物活性，与医药关系极为密切。

随着科学技术的飞速发展，提取分离手段不断进步，以及越来越多的波谱解析方法（如UV、IR、NMR、MS、X－晶体衍射等）被用于化合物的结构推导，使天然药物化学的发展速度大大加快，发现的新化合物数目大为增加。微量成分、水溶性成分的分离、提纯以及稳定性差的活性物质的分离等也不再是难题。天然药物化学本身也已不再是原先的分离提取、结构鉴定，而是逐步发展成生物活性测定指导下的分离鉴定，及半合成修饰、全合成以及生物合成紧密结合的一门学科。

目前我国天然药物化学研究依其目的不同可大致分为三个方面：①以阐明药用生物有效成分，获得具有新结构的化合物或具有生物活性的单体为目的，进行提取分离、结构鉴定和一般活性研究；②以获得高效低毒的创新药为目的，以天然活性化合物为先导化合物，合成一系列结构类似物，并进行构效关系研究，进而筛选出候选药物；③以解决自然资源有限的活性化合物或其前体的来源为目的，进行半合成及生物转化研究。由此可见，天然药物研究已经从最初对天然来源活性化合物被动全盘地接受到积极主动地改进，研究在不断深入。

二、天然药物化学与相关学科

与天然药物化学相近或类似的学科有中药化学、天然产物化学、植物化学、天然有机化学、中草药成分化学、植物生物化学等。这些学科之间有一定的相似和相关性，也有不同之处。

(一) 中药化学

中药化学（chemistry of traditional chinese medicine）是一门结合中医药基本理论和临床用药经验，运用化学的理论和方法及现代科学理论和技术等研究中药化学成分的学科。中药化学的研究内容包括各类中药中化学成分（主要是生理活性成分或药效成分）的结构特点、物理化学性质、提取分离方法、结构鉴定及生物合成途径等。与天然药物化学相比，中药化学更偏重于中药的研究及与中医药理论的结合。但由于目前我国的天然药物化学研究多以中草药为研究对象，使得天然药物化学和中药化学具有较多相似的研究内容。

(二) 天然产物化学

天然产物是指由来源于陆生及海洋的动物、植物和微生物体内分离出来的二次代谢产物及生物体内源性生理活性化合物。天然产物化学（natural product chemistry）则是以化学和物理方法为手段，研究天然产物的提取、分离、结构、功能、生物合成、化学合成与修饰及其用途的一门科学。

(三) 植物化学

研究植物中一次代谢产物和二次代谢产物的化学总称为植物化学（phytochemistry）。

植物化学与天然药物化学的研究既有不同，又有相关性。植物化学的任务首先是运用和发展微量的近代分离技术，从植物中寻找和生产更多更有经济价值的有效成分，以及生物活性更强更好的新成分；其次是探讨生物体内物质的形成过程，植物成分与个体发育和生长环境的关系，为培育新的品种，进而能为定向生物合成有价值的天然有机化合物提供合理途径；开展植物化学分类学的研究，找出生物活性成分的分布规律，为更有效地从植物中寻找新的资源提供科学依据，并为不断地揭示植物界的进化提供理论基础。植物化学与相关学科相互渗透，互相促进，逐渐形成了一些边缘学科，除了植物成分化学及植物生物化学以外，还涉及植物化学分类学、植物生物合成化学、植物代谢化学以及植物遗传工程学等有关研究。

(四) 天然有机化学

天然有机化学（organic chemistry of natural products）主要是针对天然来源的有机化合物进行研究，包括天然单体化合物的提取分离、结构鉴定、结构修饰和全合成等。天然有机化学的研究更加侧重于天然活性化合物特别是具有新奇骨架、多个环系叠加和多个手性碳的复杂化学结构的全合成研究。天然有机化学是有机化学领域的一个重要分支。

（五）中草药成分化学

我国早期称天然药物化学为中草药成分化学（chemistry of chinese traditional and herbal drugs）。这是由于20世纪六七十年代我国习用“中草药”这一名称，其中包括中药和草药。中药指过去收载于我国三级标准中的法定药材，草药主要包括我国或国外民间药用植物。

（六）植物生物化学

在天然药物中，以植物药占主要地位。植物界的成分是相当复杂的，依其在植物体内的代谢分为一次代谢产物和二次代谢产物。一次代谢产物通常指淀粉、糖类、蛋白质、脂质及核酸等维持植物机体生命不可缺少的营养性物质，与工、农、林、牧等国计民生关系重大。以此研究为主的学科称为植物生物化学（plant biochemistry）。

三、有效成分和有效部位

天然药物化学成分极为复杂，往往一种天然药物含有结构、性质不尽相同的多种类型的成分，但并不是所有的成分都能起到防治疾病的作用。根据医药工作者长期实践经验和现在的科学认知水平，通常将天然药物所含的化学成分分为有效成分、有效部位、无效成分和杂质。

有效成分是指具有生物活性、能用分子式和结构式表示、并具有一定的物理常数的单体化合物。有效部位是指具有生物活性，但并非为单体化合物的某一部位，诸如总生物碱或总黄酮等某一大类成分，或者某一极性部位的成分。与有效成分共存于同一植物中的其他成分则一般视为无效成分。如中药麻黄（*Ephedra sp.*）的地上部分全草通常作为发汗、平喘、解热药物，其中含有麻黄碱等多种脂肪胺类生物碱及挥发油、淀粉、树脂、叶绿素、纤维素、草酸钙等其他成分；中药甘草（*Glycyrrhiza uralensis*）含有甘草酸等多种皂苷以及黄酮类、淀粉、纤维素和草酸钙等成分。以上两种中药中，左旋麻黄碱［(–)ephedrine］具有平喘、解痉作用，而甘草酸（glycyrrhizin）具有抗炎、抗过敏、治疗胃溃疡等作用，分别被认为是麻黄和甘草的代表性有效成分。它们中淀粉、树脂、叶绿素等则是无效成分或者杂质，在加工生产过程中应设法除去。而且在以麻黄和甘草为原料的制剂中，应分别以活性成分左旋麻黄碱和甘草酸为基准物质进行质量控制。

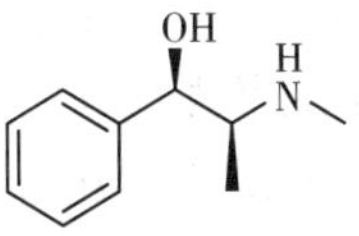

麻黄碱

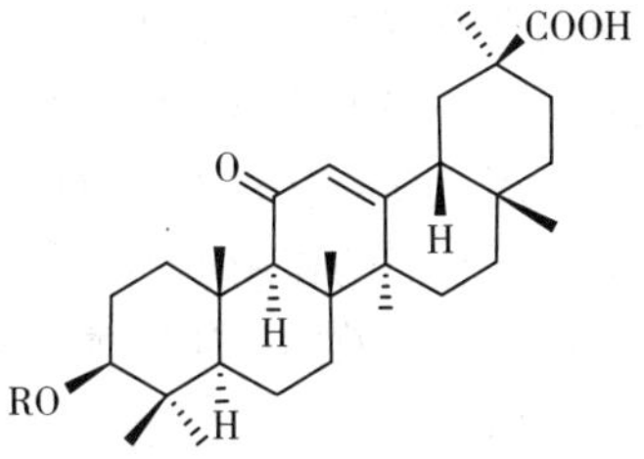

R=-α-D-glcA（2-1）β-D-glcA

甘草酸

但必须强调的是，一种中药往往有多种临床用途，有效成分有可能是一个，也有可能是好多个。例如中药鸦片，其中的吗啡（morphine）生物碱具有很好的镇痛作用；可待因（codeine）则具有显著的止咳作用；而另一生物碱罂粟碱（papaverine）对平滑肌痉挛具强有力的抑制作用，可用来解除胃痉挛和支气管痉挛。这三个不同作用的有效成分，分别代表了鸦片的临床用途。

知识链接

中药一类新药是指未在国内上市销售的从植物、动物、矿物等物质中提取的有效成分及其制剂。所指有效成分是指具有一定生理活性，化学结构、分子式清楚的单一化学成分，其含量应当占总提取物的90%以上。

中药五类新药是指未在国内上市销售的从植物、动物、矿物等物质中提取的有效部位及其制剂。所指有效部位是由一类或数类成分组成，具有一定生物活性和纯度的混合物，非单一成分，如总黄酮、总生物碱、总皂苷或几类成分的混合物。有效部位含量应占提取物的50%以上。

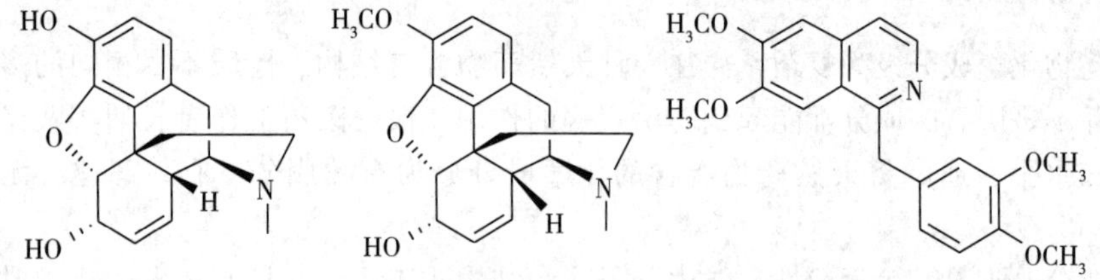

吗啡　　可待因　　罂粟碱

有效成分和无效成分的划分也不是绝对的。例如鞣质在多数中药中对治疗疾病不起作用，被视为无效成分，尤其在中药注射剂中，因其聚合产生的沉淀使得患者疼痛难忍，故必须除去。但在地榆、五倍子等中药中，因其具有收敛、止血和抗菌消炎作用，则被认为是有效成分。另外，随着科学的不断发展，人们发现有些过去被认为无效的成分，如某些多糖、多肽、蛋白质和油脂类成分等，现已发现它们具有新的生物活性或药效。如香菇多糖具有协同抗肿瘤活性，天花粉蛋白具有引产活性等。因此有效成分的概念得以延伸。

此外，某些植物中的化学成分本身不具有生物活性，也不能起防病治病的作用；但它们在采收、加工、炮制或制剂过程中一些条件的影响而产生的次生产物，或它们口服后经人体胃肠道内的消化液或细菌等的作用后产生的代谢产物，或它们以原型的形式被吸收进入血液或被直接注射进入血液后在血液中产生的代谢产物却具有防病治病的作用，这些化学成分无疑也应被视为有效成分。另一些天然药物中被视为无效的物质，虽然本身没有特殊疗效，但有的能起到增效减毒的作用，有的有利于有效成分的溶出或增强中药制剂的稳定性。因此在进行有效成分的研究时，对它们的作用也不应忽视。另一方面，也有某些过去被认为是有效成分的化合物，经研究证明是无效的。如麝香的抗炎有效成分过去认为是麝香酮，近年来的实验则证实是其所含的多肽。

值得一提的是，在天然药物生物活性成分的研究中，有时候由于使用方法不当或处理不慎，会使化学成分发生结构变化，产生次生产物（或人工产物），从而使它们的生物活性成分发生改变，甚至失去其生物活性。此部分内容将在第三章中介绍。

四、天然药物化学在药学领域中的作用和地位

（一）寻找新的生物活性成分，开发与创制新药

自1806年从阿片中发现第一个有机药物吗啡（morphine）以来，在临床上使用的许多化

学药品最初多是从药用植物中开发出来的，如利血平、阿托品、长春碱、紫杉醇等。1981～2002 年美国 FDA 批准的 868 种新药中，天然产物及其半合成品或类似物达 340 种，占 39% 之多，由此可见其重要性。

纵观国内外创新药物的研制，或从天然药物中寻找有效成分，直接开发成新药；或根据生物活性成分的结构进行人工合成；或以活性成分作为先导化合物（leading compound），经过结构修饰制备有效衍生物，从中发现新药。如从黄花蒿（*Artemisia annua* L.）植物中分离得到的抗恶性疟疾的有效物质青蒿素（qinghaosu，arteannuin，artemisinin）是我国科学家开发的新药，后经结构修饰，相继合成双氢青蒿素（dihydroartemisinin）、蒿甲醚（artemether）、蒿乙醚（arteether）和青蒿琥珀酸单酯（artesunate），现已有多种制剂用于临床。

青蒿素 —$NaBH_4$→ 双氢青蒿素 → 青蒿琥珀酸单酯

双氢青蒿素 —ROH→ 蒿甲醚 $R=CH_3$；蒿乙醚 $R=CH_2CH_3$

知识链接

2015 年 10 月 5 日，中国药学家屠呦呦因发现青蒿素而获得诺贝尔奖。青蒿素因有效抑制疟原虫而惠及众生。疟疾的传统疗法是氯喹或奎宁，但其疗效正在减低。20 世纪 60 年代，消除疟疾的努力遭遇挫折，疟疾的发病率再次升高。中国科学家屠呦呦从传统中草药里找到了战胜疟疾的新疗法。她通过大量实验锁定了青蒿这种植物，最终成功提取出了青蒿中的有效物质青蒿素。青蒿素能在疟原虫生长初期迅速将其杀死。

疟疾感染每年接近 2 亿人。青蒿素被用于所有疟疾肆虐的地区。当青蒿素与其他药物联合使用治疗时，可以减少超过 20% 因为疟疾而引起的死亡。仅在非洲，这就意味着每年有 10 万人被救。

又如以古柯叶中得到的可卡因（cocaine）为先导化合物，合成了普鲁卡因（procaine）等系列局麻药。

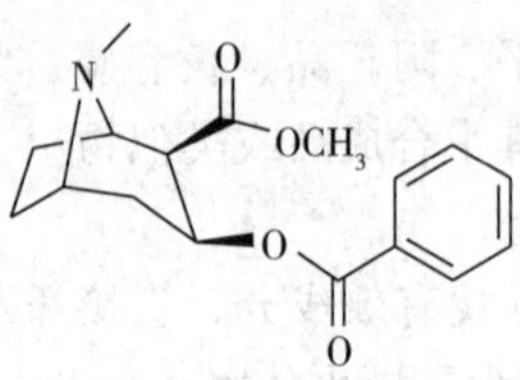

可卡因 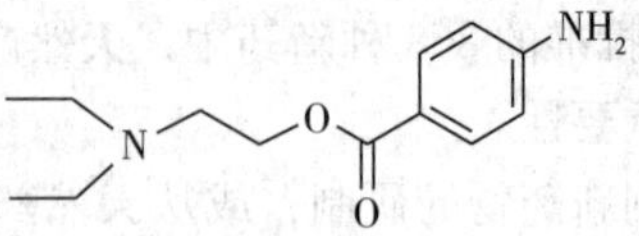　　普鲁卡因

在寻找新的先导化合物乃至开发新药的过程中，植物依然是天然药物化学工作者主要的研究对象。世界范围内高等植物约有近五十万种，其中药用植物约有14500种以上，有人估计对高等植物进行过药理筛选的仅占5%，化学成分研究的就更少了。我国自然资源丰富，植物品种繁多，仅种子植物就有25700余种。其中药用植物有11800种之多，目前常用和一般药用植物有5000余种。从如此浩瀚的植物资源中寻找有效成分，继而开发新药，是相当艰巨而繁重的工作。

民族药在新药开发中也占有不可忽视的地位。我国是一个多民族的国家，除汉族外，还有55个少数民族，在长期与疾病作斗争中，积累了宝贵的医药经验，它们是祖国医药学的重要组成部分，民族药是一块未开垦的处女地，从中开发新药大有可为。

海洋占整个地球表面的71%，海洋中蕴藏着极为丰富的生物资源。近年来对海洋药物的研究日益引为重视，并从海洋生物中发现了许多有生物活性的天然产物化学成分，取得不少成果。

近年来，微生物类的研究也变得活跃起来。由于微生物可以持续发酵，不存在资源匮乏的问题，受到越来越广泛的关注。所以，天然药物化学工作者在寻找生物活性成分时不再只限于植物，而在不断扩大研究领域。

（二）探讨和阐明中医药防病治病的物质基础及作用机理

中医中药历史悠久且经久不衰，必有它内在的科学性。天然药物化学研究有助于阐明中药或草药防病治病的物质基础，发掘其中的生物活性成分。利用天然药物化学的知识和现代提取分离技术，在生物活性导向分离方法的指导下，得到药效成分，进而利用药理学实验，或体外分子生物学实验，阐明药效成分的作用机制，对探讨中医药学理论无疑具有重要意义，还能推动具有自主知识产权的新药研究与开发。

我们不但要研究单味药的药效物质基础，还要开展中药复方的活性成分的研究，使之更切合中药用药的实际和特点。中药复方是中成药在市场流通的主要形式，它们是在中医药理论的指导下，配伍组合而成，具有我国的独特优势。中药复方治病强调整体调节功能，从机制上分析又具有多靶点效应，其物质基础和作用机制是相当复杂的。如何运用现代技术和方法阐明中药复方活性物质及作用机理，弄清药效成分，并达到安全、有效、质量可控对于中药药性、配伍规律和中医药理论的阐明无疑具有十分重要的意义。

（三）中药资源的开发与利用

随着我国医疗卫生事业的发展，中药的需求量日益增大，而有的中药野生变家种较为困难，只能靠野生资源。由于供求矛盾带来对野生资源耗竭性的采挖，造成少数中药材濒临灭绝的危险。如中药贝母为清热润肺、止咳化痰之名贵中药材，需求量很大。除浙贝母（*Fritillaria thunbergii* Miq.）能提供大宗商品外，川贝（多种贝母的总称）只能靠野生，提供商品有限，且川贝与浙贝的功效亦有差异。因此到20世纪70年代，中药贝母在市场上供应十分紧缺。据此，我国学者对野生于湖北恩施自治州、民间药用历史悠久的湖北贝母（*Fritillaria hu-*

pehensis Hsiao et K. C. Hsia）进行包括化学成分在内的系统研究，确定药效，被《中华人民共和国药典》收载为法定贝母中药材，现已大面积栽种，解决了中药贝母供不应求的矛盾。

另一方面，当从中药或植物药中分离出一种有效成分后，根据有效成分的结构和化学性质在相同科、属或其他科、属植物中寻找此成分，就可以开辟新的药用资源。例如黄连素（又称小檗碱，berberine）是毛茛科植物黄连（*Coptis chinensis* Franch.）中的主要生物碱，具有抗菌消炎的作用，后来发现在小檗科的三颗针（*Berberis julianae* Schneid.）、防己科的古山龙［*Arcangelisia loureiri*（Piere.）Diels］、芸香科的黄柏（*Phellodendron amurense* Rupr.）等植物中亦含有此成分，当20世纪70年代黄连资源紧缺时，就用三颗针等植物提取黄连素原料。一般来讲，根据植物亲缘相关性来寻找新药和扩大药源，已被证实是一条行之有效的途径。

（四）解决振兴我国中药事业的瓶颈问题

虽然我国中药材拥有量居世界之首，是一个中药大国，但不是中药强国。目前中药主要靠药材原料出口，中药成药或制剂在国际医药市场占有率不高，而国外利用我国药材原料生产的“洋中药”在我国销售呈逐年增加趋势，反过来冲击我国的医药市场。这是我国必须认真应对的重要问题。究其原因，一是中药有效成分构成复杂，且许多因素都可能影响药效物质的质与量，一时还难以弄清楚。二是由于作用物质不清，如何以有效物质或有效成分为指标来控制中药的质量成为难题。要解决这些问题，天然药物化学学科知识的运用占有举足轻重的作用。天然药物化学或中药成分化学已经在中药资源开发及其品质评价、中药材规范化种植（GAP）、中药炮制、中药制剂工艺、中药质量控制及中药标准的制定等各个领域的研究中得到充分的应用。

第二节　天然药物化学发展概况

一、国外发展概况

在公元前远古时期，尼罗河（Nile）、底格里斯－幼发拉底河（Tigris－Euphrates）、印度河（Indus）和黄河（Yellow River）四大流域文化发达地区的人民就开始用天然药物（主要用植物）来治疗疾病，在天然药物的应用方面积累了丰富的经验。但化学能成为一门科学，实现从经验到理论上的飞跃，则是在欧洲资本主义崛起之后开始发展起来的，尤其是资本主义工业革命促进了无机、有机、分析化学的形成与发展，继而促进了天然药物化学的发展。

对植物进行化学研究是人类较早注意的课题之一。18世纪后半叶瑞典化学家希勒（K. W. Scheele）从多种植物中分离到多种有机酸，促成有机化学和植物化学的形成。1803年法国药剂师Derosne首先从鸦片中分离得到那可丁（narcotine），1806年德国药剂师F. W. Sertürner又从鸦片中分出吗啡，开始了以生物碱为中心的研究，成为天然药物化学发展的开端。表1－1是18～19世纪发现的主要有机酸和生物碱。

表1－1　18～19世纪发现的主要有机酸和生物碱

时间（年）	化学成分	来源	发明者
1769	酒石酸（tartaric acid）	酒石 tartar	Scheele
1773	尿素（urea，carbamide）	尿 urine	Rouelle
1775	苯甲酸（benzoic acid）	安息香 Styrax *benzoin*	Scheele

续表

时间（年）	化学成分	来源	发明者
1776	脲酸（uric acid）	尿 urine	Bargmann
1778	乳酸（lactic acid）	酸乳 lactic	Scheele
1785	苹果酸（malic acid）	苹果 *MaLus pumila Mill*	Scheele
1803	那可丁（narcotine）	罂粟果 *Papaver somniferum*	Derosne
1806	吗啡（morphine）	罂粟果 *Papaver somniferum*	Sertürner
1816	吐根碱（emetine）	吐根 *Cephaelis ipecacuanha*	Pelletier
1818	士的宁（strychnine）	马钱子种子 *Strychnos nux-vommica*	Pelletier，Caventou
1820	奎宁（quinine）	金鸡纳皮 *Cinchona succirubra*	Pelletier，Caventou
1820	秋水仙碱（colchicine）	秋水仙 *Colchicum autumnale*	Pelletier，Caventou
1820	咖啡因（caffeine）	咖啡豆 *Coffea arabica*	Runge
1828	尼古丁（nicotine）	烟草 *Nicotiana tabacum*	Posselt，Reimann
1831	阿托品（atropine）	颠茄根 *Atropa belladonna*	Mein，Geiger
1860	可卡因（cocaine）	古柯叶 *Erythroxylon coca*	Niemann
1864	毒扁豆碱（physostigmine）	毒扁豆 *Physostigma venenosum* Palf.	Jobst，Hseee
1887	麻黄素（ephedrine）	麻黄 *Ephedra sinica*	Nagai

表 1－2　19 世纪合成的有机物

时间（年）	有机合成反应	发明者
1811	硫酸水解淀粉制得葡萄糖	Kirchhoff
1815	确定蔗糖和酒石酸的光学活性	Biot
1828	用无机物合成尿素	Wöhler
1848	拆分酒石酸光学异构体	Pasteur
1857	用碳的四价学说阐明苯的结构式	Kekulé
1865	确定苯的结构	Kekulé
1870	合成靛蓝	Baerey
1878	合成苯胺	Baerey
1883	合成安替比林	Knorr
1890	合成葡萄糖	Fischer

随着有机化学和天然物化学的不断发展，在动、植物中发现的成分与日俱增，瑞典化学家贝泽留斯（Berzelius）提出了“生命力”学说，认为有机化合物的变化只能受“生命力”所支配。但是，这个学说由于德国化学家弗列德里奇·奥勒（Friedrich Wöhler）于 1828 年在实验室用无机化合物成功合成脲的事实很快就被否定了。在奥勒合成脲后，德国的另一位化学家科尔贝（Kolbe）又合成了醋酸。随后合成的有机化合物不断增多，进一步驳倒了“生命力学说”，从而促进了有机合成化学的发展。表 1－2 是 19 世纪合成的有机物。其后有机化学和天然药物化学得到极大的发展，分离、鉴定和合成了多种萜类、生物碱、抗生素、维生素等物质，开发了许多药效优良的药物。

第二次世界大战结束以后，各国新药研究蓬勃兴起，至 20 世纪 50 年代形成了新药上市的黄金时代，合成药、抗生素等得到暴发性的发展，此时天然药物化学研究进入低潮。但是，原西德于 1956 年出售镇静药沙利度胺（酞胺哌啶酮，Thalidomide，商品名为“反应停”）以治疗妊娠反应，到 1962 年就引起数千例畸胎，引发了震惊全球的药害事件。于是各国纷纷加强药品管理，导致新药上市数量急剧减少，促使制药工业不断增加研究经费，同时认为天然药物经过千百年临床实践考验，寻找新药命中率相对较高，人们又开始从天然药物中寻找活性成分，掀起天然药物的研究热潮。

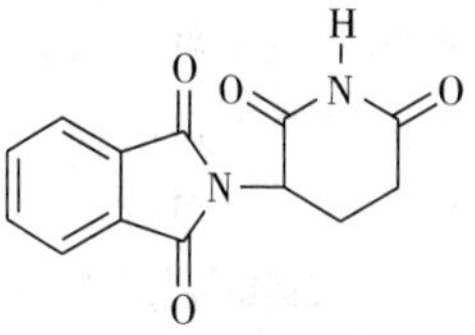

沙利度胺

1952 年从印度民间作为解热药、蛇药的蛇根木 *Rauwolfia serpentina* 中发现具有较高治疗指数的降压药利血平（Reserpine），四年后人工合成成功，重新引起了人们对天然药物极大的重视。接着美国科学家 1958 年从长春花（*Catharanthus roseus*）中发现抗癌新药长春碱（vinblastine），1960 年又发现长春新碱（vincristine），1963 年投入市场，给美国制药工业带来了 3000 万美元的年收入。1962 年从埃塞俄比亚的卵叶美登木（*Maytenus ovatus* Loes.）果实中发现抗癌活性成分，1972 年得到美登碱（maytansine），其产率仅为千万分之二，具有较强的抗癌活性。被誉为 20 世纪 90 年代国际上抗肿瘤药三大成就之一的紫杉醇（Taxol）是 1969 年从太平洋红豆杉（*Taxus brevifolia*）中分离得到，1971 年确定了化学结构，1992 年底在美国 FDA 批准上市，用于治疗卵巢癌、乳腺癌和肺癌等，已成为临床不可或缺的一线药物。

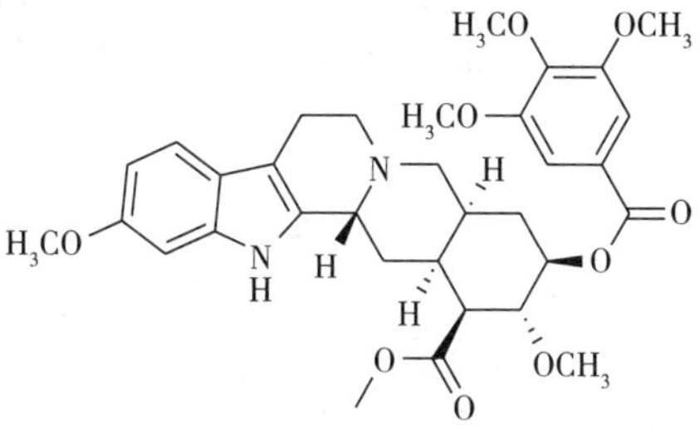

利血平

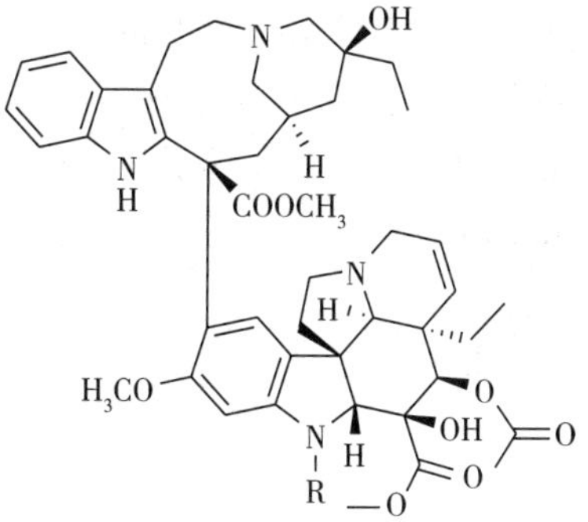

长春碱 R=CH_3

长春新碱 R=CHO

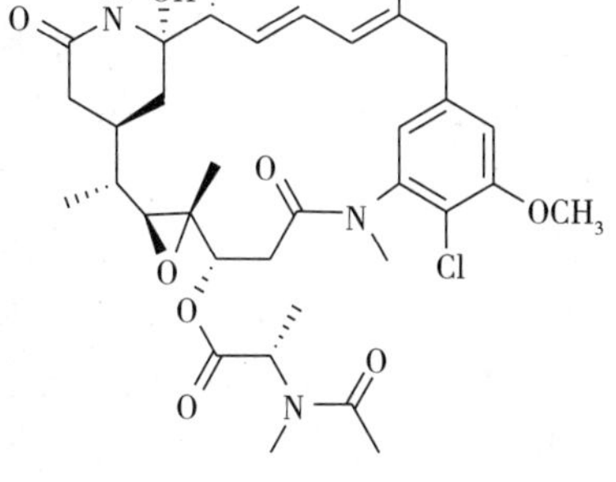

美登碱

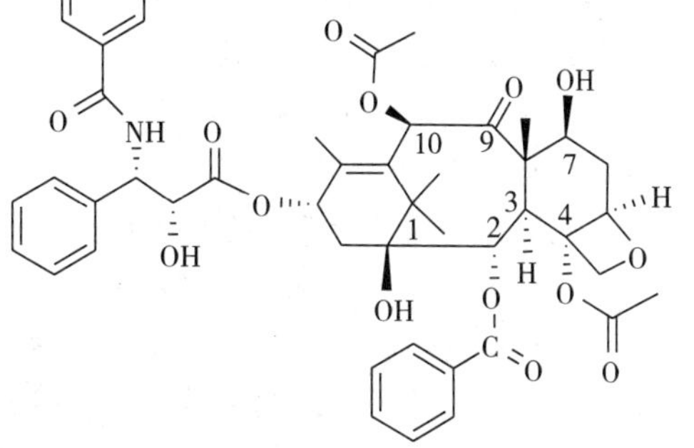

紫杉醇

二、国内发展概况

中草药防病治病在我国已有数千年的历史，在我国古代的本草著作中记述着许多“本草化学”的实践。如《圣惠方》(932～992年) 中已用“百药煎”制革，它是由五倍子等粗末，经曲发酵制得的没食子酸；在明代李梴的《医学入门》(1575年) 中也记载了发酵法制备没食子酸的全过程，是世界上最早制得的有机酸，较之瑞典化学家席勒的发明要早二百多年。又如樟脑的记载最早见于1170年洪遵的《集验方》一书，明弘治年间的《本草品汇精要》(1505年) 亦有记载，《本草纲目》很详细记载了升华法制备、纯化、精制樟脑的操作过程，后由马可波罗传到欧洲。而欧洲至18世纪下半叶，才提出樟脑纯品。在《本草纲目拾遗》(1765年) 有关“射网”的制备下记载有取新鲜草乌汁，经沉淀，过滤，清液置碗中日晒蒸发，至瓶口现“黑砂点子”；再放炉内低温蒸发，直到下层为稠膏，上层现白如砂糖状的结晶。此种“砂糖样”物质，“上箭最快，到身数步即死”。这种极毒的砂糖样结晶即乌头碱，在欧洲是1833年提出，1860年才制得结晶。华裔英国科学家李约瑟在其巨著《中国科学技术史》中指出，中国药物化学从11～17世纪处于一个灿烂的时期。

我国在鸦片战争前后百余年间，科学技术停滞不前，逐渐落后于西方。直到20世纪20年代我国以有机化学先驱赵承嘏先生等为代表的科学家才着手运用近代化学方法研究中药和天然药物。开创阶段以麻黄碱的研究成就最大，通过药理学、异构体分离及盐类制备，使麻黄碱成为世界性的常用药物，也为以后我国建立自己的天然麻黄素的制药工业提供了有价值的资料。同时还对闹羊花、莽草、延胡索等开展了一些研究工作。

20世纪30年代，进行了中药延胡索、防己、贝母、陈皮、细辛、钩吻、洋金花、除虫菊雷公藤、三七、广地龙、柴胡中成分的分离工作，赵承嘏、黄鸣龙等用植物化学经典方法首次从延胡索中提取分离到天然的消旋四氢掌叶防己碱，即延胡索乙素（*dl*－tetrahydropalmatine)，庄长恭等从粉防己中发现了防己诺林碱（fangchinoline)，并证明其单甲基衍生物即粉防己碱（tetrandrine)。

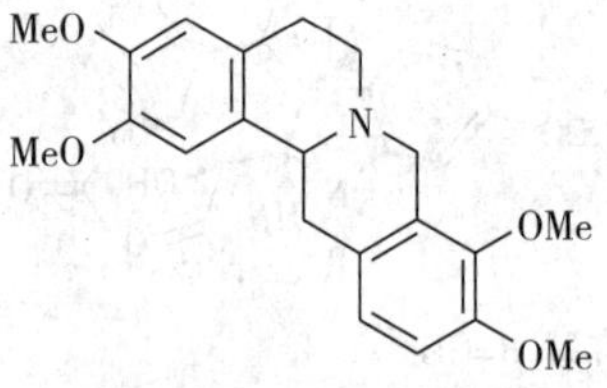

延胡索乙素

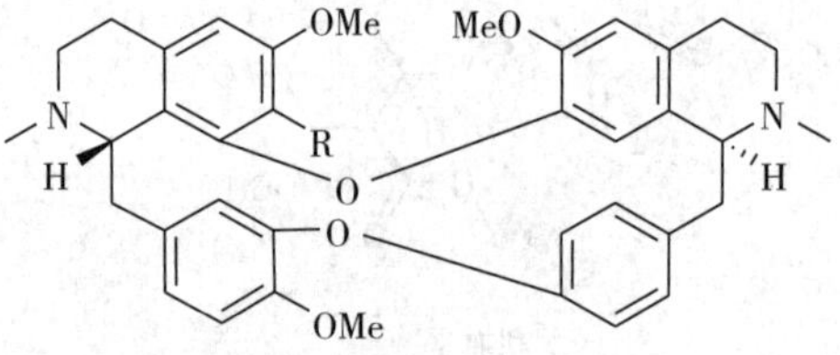

粉防己碱　　$R=OCH_3$
防己诺林碱　　$R=OH$

20世纪40年代，主要研究了常山的抗疟有效成分，定出了常山生物碱的分子式、母核，并和国外学者共同研究取得一定成绩。另对羊角拗、远志、前胡、丹参、射干、使君子等也做了许多工作。这三四十年中，我国科学家虽然在有效成分及药理方面做了一些艰苦的工作，但在化学成分结构的研究上却较少突破，新成分的发现也较少。

新中国成立后，中药和天然药物有效成分的研究开始了一个崭新的时代，很快地改变了我国天然成分药物生产上出口麻黄，进口麻黄素，出口当归，进口“当归露”的局面。我国科学家首先抓住丰富的药用资源，生产了麻黄素、芦丁、洋地黄毒苷、咖啡因、黄连素、粉防己碱、加兰他敏、山道年等天然化学药物。接着对我国一向依赖进口的地高辛、去乙酰毛花苷注射液、麦角新碱、秋水仙碱、阿托品、东莨菪碱、长春碱、长春新碱等先后生产自给。在合成激素的原料药薯蓣皂苷元的生产上，不仅解决了我国的需求，还有大量出口。在民间有效草药的发掘研究中，生产了罗痛定、岩白菜素、天花粉素、川楝素、黄藤素、鹤草酚、焊菜素、亮菌甲素、棉酚、羟基喜树碱等。还利用我国自己特色的中药和植物药研制出青蒿素、三尖杉酯碱、山莨菪碱、天麻素、靛玉红、齐墩果酸、丁公藤碱Ⅱ、高乌头碱、石杉碱甲、川芎嗪等。也有一些经过结构修饰和改造而生产的新药，如抗痫灵、常咯啉、联苯双酯等。此外，我国的一些天然化学药物已能由工厂半合成、全合成供药，如黄连素、延胡索乙素、山莨菪碱、天麻素、咖啡因、靛玉红、川芎嗪、大蒜新素、罂粟碱等等。

五味子为临床常用保肝中药，从中发现具有降谷丙转氨酶活性的单体成分五味子丙素（schizandrin C），含量在 0.08% 以下，深入研究困难。通过对其进行结构改造研究，开发了抗肝炎新药——联苯双酯（dimethyl dicarboxylate biphenyl，DDB）和双环醇（bicyclol，商品名：百赛诺）。

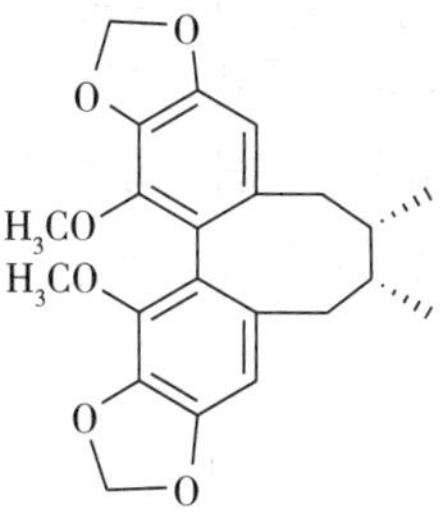

五味子丙素 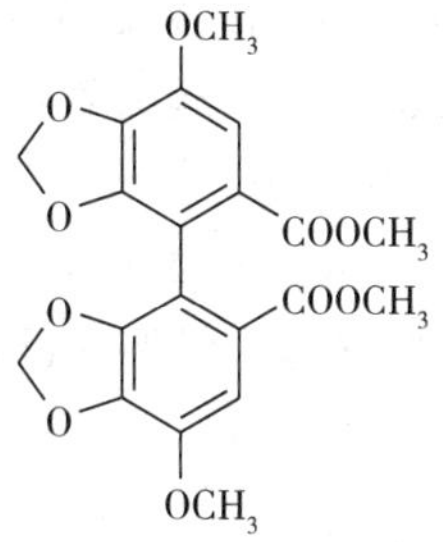　　联苯双酯 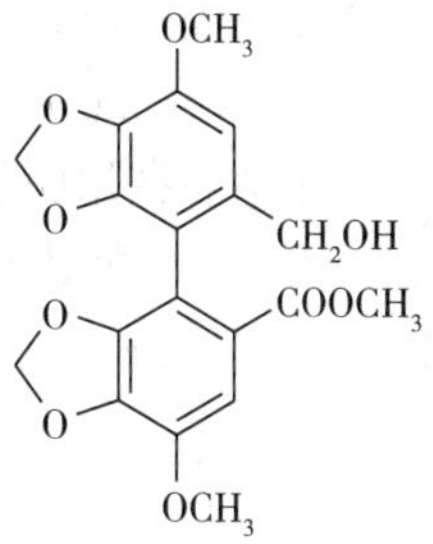　　双环醇

20 世纪 60 年代美国报道了从喜树根皮中发现的具有抗肿瘤作用的喜树碱（camptothecin），由于资源缺乏，难以进一步开发。后经我国学者研究发现其果实中喜树碱和另一活性更强的 10－羟基喜树碱的含量为根皮的 3 倍，而且果实易于采集，不必砍树，国外继而对喜树碱和 10－羟基喜树碱进行结构改造，开发出新药依林诺泰康（依立替康，irinotecan）和托泊替康（topotecan）。

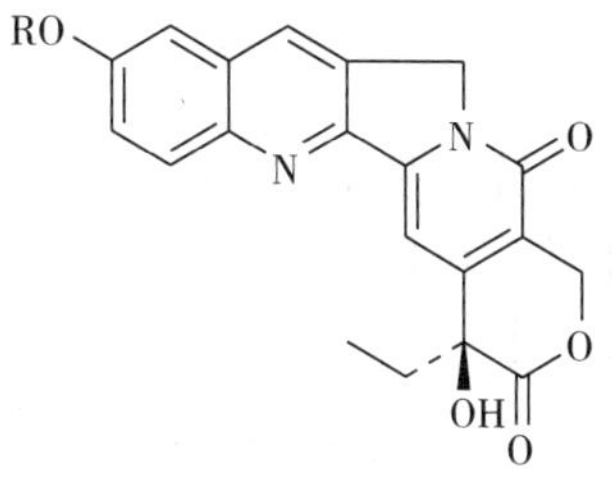

喜树碱　R=H
10-羟基喜树碱　R=OH

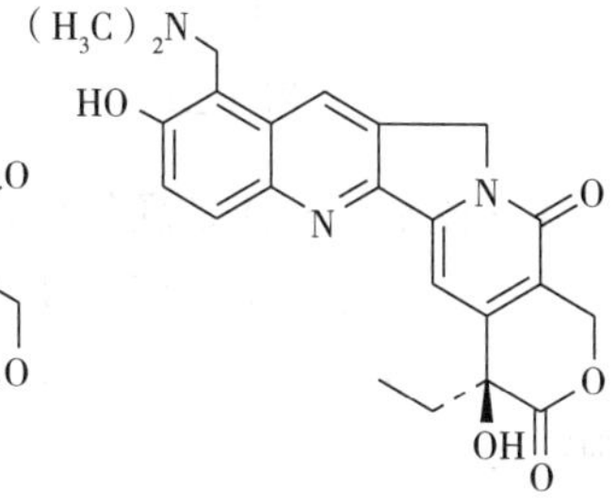

托泊替康

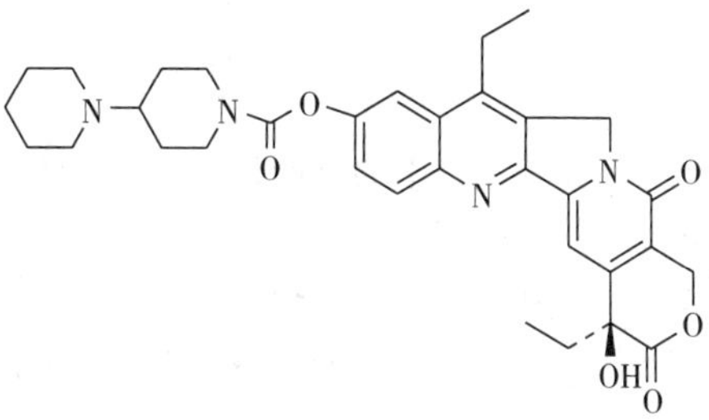

依林诺泰康

蛇足石杉（*Huperzia serrata* Thumb）是我国浙江民间用于治疗精神病的草药，我国学者从中分离得到乙酰胆碱酯酶高选择抑制剂石杉碱甲，用于治疗重症肌无力和老年痴呆，后对该药进行了结构修饰制成其前药希普林（schipine），疗效得到提高，有望成为治疗阿尔茨海默病的新药。

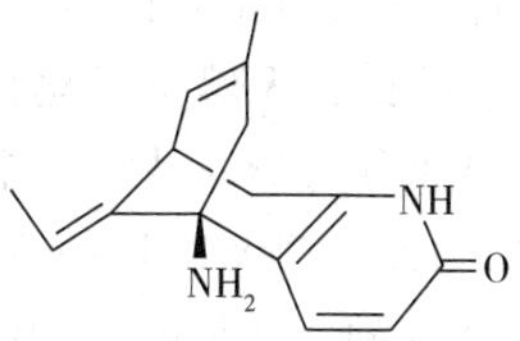

石杉碱甲 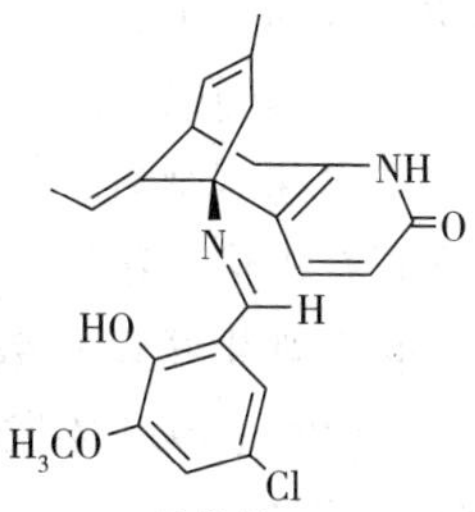　　希普林

三、天然药物化学研究的发展趋势

天然药物化学学科随着现代科学技术的进步取得了长足的发展。过去一个天然化合物从植物中分离、纯化到结构鉴定需要很长的时间。测定一个结构时，一般用化学方法进行降解或制成某种衍生物作比较分析，然后人工合成加以确认。需要样品数量较大，至少需要几百毫克甚至几克的纯化合物，十几毫克或者几十毫克的化合物则很难测定结构，结构研究周期也很长，且结构不断修正。以吗啡（morphine）为例，1806 年由德国学者 Sertürner 发现，1925 年提出结构，1952 年人工合成才得到确证，其间约经历了 150 年时间。又如我国学者赵承嘏教授等 1932 年从浙贝母鳞茎（*Fritillaria thunbergii*）中分离得到浙贝甲素（peimine，verticine）和浙贝乙素（peiminine，verticinone），结构一直确定不下来，其分子式一再修正，直到 1956 年才由朱子清教授用脱氢等降解的方法，将贝母生物碱的基本骨架确定下来。1968 年日本学者尹东椒用 X 射线单晶衍射（X - ray crystal analysis）方法证实了结构，同时也印证了朱子清教授用脱氢降解法确定的贝母生物碱基本骨架的正确性。

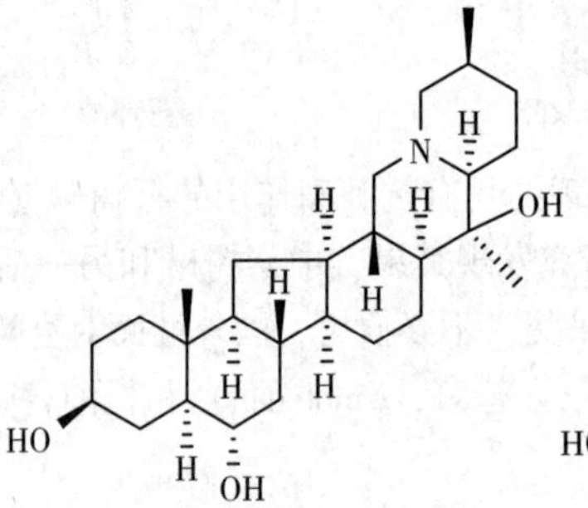

浙贝甲素 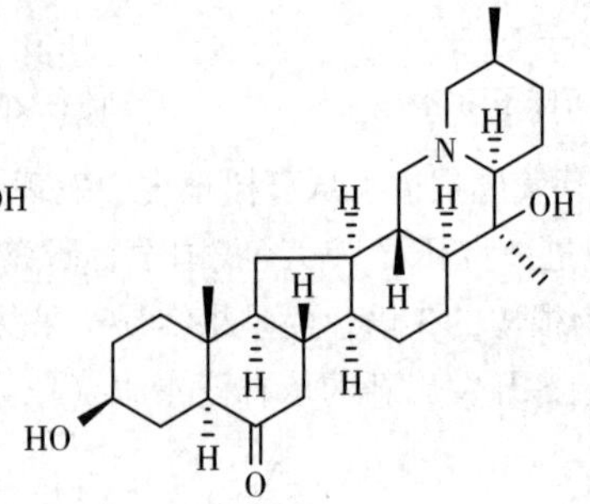　　　　浙贝乙素

随着科学技术的不断进步，新的提取分离技术，尤其是现代色谱分离技术的不断发现和应用，大大提高了天然产物的提取和分离效率。各种新型光谱和波谱分析技术尤其是二维核磁共振（2D - NMR）谱新技术的开发，使得化学鉴定方法变成辅助手段，降至次要地位，取而代之的是各种现代波谱分析技术。结构测定所需要的样品量大幅下降，十几个毫克乃至几个毫克就可以完成结构测定。有的微量成分，分子量尽管很大，结构也相当复杂，但是如果培养好的单晶，单用 X 射线单晶衍射方法就可以确定分子结构。沙海葵毒素（palytoxin）结构的确定就是经典的例子。沙海葵毒素（palytoxin）是海洋生物沙海葵（*Palythoa toxica*）中的微量毒性成分，是一个分子式为 $C_{129}H_{223}N_3O_{54}$、分子量为 2680、含有 64 个不对称碳原子、41 个羟基的水溶性成分。具有如此超长的复杂大分子结构，从 1974 年分离纯化得到几个毫克（从 60kg 原料中提取得到），到 1981 年发表平面结构也才用了不到 10 年时间，充分体现超微量物质分离及结构测定技术的进步。

目前，一个化合物分离得到以后，如果测试条件方便，几小时乃至几分钟就可以准确地鉴定出结构，充分体现了快速、微量、准确的特点。因此，天然有机化合物的数目以惊人的速度增加，极大地丰富了有机化合物库。以生物碱类成分为例，从第一个生物碱吗啡分离到合成确定结构的 150 年间发现生物碱总数为 950 种，1952 ~ 1962 年 10 年间发现生物碱 1107 种，是前 150 年的总和，1962 ~ 1972 年发现生物碱 3443 种，又是前 10 年的三倍，1972 ~ 1987 年发现生物碱 4500 多种，生物碱总数已达到 10000 多种。

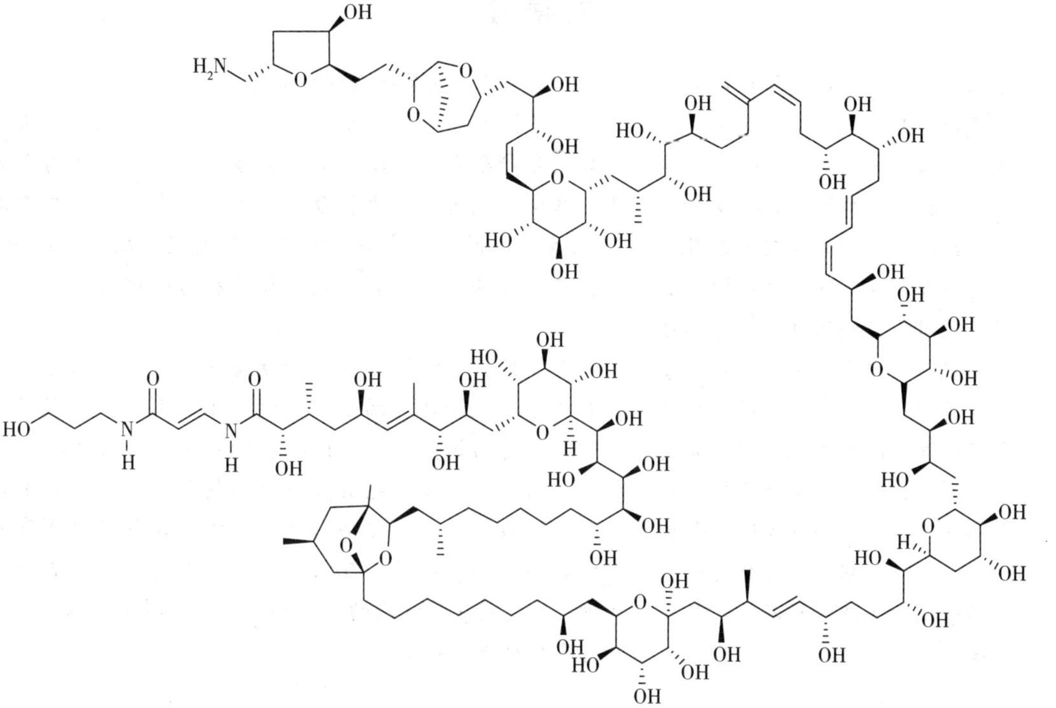

沙海葵毒素的结构

天然药物化学除了研究速度大大加快、研究水平迅速提高以外，其研究工作的深度和研究领域的广度亦逐渐加强。如由过去主要研究高含量成分转向微量甚至超微量成分的研究，由过去以研究小分子化合物为主转向兼有诸如多糖、蛋白质等大分子化合物的研究，由过去单纯研究脂溶性成分转向兼有水溶性成分的研究，由过去单纯化学研究转向以生物活性检测为导向、寻找生物活性物质或生物活性先导化合物的研究，由过去研究单一中药或天然药物转向中药复方的研究。天然药物活性成分的药效学及作用机理的研究则由过去整体动物水平逐渐发展到分子水平。此外，过去天然药物的研究对象多以陆生植物为主，现在则拓展到微生物及海洋生物等；研究领域也由天然产物化学成分及其生物活性逐渐扩展到生物合成及仿生合成等研究。总之，天然药物化学由过去偏向单一学科的研究逐渐拓展到与药理学、有机化学、分析化学、分子生物学、生物化学等多学科的协同攻关研究。

在我国，天然药物化学学科从20世纪70年代初真正建立，历经四十多年的发展，已经形成一套独立、完整的学科体系，并成为各高等院校药学、中药学、生物药学、制药工程等专业的必修或骨干专业课程。我国除中国科学院上海药物研究所、中国科学院昆明植物研究所、中国医学科学院北京药物研究所和药用植物研究所外，卫生部门还普遍设立了从事天然药物化学研究的机构。天然药物化学已成为我国药学、中药学及化学领域中最为活跃的一个学科，研究水平也已处于世界领先水平。随着我国经济实力的增强，科学技术的飞速发展，现代分离、分析技术和各种新试剂、新材料、新设备的广泛应用，我国天然药物化学研究的深度和广度必将日益增强，对药学事业的发展必将做出更大的贡献。

本章小结

本章主要包括天然药物化学的内涵、研究任务、发展概况和发展趋势等内容。

重点：天然药物化学是一门运用现代科学技术和方法研究天然药物中的化学成分、从中寻找防病治病的活性物质的一门学科。其主要研究内容包括：不同类型天然产物的结构分类及特点、物理化学性质、提取分离方法、结构鉴定方法、生物合成途径等。有效成分是指化合物的结构清楚、有恒定的理化常数和生物活性的单一成分；有效部位是指生物活性明确、某一大类成分或某一极性部位的混合物；有效成分、无效成分或杂质是相对的概念，因中药作用于不同的疾病而异，不是绝对的。

天然药物化学的主要研究任务包括：①寻找生物活性成分的活性先导化合物，探讨中药或天然药物防病治病的机理。②研究有效成分在植物体内随生态环境、生长季节、时间消长及发育阶段的动态变化规律，提高中药或天然药物的品质。③根据植物亲缘相关性寻找同类成分，发掘新的生物活性成分，扩大药用植物资源。④研究有效成分的构效关系，利用先导化合物进行结构修饰或改造，合成或半合成高效、低毒、安全的新的药物。⑤研究中草药加工炮制和贮藏过程中的成分变化，保证中药的安全、有效。⑥以研究中药或天然药物活性成分为指标，为保证中草药疗效以及中草药及其制剂质量标准的制定和控制提供科学依据。

难点：了解和思考解决振兴我国中药事业的瓶颈问题。

思考题

1. 什么是天然药物？
2. 天然药物化学的科学含义是什么？其研究任务和主要内容包括哪些？在学习中应主要掌握哪些知识点？
3. 解释一次代谢产物和二次代谢产物的含义。
4. 天然药物化学与哪些学科密切相关？
5. 什么是有效成分、有效部位？如何辩证地认识有效成分、无效成分和杂质的关系？
6. 从天然药物成分中发现的第一个药物是什么？该药物主要用于治疗何种疾病？
7. 何谓先导化合物？
8. 天然药物化学在现代中药研究中扮演什么角色？
9. 天然药物化学在分离技术和结构鉴定方面有哪些新的进展？

（阮汉利）

第二章 天然产物化学成分的生物合成

学习导引

1. **掌握** 植物成分构成的基本单元与主要的生物合成途径。
2. **熟悉** 一次代谢、二次代谢及它们的代谢产物。
3. **了解** 植物化学分类学与亲缘相关性及其在天然药物化学研究中的作用。

植物和微生物等天然来源化学成分具有多样性和复杂性的特点。随着数目众多的天然有机化合物不断地被分离鉴定，科学工作者发现天然化合物结构之间有一定的规律性，可以从复杂、多变的结构中找出其共性。各类化合物均由一定的基本单元按不同方式组合而成，如表 2－1 所示。

表 2－1 构成各类化合物的基本单位

基本单位	构成单元	化合物
C_2	$(C_2)_n$	脂肪酸、酚类、苯醌、蒽醌等
C_5	$(C_5)_n$	萜类、三萜皂苷类、甾体、甾体皂苷、强心苷类
C_9	$C_6—C_3$	香豆素、木脂素、木质素类
C_{15}	$C_6—C_3—C_6$	黄酮、异黄酮、查尔酮、黄烷醇类
氨基酸	不同氨基酸	生物碱类

从表 2－1 可以看出，不同类型的化合物具有不同的构成单元，表现出一定的规律性。这说明化合物在生物体内的生物合成不是杂乱无章的，而是经几种共同的生物合成途径代谢生成。那么，这些化合物究竟是通过什么途径合成的？这些数目庞大的基本骨架又是怎样产生的？它们之间又有什么联系？探讨和研究生源途径对于整理天然有机化合物类群具有重要的意义。下面以植物成分为例加以阐明。

第一节 植物体内含有的成分及其代谢过程

一、植物体内含有的成分

几乎所有的生物体都含有水、矿物质、低分子和高分子有机化合物 4 大类成分，其中最多的是水分。植物的含水量根据其干燥的程度而不同，通常在10%～98%。一般的生药干品在100～110℃干燥至恒重，通常含水量也达4%～30%。植物含有的矿物质通常在0.1%～20%之间，分酸溶性（碱金属等）和酸不溶性（硅酸等）两种，不同的生药所显示的几乎是恒定值。《中国药典》对每种中药都规定了矿物质含量的上限值。

植物中含有大量的有机化合物。所有植物中存在的有机化合物都是由空气中的CO_2通过光合作用，首先产生糖类，糖类进一步代谢而衍生出各种各样的化学物质。

二、植物体内物质代谢过程

新陈代谢（简称代谢，metabolism）是指在细胞内发生的、由复杂酶促化学反应网络所催化的生物化学物质的改变。植物有机体以代谢的方式不断地与外界环境进行着物质与能量的交换，并通过该过程来维持生命、建立其特有的形态、强盛自己并繁殖后代。生物合成途径（biosynthesis pathway）是指植物代谢产物的生源（biogenesis）和合成途径（synthetic pathway），是研究植物的化学成分在植物体内形成的前体（precursor）及末端产物（end products）的形成和变化过程。

在植物的代谢过程中，首先由绿色植物中的叶绿素通过光合作用将二氧化碳和水合成为糖类，放出氧气。生成的糖进一步通过不同的途径（五碳糖磷酸途径及解糖途径）代谢，产生三磷酸腺苷（ATP）及辅酶Ⅱ（NADPH）等维持植物机体生命必需的物质，以及丙酮酸（pyruvic acid）、磷酸烯醇丙酮酸（PEP）、赤藓糖-4-磷酸（erytbrose-4-phosphate）、核糖等。核糖为合成核酸的重要原料；磷酸烯醇丙酮酸与赤藓糖-4-磷酸可进一步合成莽草酸（shikimic acid）；而丙酮酸经过氧化、脱羧后生成乙酰辅酶A（acetyl CoA），再进入三羧酸（TAC）循环，生成一系列的有机酸及丙二酸单酰辅酶A（malonyl CoA，合成脂质的重要原料）等，并通过反应得到一系列氨基酸，氨基酸为合成含氮类化合物的重要原料。上述过程几乎存在于所有的绿色植物中，习惯称之为一次代谢过程（primary metabolism）。由一次代谢产生的糖、蛋白质、脂质和核酸等则称为一次代谢或初生代谢产物（primary metabolites）。一次代谢产物包含构成植物体的基本物质（纤维素、壳质、黏液质）、贮藏物质（淀粉、蛋白质、磷脂等）、代谢机能物质（蛋白质、核酸和酶）等维持生命必需的物质。

代谢过程到此并没有停止，一些重要的一次代谢产物，如乙酰辅酶A、丙二酸单酰辅酶A、莽草酸及一些氨基酸等作为前体物，在特定的条件下又进一步经不同的代谢途径，生成如生物碱、黄酮、萜类等化合物。这一过程不是在所有的植物中都能够发生，对维持植物生命也不起重要作用，却是维系植物形态特征等的重要代谢过程，故又称之为二次代谢或次生代谢过程（secondary metabolism）。由二次代谢所产生的生物碱、黄酮、萜类等化合物则称之为二次代谢或次生代谢产物（secondary metabolites）。二次代谢产物的作用除了维系植物形态的重要特征外，更由于它们的结构千变万化，又多具有明显的生物活性，是天然药物化学的主要研究对象。图2-1是天然产物的代谢途径及各种物质的生物合成前体物或中间体的关联图。

由图2-1可见，二次代谢产物的前体物或中间体，与一次代谢产物用的是共通的物质。一次代谢过程和二次代谢过程密切相关，它们之间的界限有时是模糊的。如生物碱一般被认为是次生代谢产物，但也有学者认为生物碱是植物贮存和运输氮素的一种形式。如在罂粟科植物中看到的吗啡可转化成为非生物碱类物质，这些物质随后又转移到种子中，作为氮元素的一种贮存形式；又如烟草中的烟碱在种子形成过程中逐渐减少，直至完全消失，而蛋白质却随烟碱的减少而逐渐增加。

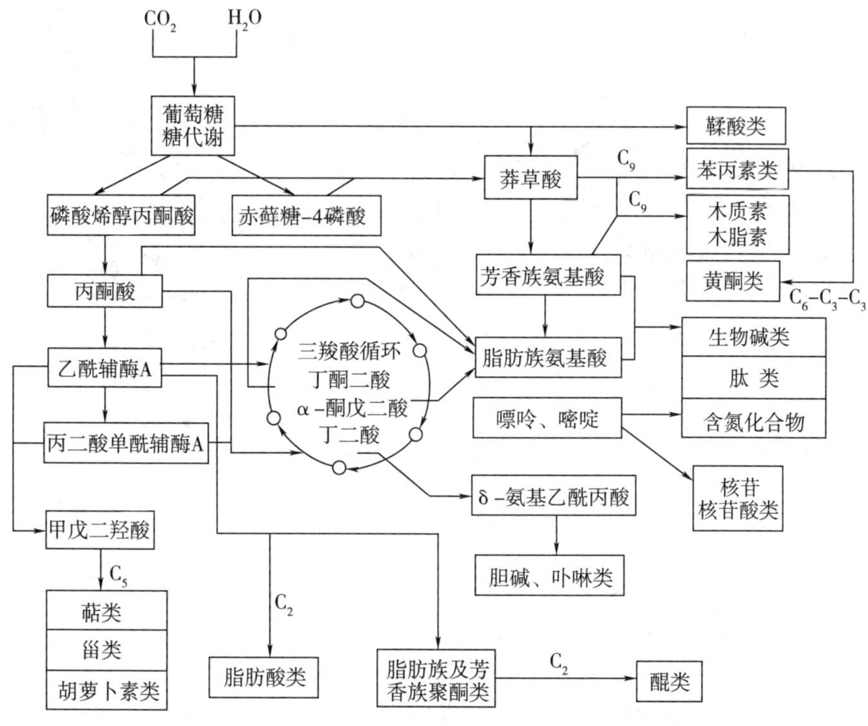

图 2-1 植物体内的物质代谢与生物合成过程

三、生物合成假说的提出

随着越来越多的天然化合物不断被发现，科学家们推测结构相似的化合物在生物合成上可能为同一起源。例如，在比较茴香脑（anethol）、丁香酚（eugenol）等化合物结构时，人们发现它们都具有相同的 C_6—C_3 骨架，由此怀疑它们是由相似的一次代谢产物酪氨酸（tyrosine）和多巴（dopa）演变而来。

酪氨酸 → 茴香脑

多巴 → 丁香酚

再如，许多萜类化合物的基本碳架是由异戊二烯单位（isoprene units）组成，似乎意味着它们具有某种共同的生物合成途径。Wallach 于 1887 年提出“异戊二烯法则”（isoprene rule），认为自然界存在的萜类化合物均是由异戊二烯衍变而来，是异戊二烯的聚合体或衍生物，并以是否符合异戊二烯法则作为判断是否为萜类化合物的一个重要原则。

但是，后来研究发现有许多萜类化合物的碳架结构无法用异戊二烯的基本单元来划分，如艾里木酚酮（eremophilone）、土青木香酮（aristolone）和扁柏酚（hinokitol）等。越来越多的实验证明某些萜类化合物的碳架并不是由异戊二烯聚合而成。

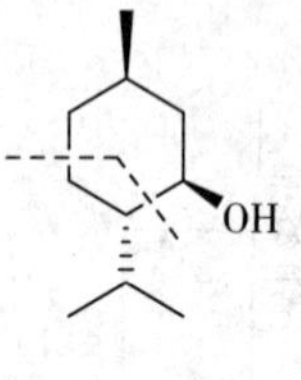

l-薄荷醇
（l-menthol）

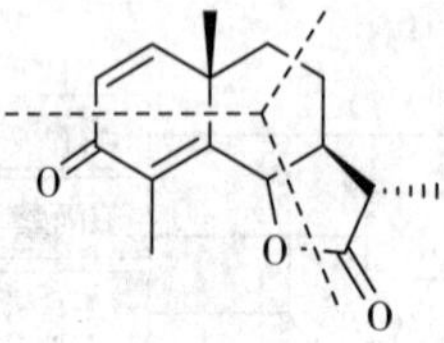

α-山道年
（α-santonin）

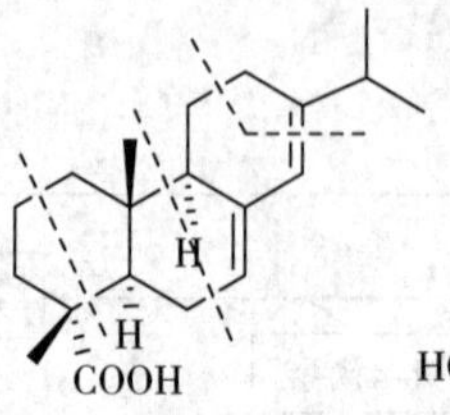

松香酸
（abietic acid）

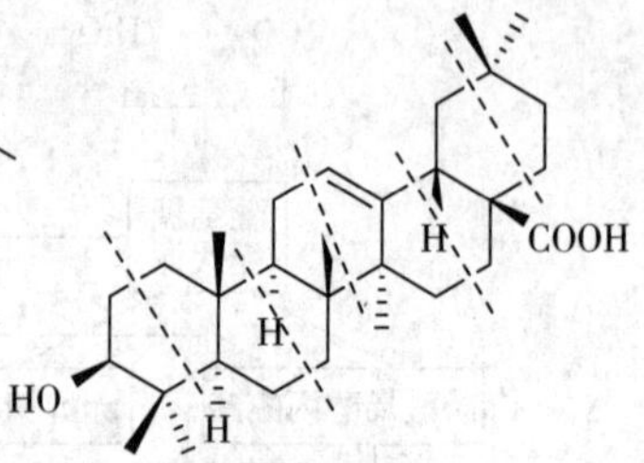

齐墩果酸
（oleanolic acid）

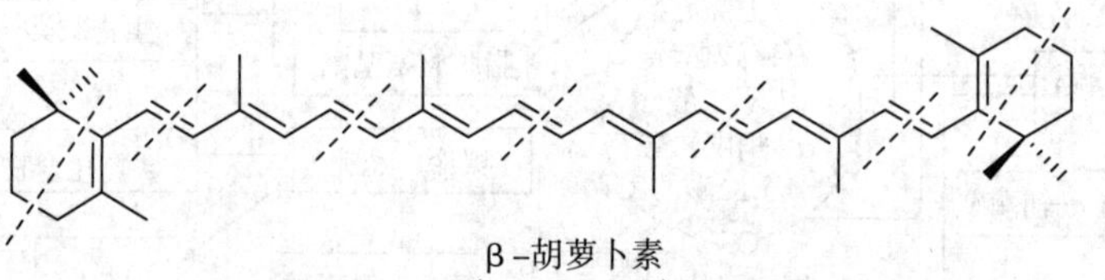

β-胡萝卜素
（β-carotene）

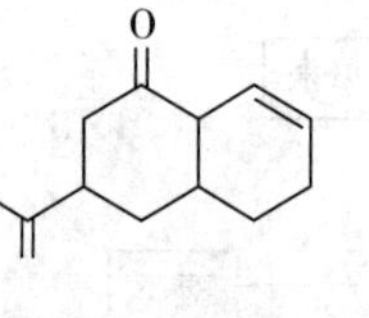

艾里木酚酮

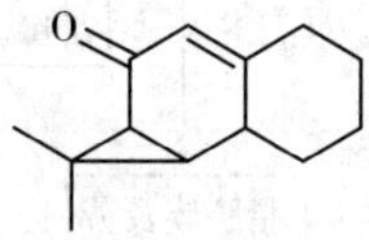

土青木香酮

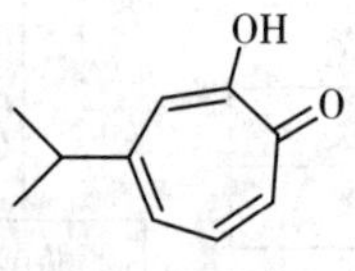

扁柏酚

1938 年，Ruzicka 将上述的异戊二烯法则称为经验的异戊二烯法则（empirical isoprene rule），并提出生源的异戊二烯法则（biogenetic isoprene rule），并假设所有萜类的前体是“活性的异戊二烯”。这个假说由 Lynen 证明焦磷酸异戊烯酯（Δ^3 - isopentenyl pyrophosphate，IPP）的存在而得到初步验证，其后 Folkers 又于 1956 年证明 3（*R*）- 甲戊二羟酸（3*R* - mevalonic acid，MVA）是 IPP 的关键性前体物质。

经同位素标记实验，证明萜类的生源途径是由乙酸与辅酶 A 结合形成甲戊二羟酸，再形成焦磷酸异戊烯酯（IPP），由它及其异构体聚合成焦磷酸香叶酯（geranyl pyrophosphate，GPP），继续衍化或聚合，生成各种类型的萜类化合物，这就是生源的异戊二烯法则。焦磷酸异戊烯酯（IPP）是活性异戊二烯（active isoprene）。

综上所述，无论哪种生物合成假说都是先从结构比较开始，即将二次代谢产物与一次代谢产物比较，从复杂、多样的结构中找出其共性，在天然化合物结构中发现隐藏着的一次代谢产物，从而推测它们的生物合成途径及来源。

第二节　天然产物的构成单元与生物合成途径

自然界中存在的天然产物种类众多、结构多样。这些天然产物多按照一定的基本结构单元以不同的方式组合而成。常见的基本结构单元可分为如下几种类型（图 2-2）。

C_1单元。最简单的结构单元是由一个碳原子组成。一般是以甲基的形式存在，最常见的是和氧原子或氮原子相连，偶尔和碳原子相连，亚甲二氧基（OCH_2O）也是C_1单元的一个例子。

C_2单元。C_2由乙酰辅酶 A 提供，该结构可能是以简单的乙酰基的形式存在，但更常见的是构成烷基链（如脂肪酸）或芳香结构（如苯酚）的部分单元，如脂肪酸、酚类、苯醌等聚酮类化合物。

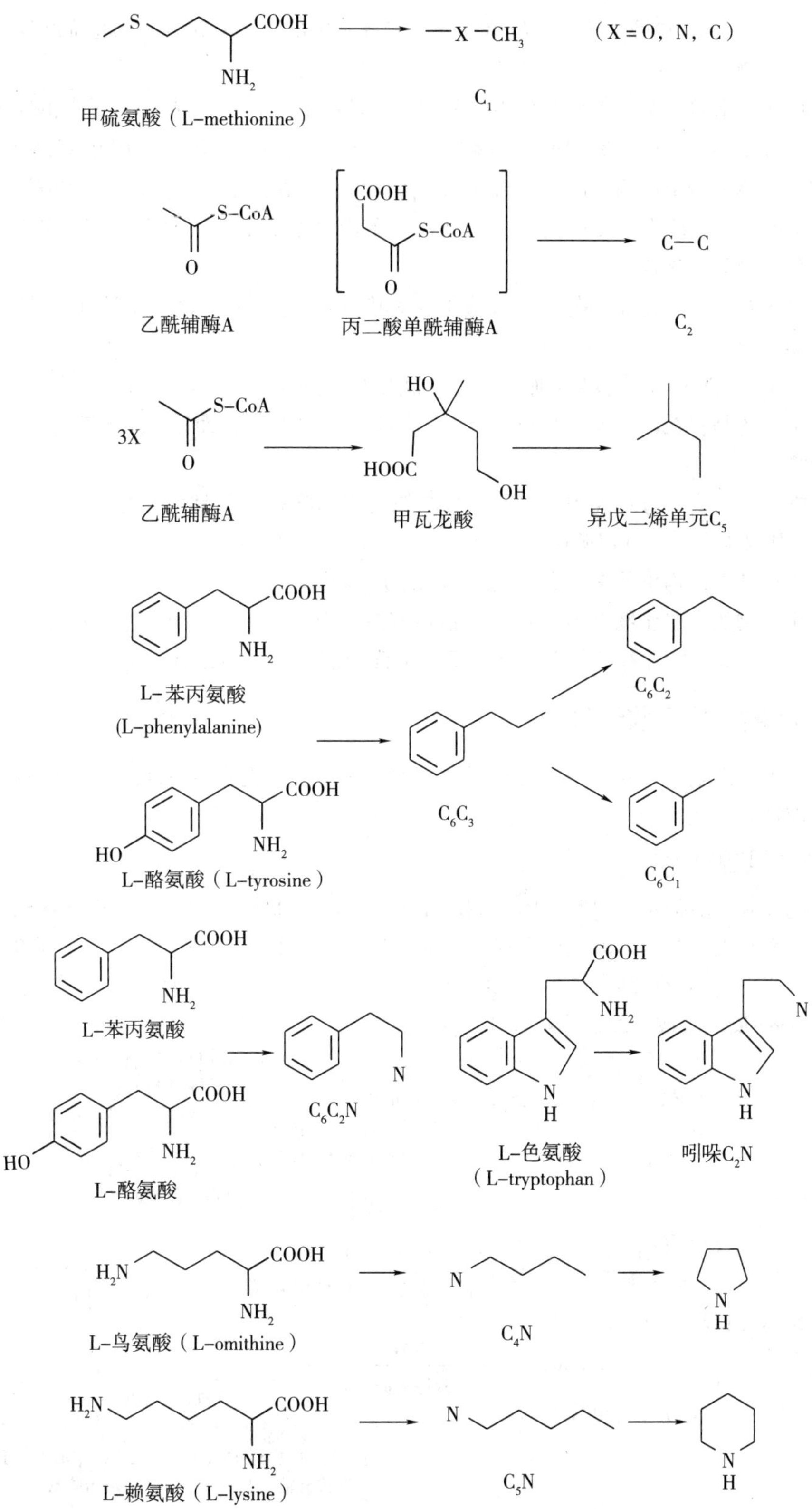

S COOH NH$_2$ → —X—CH_3 （X = O，N，C）

甲硫氨酸（L-methionine） C_1

S-CoA O [COOH S-CoA O] → C—C

乙酰辅酶A 丙二酸单酰辅酶A C_2

3X S-CoA O → HO HOOC OH →

乙酰辅酶A 甲瓦龙酸 异戊二烯单元C_5

COOH NH$_2$

L-苯丙氨酸

(L-phenylalanine)

COOH HO NH$_2$

L-酪氨酸（L-tyrosine）

→ C_6C_3 → C_6C_2 ; → C_6C_1

COOH NH$_2$

L-苯丙氨酸

COOH HO NH$_2$

L-酪氨酸

→ N C_6C_2N

COOH NH$_2$ N H → N N H

L-色氨酸

（L-tryptophan）

吲哚C_2N

H_2N COOH NH$_2$ → N → N H

L-鸟氨酸（L-omithine） C_4N

H_2N COOH NH$_2$ → N → N H

L-赖氨酸（L-lysine） C_5N

图 2－2 常见的基本结构单元

C_5单元。支链C_5单元（异戊二烯单元）是来源于甲戊二羟酸化合物的特征结构，如萜类、甾体类等化合物。

C_6C_3单元。来源于两个莽草酸衍生的芳香化氨基酸L－苯丙氨酸和L－酪氨酸骨架结构的苯丙基单元。C_3侧链可以是饱和或不饱和结构，也可以是被氧化的，有时候侧链还可以是降解的结构，去掉了一个或两个碳（C_6C_2和C_6C_1结构）。如香豆素、木脂体等苯丙素类化合物。

C_6C_2N单元。该结构单元同样是来源于L－苯丙氨酸和L－酪氨酸，其中酪氨酸更为常见。如部分生物碱类化合物。

吲哚C_2N单元。来源于另外一个芳香化的氨基酸L－色氨酸，该单元具有吲哚结构。如部分生物碱类化合物。

C_4N单元。C_4N单元常以杂环吡咯烷的形式出现，是从L－鸟氨酸衍变而来的。与C_6C_2N单元显著不同的是，在该单元中鸟氨酸提供的不是α－氨基氮，而是δ－氨基氮。如部分生物碱类化合物。

C_5N单元。该单元与C_4N单元具有十分相似的来源途径，只是前体化合物为L－赖氨酸，其中ε－氨基氮被保留，并以哌啶环的形式存在。如部分生物碱类化合物。

以上八种基本结构单元是多数天然产物的结构基础。

天然化合物的主要生物合成途径主要包括醋酸－丙二酸途径、甲戊二羟酸途径和丙酮酸/磷酸甘油途径、莽草酸途径和氨基酸途径等。下面分别对其进行介绍。

一、醋酸－丙二酸途径

脂肪酸类、酚类、蒽醌类等化合物均由醋酸－丙二酸途径（acetate－malonate pathway，AA－MA途径）合成。

（一）链状脂肪酸类

天然饱和脂肪酸类均由醋酸－丙二酸途径生成。乙酰辅酶A和丙二酸单酰辅酶A自身并不能缩合，而是以硫酯键与酶结合形成复合物参加反应。如图2－3所示，丙二酸单酰辅酶A与酰基载体蛋白（ACP）结合产生丙二酸单酰－ACP复合物，乙酰辅酶A与酶结合生成硫酯，两者经Claisen反应生成乙酰乙酰－ACP（β－酮酰基－ACP，R ═H），然后消耗NADPH，立

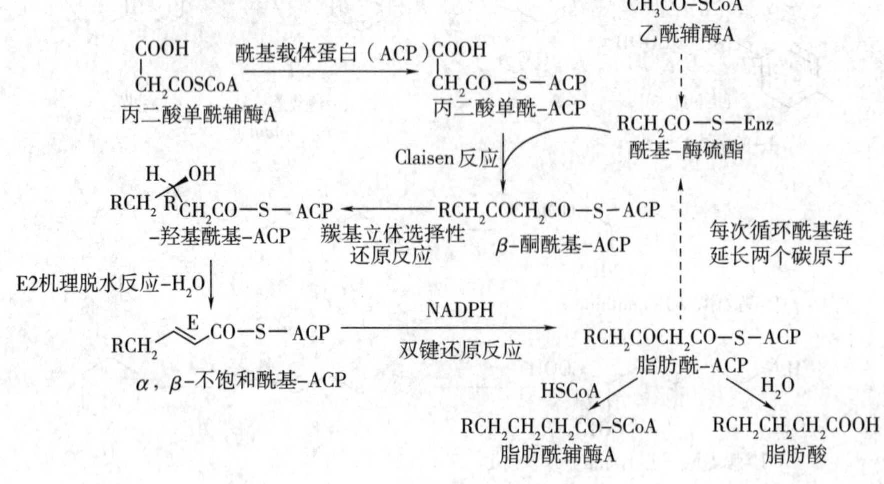

图2－3 脂肪酸生物合成途径

体选择性还原生成相应的 β - 羟基酰基 - ACP，再消除一分子水，生成反式（E）α,β - 不饱和酰基 - ACP。NADPH 可进一步还原双键，生成饱和脂肪酰 - ACP（脂肪酸 - ACP，R = H），碳链延长两个碳原子。脂肪酰 - ACP 重新进入反应体系，与丙二酸单酰 - ACP 缩合，再经羰基还原、脱水、双键还原反应。每循环一次，碳链延长两个碳原子，直到获得适宜长度的脂肪酰 - ACP。最后，硫酯酶（thioesterase）催化分解脂肪酰 - ACP 复合物，释放出脂肪酰辅酶 A（fatty acyl - CoA）或游离脂肪酸。碳链的长度是由硫酯酶的特异性决定。

（二）酚类

醋酸 - 丙二酸途径也是天然芳香族化合物酚类形成的重要来源之一。如图 2 - 4 所示，由 1 个乙酸酯起始单位和三个丙二酸酯延伸单位缩合生成的多聚 - β - 酮酯，能通过 A、B 两种方式折叠。A 方式由 α - 亚甲基离子化，与相隔 4 个碳原子的羰基发生羟醛缩合反应，羰基转化为季碳羟基并形成六元环；随后经脱水反应生成烯烃；其他羰基再经烯醇化生成稳定的芳环结构；再经过硫酯键水解，辅酶 A 或酰基载体蛋白（ACP）离去，生成苔藓酸（orsellinic acid）。B 方式首先发生分子内 Claisen 反应，再断裂硫酯键并释放酶，生成环己三酮，烯醇化生成间三酚苯乙酮（phloracetophenone）。

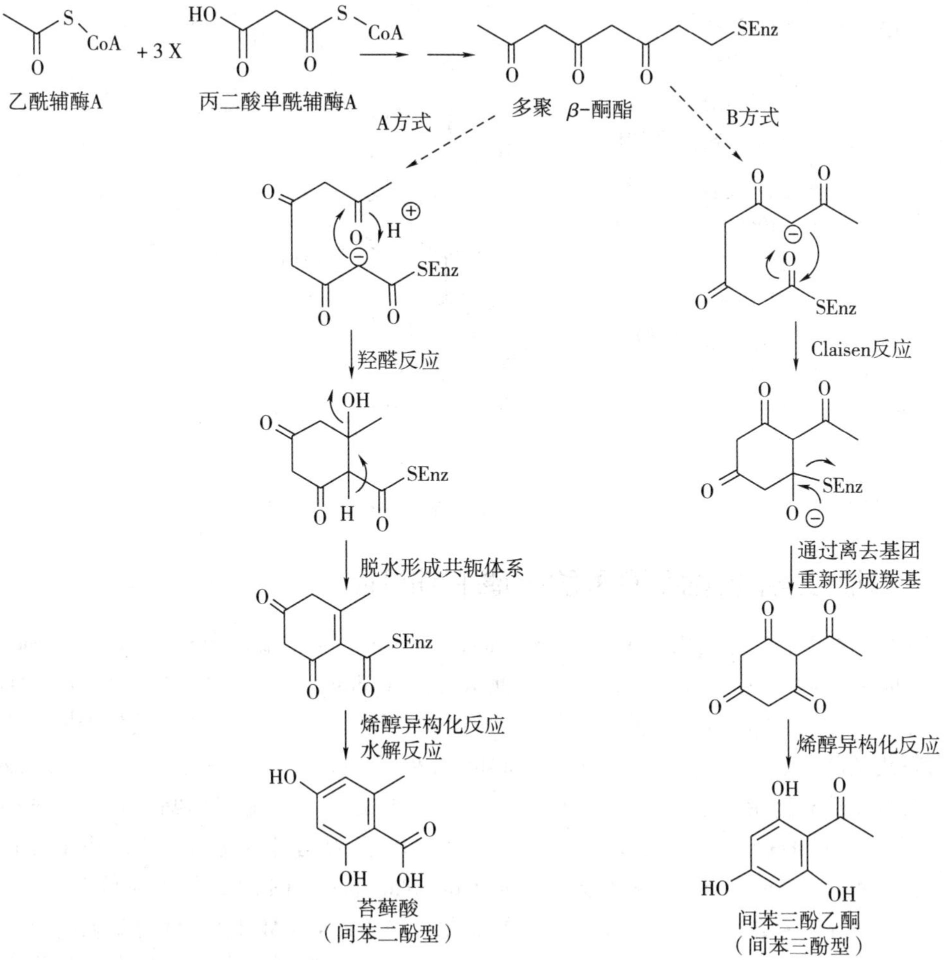

图 2 - 4　酚类的生物合成途径

乙酸途径合成的芳环系统具有显著的特点。多聚-β-酮链的多个羰基氧原子保留在终产物中，并在芳环上交替排列。这种在交替碳原子上发生氧化反应的方式称为间位氧化方式，与莽草酸途径形成的芳环的结构差别较大。也有羰基因反应形成碳-碳键而脱去，如苔藓酸。

(三) 蒽醌类

中药大黄和番泻叶所含的羟基蒽醌类和菌类常见的C_{16}-蒽酮类也是如图2-5所示的同一途径生物合成的。在中间体中生成的蒽酮类化合物经氧化而成羟基蒽醌，如大黄素（emodin）和大黄素-3-羧酸（endocrocin）等。羟基蒽醌经进一步氧化、聚合产生番泻苷（sennoside）。

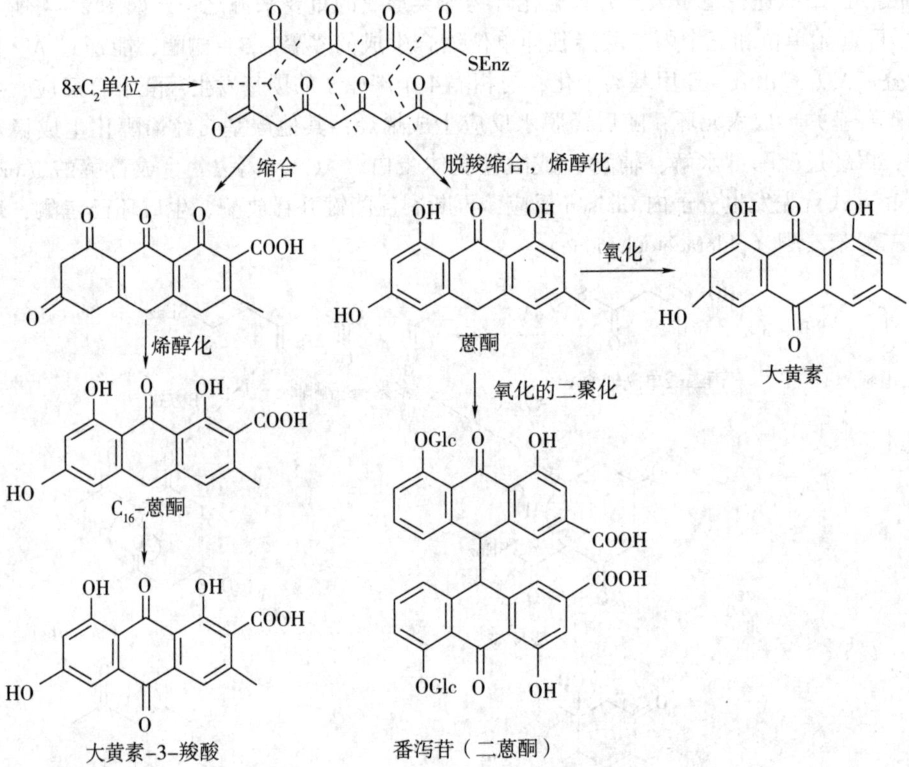

8xC_2单位 SEnz 缩合 脱羧缩合，烯醇化 COOH 烯醇化 OH O OH 氧化 蒽酮 大黄素 C_{16}-蒽酮 氧化的二聚化 OGlc HO 大黄素-3-羧酸 番泻苷（二蒽酮）

图2-5 蒽醌类的生物合成途径

二、甲戊二羟酸途径和丙酮酸/磷酸甘油途径

在MVA途径中，首先由乙酰辅酶A（acetyl-CoA）与乙酰乙酰辅酶A（acetoacetyl-CoA）生成3-羟基-3-甲基戊二酸单酰辅酶A（3-hydroxy-3-methylglutaryl CoA，HMG-CoA），进一步通过HMG-CoA还原酶作用生成甲戊二羟酸（MVA）。MVA经数步反应转化成焦磷酸异戊烯酯（Δ^3-isopentenyl pyrophosphate，IPP），IPP经硫氢酶（sulphyhydryl enzyme）及焦磷酸异戊酯异构酶（IPP isomerase）转化为焦磷酸γ,γ-二甲基烯丙酯（γ,γ-dimethylallyl pyrophosphate，DMAPP）（图2-6）。IPP和DMAPP两者均可转化为半萜，并在酶的作用下，头-尾相接缩合为焦磷酸香叶酯（geranyl pyrophosphate，GPP），衍生为单萜类化合物，或继续与IPP分子缩合衍生为其他萜类和甾族类化合物。目前DMAPP被认为是萜类成分在生物体内形成的真正前体，是生物体内的“活性的异戊二烯”物质，在生物合成中起着烷基化的作用。

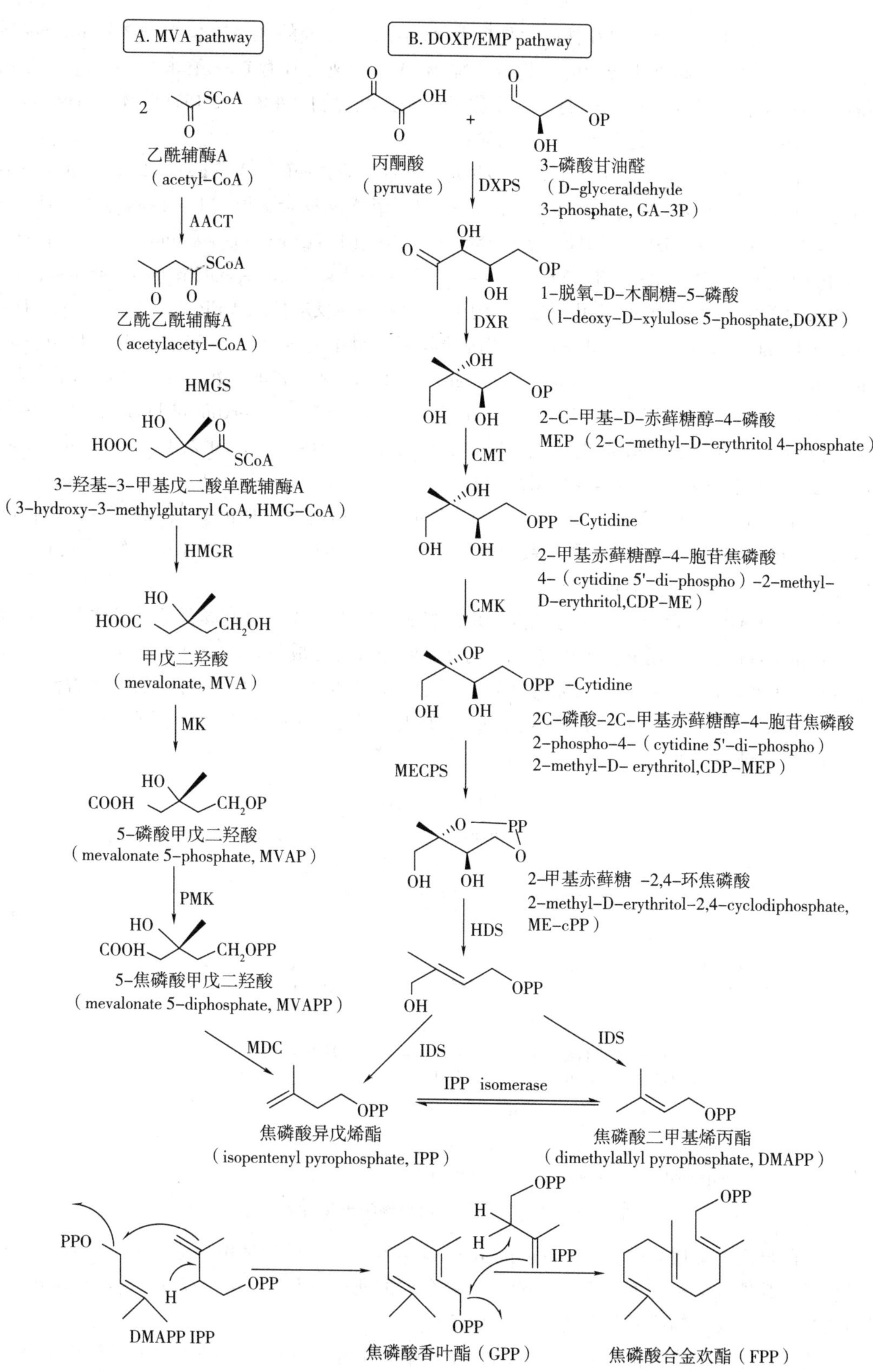

图 2－6 萜类化合物的生物合成途径

长期以来，甲戊二羟酸途径被认为是萜类化合物生物合成的唯一途径。1993 年 Rohmer 等通过大量研究证明，萜类化合物的生物合成除 MVA 途径外，还存在一条非 MVA 途径，是由丙酮酸和磷酸甘油醛为原料进行的，因此称为丙酮酸/磷酸甘油途径（DOXP/MEP pathway）。植物和细菌中的部分萜类化合物是经由该途径合成的。

DOXP/MEP 途径（图 2－6）的第一步反应为 3－磷酸甘油醛（D－glyceraldehyde 3－phosphate，GA－3P）和丙酮酸（pyruvate）在 5－磷酸脱氧木酮糖合成酶（1－deoxy－D－xylulose 5－phosphate synthase，DXS）的催化下缩合形成 DOXP（1－deoxy－D－xylulose 5－phosphate，5－磷酸脱氧木酮糖）。DOXP 在 DXR（1－deoxy－D－xylulose 5－phosphate reductoisomerase，5－磷酸脱氧木酮糖还原异构酶）催化下发生分子内重排和还原反应生成 MEP（2－C－methyl－D－erythritol 4－phosphate，2－C－甲基－D－赤藓糖醇－4－磷酸）。随后，MEP 在 CMS（4－diphosphocytidyl－2C－methyl－D－erythritol 4－phosphate synthase，4－磷酸－2C－甲基赤藓糖醇－4－胞苷焦磷酸合成酶）、CMK（4－diphosphocytidyl－2C－methyl－D－erythritol kinase，2C－甲基赤藓糖醇－4－胞苷焦磷酸合成酶）、MCS（2C－methyl－D－erythritol 2,4－diphosphate synthase，2C－甲基赤藓糖醇－2,4－焦磷酸合成酶）、HDS（1－hydroxy－2－methyl－butenyl 4－diphosphate synthase，1－羟基－2－甲基－2－丁烯－4－焦磷酸合成酶）及 IDS（IPP/DMAPP synthase，IPP/DMAPP 合成酶）等一系列酶的催化下经磷酸化、环化等作用最终形成 IPP 和 DMAPP，进一步衍生为萜类化合物。

IPP 和 DMAPP 两者均可转化为半萜，并在酶的作用下，头－尾相接缩合为焦磷酸香叶酯（geranyl pyrophosphate，GPP）；GPP 再与一分子 IPP 缩合可形成焦磷酸金合欢酯（farnesyl pyrophosphate，FPP）（图 2－6）。从图 2－7 可以看出，各种萜类分别经由对应的焦磷酸酯得来，三萜及甾体则由反式角鲨烯（*trans*－squalene）转变而成。它们再经氧化、还原、脱羧、环合或重排，生成种类繁多的三萜（triterpenoids）和甾体（steroids）类化合物。

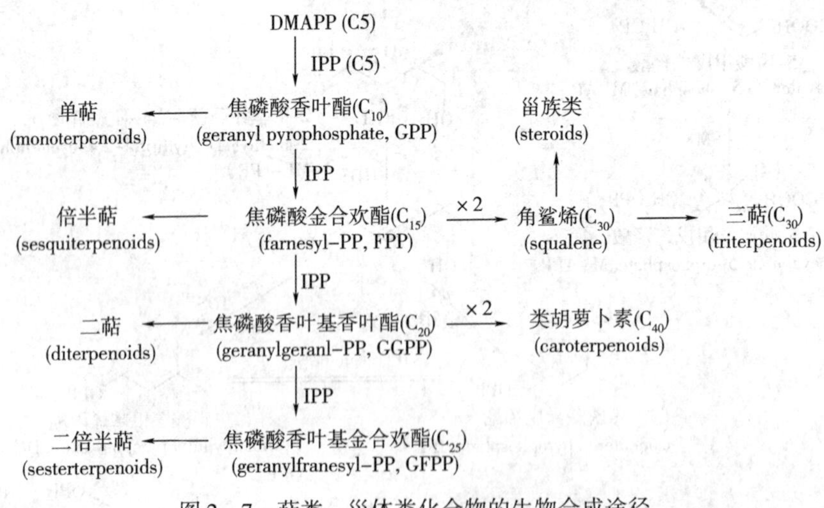

图 2－7　萜类、甾体类化合物的生物合成途径

天然的异戊二烯属半萜类（hemiterpenoids），可在植物的叶绿体中形成，虽广泛存在，但含量极微，其生源途径尚不清楚。在萜类生物合成的研究过程中，也曾发现一些 C_5 酸或醛，目前认为与聚异戊二烯或氨基酸的合成代谢有关。

自然界中还有一些半萜以支链形式结合在非萜类化合物结构的母核上，形成异戊烯基或异戊基支链，从而成为一种混杂的萜类化合物，多见于香豆素、黄酮、苯丙素和嘌呤类化合物中。

有些萜类化合物的基本碳架不符合异戊二烯法则或其基本碳架的碳原子数不是5的倍数，则是因为其在生物合成过程中产生异构化或产生脱羧降解反应所致。

三、莽草酸途径

在天然芳香族化合物中，有一类芳环上连有丙基这一基本骨架的化合物较为多见，它们统称为苯丙素类（phenylpropanoids），或者C_6—C_3类化合物。如桂皮酸（cinnamic acid）衍生物，香豆素类（coumarins）、木脂素类（lignans）、木质素类（lignins）等都属于这一类，它们都是由莽草酸（shikimic acid）这一共同前体物质，即经莽草酸途径（shikimic acid pathway）生物合成而来，如图2－8所示。

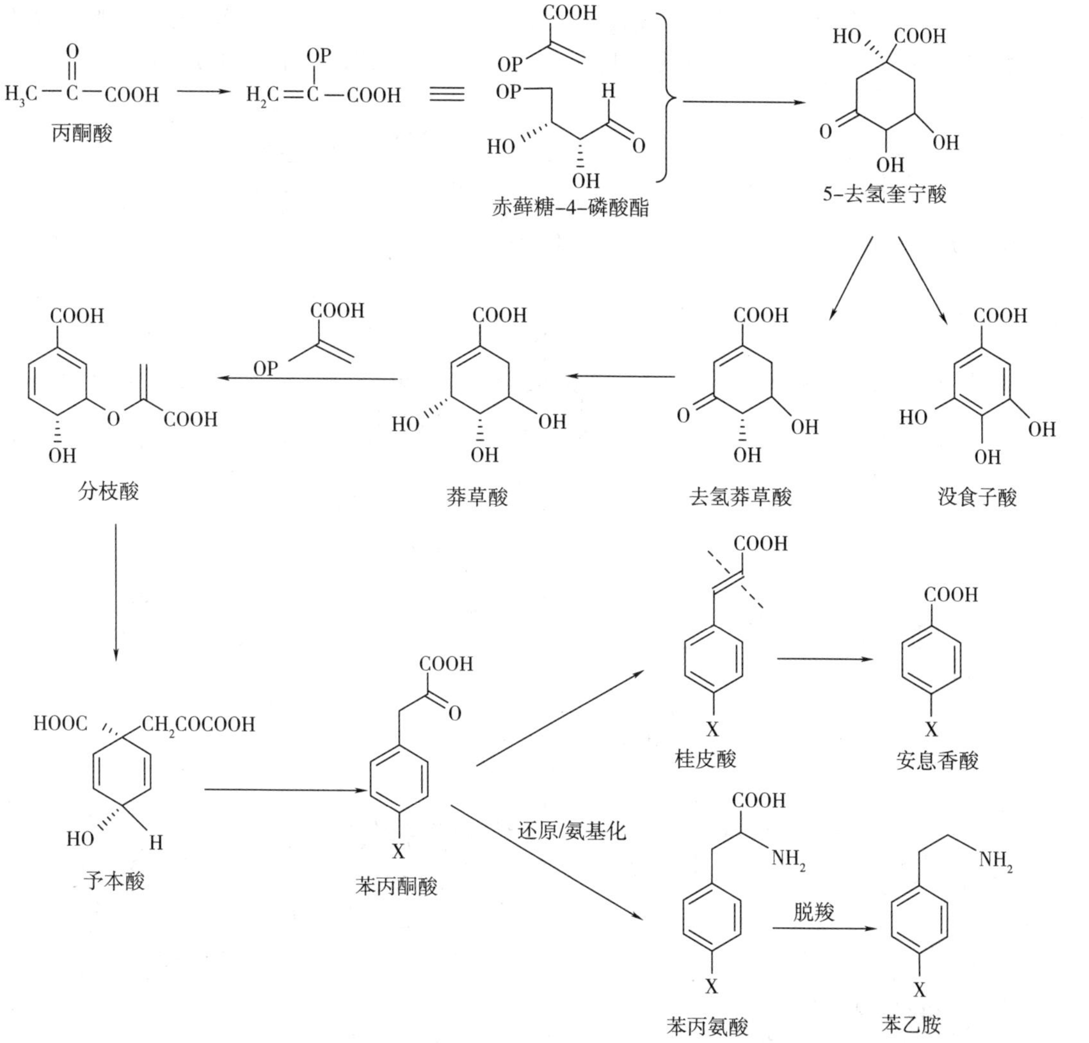

图2－8　莽草酸生物合成途径

反应首先由丙酮酸的烯醇磷酸酯和赤藓糖－4－磷酸酯缩合构成5－去氢奎宁酸（5－dehydronic acid），继而还原、脱水生成莽草酸（shikimic acid）。再由莽草酸与1分子丙酮酸磷酸酯进一步缩合，经由分枝酸（chorismic acid）和预苯酸（prephenic acid）产生苯丙酮酸（phenylpyruvic acid）或者对－羟基苯丙酮酸（*p*－hydroxyphenylpyruvic acid），构成 C_6—C_3基本骨架。伴随着代谢的过程，在苯环不同位置上引入羟基，继而产生自各种各样的衍生物。

安息香酸、没食子酸及苯醌等化合物中也由莽草酸而来。安息香酸是由 C_9单位的侧链氧化、断裂而成，3,4,5－三羟基安息香酸，即没食子酸衍生物是由5－去氢奎宁酸直接脱氢而成，而苯丙酮酸经还原、氨基化生成苯丙氨酸。

（一）香豆素、木脂素和木质素类

如图2－9所示，苯丙酮酸和对－羟基苯丙酮酸经氨基化反应，产生苯丙氨酸（phenylalanine）和酪氨酸（tyrosine），经脱氨反应转变成桂皮酸（cinnamic acid）和对羟基桂皮酸（*p*－coumaric acid）。桂皮酸衍生物经反式邻羟基苷异构化成顺式邻羟基苷，衍生出广泛分布于自然界的香豆素类（coumarins）化合物。而如松柏醇（coniferol）有对位羟基的一类化合物，经由游离基反应和聚合反应转变成木脂素类（lignans）化合物。由于 C_6—C_3游离基单位呈不规则聚合和高次聚合，就产生各种不同的木质素（lignins）化合物，这类物质广泛分布于木材组织中。

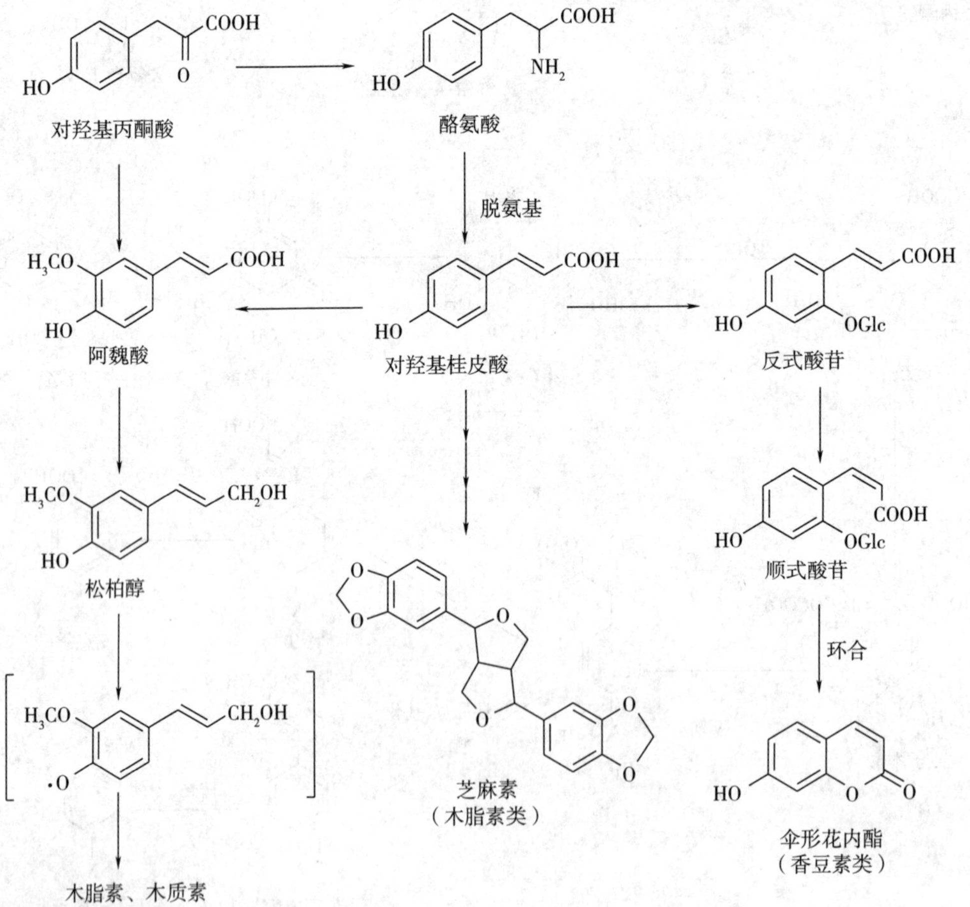

图2－9　香豆素、木脂素、木质素生物合成途径

（二）黄酮类

黄酮类化合物（flavonoids）在自然界极为多见，其骨架与苯丙素类化合物不同，具有 C_6—C_3—C_6基本骨架。这类化合物是经桂皮酸与醋酸－丙二酸途径（AA－MA）衍生的 C_2单

位，即经聚酮链延长反应，组合成 $C_6—C_3-3\times C_2$链。如图2－10所示，A环来自AA－MA途径衍生的聚酮，B环来自莽草酸途径衍生的桂皮酸，聚酮与桂皮酸通过电子转移、重排等反应，并依三碳链的氧化程度、三碳链是否构成环状以及B环连接位置，衍生一系列黄酮类化合物。

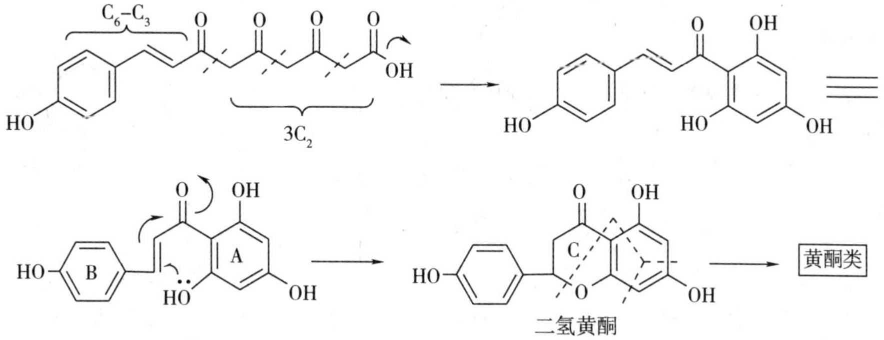

图2－10　黄酮类的生物合成途径

四、氨基酸途径

氨基酸不仅是构成肽类、蛋白质等物质的基本单位，而且是天然产物生物碱合成时氮元素的供给源，也就是说氨基酸途径（amino acid pathway）是合成含氮化合物的重要途径。氨基酸本身是由丙酮酸型化合物还原、氨基化生成，如下式所示。这些丙酮酸型化合物经由糖类的分解、醋酸－丙二酸途径，莽草酸途径等生物合成而来。

$$R-CO-COOH \underset{\text{氧化脱氨基化}}{\overset{\text{还原氨基化}}{\rightleftharpoons}} R-\underset{\underset{NH_2}{|}}{CH}-COOH$$

并非所有的氨基酸都能转变为生物碱。已知作为生物碱前体的氨基酸，在脂肪族氨基酸中主要有鸟氨酸（ornithine）、赖氨酸（lysine），由脂肪族氨基酸合成的生物碱除托哌、吡咯及哌啶等生物碱外，并不多见。芳香族中则有苯丙氨酸（phenylalanine）、酪氨酸（tyrosine）及色氨酸（tryptophane）等，由这些芳香族氨基酸衍生的生物碱类占绝大多数。下面以可待因（codeine）和吗啡（morphine）为例（图2－11），阐明生物碱的生物合成途径。首先由莽草酸衍生的对羟基苯乙醛（*p*－hydroxyphenylacetaldehyde）和多巴胺（dopamine）缩合成苄基异喹啉（benzylisoquinoline）中间体，再经氧化生成全去甲劳丹诺苏林（norlaudanosoline），全去甲劳丹诺苏林经甲醚化转变成重要的中间体(*S*)－网状番荔枝碱[(*S*)－reticuline]，再通过酚环之间的氧化偶联，构成吗啡环结构。

图2－11中，全去甲劳丹诺苏林和网状番荔枝碱是苄基异喹啉型（benzylisoquinoline）、原小檗碱型（protoberberine）、阿朴啡型（aporphine）、吗啡型（morphine）等许多重要的四氢异喹啉（tetrihydroisoquinoline）生物碱的中间体，都是以苯酚分子内氧化偶联反应途径构成的。

五、生物合成的多样性

（一）复合生物合成途径

由前述内容可以看出，许多天然化合物可由特定的生物合成途径来合成，但一些结构较为复杂的天然化合物，其分子中各个部位并不是由单一合成途径，而是来自2个以上生物合

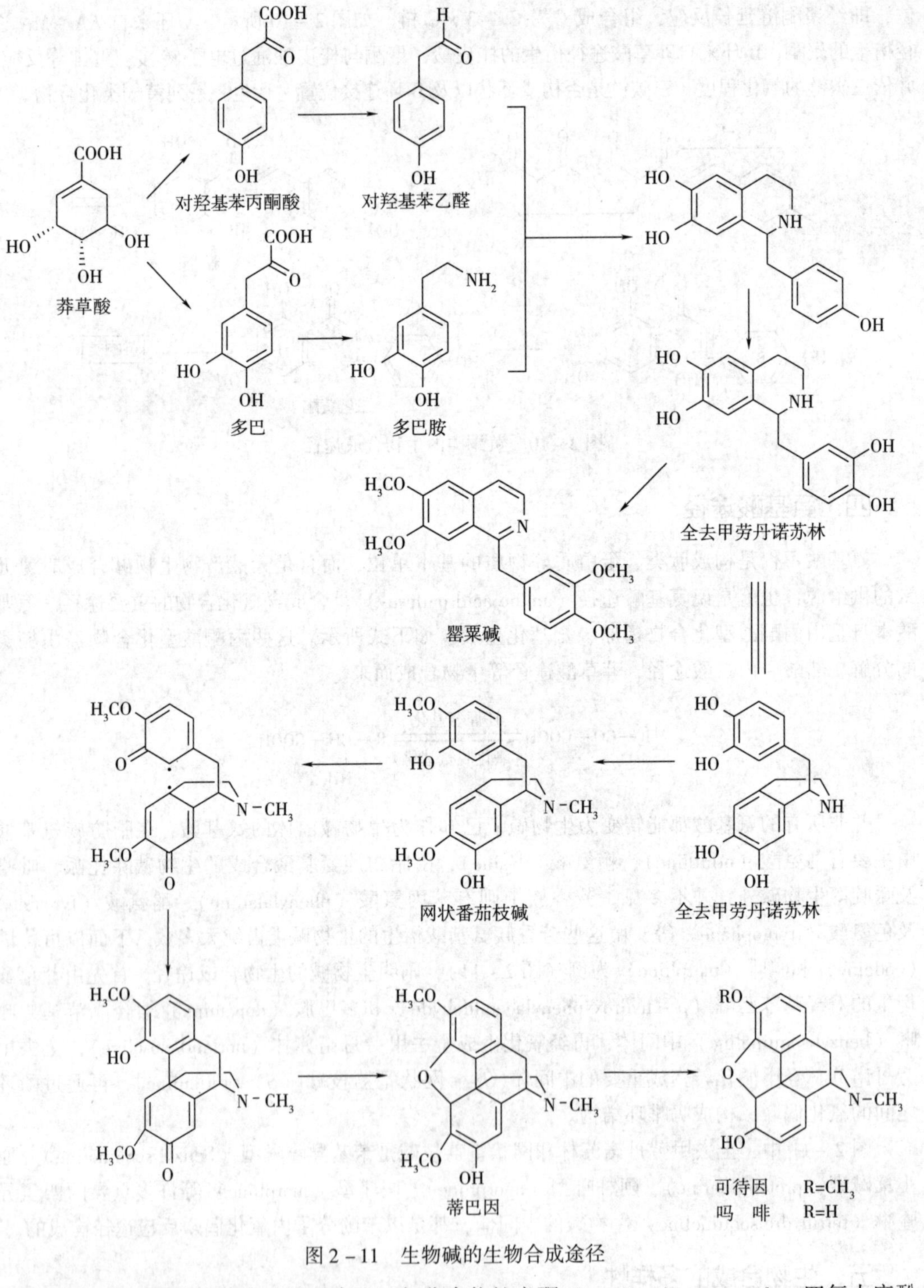

莽草酸

对羟基苯丙酮酸

对羟基苯乙醛

多巴

多巴胺

全去甲劳丹诺苏林

罂粟碱

网状番茄枝碱

全去甲劳丹诺苏林

蒂巴因

可待因　R=CH_3
吗　啡　R=H

图 2－11　生物碱的生物合成途径

成途径，即通过复合生物合成途径产生。如化合物蛇麻酮（lupulone）、anisoxide、四氢大麻酚（tetrahydrocannabinol）都含有异戊烯基，它们不单是由甲戊二羟酸途径而来，还包含莽草酸途径和醋酸－丙二酸途径，凯林（khellin）的呋喃环可看作是异戊烯基脱去一部分构成的物质。

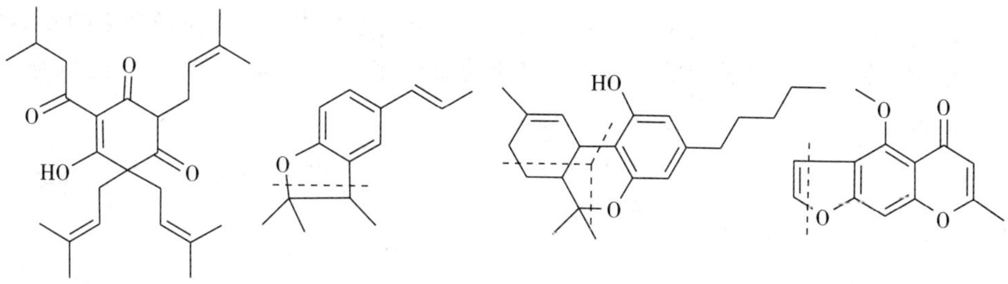

蛇麻酮 $3C_2+4C_5$　　anisoxide C_9+C_5　　四氢大麻酚 $(6C_2+2C_5)-C_1$　　凯林 $(5C_2+C_5)-C_3$

常见的复合生物合成途径有下列几种：

1. 醋酸－丙二酸－莽草酸途径
2. 醋酸－丙二酸－甲戊二羟酸途径
3. 氨基酸－甲戊二羟酸途径
4. 氨基酸－醋酸－丙二酸途径
5. 氨基酸－莽草酸途径

（二）生物合成的多样性

如前所述，天然化合物是由醋酸－丙二酸、莽草酸、甲戊二羟酸、氨基酸等四种主要生物合成途径以及复合途径产生而来。但值得提出的是，在化学上具有特定骨架的化合物类群往往不仅仅靠一种途径合成。如图 2－12 所示，具有萘醌骨架的化合物胡桃醌（juglone）、紫草醌（shikonin）、蓝雪醌（plumbagin）具有各自不同的生物合成途径。

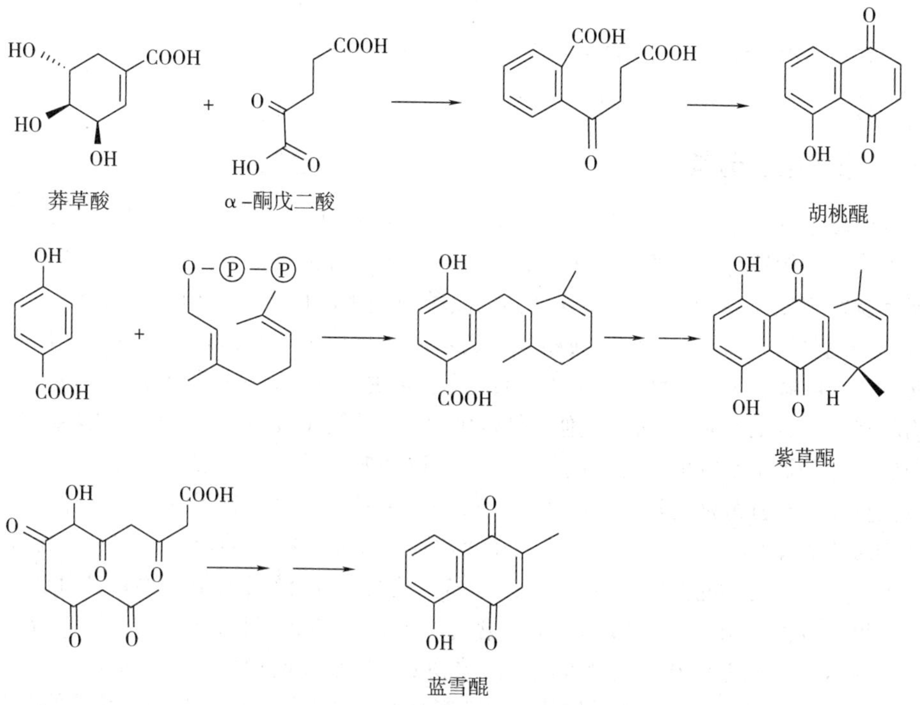

莽草酸　α－酮戊二酸　胡桃醌

紫草醌

蓝雪醌

图 2－12　几种萘醌的生物合成途径

又如，中药大黄和番泻叶所含的蒽醌类是经醋酸－丙二酸途径或聚酮途径生物合成而来，但同属蒽醌骨架的茜草素（alizarin）则是经莽草酸－甲戊二羟酸的复合途径产生的基本骨架。这种同一物种、具有同一种骨架的化合物，其生物合成途径不同的例子较多，这就是生物合成多样性之使然。

莽草酸　α-酮戊二酸　→ →　+ O-Ⓟ-Ⓟ　→ →　→ →　茜草素

生物合成是天然药物化学学科中一个重要的领域。了解生物合成的有关知识，不仅对天然化合物进行结构分类或结构的推测提供帮助，而且对植物化学分类学以及仿生合成等学科的发展、对采用组织培养方法进行活性成分的工业生产有着重要的指导意义。例如，了解目标物质的生物合成途径，在组织培养过程中有意喂养关键的前体物质，可能较大地提高目标物质的收得率。如在进行人参组织培养时，为了提高皂苷的含量，曾试验加入不同的生物合成前体物质。结果表明加入醋酸、香叶醇、反式角鲨烯时，皂苷的含量增加并不明显；但加入甲戊二羟酸、金合欢醇时，皂苷含量可增加两倍。

第三节　植物化学分类学与亲缘相关性

一、植物化学分类学

传统的植物分类是按照门、纲、目、科、属、种的顺序，依据植物的形态学特征进行的分类。但是，仅凭植物的外观形态来判断科属的归属时有困难，即使是同一种植物，也因植物分类学家主观意见不同存在较大分歧，造成种与变种间的混杂。而且在我国，同物异名、同名异物的现象较为普遍，给中药或植物药的资源研究带来不利因素。随着二次代谢产物化学结构的不断明晰，天然产物巨大化学库的建立，加之在许多同科、同属植物中分离与鉴定的化合物的基本骨架或结构类型颇多类似，使得化学分类学说（chemotaxonomy）的建立成为可能。

植物化学分类学是以植物化学成分为依据，以经典分类学为基础，研究植物化学成分在植物界的分布，分析植物化学成分与植物类群间的关系，探讨植物界的演化规律，阐明植物系统的亲缘相关性的新兴学科。例如在裸子植物门植物中，松目的松科和柏科是比较近缘的植物，但天然产物极多见的松香酸（abietic acid）只在松科植物中存在，而在柏科植物中极为罕见。石松科石松属植物中，都是以中心含有七元环的特殊三萜，蛇足石松烯二醇（serratenediol）为代表，或者含有其生物合成的前体物 α－芒柄花萜醇（α－onocerin），无一例外。而在卷柏科（Selaginellaceae）的卷柏植物中则完全不含这样的三萜化合物，其他的低等植物，如蕨类更为罕见。因此可根据植物中是否存在这样的三萜，判断形态分类学上一时难以阐明的可疑植物。

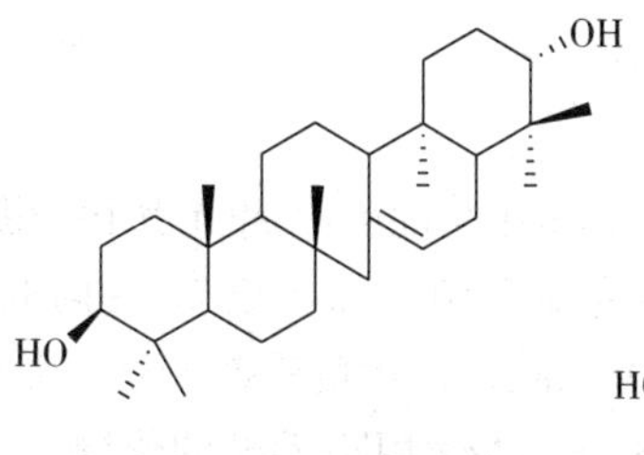

蛇足石松烯二醇 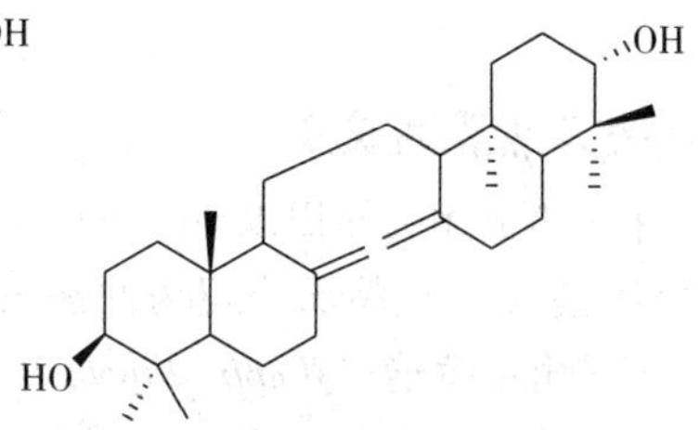　　α-芒柄花萜醇

甾体皂苷，强心苷等二次代谢产物，仅在薯蓣科（*Dioscoreaceae*）、夹竹桃科（*Apocynaceae*）、萝藦科（*Asclepiadaceae*）、玄参科（*Scrophulariaceae*）、百合科（*Liliaceae*）等几个有限的科中含有。例如，在萝藦科中，既有含强心苷和孕甾烷糖苷两种糖苷的种，也有只含有其中一种糖苷的种，而构成这些糖苷中糖链的糖以及甾体母核部分是类似的，但在生物合成的途径上，是从切断胆甾醇或者植物甾醇侧链的 C_{20}—C_{22} 键生成的孕甾烷型化合物，再进一步与醋酸缩合，直至合成强心苷。即在萝藦科中，有的种含有能结合 2 个碳单位的酶，而有的种则不具有这种酶，因此显示出明显差异。

豆科（*Leguminosae*）是含有 696 个属，17600 种的大科，植物分类上又进一步分成 3 个亚科。天然产物中黄酮类化合物分布极为广泛，且由于黄酮化合物结构中羟基、甲氧基结合的位置的不同而变化多端。豆科植物是富含黄酮和异黄酮类化合物的大科，但其中 90% 的异黄酮类化合物主要集中在蝶形花亚科。

二、植物亲缘相关性

由于一些化合物生物合成途径的不断阐明以及植物化学分类学的建立，一个新的学说，即植物亲缘相关性学说也随之建立。所谓植物亲缘相关性，就是说相同科属的植物往往含有骨架类似或种类相同的化合物，这已经是不断被证明了的事实。了解和运用植物亲缘相关性学说，对于天然药物化学工作者有着重要和现实的指导意义。

（一）推测天然产物的化学结构

利用植物亲缘相关性可以大体推测被分离的天然化合物的结构类型。当从某植物分离到天然化合物，一般先经化学定性反应推测化合物范围，如生物碱等。其后可通过调研同科同属植物中鉴定出来的化合物结构推测被分离物的基本类别，如伞形科（*Umbelliferae*）是一个富含香豆素的大科，该科 87 个属、410 种植物中有 36% 的属和 14% 的种都含有香豆素成分；香茶菜属（*Isodon*）植物中多含有对映贝壳杉烷（*ent* - kaurane）型二萜类化合物。了解了化合物的结构类别后，为进一步的波谱分析，确定结构提供了有益的帮助。

（二）指导植物新资源的评价

由于中药受地域生长条件的影响，野生转家种较为困难，易地引种可能造成活性成分的变异。这对于临床使用量大的中药来说常会带来资源的枯竭，久而久之形成一些濒临灭绝的中药，造成市场供不应求，势必要开发和利用新的药用植物资源。例如在七十年代，当中药贝母市场供应极为紧缺的时候，我国学者为了开发新的中药贝母资源，对生长在湖北省境内且已野生转家种的湖北贝母（*Fritillaria hupehensis* Hsiao *et* K. C Hsia）进行了化学成分的系统研究，结果表明湖北贝母具有与《中国药典》收载的贝母品种相同基本骨架的异甾生物碱。后经药效学、药理学等品质评价的系统研究，将湖北贝母开发成《中国药典》收载的中药贝母新药材。

(三) 定向寻找天然活性成分

了解植物亲缘相关性的相关知识以后，可以指导在相同的科属植物中寻找生物活性成分，以解决活性成分含量偏低，或者开辟药物原料的新资源。如小檗碱（berberine）系毛茛目（Ranunculales）毛茛科植物黄连（*Coptis chinensis* Franch）中的有效成分，俗称黄连素，临床用于治疗痢疾。由于植物黄连生长缓慢，一般不作提取药用小檗碱的原料，生产上多采用同属毛茛目的小檗科的三颗针、十大功劳等植物提取。尤其是20世纪70年代，黄连资源极为紧缺的时候，更是如此。

本章小结

本章主要包括植物化学成分的代谢过程、天然产物的主要生物合成途径、植物化学分类学与亲缘相关性等内容。

重点：天然产物的构成单元主要包括 C_1 单元、C_2 单元、C_5 单元、C_6C_3 单元、C_6C_2N 单元、吲哚 C_2N 单元、C_4N 单元及 C_5N 单元；主要的生物合成途径包括醋酸-丙二酸途径、甲戊二羟酸途径、丙酮酸/磷酸甘油途径、莽草酸途径、氨基酸途径和复合生物合成途径。

植物化学分类学是以植物化学成分为依据，以经典分类学为基础，研究植物化学成分在植物界的分布，分析植物化学成分与植物类群间的关系，探讨植物界的演化规律，阐明植物系统的亲缘相关性。了解和运用植物亲缘相关性学说，可以帮助我们推测天然产物的化学结构、指导植物新资源的评价和定向寻找天然活性成分。

难点：不同类型天然产物的生物合成途径。

练 习 题

一、名词解释

1. 一次代谢和二次代谢
2. 一次代谢产物和二次代谢产物
3. 植物化学分类学

二、简答题

1. 天然产物的构成单元主要有哪些？
2. 天然产物生物合成主要有哪些途径？分别合成什么类型的化合物？
3. 什么是植物的亲缘相关性学说？

（阮汉利）

第三章 天然产物成分提取分离方法

学习导引

1. 掌握 天然药物有效成分的提取、分离精制方法及其基本原理。
2. 熟悉 各提取分离方法在天然药物化学成分分离和鉴定中的应用。
3. 了解 天然药物有效成分在生物体内存在的特征，天然药物化学成分的原生产物与人工修饰物。

第一节 有效成分在生物体内存在的特征

一、成分种类复杂性

植物在生长时期进行了一系列新陈代谢，形成积累了多种化学物质，糖、蛋白质、脂肪、核酸是植物初生代谢产物，是植物机体生命活动不可缺少的物质。在特定条件下，植物机体会以一些重要的初生代谢产物为原料或前体，进一步经历不同的代谢过程，生成如生物碱、萜类、黄酮类等各种类型的化学成分，使得植物中的化学成分复杂多变，且不少成分具有明显的生理活性，成为天然药物化学研究的对象。

二、生物活性多样性

天然药物之所以能防病治病，其物质基础在于所含的有效成分。任何一种天然药物的化学成分都是十分复杂的，成分的复杂性，反映出天然药物功效的多样性。如《本草纲目》记载大黄主治“下瘀血、血闭、寒热、破癥瘕积聚，留饮宿食，荡涤肠胃，推陈致新，通利水谷，调中化食，安和五脏……直至于下痢赤白，里急腹痛。小便淋沥，实热燥结，潮热谵语，黄疸诸火疮”。一味天然药物有如此多方面的作用，是由于其所含化学成分具有不同生理活性所致，如蒽醌苷是大黄泻下的活性成分，游离蒽醌苷元对多种细菌具有抑制活性，大黄抗高血脂有效成分则可能是芪类成分，苯丁酮苷类则有较弱的镇痛抗炎作用，最近还发现大黄鞣质有明显的降低血清尿素氮的作用。上述事例表明，天然药物功效多样性是与其化学成分复杂性密切相关的。

三、有效成分可变性

每种天然药物都含有多种成分，但并不是每种成分都能起到防治疾病的效果，根据劳动人民长期的实践经验和现代科学的认识水平，通常将天然药物含有的成分分为有效成分和无效成分两大类。但所谓有效成分和无效成分的概念是相对的。以氨基酸、蛋白质、多糖类成分为例，在多数情况下均视为无效成分，并在加工过程中尽量除去，但在某些药物，如天花粉、猪苓等药物中，却分别被证实为引产（天花粉中的蛋白质）及抗肿瘤（猪苓中的多糖）等的有效成分。某些有效成分也随着天然药物化学研究的深入而不断修正或完善。如麝香的抗炎活性成分，近年来证实是其所含多肽成分而不是过去认为的麝香酮。因此，对天然药物有效成分的研究，必须缜密、系统、全面、发展地进行。

第二节　有效成分提取方法

天然药物化学研究是从有效成分或生理活性化合物提取、分离工作开始的。在进行提取前，应对所用材料基源（如动、植物学名）、产地、药用部位、采集时间与方法等进行考察，并系统查阅文献，以充分了解、利用前人经验。

目的物为已知成分或已知化学结构类型，如从甘草中提取甘草酸、麻黄中提取麻黄素，或从植物中提取某类成分如总生物碱或总酸性成分时，工作比较简单。一般宜先查阅有关资料，搜集比较该种或该类成分的各种提取方案，尤其是工业生产方法，再根据具体条件加以选用。

从天然药物中寻找未知有效成分或有效部位时，情况比较复杂。只能根据预先确定目标，在适当活性测试体系指导下，进行提取、分离并以相应动物模型筛选、临床验证等，才能达到目的。

选择适当提取方法不仅可以保证所需成分被提出，还可以尽量避免杂质干扰，简化后续分离工作。有时只经过一步提取，即可获得植物中单体成分。常用提取方法有溶剂提取法、水蒸气蒸馏法及升华法等。后两种方法应用范围十分有限，大多数情况下采用溶剂提取法。这里先简要介绍物质提取的一般原理及常用方法。

一、溶剂提取法

（一）原理

溶剂提取法系根据“相似相溶”原理，选择适当溶剂将有效成分从药材组织内部溶解出来的方法。天然药物成分在溶剂中溶解度与溶剂性质有关。溶剂可分为水、亲水性有机溶剂及亲脂性有机溶剂，被溶解的成分也有亲水性及亲脂性不同。天然药物中化合物的亲水性、亲脂性及溶剂的亲水性、亲脂性一般与极性平行。极性越大，亲水性越强，极性越小，亲脂性越强。所谓极性是一种抽象概念，用以表示分子中电荷不对称程度，并大体上与偶极矩、极化度及介电常数等概念相对应，但不完全一致。

天然药物化学成分复杂，一般从分子结构判断和比较有效成分的极性。分为以下两种情况。

（1）如果两种成分基本母核相同，其分子中功能基极性越大或极性功能基数量越多，则分子极性越大，亲水性越强；反之，分子中非极性部分越大或碳链越长，则分子极性越小，亲脂性越强。如苷与苷元相比，苷分子含有糖部分，极性基团多，因而亲水性较强，多用水或醇提取。官能团的极性强弱按图 3－1 顺序排列。

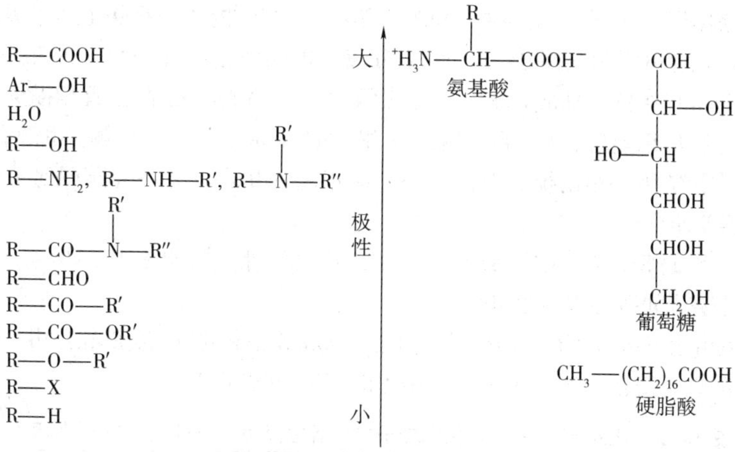

图3－1　官能团的极性

（2）如果两种成分结构类似，分子平面性越强，亲脂性越强。如黄酮类化合物由于分子中存在共轭体系，平面性强，亲脂性强，多用亲脂性溶剂提取；二氢黄酮由于分子中吡喃环被氢化，平面性被破坏，其亲水性明显增强。

各类溶剂性质同样与其分子结构有关。常用甲醇、乙醇是亲水性比较强的溶剂，分子比较小，结构中存在羟基，可和水以任意比例混合。丁醇和戊醇分子中虽然都有羟基，但碳链逐渐加长，与水仅能部分互溶，互溶达到饱和状态后，都可与水分层。三氯甲烷、苯和石油醚属于亲脂性强的溶剂。实验室常用溶剂极性强弱顺序如下：

石油醚（低沸点→高沸点）＜二硫化碳＜四氯化碳＜苯＜二氯甲烷＜乙醚＜三氯甲烷＜乙酸乙酯＜丙酮＜乙醇＜甲醇＜乙腈＜水＜吡啶＜醋酸。

大体上溶剂极性可以根据介电常数（ε）大小来判断，但不完全一致。部分常用溶剂介电常数及其极性排列见表3－1。

表3－1　部分常用溶剂介电常数及其极性排列

溶剂	ε	水溶度（g/100g）	极性
己烷	1.88	0.007	弱
苯	2.29	0.06	↓
乙醚（无水）	4.47	1.3	
三氯甲烷	5.20	0.1	
乙酸乙酯	6.11	3.0	
乙醇	26.0		
甲醇	31.2		
水	81.0		强

（二）溶剂选择

溶剂提取的关键，是选择适当溶剂。适当溶剂应符合下述要求：①对所需成分溶解度大，对杂质溶解度小；②不能与天然药物成分产生化学反应；③经济易得，并具有一定安全性；④沸点适中，便于回收利用。

选择溶剂有以下几种方法。

1. 系统溶剂提取 选择三到四种不同极性溶剂，由低极性到高极性分步提取，使各成分依其在不同极性溶剂中溶解度的差异而得到分离，即系统溶剂提取法。一般先采用极性低、与水不相混溶的有机溶剂，如石油醚、苯、三氯甲烷、乙醚及乙酸乙酯等提取，这些溶剂选择性强，透入植物组织能力较弱。再用能与水相溶的有机溶剂，如丙酮、甲醇、乙醇等提取，最后用水提取。如常用溶剂系统，石油醚→二氯甲烷→甲醇→水。这样可使植物中非极性与极性化合物得到初步分离。

亦可以先用水或醇提取，浓缩成浸膏，加入惰性填料，如硅藻土，搅匀、低温烘干，研成粗粉，再用上述溶剂系统依次提取。

本法缺点是由于各成分间的助溶作用，同一类成分往往会分散在邻近几个部位中。天然产物中各种化学成分亲脂性大小与一般适用提取溶剂见表3-2。

表3-2 天然产物中各类化学成分的亲脂性大小与一般适用的提取溶剂

成分极性	成分类型	适用提取溶剂
强亲脂性（极性小）	挥发油、脂肪油、蜡、脂溶性色素、甾醇类、某些苷元	石油醚、己烷
亲脂性	苷元、生物碱、树脂、醛、酮、醇、醌、有机酸、某些苷类	乙醚、三氯甲烷
中等极性偏小	某些苷类（如黄酮苷等）	乙酸乙酯
中等极性偏大	某些苷类（如皂苷、蒽醌苷等）	正丁醇
亲水性	极性很大的苷、糖类、氨基酸、某些生物碱盐	丙酮、乙醇、甲醇
强亲水性	蛋白质、黏液质、果胶、糖类、氨基酸、鞣质、有机酸盐、无机盐类	水

2. 单一溶剂提取

（1）水 水是强极性溶剂，天然药物中亲水性成分，如无机盐、糖类、分子量不太大的多糖类、氨基酸、蛋白质、鞣质、有机酸盐、生物碱盐、某些苷类，都能被水溶出。有时为了增加某些成分溶解度，常采用酸水或碱水作为提取溶剂。例如多数游离生物碱是亲脂性化合物，不溶或难溶于水，但与酸结合成盐后，成为离子，为亲水性化合物，所以通常用酸水提取生物碱。而有机酸、黄酮、蒽醌、内酯、香豆素以及酚类成分，则常用碱水提取。

用水提取有以下几个弊端：①易酶解苷类成分，且易霉坏变质；②某些含果胶、黏液质类成分天然药物，其水提液常常很难过滤；③沸水提取时，天然药物中的淀粉可被糊化，增加过滤难度。故含淀粉量多的天然药物，不宜磨成细粉加水煎煮；④天然药物水提取液中含有皂苷及黏液质类成分，减压浓缩时，会产生大量泡沫，造成浓缩困难。实验室中，通常加入少量戊醇或辛醇来克服，工业上常用薄膜浓缩装置。

（2）亲水性有机溶剂 指与水能混溶的有机溶剂，如乙醇、甲醇、丙酮等，以乙醇最常用。乙醇具有很好的溶解性能，天然药物中除亲水性成分如蛋白质、黏液质、果胶、淀粉、部分多糖，亲脂性成分如油脂和蜡质等外，其余成分在乙醇中皆有一定的溶解度，一些难溶于水的亲脂性成分在乙醇中溶解度也较大。且可根据被提取成分性质，采用不同浓度乙醇进行提取。乙醇提取用量少，价格便宜，容易回收利用，提取物水溶性杂质少，广泛用于实验室及工厂粗提。甲醇有毒性，使用时应注意安全。

（3）亲脂性有机溶剂 是指与水不相混溶的有机溶剂，如石油醚、苯、三氯甲烷、乙醚、乙酸乙酯、二氯甲烷等。这些溶剂选择性强，可用于提取亲脂性物质，如油脂、挥发油、蜡、脂溶性色素、苷元等。这类溶剂易挥发，多易燃（三氯甲烷除外），一般有毒，价格较贵，设备要求也比较高。另外这类溶剂透入植物组织的能力较弱，往往需要长时间反复提取才能提取完全。所以在大量提取天然药物，或工业生产时直接应用这类溶剂有一定局限性。

（4）酸性、碱性有机溶剂　如果有效成分是酸性或碱性化合物，常可加入适量酸或碱，再用有机溶剂提取。如生物碱在植物体内一般与酸结合成盐存在，在生药中加入适量碱液，使生物碱游离出来，再用有机溶剂提取。同样，有机酸可加酸使其游离，然后用有机溶剂提取。

（5）反应溶剂萃取　通常内酯类化合物不溶于水，其内酯环遇碱液成为羧酸盐而溶于水，再加酸酸化，可重新形成内酯环，恢复原物而不溶于水，从而与其他杂质分开。如从蛔蒿中提取驱蛔有效成分山道年。将蛔蒿粉末用石灰乳调匀，加热水提取，山道年成为山道年酸钙被水提出，水提取液过滤浓缩后，加酸酸化，山道年（santonin）沉淀析出，滤集，用乙醇重结晶可得纯品。但有的内酯类化合物用这种方法处理会产生异构化，应注意。

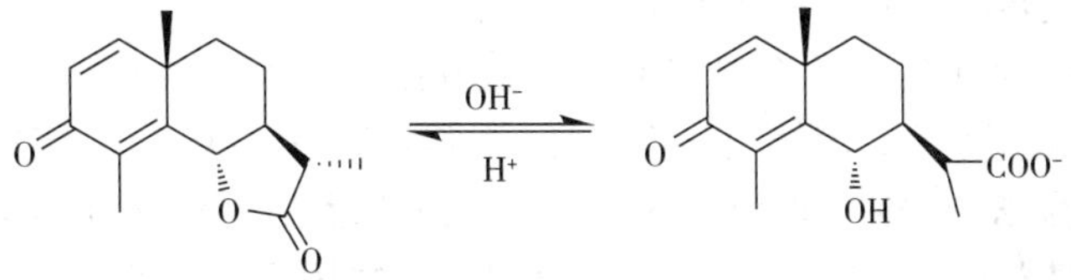

需要注意，文献提供的化合物溶解度是指纯品的溶解度。在粗提时，溶液处于复杂的混合物状态，各成分溶解度相互影响，可能由于成分间助溶或发生化学作用，溶解度会有较大改变。如用水提取时，水不溶成分有时会被带出；从乙醇提取物中分出的各种纯化合物，有时难溶于乙醇中。这也是常以水或不同浓度乙醇作为粗提溶剂的原因。

（三）常用溶剂提取方法

常用溶剂提取方法有浸渍法、渗漉法、煎煮法、回流提取法、连续回流提取法、超声提取法和超临界萃取法等。同时，原料粉碎度、提取时间、提取温度、设备条件等因素也影响提取效率，必须加以考虑。

1. 浸渍法　是在常温或温热（60℃～80℃）条件下用适当溶剂浸渍药材以溶出其中有效成分的方法。一般可重复提取 2～3 次。此法简单易行，适用于有效成分遇热不稳定或含大量淀粉、黏液汁、果胶、树胶的天然药物的提取。本法提取效率低、耗时长，因用水作溶剂提取液易发霉变质，通常用不同浓度乙醇作溶剂，浸渍过程中应密闭，可振摇或搅拌。必须以水作溶剂时，需注意加入适当防腐剂。

2. 渗漉法　指将适度粉碎药材置圆锥或圆柱形渗漉筒中，由上部连续加入新溶剂，收集渗漉液提取成分的方法。常用溶剂有不同浓度乙醇、酸性乙醇、碱性乙醇、酸水、碱水和水等。操作步骤为浸润、装筒、排气、浸渍和渗漉。装筒均匀、松紧适宜，充分浸渍和控制流速为关键。一般流速以每分钟 2～5ml 为宜。通常收集渗漉液约为药材重量的 8～10 倍，或以成分鉴别试验决定渗漉终点。用不同浓度乙醇作溶剂时，应防止溶剂挥发损失。

此法属于动态浸出，有效物质浸出完全，但消耗溶剂量大、提取时间长、操作比较麻烦。因在常温下渗漉，适用于遇热易破坏成分的提取。渗漉装置如图 3－2 所示。

3. 煎煮法　是我国最早使用的提取方法。是将药材粗粉或薄片置于适当的容器中，加水浸泡后加热煮沸将有效成分提取出来的方法。一般煎煮 2～3 次，每次 0.5～1 小时。此法简便，药材中大部分成分可被不同程度提出，但煎出液中杂质较多，且容易发生霉变，含挥发

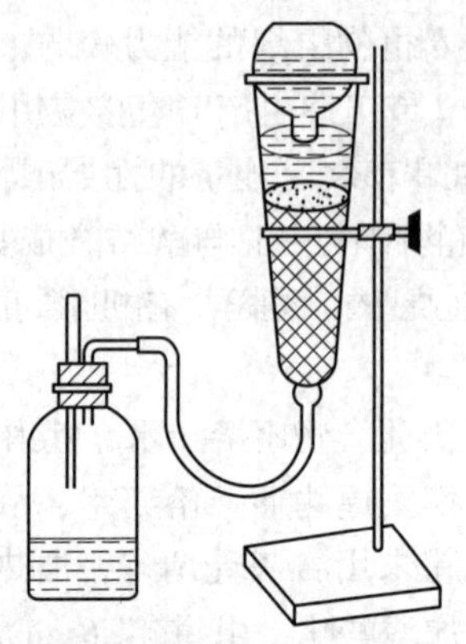

图3-2　渗漉装置

性成分及有效成分遇热易破坏的中药材不宜用此法。

4. 回流提取法　是用易挥发有机溶剂加热回流提取天然药物成分的一种方法。一般为2～3次。此法提取效率较高，但溶剂消耗量大，操作较麻烦。对热不稳定成分不宜用此法。

5. 连续回流提取法　弥补了回流提取法中溶剂消耗量大，操作麻烦的不足。应用于挥发性有机溶剂提取天然药物有效成分，不论小型试验、大型生产，均以连续提取法为好，溶剂用量较少，提取成分较完全。实验室常用脂肪提取器或称索氏提取器完成本法操作（图3-3）。但提取时间长，一般约需6～8小时才能提取完全，因此，不适用对热不稳定成分的提取。

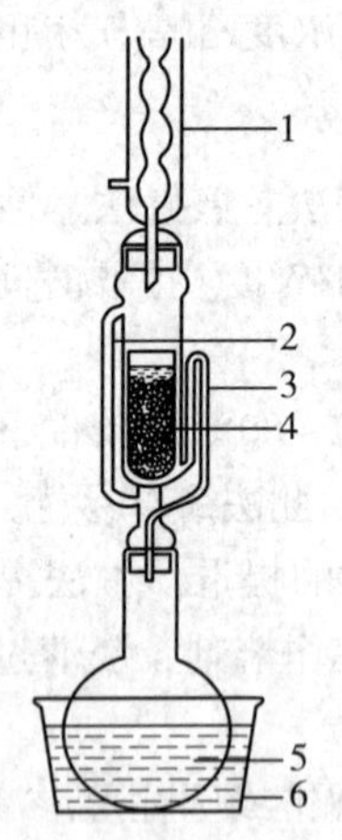

图3-3　索氏提取器

1. 冷凝管；2. 溶剂蒸气上升管；3. 虹吸回流管；
4. 装有药物的滤纸筒；5. 溶剂；6. 水浴

6. 超声提取法　是指利用超声波高频率振动在液体中产生的空化作用提取药材中成分的一种方法。超声波作用于液体介质引起介质振动，当振动处于稀疏状态时，介质中形成许多小空穴，这些小空穴的瞬间闭合，可引起高达几千个大气压的压力，同时局部温度可上升到千度高温，这一现象称为空化现象。空化现象可以造成植物细胞壁及整个生物体瞬间破裂，使溶液能渗透到天然药物细胞中，从而加速药材中有效成分溶解于溶剂。本法不会改变有效成分化学结构，操作简便，提取效率高，提取时间短，适用于各种溶剂的提取，也适用于对

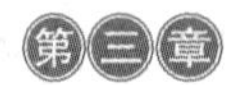

热不稳定成分的提取。为有效成分提取常用方法之一。

7. 超临界流体萃取法 物质处于临界温度（T_C）和临界压力（P_C）以上状态时，成为单一相态，将此单一相态下的物质称为超临界流体（supercritical fluid，SF）。在超临界状态下，将超临界流体与待分离物质接触，通过控制不同温度、压力以及不同种类及含量的夹带剂，使超临界流体有选择性地把极性大小、沸点高低和分子量大小不同的成分依次萃取出来，这种萃取方法称为超临界流体萃取法（supercritical fluid extraction，SFE）。超临界流体具有类似气体的扩散系数，液体的溶解力，表面张力为零，能迅速渗透进固体物质之中，提取其精华。

已知可以作为超临界流体的物质很多，如二氧化碳、一氧化二氮、六氟化硫、乙烷、庚烷、氨等，其中以 CO_2 最为常用，CO_2 的临界温度和临界压力分别为31℃、7.4MPa。现将其特点加以概括。

（1）特点 ①不残留有机溶剂、萃取速度快、收率高、工艺流程简单、操作方便；②无传统溶剂提取法易燃易爆危险，减少环境污染，无公害，产品纯天然；③萃取温度低，适用于对热不稳定成分的提取；④萃取介质溶解特性容易改变，在一定温度下只需改变其压力；⑤适合脂溶性物质的提取，加入夹带剂可用于提取极性大的物质；⑥萃取介质可循环利用，成本低；⑦可与其他色谱技术及IR、MS联用，高效快速分析中药及其制剂中有效成分。

（2）局限性 对脂溶性成分溶解能力强，对水溶性成分溶解能力弱；设备造价高导致产品成本中设备折旧比例过大；更换产品时清洗设备较困难。

（3）夹带剂的使用 夹带剂（entrainer）作为亚临界组分，挥发度介于超临界流体和被萃取溶质之间，以液体形式和相对小的量加入到超临界流体中。用于改善或维持超临界流体的选择性，提高难挥发性溶质溶解度。一般，具有很好溶解性能的溶剂，也往往是很好的夹带剂，如甲醇、乙醇、丙酮和乙腈等。

超临界流体技术在医药、化工、食品、轻工及环保等领域取到了可喜的成果。特别是在中药有效成分萃取技术领域，如生物碱、挥发油、苯丙素、黄酮、有机酸、苷类、萜类及天然色素方面得到广泛应用。图3－4为 CO_2 超临界萃取示意图。

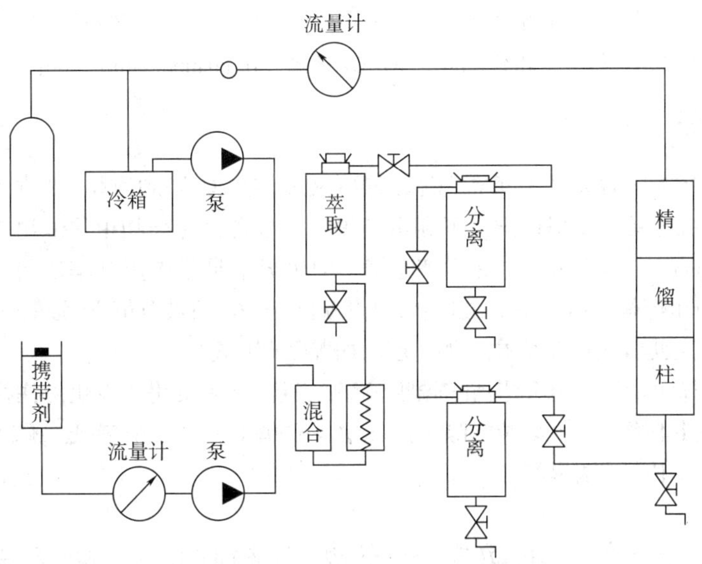

图3－4 CO_2 超临界萃取示意图

8. 微波提取法 微波波长范围在0.1～100cm，微波提取是把微波作为一种与物质相互作用的能源来使用，是在传统有机溶剂萃取基础上发展起来的。用作能源的微波，其频率在几千兆赫兹。与传统方法相比，该方法具有提取成分不易分解、耗时短、耗能低、环境污染小等优点。

（1）原理 微波具有吸收性、穿透性、反射性，即它可被极性物质如水等选择性吸收，被加热，而不被非极性物质吸收，表现出穿透性。分子对微波具有选择性吸收，极性分子可吸收微波能，然后弛豫，以热能形式释放能量，使介质内部温度迅速上升，造成内部压力过大，导致成分流出溶解于溶剂中；另一方面，微波所产生的电磁场可使部分成分向萃取溶剂界面扩散，加速其热运动，缩短提取时间，既提高了提取速率，又降低了提取温度，对不耐热物质实用性较好。

（2）影响提取因素 首先是提取选用溶剂；因微波在样品中传播有反射性，故待提取样品形状、粒度也影响微波吸收和加热效果；易吸收微波样品用量不能太大，否则因穿透深度小，提取效果不佳。此外，微波功率选择要恰当，太大浪费功率；太小样品加热不够，因内部靠传统方式受热。

微波萃取技术现已广泛应用于香料、调味品、天然色素、中草药、化妆品等领域。起步晚于超临界萃取法。

二、水蒸气蒸馏法

水蒸气蒸馏法系指将含有挥发性成分的药材与水共蒸馏，使挥发性成分随水蒸气一并蒸出，并经冷凝分取挥发性成分的一种提取方法。适用于具挥发性、能随水蒸气蒸馏而不被破坏成分的提取。成分沸点多在100℃以上，且在约100℃时存在一定蒸汽压。当与水一起加热时，其蒸汽压和水的蒸汽压总和为一个大气压时，液体就开始沸腾，水蒸气将挥发性物质一并带出。例如挥发油，某些小分子生物碱如麻黄碱、烟碱、槟榔碱，以及某些小分子酚性物质，如牡丹酚（paeonol）等，都可应用本法提取。有些挥发性成分在水中溶解度稍大些，常将蒸馏液重新蒸馏，在最先蒸馏出的部分，分取挥发油层，或在蒸馏液水层经盐析法并用低沸点溶剂将成分提取出来，例如玫瑰油、原白头翁素（protoanemonin）等的制备多采用此法。

三、升华法

有些固体物质加热时会直接变成气态，遇冷又凝结成原来的固体，此现象称为升华。天然药物中有一些成分具有升华性质，可利用升华法直接自天然药物中提取出来。例如樟木中升华樟脑（camphor），本草纲目中有详细记载，为世界上最早应用升华法制取药材有效成分的记述。茶叶中咖啡碱（caffeine）在178℃以上就能升华而不被分解。另外有些生物碱、香豆素、有机酸类成分也具有升华性质，例如七叶内酯及苯甲酸等。

升华法虽然简单易行，但升华所需温度较高，药粉容易炭化，炭化后往往产生挥发性焦油状物，粘附在升华物上，不易精制除去；其次，升华不完全，产率低，有时还伴随分解现象。因此实际很少用升华法提取。

第三节 有效成分分离与精制的一般方法

天然药物经过提取得到的多为混合物，尚需进一步分离和精制。常用方法按分离原理大致分为六类，分别为根据物质溶解度差别、物质在两相中分配系数不同、物质吸附性差别、物质分子大小差别、物质离解程度不同、物质平均自由程不同进行分离。

一、根据物质溶解度差别进行分离

一般分为结晶及重结晶、沉淀法。

（一）结晶及重结晶

一般来说，将不是结晶状态的固体物质处理成结晶状态的操作称为结晶；从不纯的结晶经过进一步精制处理得到较纯结晶的过程称为重结晶。

结晶的目的实际上是进一步分离纯化。一般情况下，一个固体成分达到一定纯度，在一定条件下，就会呈结晶状，和母液分开，达到进一步分离纯化的目的。一般能结晶的大部分是比较纯的化合物，但并不一定是单体化合物，有时结晶也是混合物。另外也有一些物质即使达到很纯的程度，还不能结晶，只呈无定形粉末。

结晶法在中草药成分分离纯化后期是实验室常用的纯化方法。杂质存在会干扰结晶形成，有时少量杂质也会阻碍晶体析出。因此，结晶前应尽可能除去杂质。

1. 结晶原理　固体物质在溶剂中溶解度与温度密切相关，一般来说，温度升高，溶解度增大。若把固体溶解在热的溶剂中达到饱和，冷却时由于溶解度降低，溶液就会变成过饱和而析出结晶。利用待纯化物质和杂质在溶剂中溶解度不同，可使待纯化物质以结晶形态从过饱和溶液中析出，杂质则全部或大部分留在母液中；若杂质在溶剂中溶解度极小，则可以配成过饱和溶液后过滤除去，达到分离纯化目的。

2. 溶剂选择　选择合适的溶剂对结晶很关键，理想溶剂必须具备下列条件：①不与重结晶物质发生化学反应；②冷时对所需要成分溶解度较小，热时溶解度较大；③对杂质溶解度或者很大（待重结晶物质析出时，杂质仍留在母液中），或者很小（待重结晶物质溶解在溶剂中，过滤除去杂质）；④溶剂沸点较低，容易挥发，易与结晶分离除去；⑤无毒或毒性很小，便于操作。

常用的溶剂有水、醋酸、甲醇、乙醇、丙酮、三氯甲烷、乙酸乙酯、四氯化碳、石油醚等。

当选择不到理想单一溶剂时，可考虑使用混合溶剂，即把对此物质溶解度很大和溶解度很小的两种溶剂混合在一起，可以获得良好的溶解性能。在选择混合溶剂时，最好能选择在低沸点溶剂中较易溶解，在高沸点溶剂中较难溶解，两者混合使用。在放置过程中，先塞紧瓶塞看其是否结晶；如不结晶，打开塞子，使其在室温中自然挥发，低沸点溶剂较易挥发，比例逐渐减小，即可慢慢析出结晶。常用的混合溶剂有乙醇 - 水、乙醚 - 甲醇、醋酸 - 水、乙醚 - 丙酮等。

要使重结晶得到产品的纯度和回收率都较高，溶剂用量是关键。溶剂用量太大会增加溶解，析出晶体量减少，溶剂用量太小热过滤时会提早析出结晶带来损失。一般可比需要量多加 20% 左右的溶剂。

3. 具体过程及注意点　将适当的溶剂加热至近沸点后，投入需纯化晶体，使其溶解并成为过饱和溶液，趁热过滤热溶液去除不溶性杂质，滤液冷却后，即析出晶体。如果在室温中可以析出结晶，就不一定放置于冰箱中，以免伴随结晶析出更多杂质。

“新生态”物质即新游离物质或无定形粉末状物质，远较晶体物质溶解度大，易于形成过饱和溶液。一般经过精制的化合物，在蒸去溶剂抽滤为无定形粉末时就是如此，有时只要加入少量溶剂，立即可以溶解，稍稍放置即能析出结晶。例如长春花总碱部分抽松后加入1.5倍量甲醇溶解，放置后很快析出长春碱结晶。

结晶过程中，一般溶液浓度越高，降温越快，析出结晶的速度也就越快。但得到结晶的质量较差，结晶颗粒较小，杂质也可能较多。有时结晶自溶液中析出速度太快，超过化合物晶核形成和分子定向排列速度，往往只能得到无定形粉末。有时溶液太浓，黏度大反而不易结晶化。如果溶液浓度适当，温度慢慢降低，有可能析出结晶较大而纯度较高的结晶。

另外，制备结晶放置过程中，最好先塞紧瓶塞，避免液面先出现结晶，而致结晶纯度较低。如果放置一段时间后没有结晶析出，可以加入极微量的晶种，即同种化合物结晶的微小颗粒。一般来说，结晶过程有高度选择性，当加入同种分子或离子，结晶多会立即长大。溶液中如果是光学异构体混合物，还可依晶种性质优先析出其同种光学异构体。没有晶种时，可用玻璃棒蘸过饱和溶液一滴，在空气中挥散溶剂，用以摩擦容器内壁溶液边缘处，以诱导结晶形成。如仍无结晶析出，可打开瓶塞任溶液逐步挥散，慢慢析晶。或另选适当溶剂处理，或再精制一次，尽可能除尽杂质后进行结晶操作。

在制备结晶时，最好在形成一批结晶后，立即倾出上层溶液，然后再放置以得到第二批结晶。晶态物质可以用溶剂溶解再次结晶精制进行重结晶。重结晶后所得各部分母液，再经处理又可得到第二批、第三批结晶，这种方法称为分步结晶法或分级结晶法。晶态物质在一再结晶过程中，结晶析出总是越来越快，纯度也越来越高。分步结晶法各部分所得结晶，其纯度往往有较大差异，未加检查前不要混在一起，以免纯度下降。

4. 结晶纯度判断 从天然药物中分离得到的结晶，首先要判断其纯度。一般可以根据以下几点来判断结晶纯度。

（1）结晶形态和色泽　一个纯的化合物一般都有一定的晶型和色泽。虽然结晶形态可随重结晶条件（如溶剂等）改变而有所不同，但结晶形态总是均一的。观看结晶形态可用放大镜或显微镜。如结晶形态不均一，就可判断该结晶不是单一化合物。但是，也有例外情况，如葡萄糖在水溶液中加乙醇析出时，由于结晶水含量不同，先析出和后析出晶形不同。当然，结晶形态均一时也不能完全肯定是单一化合物，还必须与其他检查相配合。

（2）熔点和熔距　单一化合物一般都有一定的熔点和较小的熔距。鉴定时要注意重结晶前后熔点是否一致，如果重结晶后熔点比重结晶前高，说明还需要进行一次重结晶。单一化合物重结晶前后熔点应该一致。

熔距是指晶体从开始收缩到完全熔化或分解的温度差。一般单一化合物熔距很窄，在1℃~2℃范围内。

（3）色谱法：是鉴定结晶纯度的常用方法。常用色谱法有纸色谱、薄层色谱、高效液相色谱法等。单一化合物一般只应观察到一个斑点或一个色谱峰。要鉴定一个化合物是否纯，往往需要经过几种不同溶剂系统展开，使 R_f 值分别在0.2、0.5和0.8左右，用各种显色反应进行观察均为单一斑点，辅以熔点、晶形和色泽的观察，得出的结论就更为可靠。利用高效液相色谱法判断有效成分的纯度具有样品用量小、操作时间快、灵敏度和准确度高等优点。

（二）沉淀法

1. 混合溶剂沉淀法 在溶液中加入另一种溶剂以改变混合溶剂极性，使一部分物质沉淀析出，从而实现分离。常见如在药材的浓缩水提取液中加入数倍量高浓度乙醇，以沉淀除去多糖、蛋白质等水溶性杂质（水/醇法）；或在浓缩乙醇提取液中加入数倍量水稀释，放置以沉淀除去树脂、叶绿素等水不溶性杂质（醇/水法）；或在乙醇浓缩液中加入数倍量乙醚（醇/

醚法）或丙酮（醇/丙酮法），可使皂苷沉淀析出，而脂溶性树脂等杂质则留在母液中等。

2. 酸碱沉淀法 对酸性、碱性或两性有机化合物来说，常可通过加入酸、碱以调节溶液pH，改变分子存在状态（游离型或解离型），从而改变溶解度实现分离。例如，一些生物碱类在用酸性水从药材中提出后，加碱调至碱性即可从水中沉淀析出（酸/碱法）。至于提取黄酮、蒽醌类酚酸性成分所采用的碱/酸法，以及调节pH至等电点使蛋白质沉淀的方法也均属于这种类型。本法因简便易行，在工业生产中用途很广。

3. 试剂沉淀法 酸性或碱性化合物还可通过加入某种沉淀试剂使之生成水不溶性盐类等沉淀析出。例如酸性化合物可生成钙盐、钡盐等；碱性化合物如生物碱等，可生成苦味酸盐、苦酮酸盐等有机酸盐或磷钼酸盐、磷钨酸盐、雷氏盐等无机酸盐。生物碱有机酸盐类可悬浮于水中，加入无机酸，使有机酸游离后先用乙醚萃取出去，然后再进行碱化、有机溶剂萃取，回收有机溶剂即可得到纯化的碱性天然产物化学成分。

此外，还可以用明胶、蛋白溶液沉淀鞣质；胆甾醇常用以沉淀洋地黄皂苷等。总之，可根据天然药物有效成分和杂质的性质，适当选用沉淀剂。

几种实验室常用沉淀剂见表3－3。此外，还有醋酸钾、氢氧化钡、磷钨酸、硅钨酸等沉淀剂。

表3－3 几种实验室常用沉淀剂

常用沉淀剂	化合物
明矾	黄芩苷
雷氏铵盐 $NH_4[Cr(NH_3)_2(SCN)_4] \cdot H_2O$	季铵生物碱
碘化钾	生物碱
咖啡碱、明胶、蛋白质	鞣质
胆固醇	皂苷
苦味酸、苦酮酸	生物碱
氯化钙、石灰	有机酸

4. 盐析法（盐沉淀法） 在天然药物水提液中，加入无机盐至一定浓度，或达到饱和状态，可使某些成分在水中的溶解度降低而沉淀析出，从而与水溶性大的杂质分离。常用作盐析的无机盐有氯化钠、硫酸钠、硫酸镁、硫酸铵等。例如三七水提取液中加硫酸镁至饱和状态，三七皂苷乙即可沉淀析出；自黄藤中提取掌叶防已碱、三颗针中提取小檗碱，生产上都是用氯化钠或硫酸铵盐析制备。有些成分如原白头翁素、麻黄碱、苦参碱等水溶性较大，提取时，亦往往先在水提取液中加入一定量食盐，再用有机溶剂萃取。

二、根据物质在两相溶剂中分配系数不同进行分离

常用方法有简单的液－液萃取法、纸色谱、逆流分溶法（CCD）、液滴逆流色谱法（DCCC）、高速逆流色谱法（HSCCC）及液－液分配色谱（LC或LLC）等。

下面就液－液萃取基本原理及方法进行简单介绍。

（一）液－液萃取与分配系数 K 值

两种相互不能任意混溶的溶剂（例如三氯甲烷与水），置分液漏斗中充分振摇，放置后即可分成两相。此时如果其中含有溶质，则溶质在两相溶剂中的分配比（K）在一定温度及压力

下为一常数，可用下式表示：

$$K = C_U / C_L$$

K：分配系数；C_U：溶质在上相溶剂中浓度；C_L：溶质在下相溶剂中浓度。

现在假定有A、B两种溶质用三氯甲烷及水进行分配，如A、B均为1.0g，$K_A = 10$，$K_B = 0.1$，两相溶剂体积比 $V_{CHCl_3}/V_{H_2O} = 1$，用分液漏斗作一次振摇分配平衡后，溶质A 90%以上将分配在上相溶剂（水）中，不到10%分配到下相溶剂（三氯甲烷）中。溶质B的分配与A相反，不到10%留在水中，90%以上分配在三氯甲烷中。即在上述条件下，A、B两种溶质在三氯甲烷及水中仅作一次分配就可实现90%以上程度的分离。

液-液萃取在实际操作中要注意以下几点：①可先用小试管猛烈振摇约1min，观察萃取后分层现象。如果容易产生乳化，大量萃取时要避免猛烈振摇，可延长萃取时间。如碰到乳化现象，可将乳化层分出，再用新溶剂萃取；或将乳化层抽滤；或将乳化层稍稍加热；或较长时间放置并不时旋转，令其自然分层。乳化现象较严重时，可采用二相溶剂逆流连续萃取装置；②水提取液浓度最好在相对密度1.1～1.2之间，过稀则溶剂用量太大，影响操作；③溶剂与水溶液应保持一定量的比例，第一次提取时，溶剂要多一些，一般为水提取液的1/3，以后用量可以少一些，一般1/4～1/6；④一般萃取3～4次即可。但亲水性较大的成分不易转入有机溶剂层时，须增加萃取次数，或改变萃取溶剂；⑤萃取法所用设备，如为小量萃取，可在分液漏斗中进行；如为中量萃取，可在较大的适当广口瓶中进行。工业生产中大量萃取，多在密闭萃取罐内进行，用搅拌机搅拌一定时间，使充分混合，再放置分层；有时将两相溶液喷雾混合，以增大萃取接触，提高萃取效率，也可采用二相溶剂逆流连续萃取装置。

（二）分离难易与分离因子β

一般用分离因子β值来表示分离难易。分离因子β可定义为A、B两种溶质在同一溶剂系统中分配系数的比值。即：$\beta = K_A / K_B$（注：$K_A \cdot K_B$），上例中，$\beta = K_A / K_B = 10/0.1 = 100$。

一般情况，$\beta \geqslant 100$，仅作一次简单萃取就可达基本分离；若$100 > \beta \geqslant 10$，则需萃取10～12次才可分离；若$\beta \leqslant 2$，要想实现基本分离，须作100次以上萃取才能完成；当$\beta \cong 1$时，即$K_A \cong K_B$，两者性质极相似，即使作任意次分配也无法达到分离目的。在实际工作中，力求选择β值大的溶剂系统，简化分离过程，提高分离效率。

对于未知成分组成的混合物，不知道混合物中各个组分在同一溶剂系统中的分配比，如何求得β值呢？一般利用纸色谱（PC）。PC的分离原理和液-液萃取法基本相同，其R_f值与分配系数K之间有下列关系：

$$K_{有机相/水相} = \frac{1}{r}\left(\frac{R_f}{1 - R_f}\right)$$

式中，r为纸色谱定数。当色谱滤纸湿重（$W_{湿}$）为干重（$W_{干}$）的1.5倍时，$r = 2$。设A、B两种（或两组）物质的R_f值分别为R_{fa}及R_{fb}，则

$$分离因子\ \beta = \frac{R_{fa}(1 - R_{fb})}{R_{fb}(1 - R_{fa})}$$

式中，$R_{fa} > R_{fb}$

据此，可用PC选择设计液-液萃取分离物质最佳方案。

（三）分配比与pH

对酸性、碱性及两性有机化合物来说，分配比受溶剂系统pH的影响。因为pH变化可以改变它们的存在状态（游离型或解离型），从而影响在溶剂系统中的分配比。以酸性物质

(HA) 为例，其在水中的解离平衡及解离常数 K 可用下式表示：

$$HA + H_2O \rightleftharpoons A^- + H_3O^+$$

$$K_a = \frac{[A^-][H_3O^+]}{[HA]}$$

两边取负对数，则：

$$pK_a = pH - \lg\frac{[A^-]}{[HA]}$$

K_a 及 pK_a 均可用来表示酸性物质的酸性强弱。酸性越强，K_a 越大，pK_a 值越小。若使该酸性物质完全解离，即使 HA 均转变成 A^-，则：

$$pH = pK_a + \lg\frac{[A^-]}{[HA]} \cong pK_a + \lg\left(\frac{100}{1}\right)$$

即：

$$pH \cong pK_a + 2$$

使该酸性物质完全游离，即使 A^- 均转变为 HA，则：

$$pH \cong pK_a - 2$$

通常酚类化合物 pK_a 值为 9.2 ~ 10.8，羧酸类化合物 pK_a 值约为 5，如果 pH 在 3 以下时，大部分酸性物质将以游离形式（HA）存在，易分配于有机溶剂中；若 pH 在 12 以上，这些物质将以解离形式（A^-）存在，易分配于水中。

同理，碱性物质（B）的碱性强弱可用 K_b 或 pK_b 表示：

$$B + H_2O \rightleftharpoons BH^+ + OH^-$$

（共轭酸）

$$K_b = \frac{[BH^+][OH^-]}{[B]}$$

$$pK_b = -\lg K_b$$

现在，碱性物质的碱性强弱更多是以其共轭酸（BH^+）的解离常数 K_a 或 pK_a 值表示。

$$BH^+ + H_2O \rightleftharpoons B + H_3O$$

（共轭酸）　　（共轭碱）

$$K_a = \frac{[B][H_3O^+]}{[BH^+]}$$

$$pH = pK_a + \lg\frac{[B]}{[BH^+]}$$

显然，碱性越强，则其共轭酸的 K_a 值越小，pK_a 值越大。与酸性物质相同，可以由文献上给出的 pK_a 值求出该碱性物质呈游离型或解离型时的 pH 条件。

一般 $pH < 3$ 时，酸性物质多呈游离状态（HA）、碱性物质则呈解离状态（BH^+）存在；$pH > 12$ 时，则酸性物质呈解离状态（A^-），碱性物质呈游离状态（B）存在。据此，可采用图 3-5 所示在不同 pH 的缓冲溶液与有机溶剂中进行分配的方法，使酸性、碱性、中性及两性物质得以分离。

（四）逆流分溶法

当液-液分离 β 值较小时，萃取和转移操作常需进行几十次至几百次，需采用逆流分溶法（counter-current distribution，CCD）。

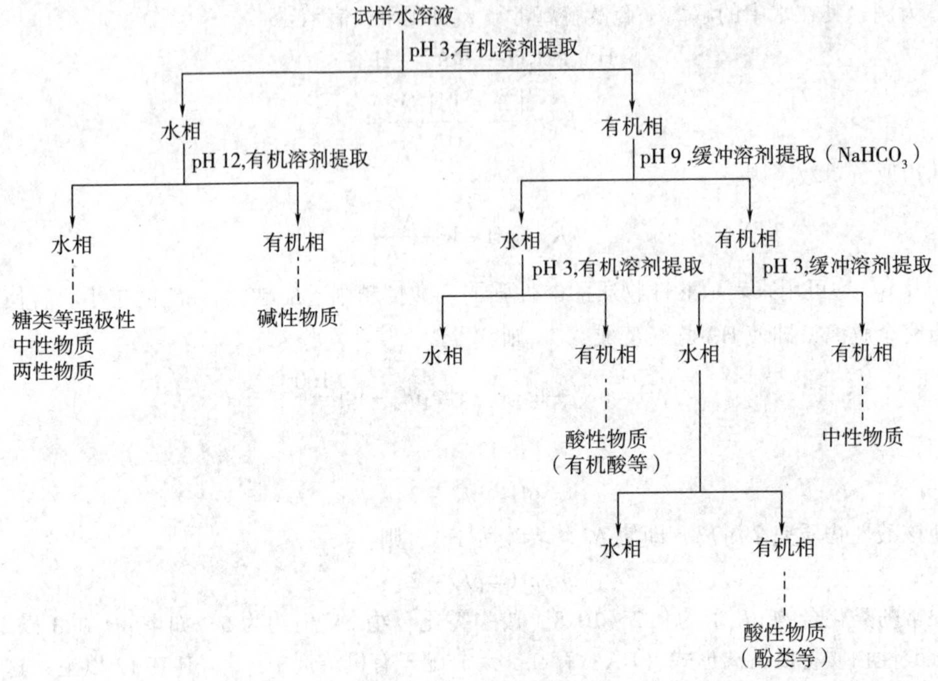

图 3－5　利用 pH 梯度萃取分离物质模式图

逆流分溶法又称逆流分配法、逆流分布法或反流分布法，是一种多次、连续的液－液萃取分离过程。示意图如图 3－6 所示，在多个分液漏斗中装入固定相，在 No. 0 漏斗中溶入溶质并加入流动相溶剂。振摇使两相溶剂充分混合。静置分层后，分出流动相，令其移入 No. 1 管，再在 No. 0 管中补加新鲜流动相。再次振摇混合，静置分层并进行转移。如此连续不断地操作下去，溶质即在两相溶剂相对作逆流移动过程中，不断地重新分配并达到分离目的。实际操作采用 Craig 逆流分溶仪进行，该仪器是由上百个萃取单元组成的全自动连续液－液萃取装置。每个单元相当于一个分液漏斗（图 3－7）。图 3－8 反映了振摇萃取、静置分层、两相分开、转移几个操作程序的连续过程。

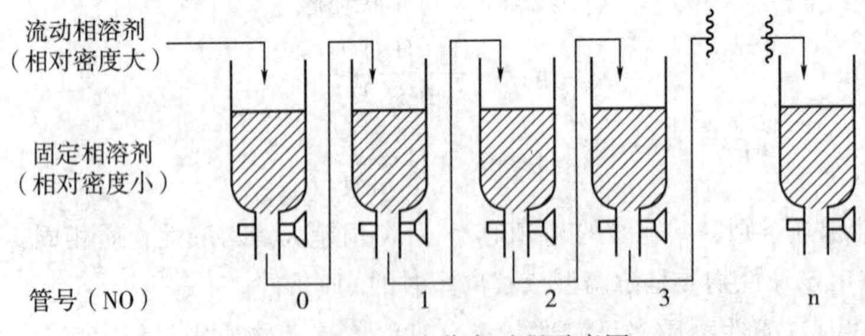

图 3－6　CCD 法分离过程示意图

CCD 法因为操作条件温和、试样容易回收，特别适合中等极性、不稳定物质的分离。另外，溶质浓度越低，分离效果越好。但是，试样极性过大或过小，或分配系数受浓度或温度影响过大时不易采用此法分离。易于乳化的萃取溶剂系统也不宜采用。另该法操作时间长，萃取管易因机械振荡而损坏，消耗溶剂亦多，应用上常受到一定限制。

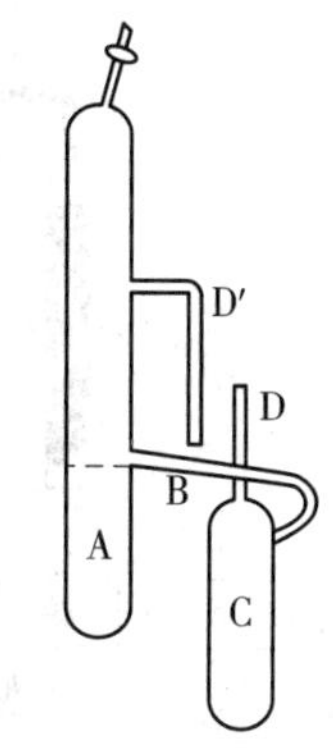

图 3－7 逆流分溶仪萃取单元

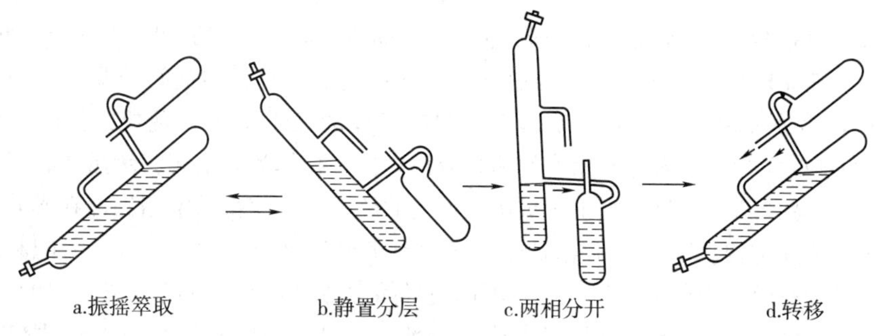

图 3－8 逆流分溶仪萃取单元的工作过程

（五）液滴逆流色谱

1970 年，由 Tanimura 在液－液分配色谱基础上创建的液滴逆流色谱（droplet counter－current chromatography，DCCC），是在一组垂直排列的分离管内充满液态固定相，使移动相成液滴通过作为固定相的液柱，促使溶质在两相间连续分配（图 3－9）。使用时首先将移动相与固定相溶剂充分振荡平衡，然后分出重相（下层）及轻相（上层）。可以任选一相作为固定相，如重相作为固定相则轻相作为移动相，称为上行法（ascending method），反之则称下行法（desending method）。当液滴通过分离管时，固定相在液滴和管壁之间形成薄膜，与液滴接触，同时不断形成新的表面，促进混合物中各组分能够反复地在两相之间分配，有利于分离的进行。

该装置中分离管虽系玻璃材料，但因为整装固定，不易破损，且分配用的两相溶剂不必振荡，故不易乳化或产生泡沫，特别适用于皂苷类的分离。

因为两相极性差异很大，所以两相溶剂系统的选择对于合适液滴的形成影响很大。有必要用三元（或四元）系统来制备两相溶剂，即用附加的第三种溶剂（或第四种溶剂）来调和其他溶剂组分和减缓原始两组的极性差异。三氯甲烷－甲醇－水为最常用的三元混合溶剂系统。

DCCC 同制备型 HPLC 相比，溶剂消耗量较小，但分离时间过长，分辨率较低，且事前需花较多时间选择合适的分离溶剂系统。随着高速逆流色谱（HSCCC）的应用，DCCC 的应用正日趋减少。

（六）高速逆流色谱

高速逆流色谱（high－speed countercurrent chromatography，简称 HSCCC）是一种较新型的液－

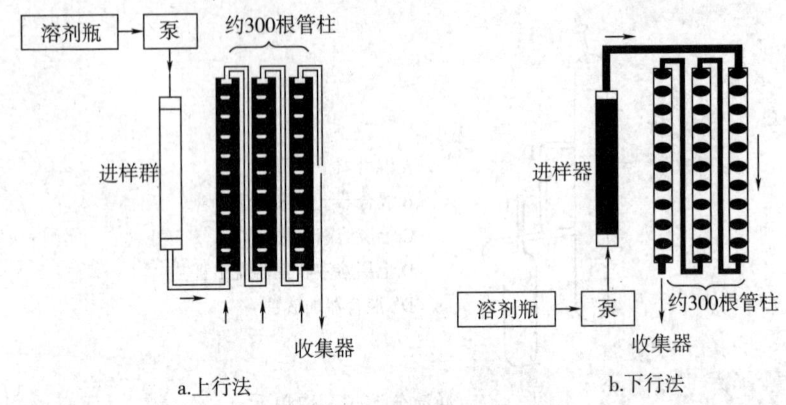

图 3－9　液滴逆流色谱分离示意图

液分配色谱，1982 年由美国国立健康研究院（National Institute of Health，U. S. A）Ito 博士最先研制开发，其原理是基于样品在旋转螺旋管内互不混溶的两相溶剂间分配比不同而获得分离。HSCCC 利用了一种特殊的流体动力学（单向流体动力学平衡）现象。具体表现为一根 100 多米长的螺旋空管，注入互不相溶的两相溶剂中的一相作为固定相，然后作行星运动；同时不断注入另一项（流动相），由于行星运动产生的离心力场使得固定相保留在螺旋管内，流动相则不断穿透固定相；这样两相溶剂在螺旋管中实现高效的接触、混合、分配和传递。由于样品中各组分在两相中分配比例不同，因而使样品中各组分得到分离（图 3－10）。

正确选择溶剂体系是 HSCCC 分离成功的关键。可以分为弱极性、中等极性和强极性三类。选择溶剂体系时遵循两个原则：①溶剂体系的分层时间小于 30 秒；②目标样品分配系数 K 接近于 1，容量因子大于 1.5。选择的方法有三种：参考前人体系、薄层色谱、高效液相色谱。正己烷/乙酸乙酯/正丁醇/甲醇/水和三氯甲烷/甲醇/水是比较经典的两个体系。实际应用中，一般从所需分离物质类别出发去寻找相似的分离实例，选择极性合适的溶剂系统，调节各种溶剂的相对比例，最终选择分离条件。

HSCCC 因可采用不同特性的溶剂体系和多样性的操作条件，具有较强的适应性。已广泛应用于皂苷、生物碱、酸性化合物、蛋白质、糖类等天然化合物的分离精制中，并取得了良好效果。

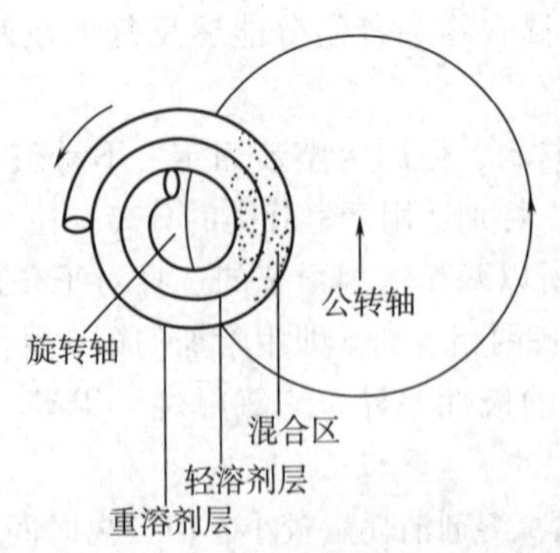

图 3－10　HSCCC 分离物质原理模拟图

（七）液－液分配柱色谱

将两相溶剂中的一相涂覆在硅胶等多孔载体上，作为固定相，填充在色谱柱中，然后加入与固定相不相混溶的另一相溶剂（流动相）冲洗色谱柱。这样，物质可在两相溶剂中相对作逆流移动，在移动过程中不断进行动态分配而得以分离。这种方法称为液-液分配柱色谱。

1. 根据固定相和流动相极性分类 液-液分配柱色谱所用载体主要有硅胶、硅藻土及纤维素粉等，根据固定相和流动相极性可以将液-液分配柱色谱分为正相色谱与反相色谱。通常，分离水溶性或极性较大成分如生物碱、苷类、糖类、有机酸等化合物时，固定相多采用强极性溶剂，如水、缓冲溶液等，流动相则需用三氯甲烷、乙酸乙酯、丁醇等弱极性有机溶剂，称为正相分配色谱（normal phase partition chromatography）；当分离脂溶性化合物，如高级脂肪酸、油脂、游离甾体等时，则两相可以颠倒，固定相可用石蜡油，而流动相则用水或甲醇等强极性溶剂，故称之为反相分配色谱（reverse phase partition chromatography）。

除色谱柱外，液-液分配色谱也可在色谱用硅胶薄层板上进行。因此液-液分配柱色谱的最佳分离条件可以根据相应的薄层色谱结果（正相柱用正相板，反相柱用反相板）进行选定。

常用反相硅胶薄层色谱及柱色谱填料系将普通硅胶经下列方式进行化学修饰，键合上长度不同的烃基（—R）形成亲脂性表面而成。

根据烃基（—R）长度为乙基（$—C_2H_5$）还是辛基（$—C_8H_{17}$）或十八烷基（$—C_{18}H_{37}$），分别命名为 RP（reverse phase）-2、RP-8 及 RP-18。三者亲脂性强弱顺序为：RP-18 > RP-8 > RP-2。

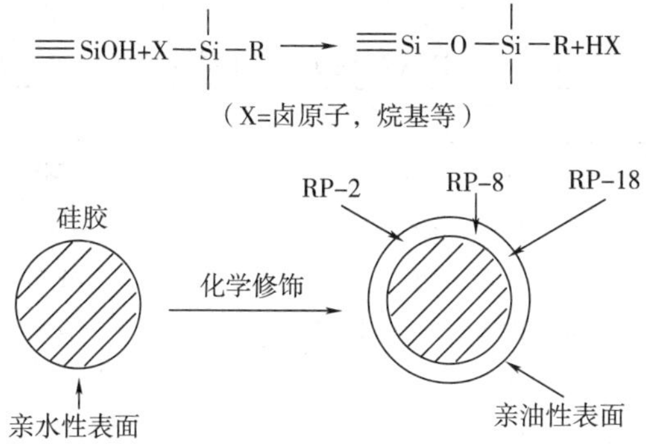

分配柱色谱操作应注意下列各点。

（1）分配色谱中移动相体积常大于固定相 5～10 倍，即相当于以 5～10 倍体积有机溶剂向水溶液萃取（正相色谱），而分配系数的含义为溶质在两相中的浓度比，若体积增大，实际抽提量也大。因此在分配色谱中选择固定相与移动相时，要考虑样品在两相中的分配比（样品在移动相中浓度/样品在固定相中浓度），应在 0.1～0.2 时较适宜。较大则很快从柱上洗脱，分离效果较差，如分配比过大则可采用反相分配色谱，即以非极性溶剂作固定相，极性溶剂作移动相。

（2）所用固定相与移动相溶剂，务必相互饱和，否则色谱过程中固定相体积不断减少或增加，平衡条件被扰乱，影响分离效果。

（3）样品上柱可采取三种方式。如样品能溶于移动相溶剂，可用少量移动相溶剂溶解，加于柱顶再行展开；如样品难溶于移动相，易溶于固定相，则可用少量固定相溶剂溶解，用硅胶吸着，装于柱顶再行展开；如果样品在两相中溶解度均不大，则可溶于适当溶剂，拌于干燥硅胶上，待溶剂挥发去尽后，加 50%～100% 的固定相溶剂拌匀再上柱。

（4）选用支持剂（硅胶）与吸着固定相的比例为 1∶(0.5～1)，即硅胶吸有相当于本身重量 50%～100% 固定相溶剂，较为适宜。

（5）色谱柱固定相支持剂段直径与长度的比为1∶（10～20），对分配系数比较接近的成分分离，往往可加大至1∶40以上。一般1cm长的色谱柱分离效果相当于数百支逆流分溶管或数百只分液漏斗逆流萃取。

（6）分离样品时，支持剂用量一般较吸附色谱大，为1∶（1～1000），主要取决于分离工作的难易，对分配系数比较接近成分的分离甚至可采用1∶10000。

（7）一般分配色谱操作，为使溶质在两相间达到平衡，移动相流速宜慢些。大致固定相支持剂直径与高度为2.6cm×50cm，流速0.07ml/min；4.5cm×65cm，流速0.3ml/min；5.5cm×90cm，流速0.6ml/min；6.5cm×115cm，流速1.2ml/min。

（8）分配系数往往会因温度变化而变化。因此要求较高的实验，色谱管最好有隔层套管，以便通水保持恒定温度。

2. 根据是否加压分类 根据是否加压可以将液－液分配柱色谱分为常压柱和加压柱。经典常压液－液分配柱色谱所用载体（如硅胶）颗粒直径较大（100～150μm），流动相仅靠重力作用自上而下缓缓流过色谱柱，流出液用人工分段收集后再进行分析，柱效较低，费时较长。已逐渐被各种加压液相色谱所代替。加压液相色谱用载体多为颗粒直径较小、机械强度及比表面积较大的球形硅胶微粒，如Zipax类薄壳型或表面多孔型硅球以及Zorbax类全多孔硅胶微球，其上键合有不同极性的有机化合物以适应不同类型分离工作需要，柱效大大提高。常见的Zorbax系列HPLC填充柱型号见表3－4。

表3－4 HPLC用Zorbax系列填充柱

柱子名称	键合固定相组成	适用分离方式
Zorbax ODS	十八烷基组，$—C_{18}H_{37}$	反相
Zorbax C_8	辛烷组，$—C_8H_{17}$	反相
Zorbax NH_2	胺基组，$—NH_2$	正相，反相，阴离子交换
Zorbax CN	腈基丙基组，$—C_3H_7CN$	反相，正相
Zorbax TMS	三甲基硅组，$—Si(CH_3)_3$	反相
Zorbax SAX	季铵组，N^+R_3	阴离子交换
Zorbax SIL	氧化硅，—SiOH	吸附
Zorbax SCX－300	磺酸基组，$—SO_3H$	阳离子交换

其他系列填充剂也均有类似型号，如μ－Bondapak C_{18}、LiChrosorb RP－18、Perkin Elmer C_{18}等均为键合十八烷基的填充剂，与Zorbax ODS类似，均供作反相色谱应用。为提高分离速度、缩短分离时间，则须施加压力，依所用压力大小不同，可以分为快速色谱（flash chromatography，约2.02×10^5Pa）、低压液相色谱（LPLC，$<5.05\times10^5$Pa）、中压液相色谱（MPLC，5.05×10^5Pa～20.2×10^5Pa）及高压液相色谱（HPLC，$>20.2\times10^5$Pa）等。各种加压液相色谱分离规模如图3－11所示。

此外，在色谱柱出口处常配以高灵敏度检测器，以及自动描记、分部收集装置，并用计算机进行色谱条件设定及数据处理。故无论在分离效能及分离速度方面，加压液相色谱均远远超过了经典液－液分配柱色谱方法，在天然药物分离工作中得到越来越广泛应用。图3－12为常用高压液相装置模式图。

近年来，中低压液相色谱装置及E. Merck公司生产配套用Lobar柱因分离规模较大（可达克数量级）、分离效果较好（有时不亚于HPLC所得结果）、分离速度较快（填充剂颗粒较大，

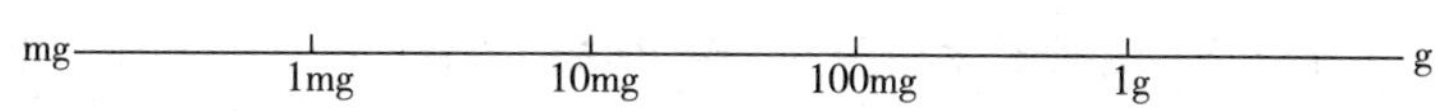

图 3－11　各种加压液相柱色谱的大体分离规模

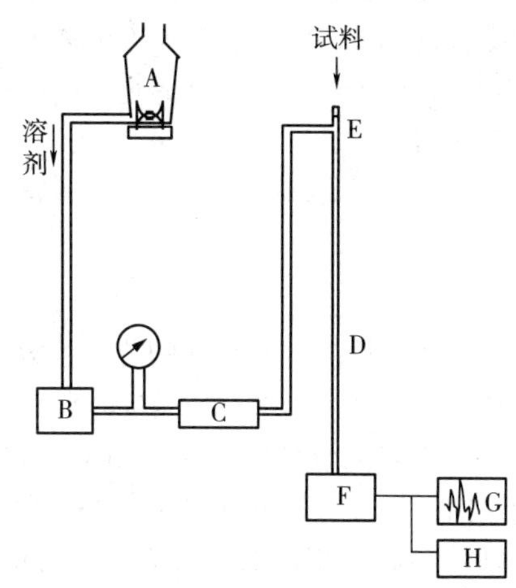

图 3－12　高压液相装置模式图

A. 溶剂贮槽　B. 高压送液泵　C. 防止脉冲装置

D. 色谱柱　E. 进样阀　F. 检出装置　G. 记录装置　H. 计算机

约 40～60μm）、分离条件又可用相应的 TLC 结果直接选用，加之价格比较便宜、操作简单，故很受用户欢迎。常用 Lobar 柱规格及分离能力可参见表 3－5 进行选择。

表 3－5　常用 Lobar 柱规格及分离能力

规格	填料	长度（mm）	内径（mm）	外径（mm）	上样量
A	LiChroprep Si60	240	10	13	≤0. 2g/0. 3～1. 0ml
A	LiChroprep RP－8	240	10	13	≤0. 2g
A	LiChroprep RP－18	240	10	13	≤0. 2g
B	LiChroprep Si60	310	25	28	≤1. 0g/1. 0～5. 0ml
B	LiChroprep Diol	310	25	28	≤1. 0g/1. 0～5. 0ml
B	LiChroprep CN	310	25	28	≤1. 0g/1. 0～5. 0ml
B	LiChroprep NH_2	310	25	28	≤1. 0g
B	LiChroprep RP－8	310	25	28	≤1. 0g
B	LiChroprep RP－18	310	25	28	≤1. 0g
C	LiChroprep Si60	440	37	42	≤3. 0g/2. 0～10. 0ml
C	LiChroprep RP－8	440	37	42	≤3. 0g
C	LiChroprep RP－18	440	37	42	≤3. 0g

知识拓展

涡流色谱（turbulent flow chromatography，TFC）、反相离子对高效液相色谱（reversed phase ion pair high performance liquid chromatography，RP－IP－HPLC）也属于分配色谱。涡流色谱是一种在线萃取技术，可以实现生物样品直接进样，可减少样品处理步骤，有效富集纯化分析物，是一种高通量、高选择性的生物样品前处理方法。其原理是利用大粒径填料使流动相在高流速下产生涡流状态，从而对生物样品进行净化与富集。涡流色谱避免了传统样品前处理方法如液－液萃取、固相萃取等耗时长、操作繁琐等缺点。反相离子对高效液相色谱属于离子对色谱法，离子对色谱法分为正相、反相离子对色谱，因后者应用较广，故只介绍反相离子对色谱。其原理是把离子对试剂加入极性流动相中，被分析样品离子在流动相中与离子对试剂的反离子生成不带电荷的中性离子对，从而增加了样品离子在非极性固定相中的溶解度，使分配系数增加，改善分离效果，实现分离。

（八）纸色谱

纸色谱是以滤纸作为支持体，依靠样品在两相间的分配系数不同而达到分离目的。

滤纸纤维常能吸收20%～25%的水分，其中6%～7%的水是以氢键形式与纤维素上的羟基结合，在一般条件下较难脱去。故常规纸色谱固定相实质上是水，流动相是以水饱和的有机溶剂。此时，相当于正相分配色谱，极性大的成分 R_f 值较小，后洗脱出来。

若滤纸用石油醚或硅油处理作为固定相，以水溶液（或有机溶剂）作为流动相，此时相当于反相纸色谱。极性大的成分 R_f 值较大，先洗脱出来。

从1944年Consden、Gordon和Martin首次采用纸色谱方法成功分离多种氨基酸以后，这种分离技术就开始在天然产物研究方面得到广泛应用，20世纪80年代被广泛应用于黄酮类化合物的分离。近年来，薄层色谱的快速发展和广泛应用，在很多方面较纸色谱显示出更强的优越性，但在糖类、氨基酸等大极性化合物的分离、分析方面，纸色谱仍具有独特的应用价值。

纸色谱在操作过程中应注意以下几点：

1. 滤纸选择 滤纸质地要均一，厚薄要适宜，平整无折痕，杂质要少。一般定性分析需要用较薄的滤纸，而分离制备则需要厚质滤纸，如新华5号等。国产新华色谱滤纸规格及性能见表3－6。

表3－6 国产新华色谱滤纸规格及性能

型号	标重（g/m^2）	厚度（mm）	30min 内水上升的高度（mm）	灰分	性能	备注
1	90	0.17	150～120	0.08	快速	
2	90	0.16	120～91	0.08	中速	相当 Whatman 1#
3	90	0.15	90～60	0.08	慢速	
4	180	0.34	151～121	0.08	快速	
5	180	0.32	120～91	0.08	中速	相当 Whatman 3#
6	180	0.30	90～60	0.08	慢速	

2. 展开剂选择 纸色谱展开剂常由有机溶剂和水组成，往往不是单一溶剂，如常用的正

丁醇－水，是指水饱和的正丁醇；而展开系统正丁醇－乙酸－水（4∶1∶5）则是指将溶剂先按此比例混合，然后置分液漏斗中静置分层，取上层正丁醇溶液作为展开剂。

3. 点样 样品浓度一般配制成0.5～15mg/ml的溶液（适宜浓度要根据预实验确定，不同成分有所差异），然后用毛细管（定量时采用刻度毛细管或微量注射器）点样于离滤纸底边2～4cm左右点样线上。点样斑点直径不应超过0.5cm，点样时可以采用少量多次点样方法，每次点少量样品后立即用电吹风吹干，再进行下一次点样，这样可以避免样品斑点扩散过大；如果同一张滤纸上点多个样品，样品之间距离不可以太近，以2cm以上为宜，以免样品展开后相互影响、干扰；点样量不宜过大，超载会导致拖尾现象，影响分离效果，以10～30μg为宜。

4. 展开方式 根据溶剂移动方向，分为上行法和下行法。在分离一些复杂组分时，还常采用双向纸色谱，就是先用一种展开系统展开，冷风吹干后，再采用另一种展开系统在与前一次展开垂直方向做第二次展开。

5. 显色与检识 展开结束后，取出滤纸，马上用铅笔记下溶剂前沿位置。吹干滤纸后进行检识。本身有颜色的成分，可以直接在日光灯下观察，计算R_f值；有紫外吸收的结构，如黄酮，香豆素等，可以在紫外灯下检识其位置；对于无色无紫外吸收的化合物，则可以先采用一定的显色剂显色后检识，如通用显色剂碘蒸汽，生物碱显色可用碘化铋钾，氨基酸、肽类可用茚三酮显色检识。

三、根据物质吸附性差别进行分离

吸附色谱（adsorption chromatography）是利用混合物中各组分对固体吸附剂吸附能力不同而达到分离的色谱方法。吸附色谱运用较多，特别适用于中等分子量样品（相对分子量小于1000的低挥发性样品）的分离，尤其是脂溶性成分，一般不适用于高分子量样品如蛋白质，多糖或离子型亲水化合物等的分离。分为物理吸附、化学吸附和半化学吸附。物理吸附也叫表面吸附，是由构成溶液的分子（含溶质及溶剂）与吸附剂表面分子的分子间力所引起。特点是无选择性，但吸附强弱及先后顺序都大体遵循“相似者易于吸附”的经验规律，吸附和解吸过程可逆，可快速进行，在实际工作中用途最广。常见如采用硅胶、氧化铝及活性炭为吸附剂进行的吸附色谱即属于这一类型。化学吸附，如黄酮等酚酸性物质被碱性氧化铝吸附，或生物碱被酸性硅胶吸附等，因具有选择性，吸附十分牢固，有时甚至不可逆，故应用较少；半化学吸附，如聚酰胺对黄酮类、醌类等化合物之间的氢键吸附，力量较弱，介于物理吸附和化学吸附之间，有一定应用。以下由物理吸附开始讨论。

（一）吸附剂、溶剂与被分离物性质的关系

吸附色谱分离效果取决于吸附剂、溶剂和被分离化合物的性质这三个因素。

1. 吸附剂 常用吸附剂有硅胶、氧化铝、活性炭等。其中硅胶、氧化铝为极性吸附剂，活性炭为非极性吸附剂。

（1）硅胶 色谱用硅胶为一多孔性物质，分子中具有硅氧烷交链结构，同时在颗粒表面又有很多硅醇基。硅醇基能够通过氢键形成吸附水分，因此硅胶的吸附力随吸着水分增加而降低。若吸水量超过17%，吸附力极弱不能用作吸附剂，但可作为分配色谱中的支持剂。对硅胶的活化，当硅胶加热至100～110℃时，硅胶表面因氢键所吸附的水分即能被除去。当温度升高至500℃时，硅胶表面的硅醇基也能脱水缩合转变为硅氧烷键，从而丧失因氢键吸附水分的活性，不再有吸附性性质，用水处理亦不能恢复其吸附活性。所以硅胶的活化不宜在较

高温度进行（一般在170℃以上即有少量结合水失去）。硅胶活性与含水量的关系见表3-7。

表3-7 硅胶活性与含水量的关系

含水量（%）	硅胶的活性
0	Ⅰ级
5	Ⅱ级
15	Ⅲ级
25	Ⅳ级
38	Ⅴ级

硅胶是一种酸性吸附剂，适用于中性或酸性成分的分离。同时硅胶又是一种弱酸性阳离子交换剂，其表面上的硅醇基能释放弱酸性氢离子，当遇到较强的碱性化合物，可因离子交换反应而吸附碱性化合物，因此不适用于碱性物质的分离。

（2）氧化铝　氧化铝可能带有碱性（因其中可混有碳酸钠等成分），对于分离一些碱性天然产物，如生物碱类成分的分离颇为理想。但是碱性氧化铝不宜用于醛、酮、内酯等类型化合物分离。因为有时碱性氧化铝可与上述成分发生次级反应，如异构化、氧化、消除反应等。除去氧化铝中碱性杂质，用水洗至中性，为中性氧化铝。中性氧化铝仍属于碱性吸附剂范畴，用途最广，适用于生物碱、萜类、甾体、挥发油及在酸碱中不稳定的苷类、内酯类等化合物的分离，不适用于酸性成分的分离。用稀硝酸或稀盐酸处理氧化铝，不仅可中和氧化铝中含有的碱性杂质，并可使氧化铝颗粒表面带有 NO_3^- 或 Cl^- 阴离子，从而具有离子交换剂的性质，适合于酸性成分的分离，这种氧化铝为酸性氧化铝。

氧化铝的吸附力同样与其活性直接相关，而活性与其含水量有关，具体见表3-8。

表3-8 氧化铝活性与其含水量的关系

含水量（%）	氧化铝的活性
0	Ⅰ级
3	Ⅱ级
6	Ⅲ级
10	Ⅳ级
15	Ⅴ级

（3）活性炭　活性炭是使用较多的一种非极性吸附剂。一般需要先用稀盐酸洗涤，其次用乙醇洗涤，再用水洗净，于80℃干燥后即可供色谱用。色谱用活性炭，最好选用颗粒状活性炭，若为活性炭细粉，则需加入适量硅藻土作为助滤剂一并装柱，以免流速太慢。活性炭主要用于分离水溶性成分，如氨基酸、糖类及某些苷。活性炭的吸附作用，在水溶液中最强，在有机溶剂中则较弱。故水的洗脱能力最弱，而有机溶剂则较强。例如以醇-水进行洗脱时，则随乙醇浓度的递增而洗脱力增加。活性炭对极性基团多的化合物的吸附力小于极性基团少的化合物；对芳香族化合物的吸附力大于脂肪族化合物；对大分子化合物的吸附力大于小分子化合物。利用这些吸附性差别，可将水溶性芳香族物质与脂肪族物质分开，单糖与多糖分开，氨基酸与多肽分开。

2. 溶剂　色谱过程中溶剂的选择，对组分分离关系极大。用于柱色谱的溶剂（单一溶剂或混合溶剂）习惯上称洗脱剂，用于薄层或纸色谱时常称展开剂。洗脱剂的选择，需根据被分离物质与所选用吸附剂的性质综合考虑。在用极性吸附剂进行色谱时，当被分离物质为弱极性成分，一般选用弱极性溶剂为洗脱剂；被分离物质为强极性成分，则须选用极性溶剂为洗脱剂。

3. 被分离物质的性质 被分离物质与吸附剂、洗脱剂共同构成吸附色谱中的三个要素，彼此紧密相连。在指定吸附剂与洗脱剂条件下，各个成分的分离情况，直接与被分离物质的结构与性质有关。对极性吸附剂而言，成分极性大，吸附力强。

化合物极性由分子中所含官能团种类、数目及排列方式等综合因素所决定。以氨基酸来说，分子结构中既有正电基团，又有负电基团，故极性很强。高级脂肪酸，如硬脂酸，虽也含有如羧基这样的强极性基团，但因分子主体由长链烃基所组成，故极性依然很弱。又如葡萄糖，因分子中含有许多羟基，故为极性化合物，但鼠李糖（6 - 去氧糖）及加拿大麻糖（2,6 - 二去氧糖）因分子中—CH_2OH 及—CHOH—分别脱去氧变为—CH_3，及—CH_2—，故极性也随之降低。再如，从黄花夹竹桃果仁中分出下列七种成分（表 3 - 9）。

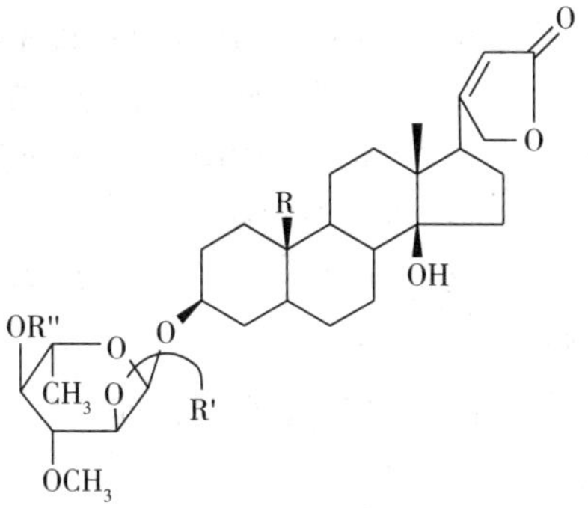

表 3 - 9 黄花夹竹桃果仁中的强心苷成分

名称	R	R′	R″
黄夹苷 A	CHO	$(D-Glc)_2$	H
黄夹苷 B	CH_3	$(D-Glc)_2$	H
黄夹次苷 A	CHO	H	H
黄夹次苷 B	CH_3	H	H
黄夹次苷 C	CH_2OH	H	H
黄夹次苷 D	COOH	H	H
单乙酰黄夹次苷 B	CH_3	H	$COCH_3$

其中，与黄夹次苷相比，黄夹苷 A、B 因为分子中多出 2 个 glc（葡萄糖），故极性要大得多，而且苷 A（R = CHO）极性大于苷 B（R = CH_3）。五种黄夹次苷中，A ~ D 的结构差别仅在 R 不同，故极性大小取决于 R 种类，并排成下列顺序：次苷 D(COOH) > C(CH_2OH) > A(CHO) > B(CH_3)，单乙酰黄夹次苷 B 与黄夹次苷 B 比较，—OH 变为—$OCOCH_3$，故极性还要降低，综上分析，黄花夹竹桃中七种强心苷极性按下列顺序排列：苷 A > 苷 B > 次苷 D > 次苷 C > 次苷 A > 次苷 B > 单乙酰次苷 B。

上述极性强弱顺序决定着这些化合物在硅胶上的吸附行为及柱色谱的洗脱规律。

应当强调指出，酸性、碱性及两性有机化合物的极性强弱及吸附行为主要由其存在状态（游离型或离解型）所决定，并受溶剂 pH 影响。以生物碱而言，游离型为非极性化合物，易为活性炭所吸附；离解型则不然，为极性化合物，不易被活性炭所吸附。因此，实践中常可通过改变溶剂 pH 以改变酸性、碱性及两性化合物的存在状态，影响其吸附或色谱行为达到分离精制目的。

4. 注意事项 吸附色谱法中的硅胶、氧化铝柱色谱在实际工作中用得最多，有关注意事项如下。

（1）硅胶、氧化铝吸附柱色谱过程中，吸附剂用量一般为试样量的 30～60 倍，试样极性较小、难以分离者，吸附剂用量可适当提高至试样量的 100～200 倍，据此可选用适当规格的色谱柱，实验室中常用色谱柱规格见表 3－10，其高度与直径比（h/d）约为（15∶1）～（20∶1）。

表 3－10 实验室中常用色谱柱规格

色谱管内径（cm）	0.5	1.0	1.5	2.0	3.0	4.0	6.0	8.0	10
长度（cm）	10	15	30	45	60	75	90	120	150

吸附柱色谱用硅胶、氧化铝均有市售品，通常以 100 目左右为宜，如采用加压柱色谱，可以采用更细的颗粒，甚至直接采用薄层色谱用规格，其分离效果可以大大提高。

（2）硅胶、氧化铝吸附柱色谱，应尽可能选用极性小的溶剂装柱和溶解试样，以利试样在吸附柱上形成狭窄原始谱带。如试样在所选装柱溶剂中不易溶解，则可将试样用少量极性稍大溶剂溶解后，再用少量吸附剂拌匀，并在 60℃以下加热挥尽溶剂，置 P_2O_5 真空干燥器中减压干燥，研粉后小心铺在吸附柱上。

（3）在用溶剂冲洗柱时，流速不宜过快，洗脱液流速一般以 30～60 分钟内流出液体的毫升数与所用吸附剂的重量（克）相等为合适。

（4）洗脱用溶剂极性宜逐步增加，但跳跃不能太大。实践中多用混合溶剂，并通过调节比例改变极性，达到梯度洗脱分离物质的目的。一般，混合溶剂中强极性溶剂影响比较突出，故不可随意将极性差别很大的两种溶剂组合在一起使用。实验室中最常用的混合溶剂组合如表 3－11 所示。

表 3－11 吸附柱色谱常用混合洗脱溶剂

极性递增（↓）	混合洗脱溶剂
	己烷－苯
	苯－乙醚
	苯－乙酸乙酯
	三氯甲烷－乙醚
	三氯甲烷－乙酸乙酯
	三氯甲烷－甲醇
	丙酮－水
	甲醇－水

（5）为避免发生化学吸附，酸性物质宜用硅胶、碱性物质宜用氧化铝进行分离。硅胶、氧化铝用适当方法处理成中性时，情况会有所缓解。通常在分离酸性（或碱性）物质时，洗脱溶剂中分别加入适量醋酸（或氨、吡啶、二乙胺），常可收到防止拖尾、促进分离效果。

（6）吸附色谱可以进行薄层色谱及柱色谱，一般薄层色谱用于分析及微量制备，柱色谱用于制备。吸附柱色谱溶剂系统可通过薄层色谱进行筛选。但因薄层色谱用吸附剂表面积一般为柱色谱用的二倍左右，故一般薄层色谱展开时使组分 R_f 值达到 0.2～0.3 的溶剂系统可选用为柱色谱分离该相应组分的最佳溶剂系统。另外吸附柱色谱也可用液－液分配色谱所用的加压方式进行。

（二）聚酰胺吸附色谱法

聚酰胺（polyamide）是由酰胺聚合而成的一类高分子物质，商品名：锦纶、尼龙。自 1955 年使用聚酰胺色谱分离酚性物质以来，目前已发展成为分离极性和非极性物质用途广泛的色谱方法。尤其适用于黄酮类、酚类、醌类等物质的分离。

1. 聚酰胺性质及吸附原理　商品聚酰胺均为高分子聚合物质，不溶于水、甲醇、乙醇、乙醚、三氯甲烷及丙酮等常用有机溶剂，对碱较稳定，对酸尤其是有机酸稳定性较差，可溶于浓盐酸、冰醋酸及甲酸。

20 世纪 60 年代中期之前，一般认为聚酰胺色谱是吸附色谱。其吸附原理是由于聚酰胺分子内有很多酰胺键，可与酚类、酸类、醌类、硝基化合物等形成氢键，因而对这些物质产生了吸附作用，即“氢键吸附”理论。其吸附原理可用图 3－13 表示。

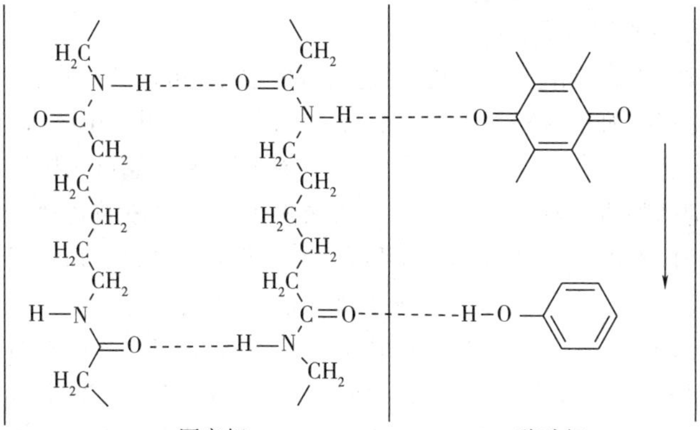

固定相　　移动相

图 3－13　聚酰胺吸附色谱的氢键吸附原理

形成氢键缔合能力与溶剂有关，一般在水中形成氢键能力最强，在有机溶剂中较弱，在碱性溶剂中最弱。各种化合物由于与聚酰胺形成氢键的能力不同，聚酰胺对它们的吸附力也不同。通常在含水溶剂中大致有下列规律：

（1）形成氢键的基团数目越多（如酚羟基、羧基、醌基、硝基等），则吸附能力越强。如：

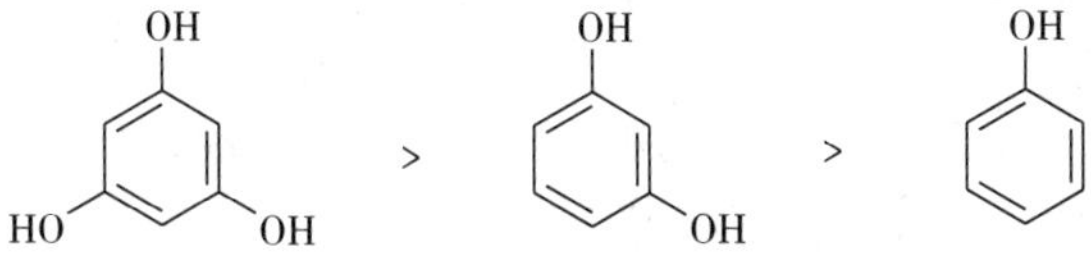

（2）形成氢键的位置与吸附力有很大关系。易形成分子内氢键者，其在聚酰胺上的吸附相应减弱。如：

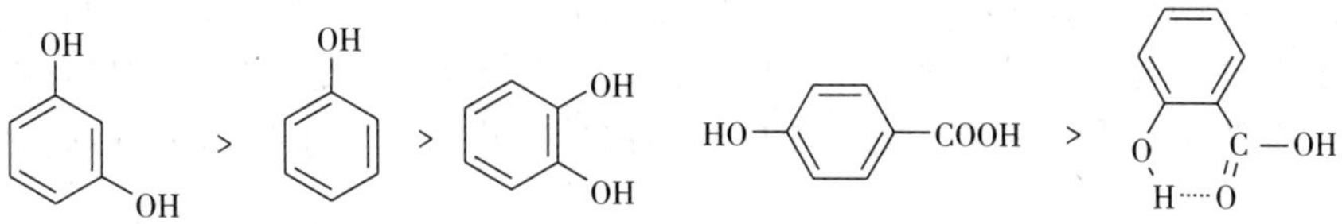

(3) 分子中芳香化程度高者，共轭双键多者，吸附性增强；反之，则减弱。如：

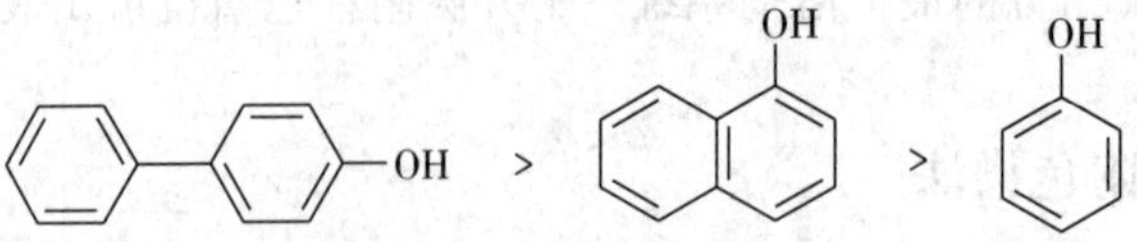

4-羟基联苯 > 1-萘酚 > 苯酚

以上仅就化合物本身对聚酰胺的亲和力而言。吸附是在溶液中进行，故溶剂也会参加吸附剂表面的争夺，或通过改变聚酰胺对溶质的氢键结合能力而影响吸附过程。

聚酰胺与酚类或醌类等化合物形成氢键缔合的能力在水中最强，在含水醇中则随着醇浓度增高而相应减弱，在高浓度醇或其他有机溶剂中则几乎不缔和。故在聚酰胺柱色谱分离时，通常用水装柱，试样也尽可能做成水溶液上柱，以利聚酰胺对溶质充分吸附，然后用不同浓度的含水醇洗脱，并不断提高醇的浓度，逐步增强从柱上洗脱物质的能力。甲酰胺、二甲基甲酰胺及尿素水溶液因分子中均有酰胺基，可以同时与聚酰胺及酚类等化合物形成氢键缔合，故有很强的洗脱能力。此外，水溶液中加入碱或酸均可破坏聚酰胺与溶质之间的氢键缔合，也有很强的洗脱能力，可用于聚酰胺的精制及再生处理。常用的聚酰胺再生剂有10%醋酸、3%氨水及5%氢氧化钠水溶液等。

综上分析，各种溶剂在聚酰胺柱上洗脱能力由弱至强，可大致排列成下列顺序：

水→甲醇→乙醇→丙酮→氢氧化钠水溶液→甲酰胺→二甲基甲酰胺→尿素水溶液

但是，随着聚酰胺色谱的不断发展，有许多现象难以用“氢键吸附”解释。例如某些很难与聚酰胺形成氢键的物质－萜类、甾体、生物碱等也可用聚酰胺色谱分离。又如黄酮苷元与苷的分离，若以非极性溶剂作洗脱剂，黄酮苷元比其苷先洗脱下来。于是某些学者认为聚酰胺具有“双重色谱”性质。因聚酰胺分子中既有非极性脂肪链，又有极性酰胺基团。当用极性移动相（如含水溶剂系统）时，聚酰胺作为非极性固定相，其色谱行为类似于反相色谱行为。因为黄酮苷的极性比其苷元极性大，所以黄酮苷比苷元易洗脱。当用非极性移动相（如三氯甲烷－甲醇）时，聚酰胺则作为极性固定相，其色谱行为类似于正向分配色谱。因为黄酮苷元极性比其苷的极性小，所以黄酮苷元比苷易洗脱。这样使聚酰胺色谱中一些用“氢键吸附”难以解释的现象得以解释。

但注意，“双重色谱”性能只适用于解释难以形成氢键或氢键能力不太强的化合物，如：萜类、甾体、生物碱、糖类及某些酚类、黄酮、酸类等。对于指导寻找这些化合物的聚酰胺色谱溶剂系统及推测这些化合物的结构特征有一定意义。

2. 聚酰胺色谱的应用 聚酰胺对一般酚类、黄酮类化合物的吸附是可逆的（鞣质例外），分离效果好，且吸附容量又大，故聚酰胺色谱特别适合于该类化合物的制备分离。此外，对生物碱、萜类甾体、糖类、氨基酸等其他极性与非极性化合物的分离也有着广泛用途。另外因为对鞣质的吸附性强，近乎不可逆，故用于植物提取物的脱鞣处理特别适宜。聚酰胺色谱也有薄层色谱与柱色谱两种方式，均有市售品。

（三）大孔吸附树脂色谱

大孔吸附树脂（macfofeticulaf resin）是20世纪60年代发展起来的一类有机高聚物吸附剂，一般为白色球形颗粒状，通常分为非极性和极性两类。因其理化性质稳定，不溶于酸、碱及有机溶剂中，对有机物选择性好，不受无机盐等离子和低分子化合物的影响，广泛应用于天然化合物分离与富集工作中。国内外常用大孔吸附树脂型号及一般性能见表3－12。

表 3-12 国内外常用大孔吸附树脂型号及一般性能

	型号	结构	极性	比表面积（m^2/g）	孔径（nm）
国外	Amberlite XAD4	苯乙烯	非极性	750	5.5～8
	XAD1600	苯乙烯	非极性	800	8～12
	XAD7HP	α-甲基丙烯酸酯	中极性	380	45～50
	XAD 9	亚砜	极性	250	8
	XAD12	氧化氮类	强极性	25	130
国内	SIP-1300	苯乙烯	非极性	550～580	6
	H-103	苯乙烯	非极性	1000～1100	8.5～9.5
	D3520	苯乙烯	非极性	480～520	8.5～9
	X-5	苯乙烯	非极性	500～600	29～30
	D101	苯乙烯	非极性	400	100
	MD	α-甲基苯乙烯	非极性	300	-
	CAD-40	苯乙烯	非极性	330	9

1. 吸附原理 大孔吸附树脂是吸附性和分子筛性原理相结合的分离材料。吸附性是由于范德华引力或产生氢键的结果，分子筛性是由其本身多孔性结构和性质所决定。

2. 影响吸附的因素 比表面积、表面电性、能否与化合物形成氢键等是影响吸附的重要因素。一般非极性化合物在水中易被非极性树脂吸附，极性树脂则易在水中吸附极性物质。糖是极性水溶性化合物，与非极性吸附树脂吸附作用很弱。据此经常用大孔吸附树脂将天然药物化学成分和糖分离。

溶剂性质是另一个影响因素。物质在溶剂中溶解度大，树脂对此物质吸附力就小，反之越大。例如用非极性大孔吸附树脂对生物碱的0.5%盐酸溶液进行吸附，其吸附作用很弱，极易被水洗脱下来，生物碱回收率很高。化合物性质也是影响吸附的重要因素。化合物分子量、极性、能否形成氢键等都影响其与大孔吸附树脂的吸附作用。另外，能与大孔吸附树脂形成氢键的化合物易被吸附。

3. 大孔吸附树脂的应用 现在已被广泛应用于天然化合物的分离和富集工作中，如苷与糖类的分离、生物碱的精制。在多糖、黄酮、三萜类化合物的分离方面都有很好的应用实例。大孔吸附树脂对糖类吸附能力很差，对色素的吸附能力较强。因此利用大孔吸附树脂的多孔结构和选择性吸附功能可从药材提取液中分离精制有效成分或有效部位，已广泛应用于各类有效成分及中药复方研究中。市售大孔树脂一般含有未聚合单体、致孔剂（多为长碳链脂肪醇类）、分散剂和防腐剂等，使用前必须经过处理。

大孔吸附树脂的预处理：大孔吸附树脂使用前置于容器中用自来水洗2～3次，然后以乙醇湿法装柱，继续用乙醇在柱上流动清洗，不时检查流出的乙醇，当流出的乙醇液与水混合不呈现白色乳浊现象即可（取1ml乙醇液加3ml水），然后以大量蒸馏水洗去树脂中的乙醇，备用。少量乙醇残留将会大大降低树脂的吸附力。

将样品溶于少量水中加到柱上端，或将样品溶于少量乙醇中，以适量树脂拌样，挥去乙醇后，再将伴有样品的树脂加到柱上。先用水，继而以乙醇-水梯度洗脱，即可。洗脱完毕后，以大量水洗去乙醇，即可进行下一次提取分离。

树脂再生一般用75%左右乙醇洗脱。经过反复使用后，吸附树脂颜色变深，吸附效果下降时，也可用1mol/L NaOH（或HCl）洗涤或浸泡适当时间，至树脂接近原颜色为宜，继而用水洗至中性即可再用。

4. 洗脱液的选择 洗脱液可使用甲醇、乙醇、丙酮、乙酸乙酯等。根据吸附作用强弱选用不同洗脱液或不同浓度的同一溶剂。对非极性大孔树脂，洗脱液极性越小，洗脱能力越强。对于中等极性的大孔树脂和极性较大的化合物来说，则选用极性较大的溶剂为宜。

5. 大孔吸附树脂应用的安全性问题 树脂的组成与结构既决定着树脂的吸附性能，也可从中了解可能存在的有害残留物。树脂自身的规格与质量对中药提取液的纯化效果和安全性起着决定性作用。因此，实际应用时应向树脂提供方索取以下资料，以便充分了解各种树脂的结构、性能和适用范围。大孔吸附树脂规格内容包括名称、牌（型）号、结构（包括交联剂）、外观、极性，以及颗粒范围、含水量、湿密度（真密度、视密度）、干密度（表观密度、骨架密度）、比表面、平均孔径、孔隙率、孔容等物理参数；此外还有未聚合单体、交联剂、致孔剂等添加剂残留量限度参数。应写明主要用途，并说明该规格的级别与相关标准文号等。

目前，国家食品药品监督管理总局对大孔吸附树脂在中药复方中的应用已初步制定了相应的质量标准及技术文件。可以相信，随着各基础研究和应用研究的不断深入，大孔吸附树脂技术也将得到更好的发展。

四、根据物质分子大小差别进行分离

天然有机化合物分子大小各异，分子量从几十到几百万，故也可据此进行分离。常用的有透析法、凝胶滤过法、超滤法、超速离心法等。前两者系利用半透膜的膜孔或凝胶的三维网状结构的分子筛过滤作用来对物质进行分离；超滤法则利用分子大小不同引起的扩散速度的差别进行分离；超速离心法则利用溶质在超速离心作用下具有不同的沉降性或浮游性。以上这些方法主要用于水溶性大分子化合物，如蛋白质、核酸、多糖类的脱盐精制及分离工作，其中凝胶滤过法亦可用于分离分子量1000以下的化合物。以下就凝胶滤过法和膜分离技术进行说明。

（一）凝胶滤过法

1. 分离原理 凝胶过滤法是20世纪60年代发展起来的一种分离分析技术，其中所用载体，如葡聚糖凝胶，是在水中不溶，但可膨胀的球形颗粒，具有三维空间网状结构。在水中充分溶胀后，装在色谱柱中，加入待分离混合物，当用同一溶剂洗脱时，由于凝胶网孔半径的限制，大分子将不能渗入凝胶颗粒内部（即被排阻在凝胶粒子外部），故在颗粒间隙移动，并随溶剂一起从柱底先行流出；小分子因可自由渗入并可扩散到凝胶颗粒内部，故通过色谱柱时阻力增大，流速变缓，将较晚流出。试样混合物中各个成分因分子大小各异，渗入至凝胶颗粒内部的程度也不尽相同，故在经历一段时间流动并达到动态平衡后，即按分子由大到小的顺序先后流出并得到分离（图3-14），此法称为凝胶滤过法（gelfiltration）也叫凝胶色谱（gelchromatography）。

以上情况可用下式作进一步说明。假定从柱上加入试样算起，至某个组分集中流出时所需溶剂体积 V_e（称为洗脱体积），则 V_e 与组分分子量之间有下列关系：

$$V_e = K_1 - K_2 \lg M$$

因 K_1、K_2 均为常数，故洗脱体积 V_e 取决于分子量 M 的大小。M 越大，则 V_e 越小；M 越小，则 V_e 越大。由此进一步说明了凝胶滤过的洗脱规律。一般，分离条件一定时，V_e 重现性很好，可用来表示物质的洗脱性质。

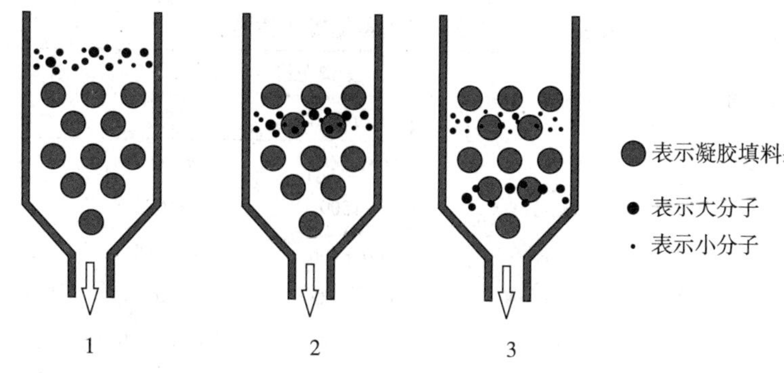

图 3－14　凝胶色谱原理示意图

1. 待分离的混合物在色谱床表面；2. 试样进入色谱床，小分子进入凝胶颗粒内部，大分子随溶液流动；3. 大分子物质行程短，流出色谱床，小分子物质仍在缓慢移动

2. 凝胶的种类与性质　商品凝胶种类很多，常用的有葡聚糖凝胶（Sephadex G）以及羟丙基葡聚糖凝胶（Sephadex LH－20）。

（1）葡聚糖凝胶　是由平均分子量一定的葡聚糖和交联剂（如环氧氯丙烷）以醚桥的形式交联聚合而成（图 3－15），是水不溶性白色球状颗粒，在酸性环境中能水解，在碱中稳定。凝胶颗粒表面有许多空隙，其孔隙大小取决于葡聚糖与交联剂的配比及反应条件。其交联度越大，网状结构越紧密，孔隙越小，吸水膨胀就越少；反之，交联度越小，网状结构越疏松，空隙越大，吸水膨胀就越大。商品型号即按凝胶的交联度大小分类，并以吸水量来表示。英文字母 G 代表葡聚糖凝胶，后面的阿拉伯数字表示凝胶吸水量乘以 10 的值，例如：Sephadex G－25 的吸水量为每克 2.5ml。Sephadex G 型只适于在水中应用，且不同规格适合分离不同分子量的物质。不同型号葡聚糖凝胶性能见表 3－13。

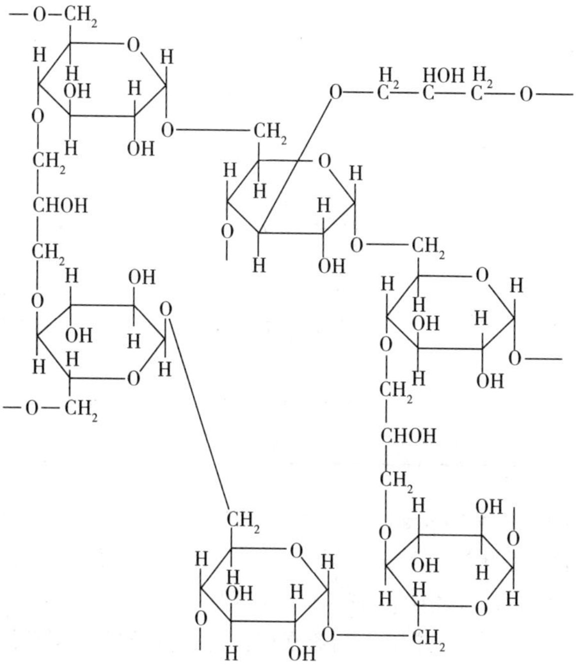

图 3－15　交联葡聚糖的化学结构

表3-13 不同型号葡聚糖凝胶性能

型号	吸水量（ml/g）	床体积（ml/g）	分离范围（分子量）		最少溶胀时间（h）	
			肽与蛋白	多糖	室温	沸水浴
葡聚糖G-10	1.0±0.1	2~3	<700	<700	3	1
葡聚糖G-15	1.5±0.2	2.5~3.5	<1500	<1500	3	1
葡聚糖G-25	2.5±0.2	4~6	1000~5000	100~5000	6	2
葡聚糖G-50	5.0±0.3	9~11	1500~30000	500~10000	6	2
葡聚糖G-75	7.5±0.5	12~15	3000~70000	1000~50000	24	3
葡聚糖G-100	10.0±1.0	15~20	4000~150000	1000~100000	48	5
葡聚糖G-150	15.0±1.5	20~30	5000~400000	1000~150000	72	5
葡聚糖G-200	20.0±2.0	30~40	5000~800000	1000~200000	72	5

（2）羟丙基葡聚糖凝胶　羟丙基葡聚糖凝胶（Sephadex LH-20）即为在Sephadex G-25上引入羟丙基基团。与Sephadex G比较，Sephadex LH-20分子中-OH总数虽无改变，但碳原子所占比例却相对增加了，凝胶极性减小。因此与Sephadex G不同，不仅可在水中应用，也可在极性有机溶剂或它们与水组成的混合有机溶剂中应用，如：三氯甲烷、丁醇、四氢呋喃、二氧六环等；但在甲苯、乙酸乙酯中溶胀不多。该种凝胶在pH>2的无氧化剂溶液中稳定。表3-14表示Sephadex LH-20在不同溶剂中湿润膨胀后得到的柱床体积及保留溶剂数量。

表3-14　Sephadex LH-20对各种溶剂的保留量

溶剂	溶剂保留量（ml溶剂/g干凝胶）	柱床体积（ml/g干凝胶）
二甲基甲酰胺	2.2	4.0~4.5
水	2.1	4.0~4.5
甲醇	1.9	4.0~4.5
乙醇	1.8	3.5~4.5
三氯甲烷（经1%乙醇稳定）	1.8	3.5~4.5
三氯甲烷	1.6	3.0~3.5
正丁醇	1.6	3.0~3.5
二氧六环	1.4	3.0~3.5
四氢呋喃	1.4	3.0~3.5
丙酮	0.8	3.3~3.6
乙酸乙酯	0.4	1.6~1.8
甲苯	0.2	1.5~1.6

Sephadex LH-20除保留有Sephadex G-25原有的分子筛特性，可按分子量大小分离物质外，在由极性和非极性溶剂组成的混合溶剂中常常起到反相分配色谱的效果，适用于不同类型有机物的分离，在天然药物分离中得到了广泛应用。Sephadex LH-20价格比较昂贵，用过的Sephadex LH-20可以反复再生使用。一般来说使用过的凝胶不需经任何处理，只在色谱柱用完之后，用缓冲液稍加平衡即可进行下一次分离，往往柱子的洗脱过程即是柱子的再生过程。色谱床严重污染时，必须全部再生，重新装柱。凝胶再生常用温热（50℃左右）的

0.5mol/L 氢氧化钠和 0.5mol/L 氯化钠混合液浸泡，再用水洗净。

如果暂时不用，可将再生后的凝胶用大量水洗涤，然后逐步提高乙醇浓度，使之逐步皱缩，如皱缩太快易引起结块，最后泡在乙醇中备用。如长期不用，可在以上处理基础上，60℃~80℃干燥，或最后用乙醚洗涤快速干燥后保存。

知识拓展

除以上两种葡聚糖凝胶外，商品凝胶还有丙烯酰胺凝胶（Bio－gel P）、琼脂糖凝胶（Sepharose Bio－gel A）以及结合了不同离子交换基团的葡聚糖凝胶衍生物，如羧甲基交联葡聚糖凝胶（CM－Sephadex）、二乙胺乙基交联葡聚糖凝胶（DEAE－Sephadex）、磺丙基交联葡聚糖凝胶（SP－Sephadex）及苯胺乙基交联葡聚糖凝胶（QAE－Sephadex）等，分别具有不同的特色和应用范围，可以参阅相关文献。

（二）膜分离技术

1. 原理 是以选择性透过膜为分离介质，当膜两侧存在某种推动力（如压力差、浓度差、电位差等）时，原料侧组分选择性地透过膜，以达到分离、提纯的目的。

2. 膜分离技术的特点 与传统分离方法相比，膜分离用于中药体系有其独特优势。分离时无相变，特别适用于中药中热敏性物质的分离、浓缩；分离不消耗有机溶剂（如乙醇），可以缩短生产周期，降低有效成分损失，并有利于减少环境污染；分离选择性高，选择合适的膜材料可以截留中药提取液中的鞣质、淀粉、树脂和一些蛋白质，且不损失有效成分；适用范围广，从热原、细菌等固体微粒的去除到溶液中有机物和无机物的分离；可实现连续化和自动化操作，易与其他生产过程匹配，满足中药现代化生产需求。

3. 分离膜的类型 按照膜孔径大小，划分为微滤（≥0.1μm）、超滤（10~100nm）、纳滤（1~10nm）、反渗透（≤1nm）几类。

（1）微滤膜 是最早使用的膜技术。以多孔薄膜为过滤介质，使不溶物浓缩过滤的操作。截留的范围为 0.1~10μm。主要用于截留颗粒物，液体的澄清以及大部分细菌的去除，并作为超滤和反渗透过程的前处理。

（2）超滤膜 超滤是一种与膜孔径大小相关的筛分过程，以膜两侧的压力差为驱动力，以超滤膜为过滤介质，在一定的压力下，当原液流过膜表面时，超滤膜表面密布的许多细小微孔只允许水及小分子物质通过而成为透过液，而原液中体积大于膜表面微孔径的物质则被截留在膜的进液侧，成为浓缩液，因而实现对原液净化、分离和浓缩的目的。分离原理参见图 3－16。

超滤膜能截留分子量在几千至数十万的大分子，除了能完成微滤除颗粒、除菌和澄清作用外，还能除去微滤膜不能除去的病菌、热原、胶体、蛋白等大分子化合物，主要用于物质的分离、提纯和浓缩，在医药行业中是发展最快的膜分离技术。

（3）纳滤膜 是近年来国外发展起来的另一滤膜系列－纳米过滤。介于反渗透与超滤之间，能分离除去分子量为 300~1000 的小分子物质，填补了超滤和反渗透间的空白部分，能截留透过超滤膜的小分子量有机物，又能透析反渗透膜所截留的部分无机盐。集浓缩和透析为一体，也就是能使浓缩与脱盐同步进行，使溶质损失达到最小。

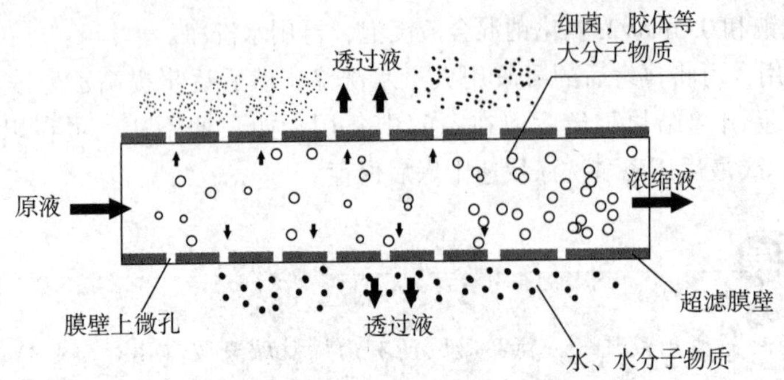

图 3-16　超滤膜分离原理示意图

（4）反渗透膜　是从水溶液中除去无机盐及小分子物质的膜分离技术。反渗透膜所用材料为有机膜，仅能透过小分子溶剂，而截留各种无机盐、金属离子和低分子量分子。反渗透膜在医药行业中的应用主要是制备各种高品质的医用水、注射用水和医用透析水，可代替离子交换树脂，主要用于水的脱盐纯化。

4. 膜分离技术在中药提取分离研究中的应用

膜分离技术主要用于中药注射液、中药口服液、中药固体制剂提取液提高澄明度、提高有效成分的回收率、浓缩有效成分、除杂等工艺。

如清肝颗粒制备过程中微滤膜及传统醇沉工艺相比，微滤膜所得澄清液有效成分绿原酸含量更高。采用超滤法对黄芩中有效成分黄芩苷进行提纯，其收率、纯度及颜色均较常规水醇法好，且经过一次超滤即可达到注射剂要求，工艺简单，生产周期大大缩短。采用超滤法和醇沉法对黄连解毒汤的水提液进行纯化，通过测定其主要成分小檗碱回收率及残渣去除率进行比较表示，超滤法比醇沉法能更多去除料液中的杂质而保留有效成分，节省了乙醇试剂的用量，简化了工序，缩短了生产周期。应用纳滤技术对丹酚酸 B 提取液进行浓缩，发现与传统真空浓缩相比，浓缩时间减少一半，干燥成品中丹酚酸 B 的含量比传统热浓缩提高 4.79%。反渗透技术亦可用于鼻炎康提取液、维 C 银翘提取液等的浓缩。且常将几种膜技术联合使用，如麻黄草发酵水提液采用先纳滤再反渗透除杂浓缩的方法，达到了纳滤后有效成分麻黄碱透过率 98%、杂质截留率 25%，反渗透后麻黄碱被 100% 截留的效果。

知识拓展

膜分离技术在天然产物分离纯化过程中的应用研究非常活跃，但在实际应用中仍存在一些技术问题，如：膜污染问题；缺乏对膜分离工艺及其产品进行规范化的标准；缺乏针对中药体系特性的膜过滤设备及操作工艺；膜分离装置远未在优化的条件下使用等。该技术有待进一步发展。一方面，可加强药液预处理方法、膜与膜组件清洗再生的研究与技术优化；另一方面，进一步将新兴膜分离技术与传统工艺技术有机结合，并不断研究和开发新的膜材料，将膜技术研究成果更多地从实验室走向产业化应用。

五、根据物质解离程度不同进行分离

天然有机化合物中，具有酸性、碱性、两性基团的分子，在水中多呈解离状态，据此可用离子交换法或电泳技术进行分离。以下仅简单介绍离子交换树脂法。

（一）离子交换树脂法分离物质的原理

是以离子交换树脂（ion exchange resin）为固定相，用水或含水溶剂装柱。当流动相流过树脂时，溶液中的中性分子及不与离子交换树脂基团发生交换的化合物将通过柱子从柱底流出，可交换离子与树脂上的交换基团进行离子交换并被吸附到柱上，然后用适当溶剂将交换上去的物质洗脱下来，即可实现与未交换物质的分离。

如有两种以上的成分被吸着在离子交换剂上，用另一洗脱液洗脱时，它们的被洗脱能力取决于各物质洗脱反应的平衡常数，利用物质“吸附”及“解吸附”的能力不同，可实现物质的进一步分离。

（二）离子交换树脂的结构及性质

离子交换树脂是一种合成的高分子化合物，均为球形颗粒，不溶于水，但可在水中膨胀。离子交换树脂主要分为两大类，即阳离子交换树脂和阴离子交换树脂。各类树脂根据其解离性能大小，还可分为强、中、弱等。其基本结构以强酸性阳离子交换树脂为例，如图 3－17 所示。

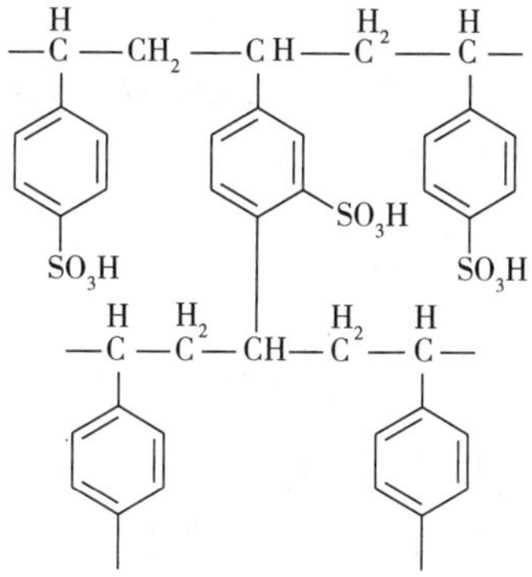

图 3－17　强酸性阳离子交换树脂结构

显然，离子交换树脂由以下两部分组成：

1. 母核部分　是由苯乙烯通过二乙烯苯（DVB）交联而成的大分子网状结构，网孔大小用交联度（即加入交联剂的百分比）表示。交联度越大，则网孔越小，质地越紧密，在水中越不易膨胀；交联度越小，则网孔越大，质地疏松，在水中易于膨胀。常见交联度等级见表 3－15。不同交联度适于分离不同大小的分子。

表 3－15　离子交换树脂的等级

等级	阳离子交换树脂	阴离子交换树脂
低交联度	3%～6%	2%～3%
中等交联度	7%～12%	4%～5%
高交联度	13%～20%	8%～10%

2. 离子交换基团　上列结构式中为磺酸基（$—SO_3H$）。根据交换基团的不同，离子交换树脂分为：

阳离子交换树脂

强酸性（$—SO_3^-H^+$）

弱酸性（$—COO^-H^+$）

阴离子交换树脂

强碱性（$—N^+(CH_3)_3Cl^-$）

弱碱性（$—NH_2$、$—NHR_2$、$—NR_3$）

离子交换树脂的交换能力取决于离子交换基团的数量，并用交换当量（1g 干树脂可交换离子的毫克当量）表示，以强碱性阳离子交换树脂 1×7（上海树脂厂 732 型）为例，它对分子量 89.09 的丙氨酸来说，1g 上述阳离子交换树脂理论上能交换 89.09×4.5mg 的丙氨酸。

（三）离子交换法的应用

1. 用于不同电荷离子的分离 天然药物水提液中的酸性、碱性及两性化合物可按图 3－18 进行有效分离，这在分离追踪有效部位时很有用处。

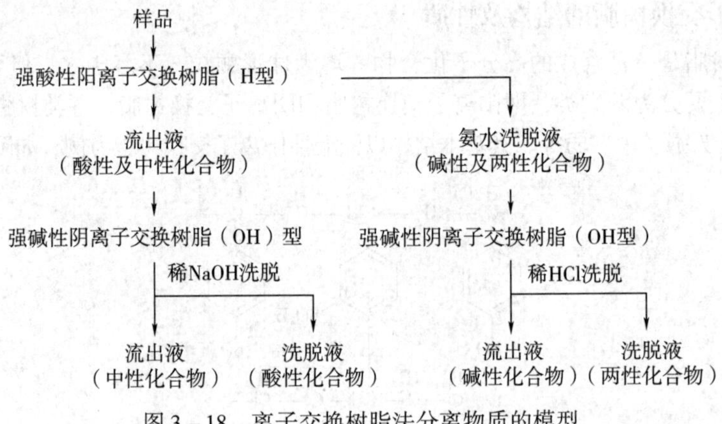

图 3－18 离子交换树脂法分离物质的模型

2. 用于相同电荷离子的分离 以下列三种化合物为例，虽然均为生物碱，但碱性强弱不同（Ⅲ＞Ⅱ＞Ⅰ），仍可用离子交换树脂分离。例如将三者混合物水溶液通过 NH_4^+ 型弱酸性树脂，随后先用水洗下Ⅰ，继续用 NH_4Cl 洗下Ⅱ，最后用 Na_2CO_3 洗下Ⅲ。

常见离子交换树脂型号、性能及基本操作可参看有关专著。

Ⅰ　　Ⅱ　　Ⅲ

六、根据物质的平均自由程不同进行分离

分子蒸馏技术自 20 世纪 30 年代出现以来，得到世界各国的重视。至 20 世纪 60 年代，已成功应用于鱼肝油中维生素 A 的提取工业化生产。我国分子蒸馏技术研究起步较晚，80 年代末期，国内建立了分子蒸馏硬脂酸单甘油酯生产线。

（一）分离原理

分子蒸馏技术（molecular distillation technology）是在高真空度条件下，运用不同物质分子运动自由程的差别而实现物质的分离，能够实现远离沸点下的操作。在高真空条件下，蒸发面和冷凝面的间距小于或等于被分离物料蒸气分子的平均自由程，所以又叫短程蒸馏（short－

path distillation)。分子蒸馏技术的核心是分子蒸馏装置。

液体混合物为达到分离目的，首先进行加热，能量使足够的分子逸出液面，轻分子的平均自由程大，重分子的平均自由程小，若在离液面小于轻分子的自由程而大于重分子平均自由程处设置一冷凝器，使得轻分子不断被捕集，从而破坏了轻分子的动态平衡而使混合液中的轻分子不断逸出，而重分子因达不到冷凝器很快趋于动态平衡，不再从混合液中逸出，这样，液体混合物便达到了分离的目的，其分离原理见图3－19。主要结构装置由加热器、冷凝器、高真空系统组成。

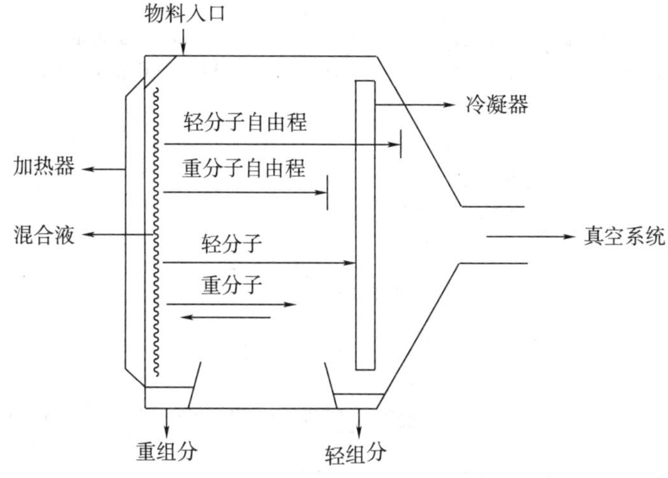

图3－19　分子蒸馏分离原理示意图

（二）分子蒸馏技术的特点

1. 操作温度低（远低于沸点）、真空度高（空载≤1Pa）、受热时间短（以秒计）、分离效率高等，特别适宜于高沸点、热敏性、易氧化物质的分离。

2. 可有效地脱除低分子物质（脱臭）、重分子物质（脱色）及脱除混合物中杂质。

3. 其分离过程为物理分离过程，可很好地保护被分离物质不被污染，特别是可保持天然提取物的品质。

4. 分离程度高，高于传统蒸馏及普通的薄膜蒸发器。

（三）应用

目前分子蒸馏技术已广泛应用于浓缩或纯化低挥发度、高分子量、高沸点、高黏度、热敏性具有生物活性物料的分离，特别适用于天然物质的提取与分离。如蒸馏天然鱼肝油获得浓缩维生素A，提取天然或合成维生素E及β－胡萝卜素，从动植物中提取天然鱼油、米糠油、小麦胚芽油等；在食品工业中，用于混合油脂的分离，则可获得纯度达90%～95%以上的单脂肪酸酯，如硬脂酸单甘油酯、月桂酸单甘油酯、丙二醇酯等；另外，在农药的精制、石油化工、香精、香料工业、熟料工业等都有重要的应用。

七、提取分离实例

（一）滇白珠中几个木脂素苷的提取与分离。

滇白珠为杜鹃花科植物滇白珠 *Gaultheria yunnanensis*（Franch.）Rehd. 的根，广泛分布于我国云南、贵州、广东、广西、福建、江西等省，有祛风除湿、活血化瘀、通络止痛、清热解毒等功效。4个木脂素苷的结构式如下。

D1 R_1= β-D-xylopyranose R_2=R_3=H
D3 R_1= β-D-xylopyranose R_2=H R_3=OCH_3

D2 R= α-L-arabinopyranose
D4 R= β-D-glucopyranose

提取分离流程如下：

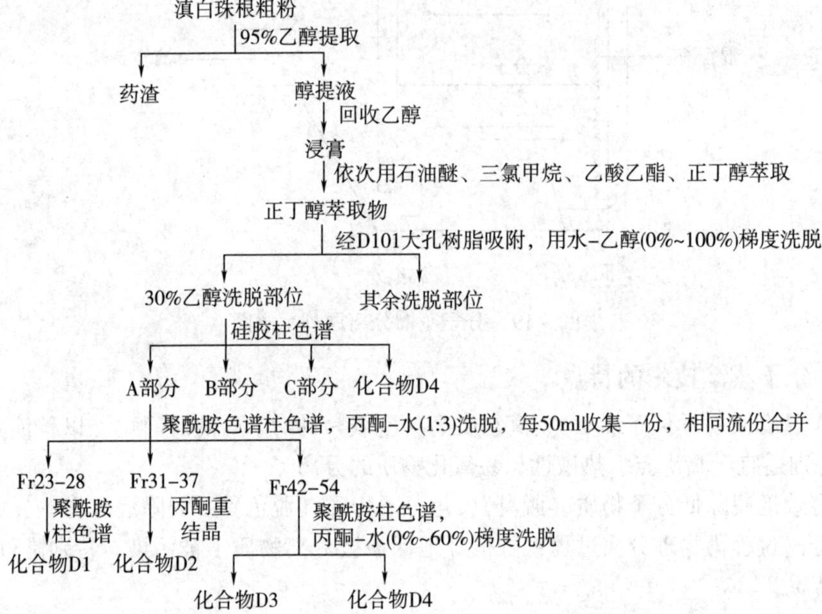

提示：本例涉及了溶剂提取、系统溶剂萃取、大孔吸附树脂、硅胶柱吸附色谱、聚酰胺色谱、重结晶等提取分离技术。

（二）*Platycodon grandiflorum* A. DC 植物中 8 个三萜皂苷的分离

8 个三萜皂苷的结构式如下。

	R_1	R_2	R_3
1	Glc1 -6Glc -	CH_3	- Ara2 - 1Rha4 - 1Xyl
2	Glc1 -6Glc1 -6Glc -	CH_3	- Ara2 - 1Rha4 - 1Xyl

3	Glc -	CH_3	- Ara2 - 1Rha4 - 1Xyl
4	Glc1 - 3Glc -	CH_2OH	H
5	Glc1 - 6Glc -	CH_2OH	H
6	Glc -	CH_2OH	- Ara2 - 1Rha
7	Glc -	CH_2OH	- Ara2 - 1Rha(2 - OAc)4 - 1Xyl
8	Glc -	CH_2OH	- Ara2 - 1Rha(3 - OAc)4 - 1Xyl

提取分离流程如下：

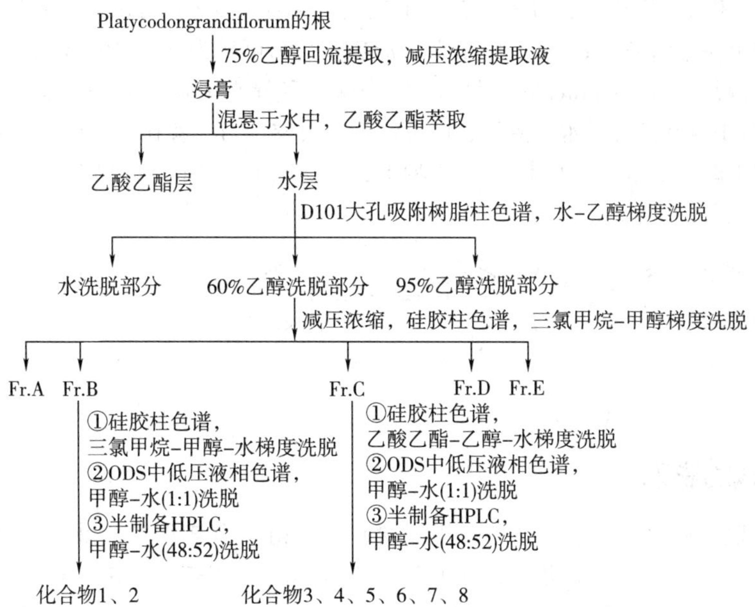

提示：本例涉及了溶剂提取、两相萃取、大孔吸附树脂、硅胶吸附色谱、正相分配色谱、反向分配色谱等提取分离技术。

第四节　原生产物与人工修饰物

所谓原生产物是指原存于天然药物细胞及组织中的各类成分。天然药物中的成分在贮存、炮制、提取分离过程中由于各种因素作用而生成天然药物本身并不含有的成分，称为人工产物（artifact），又称为人工修饰物。下面举一些事例，说明在一般提取、分离、精制过程中，同一些环境因素和化学试剂包括酶、溶剂、酸碱、光照、色谱填料等的接触，可引起某些化学反应而生成人工产物。

一、酶解影响

植物体中多含有各种苷类成分，同时还含有能酶解这些苷类成分的酶。植物原料在保存提取过程中均可促进苷类成分的酶解，增加了成分的复杂性。因此贮存及提取过程中，要注意酶的问题。如果要提取原生苷，必须抑制酶的活性，原料要新鲜，采集后要低温快速干燥。如果提取次级苷则可利用酶的活性，进行酶解（25℃~40℃）可获得次级苷。

二、溶剂影响

在进行天然药物成分分离时，常用适当溶剂浸渍和提取。常用溶剂除水外，还有乙醇、甲醇、乙醚、三氯甲烷等。通常提取分离所用有机溶剂都呈惰性，即与所处理化合物不起化学反应。但惰性也不是绝对的，如所用甲醇、乙醇或正丁醇，有时会与天然产物中羧基形成相应的酯；用乙酸乙酯提取分离时，可能发生乙酰基转移；使用丙酮时，可能会与天然产物中的二醇基团形成缩酮结构。如常山（*Dichroa febrifuga*）根中生物碱的研究，赵乘嘏将植物的乙醇浸出物，以 Na_2CO_3 调至强碱性，以三氯甲烷提取，三氯甲烷提出物于乙醇中以盐酸中和后，析出 β－和 γ－常山碱，母液再转溶于三氯甲烷后，得 α－常山碱。并且将 γ－常山碱于乙醇和三氯甲烷中结晶，α－常山碱于水中加热，又都可转为 β－常山碱。同时，Koepfli 从该种植物中获得常山碱（febrifugine，即 β－常山碱）和异常山碱（isofebrifugine，即 α－常山碱）。证明异常山碱在乙醇或水中煮沸，即可转为常山碱，而后者在三氯甲烷中加热回流，又可再转为异常山碱。因为可能发生的化学结构变化，常山植物中本来所含生物碱，尚难确定何者为其主要成分。

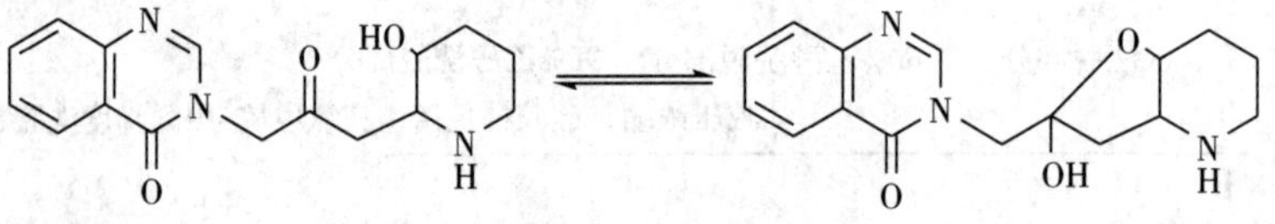

常山碱　　异常山碱

三、酸碱的影响

在植物提取过程中有时不可避免会用到酸和碱，植物中某些对酸碱不稳定的成分就会发生反应，产生人工产物。如龙胆科龙胆属（*Gentiana*）、当药属（*Swertia*）植物中所获得的龙胆碱（gentianine），是由非含氮化合物龙胆苦苷（gentiopicrin）和当药苦苷（swertiamarin）等，经 NH_4OH 碱化植物的浸出物，以三氯甲烷提取时，氮原子取代分子中氧原子形成的。

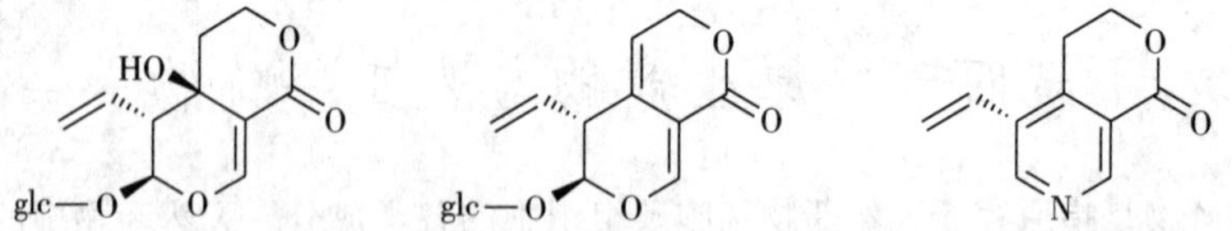

当药苦苷　　龙胆苦苷　　龙胆碱

龙胆属植物 *Gentiana punctata* 中存在的龙胆黄苷（gentioflavoside），经 NH_4OH 处理，也获得一个含氮化合物龙胆黄碱（gentioflavine）。并且，龙胆属植物 *G. divieri* 的浸出物，在 NH_4OH 碱性条件下，其三氯甲烷提取物中，除获得龙胆碱、龙胆黄碱外，还获得一种两个分子结合的含氮化合物橄榄氨碱（oliveramine）。

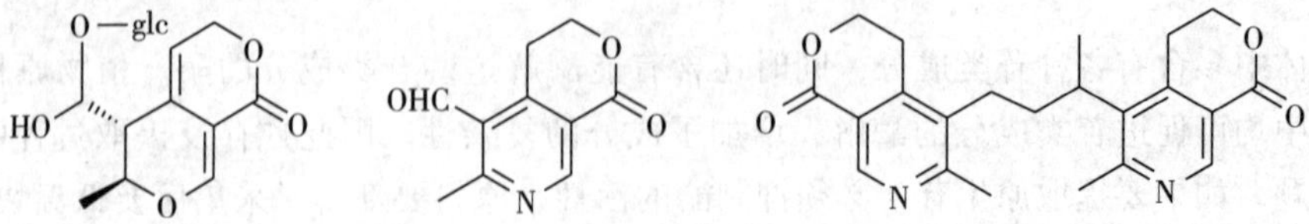

龙胆黄苷　　龙胆黄碱　　橄榄氨碱

在分离苷类过程中，常常先将所得的粗总苷进行酸水解，再将水解液作进一步苷元分离。但是，有些苷元在酸水解时可产生结构变化，如黄柏叶中存在的黑龙江黄柏苷（phellamurin），经稀硫酸加热水解时，苷元侧链产生环合，形成另一种结构的黄酮类化合物，黑龙江黄柏苷元（phellamuretin）。

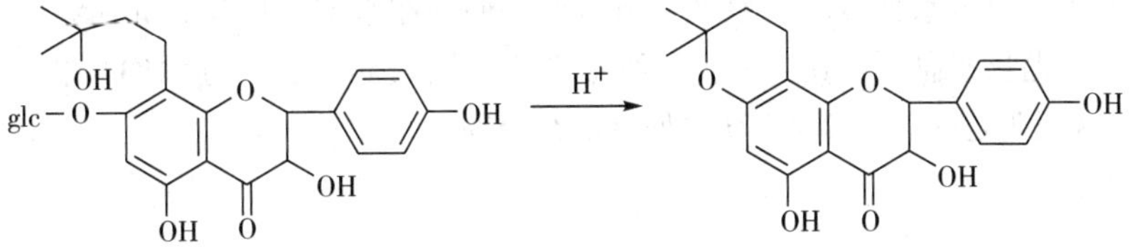

黑龙江黄柏苷　　　　黑龙江黄柏苷元

四、色谱行为的影响

在天然产物化学研究中，分离纯化使用最多的是色谱法。在色谱过程中作为固定相或支持体的色谱填料也可能会对某些化学成分产生影响，产生人工产物。如甾体强心苷分子在苷元 C_{16} 具有 *O* - 乙酰基的化合物，如夹竹桃苷元（oleandrigenin）等及其苷，通过 Al_2O_3 色谱柱时，易脱去乙酰基，产生 C_{16} 双键化合物。对 C_3 - 乙酰基，则无影响。因而 C_3，C_{16} - 二乙酰基芰毒苷元（gitoxigenin），经 Al_2O_3 柱色谱时，获得 3 - 乙酰基 - Δ^{16} - 芰毒苷元。并且，C_{11} - α - 羟基，C_{12} - 羰基的甾体强心苷元西诺苷元（sinogenin）及其苷经 Al_2O_3 色谱，也可产生 C_{11} 和 C_{12} 基团互换位置，形成考多苷元（caudogenin）及其苷。

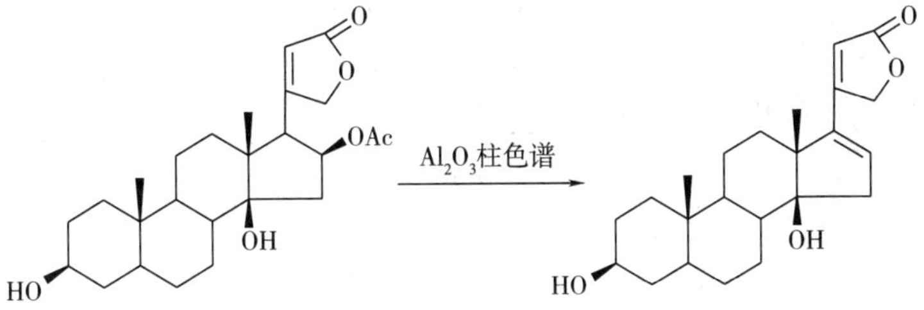

夹竹桃苷元　　　　Δ^{16}-oleandrigenin

于飞燕草属植物 *Delphinium staphisagria* 中，获得飞燕草碱（delphinine），母液经梯度 pH 液提取和 Al_2O_3 色谱，又获得另一种新生物碱飞燕啶碱（delphidine），后者为色谱过程中转化产物。因将飞燕草碱的己烷溶液置于 Al_2O_3 色谱柱上，3 天后以含 3% 乙醇的己烷洗脱，可定量地产生去乙酰基产物飞燕啶碱而确证。

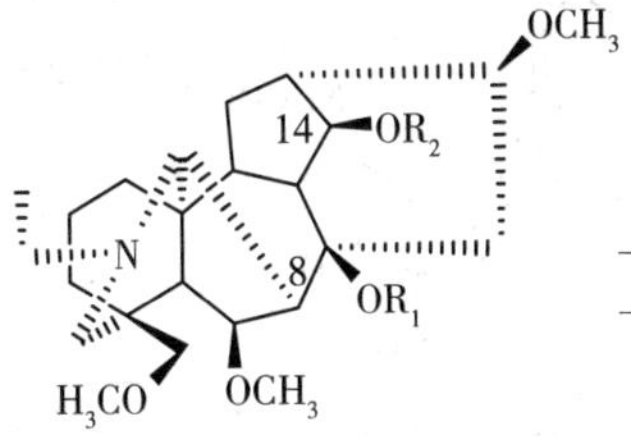

飞燕草碱 $R_1=R_2=Ac$
飞燕啶碱 $R_1=Ac$　$R_2=H$

五、光照的影响

研究天然药物化学成分时，从采集样品到分离精制过程中，光线常是难以避免的。比如植物样品在日光中暴晒，较长时间在不避光的情况下操作，尤其在精制阶段，一些对光敏感的化合物，在结构上很易产生变化。如从植物中分离秋水仙碱（colchicine）类成分时，从秋水仙（*Colchicum autumnale*）球茎和花、*Menendra sp.* 球茎中获得Ⅰ碱和J碱，分别证明Ⅰ碱即β－光秋水仙碱（β－lumicolchicine）的低熔点化合物，J碱即γ－光秋水仙碱，推知Ⅰ碱和J碱是在分离过程中，由秋水仙碱转变而来，因为秋水仙碱在水溶液中经日光照射，可定量转为α－，β－和γ－光秋水仙碱。β－光秋水仙碱有两种同质异形物（mp 183℃和207℃两种），α－光秋水仙碱证明是两分子β－光秋水仙碱的结合物。

反应如下：

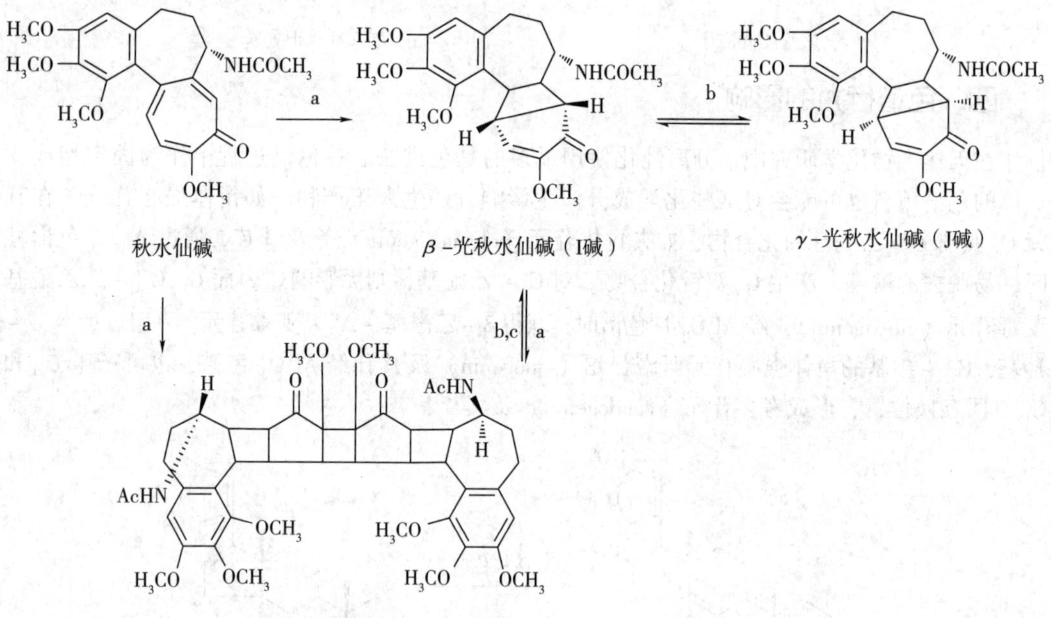

秋水仙碱　　β－光秋水仙碱（Ⅰ碱）　　γ－光秋水仙碱（J碱）

α－光秋水仙碱

秋水仙碱C环中的甲氧基颇不稳定，在分离过程中易被稀盐酸或碱水解去甲基，形成烯醇式产物秋水仙次碱（colchiceine）。同时，秋水仙碱经中性Al_2O_3柱色谱，可部分地使C环上的甲氧基与邻位的氧原子互换位置，转为异秋水仙碱。此物再经0.2mol/L盐酸加热4h，又可形成秋水仙次碱。这两种化合物对光线也十分敏感，在上述的光照条件下，秋水仙次碱转化为光秋水仙次碱－A和光秋水仙次碱－B。

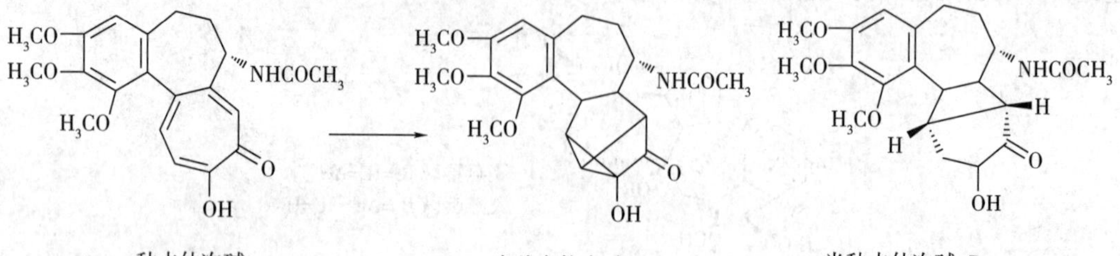

秋水仙次碱　　光秋水仙次碱－A　　光秋水仙次碱－B

异秋水仙碱甲醇液中经紫外光照射后，即转为1和2。

罂粟碱（papaverine）的三氯甲烷溶液，暴于日光中，即产生下列产物：

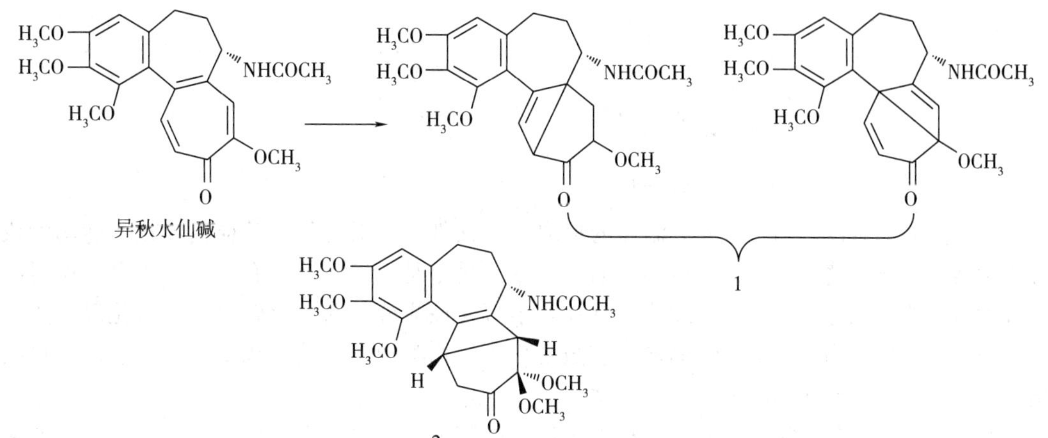

异秋水仙碱

1

2

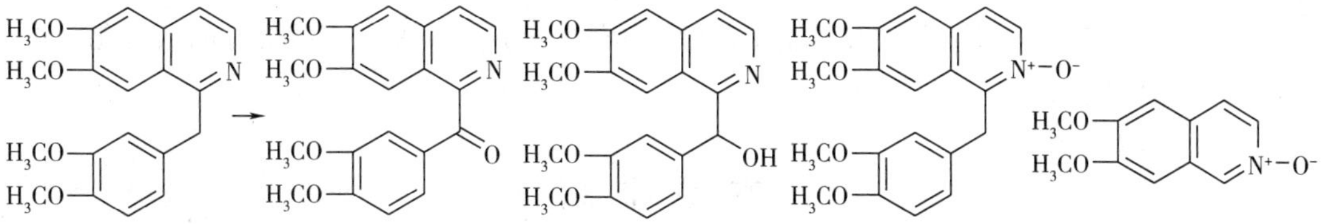

六、其他影响

小檗科狮足草属植物 *Leontice leontopetalum* 中，获得二种生物碱花瓣碱（petaline）和狮足草碱（leonticine）。证明狮足草碱系由花瓣碱的雷氏盐或其氯化物或碘化物，通过 Amberlite IRA－400（OH）阳离子树脂柱时，产生霍夫曼降解反应（Hofmann degradation）所形成的。

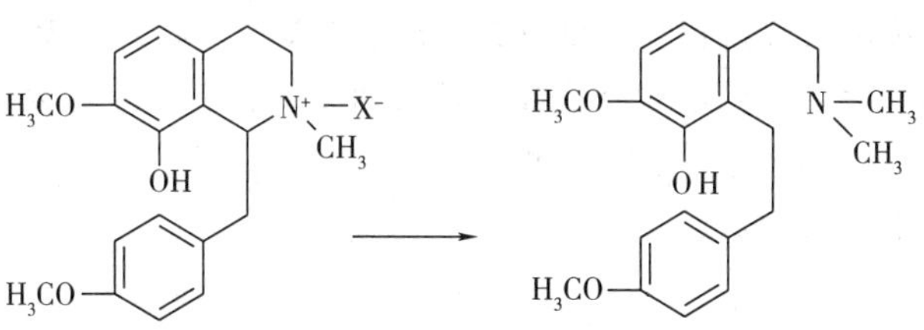

花瓣碱　　狮足草碱

从防己科木防己（*Cocculus laurifolia*）中，所获得的一种具有羰基的生物碱衡山乌药碱（cocculine），可能是存在于该植物的异衡山乌药啶碱（isococculidine）在提取分离过程中，经自然氧化而来。

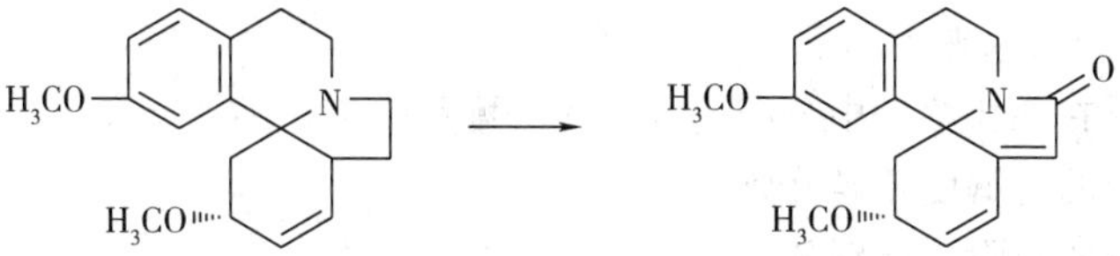

异衡山乌药啶碱　　衡山乌药碱

龙胆科紫龙胆（*Gentiana purpurea*）根中分离出二种化合物，龙胆苦苷（gentiopicrin）和龙胆内酯（gentiolactone）。证明后者是在提取分离过程中由前者转变而来。

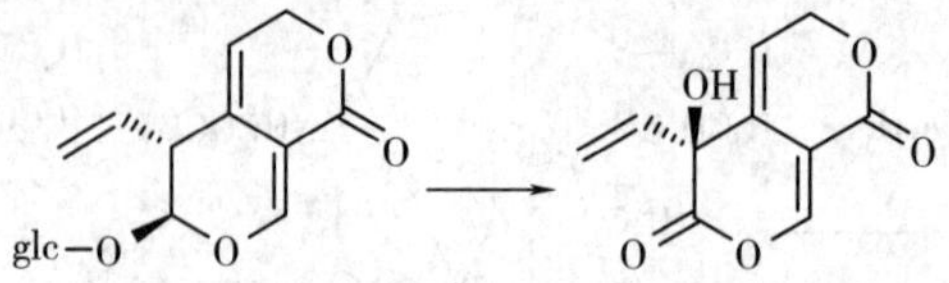

glc—O　　　　→　　OH

龙胆苦苷　　　　龙胆内酯

从以上数例可以推知，在一般温和的提取分离条件下，引起化学反应而导致天然药物成分化学结构变异的情况可能不会少。判断一个成分是不是人工产物，有时必须用合成所得的化合物与天然的成分进行对照，或将天然药物中所含该成分的前体化合物进行转化反应并确定是否生成该化合物。人工产物的转化多数是生成结构类似化合物，或复杂结构生成简单结构。然而，结构相似并不一定是人工产物。

在天然药物成分研究中既不能忽略人工产物的问题，又要注意天然药物中人工产物的转化。一方面人工产物识别和产生条件分析为药材保存、运输及其质量控制提供科学依据；另一方面，可利用其转化反应条件和机制制备可供活性筛选用衍生物，寻找更好的活性化合物，为新药研究服务。

本章小结

本章主要包括天然药物有效成分在生物体内存在的特征，有效成分的提取、分离精制，天然药物化学成分的原生产物与人工修饰物等内容。

重点：天然药物化学研究的主要内容之一就是天然药物有效成分的提取、分离，掌握每种提取分离方法的原理、操作方法、注意事项、适用与不适用范围为本章的重点，也是学习和研究本学科中重要的知识和技能之一。

难点：一般情况下，对每种天然药物有效成分的提取分离需要几种方法综合应用，而且对每种有效成分的提取分离方法也不是唯一的，在学习各种提取分离方法时，需要融会贯通，才能达到灵活应用各种方法，并在实验过程中灵活调整每种提取分离方法的细节，比如溶剂种类、混合溶剂中各溶剂比例等，此为本章难点。希望在以后每章的学习中，进一步加深理解并灵活应用各种提取分离方法。

练 习 题

一、单项选择题

1. 下列溶剂中极性最强的是

A. 乙醇　　B. 水　　C. 丙酮　　D. 乙酸乙酯　　E. 正丁醇

2. 吸附色谱法分离原理为

A. 根据物质在两相溶剂中分配比（或称分配系数 K）不同分离

B. 根据物质的溶解度差异分离

C. 根据物质的吸附性差别分离

D. 根据物质的分子大小差别分离

E. 根据物质的解离程度不同分离

3. 水蒸气蒸馏法的适用范围

A. 酸性成分提取
B. 碱性成分提取
C. 具有挥发性的、能随水蒸气蒸馏而不被破坏成分的提取
D. 有效成分遇热不稳定或含大量淀粉、树胶等的成分提取
E. 水溶性成分提取

4. 下列溶剂极性最弱的是
A. 乙酸乙酯　B. 乙醇　C. 水　D. 甲醇　E. 丙酮

5. 磺酸型阳离子交换树脂可用于分离
A. 强心苷　B. 有机酸　C. 醌类　D. 苯丙素　E. 生物碱

6. 凝胶过滤色谱中，适合于分离糖、蛋白质、苷的葡聚糖凝胶 G（Sephadex G），其分离原理是根据
A. 吸附性能　B. 分配比　C. 分子大小　D. 离子交换　E. 水溶性大小

7. 硅胶作为吸附剂用于吸附色谱时其为
A. 非极性吸附剂　B. 极性吸附剂　C. 两性吸附剂
D. 化学吸附剂　E. 半化学吸附剂

8. 根据色谱原理不同，色谱法主要有
A. 硅胶和氧化铝色谱
B. 聚酰胺和硅胶色谱
C. 分配色谱、吸附色谱、离子交换色谱、凝胶过滤色谱
D. 薄层和柱色谱
E. 正相和反相色谱

9. 根据操作方法不同，色谱法主要有
A. 柱色谱、薄层色谱（TLC）和纸色谱
B. HPLC 和中压液相色谱
C. 硅胶色谱和聚酰胺色谱
D. 离子交换色谱和氧化铝色谱
E. 反相色谱和正相色谱

10. 两相溶剂萃取法的原理为
A. 根据物质在两相溶剂中分配比（或称分配系数 K）不同分离
B. 根据物质的溶解度差异分离
C. 根据物质的吸附性差别分离
D. 根据物质的分子大小差别分离
E. 根据物质的解离程度不同分离

11. 水蒸气蒸馏法主要用于提取
A. 强心苷　B. 黄酮苷　C. 生物碱　D. 糖　E. 挥发油

12. 生产中药注射剂和大输液，为了有效去除鞣质、蛋白质、淀粉、树脂等大分子物质及其微粒、亚微粒和絮凝物等，常采用下列哪种方法；
A. 硅胶色谱　B. 聚酰胺色谱　C. 大孔吸附树脂
D. 膜分离法　E. 离子交换树脂

13. 生物大分子的浓缩和精制，特别是去除无机盐和小分子杂质，宜采用

A. 硅胶色谱　　B. 聚酰胺色谱　　C. 大孔吸附树脂
D. 膜分离法　　E. 离子交换树脂

14. 为避免发生化学吸附，分离碱性物质宜用
A. 聚酰胺　　B. 硅胶　　C. 氧化铝　　D. 活性炭　　E. 大孔吸附树脂

15. 为避免发生化学吸附，分离酸性物质宜用
A. 聚酰胺　　B. 硅胶　　C. 氧化铝　　D. 活性炭　　E. 大孔吸附树脂

二、简答题

1. 试述溶剂提取方法有哪些，各方法的适用和不适用范围。
2. 试述吸附剂硅胶、氧化铝、活性炭、聚酰胺、葡聚糖凝胶的分离原理。
3. 天然药物有效成分提取分离过程中什么情况下可能产生人工产物，试举例说明。

（杨官娥）

第四章　天然化合物结构研究方法

学习导引

1. **掌握**　天然化合物分子量、分子式及不饱和度的研究方法；紫外光谱（UV）、红外光谱（IR）、$^{1}H-NMR$、$^{13}C-NMR$ 技术在天然化合物结构研究中的作用；质谱的离子化方法。

2. **熟悉**　天然化合物结构研究的一般步骤；高分辨质谱、经典化学法（氧化反应、还原反应、水解反应、衍生化反应、脱氢反应）、二维核磁共振谱（2D－NMR）（$^{1}H-{}^{1}H$ COSY、NOESY、HMQC、HMBC）在天然化合物结构研究中的作用；不同类型质谱的工作原理。

3. **了解**　同位素丰度法确定分子量与分子式的原理与方法；同核去偶技术（homo－decoupling）和核 Overhauser 效应（nuclear Overhauser effect，NOE）对复杂氢核磁共振谱的简化原理和方法；不同化学环境的 ^{1}H 和 ^{13}C 的化学位移范围；旋光光谱、圆二色谱、晶体 X 射线衍射等技术在天然化合物结构研究中的应用。

第一节　概　　述

结构研究是天然药物化学的一项重要内容。天然药物经过提取、分离、纯化得到高纯度的单体化合物以后，需要进行结构研究，才能确定其准确的化学结构。在此基础上，才能进一步研究其生物活性、作用机制、构效关系、体内代谢，才能进行人工合成和结构改造，进而进行深入的新药研究开发。

20 世纪 50 年代以前，鉴定天然化合物的结构主要以化学方法为主，因此比较困难。例如，早期麻醉药东莨菪碱，在 1892 年就被人们从植物曼陀罗中分离出来，并确定了它的分子式为 $C_{17}H_{21}O_4N$，但直到 1951 年其结构式才被确定下来。近年来，波谱方法（尤其是红外光谱、紫外光谱、核磁共振谱、质谱等）广泛应用于天然化合物的结构鉴定，大大丰富了天然化合物的鉴定手段，明显提高了结构鉴定的水平，一些较简单的天然化合物通过几种波谱数据综合分析，便可推导出它的结构。采用波谱方法鉴定天然化合物的结构，已成为天然药物化学的主要内容。

与合成化合物相比，天然化合物的结构研究相对难度要大一些。因为，化学合成的产物及可能的副产物结构可以根据反应原料和反应条件进行预测，往往只要通过简单的结构研究进行验证就行。而天然化合物的结构研究则没有那么简单，即便不是新化合物，其结构判断也存在诸多的未知因素。况且，很多天然化合物含量甚微，有时仅能分离得到几毫克，很难通过经典的化学方法（如化学降解、衍生物合成等）进行结构研究，主要依靠谱学分析的方法研究其结构，即在尽可能不消耗或少消耗样品的情况下通过各种图谱测定，获得多种结构信息，再通过文献数据进行比较和综合分析，必要时辅以化学手段，最终对化合物的平面结构乃至立体结构进行确定。

课堂互动

1. 为什么要研究天然化合物的结构？
2. 天然化合物结构研究一般有哪些步骤？
3. 天然化合物结构研究有哪些方法？

第二节　化合物结构研究的一般步骤

一、化合物的纯度测定

在进行结构研究前必须首先确定化合物的纯度，纯度不合格会增加结构鉴定的难度，得出错误的结论。纯度的检测包括物理常数测定和色谱学方法两大类。

1. 物理常数测定　在天然化合物结构研究中经常测定的重要物理常数有熔点、沸点、比旋度、折光率、相对密度等。通常在同一种溶剂中得到的化合物结晶，其晶形和色泽应均匀一致，有明确的熔点，熔距一般应在 0.5～1.0℃，熔距较长表明化合物可能存在杂质。液体纯物质应有恒定的沸点，除高沸点物质外，其沸程不应超过5℃；液体纯物质还应有恒定的折光率及相对密度。天然化合物多为光学活性物质，故无论是已知物还是未知物，在鉴定化学结构时都应测其比旋度。对于已知物来说，如果其比旋度与文献数据相同，则表明其已是或接近纯品。

2. 色谱方法　是天然化合物纯度检查的最常用方法，包括薄层色谱（TLC）、纸色谱（PC）、气相色谱（GC）或高效液相色谱（HPLC）等。其中 TLC 法和 PC 法通常要求至少在3种不同展开溶剂系统中，且在有效比移值范围内（R_f = 0.2～0.8）均显示单一的斑点时，方可确认其为单一化合物。对于正相、反相 TLC 法均适用的化合物最好同时采用这两种 TLC 法进行检验，这样可以进一步保证结论的正确性。GC 法和 HPLC 法则是更为可靠的检测方法，但要求在两种以上色谱条件下均为单峰。GC 只适用于在高真空和一定加热条件下能够气化而不被破坏的物质纯度检验。HPLC 适用范围较为广泛，有条件时亦最好同时采用正相和反相色谱柱进行检验，具有高效、灵敏、准确的特点。

二、理化常数的测定

在化合物纯度测定中具有重要作用的物理常数，如熔点、沸点、比旋度、折光率、相对密度等，在天然化合物结构研究中同样起着重要的作用。此外，pH 值、颜色、不同溶剂中的溶解度、不同类型的化学反应等也能为天然化合物结构的推测提供线索。

三、分子量和分子式的确定

（一）元素定量分析配合质谱分子量测定

元素定量分析一般委托专门的实验室进行。供元素分析的样品在测定前必须进行适当的纯化处理，以保证样品有足够的纯度。

如果化合物只含 C、H、O 时，经典的方法是将样品在氧气流及金属氧化物催化下，经高温燃烧氧化，使碳、氢定量转化成 CO_2 和 H_2O。生成的 CO_2 和 H_2O 分别用无水高氯酸镁和烧碱石棉吸收，稳重，计算出样品中碳和氢的百分含量，O 则由扣除法求得。当化合物中含有 N、S、X 等元素时，常采用钠融法进行元素定量分析。根据 NaCN、Na_2S、NaX 的量推测化合物中 N、S、X 的百分含量。目前应用仪器分析的方法进行元素定量分析比较普遍，元素分析仪将燃烧产物转变成电信号后，由微处理机测量响应值并打印元素含量百分率。例如：刺果甘草皂苷元 A（glypallisapogenin A）的分子式推断。元素定量分析得到下列结果：

C　　79. 35%　　　H　　10. 21%

从 100% 中扣除 C、H 含量后，得：O 含量 = (100 − 79. 35 − 10. 21)% = 10. 44%

分别以各元素的百分含量除以各该元素的原子量，既可求出三种元素在结构中所占的比例，继以其中数值最小的一项为分母，分别除各个数，即得三者原子比。

$$\left.\begin{array}{l} C = 79.35 \div 12.01 = 6.61 \\ H = 10.21 \div 1.008 = 10.1 \\ O = 10.44 \div 16.00 = 0.65 \end{array}\right\} \times 1/0.65 \qquad \begin{array}{c} \text{原子比} \\ 10.16 \\ 15.58 \\ 1 \end{array}$$

按倍比定律，原子间的化合一定是整数，故上述原子比可化约为（C∶H∶O = 10∶16∶1）。由此得出该化合物的实验式为 $C_{10}H_{16}O_1$。计算该实验式中各元素的百分含量，并与实测值对照如下：

实验式：$C_{10}H_{16}O_1$

理论值：C，79. 29%；H，10. 13%；O，10. 57%

实测值：C，79. 35%；H，10. 21%；O，10. 44%

显然理论值与实测值比较相近，故确定该化合物分子式为 $(C_{10}H_{16}O)_n$，$n = 1, 2, 3, \cdots\cdots$ 确切的分子式则等分子量测定后才能确定。

分子量的测定目前最常用的是质谱法（mass spectrometry，MS）。因该化合物由电喷雾质谱（ESI − MS）法测得的准分子离子峰 $[M-H]^-$ 为 455，即分子量为 456。

即：$(C_{10}H_{16}O) \times n = 456$，$n = 456/152 = 3$

故分子式为 $C_{30}H_{48}O_3$。

（二）同位素丰度比法

如表 4 − 1 所示，由于自然界中组成有机化合物的主要元素（氟、磷、碘除外）同位素的相对丰度比都是一定的，且重元素一般比轻元素重 1 ~ 2 个质量单位。所以在多数有机化合物的 MS 图上，分子离子峰 $[M]^+$ 附近还可同时见到 $[M+1]^+$ 和 $[M+2]^+$ 两个同位素峰，而对一定结构的化学成分来说，由于元素组成是固定的，因此其 $[M]^+$、$[M+1]^+$、$[M+2]^+$ 峰的相对强度应为一定值（含 Cl、Br 时除外），相反，根据这些峰的相对强度也能求算该成分的分子式。

同位素丰度比法因为试样用量少，故对分子量在 500 以下，又能生成稳定分子离子的化合物是一种值得优先选用的方法。

表 4-1 若干同位素及其丰度比

同位素	质量	丰度比%	同位素	质量	丰度比%	同位素	质量	丰度比%
^{1}H	1.007828	99.9855	^{2}H	2.01410	00.145	–	–	–
^{12}C	12.00000	98.8292	^{13}C	13.0033	1.1080	–	–	–
^{14}N	14.00307	99.635	^{15}N	15.0001	00.365	–	–	–
^{16}O	15.99491	99.759	^{17}O	16.9991	00.037	^{18}O	17.9991	00.204
F	18.99840	100	–	–	–	–	–	–
^{28}Si	27.97693	92.20	^{29}Si	32.9714	00.750	^{30}Si	29.9737	3.10
^{31}P	30.97376	100	–	–	–	–	–	–
^{32}S	31.97207	95.018	^{33}S	32.9714	00.750	^{34}S	33.9678	4.21
^{35}Cl	34.96885	75.537	^{37}Cl	36.9659	24.463	–	–	–
^{79}Br	79.9183	50.52	^{81}Br	80.9163	49.48	–	–	–
^{127}I	126.9044	100	–	–	–	–	–	–

（三）高分辨质谱法（high resolution mass spectrometry，HR－MS）

高分辨质谱法是目前最常用的分子式测定方法，不仅可以测定化合物的精确分子量，还可以直接给出化合物的分子式。如青蒿素（qinghaosu）的 HR－MS 谱中，分子离子峰为 m/z 282.1472，可计算出其分子式为 $C_{25}H_{22}O_5$（计算值，282.1467）。高分辨质谱仪可将物质的质量精确测定到小数点后第三位。如表 4－2 所示，以 $^{12}C=12.0000$ 为基准，则 ^{1}H 并不正好是一个原子质量单位（amu），而是 1.007825、$^{14}N=14.00307$、$^{16}O=15.99491$。因此，表 4－2 中所列 $C_8H_{12}N_4$、$C_9H_{12}N_2O$、$C_{10}H_{12}O_2$、$C_{10}H_{16}N_2$ 四个化合物，它们的分子量虽都为 164，但精确质量则并不相同，在 HR－MS 仪上可以很容易地进行区别。

表 4-2 四个化合物的精确质量

序号	分子式	精确质量	序号	分子式	精确质量
M_1	$C_8H_{12}N_4$	164.1063	M_3	$C_{10}H_{12}O_2$	164.0837
M_2	$C_9H_{12}N_2O$	164.0950	M_4	$C_{10}H_{16}N_2$	164.1315

四、不饱和度的计算

分子式确定后，可按下列两种公式求算不饱和度（Index of unsaturation，以 Ω 表示）。

公式一：

$$\Omega=[(2x+2)-y]/2$$

式中，x、y 为化合物 $C_xH_yO_z$ 分子式中 C 和 H 的数目

注：分子式中如含氧、氮、卤原子，其 Ω 的计算方法如下：

- 氧原子用 CH_2 代替，或不算；
- 氮原子用 CH 代替；
- 卤原子用 CH_3 代替，或用 H 代替。

以 $C_{30}H_{48}O_3$ 化合物为例。不饱和度为：

$$\Omega=[(2\times30+2)-48]/2=7$$

公式二：

$$\Omega=\text{Ⅳ}-\text{Ⅰ}/2+\text{Ⅲ}/2+1$$

式中，Ⅰ为一价原子（如 H，D，X）的数目；Ⅲ为三价原子（如 N，P）的数目；Ⅳ为四价原子（如 C，S）的数目。

O，S 等二价原子与不饱和度无关，故不予考虑。

以 $C_{30}H_{48}O_3$ 化合物为例。不饱和度为：

$$\Omega=30-48/2+0/2+1=7$$

有机化合物的不饱和度与其类型密切相关，若某化合物 $\Omega=0$，说明它是链烷烃或其简单衍生物；若被测物的 $\Omega=4$，则有可能是芳香族化合物或多环化合物。

五、化合物的功能团和分子骨架的推定

（一）找出结构单元（基团）

一方面，可利用化合物官能团的化学性质进行推断，如—X、—OH、—CHO、—COOH、—NO_2、—SO_3H、—NH_2、RCO—等，可以跟相应的试剂发生特征性反应。另一方面，可从各种波谱中获得结构单元类型及数目的信息。某些结构单元可能在多种光谱中都有反映，如苯环在 UV、IR、^1H-NMR、$^{13}C-NMR$ 和 MS 中都有相应的峰或者信号。还有一些结构单元则仅在某一种谱学方法中才有肯定的结论，如氯、溴原子在质谱中非常明确，羟基则在红外光谱中具有特征峰。

（二）计算剩余基团

有的基团特征性不强或有时分子中有一个以上的相同基团，这些情况下容易漏掉某些基团。因此，还需要将分子式与步骤 1 中已确定的所有结构单元的组成作一比较，计算出差值，该差值就是剩余基团。

（三）将小结构单元（基团）组合成分子骨架

^1H-NMR 和 $^{13}C-NMR$ 的化学位移和偶合常数在确定基团的连接顺序方面有特别重要的作用。如果有条件的话通过核磁共振二维谱确定基团之间的关联更为简便和可靠。质谱中离子的质荷比也是一个重要的证据。在涉及是否有共轭体系存在或共轭体系大小时，紫外光谱吸收带的最大吸收波长有独特的作用。

六、化合物结构的确定

由于亲缘相近的生物往往含有结构类型相似甚至相同的化合物，因此在进行化合物的结构鉴定时，要对研究对象及其同科、同属生物进行充分的文献调研；同时结合提取分离和精制过程中所获得的该化合物的理化性质，以及通过经典理化方法和各种波谱所获得的数据信息，可对单体化合物进行结构确定。

若为已知化合物，可与对照品进行熔点、混合熔点、色谱和红外光谱（IR）对照测定。如果与对照品的熔点相同，混合熔点不降低，色谱中 R_f 值相同，IR 谱相同，则可判定与对照品为同一化合物。若无对照品，则应进行多项数据测定，或制备衍生物与文献数据核对以确定结构。如果欲鉴定的化合物为文献未记载的物质时，应测定该化合物或衍生物的各种波谱

数据，并进行必要的化学沟通以确定其化学结构。此时如已推测出该化合物的结构类型，则应充分查找有关该结构类型、结构确定的最新文献。此外，考察它们的生物合成途径也有助于确定其化学结构。

总之，天然化合物的分子结构确定是一项较复杂的工作，不可能有一个固定的、一成不变的研究程序。每个环节的应用均因每个人的经验、习惯及对各种方法熟练掌握、运用的程度而异。因此，一个化合物结构的确定，有时往往是化学工作、仪器分析、植物化学分类学及文献工作的互相配合、综合分析而获得的结果。

第三节　经典化学法在结构测定中的应用

化学方法鉴定结构主要有点滴试验、化学降解和化学转换。点滴试验在化学方法中最常用，其原理是依靠天然化合物的呈色反应和沉淀反应等特征反应来推定其类型。大多数天然化合物都可以通过特定的点滴试验加以鉴别。如 Molish 反应可鉴别糖和苷类化合物；碱液显色反应（Bornträger 反应）可以检识羟基蒽醌类化合物；异羟肟酸铁反应可鉴别酯类化合物（如香豆素类）；盐酸镁粉反应、四氢硼钠还原反应可鉴定黄酮类化合物；亚硝酰铁氰化钠反应（Legal 反应）可用于鉴别甲型强心苷与乙型强心苷；生物碱沉淀试剂可用于判断生物碱的存在；Liebermann – Burchard 反应可鉴别三萜和甾体及其皂苷类化合物。化学降解反应在分析和验证各类化合物的残基组成方面常常被应用到。如 Smith 降解反应可用于分析糖苷类化合物苷元和糖的组成；霍夫曼（Hofmann）降解反应可用于分析部分生物碱的结构。经过降解产物验证和通过化学转换，使未知化合物转换为已知化合物或某些官能团与结构，使结构鉴定变得更方便或简单，同时与已知结构关联也能够大大提高结构鉴定的可靠性。这些常用的化学方法主要包括氧化反应、还原反应、水解反应、衍生化反应和脱氢反应等。

一、氧化反应

氧化反应应用广泛，可将双键或季碳键氧化裂解形成小分子化合物，或将羟基等基团氧化成醛、酮或羧酸，从而推测环状结构的类型和取代基的种类及位置。氧化反应中常用的氧化剂有多种。温和氧化剂有过氧化氢、臭氧和过碘酸等；中等强度的氧化剂有碱性高锰酸钾、三氧化铬乙酸溶液等；较强的氧化剂有重铬酸钾硫酸溶液、二氧化锰硫酸溶液等。氧化产物的规律性往往不太明显，氧化剂的氧化强度不同，其反应产物亦不同。

过碘酸的氧化反应作用缓和而选择性高，氧化作用限于具有下图结构的化合物（如邻二醇，α – 氨基醇、α – 羟基醛［酮］、α – 氨基醛［酮］、邻二酮等）和某些活性次甲基等结构上。

OH OH　OH NH_2　OH O　NH_2 O　OH O (OH)　O O　O O (OH)

此反应常用于测定糖的结构，是因为过碘酸能氧化邻二醇羟基而裂解糖链，且当羟基醚化或酯化后可避免裂解，它只裂解有游离羟基的碳键，据此可测定糖的连接方式，根据过碘酸的摩尔消耗数计算出有几个邻羟基。如甲基葡萄糖有三个邻羟基，它吸收二分子过碘酸，氧化成双醛。这种氧化方法稍加改进的 Smith 裂解法还是一种温和水解苷键的方法，特别适宜苷元结构容易改变的苷以及碳苷的水解研究。

$2KIO_4$

$NaIO_4$ 24h

α-甲基-D-阿拉伯呋喃糖苷
mp. 65 ~ 67℃, $[\alpha]_D$+123°

二醛

蒽醌环上若有羟基取代就有可能氧化开环，生成邻苯二甲酸的衍生物，通过对氧化产物的分析，有利于判断取代基的有无及位置。

氧化

琼斯（Jone's）试剂（$CrO_3+H_2SO_4+H_2O$）和贝克曼（Beckman）试剂（$K_2Cr_2O_7+H_2SO_4+H_2O$）均是选择性较好、反应条件温和的氧化剂，它们能将分子中的伯、仲羟基氧化成相应的醛和酮，且双键不受影响。

CrO_3-Py CH_2Cl_2

二、还原反应

还原反应也是研究化合物结构常用的方法。大多还原反应主要作用于某些官能团，很少发生分子降解。常用还原试剂有锂铝氢、钠硼氢、醇钠、钠氨及锌、铁等金属与酸水溶液释放出的新生态氢，铂或钯等催化剂的接触氢化等。还原反应常可用作化合物之间的化学沟通和化合物功能基团位置的确定，有时还用来测定化合物的绝对构型。

由于有些未知化合物与已知化合物只是双键、羟基或羰基的差别，通过一二步反应即可转化为已知物而证明结构。如：

Zn/H^+

巴马丁　　　　延胡索乙素

三、水解反应

具有酯与苷结构的化合物常用水解法研究其结构，包括酸水解、碱水解和酶水解等。某些天然化合物如黄酮、香豆素、蒽醌、生物碱、萜类（尤其是三萜）、甾体类可以与糖结合生成配糖体，常用酸或酶水解成苷元与糖，再分别进行研究。如苷元上有二个以上的糖，则可用不同浓度的酸使糖完全水解或部分水解，借以推测连接糖的种类和顺序；酚苷、酯苷以及具有烯醇结构的苷，其苷键具有酯的性质，还可被碱水解；酶水解具有选择性强，反应条件温和的优点，可避免某些苷在水解时可能产生的异构化或脱水反应，每一种酶只选择性地酶解 1～2 种糖，如常用的苦杏仁酶与纤维素酶水解 β－葡萄糖苷键，麦芽糖酶水解 α－葡萄糖苷键，橙皮苷酶水解葡萄糖与鼠李糖等等。例如土贝母苷甲的酸、碱、酶水解反应产物。土贝母苷甲是一个结构独特的环状三萜皂苷，酸水解比较完全，能释放出皂苷元 A（bayogenin）和单糖（葡萄糖、鼠李糖、木糖及阿拉伯糖），四种糖的比例为 1∶1∶1∶2；用 1mol/L KOH 只能水解具有酯类性质的苷键，得到二糖苷 B；因纤维素酶是一种复合酶，主要由外切 β－葡聚糖酶、内切 β－葡聚糖酶和 β－葡萄糖苷酶等组成，还含有很高活力的木聚糖酶，因此水解专一性强，只能去掉木糖得到化合物 C。其反应如下：

H^+

A

1 mol/L KOH

纤维素酶

B

C

四、衍生化反应

在天然化合物结构研究中，常采用衍生化试剂，进行选择性反应或避免某些基团或整个分子的破坏。通过衍生化反应也可得到容易确定结构的化合物，以此帮助原化合物的结构推断。

衍生化反应主要包括甲基化、乙酰化和三甲基硅烷化等。甲基化和乙酰化反应常用于确定化合物母核（如蒽醌，萜类化合物等）上羟基的取代数目和位置。三甲基硅烷化主要用于气相色谱鉴定糖苷类化合物中糖种类及其绝对构型的推测。另外，一些热不稳定、大极性或难挥发的化合物如糖的聚合物、肽类也常通过衍生化制成相对热稳定、低极性、易气化的化合物以便进行波谱测定。

五、脱氢反应

脱氢反应实质上是一种氧化反应，是研究萜类化学结构时一种很有价值的化学反应，特别是在早期研究萜类化合物母核骨架时具有重要意义。在脱氢反应中，环烃的碳架因脱氢转变为芳香烃类衍生物容易通过合成的方法加以鉴定。脱氢反应通常在惰性气体的保护下，用铂黑或钯做催化剂，将萜类成分与硫或硒共热（200～300℃）而实现脱氢，有时可能导致环的裂解或环合。

COOH

S或Se
Δ

第四节　波谱分析在结构测定中的应用

随着波谱技术的飞速发展，以及紫外光谱（UV）、红外光谱（IR）、核磁共振谱（NMR）和质谱（MS）等技术在有机化合物结构研究中的广泛应用，天然化合物的结构测定变得越来越方便、快捷。尤其是超导核磁共振技术的普及和各种二维核磁共振谱（two dimension nuclear magnetic resonance，2D－NMR）及质谱新技术的开发利用，使其在结构测定过程中具有灵敏度高、选择性强、用量少、速度快、操作简便等优点，从而大大提高了化合物结构确定的速度和准确性。

一、紫外光谱

分子吸收波长在200～400nm区间的电磁波所产生的吸收光谱称为紫外吸收光谱（ultraviolet absorption spectra，简称紫外光谱，UV）。只有在分子结构中具有共轭体系，即在分子中具有产生共轭体系的 $\pi-\pi^*$ 跃迁、共轭体系的助色团 $n-\pi^*$ 跃迁的化合物才能在紫外光区产生紫外吸收光谱，如图4－1所示。因此，可根据紫外吸收光谱吸收峰的位置及数目，初步推测化合物的不饱和部分结构。

UV光谱是鉴定分子中共轭双键、不饱和羰基（醛、酮、酸、酯）结构及芳香化合物的重要手段，通常主要用于推断化合物的骨架类型。而对于某些类型的化合物，如香豆素类、黄酮类等，它们的UV光谱在加入某种诊断试剂后可因分子结构式中取代基的类型、数目及排列方式不同而发生不同的变化改变，故还可用于测定这些化合物的精细结构。因此，UV光谱对某些具有共轭体系类型的天然化合物，如蒽醌类、黄酮类以及强心苷类等结构的确定具有重要的应用价值。

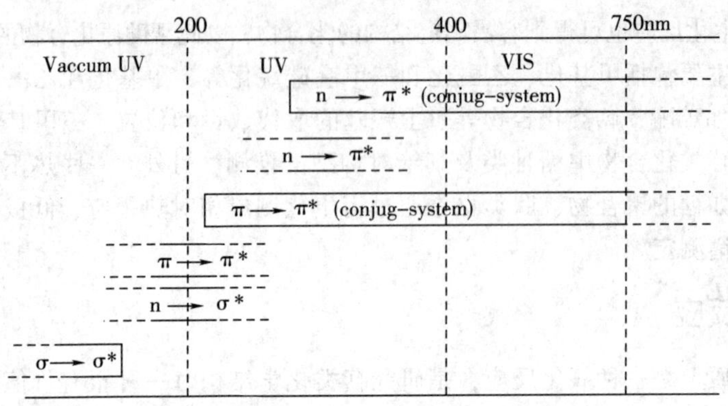

图 4－1　电子跃迁与 UV 可见（VIS）吸收光谱

UV 光谱的测定仅需少量的纯样品，如通常在纸色谱上黄酮类化合物的一个斑点的样品量，就足够测出几个 UV 光谱。这对天然化合物的研究是非常有利的。图 4－2 为 β－藏茴香酮的 UV 吸收光谱图。

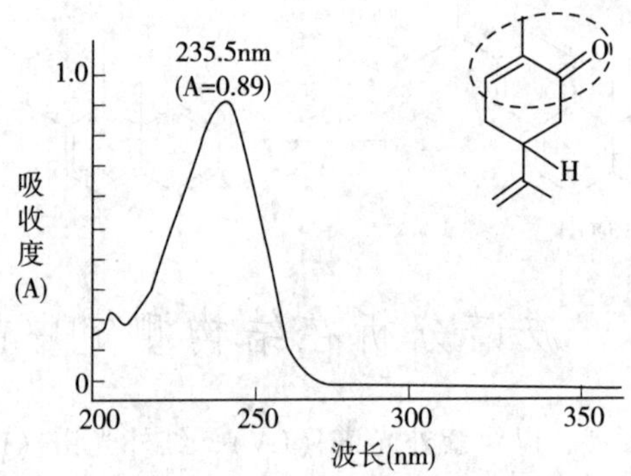

图 4－2　β－藏茴香酮的 UV 光谱

二、红外光谱

红外光谱是研究红外光与物质分子间相互作用的吸收光谱。分子中价键的伸缩及弯曲振动将在光的红外区域即 4000～500cm^{-1}处引起吸收。测得的吸收图谱叫做红外光谱（infrared spectra，IR）（图 4－3）。其中 1333cm^{-1}以上为化合物的特征基团区，许多特征官能团（如 C═C、C═O、N═O、C≡C、芳环等）的伸缩振动频率均出现在这个区域。1333～600cm^{-1}为指纹区，主要是由 C—C、C—N、C—O 等单键的伸缩振动和各种弯曲振动所产生的，峰带特别密集，分子结构上存在的微小差别都能在该区域的光谱上反映出来，犹如人的指纹，可据此进行化合物的真伪鉴别。

为了方便对红外光谱的解析，通常又把特征区和指纹区分得更细，初步划分为八个重要区段，见表 4－3。

用红外光谱法测定结构时，化合物用量只需 5～10μg。如果被测定物是已知物，只要做一张对照品红外光谱图进行比较，如果二者红外光谱完全一致，则可推测是同一物质。如无对照品，也可检索有关红外光谱数据图谱文献。如果被测物结构基本已知，可能某一局部构型不同，在指纹区就会有差别，如 25*R* 与 25*S* 型螺甾烷型皂苷元，在 960～900cm^{-1}附近有显著区别，很容易鉴别。红外光谱对未知结构化合物的鉴定，主要用于功能基的确认，芳环取代类型的判断等。

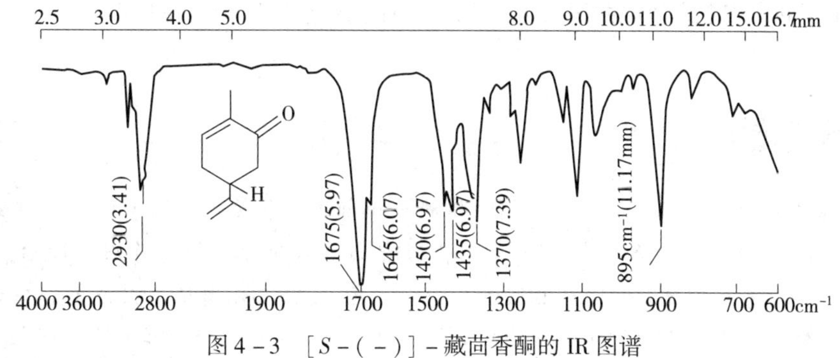

图 4-3 ［S-(-)］-藏茴香酮的 IR 图谱

表 4-3 红外吸收的八个重要区段

波长（μm）	波数（cm^{-1}）	键的振动类型
2.7~3.3	3750~3000	ν_{OH}，ν_{NH}
3.0~3.3	3300~3000	ν_{CH}（—C≡C—H，C═C—H，Ar-H）（极少数可到 2900）
3.3~3.7	3000~2700	ν_{CH}（—CH_3，—CH_2—，>C—H，H—C═O）
4.2~4.9	2400~2100	$\nu_{C\equiv C}$，$\nu_{C\equiv N}$，$\nu_{—C\equiv C—C\equiv C—}$
5.3~6.1	1900~1650	$\nu_{C=O}$（酸，醛，酮，酰胺，酯，酸酐）
6.0~6.7	1680~1500	$\nu_{C=C}$（脂肪族及芳香族），$\nu_{C=N}$
6.8~7.7	1475~1300	$\delta_{C—H}$（面内），ν_{X-Y}
10.0~15.4	1000~650	$\delta_{C=C—H,Ar-H}$（面外）

三、核磁共振谱

大多数原子核都有围绕某个轴做自旋转运动的现象；当外加一个与其频率相匹配的外磁场时，原子核会吸收外磁场能量产生能级跃迁，出现磁共振现象。

核磁共振谱（nuclear magnetic resonance spectra，NMR）是化合物分子在磁场中受电磁波的辐射，有磁矩的原子核（如^{1}H、^{13}C 等）吸收特定辐射频率的能量产生能级的跃迁，发生核磁共振，以吸收峰的频率对吸收强度作图所得之图谱。NMR 能提供分子中有关氢及碳原子的类型、数目、互相连接方式、周围化学环境以及空间结构信息。近年随着超导核磁的普及，各种同核（如^{1}H-^{1}H）及异核（如^{1}H-^{13}C）等二维相关谱的测试与解析技术得到了迅速发展和日趋完善，大大提高了结构测定的工作效率。目前，对于分子量低于 1000 的几个毫克的微量物质甚至单用 NMR 测定技术也可确定它们的分子结构。因此，在进行天然药物化学成分的结构测定时，NMR 谱比其他波谱更为重要。

（一）氢核磁共振谱（^{1}H-NMR）

在氢同位素中，^{1}H 的丰度比最大（99.9855%），信号灵敏度也高，故^{1}H-NMR 的测定比较容易，应用最广泛。^{1}H-NMR 谱的化学位移（δ）范围在 0~20ppm。正常^{1}H-NMR 谱技术能提供的结构信息参数主要是化学位移（δ）、偶合常数（J）及质子数。

1. 化学位移（δ） 由于不同化合物或同一化合物中不同的^{1}H 核周围的化学环境不同，其外围电子云密度及绕核旋转产生的磁屏蔽效应会有所不同，因此，其在磁场中吸收的共振辐射频率也就不同。表现在核磁共振谱中，不同的^1H核其吸收峰会出现在不同的位置，此为化学位移。

知识链接

根据共振条件$v = B_{eff} \cdot \gamma/2\pi$，原子核的共振频率$v$只受旋磁比$\gamma$和实际所受磁场$B_{eff}$的影响。由于同一种原子核的$\gamma$相同，当它们都只受外磁场的作用（即$B_{eff} = B_o$）时，同一种原子核均吸收相同的共振辐射频率，表现在NMR图谱中只产生一个共同的吸收峰。然而，由于原子核处在核外电子包围中，电子在外磁场的作用下能产生次级磁场，因此该原子核同时还受到自身电子的屏蔽作用，实际所受磁场$B_{eff} = B_o + B_{loc} = B_o(1-\sigma)$。处于不同化合物中或同一化合物不同位置的原子核由于所受电子屏蔽效应不同，其屏蔽常数σ不同，所受次级磁场$B_{loc} = -B_o \cdot \sigma$也不同。所以处于不同化学环境下的同一种原子核在磁场中吸收的共振辐射频率不同。

2. 峰面积 ^1H-NMR谱上不同^1H峰的积分面积与分子中该^1H的个数成正比。因此，分析图谱时，只要比较各组氢的共振峰面积，就可判断该组氢核的相对数目；当化合物分子式已知时，就可以求出每组氢信号所代表氢核的绝对数目。如果^1H-NMR谱中给出的质子信号少于化合物分子式中氢的数目，则说明分子是对称结构或有活泼氢存在。

3. 峰的裂分及偶合常数（*J*） 磁不等同的两个或两组氢核，在一定距离内因相互自旋，会产生偶合干扰，使彼此信号发生裂分，裂分形式有s（单峰，singlet）、d（二重峰，doublet）、t（三重峰，triplet）、q（四重峰，quartet）及m（多重峰，multiplet）等。

在低级偶合系统中，某一质子裂分后的谱线数为n+1，其中n为干扰核的数目。裂分间的距离为偶合常数（coupling constant，*J*，Hz），表示偶合氢核之间相互干扰的强度，其大小取决于间隔键的数目。间隔的键数越少，则*J*值越大；反之则越小；通常超过3根单键以上的偶合可以忽略不计，但在π系统中，如烯丙基及芳环，因电子流动性较大，即使间隔超过了3根键，仍可发生偶合，但作用较弱，如：

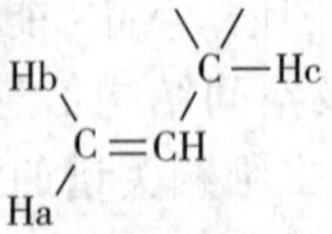

J_{ac}(trans) = 1.6~2.0 Hz
J_{bc}(cis) = 0~1.5 Hz

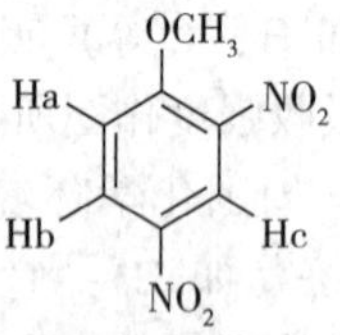

J_{ab}(ortho) = 8 Hz
J_{bc}(meta) = 2 Hz
J_{ac}(para) = 0 Hz

一般相互偶合的两个或两组^1H核信号其偶合常数相等。因此，测量并比较裂分间的距离对于判断^1H核之间是否相关很有用处。各种不同环境下相互偶合的两组^1H具有一定的偶合常数。

4. 复杂氢谱的简化 对有多重偶合影响的^1H信号的复杂氢谱常需采用一些特殊的技术把复杂重叠的谱线简化和明确质子间的偶合关系，常用的有双照射去偶和核Overhauser效应等实验方法。

（1）双照射去偶目前多采用同核去偶技术（homo-decoupling），即通过选择照射（irradi-

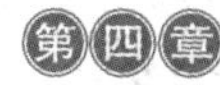

ation, IRR）偶合系统中某个（组）（单照射）或某几个（组）（双重照射或多重照射）质子并使之饱和，从而消除或部分消除相邻^{1}H 核的偶合影响，使原先受其影响而裂分的质子信号在去偶谱上变为单峰（当只有单重偶合影响时），或者得到简化（当还存在其他偶合影响时），以便帮助识别或采用大型超导仪器进行测试，简化图谱，以利分析。

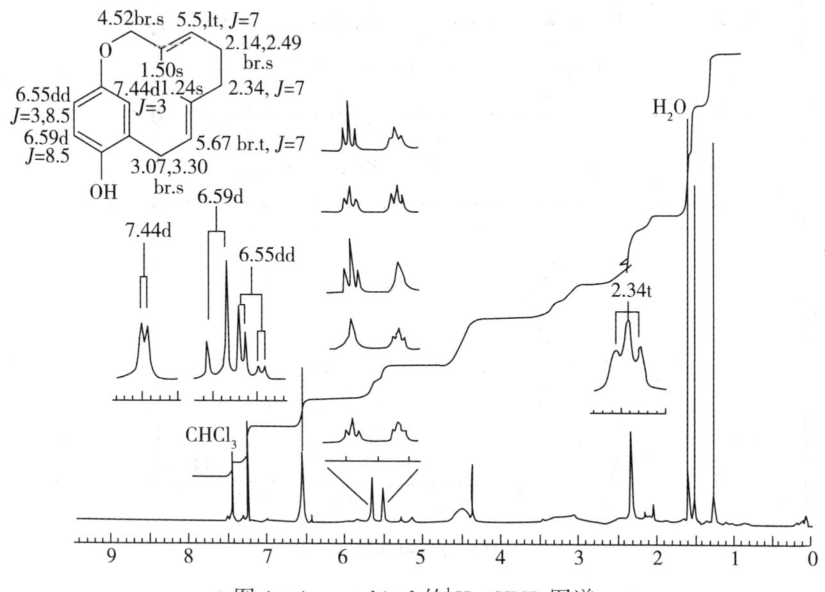

图 4－4 arnebinol 的^{1}H－NMR 图谱

如图 4－4 为 arnebinol 的 400MHz ^{1}H－NMR 图。其中 δ 5.67 处的烯烃质子（^{1}H）表现为一组宽三重峰（br. t），表明除有两个相邻^{1}H 与之偶合外，还存在远程偶合影响。在去偶试验中，当用另一电磁辐射分别照射 δ 3.07～3.30（2H，br. s×2）、δ 2.34（2H，J＝7Hz）及 δ 1.24（3H，s）处的信号时，这些质子对 δ 5.67 信号的偶合影响即消除。δ 5.67 处的^{1}H 核信号在不同的去偶谱中分别表现为宽单峰（br. s）或有着细微结构的三重峰，故意味着分子中存在相应的结构片断（图 4－4 结构式中相应化学位移标注的位置）。

（2）核 Overhauser 效应（nuclear Overhauser effect，NOE） 当两个（组）不同类型质子位于相距较近的空间位置时，照射其中一个（组）质子会使另一个（组）质子的信号强度增强。这种现象称为 NOE 效应。产生 NOE 效应的原因是由于二个（组）核的空间位置很靠近，相互弛豫较强，其中一个（组）核受到照射达饱和时，它要把能量转移给邻近的另一个（组）核，于是另一个（组）核吸收的能量增多，共振信号增大，这一效应的大小与核间距离的六次方成反比。NOE 效应在相对构型的归属中是非常有用的。

NOE 差谱是研究分子中质子空间相互接近的最有效的方法。先记录一个在某一位置去偶照射的^{1}H 谱，再选择一个远离照射位点的地方用相同的条件记录去偶^{1}H 谱，二谱相减，达到差谱。在差谱中，只有信号强度增加（正 NOE 信号）或减小（负 NOE 信号）的信号被保留。根据这些信号可以确定这些相关的质子在空间上是相互靠近的。图 4－5 是化合物 β－紫罗兰酮的 NOE 差谱，图中（a）是照射 1,1′－二甲基时的 NOE 差谱，从高场侧起，2－H、8－H 和 7－H 信号分别增强了 5.5%、9.8% 和 12.9%。7－H 和 8－H 都显示 NOE 增强，并且 7－H 的 NOE 比 8－H 大，表明分子内 $C_5＝C_6$ 和 $C_7＝C_8$ 两个双键的平面是相互垂直的，$C_6－C_7$ 键是扭转的。谱（b）是照射 5－甲基得到的 NOE 差谱，对 4－H、7－H 和 8－H 都观测到 NOE 增强。谱（c）是照射10－H（酰甲基）得到的NOE差谱，从结构式判断，8－H应该有较大的NOE增强，实际结果如图4－5所示，7－H的NOE大些。这是由于分子中羰基和乙烯基呈E式共轭为主的构象的缘故。

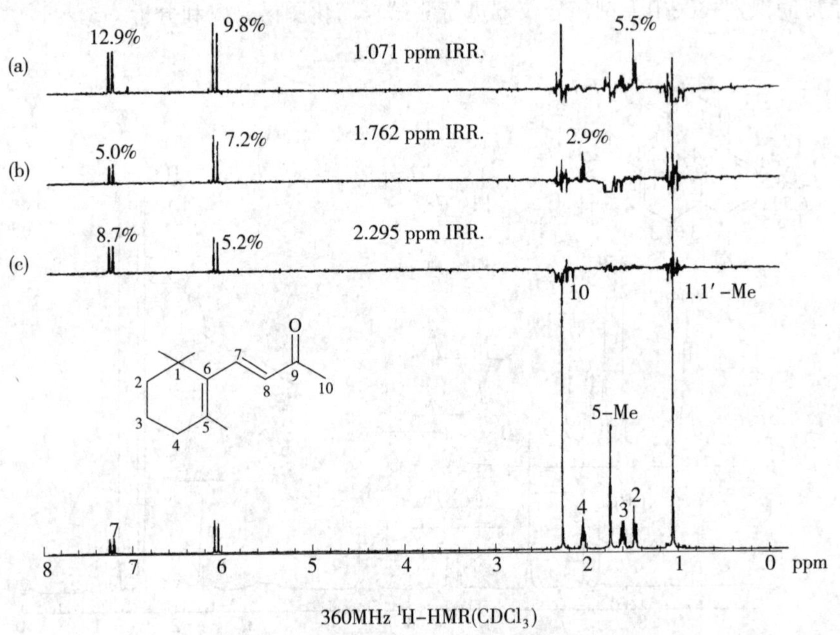

图4－5　化合物β－紫罗兰酮的NOE差谱图

NOE效应不仅能够提供分子构型和构象等立体化学的信息，还能够提供分子片断之间的骨架连接信息。上述β－紫罗兰酮化合物中六元环的6位是季碳原子，无法简单地通过邻位H－H之间的偶合判断侧链连接。由于7－H显示与1,1′－二甲基和5－甲基的NOE相关，因此可以推测侧链连接于六元环的6位。这种借助NOE进行推测的连接称之为通过空间的连接，在天然化合物结构鉴定中当缺乏通过键的连接信息时，它往往能够提供有用的分子骨架的连接信息。

此外，在氢谱测定中还有其他许多特殊的方法可以提供结构信息，如加重水交换可以判断分子中有无活泼质子；改变测试溶剂或加入位移试剂可以改善信号重叠；改变测试温度可以判断有无氢键缔合或相对构型、构象的变化等。这些特殊方法对解析天然化合物的结构都有重要的意义，有关内容可参阅相关专著。

（二）碳核磁共振谱（^{13}C－NMR）

在决定有机化合物的结构时，^{13}C－NMR比^{1}H－NMR的作用更重要。但由于NMR的测定灵敏度与磁旋比（γ）的三次方成正比，而^{13}C的磁旋比因为仅为^{1}H的1/4，加之自然界的碳元素中^{13}C的丰度比仅为1.1080%，故^{13}C－NMR的测定灵敏度只有^{1}H－NMR的1/5700，致使^{13}C－NMR长期以来不能投入实际应用。脉冲傅里叶变换核磁共振波谱仪（pulse Fourier translation NMR，FT－NMR）的出现及计算机的引入，使这个问题得以真正解决。^{13}C－NMR谱的化学位移范围为0～250ppm，比^{1}H－NMR谱大得多，^{13}C－NMR谱提供的结构信息是分子中各种不同类型及化学环境的碳核化学位移，异核偶合常数（J_{CH}）及弛豫时间（T_1），其中最常用的是化学位移（δ_C）。

1. FT－NMR的原理　在脉冲FT－NMR装置中，采用强的脉冲照射使分子中所有的^{13}C核发生共振，生成在弛豫期内表现为指数形式衰减的正弦波信号，再经傅里叶变换即成为正常的NMR信号，如图4-6所示。由于^{13}C-NMR谱的灵敏度远不如^{1}H-NMR谱，所以需要经过多次扫描累积信号，随着脉冲扫描次数的增加及计算机的累加计算，^{13}C信号将不断得到增强，噪声则越来越弱。经过若干次的扫描及累加计算后，可得到一张好的^{13}C-NMR谱。

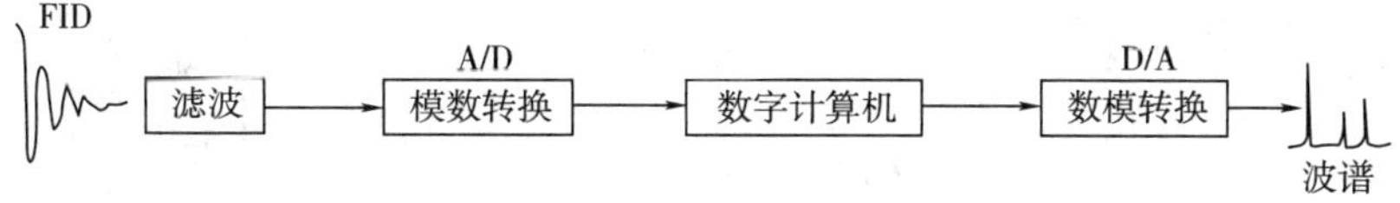

图4-6　FID转换成正常NMR信号的过程

2. ^{13}C的信号裂分　由于^{13}C和^{1}H均为磁性核，故在间隔一定键数范围内均可通过自旋偶合干扰，使对方信号产生裂分。

在^{1}H-NMR谱中，因为^{13}C的自然丰度比较小（1.1080%），故这种偶合干扰极小，表现为微弱的“卫星峰”形式，埋在噪声之中，可以忽略不计。通常只须注意^{1}H-^{1}H之间的同核偶合影响。

在^{13}C-NMR谱中，两个^{13}C相连的概率只有0.01%（1.1080%×1.1080%）左右，故^{13}C-^{13}C之间的同核偶合影响一般可以不予考虑。相反^{1}H对^{13}C的偶合影响（异核偶合）却表现得十分突出。因^{1}H核自旋偶合干扰^{13}C产生的裂分数目仍然遵守n+1规律。以直接相连的^{1}H的偶合影响为例，^{13}C信号将分别表现为s（C）、d（CH）、t（CH_2）、q（CH_3），$^{1}J_{CH}$约为120～250Hz。实际上，除了$^{1}J_{CH}$影响外，由于可能同时存在二根键（$^{2}J_{CH}$）及三根键（$^{3}J_{CH}$）范围内的远程偶合影响，^{13}C信号还进一步裂分，表现为更复杂的图形。

如图4-7所示，β-紫罗兰酮的2-C因直接相连的两个2-H的偶合（$^{1}J_{CH}$）裂分为三重峰。同时，又因3-H（$^{2}J_{CH}$）4-H（$^{3}J_{CH}$）及1-CH_3（$^{3}J_{CH}$）的远程偶合影响，所以其裂分很复杂，但$^{2}J_{CH}$ $^{3}J_{CH}$甚小，仅为$^{1}J_{CH}$的1/10，故综合表现为具有复杂细微结构的三重峰。

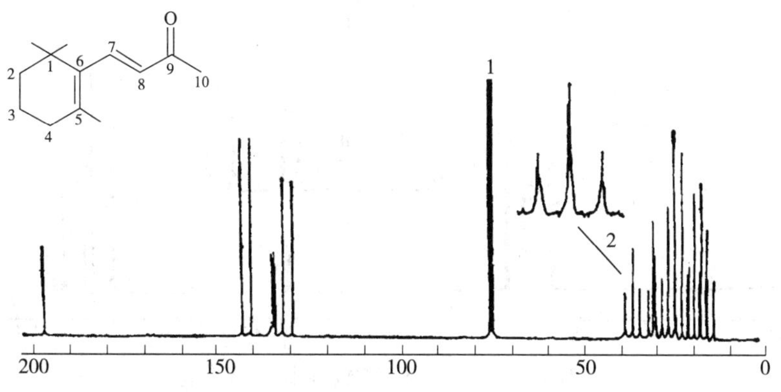

图4-7　β-紫罗兰酮质子的非去偶谱（62.5MHz，^{13}C-NMR，$CDCl_3$）

3. ^{13}C-NMR测定技术

（1）宽带去偶谱（broad band decoupling，BBD）　也称噪音去偶谱（proton noise decoupling spectrum）或全氢去偶谱（proton complete decoupling，COM）。方法是采用宽频的电磁辐射照射所有^{1}H核，使之饱和后测定^{13}C-NMR谱，此时^{1}H的偶合影响全部被消除，从而简化了图谱。分子中没有对称因素和F、P等元素存在时，宽带去偶谱中每个碳原子都只会给出一个单峰，互不重叠。所以宽带去偶碳谱具有信号分离度好、强度高的优点，常用于确定分子中不等价碳的数目，以及测定各碳的化学位移值，但不能区别伯、仲、叔碳。目前常规测试的^{13}C－NMR谱均为宽带去偶谱。另外，因照射^{1}H后产生NOE现象，连有^{1}H的^{13}C信号强度增加，季碳信号因不连有^{1}H，表现为较弱的峰（图4－8）。

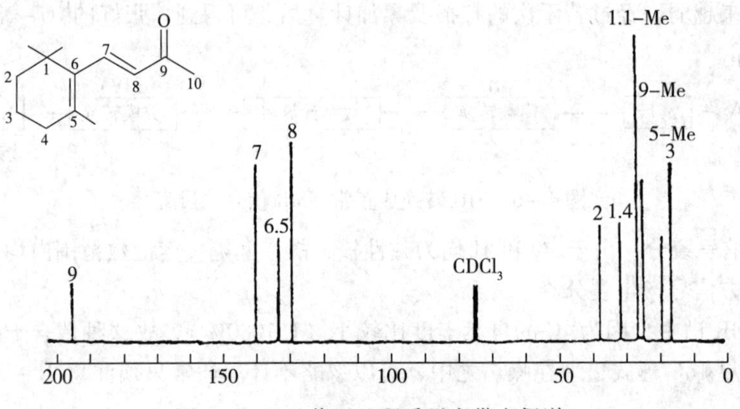

图4－8 β－紫罗兰酮质子宽带去偶谱

（2）偏共振去偶 偏共振去偶是使用偏离^{1}H核共振的中心频率0.5～1000Hz的质子去偶频率，使与^{13}C核直接相连的^{1}H和^{13}C之间还留下一些自旋偶合作用，偶合常数$^{1}J_{CH}$比原来的偶合谱小，$^{2}J_{CH}$、$^{3}J_{CH}$则表现不出来。故在所得图谱中次甲基（—CH）碳核呈双峰，亚甲基（—CH_2）呈三重峰，甲基（—CH_3）呈四重峰，季碳为单峰强度最低。由此可获得碳所连接的质子数、偶合情况等信息，如图4－9所示。但此法常因各信号的裂分峰相互重叠，对结构比较复杂的中药有效成分，有些信号难于全部识别或解析，远不及下述DEPT法易于解析。

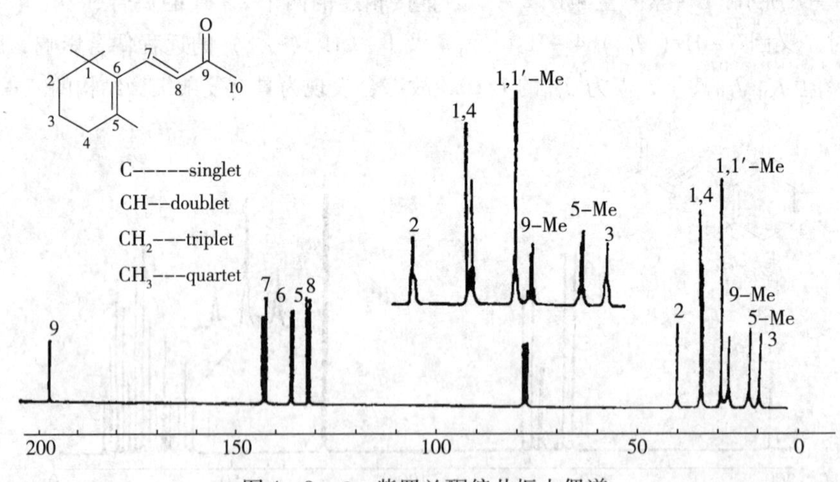

图4－9 β－紫罗兰酮偏共振去偶谱

（3）无畸变极化转移技术（distortionless enhancement by polarization transfer，DEPT） 在DEPT法中，通过改变照射^{1}H的脉冲宽度（θ）或不同的弛豫时间（Delay time，$2D_3$），使不同类型的^{13}C信号在谱图上呈单峰并分别呈现正向峰或倒置峰，故灵敏度高，信号之间很少重叠，季碳无极化转移条件，故无信号出现。目前DEPT已成为^{13}C－NMR谱的一种常规测定方法。图4－10为β－紫罗兰酮DEPT谱。图中显示：

当θ＝45°时，所有的CH、CH_2、CH_3均显正信号；

当θ＝90°时，仅显示CH正信号；

当θ＝135°时，CH和CH_3为正信号，而CH_2为负信号。

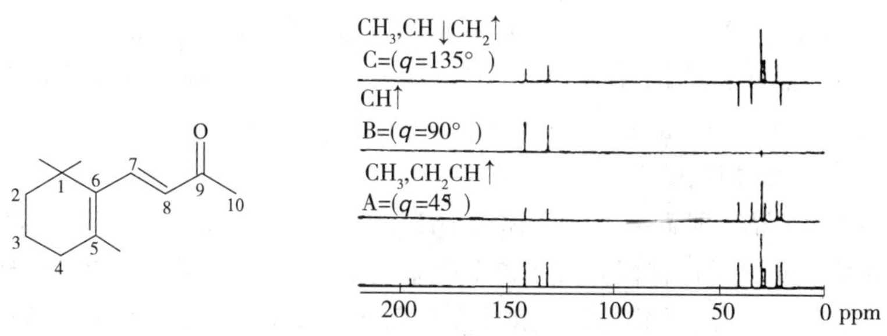

图 4-10 β-紫罗兰酮 DEPT 谱

4. ^{13}C 信号的化学位移 ^{13}C-NMR 谱与^{1}H-NMR 谱不同，化学位移范围为 0~250ppm，比^{1}H-NMR 谱大得多，故信号之间很少重叠，识别起来比较容易。和^{1}H-NMR 谱一样，^{13}C 信号的化学位移也取决于周围的化学环境及磁环境，并可据此判断^{13}C 的类型。改变某个^{13}C 核周围的化学环境或磁环境，如引入某个取代基，则^{13}C 信号即可能发生位移（取代基位移，substitution shift）。常见的有苯的取代基位移、羟基的苷化位移（glycosylation shift）、酰化位移（acylation shift）等，在结构研究中均具有重要的作用，详见有关章节。图见 4-11。

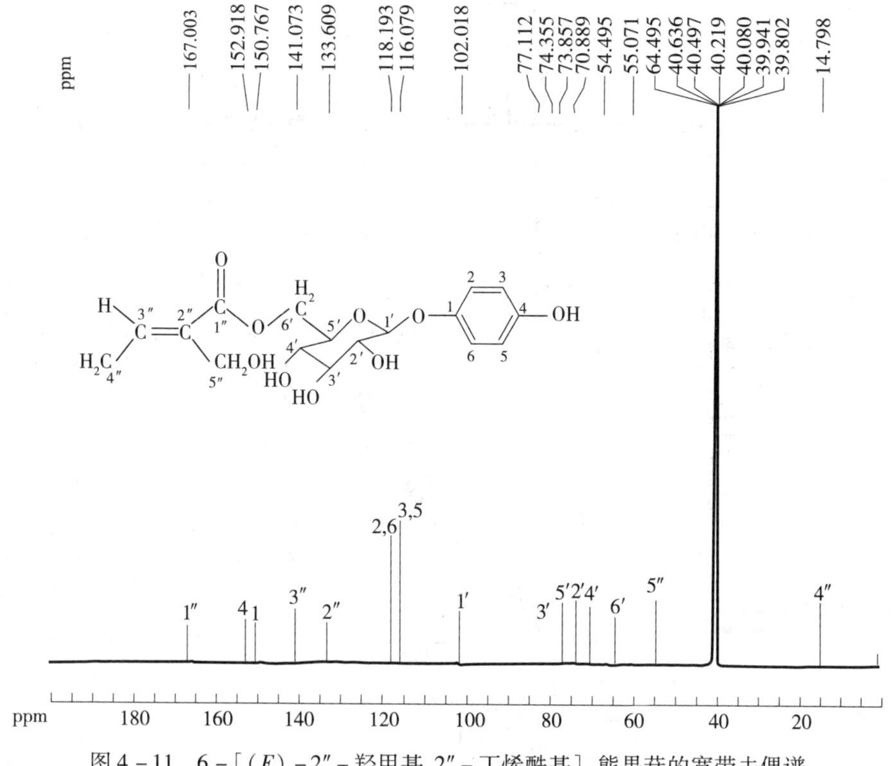

图 4-11 6-[(E)-2″-羟甲基,2″-丁烯酰基] 熊果苷的宽带去偶谱

（三）二维核磁共振谱（2D-NMR）

二维核磁共振（two dimensional NMR，2D-NMR）是 20 世纪 70 年代提出，80 年代发展起来的核磁共振新技术。二维谱是利用两种频率表示的 NMR 谱，即将 NMR 提供的信息，如化学位移和偶合常数、^{1}H 氢化学位移和^{13}C 碳化学位移等在二维平面上展开绘制而成的图谱。可分为同核化学位移相关谱（homonuclear chemical shift correlation spectroscopy）和异核化学位移相关谱（heteronuclear chemical shift correlation spectroscopy），前者如^{1}H-^{1}H COSY（^{1}H-^{1}H correlation spectroscopy）谱和 NOESY（nuclear overhauser effect spectroscopy）谱，后者如$^{13}C-^{1}H$ COSY（$^{13}C-^{1}H$ correlation spectroscopy）谱包括 HMBC（heteronuclear multiple bond correlation）谱和 HMQC（heteronuclear multiple quantum coherence）谱等。

1. 同核化学位移相关谱

（1）$^{1}H-^{1}H$ COSY 谱　是同一个偶合体系中质子之间的偶合相关谱，是目前最常用的同核二维谱，可以确定质子化学位移以及质子之间的偶合关系和连接顺序。图谱中横轴与纵轴均为该化合物的$^{1}H-NMR$ 谱，两张氢谱中相同的^{1}H 信号相交于对角线上。对角线两边对称性分布的峰称为交叉峰或相关峰，表明这两个（组）氢具有偶合相关关系。因此，通过$^{1}H-^{1}H$ COSY 谱，从每个交叉峰即可确定相应的两组氢的偶合关系。例如：6′-[（*E*）-2″-羟甲基，2″-丁烯酰基］熊果苷的$^{1}H-^{1}H$ COSY 谱分析。从图 4-12 可见 3″-H（δ 6.85）与 4″-H（δ 1.89）的交叉峰，同时也可以看到 2-H，6-H（δ 6.84）与 3-H，5-H（δ 6.65）的交叉峰，从而把 3″-H（δ 6.85）与 2-H，6-H（δ 6.84）区分开来。此外，在$^{1}H-^{1}H$ COSY 谱能找到葡萄糖基上 1′-H 与 2′-H、2′-H 与 2′-OH、6′-α-H 与 6′-β-H 的偶合关系。

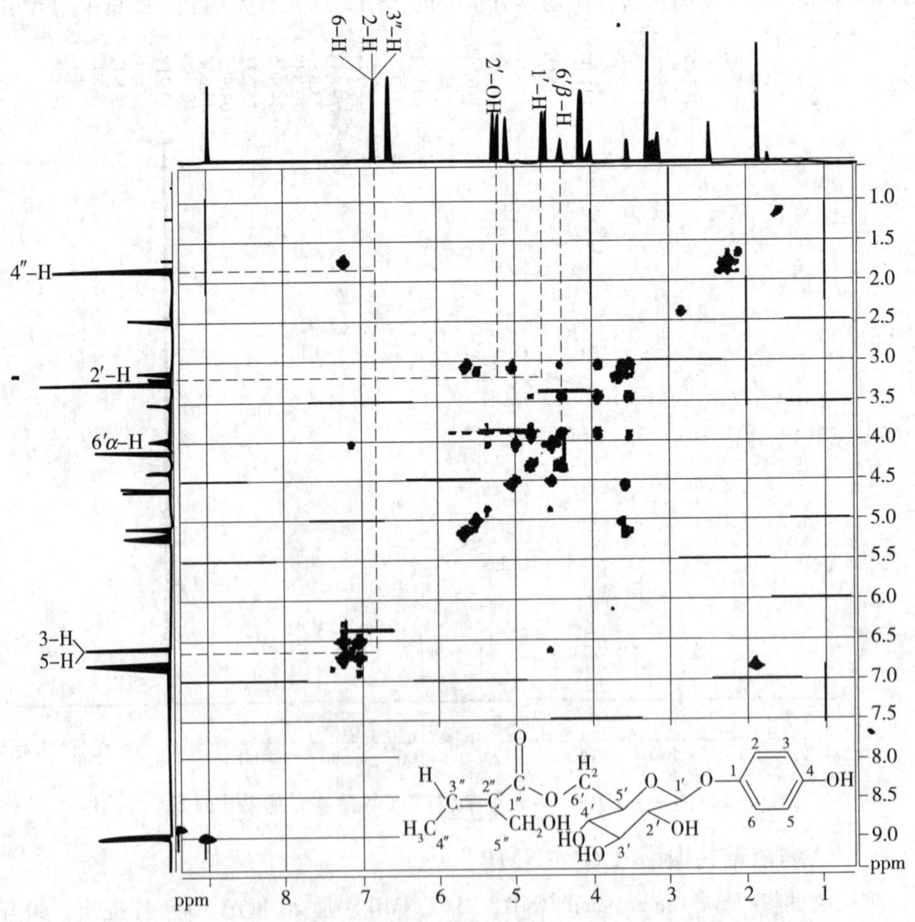

图 4-12　6′-[（*E*）-2″-羟甲基，2″-丁烯酰基］熊果苷$^{1}H-^{1}H$ COSY 谱

（2）NOESY 谱　是为了在二维谱上观测 NOE 效应而开发出来的一种新技术，与$^{1}H-^{1}H$ COSY 谱相像，对角线上的对角峰依然表示一维谱峰，但对角线外的相关峰揭示的是质子与质子在空间的相接近关系，而非偶合关系。NOESY 谱能通过分子内质子与质子在空间上的相互

位置关系，提供有关分子相对立体化学和溶液构象方面的重要信息，是研究分子构型、构象和运动性的重要工具。如在化合物6′－[(*E*)－2″－羟甲基，2″－丁烯酰基] 熊果苷的 NOESY（图4－13）中δ4.17（5″－H）与δ1.89（4″－H）相关，这说明了2″－羟甲基，2″－丁烯酰基片段呈反式构型。同时，糖上的氢的 NOESY 相关峰（1′－H 与5′－H，2′－H 与4′－H）也证明葡萄糖片段的存在。

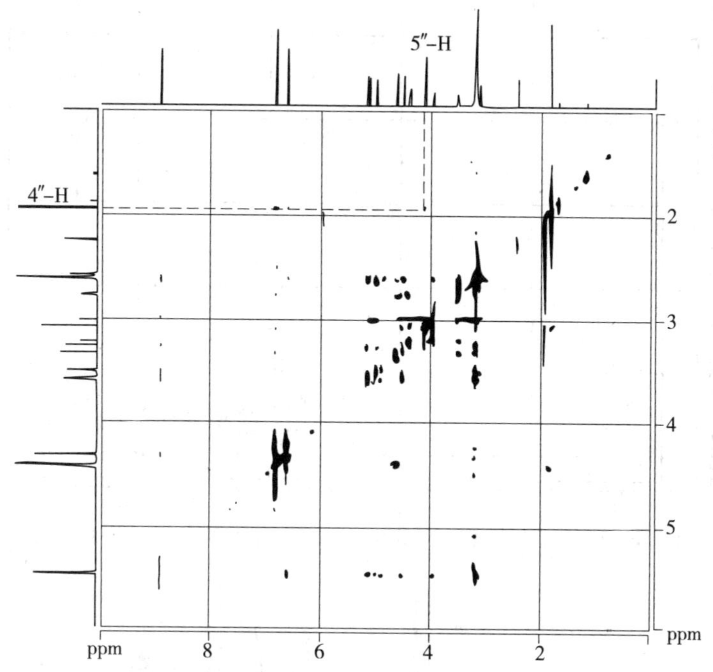

图4－13　6′－[(*E*)－2″－羟甲基,2″－丁烯酰基] 熊果苷的 NOESY 图谱

2. 异核化学位移相关谱　异核化学位移相关谱特别是 $^{13}C-{}^{1}H$ COSY 谱是鉴定化合物的结构十分重要的方法，常用的有 HMQC 谱和 HMBC 谱。

（1）HMQC 谱　是通过 ^{1}H 核检测的异核多量子相关谱（^{1}H detected heteronuclear multiple quantum coherence，HMQC），能反映 ^{1}H 核和与其直接相连的 ^{13}C 的关联关系，以确定 C－H 偶合关系（$^{1}J_{CH}$）。在 HMQC 谱中，横轴为 ^{1}H－NMR 谱，纵轴为 ^{13}C－NMR 谱。直接相连的 ^{13}C 与 ^{1}H 将在对应的 ^{13}C 峰和 ^{1}H 峰化学位移坐标相交处出现交叉峰信号。由相关信号分别沿两轴画平行线，就可将相互连接的 ^{13}C 与 ^{1}H 信号予以归属。例如化合物6′－[(E)－2″－羟甲基，2″－丁烯酰基] 熊果苷的 HMQC 谱（图4－14），可通过各碳、氢的相关峰确定对应碳氢的归属。

（2）HMBC 谱　是通过 ^{1}H 核检测的异核多键相关谱（^{1}H detected heteronuclear multiple bond correlation，HMBC），它把 ^{1}H 核和与其远程偶合的 ^{13}C 核关联起来。在 HMBC 谱中，横轴为 ^{1}H－NMR 谱，纵轴为 ^{13}C－NMR 谱。在 HMBC 谱中，^{13}C 峰和 ^{1}H 峰化学位移坐标相交处，可以反映相隔2键或3键的 C－H 远程偶合相关关系（即 $^{2}J_{CH}$ 或 $^{3}J_{CH}$）。从 HMBC 谱中可得到有关碳链骨架的连接信息、有关季碳的结构信息及因杂原子存在而被切断的偶合系统之间的结构信息。近年来 HBMC 实验已在复杂天然活性成分结构中得到广泛应用。例如化合物6′－[(*E*)－2″－羟甲基，2″－丁烯酰基] 熊果苷的 HMBC 谱。如图4－15所示，葡萄糖1′－H（δ4.68）与 C－1（δ150.8）的相关峰，6′β－H（δ4.44），6′α－H（δ4.03）均与1″－C（δ167.0）有相关峰，从而断定葡萄糖1′－C 与酚羟基相连，6′－C 与（*E*）－2″－羟甲基，2″－丁烯酰基片段连结。

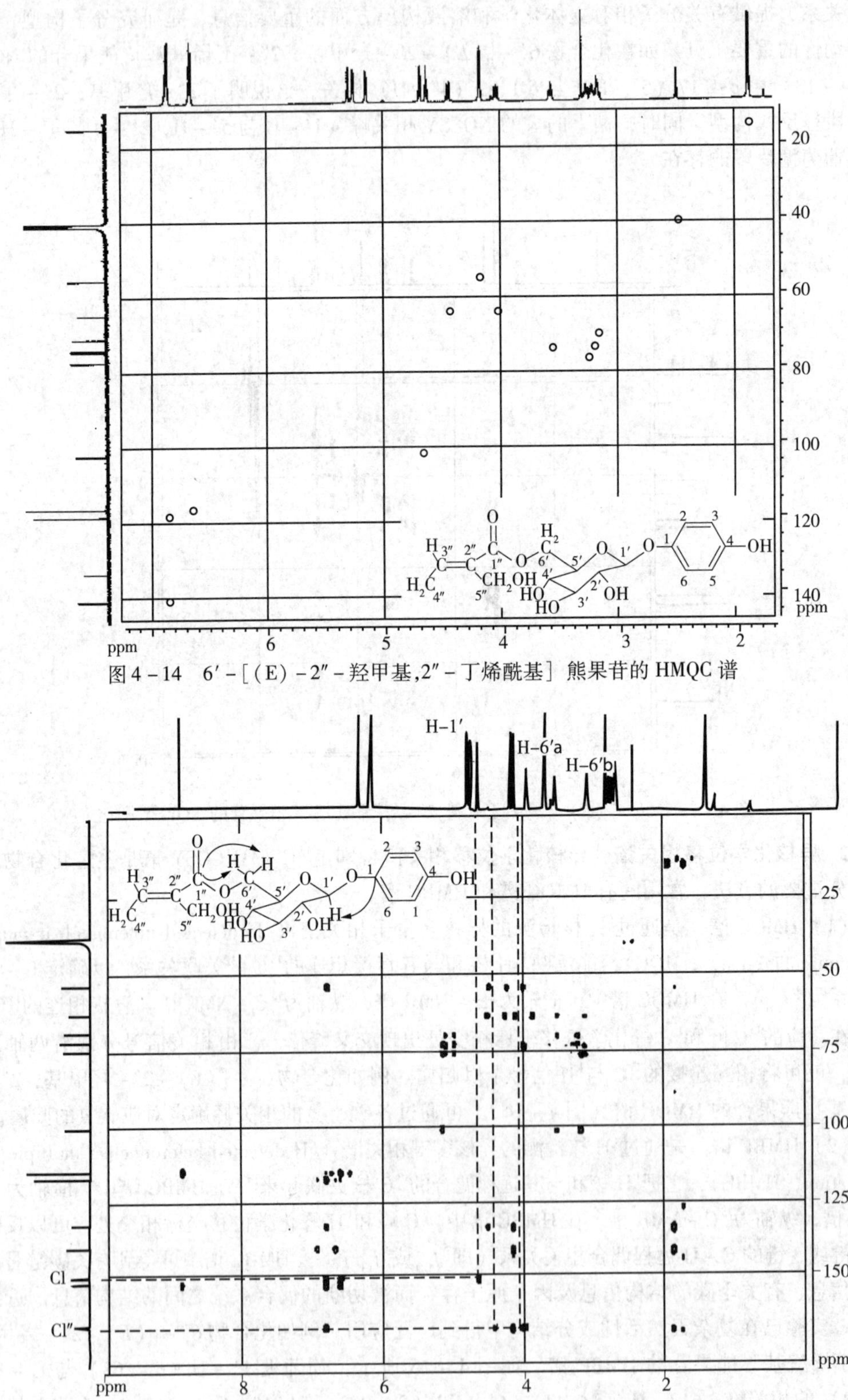

图 4-14 6′-[(E)-2″-羟甲基,2″-丁烯酰基] 熊果苷的 HMQC 谱

图 4-15 6′-[(*E*)-2″-羟甲基,2″-丁烯酰基] 熊果苷的 HMBC 谱

四、质谱

质谱（mass spectrometry，MS）就是利用一定的离子化方法将化合物分子进行离子化或碎裂，并将带电荷的分子和碎片离子按照质荷比（m/z）大小排列而成的图谱。横坐标表示质荷比（m/z）；纵坐标表示离子峰强度，将图谱中最强的离子峰强度定为100%，称为基峰（base peak），其他离子信号强度与基峰比较，得相对强度，称之为相对丰度（relative abundance）。在一定条件下化合物的碎裂遵循一定的质谱裂解规律，所以，质谱不光可用于确定分子量及求算分子式，还可以用于推断化合物可能的结构。同一条件下与对照品同时测得MS图，可以鉴定是否为同一化合物；如为未知化合物，可根据质谱裂解规律分析分子离子丢失的碎片和产生的碎片离子的 m/z 值推测化合物可能的结构。近年来，新的离子源不断出现，使质谱在确定化合物分子量、元素组成和由裂解碎片检测官能团、推测残基序列、辨认化合物类型、推导碳骨架等方面发挥着重要作用。见图4－16。

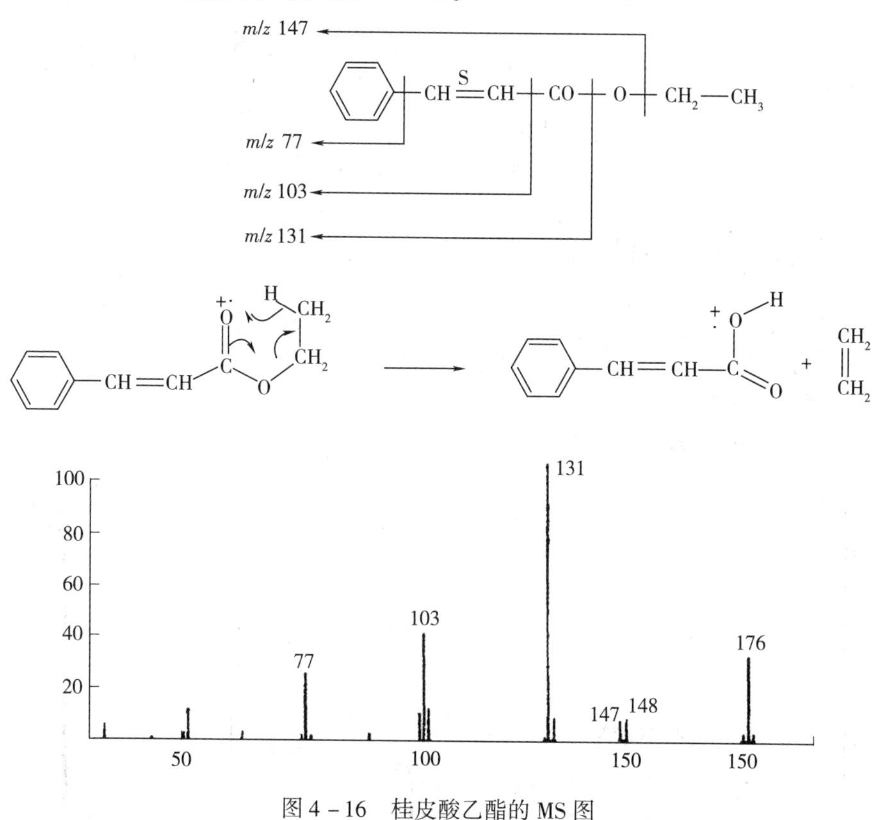

图4－16　桂皮酸乙酯的MS图

1. 电子轰击质谱（electron impact mass spectrometry，EI－MS）　样品加热汽化后，气态的样品分子在较高真空度和较高温度的电离室内，受到热阴极发射的电子的轰击，大多数分子被电子轰击后失去一个电子而电离生成带正电荷的自由基，即分子离子。此分子离子可以按照一定的裂解规律继续发生键的断裂形成“碎片”离子或中性分子。电子轰击电离是应用最久、发展最成熟的电离方法之一，具有易于实现电离、重现性好、碎片离子多、能提供较多的分子结构信息的优点。但当样品相对分子质量较大难以气化或热稳定性差时，常常得不到准分子离子峰，因而不能测定这些样品的相对分子质量。

2. 化学电离质谱（chemical ionization mass spectrometry，CI－MS）　化学电离（CI）是

利用试剂离子 $X^{+/-}$ 与被测物分子 A 发生分子离子反应来实现被分析物的电离：

$$X^{+/-} + A \rightarrow P^{+/-}$$

通过引入大量的试剂气体产生的反应离子与样品分子之间的离子－分子反应，使样品分子实现电离。此反应速度快，且产物主要是分析物的分子离子。能得到较强的准分子离子峰，即 M±1 峰，从而有利于确定其分子量。

3. 场解吸质谱（field desorption mass spectrometry，FD－MS） 将样品吸附在作为离子发射体的金属丝上送入离子源，只要在细丝上通以微弱电流，提供样品从发射体上解吸的能量，解吸出来的样品即扩散到高场强的场发射区域进行离子化。本法因为无需将样品加热气化即可使化合物电离，故特别适用于难气化和热稳定性差的固体样品分析，如有机酸、甾体类、糖苷类、生物碱、氨基酸、肽和核苷酸等。很多化合物都有 $[M+H]^+$、$[M+Na]^+$、$[M+K]^+$峰。糖苷类可见脱糖后的 $[M+H]^+$、$[M+Na]^+$峰。缺点是碎片离子峰较少，可提供的有关结构方面信息少。见图4－17。

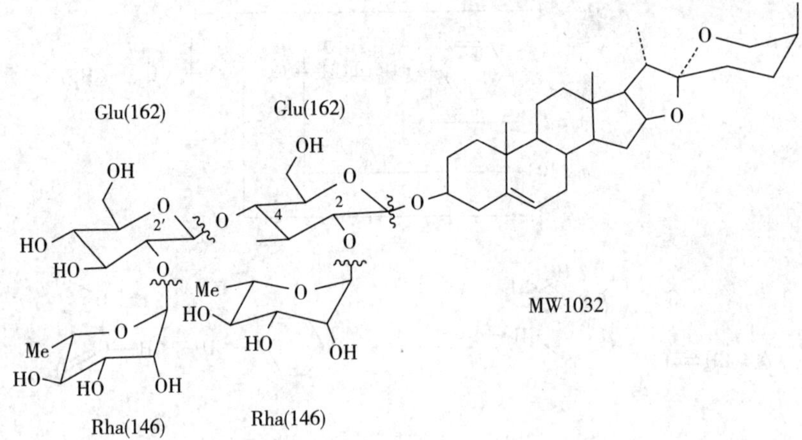

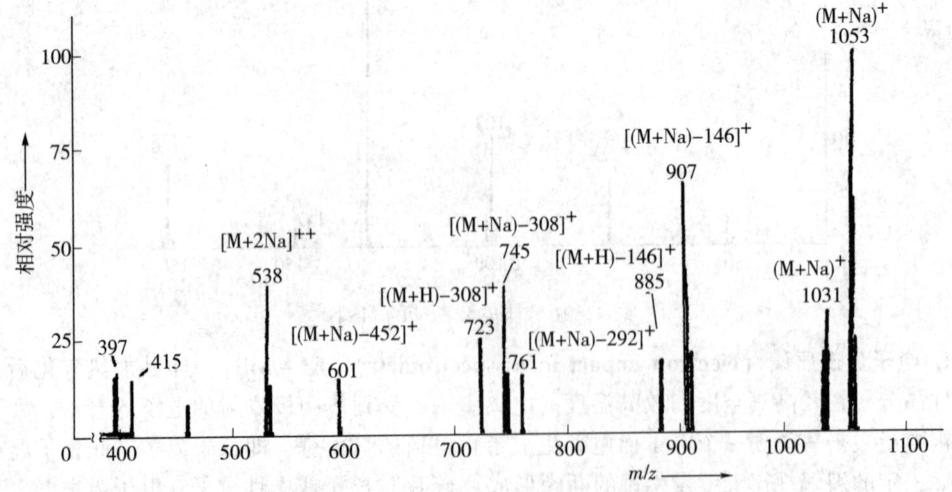

图4－17　Balanitin－1 的 FD－MS 图谱

4. 快速原子轰击质谱（fast atom bombardment mass spectrometry，FAB－MS） 1981 年由 Barber 等人发明，从离子枪射出的一次离子 Ar_A^+，经加速后在碰撞室与 Ar_B 碰撞，并交换电荷，产生高速中性粒子（Ar_A）。该高速中性粒子进一步撞击样品分子使之电离，得到分子离子峰及其进一步裂解的碎片。其碎片离子主要为 $[M+H]^+$、$[M+Na]^+$、$[M+K]^+$峰。由于配备了阴离子捕获器，还可给出阴离子质谱，与阳离子质谱相互补充，大大增加了信息来源及可信程度。方法原理如图 4－18 所示。

FAB－MS 无需将样品加热汽化即可使化合物电离，因此能用于测定几乎各类天然成分，特别对于难汽化和热稳定性差的固体样品的测定具有优势。所以 FAB－MS 在结构研究中应用比较普遍，适用范围较广。在对于糖苷类化合物的研究中，除得到分子离子峰外，还可得到糖甚至苷元的结构碎片峰，从而弥补了 FD－MS 的不足。

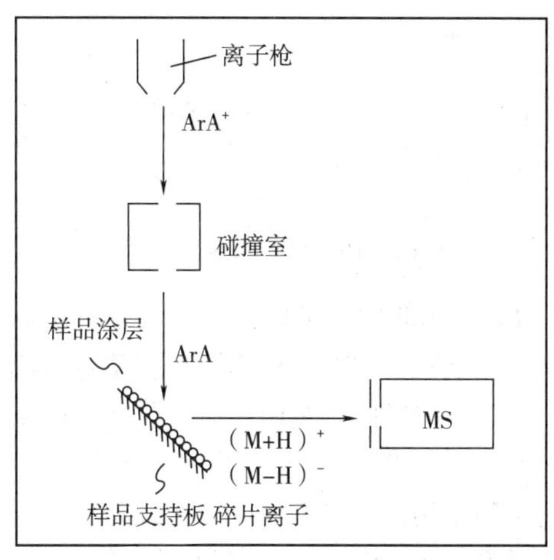

图 4－18　FAB－MS 的工作原理图

5. 电喷雾电离质谱（electrospray ionization mass spectrometry，ESI－MS）　是一种使用强静电场的软电离技术，是目前应用最广泛的电离方法之一，其原理如图 4－19 所示。内衬弹性石英管的不锈钢毛细管（内径 0.1～0.15mm）被加以 3～5KV 的正电压，与相距 1cm 接地的反电极形成强静电场。被分析的样品溶液从毛细管流出时在电场作用下形成高度荷电的雾状小液滴；在向质量分析器移动的过程中，液滴因溶剂的挥发逐渐缩小，其表面上的电荷密度不断增大。当电荷之间的排斥力足以克服表面张力时（瑞利极限），液滴发生裂分，经过这样反复的溶剂挥发－液滴裂分过程，最后产生单个多电荷离子。

ESI－MS 对分子质量检测范围宽，既可检测相对分子质量小于 1000 的化合物，也可检测相对分子质量高达 20000 的生物大分子；既可以在正离子模式下检测，也可以在负离子模式下检测。在天然化合物结构研究中已是一种常规技术。对于小分子化合物，通常会产生 $[M+H]^+$、$[M-H]^-$以及 $[M+Na]^+$、$[M+K]^+$、$[M+Cl]^-$等离子，易于得到化合物的相对分子质量。而分子量高达 20000 左右的大分子会生成一系列多电荷离子，通过数据处理也能得到样品的分子量。电喷雾电离是很软的电离方法，它通常很少或没有碎片离子峰，常与色谱技术联用。

6. 基质辅助激光解吸电离质谱（matrix－assisted laser desorption mass spectrometry，MALDI－MS）　基质辅助激光解吸电离方法是将样品溶解于在所用激光波长下有强吸收的基质中，利用激光脉冲辐射分散在基质中的样品，基质分子能有效地吸收激光的能量，使基质和样品获得能量投射到气相并得到电离，使其解离成离子，并根据 *m/z* 比不同的离子在仪器无场区内飞行和到达检测器时间，即飞行时间的不同而形成质谱。此种质谱技术适用于结构较为复杂、不易气化的大分子如多肽，蛋白质等的研究，可得到分子离子、准分子离子和具有结构信息的碎片离子。

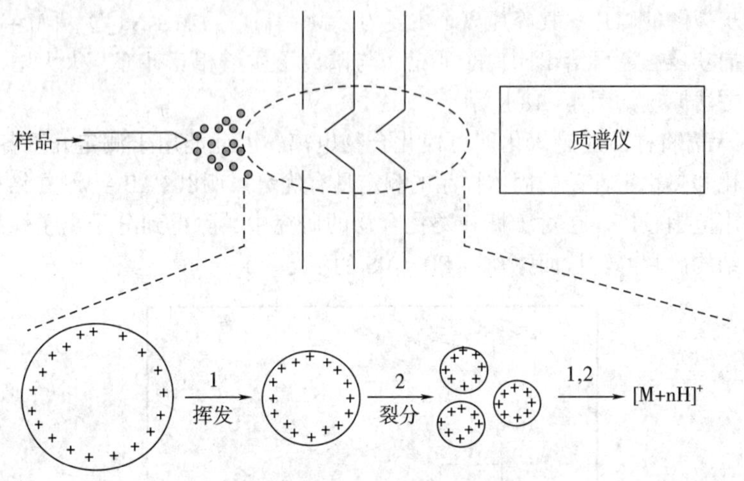

图 4－19　ESI－MS 原理图

7. 串联质谱（tandem MS）　串联质谱可以简单表示为 MS/MS，随着串联级数的增加进而表示为 MSn，其中 n 表示串联级数。这是一种用质谱作质量分离的质谱技术。既可以是空间上串联，也可以是时间上串联。前者以三重四极质谱仪和四极－飞行时间串联质谱仪为代表，后者主要是离子阱质谱仪。它可以研究母离子和子离子的关系，获得裂解过程的信息，用以确定前体离子和产物离子的结构。近年，国内亦有将此技术用于鉴定中药有效部位中的各种成分的化学结构的研究报道。从一级 MS 中得到有效部位中各成分的分子离子，再通过对各个分子离子进行二级至三级质谱分析，从而实现对有效部位中各种成分在未加分离的情况下分别快速鉴定的目的。

五、其他仪器分析方法

（一）旋光光谱

平面偏振光通过含有某些光学活性物质的化合物液体或溶液时，能产生旋光现象，使偏振光的平面向左或向右旋转，这就是手性化合物的“旋光性”，旋转的角度称为旋光度，旋光性的强弱可以用“比旋光度”来表示，即在一定波长与温度下，偏振光透过 1dm 长装满 1g/ml 旋光物质溶液的旋光管时测得的旋光度。旋转的方向有右旋和左旋之分，使偏振光向顺时针方向旋转时为右旋，以“＋”符号表示；使偏振光向逆时针方向旋转时为左旋，以“－”符号表示。通常按以下公式计算：

对固体供试品　$[\alpha]_D^{25} = 100\alpha/lc$

式中，[α] 为比旋光度；D 为钠光谱（589.3nm）的 D 线；t 为测定时的温度，标准温度为 25℃；l 为测定管长度（dm）；α 为测得的旋光度；c 为每 100ml 溶液中含有被测物质的重量（g，按干燥品或无水物计算）。比旋光度表示为 $[\alpha]_D^{25}$，如蔗糖的比旋光度 $[\alpha]_D^{25}$ +66.5°（c 1.0，水溶液）。

化合物的比旋光度和光的波长有关。在紫外及可见光（200～700nm）范围内，用波长 λ 对比旋度 [α] 或摩尔旋光度 [φ] 作图所得曲线即为旋光光谱（optical rotatory dispersion，ORD），其中波长 λ（nm）为横坐标，比旋度 $[\alpha]\times10^{-2}$ 或摩尔旋光度 $[\varphi]\times10^{-2}$ 为纵坐标。ORD 可用于测定天然化合物的结构和构象。

1. 旋光光谱的种类

（1）平坦谱线　分子中虽有不对称碳原子，但无发色团时，所得图谱无峰、谷之分。图4－20分别为胆甾－4－烯、胆甾－5－烯和胆甾－6－烯三种化合物的平坦谱线。其中谱线由长波向短波处上升起者（1）为正性谱线；谱线由长波向短波处下降低者（2，3）为负性谱线。谱形的正负性与旋光值的正负无关。

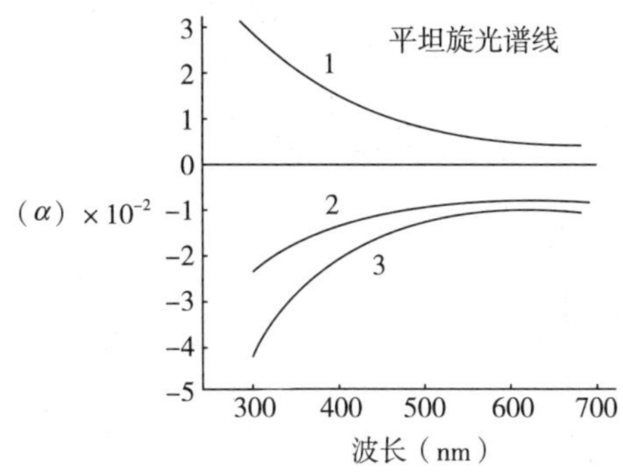

图4－20　平坦谱线

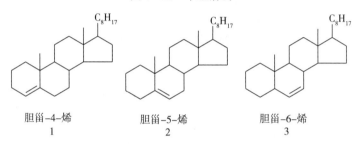

C_8H_{17}　C_8H_{17}　C_8H_{17}

胆甾–4–烯　1　　胆甾–5–烯　2　　胆甾–6–烯　3

（2）单纯Cotton效应谱线　光学活性分子中若还有发色团时，则产生异常的旋光光谱，出现峰和谷，得到所谓Cotton效应谱线。图4－21所示5α－胆甾烷－3－酮（4）及5β－胆甾烷－3－酮（5）ORD谱线中均只见一个峰和谷，称之为单纯Cotton效应谱线。其中，a（amplitude）为振幅，b（breadth）为宽幅。峰在长波部分，谷在短波部分者（4）称为正性Cotton效应谱线。反之，谷在长波部分，峰在短波方向者（5）称为负性Cotton效应谱线。

（3）复合Cotton谱线　ORD谱中出现两个或更多峰和谷时，则称之为复合Cotton效应谱线。见图4－22。

2. 旋光光谱的测定意义　旋光光谱及其Cotton效应谱线特征与分子的立体化学结构（构型、构象）有着重要的关联。以前述4、5两个化合物为例，仅A/B环上C－5构型不同，ORD谱即示有很大的差别。化合物4的ORD谱表现为3－keto－5α－steroid的特征，5则表现3－keto－5β－steroid的特征。又如构型已知的化合物7由A、B两个六元环骈接而成，构象式则有7a及7b两种可能。因7的ORD谱线示与图4－22所示化合物5的旋光谱几乎完全相同，故可推定7的稳定构象式为7a，即似甾体构象式，而非7b。

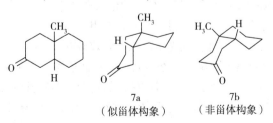

CH_3　O　H　　CH_3　H　O　　H_3C　H　O

7a（似甾体构象）　　7b（非甾体构象）

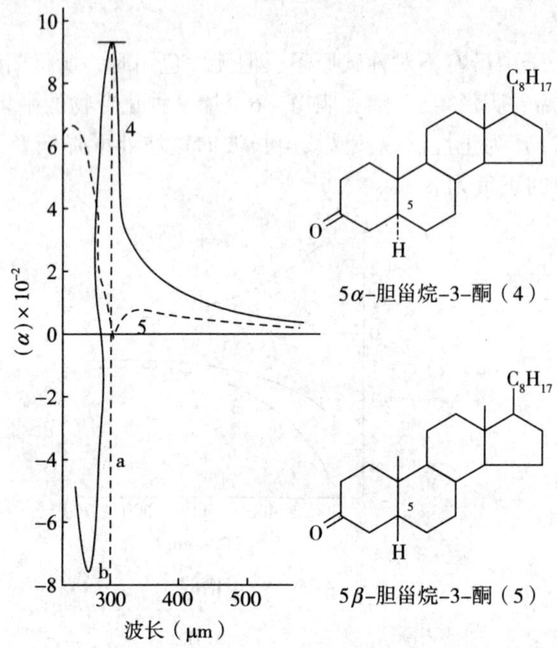

图 4－21　单纯 Cotton 效应谱线

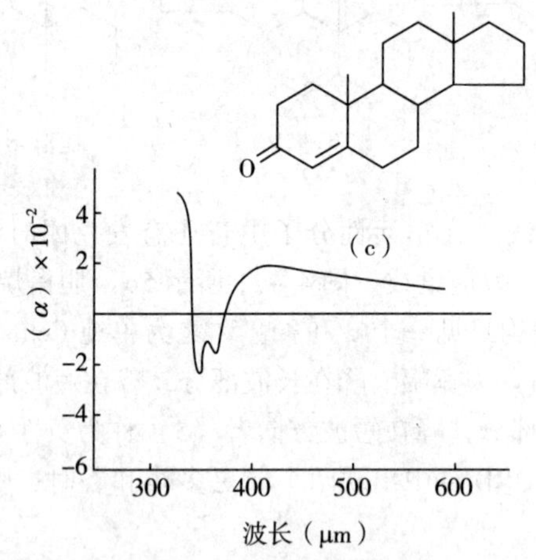

图 4－22　复合 Cotton 效应谱线

以上说明 ORD 谱对推断非对称分子的构型与构象有着重要的意义。方法是找出 ORD 谱的谱形和 Cotton 效应与构型或构象之间的关联，并用立体结构尽可能相似或相反的已知化合物与未知化合物的 ORD 谱作比较，以确定未知化合物的立体结构。其中最著名的是饱和环酮的八区律规则。

3. 八区律规则（octant rule）　羰基具有两个相互垂直的对称平面（图 4－23），故通常不具光学活性。但当存在于非对称分子中时，其对称的电子分布受到分子内不对称因素的干扰，诱发成为一个新的不对称中心，即呈现光学活性，导致 ORD 谱线在 270～310nm 处出现 Cotton 效应。Cotton 效应的符号及谱形取决于羰基所处的不对称环境。故在非对称分子内，不对称中心离羰基越近，则效应越显著。当这些不对称中心的构型、构象发生变化时，Cotton 效应的谱线甚至符号也随之发生明显变化。八区律概括了这种变化的经验规律，对于饱和环酮、尤其环己酮及甾酮的立体化学研究具有重要的意义。

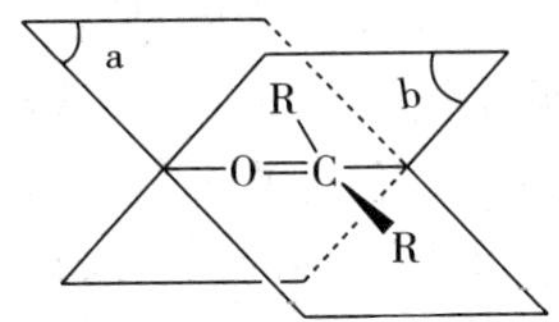

图 4-23 羰基的两个对称面

(二) 圆二色谱 (circular dichroism, CD)

旋光性化合物对组成平面偏振光的左旋圆偏振光和右旋圆偏振光的摩尔吸光系数是不同的，$\varepsilon_L \neq \varepsilon_R$，这种现象称之为圆二色性。两种摩尔吸光系数之差 $\Delta\varepsilon = \varepsilon_L - \varepsilon_R$，随入射偏振光的波长变化而变化。以 $\Delta\varepsilon$ 或有关量为纵坐标，波长为横坐标，得到的图谱称为圆二色谱。由于 $\Delta\varepsilon$ 的绝对值很小，常用摩尔椭圆度 $[\theta]$ 来代替，它与摩尔吸光系数的关系是 $[\theta] = 3300\Delta\varepsilon$

$\Delta\varepsilon$ 可为正值也可为负值，所以圆二色性曲线有正性谱线（向上）和负性谱线（向下）。图 4-24 是紫草素（shikonin Ⅱ）的 CD 谱，在波长 600~400nm、400~325nm、300~240nm 分别给出正性 Cotton 效应，在 325~300nm、240~220nm 分别给出负性 Cotton 效应。自四川密花滇紫草分得的紫草素Ⅱ为 R 构型，自新疆软紫草中分得的化合物Ⅱ′，其 CD 谱线与紫草素Ⅱ恰似镜像，故推断为 S 构型。

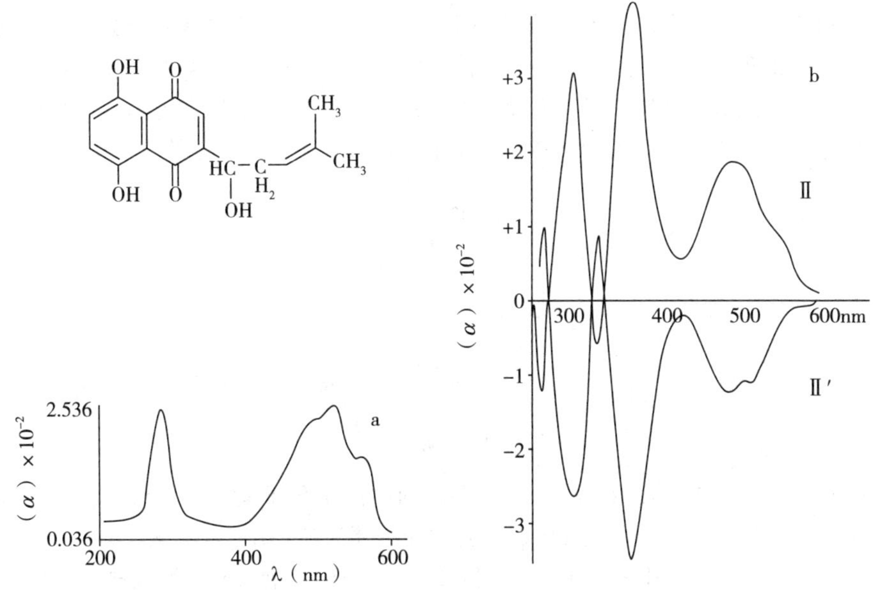

图 4-24 紫草素（shikonin Ⅱ）的 CD 谱（a. UV 谱图 b. CD 谱图）

(三) 晶体 X 射线衍射法

晶体 X 射线衍射法（X-ray diffraction method）是一种很好的测定化合物分子结构的方法。在单晶体分子中的原子是有序重复排列的，当 X 射线照射单晶时，晶体中的原子会对 X-射线产生衍射，由于单晶内原子的有序规则排列，使原子对 X 射线产生的衍射波也必然有一定的规律性。将衍射波用计算机按照一定的程序处理后，可以得到各种原子在分子中的位置，并能够给出化合物的分子结构，同时还能得到分子的各种键长、键角、二面角、构象和绝对构型等结构细节。X射线单晶衍射测定化合物结构是“显示型”，而非“推断型”的技术，这为天然药物有效成分的结构测定提供了强有力的武器。

1. X射线单晶衍射法测定相对构型 传统的X射线单晶衍射法测得的有机化合物的结构均为相对构型。这是因为X射线本身不是手性的，所以它在一般的有机对映体之间不显示出任何差别。图4-25表示的是分子A-B和其对映体B-A的X射线衍射情况。打在A-B的A和B上的射线被衍射，且此衍射波在感光片P处产生一个干扰图（如Ⅰ），如将B和A调换，将仍在P处产生一相同的干扰图（如Ⅱ），因为AP和BP二者之差不变。故一般X射线衍射法只能测定光学活性化合物的相对构型。

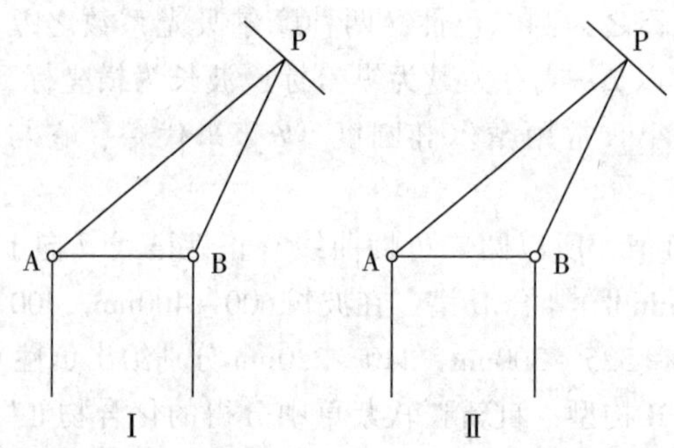

图4-25 分子A-B和其对映体B-A的X射线衍射示意图

文献中报道的绝大多数应用X射线单晶衍射法测定的天然药物有效成分的结构均为相对构型。例如，从中药白花前胡中分得的白花前胡丙素有C-3′和C-4′两个手性碳原子，两个碳原子上均连接有酰氧基结构。以往文献中报道的用^{1}H-NMR法确定这两个手性碳相对构型的方法有些矛盾，故最后应用X射线单晶衍射的方法确证了这两个碳的相对构型。

白花前胡丙素

X射线单晶衍射的结果表明，晶态下的白花前胡丙素分子呈二聚体形式，两个分子具有相同的构象，分子骨架由三个六元环组成，其中两个环为苯骈α-吡喃酮，另一个二氢吡喃环呈半船式构象，连接在二氢吡喃环上C-3′和C-4′上的两个酰氧基呈顺式构型。见图4-26、图4-27。

2. X射线单晶衍射法测定绝对构型 如图4-25所示，如果要测定绝对构型，就要在两个干扰图之间产生差别。如可以在A的衍射过程引入一个位相滞后（phase lag），于是在Ⅰ中，A衍射的已经较慢的射线（较慢是因为AP>BP），还要再因此位相滞后所变慢，两个互相干扰的射线之间的相差应有所增大。但在Ⅱ中，在A引入位相滞后而变慢的射线是原来较快的射线（因为AP<BP），于是两个干扰图必然不再相同，故就有可能相应地确定A-B和B-A的绝对构型。

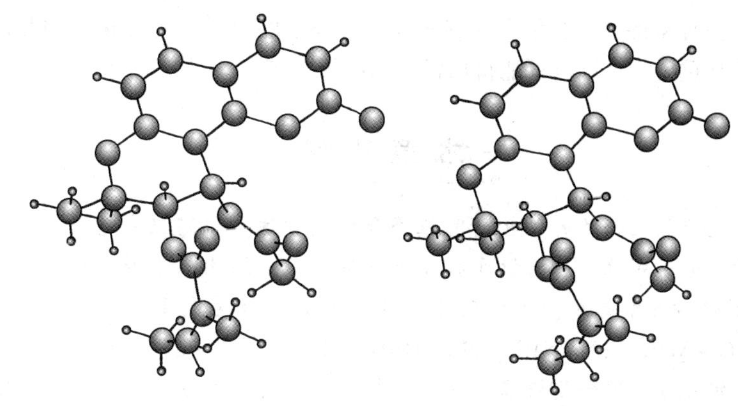

图 4－26　白花前胡丙素 X 射线单晶衍射立体投影图

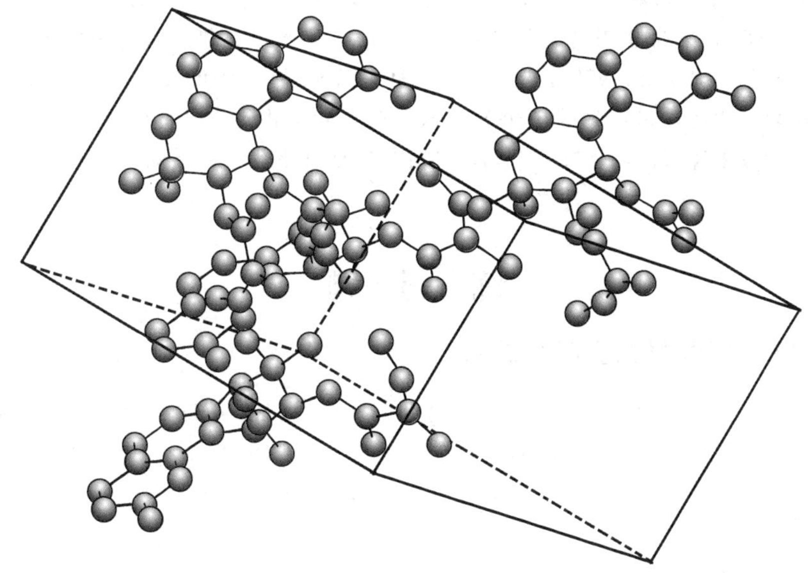

图 4－27　晶胞中白花前胡丙素分子立体示意图

如果使待测定绝对构型的手性分子与一个重原子（A）结合，并采用接近于原子 A 的吸收边缘的波长的 X 射线进行衍射实验。利用在这种选定的条件下，重原子具有较强的反常衍射，即可在 A 的衍射中引入比较显著的位相滞后。在 Bijvoet 的原始工作中，采用了（＋）－酒石酸铷钠盐和锆的 K_{α}X 射线，通过铷原子（A）的反常衍射产生衍射的位相滞后，结果得出（＋）－酒石酸的铷钠盐具有如图 4－28 所示的绝对构型。同样的原理应用于（－）－异亮氨酸溴氢酸盐，应用的 X 射线是铀的 L_{α}射线，结果得出（－）－异亮氨酸是一个 D－构型的氨基酸，而天然的（＋）－异亮氨酸则是 L－构型的氨基酸。

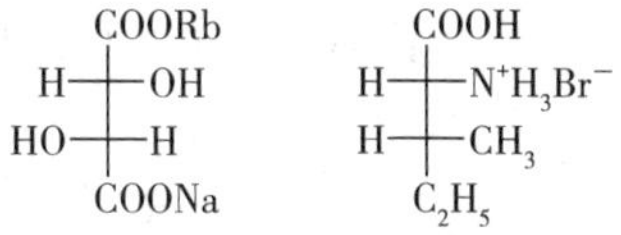

```
     COORb              COOH
  H──┼──OH          H──┼──N⁺H₃Br⁻
 HO──┼──H           H──┼──CH₃
     COONa              C₂H₅
```

图 4－28　（＋）－酒石酸铷钠盐和（－）－异亮氨酸溴氢酸盐的绝对构型

最后值得提出，用 X 射线单晶衍射法测定化合物的结构，只有比较熟练的 X 射线结晶的学者才能胜任，且必需将测定的化合物制备成符合要求的单晶。另外正确的测试参数的设定和条件的选择非常重要，否则也可能得出错误的结果。

本章小结

本章主要介绍天然化合物的结构研究程序和研究方法。研究程序包括纯度测定、理化常数测定、分子量和分子式确定、功能团和分子骨架推定、结构确定等步骤；研究方法包括化学方法（氧化反应、还原反应、水解反应、衍生化反应和脱氢反应等）与波谱方法（UV、IR、$^{1}H-NMR$、$^{13}C-NMR$、2D－NMR、MS、ORD、CD、单晶X－衍射等）。

重点：元素定量分析配合质谱确定分子量与分子式的基本方法，天然化合物不饱和度的求算方法；紫外光谱（UV）、红外光谱（IR）在天然化合物结构研究中的作用；氢核磁共振谱（$^{1}H-NMR$）的化学位移、峰面积、峰的裂分与偶合常数等结构信息在天然化合物结构研究中的作用；常见$^{13}C-NMR$测定技术（宽带去偶谱、偏共振去偶、无畸变极化转移技术等）在天然化合物结构研究中的应用；2D－NMR（$^{1}H-^{1}H$ COSY、NOESY、HMQC、HMBC）在天然化合物结构研究中的应用；质谱（MS）在天然化合物结构研究中的应用。

难点：$^{1}H-NMR$谱、$^{13}C-NMR$谱、2D－NMR谱的图谱解析；质谱（MS）的裂解规律与碎片归属。

练习题

一、写出下列缩略词的中文意思

1. FAB－MS　2. NOE　3. NMR　4. HR－MS　5. HMBC
6. HMQC　7. $^{1}H-^{1}H$ COSY　8. ORD　9. CD

二、选择题

（一）单项选择题

1. IR光谱中羰基的吸收峰波数范围是（　　）cm^{-1}
   A. 3000～3400　B. 2800～3000　C. 2500～2800　D. 1650～1900
2. 确定化合物的分子式和相对分子量可用（　　）
   A. UV　B. IR　C. MS　D. NMR
3. ^{1}H核与其直接相连的^{13}C的关联谱是（　　）
   A. MS　B. HMBC　C. DEPT　D. HMQC
4. 用于确定手性化合物构型与构象的是（　　）
   A. CD　B. UV　C. IR　D. NMR
5. 选择照射一种质子使其饱和，使与其邻近质子的信号增强的是（　　）
   A. 质子宽带去偶　B. 偏共振去偶
   C. NOE　D. $^{1}H-^{1}H$ COSY
6. 结构式测定一般不用下列哪种方法（　　）
   A. 紫外光谱　B. 红外光谱　C. 可见光谱　D. 核磁共振光谱
7. 用核磁共振氢谱确定化合物结构不能给出的信息是（　　）

A. 分子式　　B. 氢的数目　　C. 氢的位置　　D. 氢的化学位移

（二）多项选择题

1. 分子式的测定可采用下列方法（　　）

A. 元素定量分析配合分子量测定　　B. UV 法
C. 同位素丰度比法　　D. HR－MS 法
E. ^{13}C－NMR 法

2. 天然药物化学成分结构研究采用的主要方法有（　　）

A. HPLC　　B. MS　　C. GC　　D. UV　　E. NMR

3. 确定化合物结构的方法包括（　　）

A. 纯度确定　　B. 物理常数测定　　C. ORD
D. X－单晶衍射　　E. 四大波谱信息

4. MS 可推测化合物分子的哪些信息（　　）

A. 分子量　　B. 官能团　　C. 分子式　　D. 结构式　　E. 分子构象

5. 依据其离子源不同，可将 MS 分为（　　）

A. 电子轰击电离　　B. 加热电离　　C. 酸碱电离
D. 场解析电离　　E. 快速原子轰击电离

6. ^{1}H－NMR 可推测化合物分子的哪些信息（　　）

A. 分子量
B. 分子中氢核的类型、数目
C. 分子中氢与相邻质子的相关关系
D. 判断是否存在共轭体系
E. 取代基的位置与数目

三、鉴别题

1. 用 IR 方法鉴别以下三个化合物

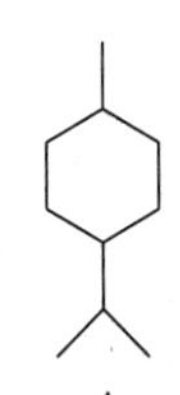

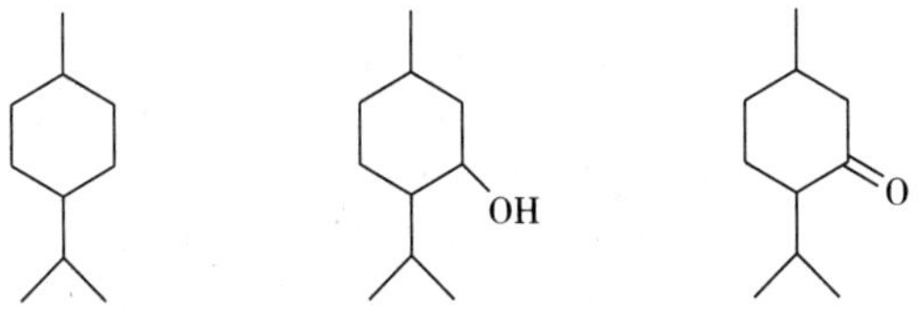

A

OH

B

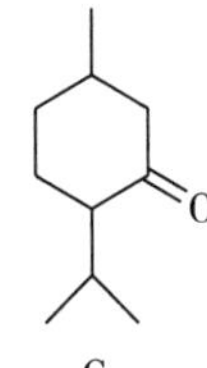

C

2. 用^{1}H－NMR 法鉴别下列化合物

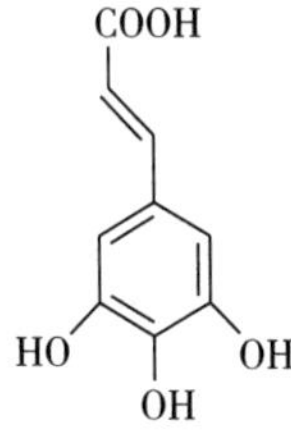

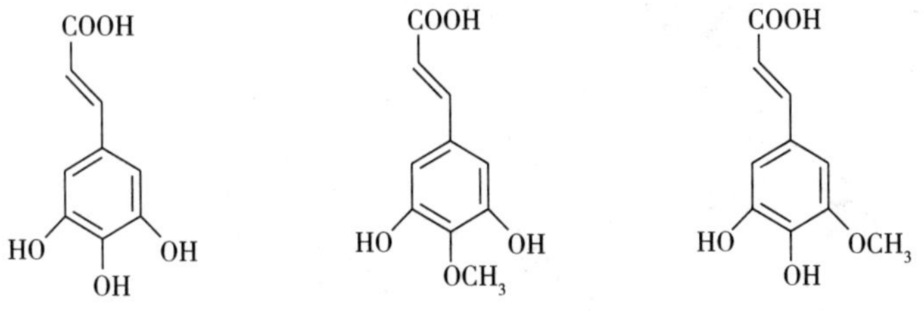

A

COOH
HO　OH
OCH_3

B

COOH
HO　OCH_3
OH

C

3. 用 UV 法鉴别下列化合物

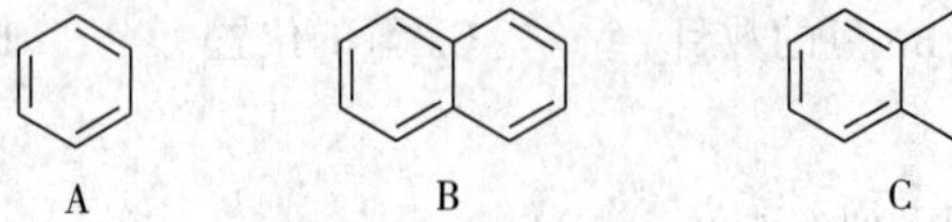

四、简答题

1. NMR 谱中化学位移是如何产生的？
2. 根据离子源的不同，可以把 MS 分为哪些类型？
3. DEPT 谱中如何区分甲基、亚甲基与次甲基？

五、问答题

1. 二维核磁共振谱（2D－NMR 谱）在天然药物化学成分研究中的作用是什么？
2. 试述波谱技术在天然药物化学成分结构研究中的作用

（刘荣华）

第五章　天然药物研究与开发

学习导引

1. **掌握**　天然药物中原生和前体生物活性成分的研究方法。

2. **熟悉**　国际国内天然药物的发展史及现状；天然药物发现的主要途径（包括最新途径）与未来趋势。

3. **了解**　天然药物新药开发的一般模式；天然药物研究的注意事项；生大黄、桑白皮、青蒿素、喜树碱和鬼臼毒素等典型天然药物研究开发实例；当前天然药物研究中所采用的新技术。

第一节　概　　述

一、天然药物的发展

天然药物是药物的一个重要组成部分，亦是创新药物的不竭之源。在远古时期，黄河、尼罗河、底格里斯－幼发拉底河和印度河等四大流域文化发达地区的人民就开始从自然界（主要是植物）寻找天然药物（natural medicines）来缓解疾病所带来的痛苦，并一代代流传下来。在发明合成药物（synthetic medicines）之前，天然药物（尤其是植物药或草药）是唯一用来治疗人类疾病的药物，即使到今天世界上不少地区仍在使用。

在古代，天然药物的发现更多的是基于尝试和经验，逐步发现天然药物的用途。这个时期，天然药物仅凭经验应用，多为复方，对其活性成分和作用机制均不明确。直至19世纪初，随着科学的发展，人们发现天然药物的药效作用源于其中特定的化学物质，并进行了深入的研究。如1806年，年轻的德国药剂师Friedrich Sertürner从鸦片（opium）中提取得到一白色粉末，因其具有梦境一般的镇痛效果，后以希腊神话中的梦境与睡眠之神——摩耳甫斯（Morpheus）的名字将其命名为吗啡（morphine）。吗啡的发现开创了人类从天然药物中寻找药用活性单体成分的先河，掀起了从药用植物中提取生物活性物质的研究热潮，也是天然药物化学初级阶段开始形成的标志。此后，又陆续发现吐根碱（emetine，1816年），奎宁（quinine，1820年），秋水仙碱（colchicine，1820年），阿托品（atropine，1831年），可卡因（cocaine，1860年），毒扁豆碱（physostigmine，1864年），麻黄碱（ephedrine，1887年）等，从此天然药物的发展进入了一个新的阶段。其中，许多化合物作为药品一直沿用至今（如吗啡、麻黄碱）或成为现代合成药物的先导化合物（如可卡因）。但是，由于受到当时分离技术和结构鉴定技术的限制，天然药物的研究进展相当缓慢，表现在研究对象主要集中于酸性或碱性等易于处理的植物成分上。

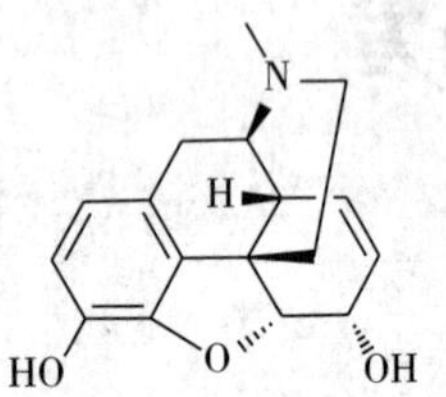

吗啡 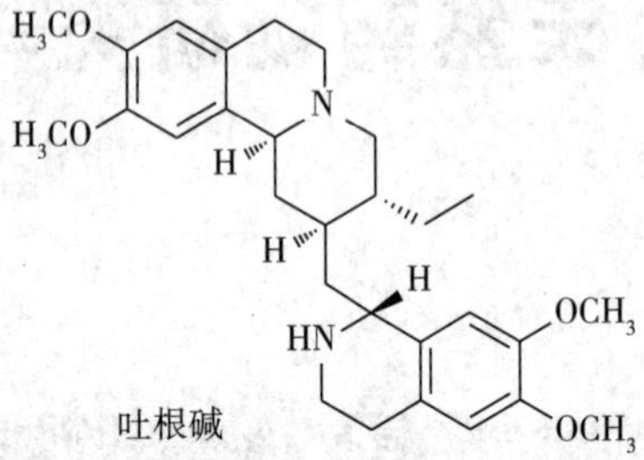　　吐根碱 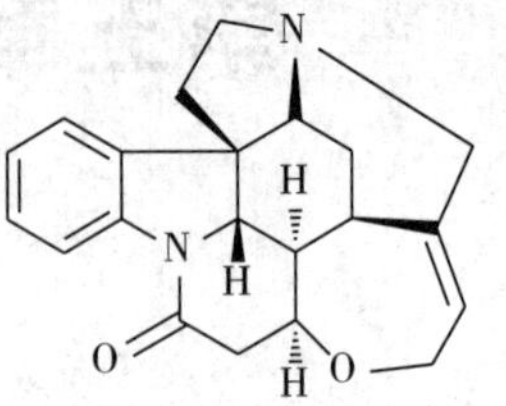　　士的宁

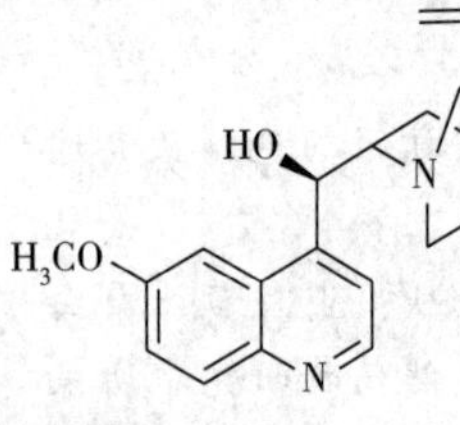

奎宁 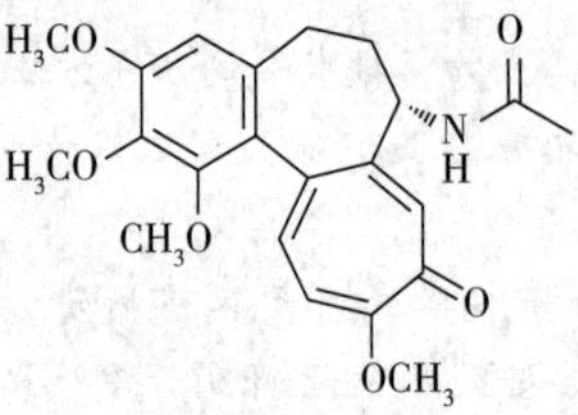　　秋水仙碱 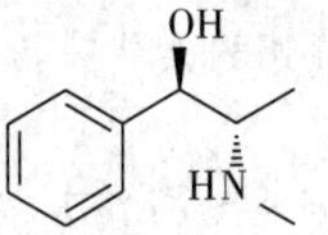　　麻黄素 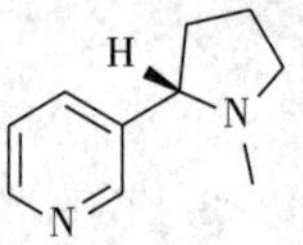　　尼古丁

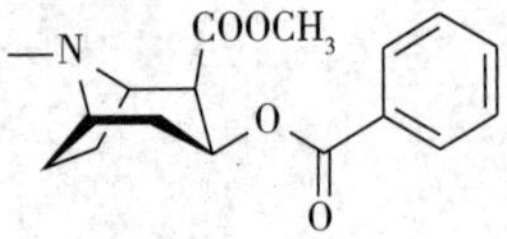

可卡因 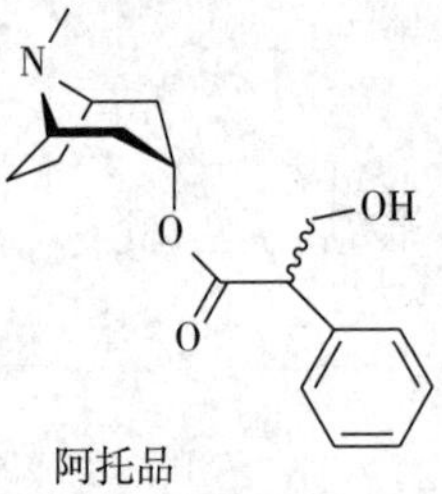　　阿托品 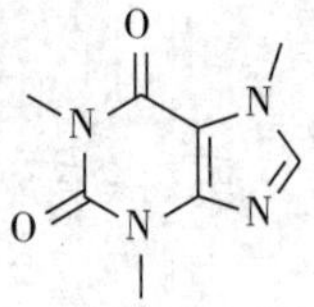　　咖啡因 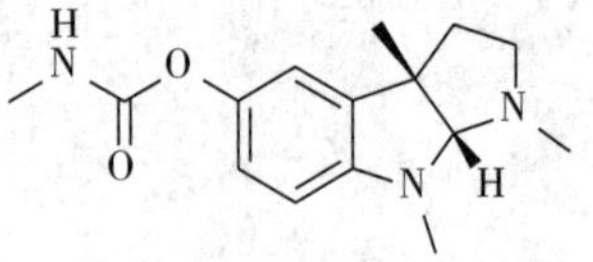　　毒扁豆碱

随着现代分离分析技术的发展，通过与分子生物学、代谢组学、蛋白组学、基因组学、组合化学等前沿学科紧密结合、协同研究，现代天然药物关注更多的是基于生物活性和作用机制指导的天然产物的分离和结构鉴定、合理药物设计的结构修饰和类似物的合成，以及天然药物代谢途径的研究。如 1952 年从印度民间作为解热药、蛇药的蛇根木 *Rauvolfia serpentina* 中发现具有较高治疗指数的降血压药利血平（reserpine）。该化合物的全合成于 1958 年由美国有机化学家伍德沃德（Robert B. Woodward，1917 ~ 1979）完成，成为有机合成发展史上的一座里程碑。伍德沃德也因其在合成复杂有机分子方面的贡献成为 1965 年诺贝尔化学奖的得主。再如，被誉为 20 世纪 90 年代国际上抗肿瘤药三大成就之一的紫杉醇（taxol）是 1969 年从太平洋红豆杉（*Taxus brevifolia*）中分离得到，1971 年确定了其化学结构，1979 年发现其抗癌的独特机制（稳定微管），1992 年通过 FDA 批准，于 1993 年由 BMS（Bristol - Myers Squibb）公司投入药物市场。

二、国际和国内天然药物研发现状

随着生命科学的发展，从天然药物中发现新药正面临着其他药物发现方式（如合成药物和生物制品）的激烈竞争。药物发现是一个包括化学、药理学、毒理学、分子生物学以及临床科学等学科交叉、复杂的系统工程。过去天然药物为制药工业提供许多药物或先导化合物，在药物发现策略中处于主要地位。但在20世纪八九十年代，由于受高通量筛选（high through－put screening，HTS）和组合化学（combinational chemistry）的影响，天然药物的研究一度进入低谷。遗憾的是，组合化学的最终表现是令人失望的，不仅期待中的先导化合物没有出现，而且活性化合物的发现数量在2001年甚至跌到了近20年来的最低点，制药工业因此经受了严重的挫折。基于此，加上天然产物本身具有结构多样性的优势以及近年来提取分离和结构鉴定新技术的快速发展，大大提高了天然药物的研发速度和竞争力。各大制药公司也重新开始重视从天然产物中筛选先导化合物（lead compounds），认为天然产物仍然是开发新药特别是发现新的药物先导化合物的最重要源泉。现在组合化学应用焦点集中在先导化合物的优化方面，但是在某些治疗领域，如抗感染、免疫抑制、肿瘤及代谢疾病，仍然很难从合成药物库中得到先导化合物，而天然产物在这些治疗领域却具有独特的吸引力，依然是一种很好的选择。美国国家癌症研究所（NCI）的Newman和Cragg等分析了1981～2010年间上市药物，发现天然产物及其衍生物占有重要地位（图5－1），特别是在抗肿瘤、抗菌药物领域，天然产物及其衍生物所占份额均高达50%以上。

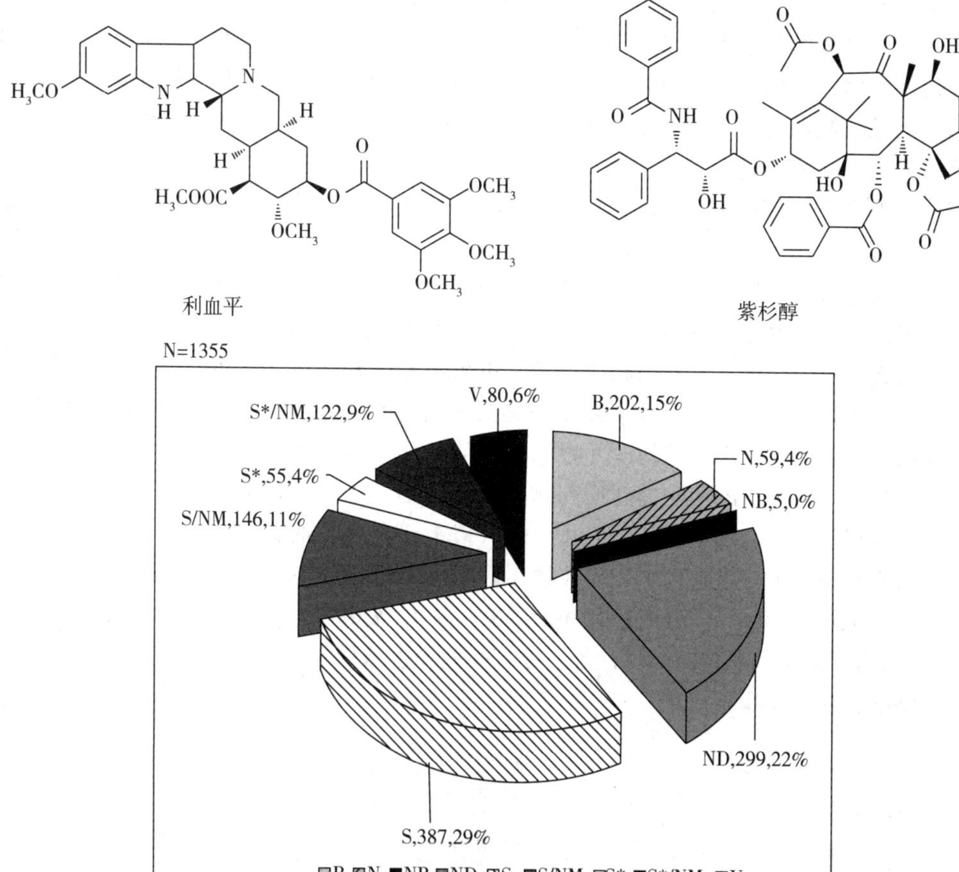

图5－1 1981～2010年所有小分子新化学实体

（注：N表示天然产物；ND表示来源于天然产物的半合成药物；S表示全合成药物；S*表示以天然产物为先导的全合成药物）

有人认为，由于天然药物研究很难跟上其他药物发现技术的步伐，因而在先导化合物的发现中不再具有竞争力。事实上，在过去40年里，中国上市的100多种新化合物药物中，属于中草药成分的药占50%，其余还有一部分是属于中草药有效成分的衍生物。2001~2003年，在美国、欧洲和日本等重要市场有15个天然药物源的药物（如蒿乙醚、加兰他敏、氨柔比星、达托霉素等）上市，另有15个处于Ⅲ期临床阶段（如海洋抗肿瘤药物 Ecteinascidin 743 等）。随着筛选技术、分离纯化及结构鉴定技术的进步，与合成化合物筛选先导化合物相比较，天然化合物越来越具有竞争力。因此，从天然产物中寻找新药或先导化合物的研究仍旧是当前国内外创制新药的重要研究方向和非常活跃的研究领域。

随着多学科的相互渗透与交叉，天然产物研究与生物学研究越来越密切，天然药物研究的对象也日益扩大。在过去的100多年间，天然产物化学研究的对象主要是陆生植物资源。近20年来随着陆生资源的大幅减少、人口数量的迅速增加和科技水平的飞速发展，人类面临的可持续发展与资源匮乏、环境恶化之间的矛盾日益突出，天然产物研究的对象从传统的陆生动植物逐渐向海洋动植物、无脊椎动物、微生物等发展，并且从近海生物向极地海洋生物延伸，研究范围也从萜类、生物碱、甾体类等传统类型化合物向结构更为复杂的聚醚类、大环内酯类、前列腺素类、超级碳链化合物以及生物活性内源性物质如多糖、多肽等延伸。海洋特殊的生态环境下孕育的天然产物独具的奇特而多元化的化学结构，而这是陆生天然产物所无法比拟的，其复杂程度甚至远远超出了科学家们的想象，这些丰富多彩的海洋次生代谢产物具有抗真菌、抗病毒、止血、抗凝血、抗肿瘤等多种药理活性，已经成为研制开发新药的基础。海洋天然药物也已成为天然药物研究中最为活跃的分支之一。

在现代天然药物研究与开发方面，我国有着明显的资源优势和研究基础。我国天然药物资源极其丰富，兼具生物学多样性和化学多样性的特点，且目前绝大多数尚未进行深入研究，为研发创新天然药物提供了丰富的物质资源。更为重要的是，中草药防病治病在我国已有数千年的历史，积累的经验是任何国家都无法比拟的。从天然药物中寻找针对人类疾病药物靶点的有效成分，解析和鉴定其结构，并根据它们的结构进行改造、合成一系列衍生物来进行构效关系的探讨，从中找出相应的新型药物先导化合物，是当前我国创新药物研发的一个重要方向和主要特色之一。我国新药研发中，90%以上研究成功的新药与天然药物有关。最为典型的成就为利用我国自己特色中药和植物药研制出来的特有新药，如青蒿素（artemisinin）、三尖杉酯碱（harringtonine）、山莨菪碱（anisodamine）、天麻素（gastrodin）、高乌头碱（hypaconitine）和石杉碱甲（huperzine A）等。也有一些经过结构修饰和改造而生产的新药，如抗痫灵、常咯啉和联苯双酯等。

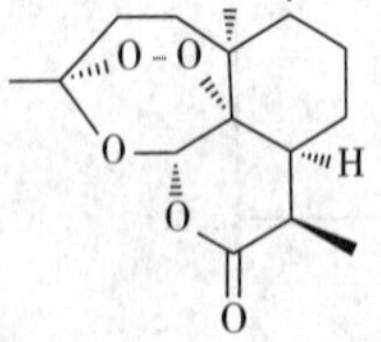

青蒿素

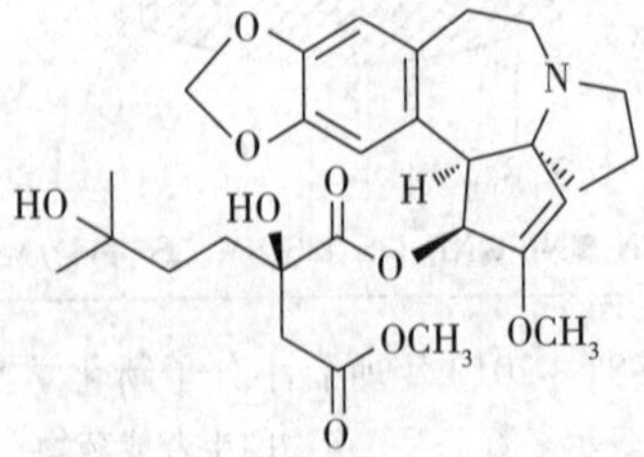

三尖杉酯碱

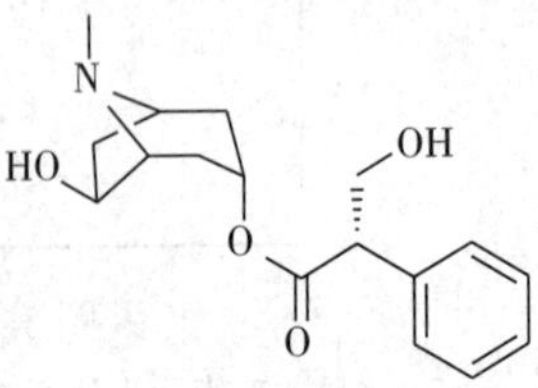

山莨菪碱

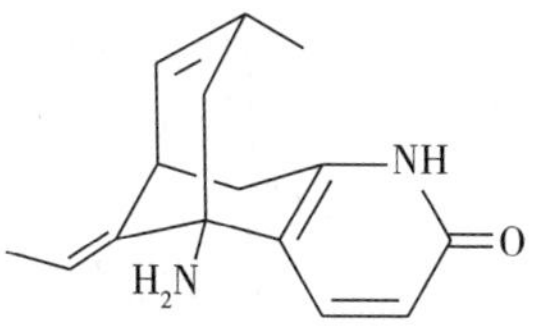

石杉碱甲 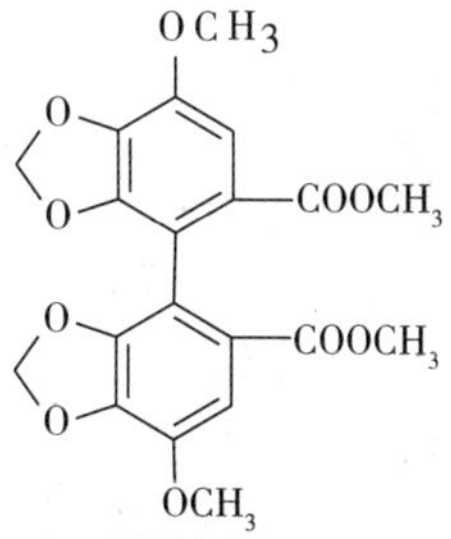　　联苯双酯 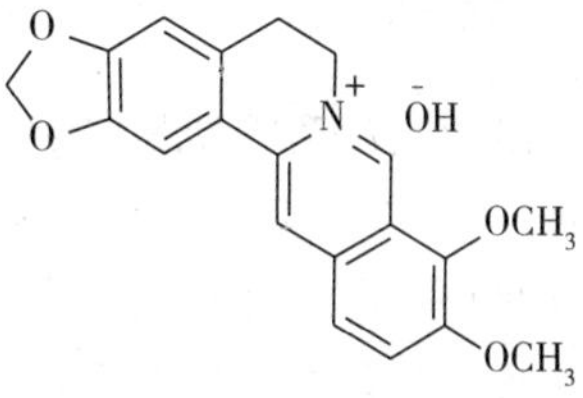　　黄连素（小檗碱）

近几十年来，尤其是1977年后恢复高考招生以来，已先后培养出几代专业技术人员。随着我国国力增强，广泛引进了一大批现代分离分析设备、新材料和新技术，同时对外技术交流进一步扩大，出国留学和进修频繁，高水平学者自海外归来，专业人员科研能力得到长足进步。最近十年，我国天然药物研究的深度和广度日益增强，研究步伐大大加快，目前研究水平（尤其天然产物化学的研究水平）已基本达到发达国家的水平。我们有理由相信，我国日益精进的天然药物研究将会为人类的保健事业做出更大的贡献。

第二节　天然药物的研究方法和开发程序

一、天然药物研究和开发一般步骤

从天然药物或中药中开发新药有多种方式，归纳起来主要有如下三种。

1. 复方中药的开发　在不明确有效成分的基础上，将临床疗效明确的古方、验方开发成新的复方中药，主要有两种途径：①经药效学研究，开发成新的配伍复方中药；②将老药改变剂型（如有口服液改成片剂、注射剂等）或增加适应证。采用这种形式开发的新药虽然有效成分不明确，药品的质量控制难度较大，但它具有生产工艺较简单、成本较低、比较符合我国国情等特点。

2. 有效部位的开发　在基本搞清了有效成分和有效部位的基础上，利用现代药效学研究方法，对中药有效部位进行研究，进而将其开发成新药。如目前临床上广泛使用的地奥心血康、丹参滴丸、银杏宁、血脂康等。因有效成分已明确或基本明确，故采用这种方法开发的新药具有药品的均一性较易控制、临床疗效稳定、质量易于保证等特点。

3. 活性单体的开发　通过加强天然产物活性成分的研究，从中发现有药用价值的活性单体或潜在药用价值的活性单体及先导化合物（有一定的生物活性，但因其活性不够显著或毒副作用较大无法将其开发成新药的具有潜在药用价值的化合物成为先导化合物），经进一步研究寻找创新新药。如麻黄碱（ephedrine）、小檗碱（berberine）、长春新碱（vincristine）和紫杉醇（taxol）等均是直接从天然药物中开发出来的新药，而蒿甲醚（artemether）、普鲁卡因（procaine）和依托泊苷（etoposide）等则都是通过经天然先导化合物构效关系的研究和结构修饰开发出来的新药。

从天然药物或中药中开发创新药物成功与否的关键是能否从中分离得到有药用价值或潜在药用价值的活性化合物。没有新结构、新活性的化合物，创新药物的研究开发就成了无源之水、无本之木。根据国际上开发新药的成熟经验，结合我国国情，从中药或天然药物活性成分中开发一类新药的研发过程如图5－2。

知识链接

我国天然药物新药注册分类 根据我国国家食品药品监督管理局《药品注册管理办法》，中药、天然药物的注册分为9类：①未在国内上市销售的从植物、动物、矿物等物质中提取的有效成分及其制剂；②新发现的药材及其制剂；③新的中药材代用品；④药材新的药用部位及其制剂；⑤未在国内上市销售的从植物、动物、矿物等物质中提取的有效部位及其制剂；⑥未在国内上市销售的中药、天然药物复方制剂；⑦改变国内已上市销售中药、天然药物给药途径的制剂；⑧改变国内已上市销售中药、天然药物剂型的制剂；⑨仿制药。其中，注册分类1~6的品种为新药，注册分类7，8按新药申请程序申报。

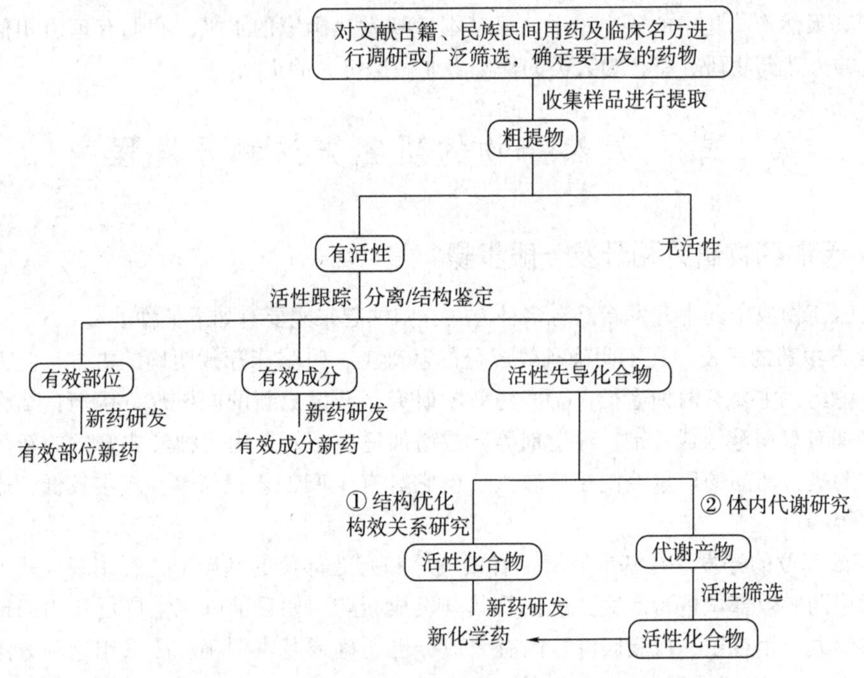

图5－2 天然活性成分研究与新药发现的一般过程

（一）天然药物及中药中原生生物活性成分的研究

1. 选定天然药物 根据医学典籍记载或民间经验或临床观察或文献调研，来选定研究对象，收集原料进行药效学评价，以便再次确认该药的开发价值和在有效部位或活性部位寻找所使用的活性测试模型或指标。

2. 确定有效部位 根据原料药中化学成分的性质将其粗分成几个部分，按等剂量不等强度的原则对每部分均进行活性测试，确定有效部位。最常用的粗分方法是将其中的化学成分按极性不同分成几部分，如粗提物依次用石油醚、三氯甲烷、乙酸乙酯、正丁醇等萃取。当然也可根据其中化学成分的不同类型采用不同的粗分方法。

3. 分离追踪活性成分 采用各种色谱技术和其他方法对活性部位进行分离，每次分离所得组分均需经过活性测试（由于所得量均较少，常采用体外活性测试方法），对于无效的组分

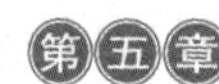

常弃去不再研究，只研究那些有效或有活性的组分，直到追踪到活性单体成分。

4. 确定化学结构 根据理化性质和波谱数据等方法确定单体的化学结构，对已明确化学结构的单体进行活性评价。

5. 进行结构修饰 对有开发价值的化合物进行结构修饰和构效关系研究，进而将其开发成创新药物。

6. 后续的成药性研究还包括 ①进行药效试验、毒性试验（包括急性毒性试验、长期毒性试验、特殊毒性试验，即致畸、致癌、致突变、依赖性等试验）和药代动力学试验；②进行原料保障供应研究，包括资源调查、栽培研究、组织培养和人工合成；③进行制剂工业化研究，即处方及工艺研究、临床及生产用药品质量研究、原料及制剂稳定性研究和生物利用度或溶出度试验；④在取得相当的成果后，向国家食品药品监督管理局申报临床研究，通过临床试验包括Ⅰ期（起始期）和Ⅱ期（对照治疗试验期）及Ⅲ期（安全性考察期）临床试验后，才可能获准上市。

（二）天然药物及中药中前体活性成分的研究

有些天然药物中的化学成分本身并无生物活性，但经体内代谢后所产生的代谢产物具有很强的生物活性，这实际上也是其有效成分。如中药秦皮具有清热利湿的作用，在临床上用于治疗痢疾效果良好，其中的主要成分秦皮素并无抗菌活性，但经在体内代谢成3,4-二羟基苯丙酸后，其抗菌作用优于氯霉素。

对于天然药物中这类生物活性成分的研究，常采用体内代谢的方法进行（图5-3），即将天然药物（动植物原材料或其含有的某种成分均可）喂食动物后，分别收集动物的粪便、尿、胆汁，然后采用各种提取分离方法分离其中的代谢产物，并运用其理化性质和波谱数据确定化学结构，在结构确定的情况下进行生物活性评价，并对具有开发价值的化合物同上法进行进一步开发。

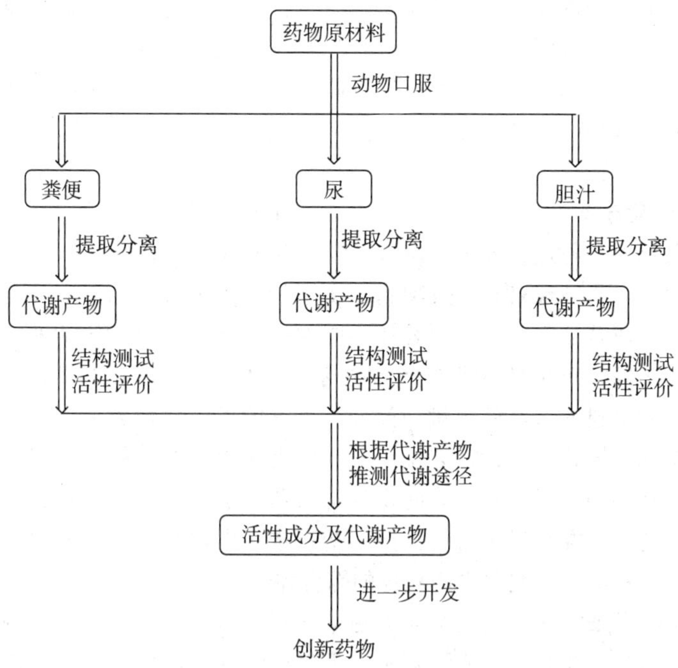

图5-3 天然药物及中药中前体活性成分的研究流程

总之，一类新药开发是个非常复杂的高技术密集型系统工程，涉及化学、药理、制剂、临床医学、毒理等多个学科领域。根据经验，大约平均合成与筛选 1 万个化合物才可能有希望研制成功一个一类创新药物上市，故成功率低、难度较大。周期至少 10～12 年，投资在 10 亿美元以上。然而，中药或天然药物因有千百年临床实践经验积累，从中开发一类新药成功率较高，可能会缩短一些过程和节省相关费用。最近几年，美国 FDA 已批准两种“植物药”上市：Veregen（2012）系茶叶组分（茶多酚），用于治疗疱疹（外用）；Crofelemer（2014）系巴豆树皮组分，用于治疗腹泻。

二、天然药物研究中的注意事项

1. 加强原始创新研究 近二十年我国一类创新中药研制发展速度较快，如在 2001～2002 年申报一类中药新药就有 10 余项。在一类新药的研究过程中普遍存在的主要问题是基础研究薄弱，而中药基础研究相对薄弱是影响创新中药研究与开发的重要因素。资料显示，有些只是单纯为了申报新药而申报，仅根据原药效学指南进行简单的药效学评价，缺乏结合药物特点进行主动性研究和探索的意识，缺乏对机制研究的重视。深入研究中药的作用机理，不仅对于阐明受试药物的作用特点具有重要意义，而且对于进一步提升中药价值、发展创新中药具有重要的指导作用。我国是传统中药资源大国，尽管近几年启动了中医药基础研究、中药现代化研究和重大新药创制专项等若干项国家级研究计划，但与支撑化学药物研究与开发的基础研究相比，目前中医药基础研究仍处于相对滞后的状态。加强对中药成分分离和活性筛选研究，发现具有显著活性的化合物单体或先导化合物具有重要意义。

2. 重视应用研究 一些研究者只是单纯进行化学研究，满足于发现一些新化合物发表文章，对活性研究不够重视或拘于活性筛选条件限制。较少有人进行活性成分研究。为了能够发现新的化合物或新的结构，一些人对有临床多年经验积累的中药或民间药兴趣不大，宁可去研究寻找那些新的植物资源，而不管其是否有活性或是否有临床经验。而有的对活性成分研究的思路和方法不当，所谓“活性成分研究”，多半只是将分离得到的化合物在测定结构之后，再送至有关活性筛选部分进行活性筛选，收效甚微。较少有人采用活性指导下的导向分离（Bioactivity－guided isolation）方法，因此那些含量甚微、又难于分离的活性成分在分离途中可能丢失。

3. 注重学科交流与合作 创新药物的研发是一个高技术、高风险、高回报、知识密集型的系统工程，涉及化学、药理、制剂、临床药学、毒理等多学科领域，研发过程需要多学科相互配合、联合攻关。我国现有的研发项目，多不是以一个有机的研究整体进行的，而是以委托研究的方式，分成若干部分，分别委托不同的研究单位完成。化学家与生物学家相互脱节，生物学家尽管不断宣布在身体机能、细胞或基因调控方面有新的发现，但未能投入实际应用，未能在此基础上建立起新的灵敏、简便、可靠的可供化学家使用的活性筛选体系。学科之间缺乏信息沟通，导致某些设计多学科的问题无法得到有效解决。如用于心脑血管的药物，药代结果表明在心脑中无分布，对此现象不与药效学研究密切合作，拿不出合理的分析结果；又如药代动力学研究常对水溶性低或不溶于水、生物利用度很低的口服药物不进行深入研究和寻找解决办法等，这些对中药新药的综合评价均造成较大影响。

4. 合理选择活性测试方法 建立特异性强、灵敏度高、靶点明确的体内外筛选模型是从天然产物中寻找新药先导化合物的重要环节。天然产物的活性成分研究过程中常出现如下问题：一是药物在整体动物实验有效，而在体外实验或单体则效果明显下降。除了该药物可能是前体药物外，另一原因可能是在体外实验中，在限定的条件和已知的模型上，由于药物或其单体并非主要影响这一靶点，而是作用在其他靶点上导致作用不强。如有些抗糖尿病药物，体内作用明显，但它们对糖代谢和胰岛素分泌均无影响，而是影响肠道内的葡萄糖苷酶而延缓了对葡萄糖的吸收。

常用的活性测试方法有整体动物、动物的器官、组织、酶、受体以及药物对体内某些生物活性物质的抑制或促进等。无疑采用整体动物进行实验的结果与临床疗效更为相近，但所需实验费用很大、现象复杂、时间长，动物个体差异以及病理模型难于建立，加之天然活性单体成分往往含量较低等原因，实际上用其指导活性追踪分离难以做到。最好的办法是寻找活性部位时用整体动物实验，追踪分离成分选用体外方法。理想的体外活性测试方法应该是具有简易、快速、方便、抗干扰性强、假阳性和假阴性均较低、临床相关性强等优点，但在实际工作中理想的活性测试方法往往很难找到，只有综合分析考虑，根据实际情况、条件以及研究开发的课题选择较理想的活性测试方法。同时也要根据实践工作经验的积累和科学技术的发展，利用最新天然产物化学技术和化学生物学（正向、反向）技术，改进现有的甚至建立新的活性测试方法。由于一个药物疗效的发挥并不只取决于它与药物靶点的作用强弱，还与它的吸收、分布、代谢、排泄、到达靶点的浓度及持续时间、体内对外来影响的综合平衡能力等有关，所以体外活性测试方法所得结果与药物在体内实际作用并不平行。即使是动物整体实验，由于种族的差异以及病理模型与临床上的实际病症并不完全一样，所以也存在动物实验与临床疗效不平行的问题，故在实践工作中应予以注意。

5. 确保供试材料具有活性 确保供试材料具有活性是能够追踪到活性化合物的前提。在活性追踪分离之前一定要采用体内、体外多种方法、多个指标对实验材料进行活性测试，其目的是再次确证实验材料的活性，确定有无进一步研究的价值；再者为选择活性追踪分离所用的活性测试方法提供依据。图5－4的流程是美国国立癌症研究所（NCI）用于筛选确认植物或动物粗提物抗肿瘤活性的改进方案，通过该方案确认的实验材料至少有以下三个优点：

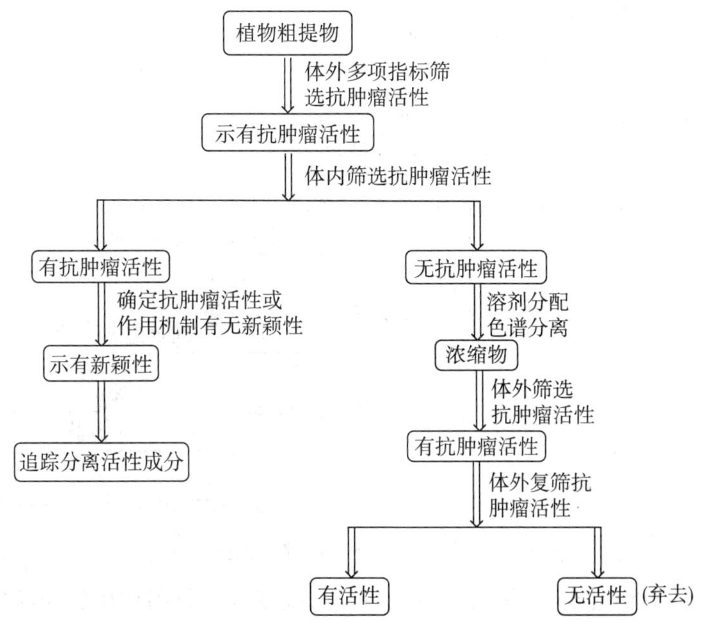

图5－4　NCI用于筛选植物粗提物抗肿瘤活性的流程

①不会导致丢失活性低或含量少的化合物；②增加了分离出新化合物的机会；③有可能分离到具有不同作用机制或新的作用机制的化合物。

由于植物原材料中所含的化学成分及活性成分与产地、采收季节、气候、品种及放置时间等有关，为了保证所用实验材料质量的稳定性，在正式开始活性追踪分离之前，最好要一次性采集或购买到所需的实验材料，并经简易的方法再次确认活性和一次性提取完毕，将提取物置于冰箱中保存。

6. 追踪分离活性最强成分 在分离过程中要按"等剂量不同强度原则"对每一阶段所得组分进行活性定量评估，并与母体进行比较，追踪分离活性最强的组分。通常如遇母体比较所得几个组分活性强弱参差不齐，则说明活性分离与物质分离平行，预示可能获得拮抗作用的物质；如果某个组分活性显著增强，则说明在分离过程中可能除去了某种具有拮抗作用的物质；如果所得各组分活性均明显减弱，即使将其合并，其活性与母体相比也大大减弱，则提示活性成分可能发生分解、破坏或产生了不可逆吸附；如果所得各组分分别测试其活性虽然明显降低，但将其合并后其活性与母体相当，则提示是活性成分被分散或该药中的成分存在明显的协同作用（相加或相乘），故分离后反而导致活性的减弱或消失。

三、天然药物研究开发实例

1. 天然药物及中药中原生生物活性成分研究实例

生大黄泻下活性成分的研究 中药大黄是蓼科植物掌叶大黄（*Rheum palmatum* L.）、唐古特大黄（*R. tanguticum*）或药用大黄（*R. officinale*）的干燥根及其根茎，具有泻下通肠、凉血解毒、逐瘀通经之功效。根据炮制方法不同，大黄又可分为生大黄、酒大黄、熟大黄和大黄炭四种。其中，生大黄在临床上用于术前清肠和治疗便秘有很好的效果。为了研究生大黄的泻下活性成分，利用活性追踪方法，首先对大黄化学成分进行粗分，利用化合物极性不同依次用正己烷、三氯甲烷、丙酮、乙醇、水提取，得到成分不同的提取物（图5-5）。

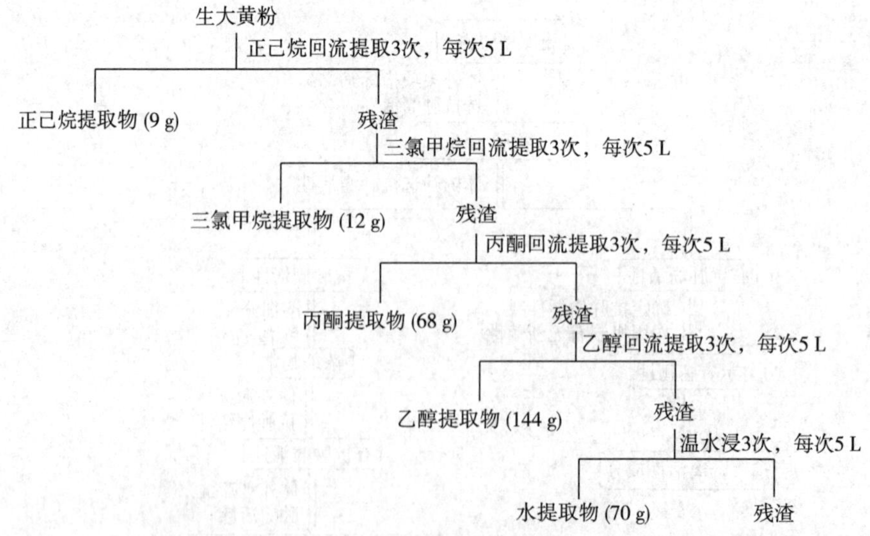

图5-5 生大黄泻下活性部位的提取流程

对各部位进行活性检测，各提取物以大白鼠口服观察其致泻作用作为活性追踪指标。活性测试显示正己烷、三氯甲烷和丙酮提取物基本上无泻下作用；乙醇提取物有较弱泻下作用；

水提取物泻下作用最强，200mg/kg 时对 10 只大白鼠全部具有泻下作用，故其主要活性部位应为水提取物。

对有效部位进行成分分离（图 5－6）。取水提取物 70g，加水研磨均匀后通过阳离子交换树脂除去离子成分，流出液用正丁醇提取，正丁醇提取物加入乙醇溶解，乙醇不溶物用丙酮重结晶，得番泻苷 A（Sennoside A）2.4g，各部分分别进行活性测试，结果见表 5－2。由表 5－2 可知番泻苷 A 是大黄的泻下有效成分。此外通过色谱方法从乙醇不溶物还检出番泻苷 B 和 C，可能也是其泻下的有效成分。

表 5－2　生大黄各组分泻下作用

提取物	剂量（mg/kg）										
	5	8	10	12	15	18	20	50	100	200	500
水溶物	－	－	－	－	－	－	－	－	－	－	－
乙醇可溶物	－	－	－	－	－	－	－	1	7	9	10
乙醇不溶物	－	3	4	5	7	7	9	10	10	10	10
番泻苷 A	2	4	4	5	8	8	9	10	10	10	

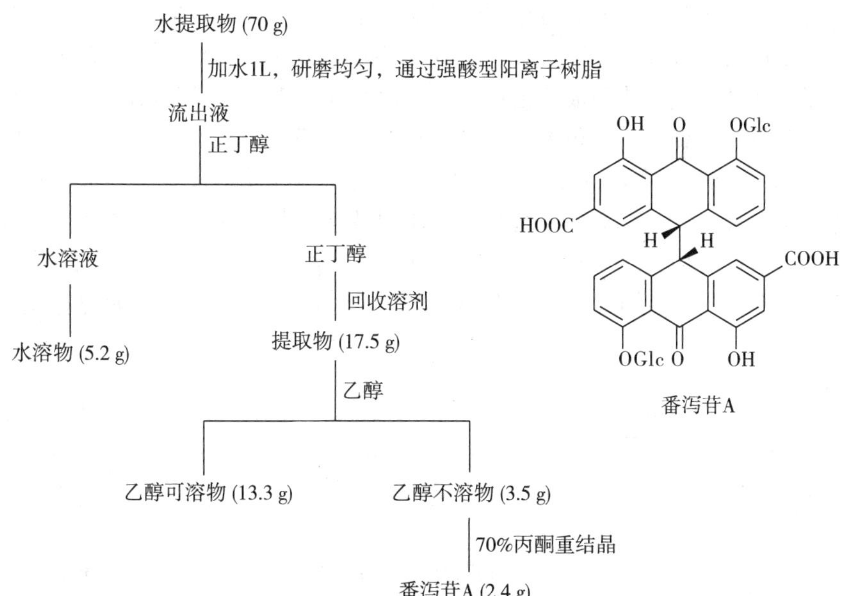

图 5－6　大黄泻下活性部位化学成分分离

2. 天然药物及中药中前体活性成分研究实例

桑白皮平喘活性成分的研究　桑白皮是桑科植物（*Morus alba*）的干燥根皮，具有宣肺平喘、利水消肿之功效。采用体内代谢的方法对桑白皮中平喘活性成分进行了研究，将大白鼠口服桑白皮水提取物后，分别收集 20 分钟的血样、24 小时的尿样和 3～6 小时的胆汁与投药前进行比较，经 3D－HPLC 分析发现血液中含有 *trans*－mulberroside A（M1）和 *cis*－mulberroside A（M2），胆汁中含有 M1，oxyresveratrol 2，3′－di－*O*－β－D－glucuronide（M3）、oxyresveratrol（M4）和 oxyresveratrol 2－*O*－β－D－glucuronide－3′－*O*－sulfate（M5），尿中含有 M3、M4 和 M5。经体外活性测试表明 M1 和 M2 对豚鼠支气管平滑肌无松弛作用，而 M4 在

50μg/ml 浓度下具有明显的松弛作用且有一定的量效关系。由此表示，桑白皮的平喘有效成分可能是 mulberroside A，而真正起平喘作用的是其苷元 M4，即 mulberroside 为一前体活性成分。

M1 $R_1 = R_3 = Glc, R_2 = H$

M3 $R_1 = H, R_2 = R_3 = GlcA$

M4 $R_1 = R_2 = R_3 = H$

M5 $R_1 = H, R_2 = GlcA, R_3 = SO_3^-$

M2

3. 天然活性化合物的结构修饰实例

抗疟活性成分青蒿素的研究 菊科药用植物黄花蒿（*Artemisia annua* L.）的全草在民间用来治疗疟疾效果良好。20 世纪六七十年代，在科研条件极为艰苦的环境下，我国学者经过艰苦卓绝的努力并从《肘后备急方》等中医古典文献中获取灵感，首次从黄花蒿的乙醚提取物中发现治疗疟疾的有效成分青蒿素（artemisinin）。抗疟活性成分青蒿素的发现及其成药性研究是我国科学家集体发掘中药的成功范例。其中代表性人物——药学家屠呦呦由于在青蒿素的发现过程中的突出贡献，其荣获 2015 年诺贝尔生理学或医学奖。需特别指出的是，所谓菊科蒿属植物青蒿（*Artemisia carvifolia*）并不产生青蒿素。在结构上，青蒿素完全不同于其他抗疟药（如奎宁和氯喹），是全新的一类药物。但因青蒿素生物利用度低，口服后大部分以原型排出，影响其疗效的发挥，故以其为先导化合物进行了结构改造和构效关系研究，衍生化合成了 3 种类型：醚类、酯类和碳酸酯类共 300 多个衍生物，其中活性比较发现有多个衍生物活

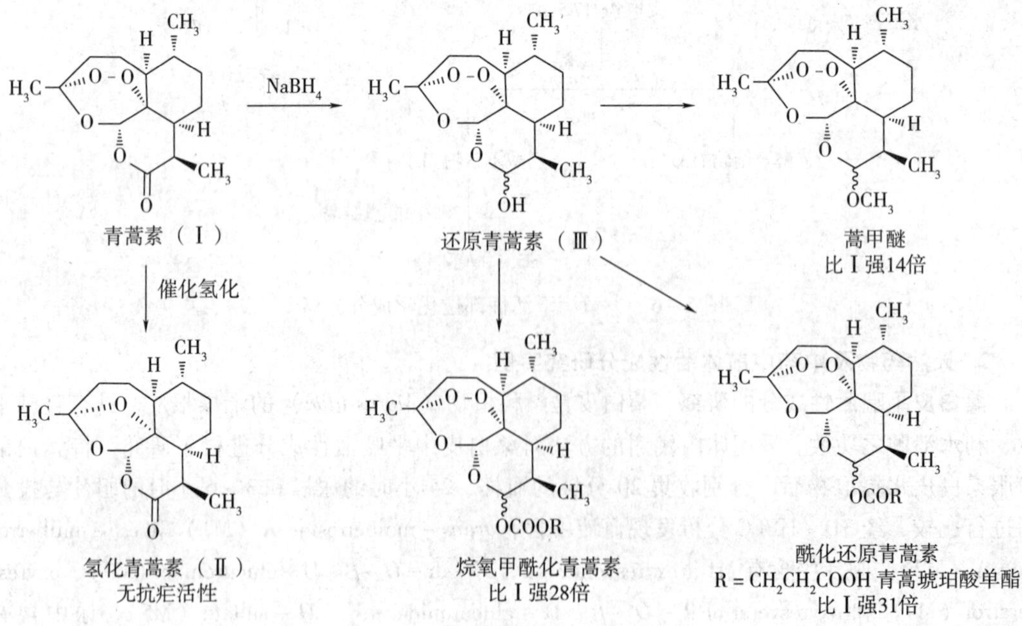

图 5－7 青蒿素的结构修饰过程

性比青蒿素高 10～30 倍。在经过一系列药效、毒性及临床研究综合评价后，从中开发出治愈率高、退热时间短、疟原虫转阴快、复染率低、毒副作用小的油溶性抗疟新药蒿甲醚（artemether）和水溶性抗疟新药青蒿琥珀酸单酯（artesunate）等（图 5－7）。目前，一种以青蒿素为基础的复方药物已经成为疟疾的标准治疗方案，世界卫生组织将青蒿素和相关药剂列入其“基本药品”目录。迄今国内外仍然试图寻找更好的青蒿素衍生物，以便改进疗效、减少抗药性。此外，青蒿素作用的机制，尚未完全阐明，仍是有待深入研究。

第三节　天然药物的发现途径

一、通过传统或民间用药习惯发现药物

中药在我国具有数千年的用药历史，加之各个民族有使用草药治疗疾病的传统，如蒙药、藏药、畲药、苗药等，记载了大量具有药用价值的植物、动物（如麝香、熊胆、牛黄）、矿物（如砒霜，即三氧化二砷）或微生物，它们对某些疾病具有独特的疗效，临床基础非常雄厚，其中的化学成分种类繁多、结构新颖，这些都为现代天然药物的发现奠定了坚实的基础。如从黄花蒿中发现青蒿素（artemisinin），从麻黄中发现麻黄碱（ephedrine）和伪麻黄碱（*pseudo*－ephedrine）等，都是非常典型的例子。又如，夹竹桃科植物萝芙木（*Rauvolfia serpentina*，又名蛇根木）在印度至少使用了 3000 年，被用作毒蛇咬伤的解毒剂，还可治疗发烧、头痛、精神病、呕吐、胃痛等疾病，因此被认为是一种万能药。1918 年印度首次报道了其根部提取物的降压作用，1949 年西方也作了报道，临床试验发现萝芙木有很好的抗高血压和镇静活性。化学成分研究表明，萝芙木含有许多吲哚类生物碱（0.7%～2.4%），具有治疗作用的主要是利血平（reserpine）、瑞西那明（rescinnamine）和地血平（deserpidine）。其中利血平和地血平被开发作为抗高血压药和温和的镇静剂而广泛使用。利血平是第一个在西医中应用的有效的抗高血压天然药物，属于作用于神经末梢的降压药。

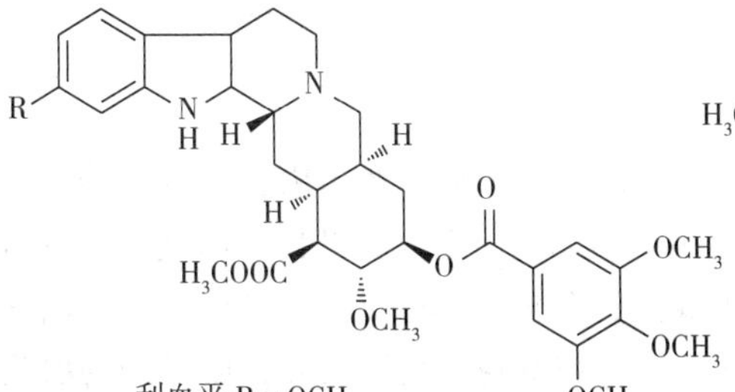

利血平 R = OCH_3
地血平 R = H

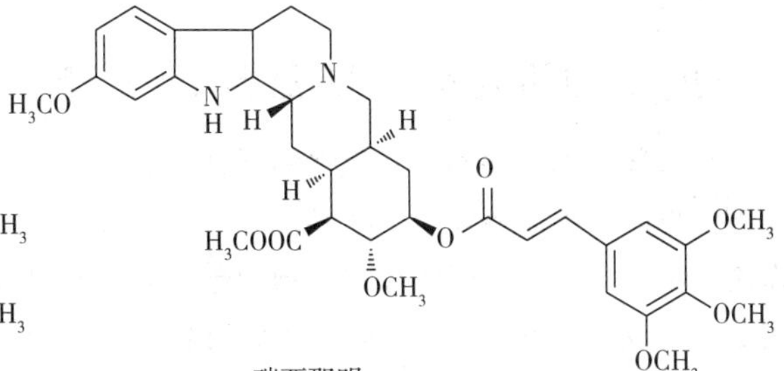

瑞西那明

二、基于化学生态学发现药物

化学生态学（chemical ecology）就是研究生物和生物以及生物和环境之间，通过次生代谢产物为媒介的相互化学关系及其作用规律的交叉学科，包括植物与植物间、植物与微生物间（如宿主与其内生菌之间）、植物与动物间以及动物与动物之间的相互作用，在植物对物理、化学环境的反应和适应，植物与植物之间的相互竞争和协同进化，植物对昆虫、草食动物甚至人类的化学防御以及植物与微生物的相互作用等过程中，往往能产生特殊的化学生态功能分子（如空间竞争分子，化学防御分子，生物它感分子和抗病原菌分子等），这些次生代谢产

物都起着重要作用，具有特殊的生物活性，如植物抗毒素（受侵染后产生的抗真菌成分）一直备受人们的关注，其作为植物自身免疫反应的产物（植物正常状态下不含有此类成分），对真菌具有很好的抑制作用。最著名的为葡萄受到真菌侵染后产生的白藜芦醇（resveratrol），该化合物具有抗肿瘤、抗真菌、抗氧化等活性，目前已在临床应用。几乎每种植物都含有特有的毒素，如野油菜（*Brassica campestris*）和萝卜（*Raphanus sativus*）受侵染产生含硫吲哚衍生物 X1－X4，这些化合物都有一定的开发价值。

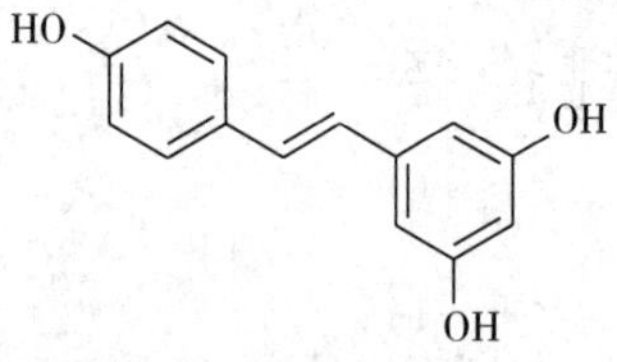

白藜芦醇

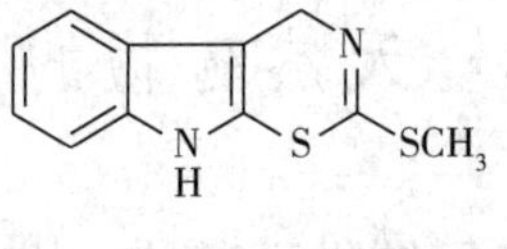

X1

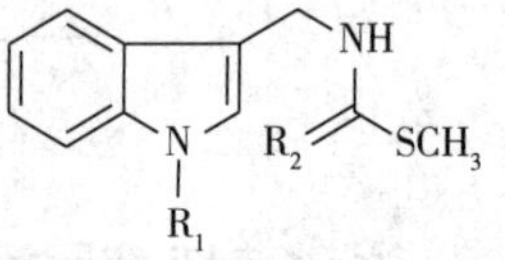

X2 $R_1 = OCH_3, R_2 = S$
X3 $R_1 = H, \quad R_2 = S$
X4 $R_1 = OCH_3, R_2 = O$

三、通过系统筛选发现药物

随着被发现的药物靶点（包括酶、受体、离子通道、RNA、微生物等）数目的增加，加之天然化合物结构的多样性、数量巨大，可采用对纯化合物进行生物活性筛选以发现具有开发价值的天然产物或先导化合物。其筛选形式主要有两种：一种是采用特定的方法，专门筛选防治某种疾病的药物，如美国国家癌症研究所（NCI）从 1957 年起实施植物提取物的抗癌活性评估工作，至今已有 3 万多种植物、10 万多种提取物被评价，发现了紫杉醇、喜树碱等优秀的抗肿瘤药物。目前，NCI 每年从 25 个国家采集 4500 种植物，以及海洋生物、细菌和真菌，筛选出具有抗艾滋病病毒和抗 60 种癌细胞活性的提取物，进行新药研究开发。另一种是随机筛选，对可能作为药用的样品进行药理活性的广泛筛选。这种筛选方法能够发现全新的药物，但成功率是不可预测的。要保证药物随机筛选的成功率，就必须有足够的被筛样品量和广泛的药物作用筛选方法。

四、通过研究体内代谢过程发现药物

有些药物本身并不具有很强的活性或毒副作用大，进入体内后，在体内各种内环境的影响下，将以多种途径发生生物转化，产生一系列代谢产物，进而发挥其药效。因此，通过对血液、胆汁、尿液内药物代谢产物的分析及活性测试，从中发现具有更好药理活性、毒副作用更小的成分。近年来，新兴起的药物代谢物组学研究药物本身的代谢变化，以及药物引起的内源性代谢物的变化，并两者结合系统全面地反映体内生物化学过程和状态的变化，进而阐明药物活性部位与药效的关系、药效基团作用于病变靶点的本质过程。药物代谢组学对药物的发现有积极的意义。例如，吗啡经肝脏代谢，与葡萄糖醛酸结合成苷产生两种代谢产物：吗啡－3－葡萄糖醛酸苷（M3G）和吗啡－6－葡糖糖醛酸苷（M6G）。M6G 能结合阿片受体，动物实验显示其镇痛作用比吗啡强：小鼠皮下注射的活性比吗啡强 4 倍左右，脑室内给药比吗啡强 45 倍左右，不良反应轻微。M3G 与阿片受体亲和力较低，没有镇痛作用，且动物实验表明 M3G 能对抗吗啡和 M6G 的镇痛作用，可能参与吗啡耐受的形成。据此，M6G 是一具有开发价值的活性先导化合物，而吗啡是前体药物，目前 M6G 已能全合成，并进入Ⅲ期临床。

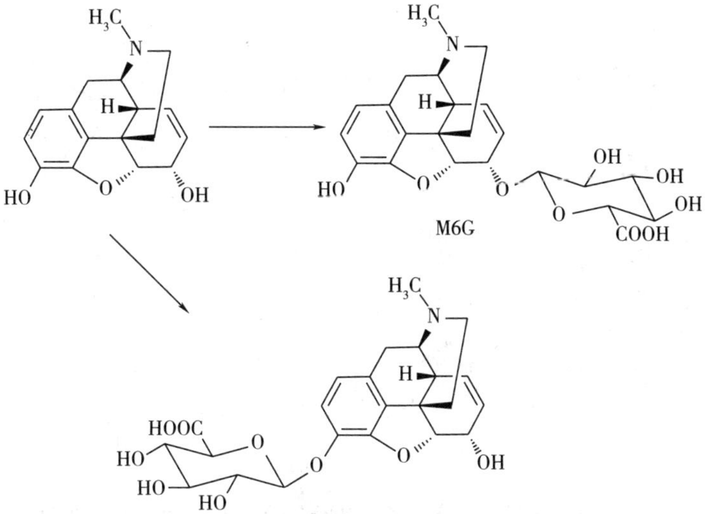

M6G

M3G

五、通过机制研究发现药物

随着药理学和分子生物学等学科的发展，疾病的发病机理及药物的作用靶点逐渐被人们所发现，这些发现能够为药物发现提供指导。例如，逆转录酶是 HIV 生命周期的一个关键酶，其活性抑制，病毒便会死亡，因此在抗 HIV 药物的研究中，对逆转录酶具有抑制作用的化合物是研究的热点。基于此，从藤黄科热带雨林植物胡桐（*Calophyllum lanigerum*）中发现了对 HIV－1 逆转录酶具有强效抑制作用的吡喃香豆素类化合物，包括（＋）－calanolide A 和（－）－dihydrocalanolide B，其中前者已被美国 FDA 批准进入Ⅲ期临床研究阶段。

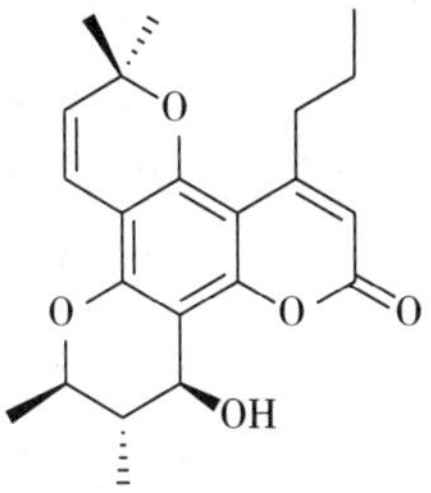

（＋）－calanolide A 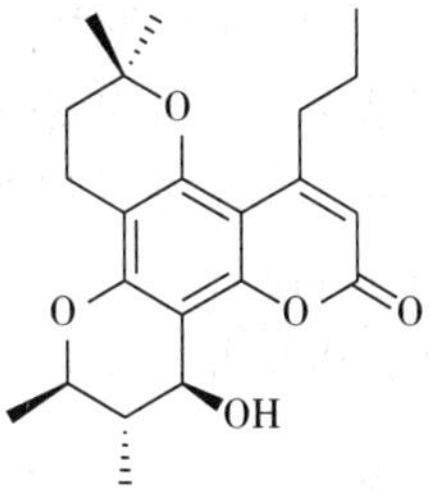　　　　（－）－dihydrocalanolide B

另外一个典型的例子是新一代喜树碱类抗肿瘤药物的开发。喜树碱（camptothecin，CPT）是最早由 Wall 等人于 1966 年从珙桐科植物喜树（*Camptotheca acuminate*）根皮中分离出来的对结肠癌特别有效的喹啉类生物碱。但由于其极低的水溶性、内酯环不稳定性、较大的毒副作用以及制成水溶性钠盐后抗癌活性降低等原因，使临床试验受阻而停止开发。直到 1985 年，Hsiang 等发现 CPT 类化合物是 Topo 异构酶 I 专一性抑制剂这一独特作用机制。这一新机制的发现，使得国际上多家制药公司重新开始 CPT 类药物的研发工作，水溶性更好、毒性更低的喜树碱新衍生物拓扑替康（topotecan，TPT）和伊立替康（irinotecan，CPT－11）相继上市，在卵巢癌和非小细胞肺癌治疗中得到广泛应用。目前正在开发的更高效、低毒和改善耐药性的第三代 CPT 类药物，如 gimatecan、NK－102、ST－1968、TP300 等，也相继进入临床Ⅰ期或Ⅱ期试验阶段。

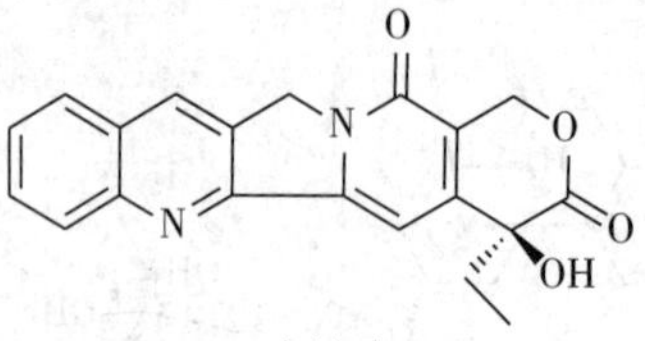

喜树碱 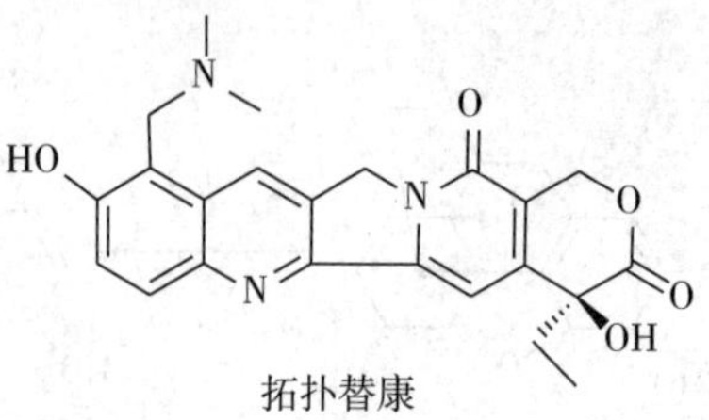　　拓扑替康

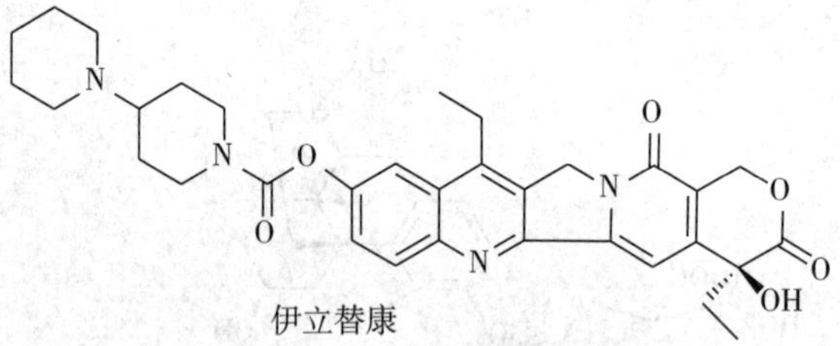

伊立替康

六、基于天然先导化合物的药物合理设计和结构优化发现药物

通过天然药物有效成分或生物活性成分的研究，从中发现具有药用价值或潜在药用价值的活性单体及先导化合物。但不少天然活性化合物因为存在某些缺陷而难以直接开发利用，如药效不理想；存在一定的毒副作用；含量太低，难以从天然原料中提取；结构过于复杂，合成也十分困难；水溶性差、生物利用度低等。因此，只能以它们为先导化合物，通过一系列的结构改造及构效关系研究，进而发现具有药用价值的化合物，并将其开发成新药。如鬼臼毒素（podophyllotoxin）是具有较好抗癌活性的木脂素类化合物，存在于小檗科八角莲属（*Dysosma*）、足叶草属（*Podophyllum*）和山荷叶属（*Diphylleia*）等10多种植物中。虽然其具有较强的抗肿瘤细胞毒活性，但较大的毒副反应限制了其临床应用。结构衍生化和构效关系研究发现，鬼臼毒素4-位碳若转为β-构型，形成表鬼臼毒素则毒性显著降低；反式内酯环D是抗肿瘤活性必需基团，任何改变内酯环构型的鬼臼毒素衍生物均降低或失去抗肿瘤活性；只有当E-环中的C-4位酚羟基上的取代基进入体内恢复游离酚羟基才可能具有抗肿瘤活性。在此基础上上开发了抗肿瘤药物依托泊苷（etoposide，VP-16，1983年上市）和替尼泊苷（teniposide，VM-26，1992年上市）。

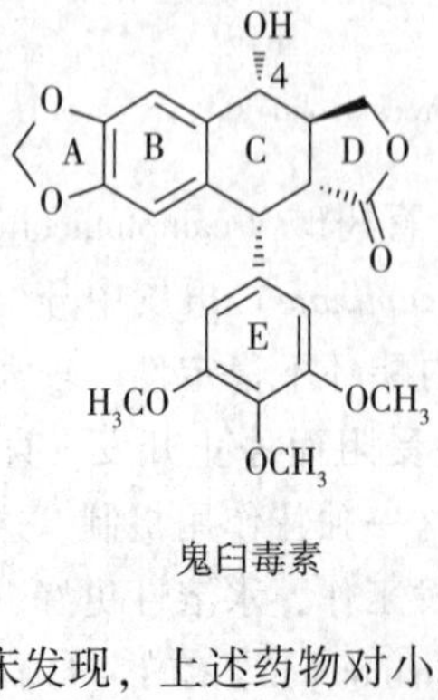

鬼臼毒素

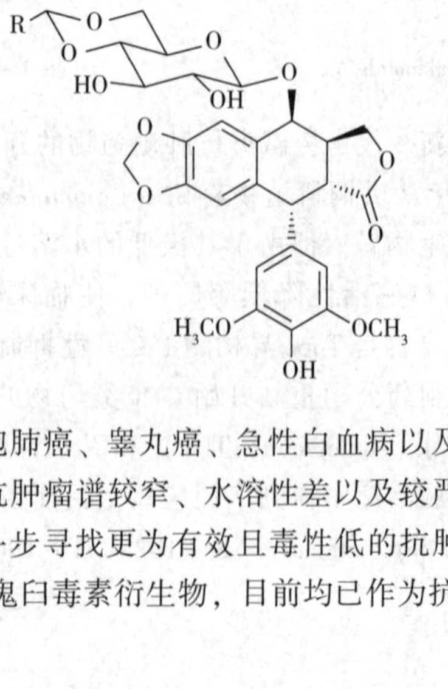

依托泊苷 R = CH_3

替尼泊苷 R = 2-噻吩基

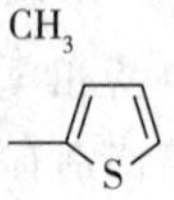

临床发现，上述药物对小细胞肺癌、睾丸癌、急性白血病以及恶性淋巴肿瘤等多种癌症均有良好的疗效。但也存在诸如抗肿瘤谱较窄、水溶性差以及较严重的骨髓抑制与胃肠道反应等缺点，限制了其应用。为进一步寻找更为有效且毒性低的抗肿瘤新药，近年来又开发了NK-611，GL-331，TOP-53等鬼臼毒素衍生物，目前均已作为抗肿瘤药进入临床Ⅱ期。

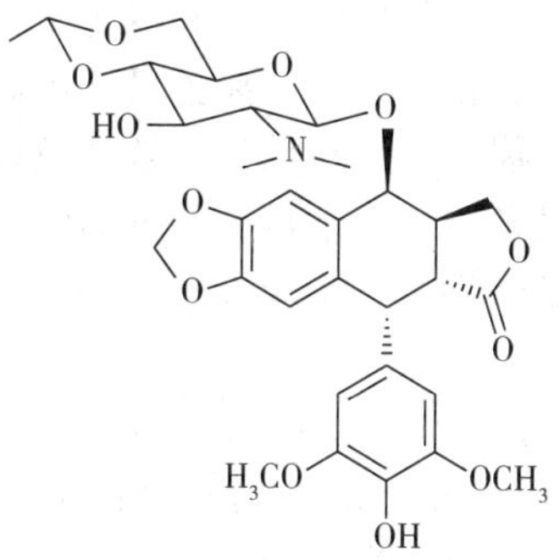

NK-611 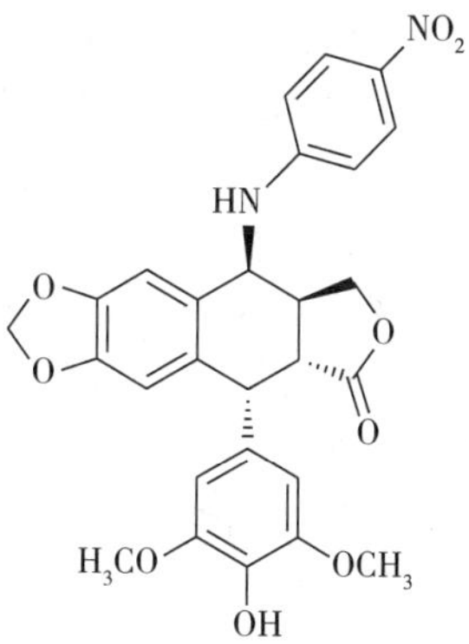　　GL-331 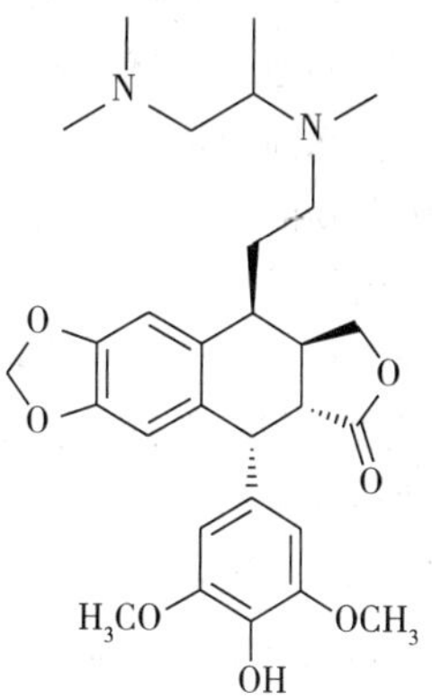　　TOP-53

第四节　天然药物研究未来发展

一、天然活性化合物快速发现和结构鉴定技术的应用

新药的创制已经成为不同领域的新理论、新方法及核心技术组合而成的系统工程，包括基因组学、蛋白组学、网络药理学、组合化学、高通量筛选等相互渗透、紧密结合的多学科的协同研究。天然产物的研究开发有其特点和优势，必须有效地整合到创新药物快发计划之中。因此，天然产物化学应在以下几个方面加以改进，才能保持其在药物发现方面的竞争力。

（一）高通量筛选技术

高通量筛选技术是20世纪80年代后期发展起来的一种用于寻找新药的高新技术，其应用是药物发现过程中最重要的变化之一，已成功应用于化合物库的筛选。它以分子水平和细胞水平的实验方法为基础，以96孔板、微孔板或芯片形式作为实验工具载体，以自动化操作系统执行实验过程，以灵敏快速的检测仪器采集实验数据，以计算机对实验获得的数据进行平行处理，在短时间内能够对数以万计的样品进行测试，并以相应的数据库支持整个技术体系的正常运转，是基于药物作用靶点的自动化大规模筛选过程。高通量筛选采用的是分子水平和细胞水平的实验方法，因此对于探讨天然药物的作用机制，研究天然产物理论也有重要意义。

对一个药物作用的靶标来说，样品的筛选不再是药物发现的限速步骤。如一个含有十万个化合物或提取物的样品库，应用96，384或1536孔板进行筛选，只需要一周多的时间即可完成。但是，高通量筛选技术在天然药物样品上的应用却呈现下降趋势。主要原因在于：无论活性化合物的分离和结构鉴定速度有多快，它的活性测试总是落后于那些结构和合成方法已知的化合物。对一个新靶点来说，人们总是愿意优先使用合成的化合物库，也就是说，所有的合成样品库被筛选完成而仍未找到合适的先导化合物时，天然产物提取物才会成为最后的选择。另外，天然产物提取物库的筛选相对于纯化合物库来说，也存在更多的问题需要解决。提取物库中大多是未经鉴定的混合物，其理化性质不明，如一些成分具有荧光或紫外吸收可能干扰筛选时的结果；干扰成分可能相互拮抗，而筛选不出真正的活性成分等。这些问题随着相关技术的发展正在逐步得到解决。

（二）高通量分离、分析技术

高通量天然产物化学（High - throughput natural products chemistry）技术近十五年发展很快：除高通量筛选外，与之相配的主要包括高通量分离制备天然化合物库的技术和微量活性化合物的快速结构鉴定技术。高通量分离技术主要包括平行分离色谱、序列分离色谱和串联色谱技术，是为了快速获得适当高通量活性筛选的大量样品而发展起来的自动化高效率色谱分离技术。这些技术能够同时或连续进行多个样品的快速分离纯化，使复杂样品的分离纯化速度得到极大提高，所获得组分（或单体）可直接用于高通量活性筛选，实现天然生物样品的高通量活性筛选，指导活性成分的进一步分离纯化和结构确证。

平行制备和平行分析等高通量技术首先被应用在大型合成化合物库（synthetic compound libraries，SCL）的制备与分析上。目前，该高通量方法已成功地应用在大型天然产物样品库的建立与分析上：具体是采用加速溶剂提取（Accelerated Solvent Extractor，ASE），快速自动硅胶柱层析（flash master automated chromatography，FAC），高通量平行多通道高效液相制备（high - throughput parallel multiple channel preparative HPLC，HT - *pm*HPLC）和高通量平行多通道液质联用分析（high - throughput parallel multiple channel lC - ELSD - MS，HT - *pm*LCMS）等技术和方法来制备和分析天然产物样品库（图 5 - 8）。原材料的提取物（包括水相和有机相）可通过快速自动柱层析得到 4 至 5 个极性不同的硅胶柱色谱组分（flash fractions），然后每个组分经过 HT - *pm*HPLC 在相应的溶剂梯度下各自制备成 40 个 HPLC 组分（HPLC Fractions）（图 5 - 9）。

每个 HPLC 组分利用先进的离心干燥技术（如 Gene Vac HT - 12 或 Mega 1200）进行高效浓缩后，再被自动移液器（multiProbe liquid handling system）转移到 96 孔板制成天然产物样品库。进而用 HT - *pm*LCMS 来快速检测板中每孔的样品（图 5 - 10），从而可以快速得知库中每个样品（即 HPLC 组分）所含化合物的个数及各化合物的分子量与保留时间等信息。96 孔板中每一孔仅含若干个化合物，每单个化合物的浓度比其在相应的提取物中的浓度高出几十到上百倍，因此库中样品有利于生物活性筛选。这样得到的天然化合物库除去了潜在的杂质和利用离心过滤剔除了大分子化合物，尽量排除假阳性的干扰，同时也考虑到化合物的脂溶性能（即 log P 值）。有了 LC - ELSD - MS 的分析数据，活性成分的快速发现与鉴定（dereplication）及计算机信息管理更加方便。同时有了分子量的信息，有利于从天然化合物库中开发新药，这是因为市场上绝大多数的药物分子量在 300 到 600 道尔顿（Da）的范围内。

（三）微量快速的结构鉴定技术

由于天然产物的含量低，化合物的结构又具有多样性和复杂性。对活性天然产物尤其是微量成份的分离纯化和结构鉴定具有极大的挑战性。众所周知，生物活性筛选时，要把所需化合物的量在微克级，而常规（conventional）天然产物的分离、结构鉴定如核磁共振波谱（NMR）所需化合物的量在毫克级。往往一个样品的生物活性被确定后，研究人员需要重复该天然产物的提取与纯化工作，以期得到足够量的单体用以化合物的结构鉴定。这样需要大量的人力、物力和财力的投入。快速结构鉴定的微型化技术为从中药天然产物样品库中快速地找到先导化合物提供了极大的方便。通过利用高通量天然产物化学和毛细管核磁探头（CapNMR probe）技术，可以使生物活性筛选和结构鉴定同时在微克级上进行。其他 NMR 探头主要包括有 Cold Probe，CryoProbe，Nano Probe，CryoFlowProbe 和 MicroCryoProbe，以及 DCH、QNP、TCIP 等超低温核磁探头。

如仅以干重 99g 的北美植物大红钓钟柳（*Penstemon centranthifolius*）的地上部位作为起始原料，经有机溶剂提取后得到 12g 有机相提取物和 14g 水相提取物。有机相提取物利用快速自

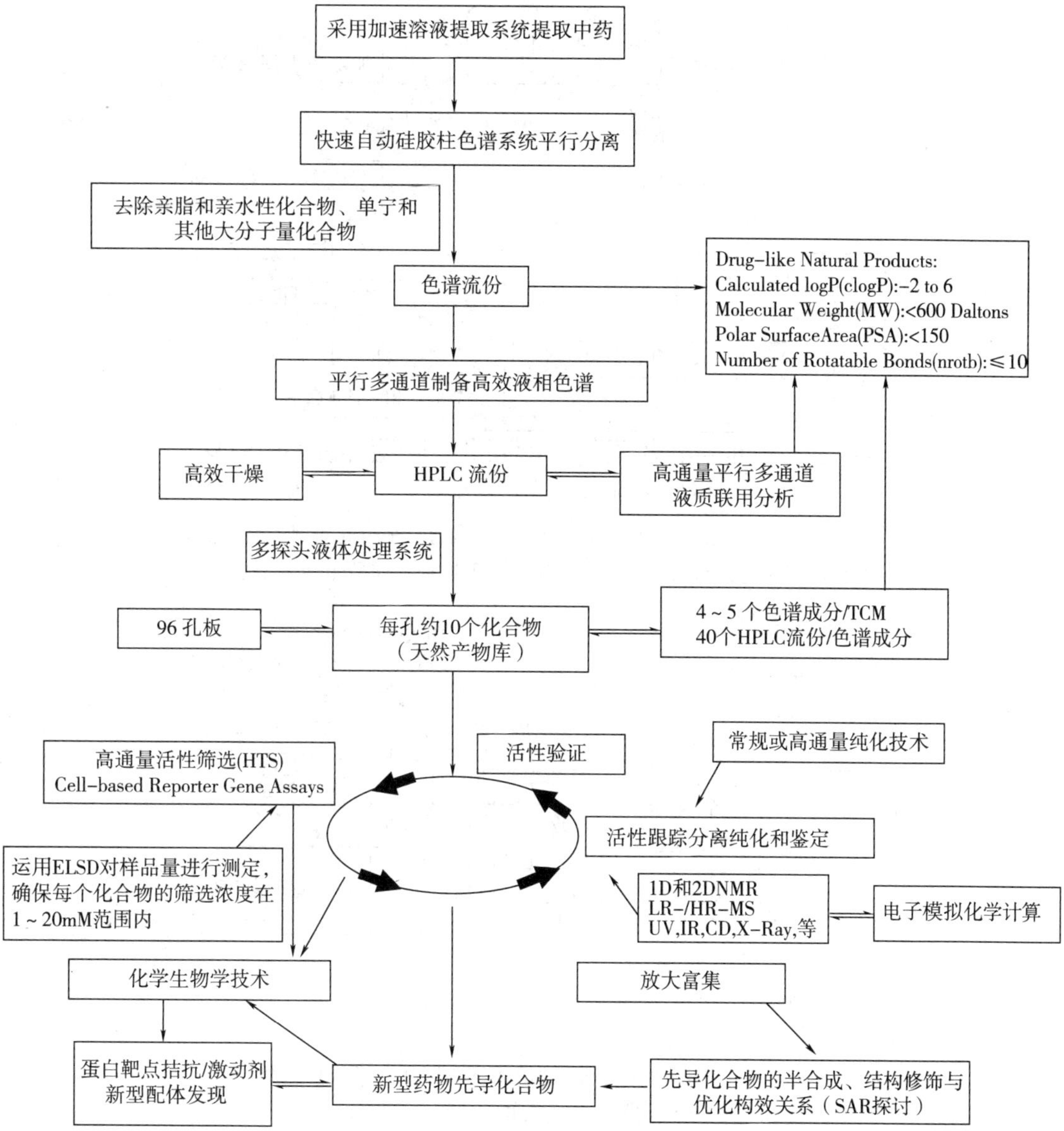

采用加速溶液提取系统提取中药

快速自动硅胶柱色谱系统平行分离

去除亲脂和亲水性化合物、单宁和其他大分子量化合物

色谱流份

Drug-like Natural Products:
Calculated logP(clogP):-2 to 6
Molecular Weight(MW):<600 Daltons
Polar SurfaceArea(PSA):<150
Number of Rotatable Bonds(nrotb):≤10

平行多通道制备高效液相色谱

高效干燥

HPLC 流份

高通量平行多通道液质联用分析

多探头液体处理系统

96 孔板

每孔约10个化合物（天然产物库）

4～5 个色谱成分/TCM
40个HPLC流份/色谱成分

高通量活性筛选(HTS)
Cell-based Reporter Gene Assays

活性验证

常规或高通量纯化技术

活性跟踪分离纯化和鉴定

运用ELSD对样品量进行测定，确保每个化合物的筛选浓度在1～20mM范围内

1D和2DNMR
LR-/HR-MS
UV,IR,CD,X-Ray,等

电子模拟化学计算

化学生物学技术

放大富集

蛋白靶点拮抗/激动剂新型配体发现

新型药物先导化合物

先导化合物的半合成、结构修饰与优化构效关系（SAR探讨）

图 5－8　中药（TCM）天然产物样品库中先导化合物的发现流程图

动柱色谱（硅胶），高效液相制备和液质联用等技术来建立和分析 *Penstemon* 天然产物库，库中有几个相邻样品（即 HPLC 分离物）经生物活性跟踪发现具有抗菌的活性。合并这几个活性样品（即 HPLC 分离物），再经高效液相半制备分离纯化得到 6 个微克级化合物（图 5－11）。对每个纯品经进一步的化学和生物活性的分析得知：化合物 P6 为主要成分，但无抗菌活性；微量化合物 P5 才是抗菌的活性物质。表 5－3 中列出了每一微量单萜环烯醚苷（Iridoid Glycosides P1～P6）的分离量及应用毛细管核磁探头确定结构时得到各 NMR 谱图所需具体时间。除化合物 P6（分离量 0. 3mg）外，其他 5 个化合物的 ^{13}C NMR 数据虽无法采集，但可根据各自的 ^{1}H，COSY，HSQC 和 HMBC 等波谱数据，可以对结构式中的所有碳信号（即化学位移）进行合理归属。此外，如此微量活性化合物的相对构型亦可通过氢谱中的偶合常数结合 NOESY 中的相关信息进行确定。

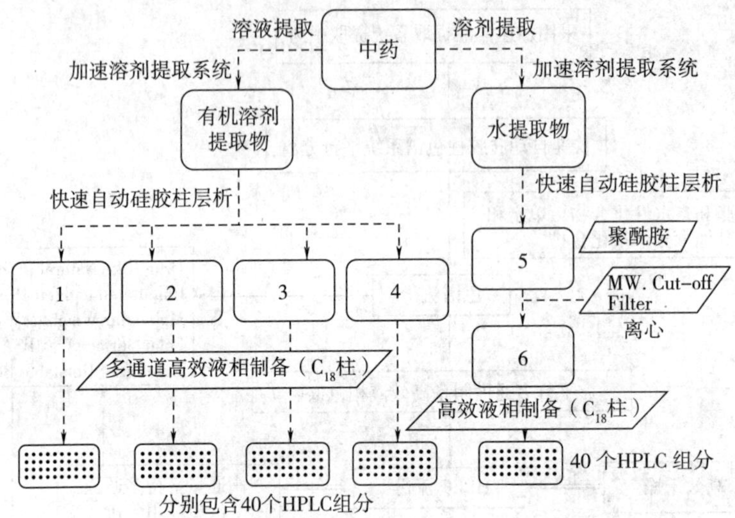

图 5－9　运用高通量天然产物化学的多通道平行高效液相制备技术建立适合高通量药物筛选的中药天然产物样品库（96 孔板）

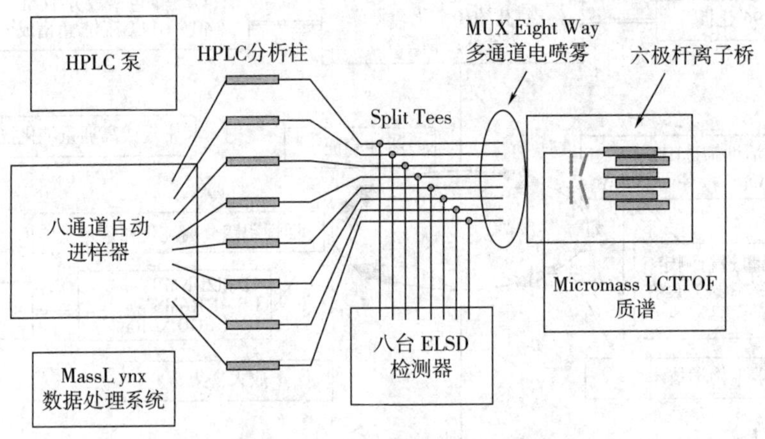

图 5－10　平行八通道分析型液质联用（LC－ELSD－MS）分析天然产物样品库（平面示意图）

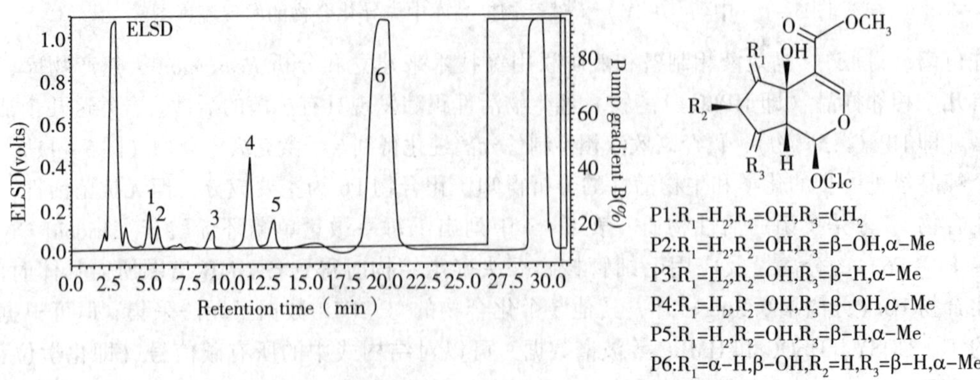

图 5－11　高效液相半制备分离单萜环烯醚苷

表 5-3 毛细管（CapNMR）核磁探头的应用：微量天然化合物（P1～P6）各核磁谱所需时间

化合物	分离量[a]	^{1}H	COSY	HSQC	HMBC	^{13}C	DEPT
P1	35μg	5 分钟	54 分钟	2 小时 40 分钟	15 小时	未测	未测
P2	25μg	5 分钟	54 分钟	2 小时 40 分钟	15 小时	未测	未测
P3	32μg	5 分钟	54 分钟	2 小时 40 分钟	15 小时	未测	未测
P4	90μg	5 分钟	54 分钟	5 小时[b]	8 小时	未测	未测
P5	46μg	5 分钟	54 分钟	1 小时 20 分钟	15 小时	未测	未测
P6	300μg	5 分钟	30 分钟	30 分钟	2 小时	1.5 小时	45 分钟[c]

[a]样品溶于 6.5μl CD_3OD；注射到 5μl 的毛细管核磁探头里；[b]HSQC 可以在 1 小时 20 分钟内完成，但该实验已事先设置为 5 小时；[c]各个 DEPT 波谱（135°，90°和 45°）所需时间均为 45 分钟。

二、拓展新的天然药物来源

地球上丰富的生物资源含有大量结构新颖、生物活性多样及作用机制独特的化合物，是天然药物的重要来源，但进行过生物活性测试的数量不到 10%，具有巨大的发展潜力。

（一）扩大生物多样性的开发领域

1. 植物 全世界有近 25 万种植物，其中仅有不到 10% 被测试过某种生物活性。我国的植物资源极为丰富，总共有一万多种植物，而进行过系统的化学和药理学研究的仅有 300 余种。以前限制对植物进行大规模筛选的因素在于植物粗提物中“假阳性”结果太多，从而干扰了真正有效成分的筛选。随着高效液相色谱、固体萃取等分离技术及新的筛选技术的发展，使大规模筛选成为可能，加快了药物开发的速度。因此，从植物中发现药物的开发潜力仍然巨大，在未来相当长的时间内仍是天然药物开发的主要途径之一。

2. 微生物 人类认识微生物的历史源远流长，但认识到微生物是新药发现的重要源泉，有目的地从微生物次级代谢产物中发现新药的历史，至今不到 70 年。微生物是新药发现的重要源泉之一，如抗生素、免疫抑制剂和他汀类降血脂药物，然而这些天然药物仅是从少数微生物品种中获得的。其中尤以放线菌的研究最为广泛，是微生物新活性代谢产物的主要来源。但其他微生物资源，尤其是对那些生存于极端环境下（如火山口、盐碱地、南北极的水冻层、黑洞、深海等地域）的微生物研究甚少，从中可能发现一系列不寻常的结构和活性并加以利用。

此外，共生菌（symbionts）也是近年来的研究热点之一，如植物内生菌（endophyte），一类在植物部分或全部生活史中存活于健康植物组织内部，而不使宿主植物表现出明显感染症状的微生物。药用植物与内生菌群构成独特的宿主－微生物关系，在具有活性的天然化合物的生物合成和控制中，宿主和内生菌群起着互补的作用。须知每一植物都具有独特的代谢物组和微生物组。在某些情况下，宿主中含量高的天然产物可能来源于与宿主共生的内生菌。而由于许多细菌/真菌都可以成功地在实验室中培育，鉴定出宿主源性的细菌/真菌后，则仅需很少量的植物组织样本，就能放大生产从濒危植物中获得的天然活性化合物，如著名的抗癌药物紫杉醇、喜树碱和鬼臼毒素等。正如前文所介绍，紫杉醇最初是从太平洋红豆杉（*Taxus brevifolia*）的树皮中分离得到的，含量甚微（仅为百万分之二），可喜的是，1993 年就有国外学者发现太平洋红豆杉树皮中的内生菌（*Taxomyces andreanae*）可通过发酵产生紫杉醇，这为解决紫杉醇的来源问题以及对于红豆杉等植物的保护均有重要的作用。同时内生菌研究可通过激活沉默基因，即生物信息学（合成基因新预测）、基因敲除与激活、表观遗传学和生物共培养等新技术来发现新型药物功能分子。

3. 昆虫类 自然界生活着将近3000万种昆虫，但只有极少数被用来筛选药物。昆虫的收集、辨认分类以及大规模的中试都还存在着一定的难度，限制了这一领域的迅速发展。斑蝥素（cantharidin）又称芫菁素，是由芫菁科昆虫（如斑蝥、芫菁）产生的单萜类防御物质，药理学研究表明其具有很好的抗肿瘤活性。另外，昆虫体内含有一类小分子肽类——抗菌肽，具有很好的抗菌活性，而且可抑杀某些真菌、病毒及原虫，并对多种癌细胞及动物实体瘤有明显的杀伤作用，是目前研究的热点。

4. 微藻类 微藻是一类分布范围较广的能进行光合作用的有机体，大约超过四万种。就次生代谢产物来讲，他们还没有得到广泛研究。其中一些种产生的毒素（包括海藻毒素、maito毒素、大田酸和微囊藻素）已广为人知。它们中的一些新颖结构有可能被开发为抗肿瘤和抗真菌类新药。某些微藻种类能够生长在光生物反应器中，并能够被冷冻储藏。还可以通过改变培养条件来调节其中代谢物的产率和结构，从此天然资源中寻找新的天然药物也是亟待开展的工作。

5. 滑菌类（黏液菌类） 滑菌（黏液菌）是常见的但不寻常的土壤细菌，能够形成子体。如从中分离得到的大环内酯埃博霉素（epothilones A ~ D），1987年就发现了其结构，但近年才发现其对微管蛋白有紫杉醇类似作用，并对多种耐药细胞具有活性。

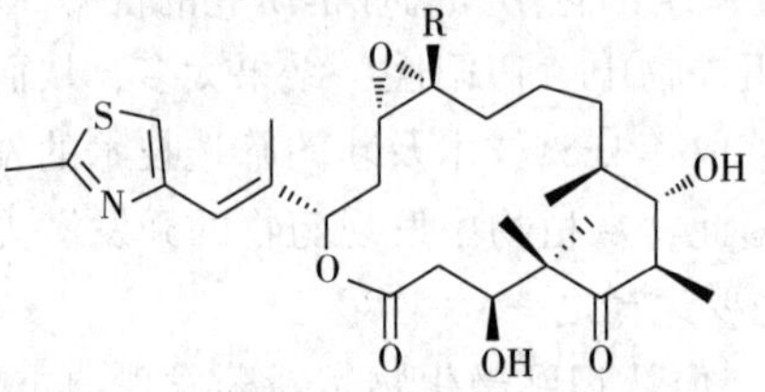

埃博霉素A R = H
埃博霉素B R = CH_3

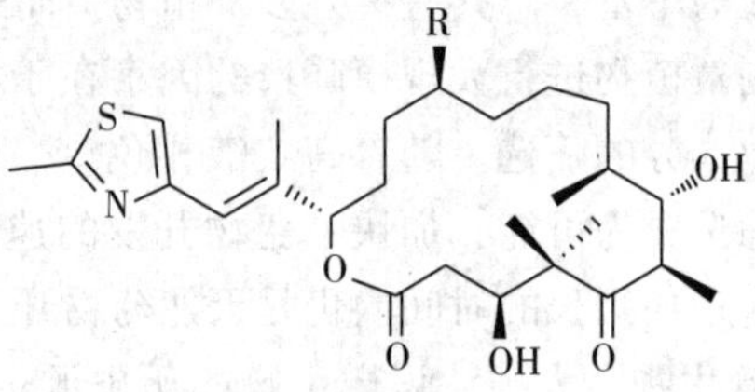

埃博霉素C R = H
埃博霉素D R = CH_3

6. 海洋生物 在全球现有的300万~500万种物种中，海洋的物种占据近一半。海洋生态环境的特殊性（高压、高盐、缺氧、避光），使得海洋生物易产生结构特殊、生物活性显著的次生代谢产物，以便在严酷的生态环境下繁衍生存。与对陆生植物开发利用相比，目前对海洋生物的研究仍相当有限，利用率仅为1%左右。虽然海洋药物的研发起步较晚，但经过短短五六十年的发展，目前已有大约45个来自海洋的天然药物正在进行Ⅰ~Ⅲ期临床研究。

关于海洋天然产物的文献报道多以抗肿瘤细胞毒活性为主，如从被囊动物加勒比海鞘（*Ecteinascidia turbinata*）中分离得到的异喹啉类生物碱 ecteinascidin - 743（Et - 743），在其发现近40年，结构确定17年之后作为抗肿瘤药物得以上市，成为现代海洋药物研究的成功典范。又如，从日本海绵（*Halichondria okadai*）中发现的微管蛋白强抑制剂软绵海素类（halichondrins）化合物，对其中的 halichondrin B 经过化学结构简化及活性优化后得到一衍生物 Eribulin，亦已作为抗肿瘤药物于2010年11月由FDA批准上市。

后来的研究发现海洋天然产物还有许多其他活性，包括抑制受体和离子通道、激活T细胞、免疫抑制剂以及刺激造血原细胞等。如从芋螺属（*Conus*）软体动物中分离得到的肽类菌素—芋螺毒素（conotoxins）。此类毒素一般含有7 ~ 41个氨基酸，种类繁多，具有镇痛、神经保护、抗惊厥、镇咳等方面的巨大药用潜力。如 ω – contoxin 已于 2000 年 6 月获得美国 FDA 认证，作为镇痛药物上市。

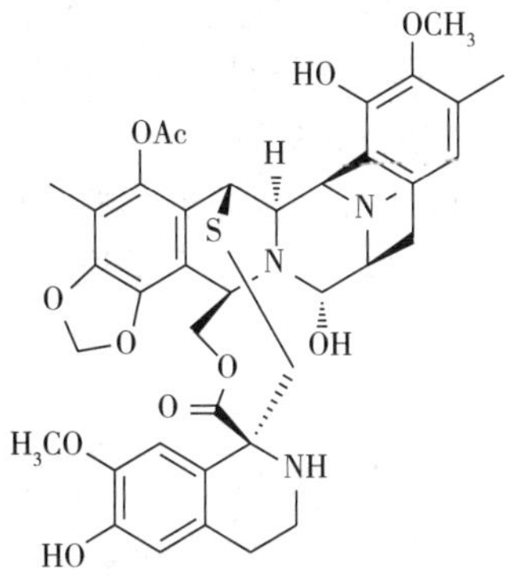

Et-743 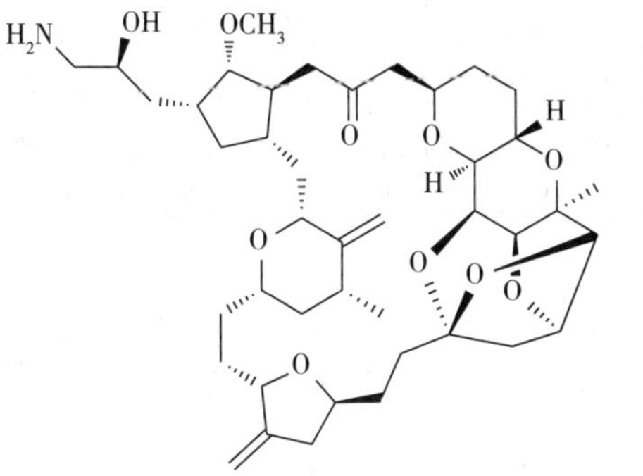　　　　eribulin

（二）从非自然界中寻找天然药物

1. 植物组织培养技术　该技术已经发展得较为完善，可从植物中获得足量的具有商业价值的药物，如紫杉醇。植物细胞组织培养还可以用来生产供筛选的化合物，未分化的细胞培养产生次生代谢产物。不同类型的化合物可以通过改变培养条件或加入目标化合物来引发不同代谢途径的表达而产生。使用此类技术，从细胞培养中能比直接从植物中提取获得更多的化合物类型。另外，选择性地从体外刺激可以引起不同的代谢途径，获得比直接从植物中提取结构类型更为丰富的次生代谢产物。

2. 组合基因与组合生物催化　目前，只有小部分微生物得到培养，而大量微生物（尤其是海洋微生物）在实验室中难以存在。通过把这些微生物表达次生代谢产物的基因转移出来，插入到易培养的微生物体中（如链霉菌等）培养，可以较好地解决这个难题。

除了基因转移，不同生物合成酶的基因的获得使得组合基因技术能用于创造天然产物的同系物。这一领域的代表性工作是一系列参与四环素类抗生素合成的微生物组合基因。例如，金色链霉菌正常代谢产物为金霉素（chlortetracycline），通过采用基因阻断技术使金色链霉菌体内的氯化反应受到抑制，导致突变菌体内产生大量突变的或异常代谢产物四环素（tetracycline），从而解决了四环素来源的问题。

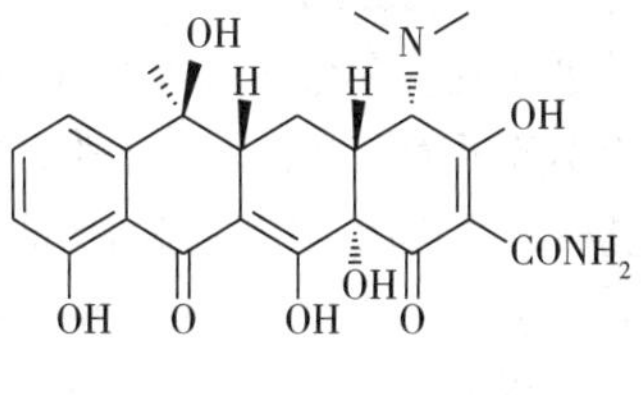

四环素 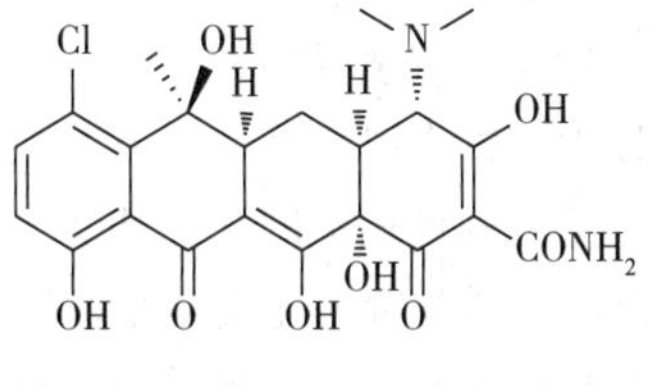　　　　金霉素

尽管组合基因大多集中于微生物的代谢途径，但是对我们理解植物中次生代谢产物产生的分子生物学也大有帮助。这一类“组合生物催化”方法不同于组合基因，它不需要运用基因工程把生物合成途径用到活体中，相反的它用取自活体材料的酶和其他催化剂。该技术现已用于建立不同骨架的化合物库，如核苷类、黄酮类、聚芳环类和紫杉烷类。

（三）寻找新的靶点和药理模型

药理学和药物的发现往往是由一个化合物的有效性推动的。这个化合物意味着一个特定的靶点（受体、酶、离子通道等），如果活性增强或者被抑制，则表明可能有治疗作用。随着药物靶点的逐步发现，促进了对特定的激动剂或拮抗剂的探索和研究，因此新的药物靶点和药理模型对天然药物的发现或再开发具有重要的意义。如紫杉醇，它通过促进极为稳定的微管聚集，并阻止微管正常性的生理解聚，从而避免了癌细胞的快速分裂。通过对作用机制的深入研究，并以此为靶点发现了大量具有抗肿瘤活性的化合物，如从海绵动物中分离得到的多羟基内酯 discodermolide，从软珊瑚中得到的二萜苷 eleutherobin，从非洲柳树（*Combretum caffrum*）皮中分离得到的二苯乙烯类化合物 combretastatin A4，以及上文提及的埃博霉素。

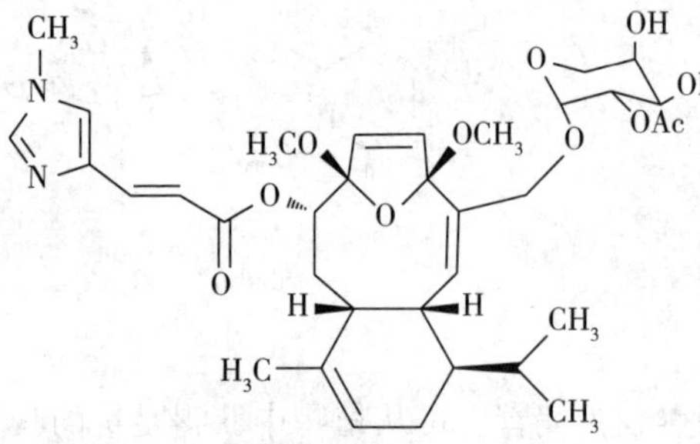

eleutherobin

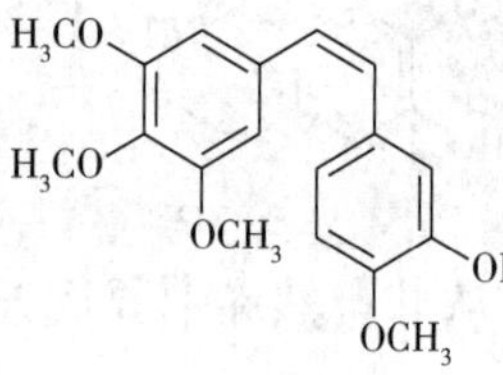

combretastatin A4

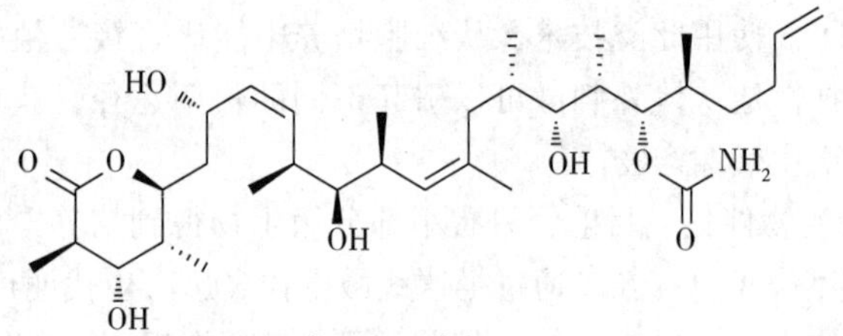

discodermolide

三、后基因组时代天然药物研发新模式

化学生物学（chemical biology）是化学和生命科学交叉的一门新学科；是运用活性化合物为小分子探针来探索生物体内的分子事件及其相互作用网络，进而在分子水平上研究复杂生命现象。化学生物学通过化学的方法和技术拓展了生物学的研究范畴，同时也通过化学在生命科学中的应用促成了化学发展的新生长点。作为化学生物学重要组成部分的化学遗传学（chemical genetic）是研究基因功能的重要手段之一，近几年来发展迅速。化学遗传学所采用的手段有两种，一是正向遗传学技术，首先以天然产物或人工合成的小分子为探针，研究细胞、组织或者生物成体变化的表现型，然后发现相关的靶标基因或靶标蛋白质，从而确定基因的功能。而反向遗传学技术研究基因功能时，首先要确定对某个基因有兴趣，建立一种测定此基因活性的筛选方法，用小分子化合物进行高通量筛选，发现基因的特异性激活剂或抑制剂，最后用活性化合物作为小分子探针来处理细胞、组织或者生物成体，发现表现型差异，从而探讨基因的功能。

化学生物学研究早已引起了各国政府、科研机构的高度重视。美国国立健康研究院（NIH）提出的生物医学路线图计划（NIH Roadmap），将化学生物学设定为五个研究方向之一。1996 年哈佛大学化学系更名为“化学与化学生物学系”，成立了多个学院、多个学科交叉的“化学与细胞生物学研究所”（Harvard Institute of Chemistry and Cell Biology），进行化学与生物医学交叉学科的研究。英国伦敦皇家学院、肿瘤研究所等单位联合组建了化学生物学研究中心，从事生物膜的结构与功能研究。为适应化学生物学迅猛发展，相继出版了高水平的化学生物学专业学术杂志，如Cell杂志系列于10年前即出版了Chemistry & Biology，Nature出版了Nature Chemical Biology，美国化学会出版了ACS Chemical Biology，Wiley－VCH出版了ChemBioChem，Elsevier公司出版了化学生物学综述性杂志Current Opinion in Chemical Biology，英国皇家学会出版了Molecular BioSystems杂志，专门发表化学生物学，特别是化学与生命组学和系统生物学结合的研究结果。这些出版物的发行，充分说明了化学生物学发展的速度及其重要性。

由于化学生物学是以化学小分子为探针，探索生物体内的分子事件及其相互作用网络，在分子水平上研究复杂生命现象的新学科。针对若干个重要的信号转导途径，建立相关的分子、细胞和模式生物的筛选模型，用于筛选和评价信号转导网络的化学小分子探针。利用化学小分子探针，研究在细胞活化、增殖、分化和凋亡等各种细胞命运活动中涉及各种信号转导途径的作用机制。基于化学小分子探针研究信号转导过程和新机制的基础上，明确信号转导通路中重要蛋白质的功能，发现与疾病相关的生物标记物和药物作用候选靶标，并在疾病动物模型上得到验证。通过天然来源或合成等途径获取活性小分子作为信号转导研究的小分子探针，探索其在信号转导过程研究中的生物学意义。

化学遗传学技术成为继转基因、基因敲除等技术后，深入系统研究基因功能的重要手段，必将在功能基因组学的研究中发挥巨大的作用。近几年的研究实践证明：与基因组技术相比，以化学遗传学技术为核心的化学生物学在药物作用新靶标的发现与功能确证方面效率更高，这主要体现在研究化学小分子探针与基因或靶蛋白的相互作用时可以获知基因产物的生理功能，同时也获得了调控其生物活性的化合物—即药物先导化合物。具有结构多样性的天然生物活性小分子是研究信号转导机制的重要探针，也是药物先导化合物的重要来源。化学生物学对创新药物研究产生了深刻的影响，其技术提供了一种药物研究新模式——“小分子引导的药物发现模式（Ligand－directed Drug Discovery Model）”，即用天然活性小分子化合物为探针，进行功能基因组研究，从细胞和分子层次弄清疾病发生的机制与防治的机理，发现并确证药物作用的靶标（包括新靶标），揭示信号转导的调控规律，为重大疾病的诊断和防治提供新的标记物、新的药物作用靶点和新的先导化合物。在此基础上有的放矢地发现创新药物。这是实现“从基因组到药物（from Genome to Drug）”这一后基因组时代创新药物研发的最新途径之一。

此外，近年兴起的转化医学、靶向治疗和个性化治疗、结构生物学和干细胞诱导分化以及表观遗传修饰等现代生物技术药物研究、基于网络调控和基于片段药物设计、靶向药物输送系统等使创新天然药物研究朝着更有效、更安全、更快捷、更具预测性和成药性的方向迈进。

本章小结

天然药物是人类从远古时期就开始用来预防和治疗疾病的重要物质来源，亦是近现代创新药物的不竭之源。从天然药物或中药中开发新药主要有三种形式：复方中药、有效部位和活性单体成分。无论是从天然药物的原生生物活性成分还是前体活性成分中开发创新药物，其成功的关键是能否从中分离得到具有药用价值或潜在药用价值的活性化合物。在天然药物研究中，应注意：①加强原始创新研究；②重视应用研究；③注重学科交流与合作；④合理选择活性测试方法；⑤确保供试材料具有活性；⑥追踪分离活性最强成分。

目前，天然药物的发现途径主要有：①通过传统或民间用药习惯发现药物；②基于化学生态学发现药物；③通过系统筛选发现药物；④通过研究体内代谢过程发现药物；⑤通过机制研究发现药物；⑥基于天然先导化合物的药物合理设计和结构优化发现药物等六个方面。

由于天然产物的含量低，化合物的结构又具有多样性和复杂性。对活性天然产物尤其是微量成分的分离纯化和结构鉴定具有极大的挑战性。而近年高通量筛选技术、高通量分离/分析技术以及微量快速的结构鉴定技术的发展和运用，为天然活性先导化合物的快速发现提供了极大的方便。

虽已历经千年，天然药物仍有很大的发展空间，可通过对植物、微生物、昆虫类、微藻类、滑菌类、海洋生物的深入研究拓展新的天然药物来源。同时，植物组织培养技术、组合基因与组合生物催化也是获得新的天然药物的重要途径。此外，新的药物靶点和药理模型的发现，也将大大推动天然药物的研究。

练 习 题

一、给出下列专业术语相应的英文并进行名词解释

1. 先导化合物 2. 活性前体化合物 3. 化学生态学 4. 高通量天然产物技术

二、简答题

1. 试阐述天然药物中原生生物活性成分的研究方法。
2. 试阐述天然药物新药发现的主要途径。
3. 可以从哪些方面拓展天然药物的来源？
4. 简述抗疟活性成分青蒿素发现的过程和启示。
5. 试比较天然药物开发模式与化学药品开发模式异同点。
6. 试阐述天然药物研发中需要注意的几个问题。
7. 简述活性追踪过程中不同活性测试方法的优缺点。

三、指出下列化合物的中英文名称、植物来源、结构类型及药理作用

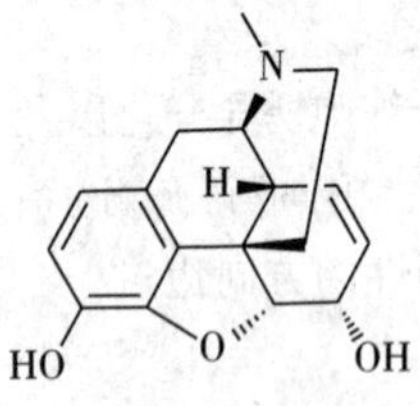

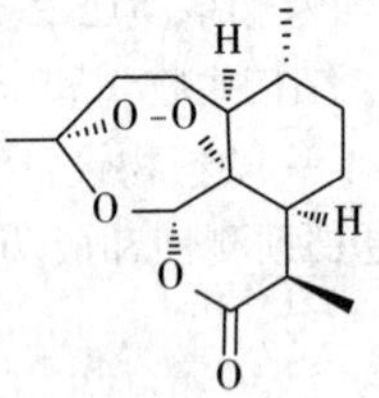

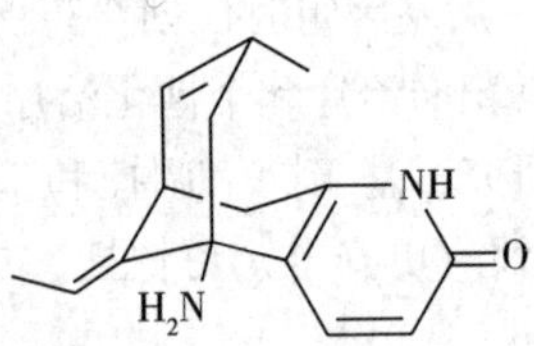

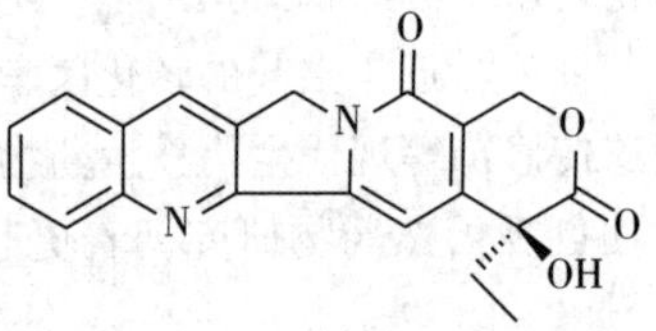

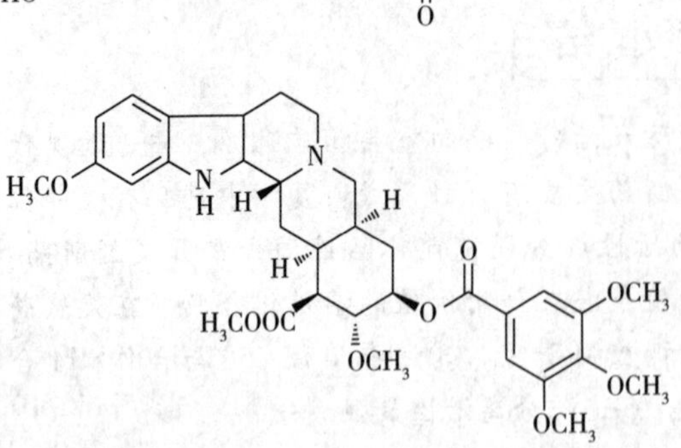

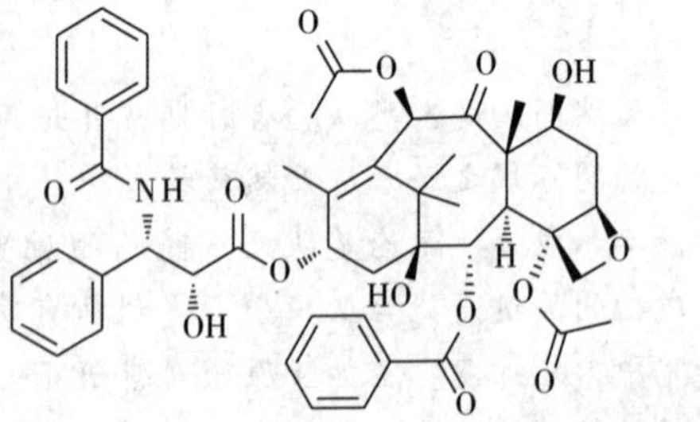

（胡金锋）

第六章　糖　和　苷

学习导引

1. **掌握**　糖和苷的一般理化性质和检识方法；糖和苷的提取分离方法。
2. **熟悉**　糖和苷的结构鉴定方法。
3. **了解**　糖和苷的含义、分类和主要生物活性。

第一节　糖　　类

糖（saccharide）是多羟基醛或多羟基酮及其衍生物、聚合物的总称，又称为碳水化合物（carbohydrate）。糖在自然界中分布极为广泛，是天然药物的重要生物活性物质之一，许多具有强壮、营养、增强免疫作用的天然药物，如人参、黄芪、香菇、刺五加等均含有大量的糖类。

一、糖的结构类型

根据糖类化合物的水解情况，可将其分为三类：单糖（monosaccharide）、低聚糖（oligosaccharide）、多糖（polysaccharide）。

（一）单糖

单糖是不能再水解的糖，是组成糖类物质的基本单元。自然界中单糖从三碳糖到八碳糖都存在，但以五碳糖和六碳糖最为多见。多数单糖在生物体内以结合状态存在，只有少数单糖如葡萄糖、果糖等以游离状态存在。天然药物中较为常见的单糖及其衍生物有以下几类。

1. 五碳醛糖（aldopentoses）

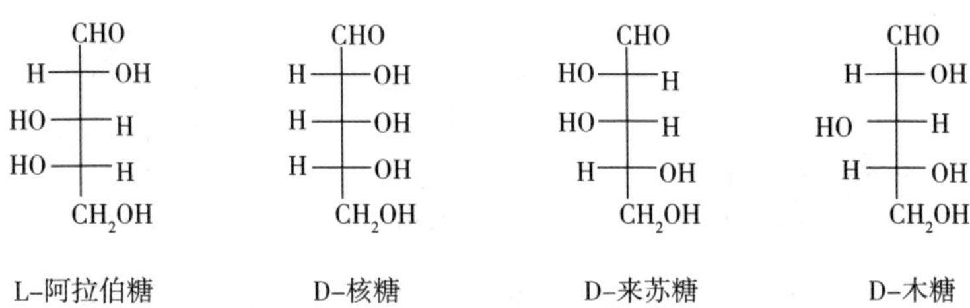

2. 六碳醛糖（aldohexoses）

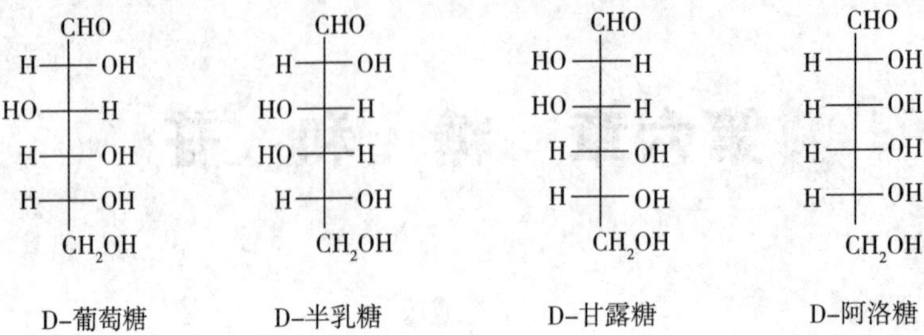

D–葡萄糖　　D–半乳糖　　D–甘露糖　　D–阿洛糖

3. 六碳酮糖（ketohexoses，hexuloses）

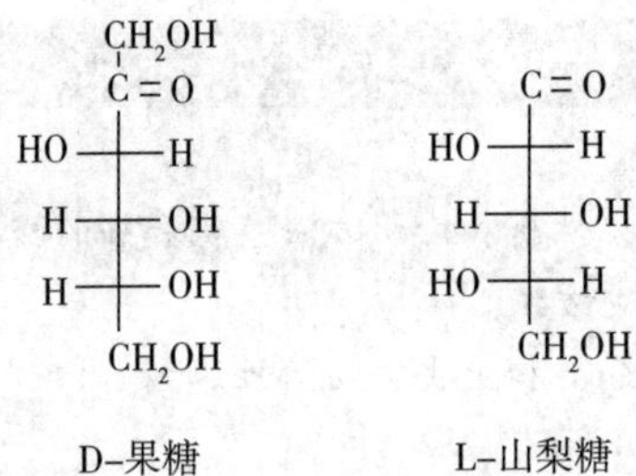

D–果糖　　L–山梨糖

4. 去氧糖（deoxysugars） 单糖分子中一个或两个羟基被氢原子取代后形成去氧糖，主要存在于强心苷和微生物代谢产物中。常见的去氧糖有6–去氧糖、2,6–二去氧糖及其3–O–甲醚等。

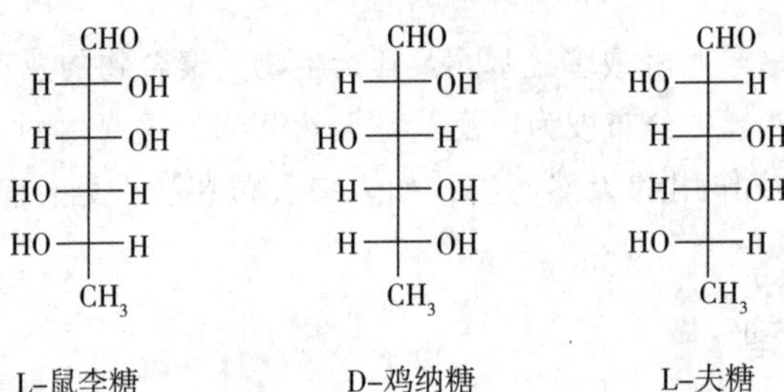

L–鼠李糖　　D–鸡纳糖　　L–夫糖

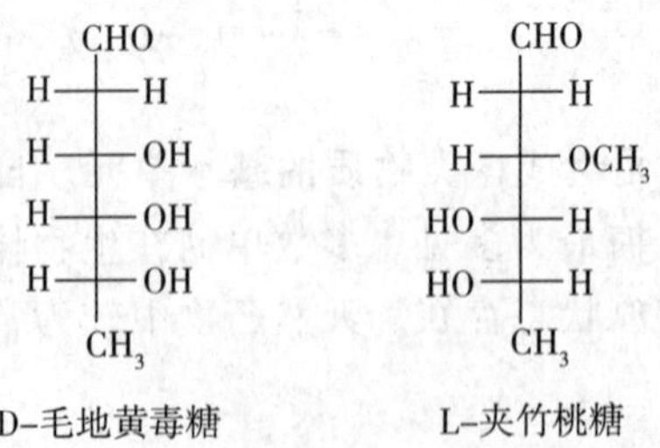

D–毛地黄毒糖　　L–夹竹桃糖

5. 支碳链糖 糖链中的氢原子或羟基被甲基、羟甲基或醛基取代后形成支碳链糖。

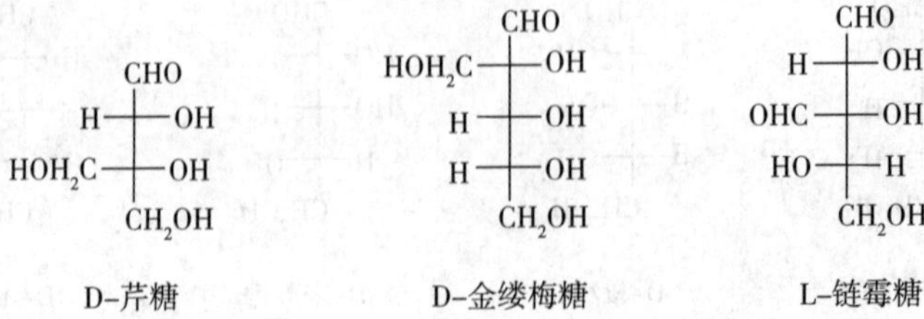

D–芹糖　　D–金缕梅糖　　L–链霉糖

6. 糖醛酸（glcuronic acid） 单糖分子糖链末端的羟甲基被氧化成羧基后形成糖醛酸，主要存在于苷类和多糖类化合物中，以葡萄糖醛酸和半乳糖醛酸最为常见。糖醛酸在水溶液中易环合成内酯形式存在。3 - deoxy - 2 - keto - octulosonic acid 是一个特殊的去氧酮糖糖醛酸，存在于脂多糖和革兰氏阳性菌中。

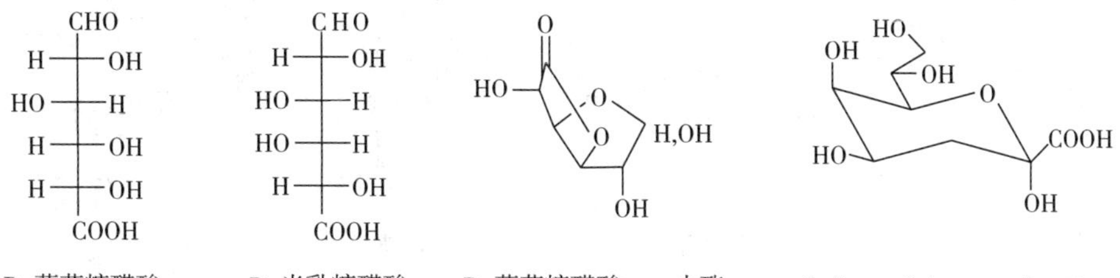

D-葡萄糖醛酸　　D-半乳糖醛酸　　D-葡萄糖醛酸-γ-内酯　　3-deoxy-2-keto-octulosonic acid

7. 氨基糖（amino sugar） 单糖分子中一个或几个醇羟基被氨基取代后形成氨基糖。天然氨基糖大多为 2 - 氨基 - 2 - 去氧醛糖，主要存在于动物和菌类中。某些抗生素中含有的氨基糖结构片段，对其药理作用具有明显的影响。

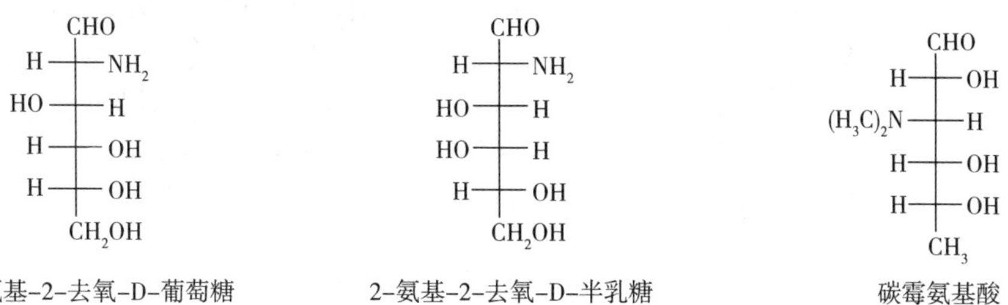

2-氨基-2-去氧-D-葡萄糖　　2-氨基-2-去氧-D-半乳糖　　碳霉氨基酸

8. 糖醇 单糖中的醛基或酮基被还原成羟基后得到的多元醇称为糖醇。糖醇在天然界分布很广泛，多有甜味。有些多糖的末端连有糖醇。

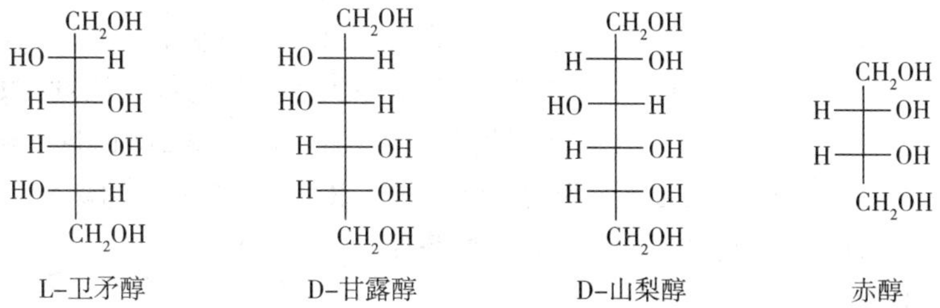

L-卫矛醇　　D-甘露醇　　D-山梨醇　　赤醇

9. 环醇（cyclitols） 环状的多羟基化合物称为环醇。环醇易溶于水，常以游离或成苷的形式存在于动植物体中。最常见的环醇为环已六醇，亦称肌醇（inositols）。

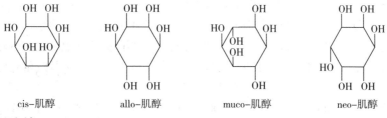

cis-肌醇　　allo-肌醇　　muco-肌醇　　neo-肌醇

（二）低聚糖

由 2 ~ 9 个单糖通过苷键结合成的直链或支链聚糖称为低聚糖或寡糖（oligosaccharides）。根据含有的单糖基的个数可将其分为二糖、三糖、四糖等。根据是否含有游离醛基或酮基又可将其分为还原糖和非还原糖，具有游离醛基或酮基的糖称为还原糖，如二糖中的槐糖（sophorose）、樱草糖（primverose）；没有游离醛基或酮基的糖称为非还原糖，如海藻糖（trehalose）、蔗糖（sucrose）等。

槐糖　　樱草糖　　蔗糖　　海藻糖

天然存在的三糖大多是在蔗糖的结构中再连接一个单糖形成，如棉子糖（raffinose），四糖又多是在棉子糖的结构中再连接一个单糖形成，如水苏糖（stachyose），故三糖、四糖大多为非还原糖。

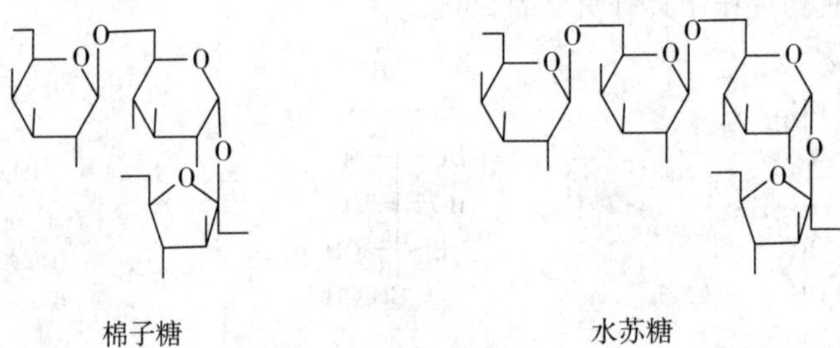

棉子糖　　水苏糖

（三）多糖

多糖又称为多聚糖（polysaccharides），是由十个以上单糖通过苷键聚合而成。根据在生物体内的功能不同，可将多糖分为两类：一类是动植物的支持组织，不溶于水，分子呈直链型，如组成植物细胞壁的纤维素、甲壳类动物的甲壳素等；另一类为动植物体内贮存的营养物质，溶于热水，分子多数呈支链型，能经酶催化水解释放单糖为动植物提供能量，如淀粉、果胶、肝糖原等。根据单糖的组成不同，又可将多糖分为均多糖（homosaccharide）和杂多糖（heterosaccharide）：由一种单糖组成的多糖为均多糖，如葡聚糖、果聚糖；由两种以上单糖组成的多糖称为杂多糖，如葡萄甘露聚糖、半乳甘露聚糖等。

1. 植物多糖

（1）淀粉（starch）　广泛存在于植物的叶、根和种子中，呈颗粒状。淀粉是葡萄糖的高聚物，由糖淀粉（直链淀粉）和胶淀粉（支链淀粉）组成。糖淀粉为 $\alpha1\rightarrow4$ 连接的 D－吡喃葡聚糖，聚合度为 300～350，可溶于热水；胶淀粉也是 $\alpha1\rightarrow4$ 连接的 D－吡喃葡聚糖，但有 $\alpha1\rightarrow6$ 的支链，平均支链长为 25 个葡萄糖单位，聚合度 3000 左右，在热水中呈黏胶状。淀粉分子具有螺旋状结构，每一螺环由六个葡萄糖组成。碘分子或离子可进入螺环通道中形成有色包结化合物，故淀粉遇碘呈色，且所呈色调与聚合度有关，糖淀粉遇碘显蓝色，胶淀粉遇碘显粉红色。

（2）纤维素（cellulose）　由 3000～5000 个 D－葡萄糖单元以 $\beta1\rightarrow4$ 苷键连接形成的直链葡聚糖，分子结构呈直线状，不易被稀酸或碱水解。由于人类及食肉动物体内能够水解 β－苷键的酶极少，故不能消化利用纤维素。纤维素的衍生物具有多种用途，如羧甲基纤维素钠可作为医药品的混悬剂、黏合剂等。

（3）黏液质（mucilage） 是植物种子、根、茎、果实和海藻中存在的一类黏多糖。黏液质从结构上看属于杂多糖，在热水中可溶，冷后则呈胶胨状。有些黏液质具有较好的生物活性，如人参果胶对S-180瘤株具有一定的抑制作用，褐藻酸具有增加血容和维持血压的作用。

（4）果聚糖（fructans） 在高等植物及微生物中均有存在。菊糖（inulin）又称为菊淀粉，是一类广泛存在于菊科植物中的果聚糖。菊糖由D-果糖以$\beta 2 \rightarrow 1$苷键连接，最后连接在一个D-葡萄糖上，聚合度约为35。菊糖清除试验可用于测量肾小球滤过率及测定细胞外液容量。

（5）树胶（gum） 是植物受到伤害或被毒菌侵袭后分泌的物质，干后为半透明的块状物。阿拉伯胶（也称为阿拉伯树胶）、金合欢胶，是应用较多的一类天然树胶，从结构上看属于有分支的杂多糖，具有良好的乳化性，广泛用于食品工业。

2. 动物多糖

（1）肝素（heparin） 是一种含有硫酸酯的杂多糖，由两种二糖单元A和B聚合而成。肝素分子呈螺旋形纤维状，广泛分布在哺乳动物的肌肉、内脏和血液中。肝素具有很强的抗凝血作用，用于预防和治疗血栓，并已形成了一种肝素疗法。

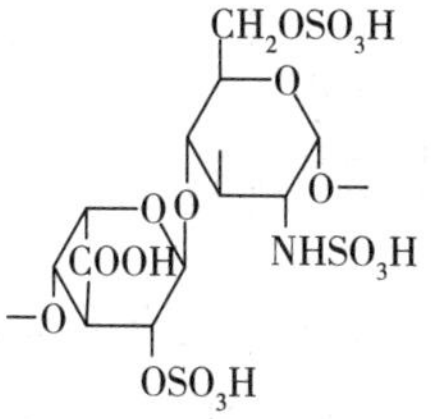

A 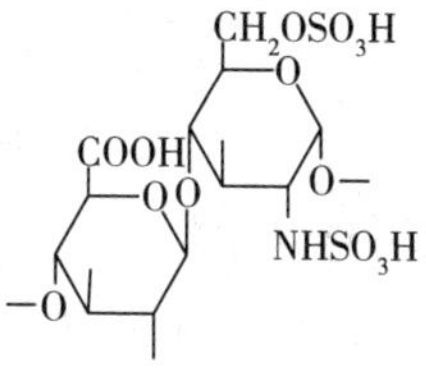　　　　　　B

（2）糖原（glycogen） 糖原的结构与胶淀粉类似，但其分支程度比胶淀粉高，聚合度也大。糖原主要存在于动物的骨骼肌和肝脏中，为动物及许多细菌和真菌贮存养料。

（3）透明质酸（hyaluronic acid） 是由二糖单元（D-葡萄糖醛酸和N-乙酰氨基葡萄糖以$\beta 1 \rightarrow 3$苷键连接）通过$\beta 1 \rightarrow 4$苷键相互连接而成的酸性黏多糖。透明质酸广泛存在于动物的眼球玻璃体、关节液及皮肤等组织中，起到润滑及撞击缓冲、阻滞入侵微生物扩散等作用。作为天然保湿因子，近年来常用作护肤霜的基质。

（4）硫酸软骨素（chondroitin sulfate） 存在于动物软骨组织中的酸性黏多糖，具有改善动脉粥样硬化、防治冠心病、抗炎等作用。硫酸软骨素有A、B、C、D等多种，其中硫酸软骨素A是由D-葡萄糖醛酸$\beta 1 \rightarrow 3$和4-硫酸酯基乙酰D-半乳糖胺$\beta 1 \rightarrow 4$相间连接成的直链分子，当半乳糖胺的C_6羟基被硫酸酯化后即形成硫酸软骨素C。

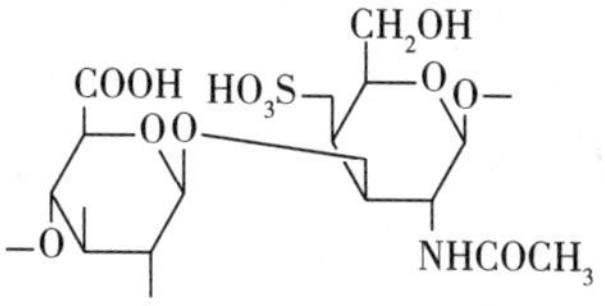

硫酸软骨素A

二、单糖的立体化学

（一）单糖绝对构型的表示

单糖的绝对构型以*D*、*L*表示。Fischer投影式中距离羰基最远的手性碳原子上的羟基在右

侧的为 D 型糖，在左侧的为 L 型糖。

（二）单糖的环状结构

单糖在水溶液中主要以较稳定的环状半缩醛（酮）形式存在，其中五碳糖和六碳糖通常形成五元呋喃型糖（furanose）或六元吡喃型糖（pyranose）。

单糖的环状结构用哈沃斯（Haworth）式表示，其绝对构型的判断方法为：五碳吡喃型糖 C_4 上羟基的取向向下的为 D 型，向上的为 L 型；六碳吡喃型糖 C_5（五碳呋喃型糖 C_4）上取代基的取向向上的为 D 型，向下的为 L 型。

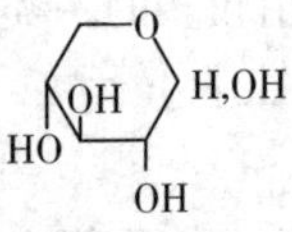

D-木糖 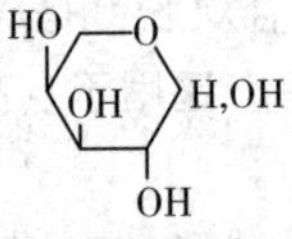　L-阿拉伯糖 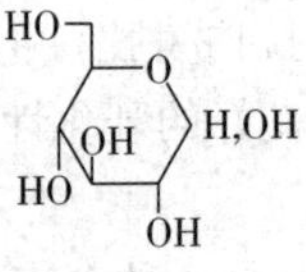　D-葡萄糖

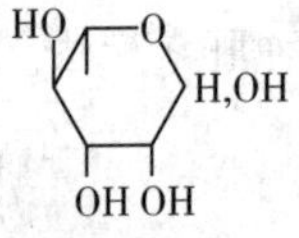

L-鼠李糖 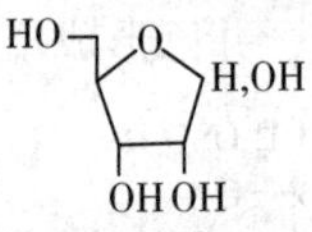　D-核糖

（三）单糖端基差向异构体

单糖形成环状结构后，醛基（酮基）碳原子成为手性碳原子，该碳原子称为端基碳原子（anomeric carbon）。端基碳原子上羟基的取向不同，形成一对端基差向异构体（anomer），分别标记为 α 型和 β 型，又称为单糖的相对构型。相对构型的判断方法为：五碳吡喃型糖 C_4 上羟基与端基碳上羟基在同侧的为 α 型，异侧的为 β 型；六碳吡喃型糖 C_5（五碳呋喃型糖 C_4）上取代基与端基碳上羟基在同侧的为 β 型，异侧的为 α 型。

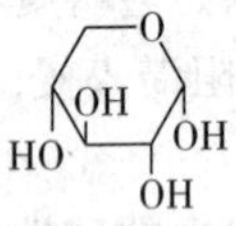

α-D-吡喃木糖 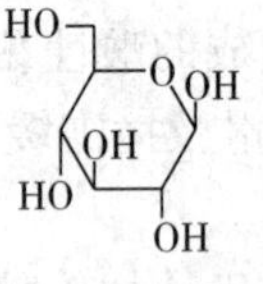　β-D-吡喃葡萄糖 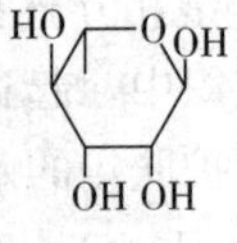　α-L-吡喃鼠李糖 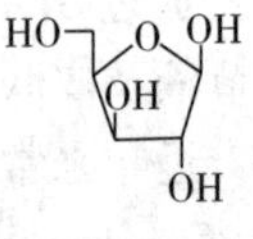　β-D-呋喃木糖

（四）单糖的构象

单糖环状结构的 Haworth 式是一种简化了的表示方法，尚不能完全代表糖分子的真实存在。根据环的无张力学说，五元呋喃糖基本处在一个如信封式的平面上，只有醛糖的 C_3 或酮糖的 C_4 超出环平面 0.05nm，没有明显的构象变化。而六元吡喃糖不可能在一个平面上，应该具有与环己烷类似的椅式和船式两类构象，并以椅式构象为优势构象。椅式构象有 $^4C_1$ 和 $^1C_4$ 两种形式，以下为 β-D-吡喃葡萄糖的两种构象：

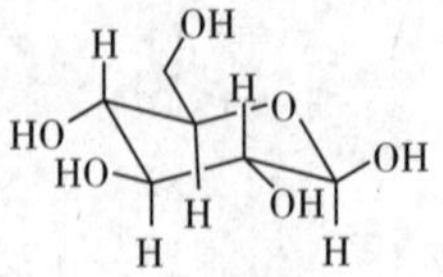

$^4C_1$(C1)式 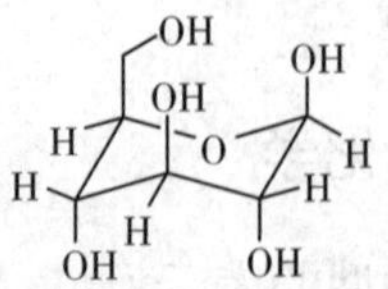　$^1C_4$(1C)式

$^4C_1$表示C_4在环平面上方，C_1在环平面下方，为简便起见，该类糖的构象以C1表示；$^1C_4$表示C_1在环平面上方，C_4在环平面下方，以1C表示。β-D-吡喃葡萄糖的C1式构象中，各取代基均处在e键，空间位阻小，自由能较低，结构稳定；而1C式构象中，各取代基均处在a键，空间位阻大，自由能较高，结构不稳定，因此C1式是其优势构象。对于α-D-吡喃葡萄糖，C1式除C_1羟基处在a键外，其余取代基均处在e键；1C式除C_1羟基处在e键外，其余取代基均处在a键，因此C1式为α-D-吡喃葡萄糖的优势构象。β-D-吡喃葡萄糖的优势构象较α-D-吡喃葡萄糖的优势构象更稳定，在水溶液的动态平衡中，β-D-吡喃葡萄糖的含量更高。

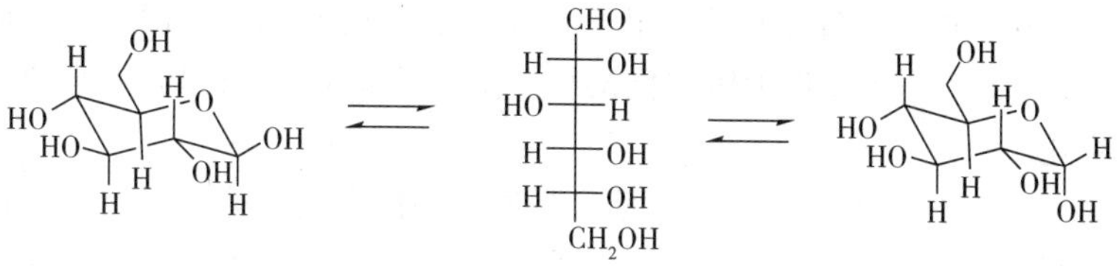

β-D-吡喃葡萄糖　　　　α-D-吡喃葡萄糖

三、糖的理化性质

（一）物理性质

单糖极性较大，易溶于水，难溶于亲脂性有机溶剂。一般呈晶型，味甜，熔融前炭化分解。低聚糖与单糖物理性质相近，如二糖也易溶于水，呈晶型，有甜味。多糖性质与单糖相差较大，且聚合度越大，差别越明显。大多数多糖为无定形粉末，无甜味，不具有还原性，在水中的溶解度随分子量增加而降低，难溶于冷水，可溶于热水并形成胶体溶液。

（二）显色反应

1. Molish反应　取糖样品液1ml，加入1～3滴5%α-萘酚乙醇溶液，摇匀后沿试管壁缓缓加入浓硫酸，在两液面间有紫色环生成，此为Molish反应。

单糖在浓酸（硫酸、磷酸、邻苯二甲酸、草酸等）加热条件下，发生分子内脱水反应，生成具有呋喃环结构的糠醛及其衍生物。其中五碳醛糖生成糠醛，甲基五碳醛糖生成5-甲基糠醛，六碳醛糖生成5-羟甲基糠醛。糠醛及其衍生物可以和许多酚类（α-萘酚）、芳香胺（苯胺）及具有活性次甲基基团的化合物（蒽酮）缩合生成有色化合物，Molish反应依据的就是这一原理。作为糖的色谱显色剂，则常选用邻苯二甲酸和苯胺。

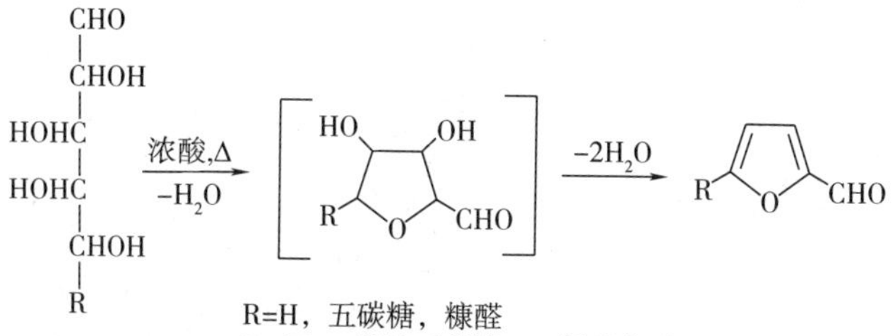

R=H，五碳糖，糠醛
R=CH_3，甲基五碳糖，5-甲基糠醛
R=CH_2OH，六碳糖，5-羟甲基糠醛

2. Fehling反应与Tollens反应　单糖和还原性二糖与Fehling试剂反应生成砖红色沉淀，与Tollens试剂反应生成银镜。多糖水解后可与Fehling试剂或Tollens试剂产生阳性反应。

（三）糖衍生物的制备

1. 醚化反应 甲醚化、三甲基硅醚化、三苯甲醚化是糖及其苷类最常用的醚化反应，其中甲醚化反应常用的方法有 Haworth 法、Purdic 法、Kuhn 法、箱守法（Hakomori）等。Haworth 法以硫酸二甲酯为甲醚化试剂，在碱性溶液（NaOH、Na_2CO_3或 K_2CO_3）中进行，其缺点是需反复多次反应才能得到全甲醚化产物。Purdic 法以 CH_3I 为甲醚化试剂，Ag_2O 作催化剂，在丙酮或四氢呋喃溶液中进行，该法也需反复多次才能得到全甲醚化产物，但甲醚化能力强于 Haworth 法，由于存在 Ag^+，Purdic 法不能用于还原糖的甲醚化。Kuhn 法也以碘甲烷为甲醚化试剂，Ag_2O 作催化剂，只是溶剂改为二甲基甲酰胺（DMF），其甲醚化能力较 Purdic 法有所增强。箱守法和改良箱守法的甲醚化能力最强，后处理也相对简单，是最常用的甲醚化方法。箱守法用 NaH 和 CH_3I 作为甲醚化试剂，在二甲基亚砜（DMSO）中进行，一次反应即可获得全甲醚化产物。

2. 酰化反应 乙酰化和甲苯磺酰化是糖和苷最常用的酰化反应。羟基的活性与醚化反应类似，主要受空间位阻的影响，即端基羟基最易酰化，其次是伯醇羟基，C_3 - OH 最难酰化。乙酰化反应在糖类的分离、鉴定及合成时最常用，所用的溶剂主要是醋酸酐，催化剂一般选用吡啶、氯化锌或醋酸钠等，在室温下放置即可得到全乙酰化产物。

糖的乙酰化反应没有选择性，但当反应条件不同时，乙酰化产物会得到不同的端基差向异构体。如 *D* - 葡萄糖用醋酐 - 氯化锌乙酰化主要得到 α - 乙酰化物，用醋酐 - 醋酸钠乙酰化主要得到 β - 乙酰化物。

3. 缩醛和缩酮化反应 在脱水剂作用下，醛和酮易与具有适当空间的 1,3 - 二醇羟基或邻二醇羟基的糖类发生脱水反应，生成环状的缩醛（acetal）或缩酮（ketal）。常用的脱水剂有矿酸、无水氯化锌、无水硫酸铜等。通常酮易与顺式邻二醇羟基生成五元环的缩酮，醛易与 1,3 - 二醇羟基生成六元环的缩醛。丙酮与糖生成的五元环缩酮称为异丙叉衍生物，也称为丙酮加成物；苯甲醛与糖生成的六元环缩醛称为苯甲叉衍生物。苯甲叉衍生物有顺式和反式两种，其中顺式又有 *H* - 内位和 *O* - 内位两种。

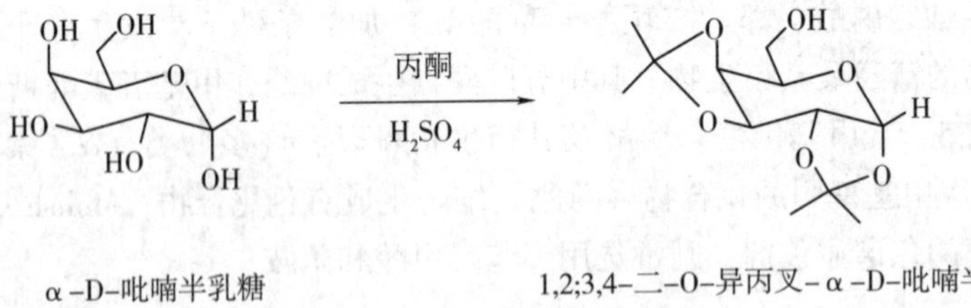

丙酮 / H_2SO_4

α -D-吡喃半乳糖 → 1,2;3,4-二-O-异丙叉- α -D-吡喃半乳糖

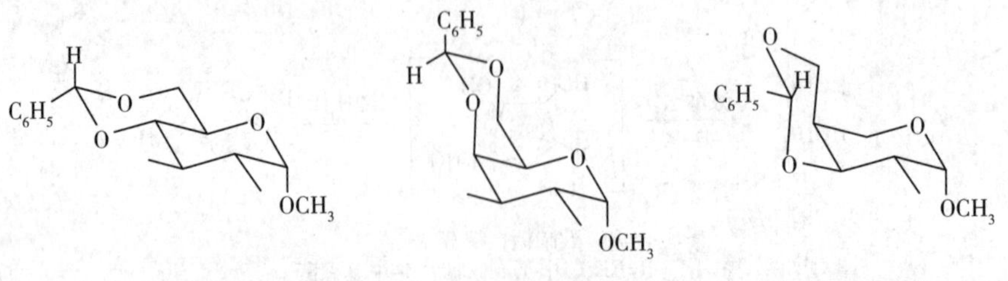

反式　　顺式（O-内位）　　顺式（H-内位）

4,6-O-苯甲叉- α -D-吡喃葡萄糖甲苷　　4,6-O-苯甲叉- α -D-吡喃半乳糖甲苷

六碳醛糖与丙酮常生成二异丙叉衍生物，如果吡喃糖环上不存在两对顺式邻羟基，则糖

易转变为呋喃环结构。

$\xrightleftharpoons{}$ $\xrightarrow[H_2SO_4]{丙酮}$

α-D-吡喃葡萄糖

1,2;5,6-二-O-异丙叉-α-D-呋喃葡萄糖

糖的缩醛和缩酮衍生物对碱稳定对酸不稳定，可利用其作为某些羟基的保护剂，也可利用来推测糖结构中是否存在顺式邻二醇羟基或1,3-二醇羟基，还可推测一些特定糖的氧环大小。

4. 硼酸络合反应 糖的邻二醇羟基可与硼酸、钼酸、铜氨、碱土金属等许多试剂反应生成络合物，生成络合物的某些物理常数会发生改变，对于糖的分离、鉴定以及构型的确定有一定的帮助。

硼酸作为一种Lewis弱酸，可与具有适当空间位置的1,2或1,3-二羟基生成五元或六元环状络合物。该反应分两步进行：1,2或1,3-二羟基化合物与硼酸络合生成1∶1的络合物（Ⅰ），该络合物不稳定，易脱水形成平面三叉体的中性酯（Ⅱ）；络合物（Ⅰ）与另一分子1,2或1,3-二羟基化合物络合形成1∶2的螺环状络合物（Ⅲ）。络合物（Ⅲ）呈四面体结构，稳定性、酸性、导电性都增强，在水溶液中完全解离，显强酸性。

$$B(OH)_3 \underset{-H_2O}{\overset{H_2O}{\rightleftharpoons}} [B(OH)_4]^- + H^+$$

$$\text{C—OH / C—OH} + H_3BO_3 \underset{}{\overset{-H_2O}{\rightleftharpoons}} (\text{Ⅰ})\ H^+ \underset{}{\overset{-H_2O}{\rightleftharpoons}} (\text{Ⅱ})$$

$$(\text{Ⅰ})\ H^+ + \text{C—OH / C—OH} \rightleftharpoons (\text{Ⅲ})\ H^+$$

（Ⅰ） （Ⅱ） （Ⅲ）

反应体系中三种络合物以平衡状态存在，平衡的移动与溶液的pH、反应物的比例以及羟基化合物的结构有关，通常当硼酸量大时以络合物（Ⅰ）占优势。

与硼酸的络合反应对羟基位置的要求比较严格，只有处在同一平面上的1,2或1,3-二羟基才能和硼酸形成稳定的络合物。在开链化合物中，邻二醇羟基一般呈对位交叉式构象，增加碳链上的醇羟基有利于造成有利位置，从而增大与硼酸形成络合物的机会，糖类物质的多羟基结构恰好符合这一特征。一般来说，呋喃糖苷与硼酸的络合能力最强，单糖次之，吡喃糖苷最弱；由于五碳醛糖更易形成呋喃环结构，故五碳醛糖比六碳醛糖更易络合。

四、糖的提取分离

（一）糖的提取

糖类化合物极性较大，一般易溶于水和稀醇，不溶于极性小的亲脂性有机溶剂。从天然

药物中提取糖类时，可以用水（包括酸水、碱水等）或稀醇提取，用乙醇或甲醇回流也可提取一些单糖和低聚糖。由于植物体内有水解酶与糖共存，提取时必须采取适当措施破坏或抑制酶的活性，以获得原生糖类。通常采用的方法是：新鲜采集的药材迅速加热干燥并冷冻保存；药材中拌入无机盐（如碳酸钙）；加热回流。

从天然药物中提取单糖及低聚糖常用水、稀醇或醇作为提取溶剂，一般流程如下：

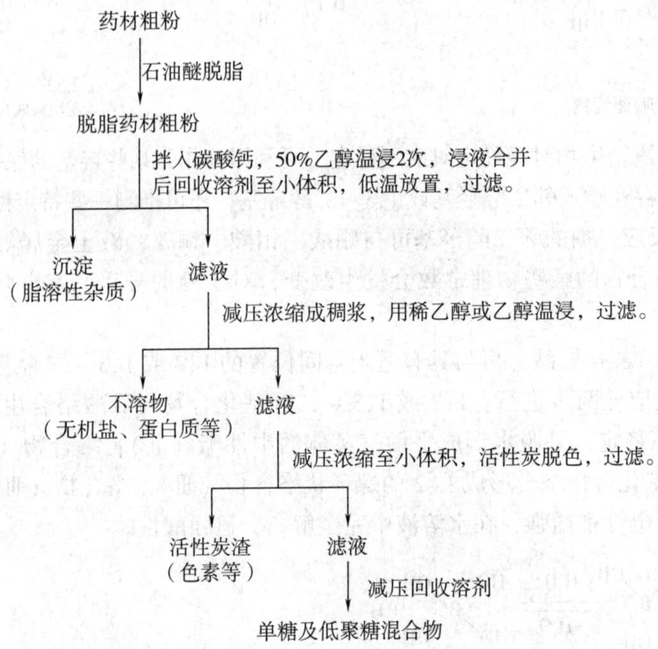

从天然药物中提取多糖及分子量较大的低聚糖可用水、稀 NaOH 溶液、稀 HAc 溶液等作为溶剂。根据多糖在乙醇中溶解度降低的性质，可在提取液中加入乙醇、甲醇或丙酮等，使多糖从提取液中沉淀析出。

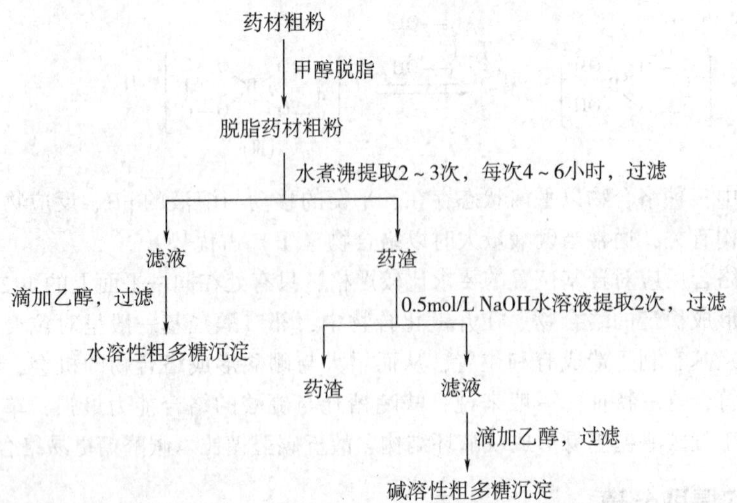

为防止提取过程中多糖的降解，用碱水提取时，最好通入氮气或加入硼氢化钾，提取结束后应迅速用酸中和或透析除去碱；用酸水提取时间宜短，温度宜低，最好不超过5℃。

粗多糖中常混有较多的蛋白质，脱除蛋白质常用的方法有：①Sevag 法，加入一定体积的三氯甲烷（粗多糖水溶液体积的 20%），再加入三氯甲烷体积 20% 的丁醇，剧烈振摇 20min，分去水层与溶液层的变性蛋白。②酶解法，在样品溶液中加入胃蛋白酶、胰蛋白酶等蛋白质水解酶，使蛋白质降解。③三氟三氯乙烷法，将等体积的三氟三氯乙烷和粗多糖水溶液混合，低温搅拌 10min，离心，过滤。④三氯乙酸法，在粗多糖水溶液中滴加 3% 三氯乙酸，至不再继续浑浊，低温放置过夜，离心，过滤。

（二）糖的分离

1. 分级沉淀法 常用于溶解度相差较大的多糖及其衍生物的分离。在适当浓缩后的多糖水提取液中，加入浓度依次增大的乙醇（丙酮），收集不同浓度下析出的沉淀，可得到不同的多糖组分。

2. 季铵盐沉淀法 适合于分离酸性多糖。长链季铵盐及其氢氧化物可与酸性多糖形成不溶性沉淀物而析出，通常酸性强或分子量大的酸性多糖先沉淀析出。常用的季铵盐有十六烷基三甲胺的溴化物（CTAB）及其氢氧化物（CTA－OH）、十六烷基吡啶（CP－OH）。当溶液的 pH 增高或加入硼砂缓冲溶液使糖的酸度增大时，季铵盐及其氢氧化物也可与中性多糖形成沉淀，故分离过程中须控制溶液的 pH 小于 9，且不能有硼砂存在。

3. 活性炭柱色谱 适合于分离单糖和低聚糖。将适量活性炭（每 100g 活性炭可分离约 1g 糖）装入柱中，用水湿润，将糖混合物配制成 10% 左右的水溶液后加到柱上。先用水洗脱，然后用逐渐增加浓度的乙醇洗脱。一般水可洗下单糖，10% 乙醇洗下二糖，15% 乙醇洗下三糖，随着乙醇浓度的增加，依次洗下分子量较大的糖。通常情况下 35%～45% 的乙醇可洗下所有的单糖和低聚糖。

活性炭因其价格低廉，吸附选择性高，吸附量大，在糖的分离过程中应用普遍。其缺点是颗粒小导致装柱后洗脱流速较慢，所以实际应用时常加入等量的天然硅藻土。

4. 纤维素柱色谱 适合于分离多糖，一般可获得良好的效果。将多糖混合物加到色谱柱顶端，按乙醇浓度由高到低进行洗脱，通常是水溶性大的多糖先出柱，水溶性小的多糖后出柱，与分级沉淀法正好相反。

5. 离子交换纤维素柱色谱 将离子交换色谱和纤维素色谱结合起来制成的离子交换纤维素色谱，用于多糖的分离可产生良好的效果。其中阳离子交换纤维素适用于分离酸性、中性多糖和黏多糖，洗脱剂常用 pH 相同但离子强度不同的缓冲液（分离酸性多糖）和不同浓度的硼砂溶液（分离中性多糖）。

6. 凝胶柱色谱 可将多糖按分子大小和形状不同分离，效果较为理想。常用的葡聚糖凝胶有 Sephadex G－50、G－75、G－150 等，常用的洗脱剂是各种浓度的盐溶液及缓冲液。出柱的顺序是大分子多糖先流出，小分子多糖后流出。

7. 制备型区域电泳 适合于分离分子大小、形状和所负电荷不同的多糖，根据其在电场作用下向两极迁移的速率不同而分离。用水将玻璃粉载体搅拌成胶状后装柱，用电泳缓冲液（如 0.05mol/L 硼砂水溶液）平衡 72 小时，将多糖加于柱上端，接通电源，上端为正极，下端为负极（多糖的电泳方向）。电泳完毕后将玻璃粉载体分割、洗脱即可。

五、糖的结构测定

（一）色谱法在糖结构测定中的应用

通常采用色谱法对单糖的种类进行鉴定。常用的色谱法有：纸色谱（PC）、薄层色谱（TLC）、气相色谱（GC）、液相色谱（LC）等

1. 糖的纸色谱 糖类极性较大，纸色谱一般用水饱和有机溶剂为展开剂，如正丁醇－冰醋酸－水、水饱和苯酚、正丁醇－乙醇－水等。展开时R_f值与溶剂含水量有关，配制展开剂时混合比例应准确，并应与单糖对照品同时点样作为对照。常用显色剂有：苯胺－邻苯二甲酸、三苯四氮唑、间苯二酚－盐酸等。一些单糖纸色谱的R_f值见表6－1。

表6－1 纸色谱常见单糖的R_f值（×100）

单糖	BAW	PhOH	BEW	BBPW	显色
葡萄糖	12	34	16	24	棕
半乳糖	12	38	16	21	棕
半乳糖醛酸	15	15	19	03	橙黄
葡萄糖醛酸	16	13	21	03	橙黄
甘露糖	17	44	23	29	棕
阿拉伯糖	18	52	22	21	红
果糖	19	54	21	29	黄
木糖	20	43	26	35	红
芹糖	22	54	24	54	淡红
核糖	27	62	36	45	红
鼠李糖	32	60	37	47	黄棕

BAW：正丁醇－冰醋酸－水（4∶1∶5上层）；PhOH：水饱和苯酚；
BEW：正丁醇－乙醇－水（4∶1∶2.2）；BBPW：正丁醇－苯－吡啶－水（5∶1∶3∶3）
显色剂：苯胺－邻苯二甲酸

2. 糖的薄层色谱 常用的是硅胶薄层色谱。由于糖的吸附性强，点样量不宜大于5μg，否则展开后斑点明显拖尾，R_f值降低，影响分离效果。但若用硼酸溶液（0.03mol/L）或无机盐水溶液调制硅胶涂布薄层，点样量可显著提高，所用的无机盐一般是强碱与弱酸或中强酸形成的盐，如0.3mol/L磷酸二氢钠溶液或磷酸氢二钠溶液，0.1mol/L亚硫酸氢钠溶液等。显色剂除纸色谱所用的同样适用外，还可选用茴香醛－硫酸、1,3－二羟基萘－硫酸、苯胺－二苯胺磷酸等。

表6－2 硅胶薄层色谱常见单糖的显色

单糖	茴香醛－硫酸	1,3－二羟基萘－硫酸	苯胺－二苯胺磷酸
D－葡萄糖	浅蓝	灰紫	灰绿
D－甘露糖	绿	紫	－
D－果糖	紫	－	深红
D－木糖	灰	蓝绿	亮蓝
D－核糖	蓝	蓝	－
D－洋地黄毒糖	蓝	蓝	－
L－鼠李糖	绿	绿	浅绿
L－山梨糖	紫	紫	－
L－阿拉伯糖	黄绿	黄绿	亮蓝

纤维素薄层色谱也可用于糖的分离与鉴定。其分离原理、所用的展开剂、显色剂等均与糖的纸色谱类似。

3. 糖的气相色谱和液相色谱 气相色谱分辨力强，选择性好，灵敏快速，常用于糖的结构测定。测定时为了增大糖的挥发性，一般先将糖制备成三甲基硅醚衍生物，方法是：糖样品水溶液室温平衡24h或回流1h，真空抽干水分，配制成浓度为0.2～0.6mg/ml的二甲基亚砜或二甲基甲酰胺溶液；在具塞试管中加入0.3ml六甲基二硅烷（hexamethyldisilazane，HMDS）和0.2ml三甲基氯硅烷（trimethylchlorosilane，TMCS），滴加1ml配置好的糖溶液，混合均匀，室温放置20h，取溶液或上清液测定即可。

液相色谱适合于分析热稳定性差、难挥发的低聚糖和多糖，但其灵敏度不及气相色谱。

（二）波谱分析法在糖结构测定中的应用

1. 糖的质谱 单糖、低聚糖的分子量测定一般采用质谱法。常用的质谱有：场解吸质谱（FD－MS），场电离质谱（FI－MS），快原子轰击质谱（FAB－MS），电喷雾电离质谱（ESI－MS）等。基质辅助激光解吸电离质谱（MALDI－MS）和基质辅助激光解吸电离飞行时间质谱（MALDI－TOF－MS）近年来主要用于蛋白质、多糖等高分子化合物的分子量测定。

也可利用质谱特征归属糖基的碎片离子峰、各种分子离子脱糖基的碎片离子峰，从而判断糖的组成和连接顺序。常见单糖及其全乙酰化物、全甲基硅醚化物的碎片离子峰如下：

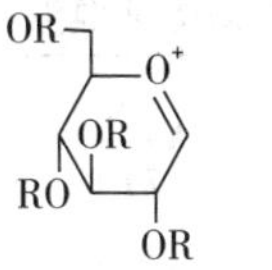

末端葡萄糖基（六碳醛糖）	末端鼠李糖基（甲基五碳醛糖）	末端木糖基（五碳醛糖）
R=H *m/z* 163	R=H *m/z* 147	R=H *m/z* 133
R=Ac *m/z* 331	R=Ac *m/z* 273	R=Ac *m/z* 259
R=TMS *m/z* 451	R=TMS *m/z* 363	R=TMS *m/z* 349

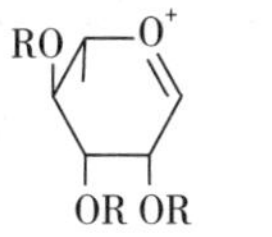

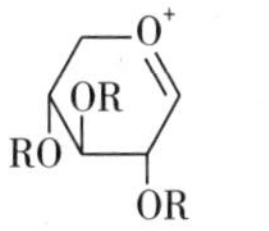

人参皂苷 Rb_2（ginsenoside Rb_2）分子中有1个阿拉伯糖单位和3个葡萄糖单位，其全乙酰化物的EI－MS谱图中，存在有 *m/z* 619、*m/z* 547、*m/z* 331、*m/z* 259的碎片离子峰。其中 *m/z* 331、*m/z* 259应分别为全乙酰化的葡萄糖基和阿拉伯糖基碎片峰，*m/z* 619、*m/z* 547应分别为全乙酰化的葡萄糖基－葡萄糖基和葡萄糖基－阿拉伯糖基碎片峰。

人参皂苷 Rb_2 的FD－MS谱图中，存在有 *m/z* 1117、1101、969、939、807、777等碎片离子峰，其中 *m/z* 1117和 *m/z* 1101分别归属于 $[M+K]^+$ 和 $[M+Na]^+$ 离子峰；*m/z* 969符合 $[M+Na-132]^+$，表明分子中存在有末端阿拉伯糖；*m/z* 939符合 $[M+Na-162]^+$，表明分子中有末端葡萄糖；*m/z* 807符合 $[M+Na-162-132]^+$，表明分子中有葡萄糖－阿拉伯糖链；*m/z* 777符合 $[M+Na-162-162]^+$，表明分子中有葡萄糖－葡萄糖链。

2. 糖的核磁共振波谱

（1）糖的 ^1H-NMR 糖在 ^1H-NMR 中的信号分布于较狭窄的范围内，通常端基质子信号在 δ 4.3～6.0，其余质子信号在 δ 3.2～4.2左右（甲基五碳糖的甲基质子信号在 δ1.0左右）。糖的端基质子信号与其他质子信号相距较远，较容易辨认。端基质子信号的数目和化学位移值可用来推测糖的个数、种类及连接位置；端基质子的偶合常数可用来确定苷键的构型。常见单糖的 ^1H-NMR 谱数据见表6－3。

表 6-3　常见单糖的^{1}H-NMR 谱数据

单糖	H-1	H-2	H-3	H-4	H-5	H-6
β-D-葡萄糖	4.64	3.25	3.50	3.42	3.46	3.72　3.90
α-D-葡萄糖	5.23	3.54	3.72	3.42	3.84	3.76　3.84
β-D-甘露糖	4.89	3.95	3.66	3.60	3.82	3.75　3.91
α-D-甘露糖	5.18	3.94	3.86	3.68	3.39	3.74　3.84
β-D-半乳糖	4.53	3.45	3.59	3.89	3.65	3.64　3.72
α-D-半乳糖	5.22	3.78	3.81	3.95	4.03	3.69　3.69
β-L-鼠李糖	4.85	3.93	3.59	3.38	3.39	1.30
α-L-鼠李糖	5.12	3.92	3.81	3.45	3.86	1.28
β-L-夫糖	4.55	3.46	3.63	3.74	3.79	1.26
α-L-夫糖	5.20	3.77	3.86	3.81	4.20	1.21

（2）糖的^{13}C-NMR　糖的端基碳信号在 δ 95～105 左右，—CHOH 碳信号在 δ 68～85，—CH_2OH 碳信号在 δ 62 左右，—CH_3碳信号在 δ 18 左右。可根据端基碳信号的数目推测低聚糖中糖的个数。部分单糖及其甲苷的^{13}C-NMR 谱数据见表 6-4。

表 6-4　部分单糖及单糖甲苷的^{13}C-NMR 谱数据（δ）

化合物	C_1	C_2	C_3	C_4	C_5	C_6	OMe
α-D-glucopyranose	92.9	72.5	73.8	70.6	72.3	61.6	
β-D-glucopyranose	96.7	75.1	76.7	70.6	76.8	61.7	
methyl-α-D-glucopyranose	100.0	72.2	74.1	70.6	72.5	61.6	55.9
methyl-β-D-glucopyranose	104.0	74.1	76.8	70.6	76.8	61.8	58.1
α-D-glucopyranosepentacetate	89.2	69.3	69.9	68.0	69.9	61.6	
β-D-glucopyranosepentacetate	91.8	70.5	72.8	68.1	72.8	61.7	
α-D-galactopyranose	93.2	69.4	70.2	70.3	71.4	62.2	
β-D-galactopyranose	97.3	72.9	73.8	69.7	76.0	62.0	
methyl-α-D-galactopyranose	100.1	69.2	70.5	70.2	71.6	62.2	56.0
methyl-β-D-galactopyranose	104.5	71.7	73.8	69.7	76.0	62.0	58.1
α-D-galactopyranose pentaacetate	89.5	6.2	67.2	6.2	68.5	61.0	
β-D-galactopyranose pentaacetate	91.8	67.8	70.6	66.8	71.5	61.0	
α-D-fructopyranose	65.9	99.1	70.9	71.3	70.0	61.9	
β-D-fructopyranose	65.7	99.1	68.4	70.5	70.0	64.1	
α-D-fructofuranose	63.8	105.5	82.9	77.0	82.2	61.9	
β-D-fructofuranose	63.6	102.6	76.4	75.4	81.6	63.2	
α-D-manopyranose	95.0	71.7	71.3	68.0	73.4	62.1	
β-D-manopyranose	94.6	72.3	74.1	67.8	77.2	62.1	
methyl-α-D-manopyranose	101.9	71.2	71.8	68.0	73.7	62.1	55.9
methyl-β-D-manopyranose	101.3	70.6	73.3	67.1	76.6	61.4	56.9

续表

化合物	C_1	C_2	C_3	C_4	C_5	C_6	OMe
α - L - rhamnopyranose	95.1	71.9	71.1	73.3	69.4	17.9	
β - L - rhamnopyranose	94.6	72.5	73.9	72.9	73.2	17.9	
methyl - α - rhamnoside	102.6	72.1	72.7	73.8	69.5	18.6	
methyl - β - rhamnoside	102.6	72.1	75.3	73.7	73.4	18.5	
α - D - arabinopyranosc	97.6	72.9	73.5	69.6	67.2		
β - D - arabinopyranose	93.4	69.5	69.5	69.5	63.4		
methyl - α - D - arabinopyranoside	105.1	71.8	73.4	69.4	67.3		58.1
methyl - β - D - arabinopyranoside	101.0	69.4	69.9	70.0	63.8		56.3
α - D - arabinofuranose	101.9	82.3	76.5	83.8	62.0		
β - D - arabinofuranose	96.0	77.1	75.1	82.2	62.0		
methyl - α - D - arabino furanoside	109.2	81.8	77.5	84.9	62.4		
methyl - β - D - arabino furanoside	103.1	77.4	75.7	82.9	62.4		
α - D - ribopyranose	94.3	70.8	71.1	68.1	63.8		
β - D - ribopyranose	94.7	71.8	69.7	68.2	63.8		
α - D - ribofuranose	97.1	71.7	70.8	83.8	62.1		
β - D - ribofuranose	101.7	76.0	71.2	83.3	63.3		
α - D - xylopyranose	93.1	72.5	73.9	70.4	61.9		
β - D - xylopyranose	97.5	75.1	76.8	70.2	66.1		
methyl - α - D - xylopyranoside	100.6	72.3	74.3	70.4	62.0		56.0
methyl - β - D - xylopyranoside	105.1	74.0	76.9	70.4	66.3		58.3

（三）多糖的结构解析实例

蒙古黄芪具有补气固表、利尿脱毒、排脓、敛疮生肌等功效，是豆科植物 *Asrtagalus membranacevs*（Fsch.）Bge. Var. *mongholicus*（Bge.）Hsiao 的干燥根。从蒙古黄芪中分离得到一个白色粉末状多糖单体成分，其结构为：

$$[\rightarrow 4)-\alpha-D-Glcp-(1\rightarrow 4)-\alpha-D-Glcp-[(1\rightarrow 4)-\alpha-D-Glcp-]_6-(1\rightarrow 4)-\alpha-D-Glcp-(1\rightarrow]_n$$

$$\begin{array}{c} 6\uparrow \\ 1| \\ \alpha-D-Glcp \end{array}$$

该多糖成分的提取分离及结构测定是通过如下过程实现的。

蒙古黄芪药材经过乙醇脱脂，水提取乙醇沉淀，脱蛋白，透析，再经 DTE - Sepharose Cl - 6B 及 Sephacryl S - 400 等柱色谱分离得到该多糖成分。凝胶过滤色谱和高效液相色谱检测均显示单一尖锐对称峰，证明该多糖为均一组分。该组分能溶于水，分子量为 5×10^4，$[\alpha]_D$ = +192℃（c = 1，H_2O）。元素分析结果表明，该组分不含氮及灰分。全水解后经薄层色谱和气相色谱分析，组成中只有单一的葡萄糖，该多糖应为葡聚糖。糖苷键构型由红外光谱的特征确定（一般 α 构型在 $844cm^{-1}\pm8cm^{-1}$，β 构型在 $891cm^{-1}\pm7cm^{-1}$ 范围内有吸收峰），该物质在 $845cm^{-1}$ 有吸收峰，表明其糖苷键为 α 型。

应用改良的 Hakomori 法将该多糖全甲基化，再经水解、还原、乙酰化处理，获得的部分甲基化葡萄糖衍生物应用气相色谱和质谱联用仪分析，结果见表6－5。

表6－5　部分甲基化葡萄糖衍生物的质谱分析

部分甲基化葡萄糖	主要质谱碎片	连接位点	摩尔比
2,3,4,6－Glcp	43，45，71，87，101，117，129，145，161，205	1－	1
2,3,6－Glcp	43，45，87，99，101，113，117，233	1,4－	8
2,3－Glcp	43，101，117，127，261	1,4,6－	1

2,3,4,6－Glcp为2,3,4,6－四－*O*－甲基吡喃葡萄糖，其余同。

由上述分析结果可知，该多糖组分应是以（1→4）－α－D－Glcp为主链，并且每10个重复α－D－Glcp单元中有一个（1→6）－α－D－Glcp为支链的葡聚糖。

将该葡聚糖在温和条件下部分水解并分离水解产物，得到两个低聚糖。将两个低聚糖分别进行全甲基化、水解、还原、乙酰化处理，并应用气相色谱和质谱联用仪分析。其中一个低聚糖的部分甲基化单糖残基为2,3,4,6－四－*O*－甲基吡喃葡萄糖、2,3,6－三－*O*－甲基吡喃葡萄糖、2,3－二－*O*－甲基吡喃葡萄糖，且三者的摩尔比为2∶3∶1；另一个低聚糖的部分甲基化单糖残基为2,3,4,6－四－*O*－甲基吡喃葡萄糖、2,3,4－三－*O*－甲基吡喃葡萄糖、2,3,6－三－*O*－甲基吡喃葡萄糖，且三者的摩尔比为1∶1∶2。据此推测两个低聚糖的结构分别为：

α－D－Glcp－(1→4)－α－D－Glcp－[(1→4)]－α－D－Glcp－(1→4)－α－D－Glcp
6↑
1
α－D－Glcp

水解产物1

α－D－Glcp－(1→4)－α－D－Glcp－(1→4)－α－D－Glcp
6↑
1
α－D－Glcp

水解产物2

由水解产物的结构可以推测，该葡聚糖的支链应该连接在主链重复单元的第2个葡萄糖残基上，据此确定了从蒙古黄芪中分离得到的该多糖组分的结构。

第二节　苷类化合物

一、概述

（一）苷类化合物的定义

苷类（glycosides）又称为配糖体，是由糖或糖的衍生物与另一非糖物质通过糖的端基碳原子连接而成的一类化合物。其中非糖部分称为苷元（genin）或配糖基（aglycone）。苷类化合物作为植物中一大类重要的化学成分，其生理活性多种多样，如在心血管系统、呼吸系统、消化系统、神经系统以及抗菌消炎，增强机体免疫功能、抗肿瘤等方面表现出重要的药理活性，已成为天然药物化学研究中不可忽视的一类成分。

知识链接

苷类化合物的生物活性多样，具有很高的药用价值。许多常用中药如天麻、虎杖、苦杏仁、人参、柴胡、薯蓣、葛根、槐米等的有效成分均为苷类化合物。目前，许多有效成分及其衍生物已开发成药品应用于临床，如天麻素、白藜芦醇苷、葛根素、芦丁、人参皂苷 Rh2、人参皂苷 Rg3 等。

（二）苷类化合物的结构与分类

1. 苷类化合物的结构 在自然界中，各种类型的天然成分均可以形成糖苷，如黄酮苷、蒽醌苷、三萜皂苷、甾体皂苷等等。因此，苷类化合物种类很多，结构差异也很大。苷中苷元与糖之间的化学键称为苷键，苷元上与糖连接的原子称为苷键原子。多数苷类化合物是糖的半缩醛羟基与苷元上的羟基脱水缩合而成，所以苷类多具有缩醛结构。苷类化合物中常见的单糖是 D-葡萄糖，也有 L-阿拉伯糖、D-木糖、L-鼠李糖、D-甘露糖、D-半乳糖、D-果糖、D-葡萄糖醛酸和 D-半乳糖醛酸等，此外，还有低聚糖及去氧糖等。由于单糖有 α 及 β 两种差向异构体，因此，形成的苷也有 α-苷及 β-苷之分。在天然苷类中，由 D-型糖衍生的苷，多为 β-苷，如 β-D-葡萄糖苷，由 L-型糖衍生的苷，多为 α-苷，如 α-L-鼠李糖苷。

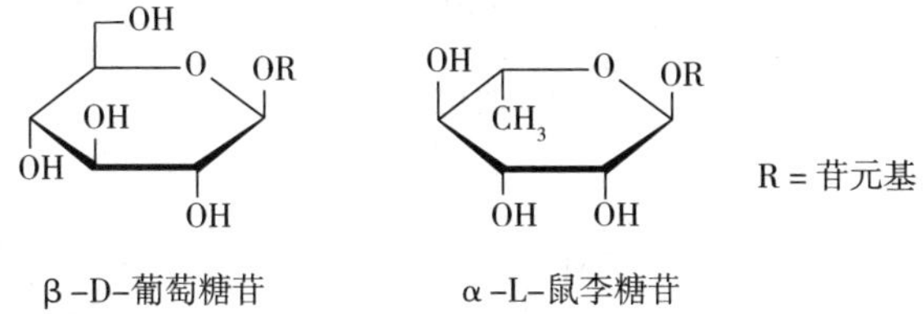

2. 苷类化合物的分类 同一植物可以存在不同类型的苷，苷的种类很多，因此苷的分类方法也很多。对于苷类化合物的分类主要考虑苷元部分结构的异同、连接糖的数目和种类以及苷键的类型。根据苷元化学结构的类型可将苷分为苯丙素苷、黄酮苷、蒽醌苷、三萜苷等；根据苷中含有的单糖基的数目可将苷分为单糖苷、双糖苷、三糖苷等；根据苷元上连接的糖链的数目可将苷分为单链糖苷、双链糖苷等；根据苷键原子不同可将苷分为氧苷、氮苷、硫苷、碳苷等。另外，根据苷在生物体内是原生还是次生产物，可将苷分为原生苷和次生苷（由原生苷脱掉 1 个以上单糖的苷）；根据苷的理化性质可分为皂苷；根据苷的生理活性可分为强心苷等；根据苷的植物来源可分为人参皂苷、柴胡皂苷等。目前，最常见的分类方法是按苷键原子不同进行的分类。

（1）氧苷 苷元通过氧原子和糖相连接而成的苷称为氧苷。氧苷是植物体内最常见的类型，根据形成苷键的苷元羟基类型不同，可进一步将其分为醇苷、酚苷、酯苷和氰苷等。其中以醇苷和酚苷居多，酯苷较少见，氰苷罕见。

醇苷 苷元的醇羟基与糖的半缩醛羟基脱水缩合而成的苷。如毛茛苷（ranunculin）、红景天苷（rhodioloside）等。其中醇苷的苷元以萜类和甾醇类化合物最多，如甘草酸（glycyrrhizic acid）等。此外，近年来从海洋中发现了许多特异结构的醇苷类化合物，如从海星中获得的海星环苷，是由三个糖单元与甾体苷元 C_3 和 C_6 位同时结合而成。

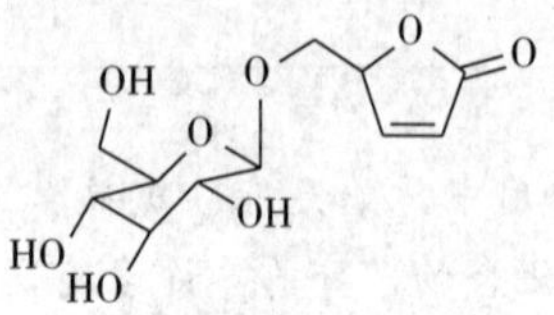

毛茛苷 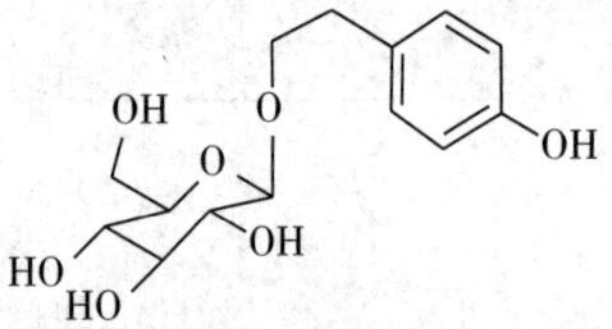　　红景天苷 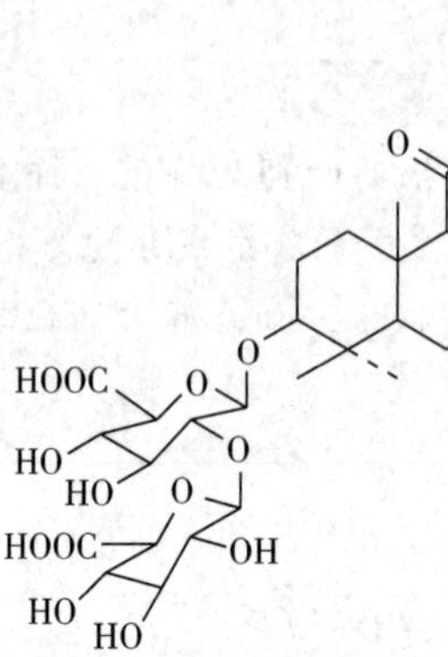　　甘草酸 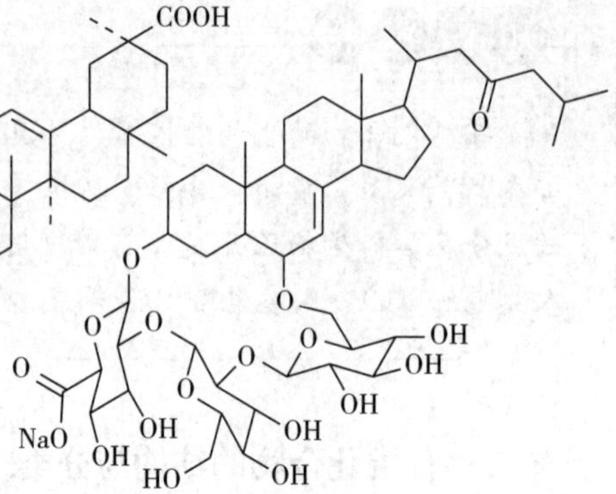　　海星环苷

酚苷　苷元的酚羟基与糖的半缩醛羟基脱水缩合而成的苷。如天麻苷、丹皮苷（paeonoside）、熊果苷（arbutin）。苯丙素上的酚羟基容易形成酚苷，此外，蒽醌苷、香豆素苷、黄酮苷等多属酚苷，如番泻叶苷 A（sennoside A），秦皮苷（fraxin），芦丁（rutin）。

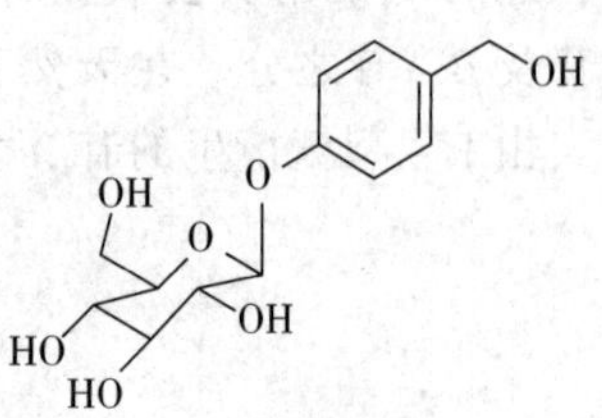

天麻苷 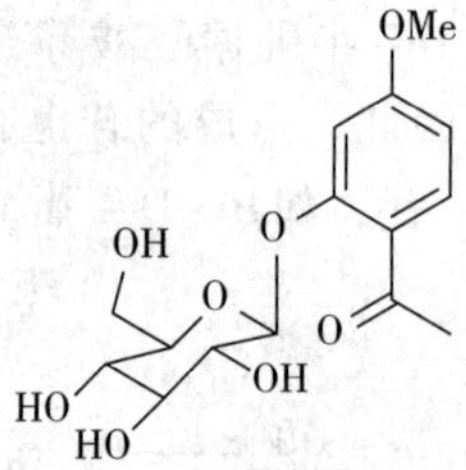　　丹皮苷 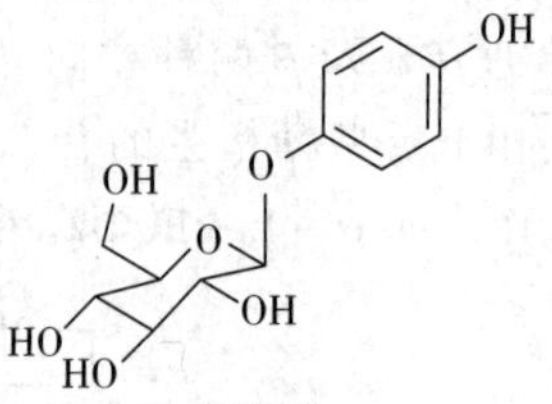　　熊果苷

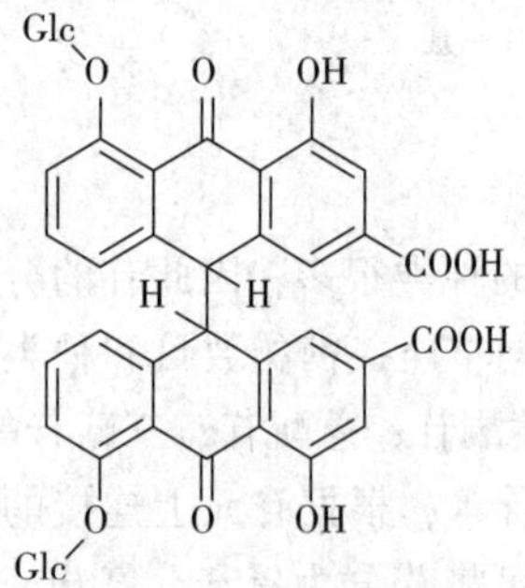

番泻叶苷A 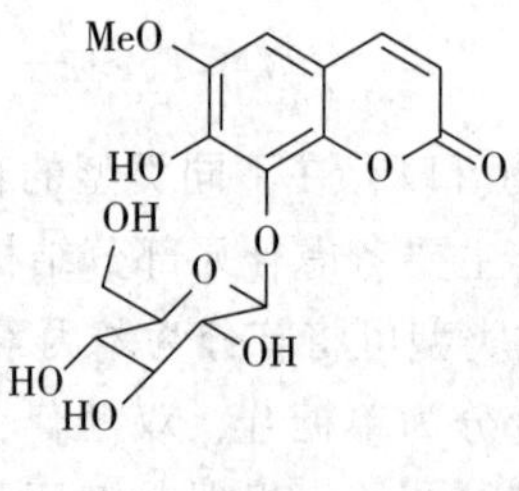　　秦皮苷 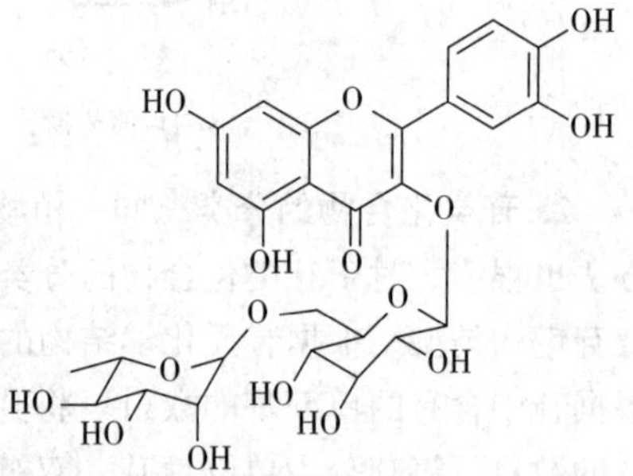　　芦丁

酯苷　苷元中的羧基与糖的半缩醛羟基脱水缩合而成的苷，其苷键既有缩醛性质又有酯的性质，易为稀酸和稀碱所水解。如山慈菇苷 A（tuliposide A）和山慈菇苷 B（tuliposide B），被水解后，苷元立即环合生成山慈菇内酯 A（tulipalin A）和山慈菇内酯 B（tulipalin B）。酯苷在三萜皂苷中较为多见。

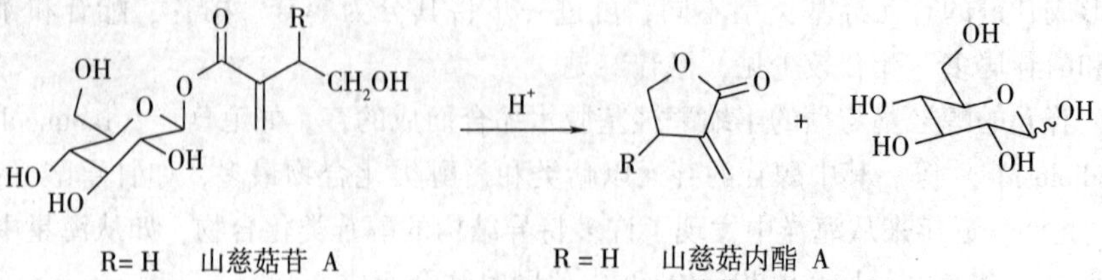

R= H　山慈菇苷 A
R= OH　山慈菇苷 B

R = H　山慈菇内酯 A
R = OH　山慈菇内酯 B

氰苷　主要是指一类具有 α－羟腈结构的氧苷，如野樱苷（prunasin）、苦杏仁苷（amygdalin）和亚麻氰苷（linamanin）等。氰苷数目不多，现已发现的有 50 余种，但分布十分广泛。该类苷多数易溶于水，不易形成结晶。

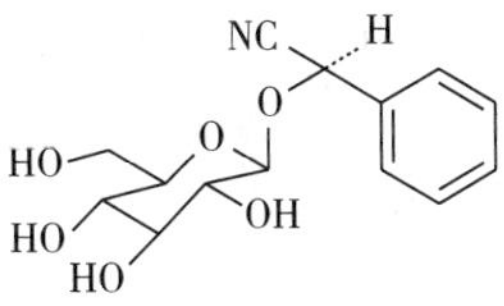

野樱苷 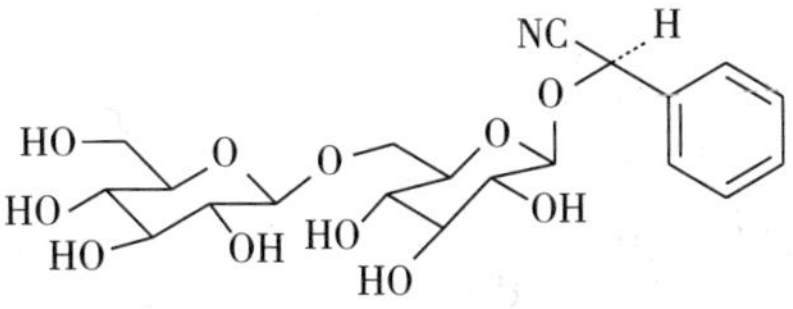　　苦杏仁苷 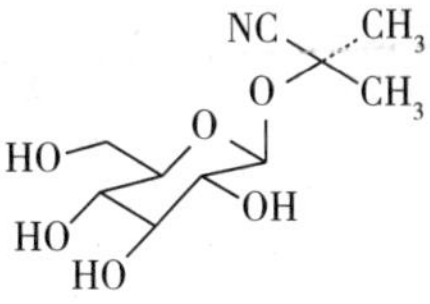　　亚麻氰苷

氰苷易水解，尤其是在稀酸和酶催化时水解更快，生成的苷元 α－羟腈很不稳定，立即分解为醛或酮和氢氰酸；在浓酸作用下，苷元中的氰基（—CN）易氧化成羧基（—COOH），并产生 NH_4^+；在碱性条件下虽不易水解，但可异构化为羧酸类化合物。

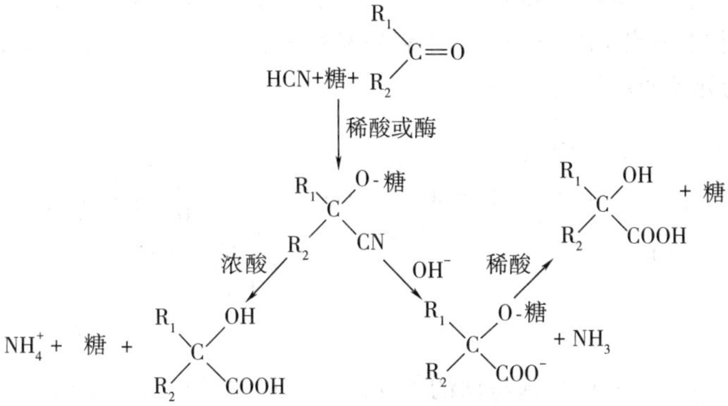

苦杏仁苷（amygdalin）存在于杏的种仁中，具有 α－羟腈结构，属于氰苷类（cyanogenic glycosides）。在苦杏仁酶的作用下水解失去一分子葡萄糖而生成野樱苷，即为次生苷。杏仁小剂量口服时，在体内酶的作用下，苦杏仁苷缓慢分解，释放少量氢氰酸，对呼吸中枢呈镇静作用，使呼吸运动趋于安静而达到镇咳的作用；但过量服用时，大量氢氰酸释放可使延髓生命中枢先兴奋后麻痹，并能抑制酶的活性，阻碍新陈代谢，引起组织窒息而产生中毒症状，严重者可导致死亡。

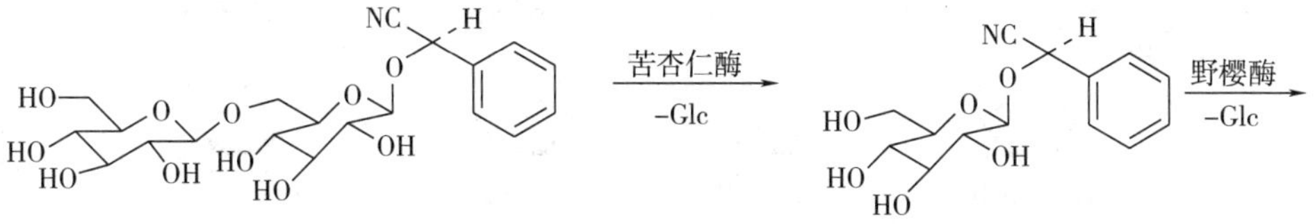

苦杏仁苷　　野樱苷

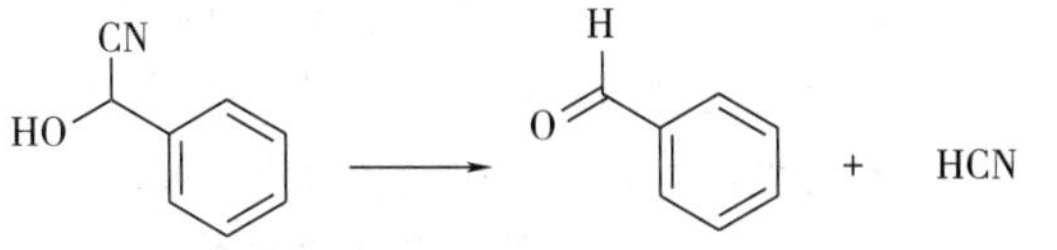

苦杏仁氰　　苯甲醛　　氢氰酸

吲哚苷　吲哚苷类较少，常见的有靛苷（indican）和菘蓝苷（isatin B）。实际上菘蓝苷并不属于苷类，它是由羟基吲哚与果糖酮酸 6 位上的羧基形成的酯。

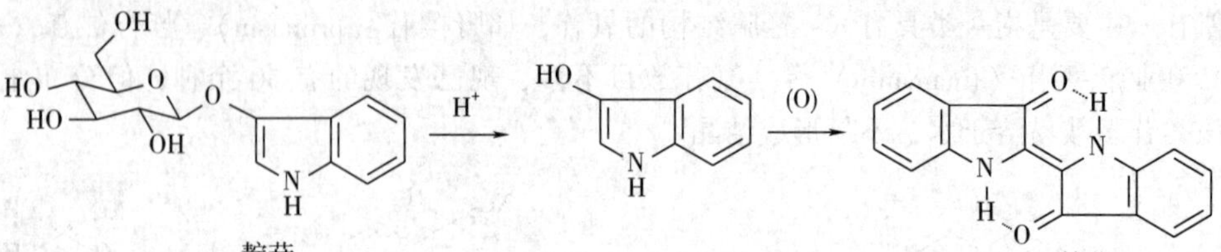

靛苷

靛蓝

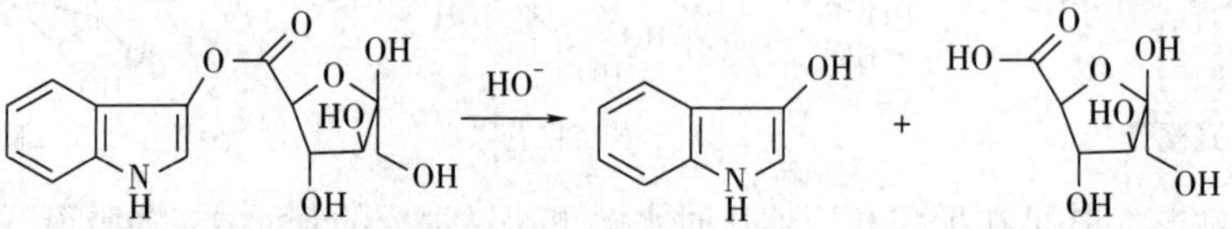

菘蓝苷

果糖酮酸

（2）硫苷　苷元以巯基与糖的半缩醛羟基脱水缩合而成的苷称为硫苷。这类苷数目不多，主要分布在十字花科植物中。如萝卜中的萝卜苷（glucoraphenin）、黑芥子中的黑芥子苷（sinigrin）等。这类苷的苷元均不稳定，水解后易进一步分解，所以一般水解后得到的苷元并不含巯基，而多为异硫氰酸酯类。

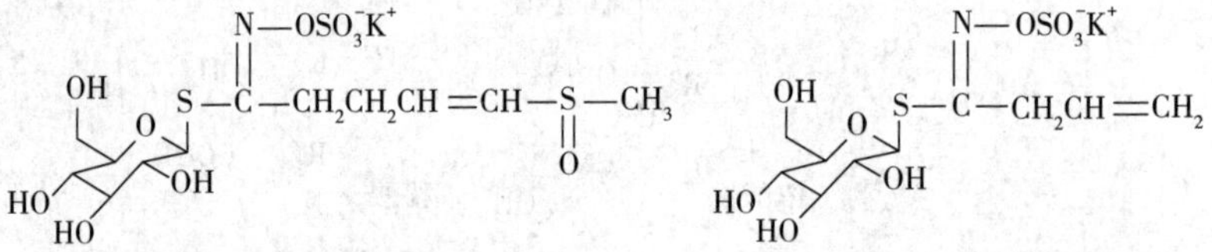

萝卜苷

黑芥子苷

（3）氮苷　通过苷元上的胺基与糖的半缩醛羟基脱水缩合而成的苷。它是生物化学领域中十分重要的物质。如核苷类是核酸的重要组成部分，由核糖和2－去氧核糖与嘧啶或嘌呤脱水而成，如腺苷（adenosine）、鸟苷（guanosine）、胞苷（cytidine）、尿苷（uridine）等。核苷中糖的一个羟基被磷酸酯化后即为核苷酸，是核酸的基本结构单位。另外，中药巴豆中的巴豆苷（crotonoside）也为氮苷，其结构与腺苷相似。

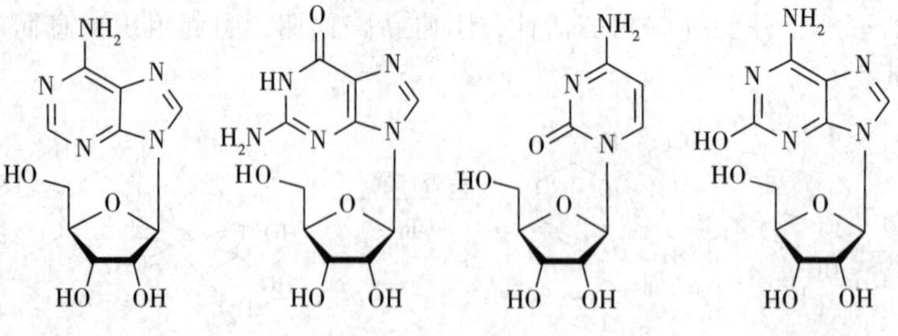

腺苷　　鸟苷　　胞苷　　巴豆苷

（4）碳苷　通过苷元碳上的氢与糖的半缩醛羟基脱水缩合而成的苷，即糖基的端基碳原子与苷元碳原子直接相连。碳苷分子的糖多数连接在具有间二酚羟基或间三酚羟基的芳环上，是由酚羟基邻位或对位的活泼氢与糖的半缩醛羟基脱水缩合而成。碳苷具有在各类溶剂中溶解度小，难于水解的特点，但在消化道内，在某些微生物的作用下，可水解生成苷元。

自然界中，组成碳苷的苷元多为黄酮、蒽酮、蒽醌类化合物等，其中以黄酮碳苷最为多见，通常与相应的氧苷共存，形成碳苷的位置仅限于A环的C_6或C_8位。如牡荆素（vitexin）、异牡荆素（isovitexin）和三色堇素（violanthin）。其中牡荆素是存在于马鞭草科和桑科植物中的黄酮碳苷，也是山楂的主要成分之一。

牡荆素　　异牡荆素　　三色堇素

芦荟苷（aloin）是最早发现的结晶性蒽酮碳苷，是芦荟（*Aloe barbadensis* Miller）的致泻成分之一，它实际是由一对差向异构体组成，由于糖基的邻位为 sp^2 杂化的碳，故在一定条件下，这对差向异构体可相互转化。此外，芒果苷（mangiferin）、异芒果苷（isomangiferin）和胭脂酸（carminic acid）也均为碳苷。

芦荟苷

芒果苷　　异芒果苷　　胭脂酸

二、苷的理化性质

（一）性状

苷类化合物一般为固体，其中含糖基少的苷可以形成结晶，糖基多的苷则多为无定形粉末。苷类化合物多为无色，少数苷类有一定颜色，如黄酮苷、蒽醌苷等。苷类一般无味，但也有很苦或很甜的，如甜菊苷，其甜度约为蔗糖的300倍。个别苷具有吸湿性和粘膜刺激性，如皂苷、强心苷等。

（二）溶解性

苷类分子中含有糖基，大多数具有水溶性，可溶于甲醇、乙醇、含水正丁醇等亲水性有机溶剂，难溶于石油醚、苯、三氯甲烷等亲脂性有机溶剂；而苷元一般都呈亲脂性，易溶于有机溶剂，难溶于水。苷类分子中糖基数目越多，苷元所占比例越少，则水溶性大，反之亦然。

碳苷的溶解度较特殊，在水和有机溶剂中的溶解度均较小。

（三）旋光性

苷类化合物均具有旋光性，多数为左旋，而水解产生的糖多数为右旋，因此，苷类水解后的混合物常呈右旋，比较水解前后旋光性的变化，可作为提示苷类化合物存在的线索，但要确认苷的存在还必须在水解产物中找到苷元。

（四）苷键的裂解反应

苷键的裂解反应是研究苷类和糖链结构的重要方法。通过苷键的裂解反应可以了解苷元结构、糖的组成、苷元与糖及糖与糖之间的连接方式、苷键的构型等诸多信息。苷键裂解的方法按照所用催化剂的不同，可分为酸催化水解、碱催化水解、酶催化水解、乙酰解、氧化开裂反应等。主要以酸催化水解、酶解等较为常用。

1. 酸催化水解　苷键的缩醛（缩酮）结构，在酸性条件下，易被催化水解生成糖和苷元。反应一般在水或稀醇中进行，常用的酸有稀盐酸、稀硫酸、乙酸、甲酸等。酸催化水解的反应机制首先是苷键原子的质子化，然后苷键断裂形成苷元和糖的阳碳离子中间体，在水中阳碳离子经溶剂化，再脱去质子而形成糖分子。下面以葡萄糖氧苷为例，说明其反应历程：

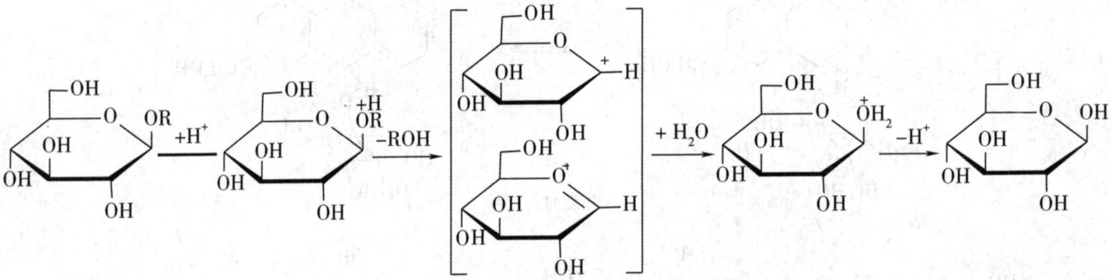

从上述反应机制可以看出，凡有利于苷键原子质子化及阳碳离子中间体形成的因素都利于苷键的酸水解。因此，苷键原子的碱性、苷键原子周围的电子云密度及空间环境对苷键的水解都可能产生一定影响。苷类化合物酸水解规律如下：

（1）按苷键原子不同，酸催化水解由难到易顺序为：C－苷＞S－苷＞O－苷＞N－苷。这是由于形成苷键的C、S、O、N四个原子中，N原子碱性最强，易接受质子，水解速度最快；C原子没有孤对电子，几乎无碱性，最难质子化，所以C－苷很难酸水解。另外应注意，当N原子存在于酰胺或嘧啶环上时，因 $p-\pi$ 共轭效应及吸电子诱导效应影响，N原子电子云密度降低，难于质子化，故这类N－苷也很难发生酸水解。

（2）呋喃糖苷较吡喃糖苷易于水解，水解速率大约是后者的50～100倍。这是由于五元呋喃环是平面结构，各取代基处于重叠位置，张力较大，水解形成的中间体可使环张力减小，所以呋喃糖苷水解速率比吡喃糖苷大。在天然糖苷中，常见的呋喃糖为果糖和核糖，葡萄糖、甘露糖、半乳糖一般为吡喃糖，阿拉伯糖二者都有。

（3）酮糖苷较醛糖苷易于酸水解，主要是由于酮糖常以呋喃糖形式存在。

（4）吡喃糖苷中，C－5上取代基越大，对苷键原子质子化的空间位阻越大，越难水解。水解由难到易顺序为：糖醛酸苷＞七碳糖苷＞六碳糖苷＞甲基五碳糖苷＞五碳糖苷。

（5）氨基糖苷较羟基糖苷难水解，羟基糖苷较去氧糖苷难水解，尤其是2－氨基糖苷、2－羟基糖苷。这主要是由于C－2位上的吸电子取代基对质子的竞争性吸引作用和诱导效应，使苷键原子周围电子云密度降低，难于质子化，因此，2－氨基糖苷最难水解，2－羟基糖苷次之，2－去氧糖苷则易水解。当氨基、羟基乙酰化后，影响水解的电子效应变小，水解又变得容易了。水解由易到难顺序为：2,6－二去氧糖苷＞2－去氧糖苷＞6－去氧糖苷＞乙酰化的2－羟基糖苷＞乙酰化的2－氨基糖苷＞2－羟基糖苷＞2－氨基糖苷。

（6）芳香苷较脂肪族苷易于水解，这主要是由 $p-\pi$ 共轭效应的存在，使芳环对苷键原子有一定的供电作用，使苷键原子的质子化容易。如某些酚苷、蒽醌苷、香豆素苷等不用酸，仅在加热情况下就有可能被水解。

对于难水解的苷类，有时需采用较剧烈的条件进行水解，如增加酸的浓度或加热回流等，这种情况下苷元常发生脱水而导致苷元结构破坏，不能获得真正的苷元，对此可用两相酸水解法，即在反应混合物中加入与水不相混溶的有机溶剂，如苯、三氯甲烷等，苷键水解生成的苷元很快进入有机相，可避免苷元与酸碱的长时间接触，有利于获得原苷元。如仙客来皂苷（cyclamin），用10% H_2SO_4加热12h，生成的仙客来皂苷元D（cyclamiretin D）是裂环产物，当采用两相酸水解时，则可获得原苷元仙客来皂苷元A（cyclamiretin A）。

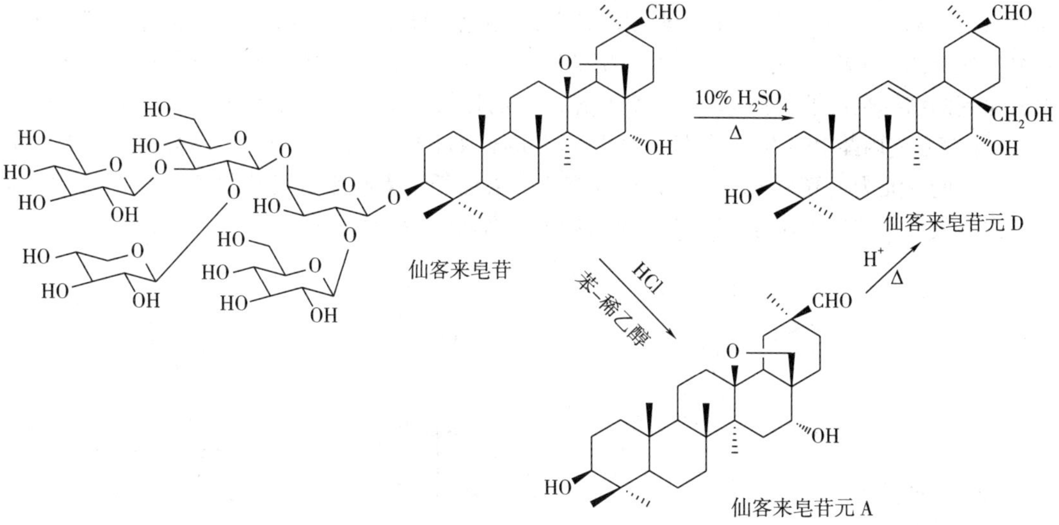

仙客来皂苷　　仙客来皂苷元D　　仙客来皂苷元A

2. 碱催化水解　苷键的缩醛结构对碱性试剂比较稳定，所以苷类一般不易被碱催化水解，但酯苷、酚苷、烯醇苷、氰苷遇碱可发生水解，如水杨苷（salicin）、靛苷（indican）、4－羟基香豆素苷（4－hydroxycoumarin glycoside）、蜀黍苷（dhurrin）。

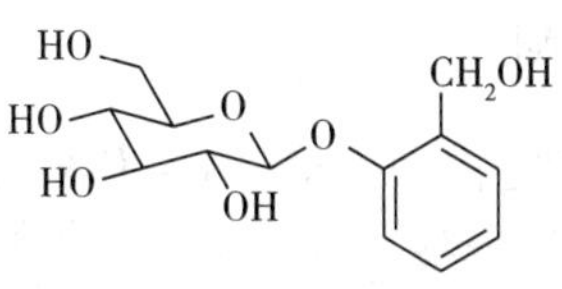

水杨苷 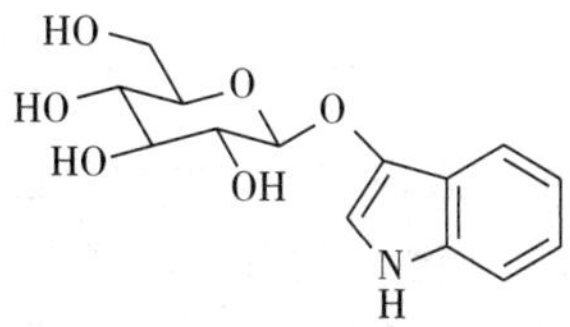　　靛苷

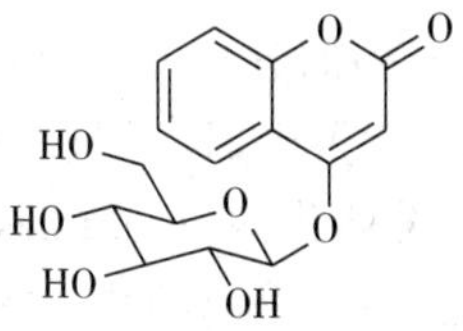

4-羟基香豆素苷 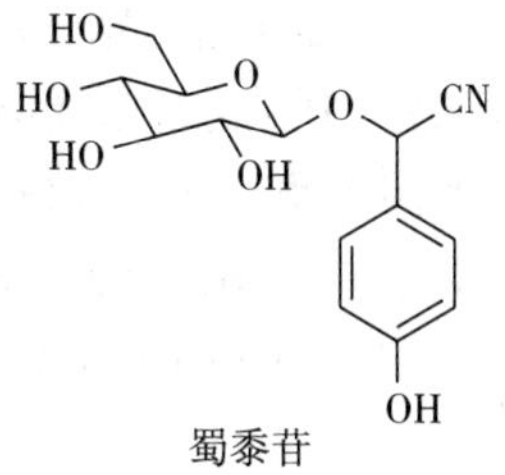　　蜀黍苷

这主要是由于苷键邻位吸电子基团的存在，使端基碳上氢酸性增强，能够形成稳定的正碳离子，有利于 OH^- 进攻。此外，具有β-吸电子取代基的苷，能使苷元α-位氢活化，有利于 OH^- 进攻，遇碱也可发生水解，此反应称为β-消除反应。例如藏红花苦苷（picrocrocin）苷键的邻位碳原子上有受吸电子基活化的质子，水解后还能引起消除反应，而生成双烯醛。其反应过程如下：

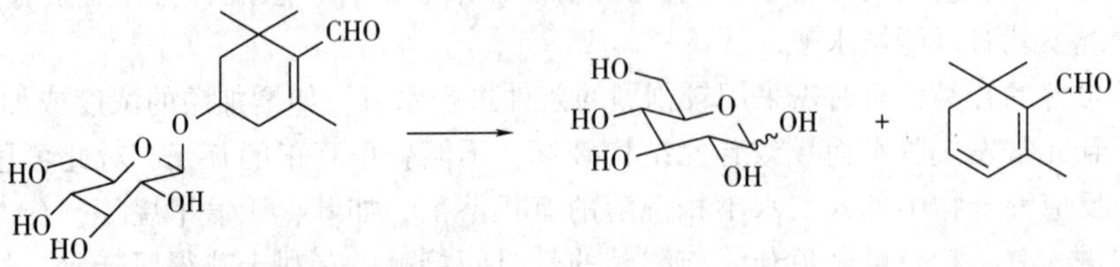

藏红花苦苷　　双烯醛

3. 酶催化水解　苷键受酶的催化作用而发生的水解反应。酶专属性很强，所用条件比较温和（30～40℃），利用酶催化苷键裂解，可以保护糖和苷元结构不变，也可以保留部分苷键得到次级苷或低聚糖，因此，根据所用酶的特点可判断苷键及糖的构型，根据获得的次级苷及低聚糖的结构也可推断苷元和糖、糖与糖之间的连接方式。如穿心莲（*Andrographis paniculata*）中穿心莲内酯19-β-D-葡萄糖苷（andrographolide-19-β-D-glucoside），用硫酸水解时产生的苷元为去氧和末端双键移位的产物，采用纤维素酶水解可获得原苷元。此外，对于酸碱催化难水解的碳苷等，采用特异性酶催化水解可获得原苷元。

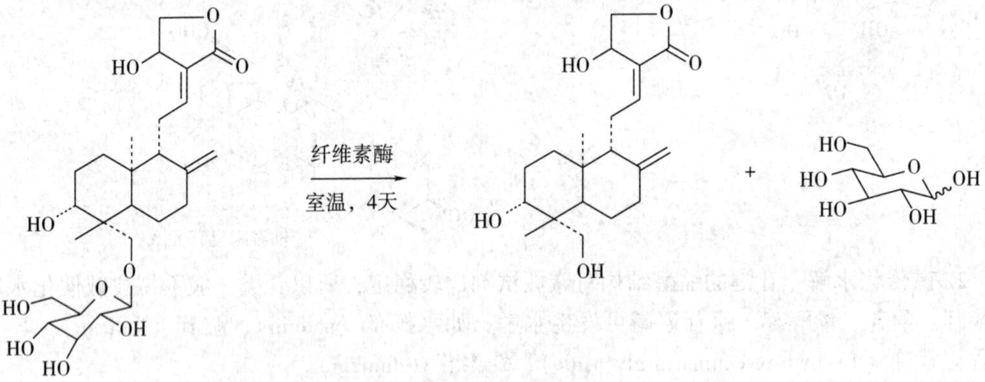

纤维素酶
室温，4天

穿心莲内酯19-β-D-葡萄糖苷　　穿心莲内酯

酶的专属性主要表现在特定的酶只能水解糖的特定构型苷键，α-苷酶只水解α-苷键，β-苷酶只水解β-苷键。常用于苷键水解的酶有转化糖酶（invertase），水解β-果糖苷键，从而对蔗糖、水苏糖、棉籽糖、龙胆糖等用该酶都可水解去果糖而保留其他结构；麦芽糖酶（maltase），专属性水解α-D-葡萄糖苷键；β-葡萄糖苷酶（β-glucosidase），它可催化水解结合于末端非还原性的β-D-葡萄糖苷键，实际上，由于酶的分离纯化很困难，目前使用的绝大部分都是未提纯的同工酶，即分子的结构、大小、形状不同而可催化同一类反应的一类酶。如纤维素酶（cellulase），蜗牛酶（snailase）、高峰氏糖化酶（takadiastase）、橙皮苷酶（hesperidinase）、柑橘苷酶（naringenase）等。随着酶的进一步分离纯化，酶的专一性会有很大提高。

酶催化水解机理与酸催化水解相似，都是通过形成水合氢离子（oxonium ion）发生的。因此 pH 条件能够影响酶解过程及产物。如芥子苷酶（myrosinase）是一种存在于十字花科植物特别是芥菜种子中的特殊酶，对芥子苷起专属性的水解作用。水解产物随 pH 值改变而不同，在 pH 7 时酶解生成异硫氰酸酯，在 pH 3～4 时则生成腈和硫黄。

$$R-C(=N-O-SO_3K)-S-Glc \xrightarrow{\text{芥子苷酶}} \begin{cases} \xrightarrow{pH\ 7} \left[R-C(=N-OH)-SH\right] + KHSO_4 + C_6H_{12}O_6;\quad \left[\ \right] \rightarrow R-N=C=S \\ \xrightarrow{pH\ 3\sim4} R-CN + S + KHSO_4 + C_6H_{12}O_6 \end{cases}$$

苷和能水解该苷的酶在植物体内往往是共存的，由于它们处在不同位置，在未损伤的植物组织中，底物和水解酶之间是完全分开的，故苷能存在。当植物细胞被破坏后，酶和苷相遇，能将苷水解。如幼高粱中蜀黍苷分布于表皮细胞的液泡中，而 β－葡萄糖苷酶则集中于叶内细胞，只有当组织被粉碎后该酶才能发挥作用，水解蜀黍苷。

由于酶的分离和纯化是十分困难的，且市售的酶品种有限，近年来有人用微生物发酵的方法水解苷类。

4. 乙酰解反应　乙酰解法可以开裂一部分苷键而保留另一部分苷键，水解产物可获得乙酰化的单糖和低聚糖，然后用薄层色谱或气相色谱鉴定得到的乙酰化糖，进而推测苷中糖和糖的连接位置。同时酰化也可保护苷元中的部分羟基使其乙酰化，得到的反应产物脂溶性增加，有利于提纯和鉴定。该反应条件温和，操作简单，一般是在室内放置数天即可。反应试剂由 Ac_2O 与不同的酸组成，常用的酸有 H_2SO_4、$HClO_4$、CF_3COOH 或 Lewis 酸（如 $ZnCl_2$、BF_3等）。反应机制与酸催化水解类似，只是进攻基团是 CH_3CO^+ 而不是质子，但是苷键裂解的难易程度有时却相反。如果在苷键的邻位有可被乙酰化的羟基或苷键邻位有环氧基时，由于诱导效应可使乙酰解速度减慢。如 β－苷键的葡萄糖双糖乙酰解难易程度为：$(1\rightarrow2)>(1\rightarrow3)>(1\rightarrow4)\gg(1\rightarrow6)$。

5. 氧化开裂反应　过碘酸裂解反应又称 Smith 降解法，这是一种温和的水解反应方法，易得到原苷元，通过反应产物可推测糖的种类、糖与糖之间的连接方式以及氧环的大小。Smith 降解法适于苷元结构易改变的苷以及碳苷的研究，不适于苷元上也有 1，2－二元醇结构的苷类，因为过碘酸在氧化糖的同时也能氧化苷元的邻二醇。反应所用的试剂是 $NaIO_4$ 和 $NaBH_4$，反应原理首先是用 $NaIO_4$ 氧化糖的邻二醇羟基结构，生成二元醛和甲酸；然后用 $NaBH_4$ 将二元醛还原成相应的二元醇；这种醇具有真正的缩醛结构，在酸性条件下很不稳定，用稀酸在室温就可以将其水解成苷元、多元醇和羟基乙醛等产物。

$$\text{(糖苷, OR)} \xrightarrow{IO_4^-} \text{(OHC, OHC, OR)} \xrightarrow{BH_4^-} \text{(HOH}_2\text{C, HOH}_2\text{C, OR)} \xrightarrow{H^+} CH_2OH-CHOH-CH_2OH + CHO-CH_2OH + ROH$$

人参、柴胡、远志等的皂苷，用此法水解可获得真正的原苷元。以人参皂苷 Rb_1（ginsenoside Rb_1）为例，只有采用 Smith 降解法才得到了保持原来构型的苷元 20－*S*－原人参二醇（20－*S*－protopanaxadiol）。

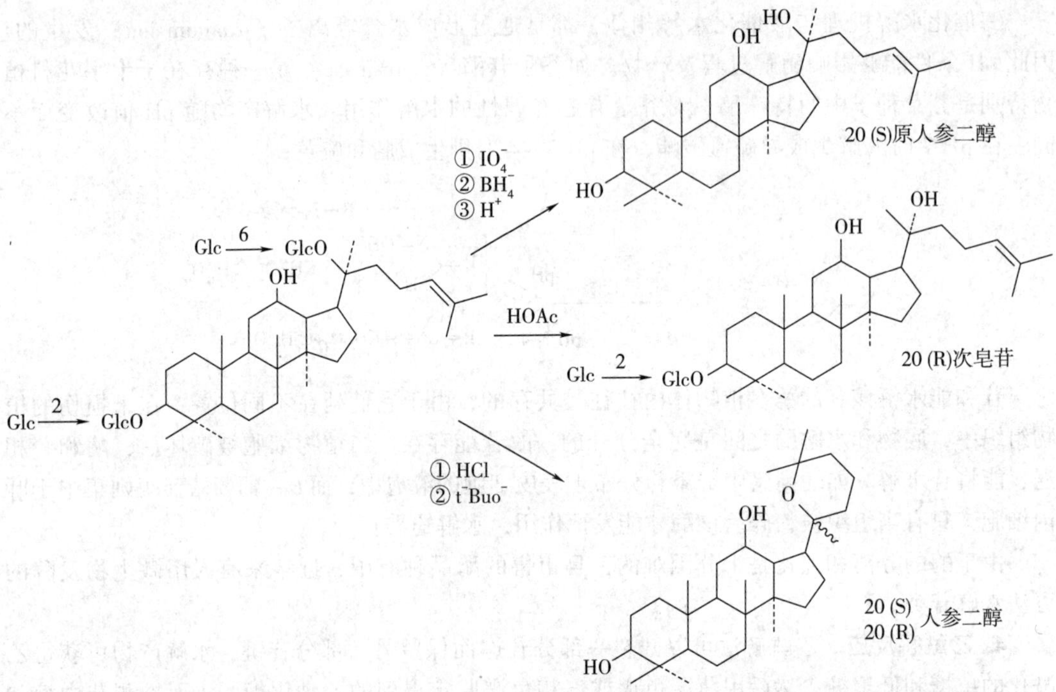

① IO_4^-
② BH_4^-
③ H^+

20 (S)原人参二醇

HOAc

20 (R)次皂苷

① HCl
② t Buo^-

20 (S)
20 (R) 人参二醇

碳苷用其他方法很难催化水解，而用 Smith 降解法可获得多连一个醛基的苷元。

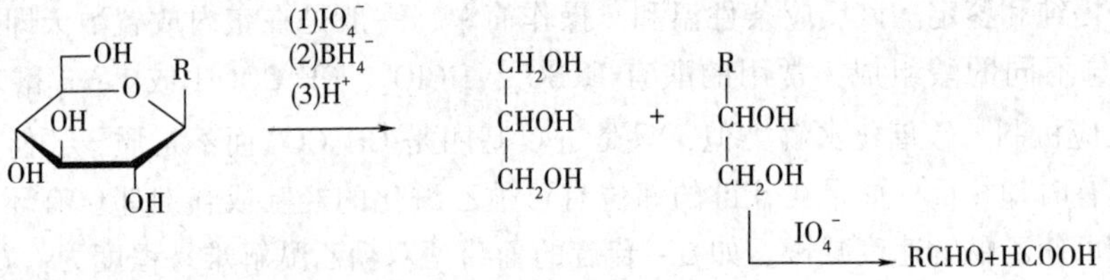

(1)IO_4^-
(2)BH_4^-
(3)H^+

CH_2OH—CHOH—CH_2OH + R—CHOH—CH_2OH $\xrightarrow{IO_4^-}$ RCHO+HCOOH

（五）苷类的显色反应和沉淀反应

苷为糖的衍生物，因此，苷类在水解出游离糖后，可发生与糖相同的显色反应和沉淀反应。苷元部分则因种类和结构不同，表现出各自不同的显色反应，可参见相关章节内容。

三、苷的检识

苷类化合物均连有糖基，因此，苷类化合物的检识方法，可利用苷分子中糖基的性质进行检识，此外，亦可根据苷元的性质进行检识。苷的检识方法主要有理化检识和色谱检识。

（一）理化检识

根据糖基性质，苷的检识方法常用的有 Molish 反应、菲林试剂或多伦试剂反应，检识过程要注意排除糖类的干扰。

水解反应也可用于苷类的鉴别，利用苷水解后产生的苷元水溶性变小的性质，可将样品先进行酸催化水解，待反应液冷却，若出现沉淀，则提示可能有苷类的存在。

此外，尚可根据苷元性质，采用一些特殊的检识方法，如利用皂苷的发泡性和溶血特性，黄酮类化合物的盐酸－镁粉反应、强心苷的 α－去氧糖检识等。

（二）色谱检识

苷类的色谱检识方法主要有薄层色谱和纸色谱，薄层色谱常用的吸附剂有硅胶、反相硅胶，也可用纤维素。

1. 薄层色谱 多数苷类化合物极性较大，硅胶薄层色谱以分配原理为主，展开剂常以含水溶剂系统为主，如 $n-BuOH-HOAc-H_2O$（4∶1∶5，上层）、$CHCl_3-MeOH-H_2O$（65∶35∶10，下层）及 $EtOAc-n-BuOH-H_2O$（4∶5∶1，上层）等；对极性较小的苷类，也常用一定比例的 $CHCl_3-MeOH$、Acetone－MeOH 等溶剂系统；反相硅胶色谱常用 CH_3CN-H_2O 和 $MeOH-H_2O$ 不同比例作为展开剂。

2. 纸色谱 一般以水饱和有机溶剂为展开剂，如 $n-BuOH-HOAc-H_2O$（4∶1∶5，上层）、$n-BuOH-EtOH-H_2O$（4∶2∶1）及水饱和苯酚等。

3. 显色剂 针对苷中糖基性质，常用显色剂如苯胺－邻苯二甲酸试剂、间苯二酚－盐酸试剂、蒽酮试剂等，针对苷元性质选取的显色剂见相关章节。

四、苷的提取与分离

（一）苷的提取

从药材中提取苷类化合物，一般都是采用水或醇进行提取。在提取时须明确提取目的，即提取的是原生苷、次生苷，还是苷元；然后，再根据提取成分的溶解性，选择相应的溶剂和提取方法进行提取。同时，由于植物体内有水解酶共存，在提取过程中易使苷类化合物分解，因此，当以苷为提取目的时，必须先破坏和抑制酶的活性，一般对采集的药材应迅速干燥，采用水提时原料中可加入一定量的碳酸钙，或采用甲醇、乙醇或沸水提取。应尽量在中性条件下进行提取，避免与酸和碱接触，防止苷类水解。

苷类化合物由于苷元结构的不同，所连接糖基的数目和种类也不一样，所以苷类提取很难有统一的方法。常用的苷类系统溶剂提取方法如下：

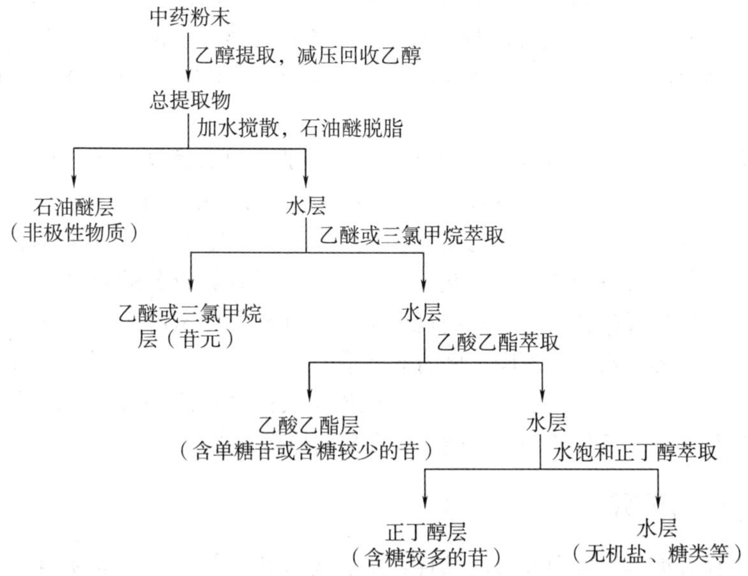

当以次级苷或苷元为提取目的时，应先用适当的水解方法将苷上的糖基部分或全部水解，再根据次级苷或苷元的溶解性选择相应的溶剂进行提取。水解时应尽量使其水解完全，但同时又要注意不破坏苷元的结构，以达到最高的提取效率。苷元脂溶性较强，提取时一般选择乙醚、三氯甲烷等极性较小的有机溶剂进行提取。

（二）苷的分离纯化

苷类化合物一般极性较大，分离较为困难。此外，苷类化合物通常采用水及醇/水为提取溶媒，所得提取物通常含有糖类、氨基酸等极性比较大的杂质成分，因此在对苷分离前，需要先除去这些杂质成分，然后再进行分离。常用的分离纯化方法如下。

1. 溶剂法 提取液经浓缩所得的浓缩液或浸膏，用合适的溶剂溶出苷类成分，不溶或少溶出杂质。如对于一些难溶于冷水的苷类，可以先用乙醇提取，浓缩提取液，然后加沸水搅拌或加水煮沸，趁热过滤，除去不溶性杂质，滤液放冷后，比较纯的苷就可能沉淀或结晶出来。

某些酸性苷类虽可溶于水，却难溶于酸水而能溶于碱水，可先用碱水提取，再于提取液中加入酸，苷类成分即可析出沉淀。如蒽醌苷、黄酮苷等均可采用此法精制。有些苷类也可利用在乙醚、丙酮中不溶的特点，采用乙醚、丙酮或乙醚-丙酮组成的混合溶剂沉淀的方法进行纯化，如皂苷类成分的纯化。

2. 大孔吸附树脂法 该法广泛应用于天然产物的分离和纯化，在中药提取分离过程中，用于从水溶液中富集苷类成分或除去糖类等极性大的杂质是一种有效的方法。通常将中药的水提取液通过预先处理好的大孔吸附树脂使吸附达到饱和，先用水洗脱糖类等极性大的杂质成分，再用不同浓度的乙醇（乙醇浓度由低到高）洗脱，苷类成分则被洗脱下来，达到纯化的目的。

3. 柱色谱分离法 对于苷类成分的单体分离，柱色谱法是比较有效的方法。常用的色谱方法有吸附柱色谱、分配柱色谱、凝胶柱色谱、聚酰胺色谱法等。一般亲脂性较强的苷类或苷元，常以硅胶吸附柱色谱法为主，而极性较大的苷类采用以硅胶或纤维素为支持剂的分配柱色谱法分离，水饱和的有机溶剂系统为流动相。

近年来，反相色谱法得到了广泛的应用，对于采用正相色谱难以分离的成分（如皂苷或某些亲水性苷类）往往能达到理想的分离效果。反相柱色谱常用的固定相为Rp-18、Rp-8或Rp-2等，以MeOH-H_2O或CH_3CN-H_2O作为流动相，其中以Rp-18（ODS）应用最为普遍。

根据分子量大小不同而进行分离的方法主要是凝胶色谱分离法，色谱填料多以Sephadex LH-20为主，适合于某些苷类成分的分离。如黄酮苷的分离中，采用Sephadex LH-20作吸附剂，以甲醇洗脱时，黄酮的三糖苷先被洗脱下来，双糖苷次之，单糖苷最后被洗脱下来。

以氢键原理进行化合物分离的聚酰胺色谱法也可用于苷类成分的分离。苷元分子与聚酰胺形成氢键缔合而产生吸附作用，其吸附能力取决于苷元酚羟基的数目、位置及芳香化程度等。常用的洗脱剂为醇-水组成不同比例的溶剂系统。

对于组成复杂的苷类混合物的分离，一种色谱方法往往不能获得理想的分离效果，常需要多种色谱方法相互配合反复使用，方能达到理想的分离效果。

五、苷的结构研究

苷的结构特征有糖、糖链和苷键的共性特征，还有苷元部分的结构类型的特征。苷元的谱学特性及结构测定在相关章节中介绍，本章主要介绍糖的种类和数目等组成情况，糖与苷元的连接位置，糖基之间连接顺序的确定，以及苷键的构型等苷类化合物结构研究中的共性问题。经典的研究方法有甲基化、水解、Klyne经验公式计算等方法，近年来可通过对苷的一维或二维NMR图谱进行结构解析，并结合PC、TLC或GC等方法对苷水解液中的单糖种类进行确定，可达到结构鉴定的目的。苷的结构研究程序如下。

（一）苷的纯度测定

可通过熔点、比旋度的测定，TLC 和 HPLC 检测等方法判断苷的纯度。

（二）苷的分子量测定

苷的分子量测定，目前大多采用快速、灵敏的质谱法。但由于苷的极性大、难挥发、加热温度过高又会分解，故电子轰击法（EI）常不能得到其分子离子峰，早期使用 EI 测定时，常将苷制成乙酰化、甲基化、三甲基硅醚化衍生物，目前主要采用化学电离（CI）、场解析（FD）、快原子轰击（FAB）和电喷雾质谱（ESI）等软电离方式，以获得准分子离子峰。其中最常用的是 ESI－MS 和 FAB－MS。

使用 ESI－MS 时，阳离子源通常能给出 $[M+H]^+$、$[M+Na]^+$、$[M+K]^+$ 等准分子离子峰，有时还会得到 $[nM+H]^+$ 的峰；阴离子源通常能给出 $[M-H]^-$、$[M+Cl]^-$ 等准分子离子峰，两者结合起来可准确判断苷类化合物的分子量。在获取分子离子峰的条件下，通常少有碎片离子峰出现。

使用 FAB－MS 时，不仅能获得 $[M+H]^+$、$[M+Na]^+$、$[M+K]^+$ 等准分子离子峰，而且还可获得脱掉糖的碎片离子峰，能够用于推断糖基之间连接顺序。当在离子源探头尖端同时注入糖苷样品溶液和 NaCl、LiCl 溶液时，在图谱上将出现一对 $[M+Na]^+$ 和 $[M+Li]^+$ 准分子离子峰，这对峰相对强度很高，峰强相似，且两者质量差 $\Delta m=16$，很容易在图谱上指认，且碎片离子并不产生这样的加和离子。因此，利用这对加和离子能够正确推断苷的分子量，而且能够在混合糖苷中逐一辨认出各组分的准分子离子。如图 6－1 中，图谱中出现两组相差 16 个质荷单位的双峰 *m/z* 777，793 和 *m/z* 885，901，因此可推断该组分中有两个糖苷，分子量分别为 770 和 878。

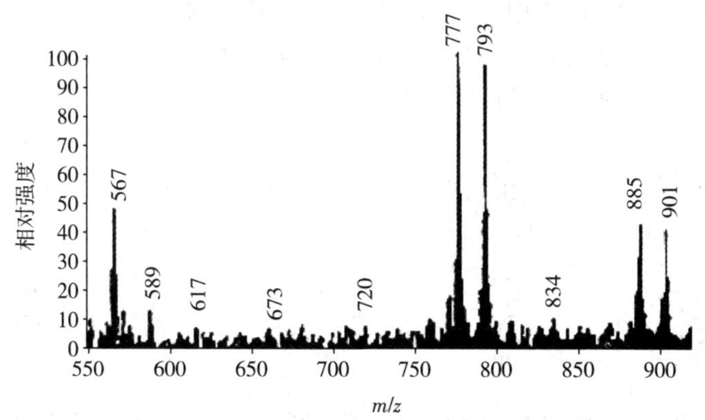

图 6－1　两种糖苷混合物的 FAB－MS 图

（三）糖的种类和数目测定

通常将苷键全部水解，然后采用 PC、TLC 或 GC 等方法对苷水解液中的单糖种类进行鉴定。PC 和 TLC 还可以进一步采用光密度扫描法测定各单糖斑点的含量，GC 则是测定糖的衍生物的含量，计算各糖之间的分子比，以推测组成苷中糖基的种类和数目。此外，也可以直接通过解析苷的一维或二维 NMR 谱进行糖的鉴定。

糖类的 PC 常用的展开剂为 n－BuOH－HOAc－H_2O（4∶1∶5，上层），以对照品共色谱达到鉴别的目的。TLC 常用硅胶薄层，同样以对照品进行对照鉴别。虽然植物所含苷绝大部分是由 D－葡萄糖和 L－鼠李糖组成，但仍发现少量的 L－葡萄糖的苷，由于 PC 和 TLC 的方法不能区分 D 型糖和 L 型糖，推荐使用 GC 的方法对糖构型进行准确鉴定。由于糖的大极性、难气化的特点，在使用 GC 方法确定糖的种类和数目时，要首先将苷水解糖制成衍生物，然后以甘露醇或肌醇为内标，以标准糖的衍生物做对照，进行鉴定。

NMR 技术也是鉴定苷中糖的强有力的武器。与其他天然产物相比，糖的^{1}H – NMR 的信号分布在一个很狭的范围内，自旋系统的归属比较困难。通常糖端基质子信号出现在 δ_H4.3 ~ 6.0 左右，甲基五碳糖的甲基信号出现在 δ_H1.0 左右，其余信号在 δ_H3.2 ~ 4.2 左右。糖端基质子信号和甲基质子信号与其他信号相隔较远，容易辨认，在解析苷的 2D – NMR 时，以其为始归属其他糖上质子。可根据糖端基质子信号的个数和化学位移值可推测苷中糖的数目和种类，以及糖与苷元、糖基之间的连接位置。也可根据甲基质子信号的个数和化学位移值可推测苷中甲基五碳糖的个数、糖的种类，以及糖与苷元、糖基之间的连接位置。此外根据^{1}H – NMR 谱中糖端基质子的偶合常数（J）的大小，可确定苷键的构型。糖的^{13}C – NMR 中，端基碳信号出现在 δ_C95 ~ 105 左右，CHOH 出现在 δ_C68 ~ 85 左右，CH_2OH 出现在 δ_C62 左右，甲基碳出现在 δ_C18 左右。因此可根据 δ_C95 ~ 105 区域碳信号的个数来推测苷中所含糖的数目，根据 δ_C18 左右的碳信号的个数来推测苷中所含甲基五碳糖的数目。部分单糖及其甲苷^{13}C – NMR 的化学位移数据见表 6 – 4。

（四）苷键构型确定

苷键构型的判定早期主要采用 Klyne 经验公式对苷和苷元的分子旋光差与组成该苷的糖的一对甲苷的分子旋光度进行比较，或利用酶的专属性进行酶催化水解以确定苷键构型，能被 α 苷键水解酶水解的苷必定是 α 苷键，能被 β 苷键水解酶水解的苷必定是 β 苷键。本章重点介绍利用核磁共振技术判断苷键构型的方法。

1. ^{1}H – NMR 法 利用糖端基质子偶合常数（J）判断苷键的构型，是目前常用而且较为准确的方法。在苷^{1}H – NMR 谱中，糖端基质子与糖基 C_2 质子偶合裂分，形成特征性双峰（d），J 与二面角相关。当二面角为 90°时，$J = 0$；当二面角为 0 ~ 90°时，随着角度的变小 J 增大；当二面角为 90°~ 180°时，随着角度的增大 J 增大。

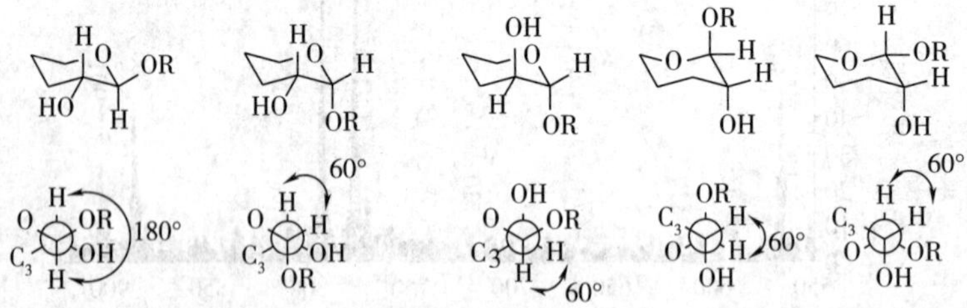

在糖优势构象中，吡喃糖如 D – 木糖、D – 葡萄糖和 D – 半乳糖等采取 C1 式，此时糖 C_2 – OH 处在 e 键而 C_2 质子处于 a 键，当与苷元形成 β – 苷键时，端基质子与 C_2 质子形成 aa 键偶合系统，二面角 180°，Jaa = 6 ~ 9Hz；当形成 α – 苷键时，形成 ae 键偶合系统，二面角 60°，Jae = 2 ~ 4Hz，故可用端基质子的偶合常数判断它们的构型。而 D – 甘露糖 C_2 质子处于 e 键，与苷元形成 β – 苷键时，形成 ae 键偶合系统；当与形成 α – 苷键时，形成 ee 键偶合系统，二面角均为 60°。L – 鼠李糖采取 1C 式，C_2 – OH 处在 a 键而 C_2 质子处于 e 键，与苷元形成 β – 苷键时，形成 ee 键偶合系统；当与形成 α – 苷键时，形成 ae 键偶合系统，二面角均为 60°，因此，D – 甘露糖和 L – 鼠李糖不能用端基质子偶合常数判断苷键构型。

对于呋喃型糖，无论其端基质子和 C_2 位质子是处于顺式还是反式位置，其 $J = 0$ ~ 5Hz 之间，变化不大，因此无法用端基质子的偶合常数来判断苷键构型。

2. $^{13}C-NMR$ 法 也是目前确定苷键构型常用的方法之一。利用糖的端基碳信号的化学位移和端基碳与端基氢之间的偶合常数（$^1J_{C_1-H_1}$）判断苷键的构型，其中前者更为常用。

在$^{13}C-NMR$谱中，糖端基碳信号化学位移多处在δ_C95～105之间，通常β－D和α－L型苷键的端基碳$\delta_C>100$，当为酯苷、叔醇苷及个别酚苷时，其化学位移可降至δ_C98；α－D和β－L型苷键的端基碳$\delta_C<100$。除*D*－甘露糖甲苷和*L*－鼠李糖甲苷外，绝大多数的单糖甲苷的α－和β－构型的端基碳原子的化学位移值相差约4ppm，据此可鉴别α－构型和β－构型苷键。如*D*－葡萄吡喃糖苷的端基碳信号，α－构型为97～101，β－构型为103～106。

在吡喃糖中，糖端基碳的$^1J_{C_1-H_1}$可用于确定苷键的构型。对于优势构象为C1式的糖基，当端基质子处于e键时，$^1J_{C_1-H_1}$＝170Hz左右，可判断苷键构型为α－D或β－L型；当端基质子处于a键时，$^1J_{C_1-H_1}$＝160Hz左右，可判断苷键构型为β－D或α－L型。而对于优势构象为1C式的鼠李糖，苷键构型为α－L型时$^1J_{C_1-H_1}$＝170Hz左右，β－L型时$^1J_{C_1-H_1}$＝160Hz左右。表6－2列出了甘露糖和鼠李糖与伯、仲叔醇形成糖苷后的$^1J_{C_1-H_1}$值。

表6－6 甘露糖苷和鼠李糖苷的$^1J_{C_1-H_1}$值

苷元	糖	$^1JC_1-H_1$	δH_1	糖	$^1JC_1-H_1$	δH_1
甲醇	α－D－甘露糖	166	5.10	β－D－甘露糖	156	4.62
	α－L－鼠李糖	168	5.04	β－L－鼠李糖	158	4.55
正丁醇	α－D－甘露糖	166	5.26	β－D－甘露糖	155	4.72
	α－L－鼠李糖	166	5.02	β－L－鼠李糖	152	4.60
仲丁醇	α－D－甘露糖	165	5.37	β－D－甘露糖	155	4.93
	α－L－鼠李糖	167	5.27	β－L－鼠李糖	154	4.72
d－薄荷醇	α－D－甘露糖	164	5.52	β－D－甘露糖	154	4.88
	α－L－鼠李糖	166	5.23	β－L－鼠李糖	152	4.83
i－薄荷醇	α－D－甘露糖	166	5.36	β－D－甘露糖	154	4.92
	α－L－鼠李糖	168	5.30	β－L－鼠李糖	152	4.90
叔丁醇	α－D－甘露糖	165	5.56	β－D－甘露糖	153	5.00
	α－L－鼠李糖	164	5.92	β－L－鼠李糖	153	4.87

（五）苷元和糖、糖基之间连接位置确定

苷元和糖连接位置的确定可采用甲基化法和Smith降解法。现在主要采用苷化位移法、2D－NMR、质谱法等谱学方法。

1. 苷化位移法 糖与苷元成苷后，苷元的α－C（成苷碳原子）、β－C（与成苷碳原子相邻的碳原子）以及糖端基碳的化学位移均发生改变，而其他距苷键较远的碳原子信号几乎不变，这种信号位移称为苷化位移（glycosylation shift）。苷化位移值与苷元结构有关，与糖的种类关系不大。苷化位移对于推测苷元与糖、糖基之间的连接位置、某些苷元被苷化碳的绝对构型和碳氢信号归属具有重要作用。

（1）伯醇苷 苷与苷元相比α－C向低场位移$\Delta\delta\approx+8$，β－C向高场位移$\Delta\delta\approx-4$；糖端基碳向低场位移$\Delta\delta=+6$，与该糖的甲苷相比，端基碳向高场位移$\Delta\delta\approx-1\sim2$。

（2）仲醇苷 链状仲醇苷 苷元α－C和β－C的苷化位移数值与伯醇苷相似，糖端基碳向低场位移$\Delta\delta=+4$。

环醇苷　两个β－C均为仲碳的环醇苷，苷与苷元相比α－C向低场位移$\Delta\delta_C\approx+7$，糖端基碳较该糖甲苷碳向高场位移$\Delta\delta_C\approx-1\sim4$。$\beta$－C的苷化位移与糖端基碳的构型有关。当糖端基碳的构型为R时，Pro S的β－C向高场位移$\Delta\delta_C\approx-4$，Pro R的β－C向高场位移$\Delta\delta_C\approx-2$；当糖端基碳的构型为S时，则正好与之相反。

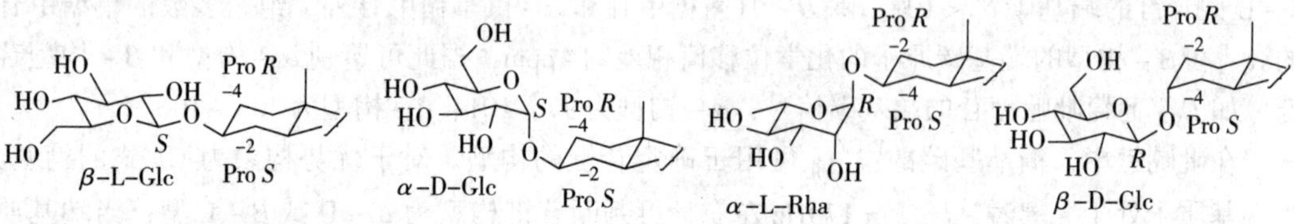

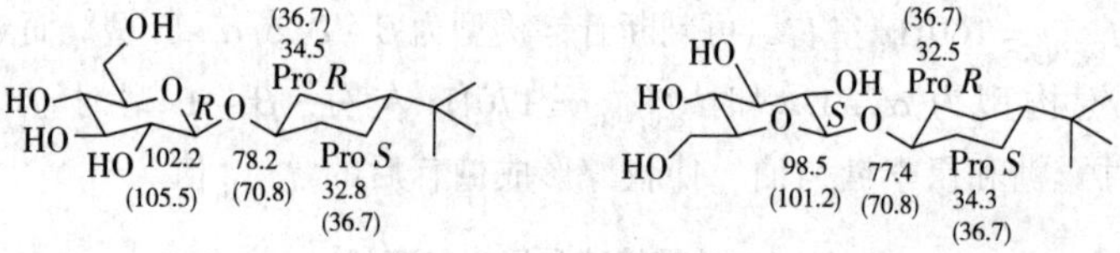

一个β－C为仲碳，另一个β－C为叔碳或者季碳的环醇苷，当苷元碳的绝对构型与糖端基碳的绝对构型相同时，α－C向低场位移$\Delta\delta_C\approx+5$，糖端基碳较该糖甲苷碳向高场位移$\Delta\delta_C\approx-4$，β－C为仲碳向高场位移$\Delta\delta_C\approx-5$，β－C为叔碳向高场位移$\Delta\delta_C\approx-2$，β－C为季碳向高场位移$\Delta\delta_C\approx-0.5$。当苷元碳的绝对构型与糖端基碳的绝对构型不同时，$\alpha$－C向低场位移$\Delta\delta_C\approx+10$，糖端基碳较该糖甲苷碳化学位移变化不大$\Delta\delta_C\approx0\pm1.5$，$\beta$－C为仲碳向高场位移$\Delta\delta_C\approx-2$，$\beta$－C为叔碳向高场位移$\Delta\delta_C\approx-1$，$\beta$－C为季碳化学位移$\Delta\delta_C\approx\pm0.5$。

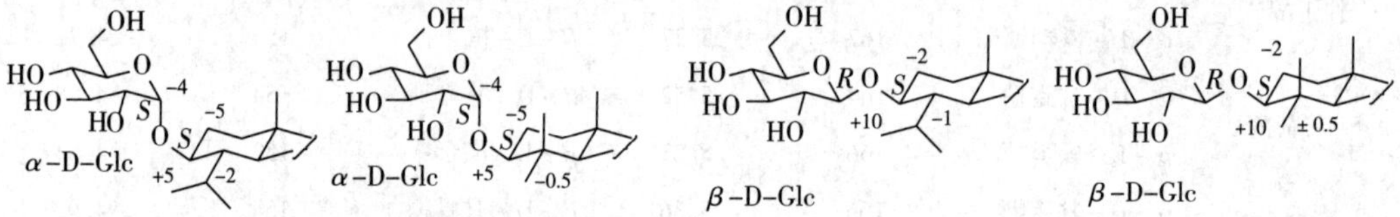

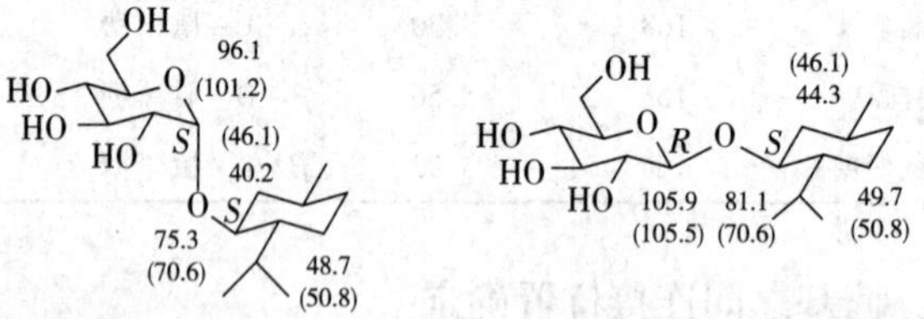

（3）叔醇苷　苷元α－C和β－C的苷化位移与伯醇苷相似数值略小，α－C向低场位移$\Delta\delta\approx+7$，β－C向高场位移$\Delta\delta\approx-3$。

（4）酚苷和酯苷　酚苷和酯苷的苷化位移比较特殊，其α－C通常向高场位移。

苷化位移的数据较多，可以用“同五异十其余七”和“同小异大”两句话来记忆。“同五异十其余七”的含义是当苷元和端基碳绝对构型相同时，α－C向低场位移$\Delta\delta\approx+5$个化学单位，不同时则位移$\Delta\delta\approx+10$（当然仅限于两个β－C取代不同的环醇苷），其余的苷则位移$\Delta\delta\approx+7$。“同小异大”的含义是当苷元β－C的前手性和端基碳的绝对构型相同时，β－C向高场位移$\Delta\delta\approx-2$，不同时高场位移$\Delta\delta\approx-4$。

以上介绍的是利用苷化位移判断苷元与糖连接位置的方法。糖基之间通过苷键相连虽然并不成为苷，但在解决它们相互之间的连接位置时苷化位移仍然实用。对于双糖苷在确定了苷中糖的基础上，可参考该糖甲苷的化学位移值归属末端糖的碳信号，然后再根据内侧糖苷的化学位移值归属内侧糖的碳信号，最后根据苷化位移规律确定糖基之间的连接位置。对于三个糖以上的苷，由于糖的碳信号准确归属比较困难，一般需要借助 2D－NMR 才能正确归属。

2. 2D－NMR 法 不仅可以确定苷元和糖、糖基之间连接位置，还可以解决苷键的构型、糖的种类及氧环的大小等问题。首先通过 HMQC 谱准确归属出糖的端基碳氢、OCH、OCH_2 及 CH_3 等信号，然后再根据 $^1H-^1H$ COSY、TOCSY、NOESY 等谱准确归属同一糖基中的相关信号，最后通过 HMBC 谱确定苷元和糖、糖基之间的连接位点和相互关系。总之在利用 NMR 确定糖链结构时，需要综合运用各种波谱技术，相互印证、综合分析才能得出正确结论。

3. 质谱法 质谱分析在解决苷元和糖、糖基之间连接位置方面具有独特优势，所需样品少，每次分析只需要微克级样品，在数分钟之内即可完成测试。根据分子离子峰可以推断苷类化合物的分子量，而碎片离子峰含有苷元、糖基连接顺序、连接位置等诸多信息。

采用质谱法时，还要注意两点：①由于同分异构体在质谱中不能区分，所以当结构中含有同一类糖时，质谱是不能区分的。如同为甲基五碳糖鼠李糖、呋喃糖、鸡纳糖等因其所丢失的碎片离子的质量相等，如果某苷类化合物同时含有两种甲基五碳糖时，就无法推断糖基的连接顺序了。②苷类化合物是一类难挥发和热不稳定物质，需要采用软电离方式如 FAB－MS 等。在苷类分子量测定部分我们介绍了 FAB－MS 可以提供大量碎片离子峰，可以用于结构推断。当 FAB－MS 碎片离子信息不足时，可考虑采用串联质谱 FAB－MS，从 MS^1 中选择准分子离子峰 $[M+H]^+$ 进入碰撞室，碰撞活化裂解后，所有碎片离子进入 MS^2，经分离测定得到碰撞活化解离谱（collision－activated dissociation，CAD），再根据 CAD 谱推断苷元结构及糖基序列。

如某皂苷 I 经酸水解，测得其存在 D－葡萄糖、D－核糖、L－鼠李糖（比例 1∶1∶1）和苷元结构 I。其 FAB－MS 图谱和 *m/z* 855 碎片离子经二级质谱分析的 CAD 图谱，见图 6－2。

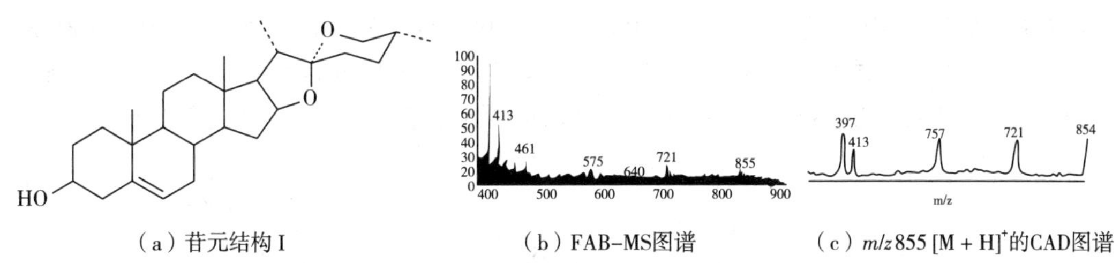

（a）苷元结构 I （b）FAB-MS图谱 （c）*m/z* 855 $[M+H]^+$ 的CAD图谱

图 6－2 皂苷 I 的 MS 信息

FAB－MS 谱中主要有 *m/z* 877 $[M+Na]^+$，855 $[M+H]^+$，721，575，413，397 的碎片离子。其 *m/z* 855 碎片经 FAB－MS/MS 分析，在 CAD 谱中主要碎片离子有 *m/z* 721，575，413，397，未见 707 碎片离子峰。据此即可推断该化合物结构是 A，而不是 B。

397 HO O 721 575 OH 413 HO O O O O OH OH OH OH OH

皂苷I (A)

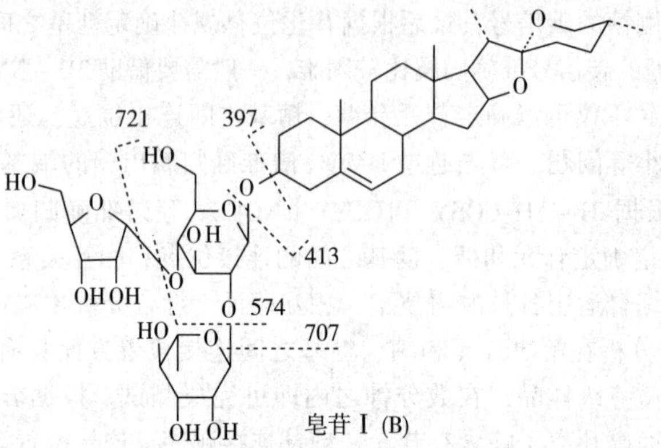

皂苷Ⅰ(B)

又如某皂苷Ⅱ经酸水解测得其糖为 D－葡萄糖和 L－鼠李糖（比例 2∶1）以及苷元结构Ⅱ。其 FAB－MS 图谱和 *m/z* 917 碎片离子经二级质谱分析的 CAD 图谱，见图 6－3。

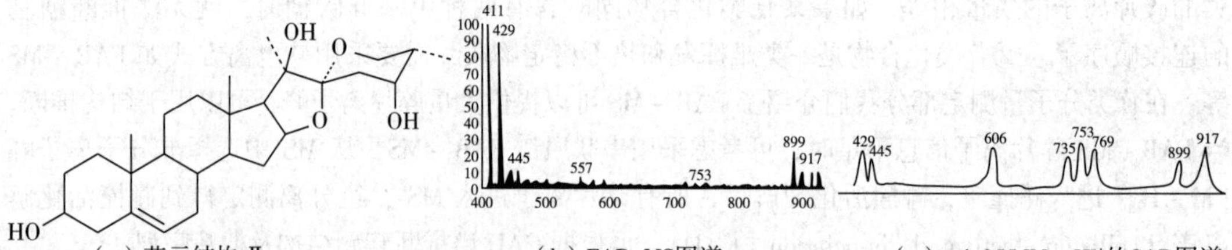

（a）苷元结构Ⅱ （b）FAB–MS图谱 （c）*m/z* 855 [M + H]⁺的CAD图谱

图 6－3 皂苷Ⅱ的 MS 信息

在 FAB－MS 谱中主要有 *m/z* 917 ［M + H］⁺，899 ［M + H－H_2O］⁺，753，557，445，429，411（429－H_2O）的碎片离子。其 *m/z* 917 的碎片经 FAB－MS 分析，在 CAD 谱中主要碎片离子有 *m/z* 917，899，769，753，735 ［M－H_2O－Glc］⁺，606，445，429，未见 591 碎片离子峰，根据这些碎片信息可推断皂苷Ⅱ的结构是 B 或 C，并不是 A。而 B 或 C 结构确认需要进一步通过其他方法。

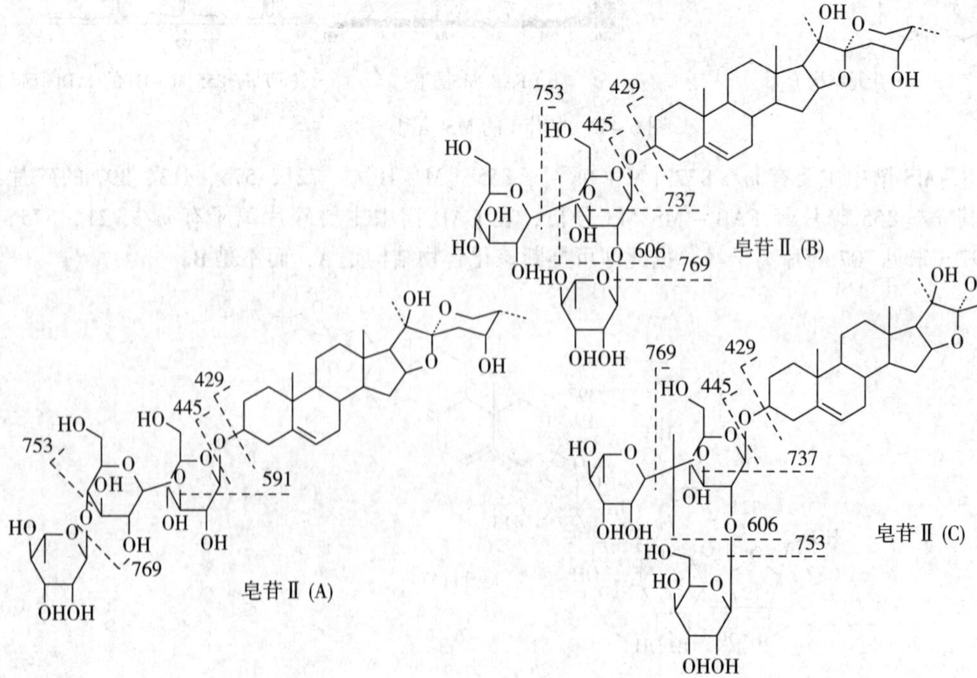

皂苷Ⅱ(B)

皂苷Ⅱ(A)

皂苷Ⅱ(C)

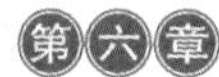

（六）糖和糖之间连接顺序确定

部分水解法是早期研究糖与糖连接顺序的主要方法。该方法是先将苷进行稀酸（包括有机酸）水解、酶解、乙酰解和碱水解等，水解脱去部分糖基，然后通过分析水解产物，推测糖与糖之间的连接顺序。

2D－NMR 技术是目前常用的有效方法。在归属各碳信号的基础上，利用 HMBC 和 NOESY 等波谱技术，通过观察相连单糖的碳－氢或氢－氢偶合关系，推断糖的连接顺序和连接位置。

六、提取分离实例

（一）苦杏仁中苦杏仁苷的提取分离

苦杏仁为蔷薇科植物杏 *Prunus armeniaca* L. 及其变种山杏 *P. armeniaca* L. var. ansu Maxim. 的种子。分布于辽宁、河北、山西、内蒙古、陕西、甘肃、山东和江苏等地。苦杏仁具有止咳、平喘、宣肺润肠等功效。苦杏仁种子含脂肪油，苦杏仁苷和苦杏仁苷酶等。苦杏仁苷为其主要有效成分，含量约 2%。苦杏仁苷（Amygdalin）：别名扁桃苷。分子式 $C_{20}H_{27}NO_{11}$，分子量 457.42。三水合物为斜方柱状结晶（水），mp. 200℃，无水物 mp. 220℃。1g 溶于 12ml 水、900ml 乙醇、11ml 沸乙醇，易溶于沸水，几不溶于乙醚。提取分离流程如下：

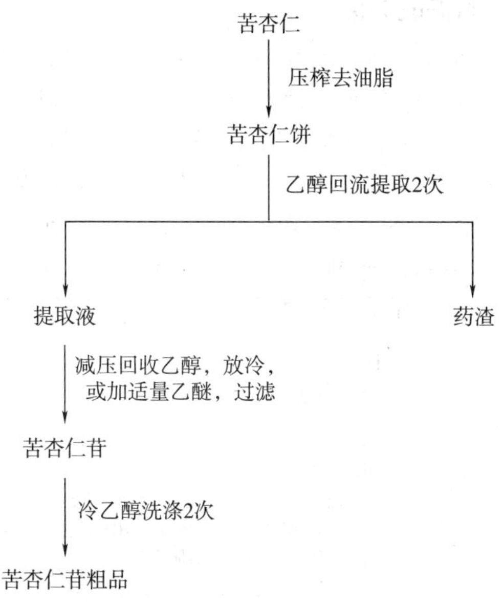

（二）虎杖中虎杖苷的提取分离

虎杖为蓼科植物虎杖 *Polygonum cuspidatum* Sied. et Zucc. 的干燥根茎和根。我国大部分地区均有分布。虎杖具有祛风利湿、散瘀止痛、止咳化痰等功效。虎杖根及根茎含蒽醌类化合物，主要有大黄素、大黄素－6－甲醚、大黄酚、大黄酸及二种蒽醌苷－蒽苷 A、蒽苷 B。根中含白藜芦醇及白藜芦醇苷。此外，尚含鞣质及黄酮类化合物。虎杖苷（Polydatin）：别名，白藜芦醇苷、云杉新苷。分子式 $C_{20}H_{22}O_8$，分子量 390.40。三水合物为无色针状结晶（30% 甲醇），mp. 223～226℃（分解）。在冷水中难溶，能溶于热水，乙醇，乙酸乙酯，丙酮等。提取分离流程如下：

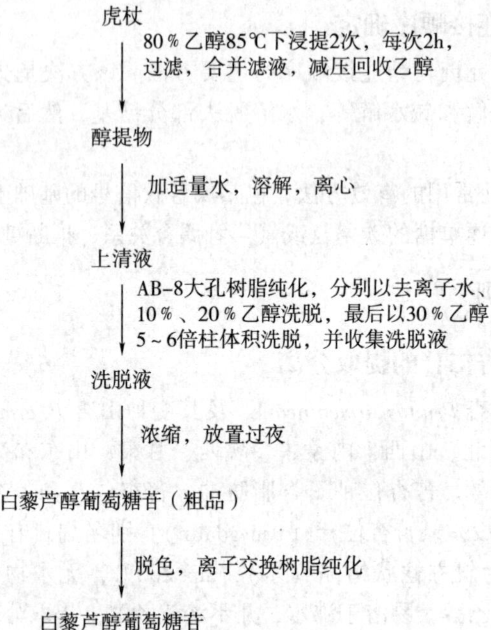
虎杖
80％乙醇85℃下浸提2次，每次2h，
过滤，合并滤液，减压回收乙醇
醇提物
加适量水，溶解，离心
上清液
AB-8大孔树脂纯化，分别以去离子水、
10％、20％乙醇洗脱，最后以30％乙醇
5～6倍柱体积洗脱，并收集洗脱液
洗脱液
浓缩，放置过夜
白藜芦醇葡萄糖苷（粗品）
脱色，离子交换树脂纯化
白藜芦醇葡萄糖苷

（三）天麻中天麻苷的提取分离

天麻别名：赤箭、定风草根。为兰科植物天麻 *Gastrodia elata* Blume 的块茎。主产四川、云南、贵州、西藏等省区。此外，陕西、河北、安徽、江西、湖北及东北各地主产。天麻性味甘、微温，功能祛风、镇痉，主治高血压病、眩晕、头痛、口眼斜、肢体麻木、小儿惊厥。天麻块茎含香荚兰醇、天麻苷、香荚兰醛、对羟基苯甲醇、对羟基苯甲醛、琥珀酸等。其中以天麻苷含量较高，活性强。天麻素（Gastrodin）：别名天麻苷。分子式 $C_{13}H_{18}O_7$，分子量286.27。白色棱柱丛晶，双熔点，mp. 96℃～98℃/145℃～148℃。白色针状结晶，mp. 154℃～156℃。易溶于水、甲醇、乙醇，不溶于三氯甲烷和乙醚。提取分离流程如下：

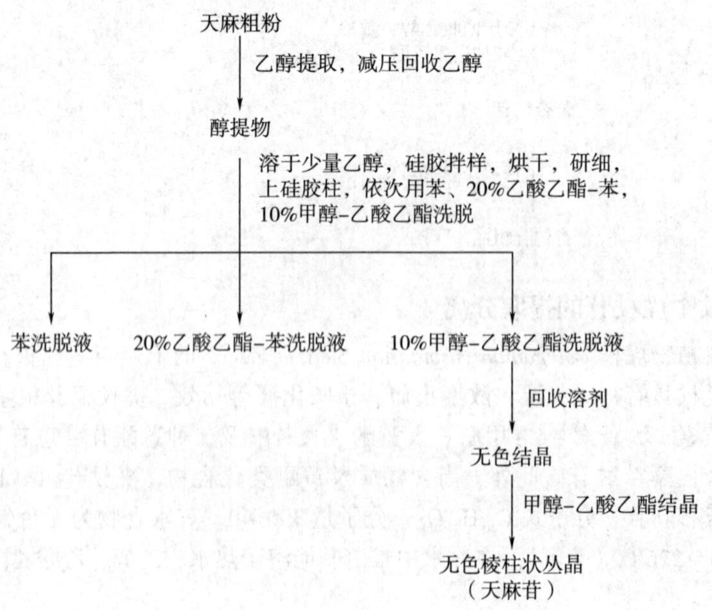
天麻粗粉
乙醇提取，减压回收乙醇
醇提物
溶于少量乙醇，硅胶拌样，烘干，研细，
上硅胶柱，依次用苯、20%乙酸乙酯-苯，
10%甲醇-乙酸乙酯洗脱
苯洗脱液
20%乙酸乙酯-苯洗脱液
10%甲醇-乙酸乙酯洗脱液
回收溶剂
无色结晶
甲醇-乙酸乙酯结晶
无色棱柱状丛晶
（天麻苷）

本章小结

本章主要包括糖和苷的结构与分类、理化性质、提取分离和结构解析等内容。

重点：糖是多羟基醛或多羟基酮及其衍生物、聚合物的总称，根据水解情况，可将其分为单糖、低聚糖和多糖；单糖在适当条件下可发生醚化、酰化、缩醛和缩酮化及硼酸络合反应。糖类的提取溶剂主要是水（包括酸水、碱水等）或稀醇，在提取液加入乙醇、甲醇或丙酮，可使多糖沉淀析出。糖的分离方法主要有沉淀法（分级沉淀法、季铵盐沉淀法）、色谱法（活性炭柱色谱、纤维素柱色谱、离子交换纤维素柱色谱、凝胶柱色谱）及制备型区域电泳等；糖的结构测定主要应用波谱分析法，其中质谱一般用于测定单糖、低聚糖分子量，归属糖基碎片离子峰及脱糖基碎片离子峰，$^{1}H-NMR$ 中糖端基质子信号数目和化学位移可推测低聚糖中糖的个数、种类及连接位置，端基质子偶合常数可推测苷键构型；$^{13}C-NMR$ 中糖端基碳信号在 δ 95～105 左右，可根据其数目推测低聚糖中糖的个数。

苷是糖或糖衍生物与另一非糖物质通过端基碳原子连接而成的化合物，根据苷原子不同可分为 O－苷、S－苷、N－苷和 C－苷。苷类极性较大，易溶于水难溶于有机溶剂，苷元则相反。苷键不稳定，易断裂生成糖和苷元，苷键的裂解方法有酸水解、碱水解、酶水解及氧化开裂法等，其中以酸催化水解应用最为普遍。苷类化合物的提取以溶剂法为主，常用溶剂为水、醇类；提取苷元时，需先利用酶解、酸催化水解等方法促使苷键水解，再用有机溶剂回流提取或连续回流提取。苷类分离纯化常用溶剂法、大孔吸附树脂法、柱色谱分离法等。苷的检识包括以糖为主的检识方法和以苷元为主的检识方法。如糖的检识可用 α－萘酚－浓硫酸反应，菲林试剂、土林试剂等；以苷元为主的检识方法可参见相关章节。另外，纸色谱、硅胶色谱也可用于苷类的检识等。

难点：波谱分析法在糖和苷结构研究中的应用，尤其是核磁共振技术用于苷键构型的判定。

练 习 题

一、单项选择题

1. 低聚糖含有的糖基个数范围是
   A. 2～9　B. 10～20　C. 20～30
   D. 30～50　E. 50～100
2. Molish 反应的试剂组成是
   A. 邻苯二甲酸－苯胺　B. 苯酚－浓硫酸
   C. 醋酐－浓硫酸　D. α－萘酚－浓硫酸
   E. 对亚硝基二甲苯胺－吡啶
3. 下列单糖属于甲基五碳糖的是
   A. *D*－葡萄糖　B. *D*－半乳糖　C. *L*－阿拉伯糖
   D. *L*－鼠李糖　E. *D*－果糖
4. 根据形成苷键的原子分类，属于 S－苷的是
   A. 山慈菇苷　B. 萝卜苷　C. 巴豆苷
   D. 天麻苷　E. 毛茛苷

5. 碳苷类化合物可采用
A. 碱水解　B. 乙酰解　C. Smith 降解
D. 酸水解　E. 甲醇解
6. Smith 裂解属于
A. 缓和酸水解法　B. 强烈酸水解法　C. 碱水解法
D. 氧化开裂法　E. 盐酸－丙酮水解法
7. 无论在水或其他溶剂中的溶解度都比较小的苷是
A. 氰苷　B. 酯苷　C. 碳苷　D. 酚苷　E. 硫苷
8. 按苷键原子不同，苷被酸水解的易难顺序是
A. C－苷＞S－苷＞O－苷＞N－苷　B. S－苷＞O－苷＞C－苷＞N－苷
C. N－苷＞O－苷＞S－苷＞C－苷　D. O－苷＞S－苷＞C－苷＞N－苷
E. C－苷＞O－苷＞S－苷＞N－苷
9. 苷类酸催化水解的机制是
A. 苷键原子先质子化，然后与苷元之间键断裂生成阳碳离子，再溶剂化成苷元
B. 苷键原子先质子化，然后与糖之间的键断裂生成阳碳离子，再溶剂化成糖
C. 苷键原子与苷元之间键先断裂生成阳碳离子，然后质子化，再溶剂化成苷元
D. 苷键原子与糖之间的键先断裂生成阳碳离子，然后质子化，再溶剂化成糖
E. 以上均不正确

二、多项选择题

1. 下列单糖属于六碳醛糖的是
A. *D*－半乳糖　B. *D*－葡萄糖　C. *D*－核糖
D. *D*－甘露糖　E. *D*－果糖
2. 关于苷类化合物的说法正确的有
A. 结构中均含有糖基　B. 可发生酶水解反应
C. 大多具有挥发性　D. 可发生酸水解反应
E. 大多具有升华性
3. 氧苷按苷元不同可分为
A. 醇苷　B. 酚苷　C. 酯苷　D. 吲哚苷　E. 氰苷
4. 苷键的裂解反应可使苷键断裂，其目的在于了解
A. 苷类的苷元结构　B. 所连接的糖的种类
C. 所连接的糖的组成　D. 苷元与糖的连接方式
E. 糖与糖的连接方式和顺序
5. 苦杏仁酶可以使下列哪些糖的苷键裂解
A. $\alpha-D-$葡萄糖　B. $\alpha-L-$鼠李糖　C. $\beta-D-$半乳糖
D. $\alpha-L-$阿拉伯糖　E. $\beta-D-$葡萄糖

三、简答题

1. 从天然药物中提取糖类时，常用的溶剂有哪些？提取时必须采取适当措施破坏或抑制酶的活性，以获得原生糖类，通常采用的方法有哪些？

2. 甲醚化是糖及其苷类最常用的醚化反应之一，甲醚化反应常用的方法有哪些，其优缺点分别是什么？

3. 苷键酸水解的原理及影响酸水解的因素有哪些？

4. 苷类化合物提取时应该注意哪些问题？简述苷和苷元的提取方法。

5. 简述苷类结构研究的一般程序。

6. 何谓苷化位移？其在结构测定中有何应用？

7. 简述核磁共振技术用于苷键构型判定。

（赵桂琴，宋小妹，岳正刚）

第七章　苯丙素类

学习导引

1. **掌握**　香豆素类化学成分的特征性理化性质；主要类型木脂素类化合物的基本结构骨架。

2. **熟悉**　苯丙素类化学成分的基本化学结构形式，明确区分苯丙酸类，香豆素和木脂素类成分的基本分子骨架。

3. **了解**　木脂素的几种类型的骨架；苯丙素类化合物的核磁共振波谱的特征数据；香豆素类化合物母核的质谱特征数据。

天然化学成分中有一类苯环与三个直链碳连在一起为单元（$C_6—C_3$）构成的化合物，统称为苯丙素类（phenylpropanoids）。这类成分有的单独存在，也有的以两个、三个、四个至多个单元聚合存在，包括苯丙烯及其氧化程度不同的衍生物、香豆素和木脂素等。从生物合成途径来看，它们多数由莽草酸（shikimic acid）通过苯丙氨酸和酪氨酸等芳香氨基酸，经脱氨、羟基化、偶合等反应步骤形成最终产物（图 7-1）。通常将苯丙素分为苯丙酸类（简单苯丙素类）、香豆素和木脂素三类成分。

第一节　苯丙酸类

一、苯丙酸类化合物

苯丙酸类化合物在植物中广泛分布，它们的基本结构是由酚羟基取代的芳香环与丙烯酸构成。分子中取代基多为羟基、糖基，也有的取代基为植物中的脂类，萜类氨基酸等成分；许多苯丙酸类化合物以两个或多个分子以酯键、醚键形式聚合存在。常见的苯丙酸类成分有桂皮酸（cinnamic acid）、对羟基桂皮酸（*p*-hydroxycinnamic acid）、咖啡酸（caffeic acid）、阿魏酸（ferulic acid）和异阿魏酸（isoferulic acid）等结构单元及其衍生物。

许多苯丙酸类化合物是中草药中的有效成分。如绿原酸（chlorogenic acid）是咖啡酸与奎宁酸（quinic acid）形成的酯，它存在于茵陈、苎麻、金银花等常用中药中，具有抗菌利胆作用。

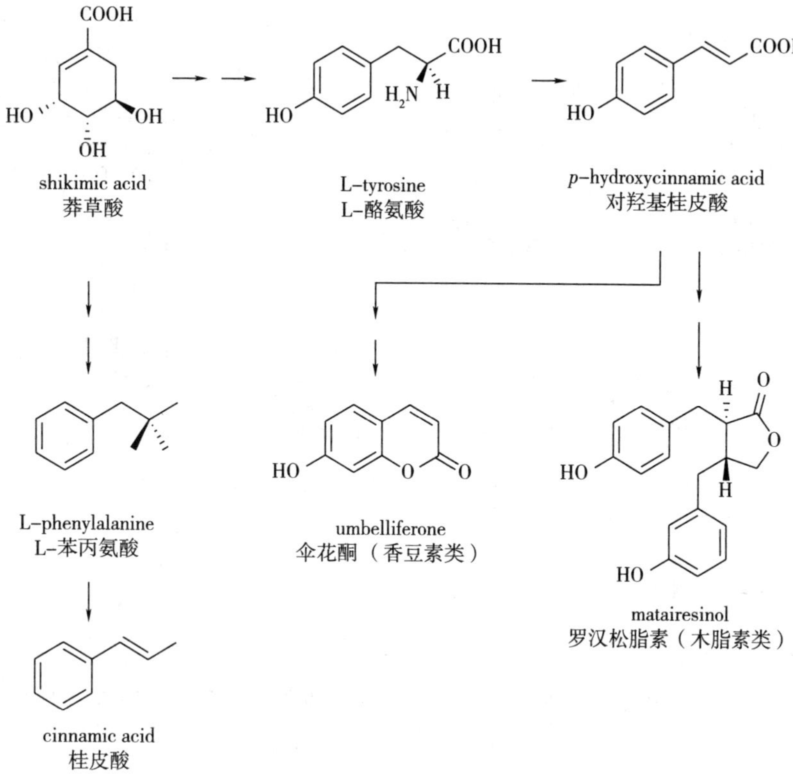

shikimic acid
莽草酸

L-tyrosine
L-酪氨酸

p-hydroxycinnamic acid
对羟基桂皮酸

L-phenylalanine
L-苯丙氨酸

umbelliferone
伞花酮（香豆素类）

matairesinol
罗汉松脂素（木脂素类）

cinnamic acid
桂皮酸

图 7-1 苯丙素类化合物的生物合成途径

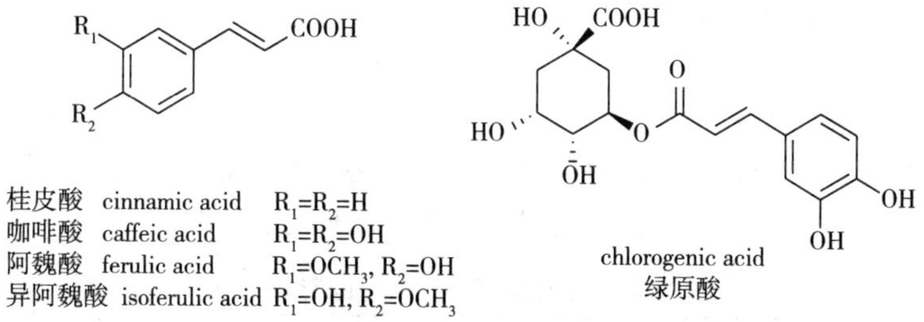

桂皮酸 cinnamic acid $R_1=R_2=H$
咖啡酸 caffeic acid $R_1=R_2=OH$
阿魏酸 ferulic acid $R_1=OCH_3$, $R_2=OH$
异阿魏酸 isoferulic acid $R_1=OH$, $R_2=OCH_3$

chlorogenic acid
绿原酸

百合科葱属（*Allium*）植物的鳞茎中存在多种苯丙素类成分，除了常见的咖啡酸、阿魏酸、对羟基桂皮酸，还有邻羟基桂皮酸、N-（对-顺桂皮酰基）酪胺、N-羟基桂皮酰酪胺、N-反式阿魏酰酪胺等。这些成分大多具有抗血小板凝聚作用。

日本蛇菰（*Balanophora japonica* Makino）中的松柏苷（coniferin）和咖啡酸葡萄糖苷具有抗组胺释放作用。粗糠树（*Ehretia macrophylla* Wall）中的苯丙酸二聚体迷迭香酸（rosmarinic acid）具有止泻作用。

阿美里坎宁（americanin）系列和樟科植物 *Eusideroxylon zwageri* Teijsm. &Binn. 中获得的优西得灵（eusiderin）系列化合物由两分子苯丙酸类化合物通过氧桥形成二氧六环结构类苯丙素。

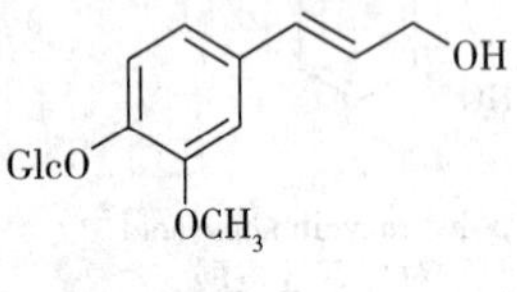

coniferin
松柏苷

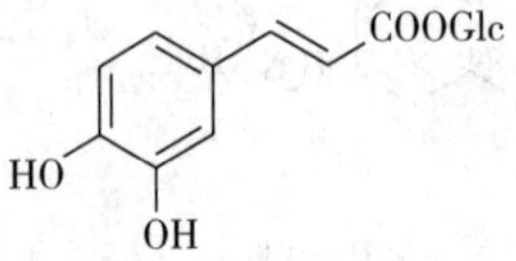

caffeic acid glucoside
咖啡酸葡萄糖苷

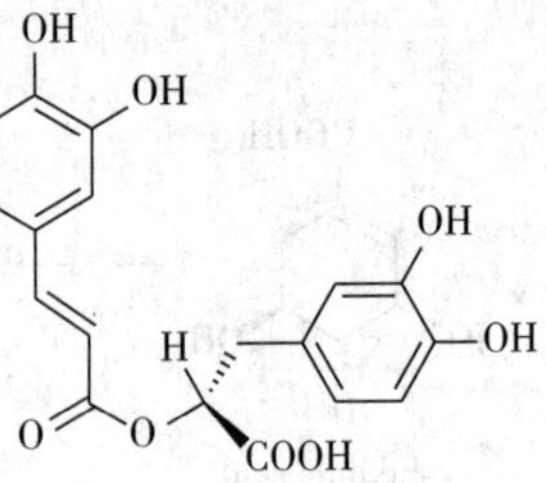

rosmarinic acid
迷迭香酸

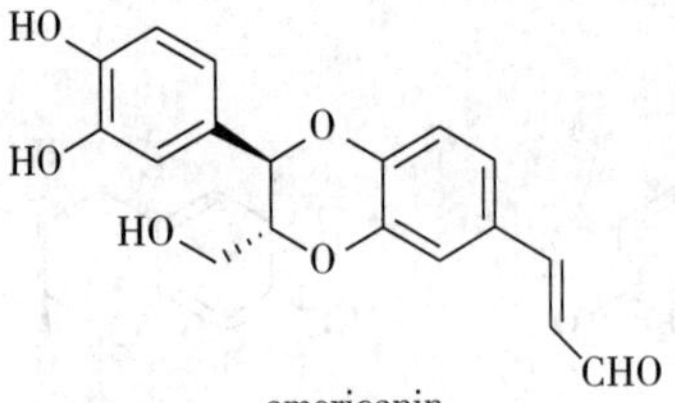

americanin
阿美里坎宁

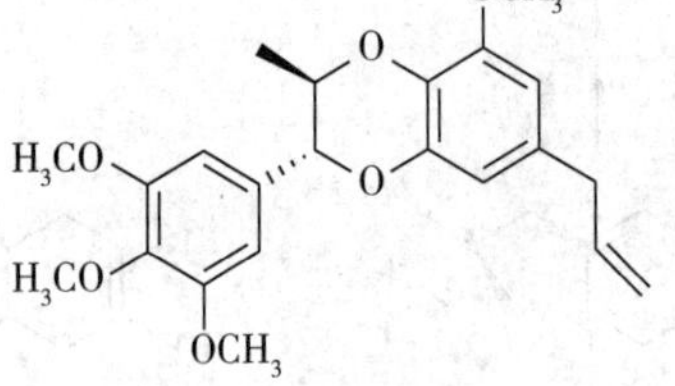

eusiderin A
优西得灵甲素

二、苯丙素的提取

植物中的苯丙酸类及其衍生物大多具有一定的水溶性，而常常与其他一些酚酸、鞣质、黄酮苷等混在一起，分离有一定困难，一般要经大孔树脂、聚酰胺、硅胶、葡聚糖凝胶以及反相色谱多次分离才能纯化。利用苯丙素结构中酚羟基性质，有多种试剂可用在薄层色谱方法中通过颜色反应进行鉴别。常用的有①1%～2% $FeCl_3$甲醇溶液；②Pauly 试剂：重氮化的磺酸胺；③Gepfner 试剂：1%亚硝酸钠溶液与相同体积10%的醋酸混合，喷雾后，在空气中干燥，再用0.5M的氢氧化钠溶液处理。④Millon 试剂。

三、苯丙素的波谱特征

（一）紫外光谱（UV）

苯丙酸化合物中的取代苯环具有强的紫外吸收，在中性溶液中，它的紫外与其酯或苷相似，但加入醋酸钠后，波长发生紫移；加入乙醇钠，波长发生红移。

表7-1 常见苯丙酸及其酯的紫外光谱

苯丙酸化合物	波长λ（MeOH，nm）	苯丙酸化合物	波长λ（MeOH，nm）
邻羟基桂皮酸	214，273，325	绿原酸（3-咖啡酰基奎宁酸）	240，325
间羟基桂皮酸	214，232，276，312	新绿原酸（5-咖啡酰基奎宁酸）	245，328
对羟基桂皮酸	210，233，293，302，310	1-咖啡酰基奎宁酸	245，327
咖啡酸	217，240，297，325	1-阿魏酰基葡萄糖	327，329
阿魏酸	217，233，297，320	对羟基桂皮酰基基鼠李糖	229，312
异阿魏酸	217，240，292，322	1-咖啡酰基葡萄糖	247，332

（二）红外光谱（IR）

苯丙酸化合物中酚羟基在红外光谱3300～3500cm^{-1}位置具有强的吸收；苯环在1440～

1650cm^{-1}位置具有芳香环的特征吸收。

（三）核磁共振氢谱（^1H-NMR）

简单苯丙素通常在高场区 δ 6.0～7.5 之间出现一对偶合常数为 6～8Hz 的二重峰，以及一个单峰，这是苯环上两个相邻的质子和间位上的一个质子。与苯环相连的反式烯键出现在 δ 6.2～7.8 左右，并有 16Hz 的偶合常数；但是这个双键在很多情况下被还原成烃基（δ 2.0～4.0）或氧化为氧取代的烃基；除了通过质子间的偶合常数可以用来推断烃基的连接，这个脂肪链在结构上的关联还可以通过二维核磁共振谱的质子偶合技术（$^1H-^1H$ COSY）判断。

（四）核磁共振碳谱（$^{13}C-NMR$）

苯丙酸或简单苯丙素往往给出相对简洁明了的核磁共振谱。对于这类化合物结构的确证，特别是新结构的确定，核磁共振碳谱技术的应用也是非常重要的。在指定了结构中的为数不多的烃基，尤其是取代较多的烃基之后，烃基之间的连接，它们与取代苯环的连接，或者多个苯丙素分子通过酯键跨氧原子相连的方式，可以用二维核磁共振碳谱的碳－氢远程偶合技术（HMBC）很快推断。

四、实例分析

（一）中药丹参中苯丙酸类化合物的研究

丹参（*Salvia miltiorrhiza* Bunge）为唇形科鼠尾草属植物，它的根为常用中药。丹参的水溶性化学成分中包含 3,4－二羟基苯甲醛、丹参素甲、乙、丙等。药理试验证明这些成分具有耐缺氧、扩张冠状动脉、增加冠脉流量、抑制凝血和促进纤溶作用，是丹参治疗冠心病的主要成分。

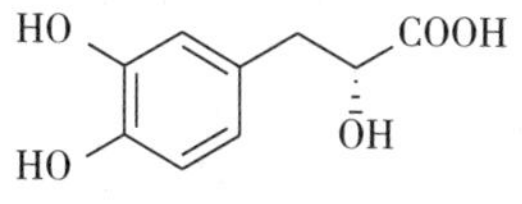

danshensu
丹参素

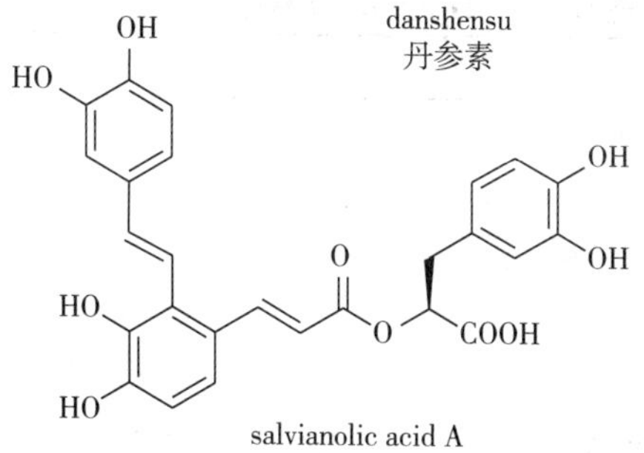

salvianolic acid A
丹酚酸 A

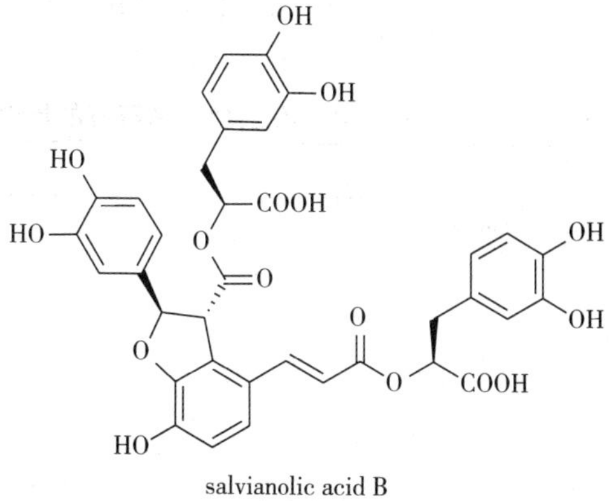

salvianolic acid B
丹酚酸 B

丹参素为 D(＋)－β－(3,4－二羟基)乳酸，属苯丙酸类。白色针状结晶，熔点 84～86℃，对三氯化铁呈黄绿色，红外光谱（$IR_{KBr}cm^{-1}$）显示羧基（1732）和羟基（3450～3150）的存在。核磁共振氢谱［^1H-NMR $(CD_3)_2CO$］：δ 2.86（2H，m），4.30（1H），6.60（1H，d，$J=7Hz$），6.70（1H，d，$J=7Hz$），6.80（1H，s），显示三取代的苯环，基中有两个酚羟基处于邻位，并具有—CH_2—CH—结构单元。丹参素的结构由合成品的^1H-NMR 波谱数据以及 R_f值一致得到证实。结构中的手性碳原子绝对构型根据化合物的旋光性及文献，推定为 D 型。丹参素可将其成盐进一步纯化和增加水溶性。丹参素钠盐为白色细针状结晶，$[\alpha]_D^{20}$

+35（H_2O）。UVλ_{MeOH} 279，301nm；IR（ν_{KBr} cm^{-1}）：3500（羟基），1530，1465（苯环），1560，1395（COO—）。

（二）麦蓝菜种子的化学成分分析

植物次生代谢产物中的一些苯丙酸与糖构成配糖体。中药王不留行是石竹科麦蓝菜属植物麦蓝菜（*Vaccaria segetalis*（Neck.）Garcke ex Asch）的种子，具有行血通经的作用。从它的乙酸乙酯可溶部分得到一无色油状物麦蓝菜苷，FABMS（*m/z*）521［M+H］$^+$，结合它的碳谱（^{13}C NMR），确定其分子式为 $C_{22}H_{32}O_{14}$。比旋光度［α］$_D^{24}$ +38.2（MeOH）；红外光谱（IR_{KBr} cm^{-1}）显示羟基（3391），酯基（1724）和苯环（1603，1518，993）。^{1}H NMR（500 MHz，C_5D_5N，δ）显示一个甲氧基3.87（3H，s），三个芳香质子7.02（1H，d，1.5Hz），7.23（1H，d，7.9Hz），6.91（1H，dd，7.9，1.5Hz），两个亚甲基质子3.04（2H，t，7.5Hz）和2.84（2H，t，7.5Hz），提示化合物有个阿魏酸结构单元（dihyroferuloyl）。化合物的氢谱在 δ 4.0～6.2处存在14个质子，它的碳谱在 δ 65～106处存在12个碳，并且碳谱数据与蔗糖一致，因此推测化合物含有一个蔗糖基（葡萄糖－果糖）。化合物碳氢相关远程偶合谱HMBC显示蔗糖基单元中葡萄糖的6′－位两个质子（δ 4.82，5.06）与氢化阿魏酸的酯基碳（δ173.2）有相关点，表明6′－羟基与氢化阿魏酸的羧基形成酯。化合物的氢谱、碳谱数据进一步用二维核磁共振谱得以归属见表7－2。

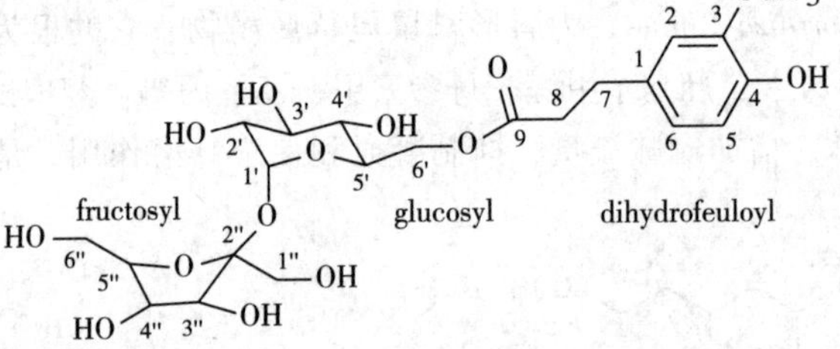

麦蓝菜苷

表7－2　化合物麦蓝菜苷的氢谱和碳谱数据（C_5D_5N，δ，J Hz）

位置	H	C
Dihydroferuloyl		
1		132.2s
2	7.02，d，1.5，1H	112.7d
3		148.6s
4		146.6s
5	7.23，d，7.9，1H	116.5d
6	6.91，dd，7.9，1.5，1H	121.4d
7	3.04，t，7.5，2H	30.9t
8	2.84，t，7.5，2H	36.6t
9		173.2s
3－OCH_3	3.87，s，3H	55.9s
Glucosyl		
1′	6.23，d，3.6[a]，1H	93.4d

续表

位置	H	C
2′	4.25, dd, 3.7[a], 9.5[b], 1H	73.3d
3′	4.77, t, 9.6[b], 1H	74.9d
4′	4.16, t, 9.4[b], 1H	71.8d
5′	4.95, m, 1H	71.7d
6′	4.82, dd, 5.7, 11.7, 1H;	
5.06, m, 1H	64.8t	
Fructosyl		
1″	4.39, d, 11.9, 1H;	
4.44, d, 11.9, 1H	64.8t	
2″		105.8s
3″	5.30, m, 1H	79.7d
4″	5.30, m, 1H	75.9d
5″	4.61, m, 1H	84.5d
6″	4.56, dd, 6.0, 12.0, 1H;	
	4.47, dd, 2.9, 12.0, 1H	63.6t

[a]1′-H与2′-H之间的偶和常数由于仪器分辨率原因，在实测值有微小差别。

[b]同样原因，2′-H，3′-H及4′-H之间偶合常数实测值有微小差别。

第二节　香豆素类

香豆素（coumarin）化合物是指邻羟基桂皮酸内酯类成分的总称。它们都具有苯骈α-吡喃酮母核的基本骨架。多数香豆素类都具有在7位连接含氧官能团，如7-羟基香豆素（伞形花内酯，umbelliferone）。

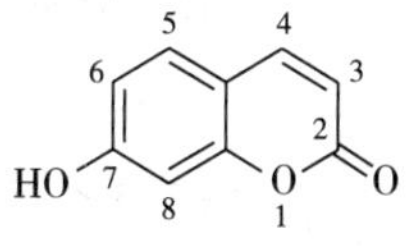

伞形花内酯

香豆素广泛分布于高等植物的根、茎、叶、花、果实、皮和种子等各部位。特别是在伞形科、芸香科、瑞香科、木樨科、黄藤科、虎耳草科、五加科、菊科、豆科、茄科和兰科等科中存在。只有少数发现存在于微生物和动物中，如来自假密环菌中的亮菌甲素（armillarisin A）等。部分香豆素在生物体内是以邻羟基桂皮酸苷的形式存在，酶解后其苷元——邻羟基桂皮酸内酯化，形成香豆素。如香草木樨苷（melitoside）在生物体内酶解后，再内酯化，最后形成了伞形花内酯。

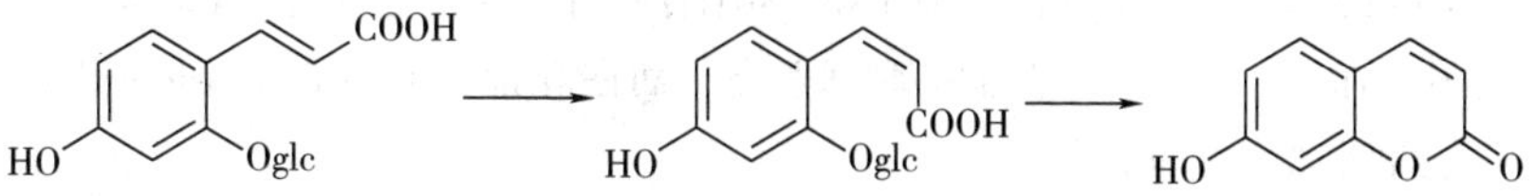

一、香豆素的结构类型

香豆素的母核为苯骈 α－吡喃酮。环上常常有羟基、烷氧基、苯基和异戊烯基等取代基，其中异戊烯基的活泼双键与苯环上的邻位羟基可以形成呋喃环或者吡喃环的结构，我们就根据香豆素结构中取代基的类型和位置，把它们分成如下四类。

（一）简单香豆素类

这类化合物是指仅仅在它的苯环上有取代，且 7 位羟基与其 6 位或者 8 位没有形成呋喃环或者吡喃环的香豆素类。取代基包括羟基、甲氧基、亚甲二氧基和异戊烯基等。异戊烯基除接在氧上外，也可以直接连接在苯环的 5 位碳、6 位碳或者 8 位碳上。然而，从生物合成的途径来看，苯环上的 6 位碳或者 8 位碳的电负性较高，比较容易烷基化；因此，异戊烯基在苯环的 6 位或者 8 位上出现的取代情况较多。在结构中，侧链异戊烯基有一个、二个或者三个相连接的情况出现。在秦皮中的七叶内酯（esculetin）、独活中的当归素（angelicone）和柚皮中的葡萄内酯（aurapten）等都属于简单香豆素类。

当归素　　葡萄内酯

（二）呋喃香豆素类

呋喃香豆素类是指其母核的 7 位羟基与 6 位或者 8 位取代异戊烯基缩合形成呋喃环的一系列化合物。成环后，它常常伴随着失去异戊烯基上的三个碳原子。如果 7 位羟基与 6 位上的异戊烯基形成呋喃环时，结构中的呋喃环、苯环和 α－吡喃酮环同处于一条直线上，称作线型（linear）呋喃香豆素。若 7 位羟基与 8 位碳上的异戊烯基形成呋喃环时，结构中的呋喃环、苯环和 α－吡喃酮环则在一条折线上，称作角型（angular）呋喃香豆素。紫花前胡中的紫花前胡内酯（nodakenetin）和补骨脂中的补骨脂素（psoralen）属于线型呋喃香豆素类。牛尾独活中的异佛手柑内酯（isobergapten）则归为角型呋喃香豆素类。

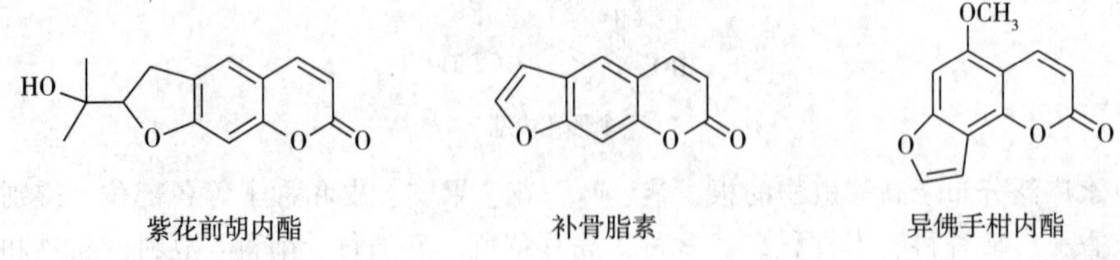

紫花前胡内酯　　补骨脂素　　异佛手柑内酯

（三）吡喃香豆素类

吡喃香豆素类是指其母核的 7 位羟基与 6 位碳或者 8 位碳上取代的异戊烯基缩合形成吡喃环的一系列化合物。如果 7 位羟基与 6 位异戊烯基形成吡喃环时，结构中的吡喃环、苯环和 α－吡喃酮环同处于一条直线上，叫线型吡喃香豆素。若 7－位羟基与 8－位异戊烯基形成吡喃环时，结构中的吡喃环、苯环和 α－吡喃酮环则在一条折线上，称作角型吡喃香豆素。如美花椒内酯（xanthoxyletin）属于线型吡喃香豆素类，而白花前胡苷（praeroside Ⅱ）和北美芹素（pteryxin）归为角型吡喃香豆素类。

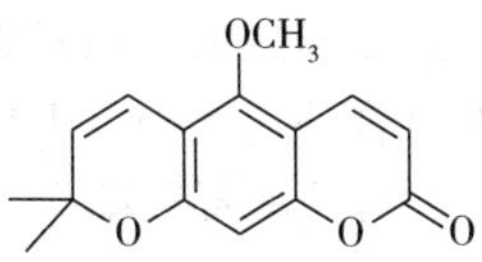

美花椒内酯

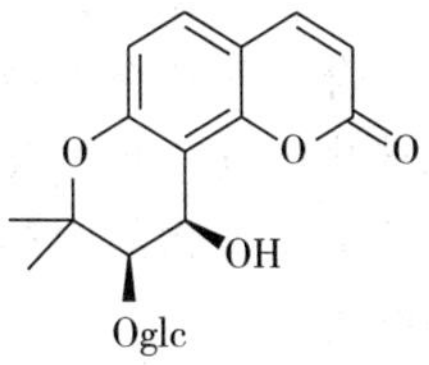

白花前胡苷

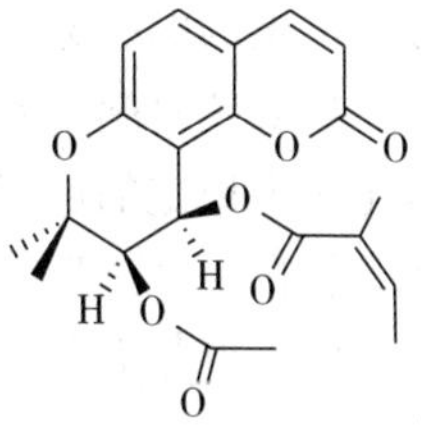

北美芹素

(四) 其他香豆素类

凡是无法归属于以上三类型的香豆素类化合物都属于其他香豆素类。主要的结构类型是指在α-吡喃酮环上有取代的香豆素类化合物或者香豆素的二聚体及三聚体等。比如亮菌甲素(armillarsin A)、蟛蜞菊内酯(wedelolactone)和红厚壳内酯(inophyllolide)的α-吡喃酮环上有取代基,而双七叶内酯(bisaesculetin)是香豆素的二聚体等。

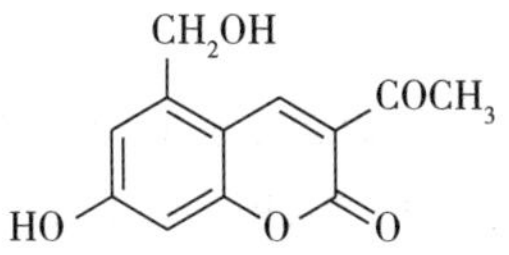

亮菌甲素

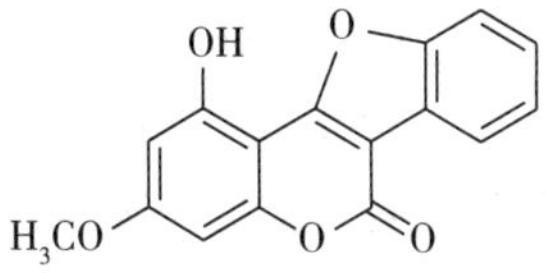

蟛蜞菊内酯

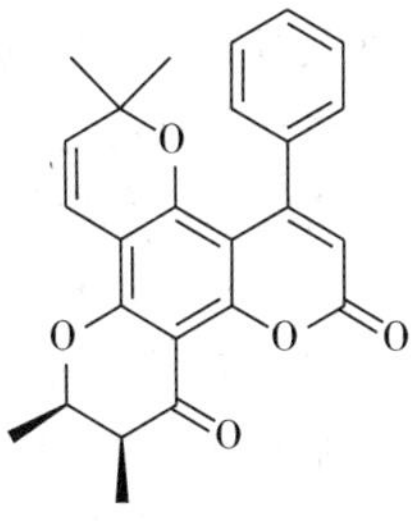

红厚壳内酯

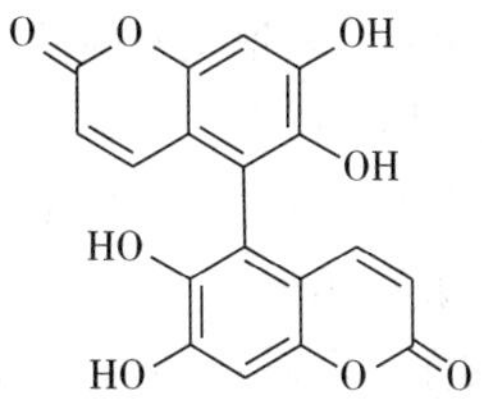

双七叶内酯.

二、香豆素的理化性质

(一) 性状

游离香豆素多有完好的结晶,常常是淡黄色或者无色,并且具有香味。小分子的游离香豆素有挥发性,可以随着水蒸汽蒸馏,还能升华。而一旦形成苷以后,一般呈粉末状,多数无香味,也不具有挥发性和升华性等。香豆素衍生物在紫外光照射下呈现蓝色或者紫色荧光,在碱性溶液中荧光增强。荧光的强弱和有无,与结构中的取代基种类和位置有关,但它们的关系目前尚不清楚。

(二) 溶解性

游离香豆素类可以部分溶于热水,但难溶或者不溶于冷水;易溶于苯、乙醚、三氯甲烷、丙酮、乙醇和甲醇等有机溶剂。香豆素苷类则是可溶于甲醇、乙醇及水;难溶于苯、乙醚和三氯甲烷等低极性有机溶剂。

(三) 内酯的性质

香豆素类化合物的分子中具有内酯结构,因此它具有内酯环的性质。遇到稀碱溶液可以开环，形成溶于水的顺式邻羟基桂皮酸盐；酸化后，又立即合环，形成不溶于水的香豆素类成分。但是，如果长时间把香豆素类化合物放置在碱液中或者紫外光照射，顺式邻羟基桂皮酸盐就会转化成为稳定的反式邻羟基桂皮酸盐，再酸化时就不会合环。此外，表现内酯环的另外一个性质是在碱性条件下，香豆素类化合物的内酯环打开，与盐酸羟胺缩合生成异羟肟酸，在酸性条件下再与 Fe^{3+} 络合呈现红色。

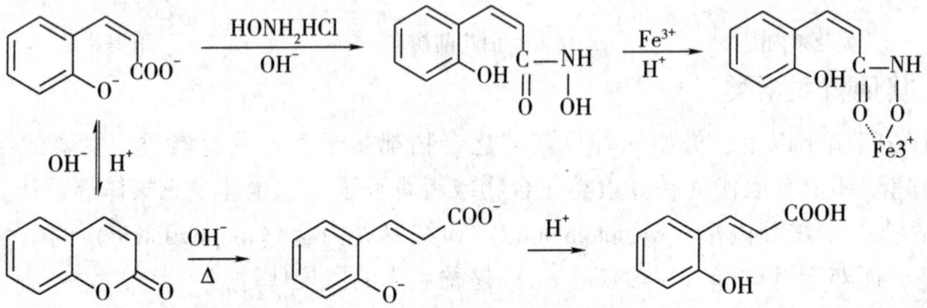

(四) 显色反应

具有酚羟基取代的香豆素类化合物可以与诸如三氯化铁等多种酚类试剂产生颜色反应。如果酚羟基的对位无取代或者6位碳上无取代的香豆素衍生物，可以和 Gibb's 试剂及 Emerson 试剂呈现颜色反应。

三、香豆素的提取分离

通常根据香豆素类化合物的溶解性、挥发性和升华性及其内酯结构的性质来设计其提取分离方案。有溶剂提取法、水蒸气蒸馏法和碱溶酸沉法等。水蒸气蒸馏法适应面窄，温度高受热时间长，可能会引起化合物结构的破坏，现在少用。碱溶酸沉法的条件难以控制，如果条件剧烈，会造成酸化后不能闭环的不可逆现象，要慎重使用。在此，重点介绍最常用的溶剂提取法。

香豆素类化合物一般采用甲醇、乙醇或者水作为起步溶剂从植物中加以提取，合并提取液后回收溶剂得到提取物；再用石油醚、乙醚、乙酸乙酯和正丁醇等极性由低到高的有机溶剂依次萃取，将提取物分为极性不同的五个萃取物部分。每个部分所含的化合物极性类似，需要进一步色谱分离，才能得到单体化合物。常用的分离方法包括经典柱色谱、制备薄层色谱和高效液相色谱等。

经典柱色谱一般采用硅胶或者酸性及中性氧化铝作为固定相，常用石油醚 - 乙酸乙酯、石油醚 - 丙酮、三氯甲烷 - 丙酮和三氯甲烷 - 甲醇等为流动相。同时，可以结合葡聚糖凝胶（Sephadex LH - 20）的柱色谱，用三氯甲烷 - 甲醇或者甲醇 - 水等混合溶剂为洗脱剂对香豆素类化合物进行分离和纯化。

制备薄层色谱是分离纯化香豆素类化合物的方法之一。其固定相和流动相的选择可以参考柱色谱，化合物斑点的确定依靠它自身荧光现象。

目前，利用高效液相色谱来分离香豆素类化合物已经非常普遍，如果是分离极性小的香豆素类，一般用正相高效液相色谱，固定相是硅胶，流动相用石油醚 - 乙酸乙酯、石油醚 - 丙酮、三氯甲烷 - 丙酮和三氯甲烷 - 甲醇等有机溶剂；而对于极性较大的香豆素苷类的分离纯化，则用反相高效液相色谱，固定相是反相分离材料 RP - 18，流动相选择用甲醇 - 水等。

四、香豆素的谱学特征

香豆素类化合物的结构研究常用紫外光谱、红外光谱、质谱和核磁共振等谱学方法，同时，结合理化检查加以确定。在此，我们着重介绍它们的谱学特点。

（一）紫外光谱

香豆素类的紫外光谱是由苯环、α－吡喃酮和含氧取代基等官能团的吸收所产生。无氧取代的香豆素类成分，将在274nm（lgε 4.03）和311nm（lgε 3.72）出现两个分别代表苯环和α－吡喃酮环的吸收峰。如果结构中引入烷基取代，其最大吸收值变化不大；但母核上有含氧基取代时，最大吸收波长将向红位移。7－羟基、7－甲氧基、7－β－D－葡萄糖基、5,7及7、8二氧取代的香豆素其紫外光谱相似，即在217nm和315～330nm有强吸收峰，而在240nm和255nm处出现弱峰。与其他酚类化合物一样，在碱性溶液中，含有羟基的香豆素其紫外光谱将发生显著的红移。

（二）红外光谱

香豆素类的红外光谱同样主要是由内酯环和芳环的结构所引起。苯环在1660～1600cm^{-1}区间产生三个较强的吸收峰；内酯环在1750～1700cm^{-1}出现一个强的吸收峰，如果内酯环羰基附近有羟基等基团与其形成分子内氢键时，内酯环羰基的吸收带移到1680～1660cm^{-1}；此外，内酯环在1270～1220cm^{-1}、1100～1000cm^{-1}也产生强的吸收峰。利用以上特征吸收峰可以确定被测定的化合物是否为香豆素类化合物。

（三）质谱

香豆素类衍生物一般具有较强的分子离子峰，在质谱中最常出现的是失去一系列CO的碎片离子峰。

母体香豆素有强的分子离子峰，基峰是失去CO的苯骈呋喃离子。

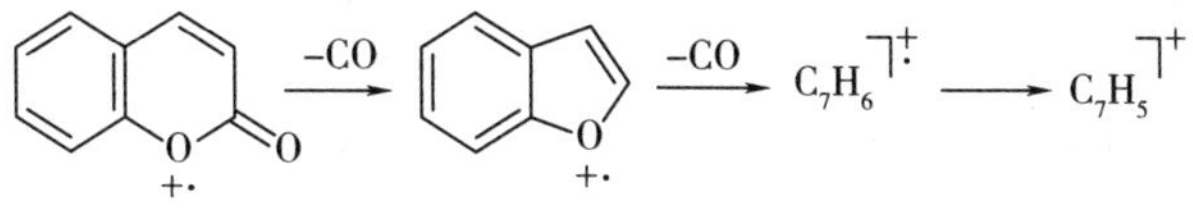

146(76%) —(−CO)→ 118(100%) —(−CO)→ $C_7H_6$$]^{+\cdot}$ 90(43%) → $C_7H_5$$]^{+}$ 89(35%)

取代香豆素出现一系列失去CO峰。

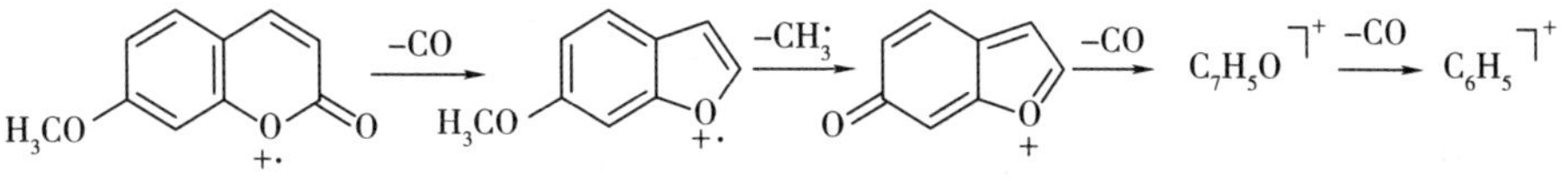

176(100%) —(−CO)→ 148(82%) —($-CH_3^{\cdot}$)→ 133(83%) —(−CO)→ $C_7H_5O$$]^{+}$ 105(12%) —(−CO)→ $C_6H_5$$]^{+}$ 77(27%)

呋喃香豆素失去CO的苯骈呋喃离子。

216(100%) —($-CH_3^{\cdot}$)→ 201(22%) —(−CO)→ 173(56%)

216(100%) —(−CO)→ 188(11%) —($-CH_4^{\cdot}$)→ 173(56%)

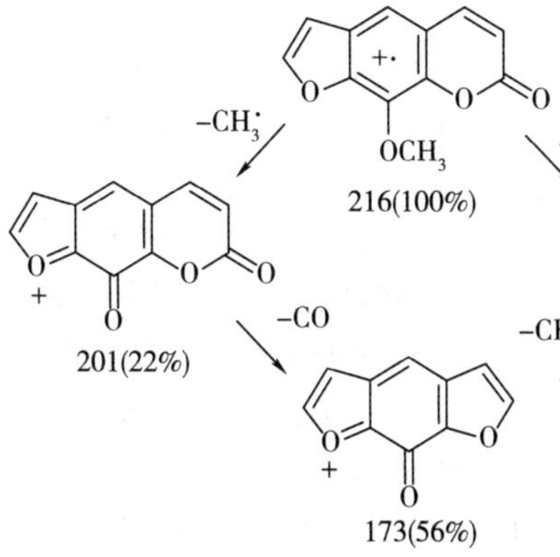

（四）核磁共振谱

核磁共振技术是进行香豆素类化合物结构研究时最重要的方法之一，它包括氢谱（^{1}H－NMR）、碳谱（^{13}C－NMR）和二维谱（2D－NMR）等。

在氢谱中，简单香豆素、呋喃香豆素和吡喃香豆素的H－3和H－4分别出现在δ6.10－6.50和δ7.50－8.20区域，香豆素的H－3和H－4之间形成一组dd峰，偶合常数大约是9.5Hz。这是该类化合物在氢谱最为标志性信号。此外，苯环上的氢信号与普通芳香核上的氢信号特点类似，它们的化学位移出现在6.0－8.0范围。由于受到内酯上的羰基影响，H－6和H－8与H－3的信号出现在高场；H－5和H－7与H－4的信号出现在低场。如果是7位取代香豆素，H－5出现d峰（J约8.0Hz），H－6形成dd峰（J约8.0Hz，2.0Hz），H－8是d峰（J约2.0Hz）。

在碳谱中，香豆素母核上的9个碳原子出现在δ100－160之间。其中C－2是羰基碳，C－7位上则常有含氧官能团的取代等因素的影响，一般他们都均出现在δ160左右；在香豆素化合物中C－3和C－4多数没有取代，其化学位移值也较为固定，C－3出现在δ110－113区间，而C－4则在δ143－145范围内产生信号；母核上的C－9信号出现在δ149－154区间，而C－10在δ110－118范围产生信号。

香豆素母核碳的化学位移受取代基的影响较大，如果核上的碳原子连有含氧基取代时，直接连接的碳化学位移值增大，向低场移动30左右，它的邻位和对位碳化学位移值减小，向高场分别移动13和8。此外，通过碳谱数据可以确定香豆素苷中糖的种类、连接位置和苷键的构型等。

五、实例分析－紫花前胡香豆素的研究

紫花前胡［*Peucedanum decursivum*（Miq.）Maxim］具有散风清热，降气化痰的功效，主要用于治疗风热咳嗽和痰热喘满等疾病。其富含二氢线型呋喃和吡喃香豆素，用硅胶柱色谱和制备型高效液相色谱进行分离纯化，从其根中得到紫花前胡D，通过谱学分析和化学方法鉴定其结构3′(S)－羟基、4′(R)－当归酰氧基线型二氢吡喃香豆素［3′(S)－hydroxy－4′(R)－angeloyloxy－3′，4′－dihydroxanthyletin］，结构鉴定过程如下：

紫花前胡D：白色粉状，熔点为98－99℃，［α］23D－14.6（c 0.5，$CHCl_3$），可溶于乙醇、丙酮，三氯甲烷等有机溶剂，不溶于水。紫外灯下观察呈现蓝色荧光，与异羟肟酸铁反应呈阳性，与三氯化铁反应阴性，以上现象说明该化合物是没有酚羟基取代的香豆素。经HREIMS：$[M]^+$ 344.1215（计算值：344.1172），由此确定分子式为$C_{19}H_{20}O_6$。

$UV\lambda_{max}^{MeOH}$/nm：219，257，324. $IR\upsilon_{max}$（KBr）/cm^{-1}：3400，1730－1710，1620，1570，1460，1240，1080，1045. EI－MS m/z（%）：344（8），326（8），260（26），229（12），83（100），55（38）。

^{1}H－NMR谱（$CDCl_3$）中，δ7.60、6.24（各1H，d，J=9.3Hz）处的AB信号是香豆素H－4和H－3的典型吸收，δ7.35、6.78（各1H，br s）处的信号归属于香豆素母核上的H－5和H－8，说明紫花前胡D是6、7－为二取代的香豆素类衍生物。

由δ6.00、3.91（各1H，d，J=7.0Hz）和δ1.53、1.35（各3H，s）的信号，可确定其是线型二氢吡喃香豆素，在二氢吡喃环的3′－位和4′－位上存在含氧取代。H－3′和H－4′的偶合常数为7.0Hz，表明H－3′和H－4′是反式。3′位和4′位上取代基在氢谱上出现的信号分δ3.91（1H，br. s，重水交换后消失），而δ6.00（1H，br. q，J=7.0Hz），δ2.01（3H，br. d，J=7.0Hz），δ1.94（3H，br. s），结合^{13}C NMR δ：168.9，126.8，141.0，16.1，20.6，其结构中有羟基和当归酰氧基。同时，依据H－3′和H－4′的化学位移值，判断3′－羟基，4′－当

归酰氧基。

通过温和碱水解，确定3′和4′位的绝对构型。首先将其溶解在二氧六环溶剂中，再加入0.5mol/L氢氧化钾，60℃保持一小时，冷却30分钟，酸碱中和后用三氯甲烷萃取，再用硅胶柱进行色谱分离，得到的主产物是（+）-反式紫花前胡醇［（+）-*trans*-decursidinol］，由此证明紫花前胡D的3′-位和4′-位绝对构型是3′（S）和4′（R）。

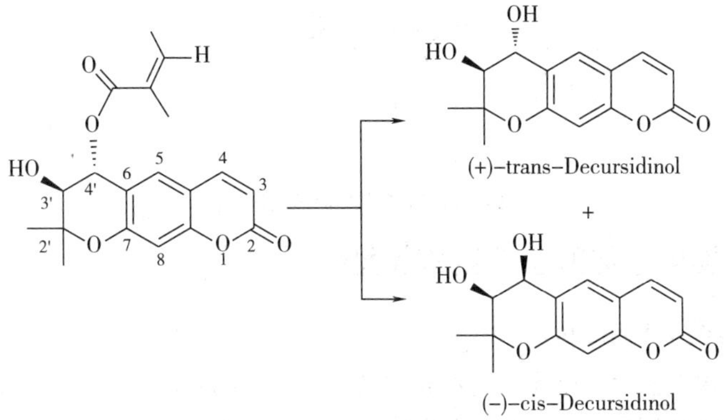

(+)-trans-Decursidinol

+

(-)-cis-Decursidinol

紫花前胡D水解所得产物

第三节　木　脂　素

木脂素被定义为具有苯丙烷骨架的两个结构通过其中β,β'或8,8′-碳相连而形成的一类天然产物。20世纪30年代哈沃斯（Harworth）首先将木脂素作为单独一类天然产物进行描述。早期以植物树脂或木质部中存在较广泛或含量较大，所以称木脂素。例如橄榄脂素（olivil）在橄榄树脂中含量高达50%。这类许多化合物早在19世纪就已经分离得到，右旋松脂醇（pinoresinol）是1816年分离得到的。

最早得到平面结构的一个木脂素化合物是愈创木脂酸（guaiaretic acid）。它的类似物去甲二氢愈创木脂酸（NGDA，nordihydroguaiaretic acid），从1940年起在商业上就广泛应用作食品抗氧化剂，用于防止油脂变质（rancidity）。天然NGDA以高达约10%的含量存在于北美洲用来防腐的灌木 *Larrea divaricata* Cav. 的叶中。二十世纪三四十年代有大量的愈创木脂酸衍生物被合成出来。

结构多样的木脂素类化合物具有多种多样的生物活性，其中最引人注目的是抗肿瘤化合物鬼臼毒素（podophyllotoxin）。除此之外，抗病毒逆转录酶作用和抗血小板凝聚作用（anti-PAF），抗真菌，免疫抑制活性也都有报道。

木脂素（lignans）是一类由苯丙素氧化聚合而成的天然产物，通常所指是其二聚物，少数是三聚物和四聚物。二聚物碳架多数是由侧链β碳原子C-8-C-8′连接而成的。木脂素（lignan）最初是指两分子苯丙素以侧链中碳原子连接而成的化合物；其他的称为新木脂素（neolignan）、苯丙素低聚体、杂木脂素（hybrid lignan）、降木脂素（norlignan）。多种多样的连接方式形成了结构式样形形色色的木脂素分子。组成木脂素的单体主要有四种：①肉桂醇（cinnamyl alcohol）；②桂皮酸（cinnamic acid）；③丙烯基酚（propenylphenol）；④烯丙基酚（allylphenol）。

与天然产物类似，大多数天然木脂素化合物采用俗名，根据其来源植物的属名或种名命名。例如从鬼臼属（*Podophyllum*）植物中分离到的木脂素鬼臼毒素，从厚朴（*Magnolia offici-*

nalis Rehder & E. H. Wilson）中得到的厚朴酚（magnolol）。这类木脂素的碳原子编号通常将左边的苯丙素单元编号为1－9，右边的编号为1′－9′。但对于芳基萘和四氢呋喃类木脂素，有时选择化合物中所包含的萘或四氢呋喃等有机化合物母核进行命名，对于这类化合物，其有机化合物系统名称中的碳原子编号可能会与俗名中有所不同。

C-8-C-8′相连的木脂素结构骨架

一、木脂素类化合物的主要结构类型

（一）木脂素类（lignans）

木脂素类化合物中最大一个类型的结构是称为lignan的木脂素。这类结构是两个桂皮酸或桂皮醇分别通过侧链β碳原子C－8—C－8′连接而成；分子中连氧活性基团往往形成一个或两个四氢呋喃环或内酯环构成不同的亚类型结构。其中相当一部分结构通过侧链与苯环相连，或两个结构单元的苯环相连形成多环结构。

1. 二苄基丁烷类（dibenzylbutanes） 这类木脂素是由二分子苯丙素通过C－8—C－8′连结形成的。它是其他类型木脂素的生源前体。这类木脂素的两个苯环可以是单取代、二取代或三取代的羟基、甲氧基、连氧亚甲基，或氧糖基。这类木脂素中烃基结构单元大部分以甲基存在，但也有部分结构中的甲基被氧化为连有羟基的亚甲基，少数化合物为双键亚甲基。有些化合物的7－位或7′－位以仲醇形式存在，个别化合物的C－7或C－7′位被氧化为羰基。

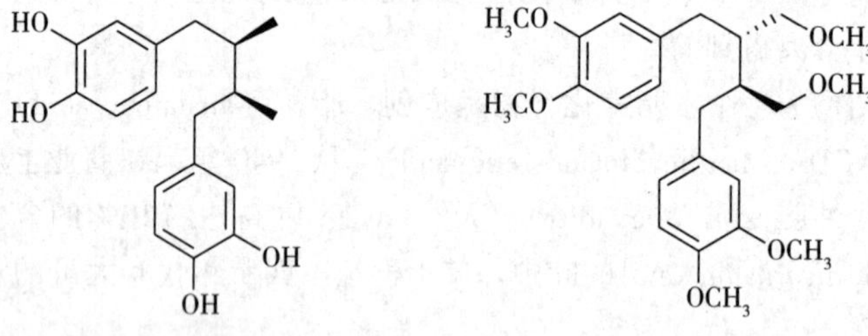

nordihydroguaiaretic acid（NDGA）　　（＋）－phyllanthin
去甲二氢愈创木脂酸　　（＋）－叶下珠脂素

Termilignan是从植物*Terminalia bellirica*（Gaertn.）Roxb. 的果壳中分离到的苄基丁烷类型的木脂素，它具有抗艾滋病毒HIV－1的体外活性。

saururinone　　termilignan

2. 二苄基丁内酯类（dibenzyltyrolactones） 作为生物体内苄基丁内酯类木脂素的合成前体，二苄基丁烷的甲基连氧化学反应活性基团之间的缩合在 C－8－C－8′位形成了五元内酯环，如下图中所示结构中依化合物的不同，内酯环可能“朝上”也可能“朝下”，往往将仅仅内酯环上下方向不同的这类木脂素异构体命名时将另一结构的名称前加“retro－”前缀。多数天然二苄基丁内酯木脂素 C－8 和 C－8′位的两个苯甲基为反式立体构型，如（－）－扁柏脂素［（－）－hinokinin］。也有少数二苄基丁内酯类木脂素 C－8 和 C－8′位的两个苯甲基为顺式立体构型，如 7－methoxy－epi－matairesinol。

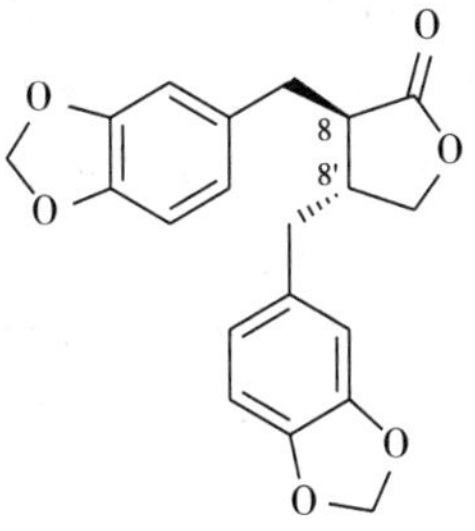

（－）-hinokinin
（－）-扁柏脂素

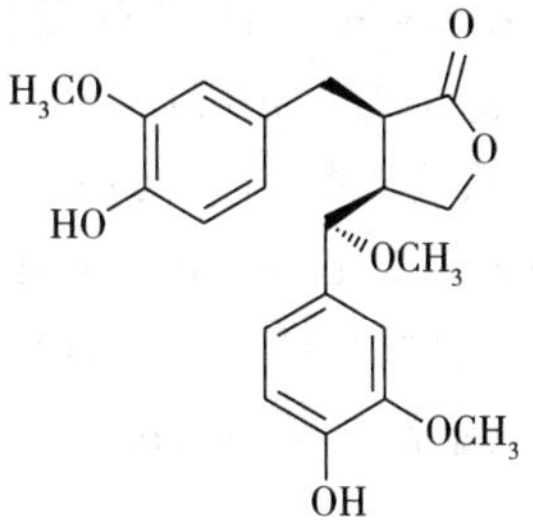

7-methoxy-epi-matairesinol

从桧柏（*Sabina chinensis*），又称桧树、圆柏和台湾杉（*Taiwania cryptomerioides* Hayata）心材中获得的（－）－桧脂素［（－）－savinin］和台湾脂素（taiwanin A），分别是 7,8－位双键和 7,8－位、7′,8′－位双键的二苄基丁内酯类木脂素。

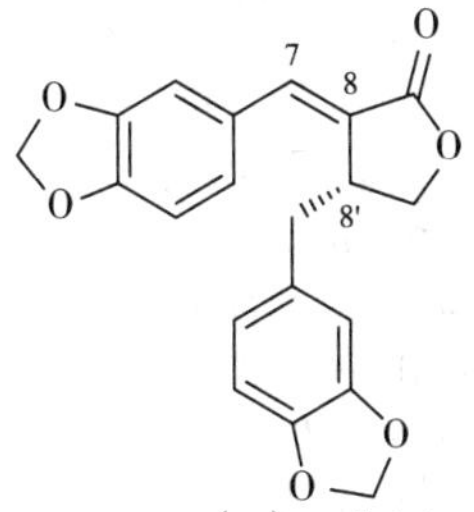

（－）-salvinin
（－）-桧脂素

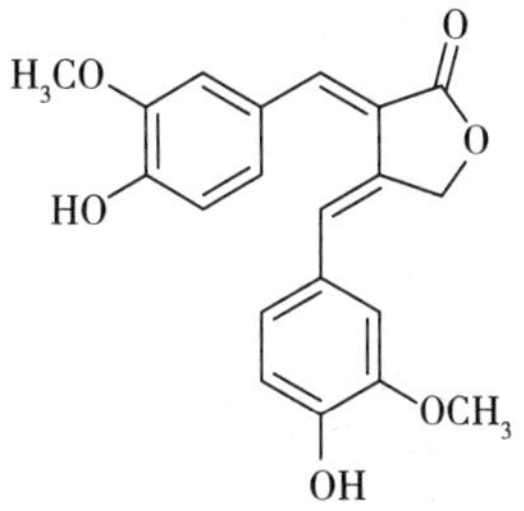

taiwaninA
台湾脂素

3. 芳基萘类（arylnaphthalenes） 芳基萘类木脂素有芳基萘、芳基二氢萘、芳基四氢萘等基本结构骨架。

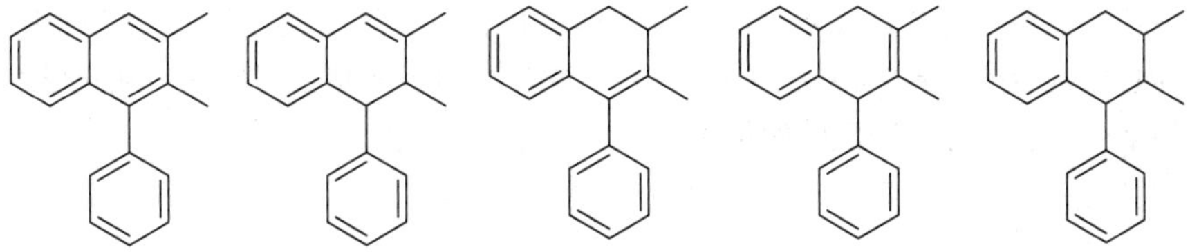

芳香萘类型木脂素结构骨架

与上述两类木脂素情况相似，芳基萘类木脂素的侧链 γ 碳原子有的被氧化成醇、醛或酸，以开链形式存在，也有的缩合为五元环内酯如 1－苯代－2,3－萘内酯（1－arylnaphthalide）和 4－苯代－2,3－萘内酯等基本结构骨架。

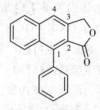

skeletonof1-arylnaphthalide
1-苯代萘内酯结构骨架

skeletonof4-arylnaphthalide
4-苯代萘内酯结构骨架

以鬼臼毒素（podophyllotoxin）为代表的芳基四氢萘内酯类木脂素是很重要的一类天然产物，主要存在于鬼臼属（*Podophyllum*）及其近缘植物中，其内酯环为反式，遇碱易异构化为顺式。鬼臼毒素最早从盾叶鬼臼（*P. peltatum*）中得到，从八角莲（*P. pleianthum*）、桃儿七（*Sinopodophyllum emodi*（Wall. ex Hook. f. et Thomson）T. S. Ying）和山荷叶（*Diphylleia grayi F. Schmidt*）等近缘植物中也得到过，（－）-鬼臼毒素-β-D-葡萄糖苷曾在植物桃儿七中分离得到。α-盾叶鬼臼脂素（α-peltatin）、β-盾叶鬼臼脂素（peltatin）及其葡萄糖苷均得自盾叶鬼臼。

（－）-podophyllotoxin R=H
（－）-鬼臼毒素
（－）-podophyllotoxin-β-D-glucoside R=glc
（－）-鬼臼毒素-β-D-葡萄糖苷

α-peltatin R_1=R_2=H
α-盾叶鬼臼脂素
α-peltatin-5-O-β-D-glucoside R_1=glc, R_2=H
α-盾叶鬼臼毒素-5-O-β-D-葡萄糖苷
β-peltatin R_1=H, R_2=CH_3
β-盾叶鬼臼脂素
β-peltatin-5-O-β-D-glucoside R_1=glc, R_2=CH_3
β-盾叶鬼臼毒素-5-O-β-D-葡萄糖苷

4. 四氢呋喃类（tetrahydrofurans） 木脂素烃基上不同位置氧取代基的缩合形成了四氢呋喃型木脂素。根据连氧位置不同，其结构骨架有7-*O*-7′型、7-*O*-9′型和9-*O*-9′型；这些结构中苯环上各种连氧取代基种类和位置的变化，脂肪烃链上连氧取代基种类和位置的不同，及其立体构型的差异，构成了一系列数量众多的四氢呋喃型木脂素。从化学结构上看，这类化合物常被称为二芳基四氢呋喃衍生物。

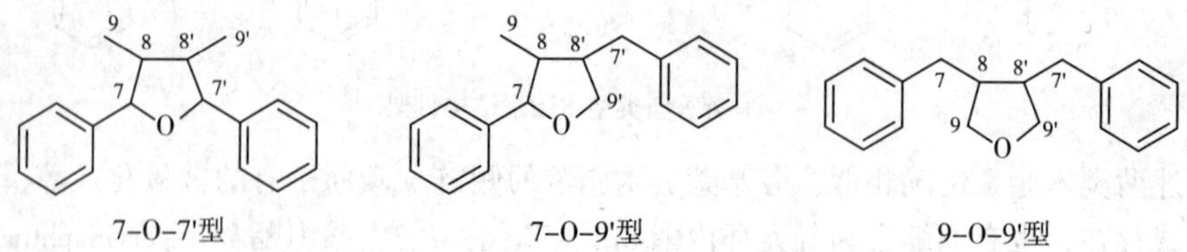

四氢呋喃型木脂素结构骨架

得自 Himantondra baccata 树皮的（－）－galbacin 为 7－*O*－7′型四氢呋喃木脂素。自 *Olea europaea L* 树脂中分离得到的橄榄脂素（*olivil*）和木兰科植物辛夷（*Magnolia fargesii*（Finet et Gagnep.）W. C. Cheng）的赫耳酮（hernone）为 7－*O*－9′型四氢呋喃木脂素。从荜澄茄（*Piper cubeba*）果实中得到的荜澄茄素（cubebin）则为 9－*O*－9′型四氢呋喃脂素。

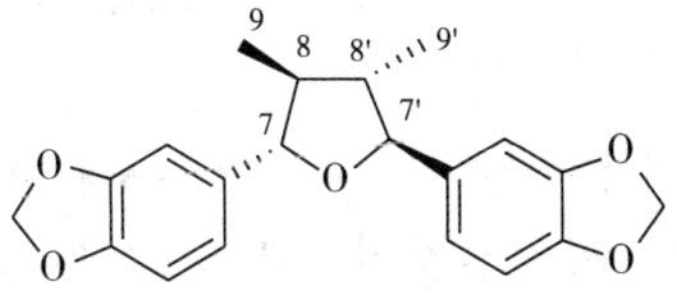

（－）-galbacin
（－）-加尔巴星

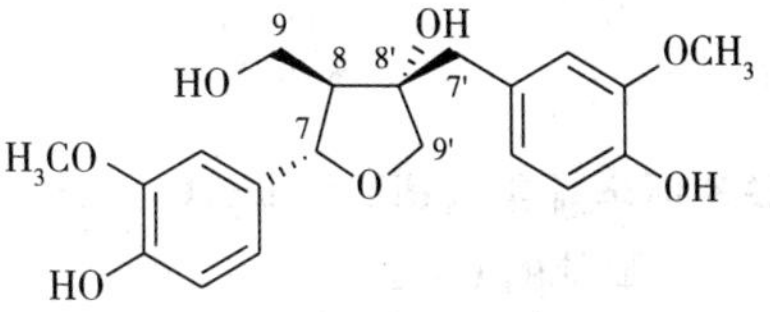

（－）-olivil
（－）-橄榄脂素

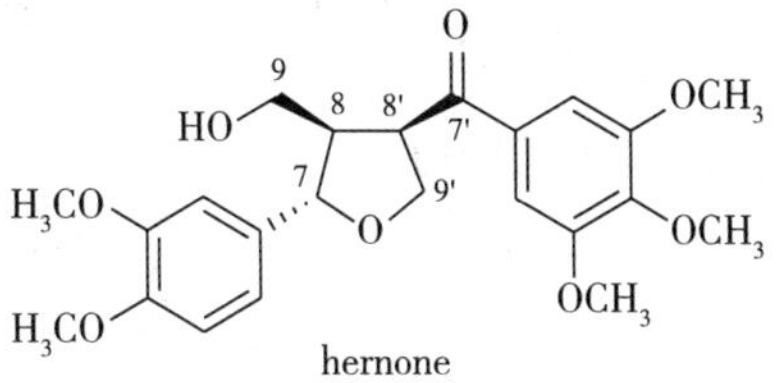

hernone
赫耳酮

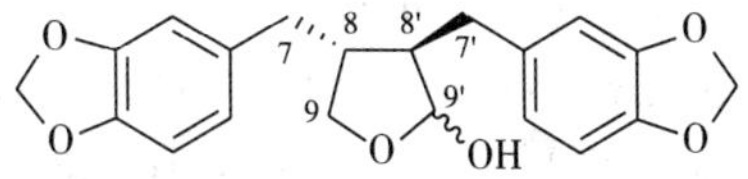

（－）-cubebin
（－）-荜澄茄脂素

5. 骈双四氢呋喃类（furofurans） 四氢呋喃型木脂素中脂肪烃链上羟基的缩合形成了骈双四氢呋喃类木脂素的结构。到目前为止这类结构中两个四氢呋喃环的均以顺式立体构型相骈合；双四氢呋喃环结构骨架也只有一种结构类型，即：7－*O*－9′型和 7′－*O*－9 型四氢呋喃环通过 C－8/C－8′位骈合。这类木脂素结构骨架在化学系统命名中为：2,6－二芳基－3,7－二氧杂双环［3.3.0］辛烷（2,6－diaryl－3,7－dioxabicyclo［3.3.0］octane）。

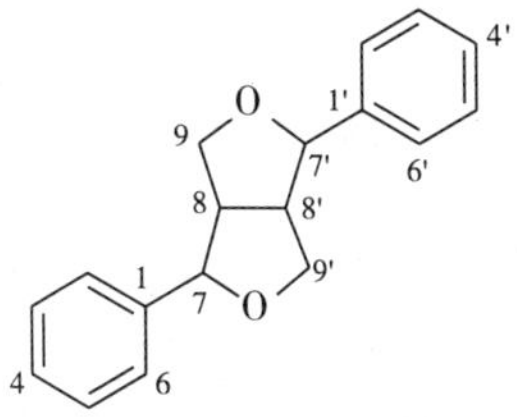

双四氢呋喃型木脂素结构骨架

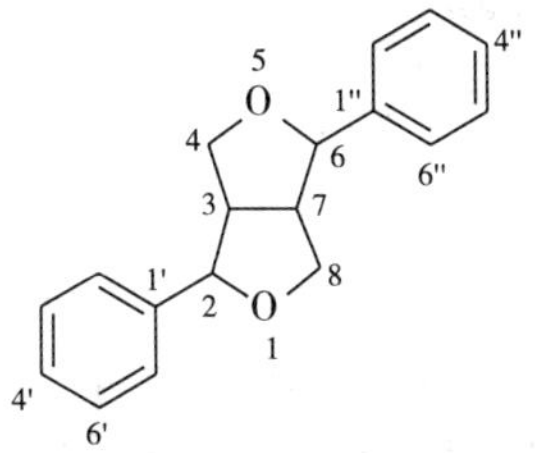

化学系统命名双四氢呋喃型木脂素结构骨架

现有的一系列天然双氢四氢呋喃环木脂素类化合物的结构仅仅是它们烃基链和苯环上含氧取代基种类和立体构型不同。这些结构上细微小的差别造成了同一类型化合物分离和结构鉴定的困难。

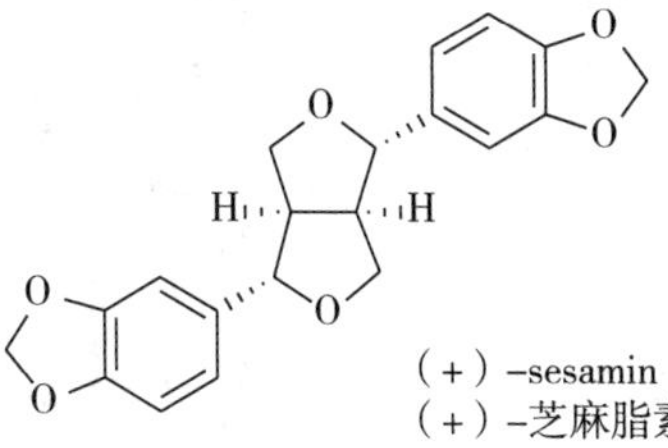

（＋）-sesamin
（＋）-芝麻脂素

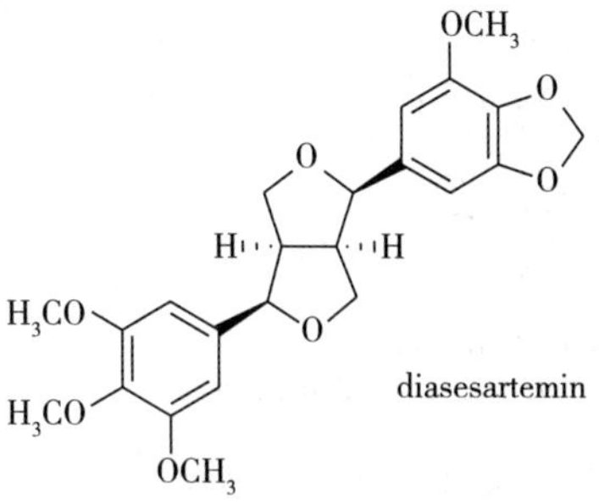

diasesartemin

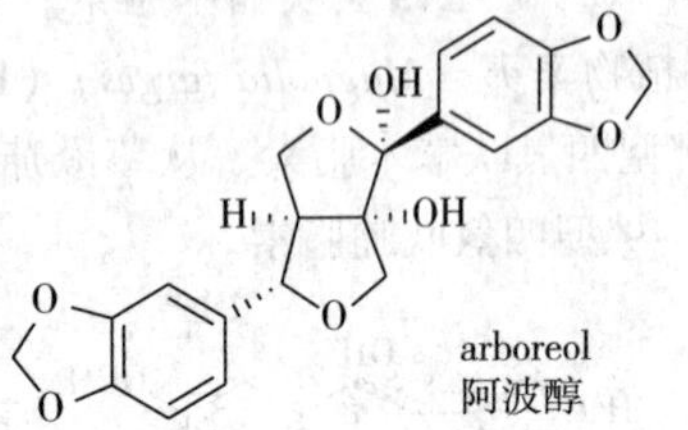

H₃CO OH H O H OH O O O O O arboreol 阿波醇

H_3CO O O O H OCOCH$_3$ O O O O OCH_3

arboreol
阿波醇

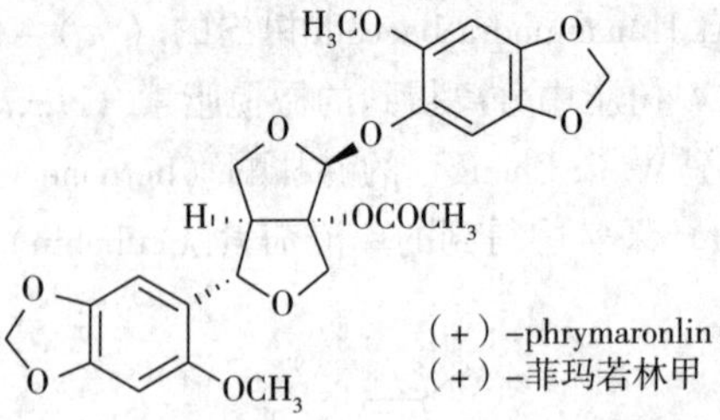

(+)-phrymaronlin I
(+)-菲玛若林甲

6. 联苯环辛烯类（dibenzocyclooctenes） 除了经典木脂素中 C-8-C-8′相连，两个苯丙素单元中的苯基的 C-2-C-2′同时相连，构成一类与两个苯环相骈合的连氧取代环辛烯结构骨架，形成了联苯辛烯型木脂素。这种类型木脂素结构中除了环辛烯脂肪链上手性碳原子造成的立体异构以外，还有因两个近距离而不共平面的苯环产生的位阻立体异构体。这类木脂素集中存在于五味子科五味子属（*Schisandra*）和南五味子属（*Kadsura*）植物。如从五味子（*Schisandra chinensis*（Turcz.）Baill.）果实中获得的五味子甲素［（+）-deoxyschizandrin］、五味子乙素（γ-schizandrin）和五味子丙素（wuweizisu C）。华中五味子（*Schisandra sphenanthera* Rehder & E. H. Wilson）果实中分得的五味子酯（schisantherin）系列木脂素是环辛烷结构中接有酯基的类型，如五味子酯甲和五味子酯乙。

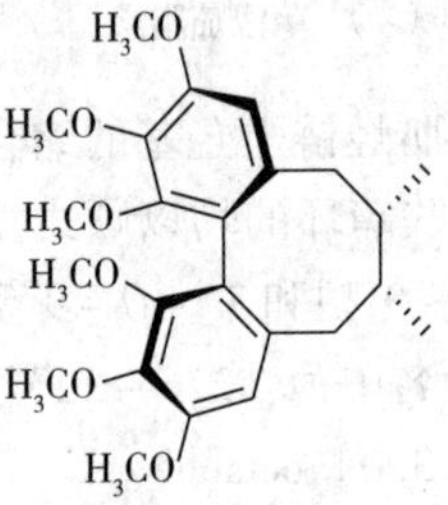

(+)-deoxyschizandrin（wuweizisu A）
(+)-五味子甲素

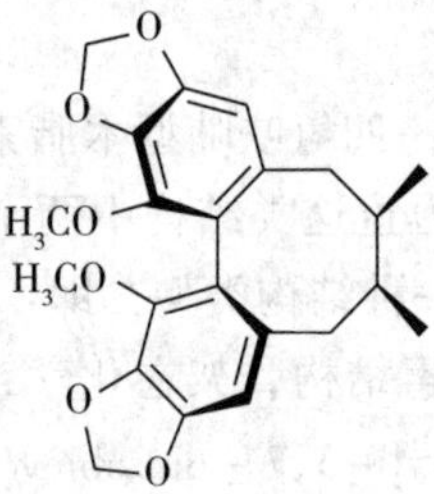

(-)-wuweizisu C
(-)-五味子丙素

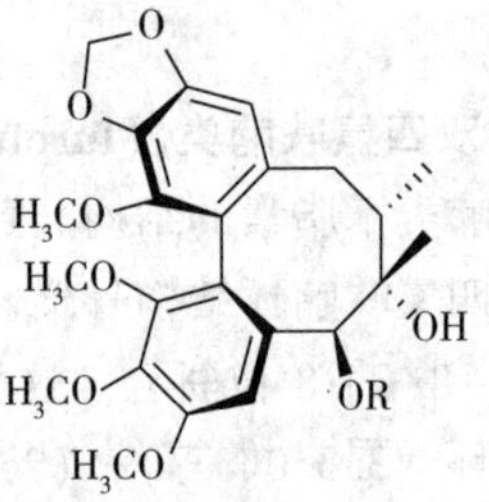

schisantherin AR=COC_6H_5
五味子酯甲
schisantherin BR=
五味子酯乙

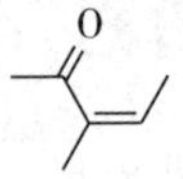

从内南五味子（*Kadsura interior* A. C. Sm.）藤茎中获得的内南五味子素（interiorin）是具有螺苯骈呋喃（spirobenzofuranoid）结构骨架的联苯环辛烯类木酯素，在构成这种亚类型的一系列木脂素中，形成螺环的氧取代位置以及苯环中羰基位置有所不同，如从黑老虎（*Kadsura coccinea*（Lem.）A. C. Sm.）分到的南五脂素甲（kadsulignan A）和长梗南五味子（*Kadsura longipedunculata* Finet et Gagnep.）得到的南五脂素丙（kadsulignan C）。

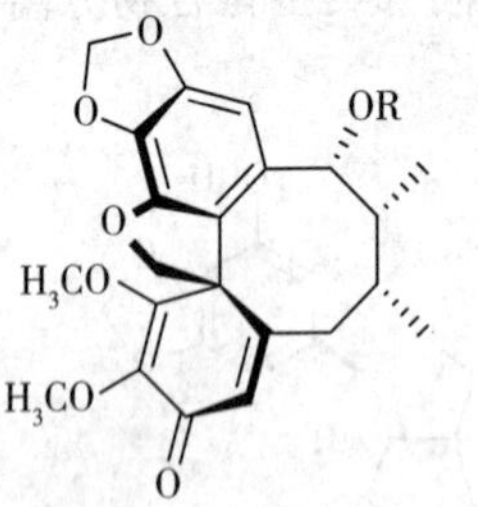

interiorins A-D 五味子酯甲-丁
R=angeloyl, tigloyl, acetyl, benzoyl

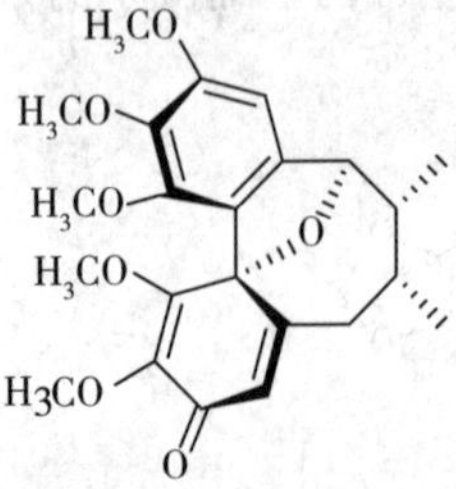

kadsulignan A
南五脂素甲

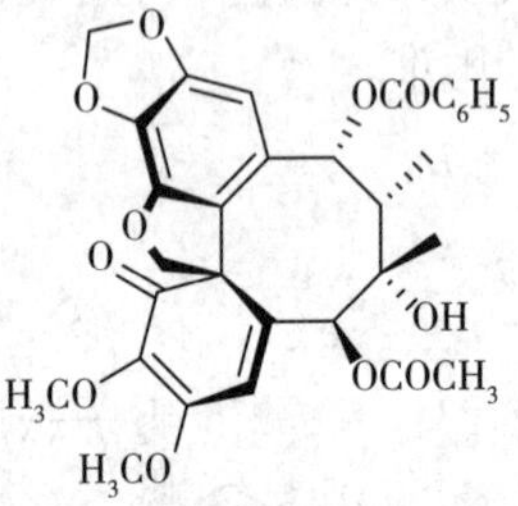

kadsulignan C
南五脂素丙

从伞形科植物 *Steganotaenia araliacea* Hochst. 中获得的化合物 steganacin，steganangin， stegananol 和 steganalone 是一组 C－8 和 C－8′位呈氧化型并形成内酯结构的联苯环辛烯木脂素，具有显著的抗白血病 P－388 活性。

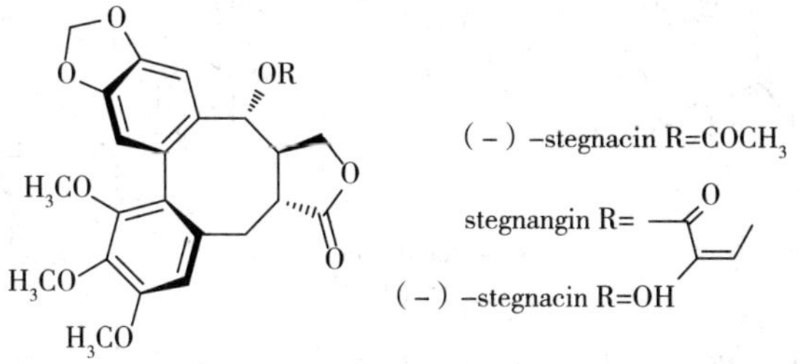

(－)－stegnacin R=COCH$_3$

stegnangin R=

(－)－stegnacin R=OH

（二）新木脂素

通常将一个苯丙素的脂肪烃基碳与另一分子苯环相连接，或苯丙素的苯基相连接构成的各种木脂素归类为新木脂素（neolignan），可以人为地分为以下几种亚类型。这些类型化合物骨架编号以构成木脂素的苯丙素单元的骨架碳顺序安排，并不是按化学系统命名中编号顺序安排，目的是使得所示结构单元看上去更为清晰，同时也与所引用的研究文献资料一致。

1. 尤普麦特苯骈呋喃型（eupomatenoid benzofurans） 即 C－8－C3′/C－7－*O*－4′型，这一类型的新木脂素是一个苯丙素单元的 C－8 与另一苯丙素的 C－3′相连，C－7 同时与 C－4′通过氧相连形成一个与苯环相骈合的苯取代呋喃或四氢呋喃环结构骨架。其代表性新木脂素尤普麦特素（eupomatenoids）是一类从植物 *Eupomatia laurina* R. Br. 树皮中分离到的新木脂素结构。这类结构还有从茄科植物 *Solanum sisymbriifolium* Lam. 中得到的 sisymbrifolin。

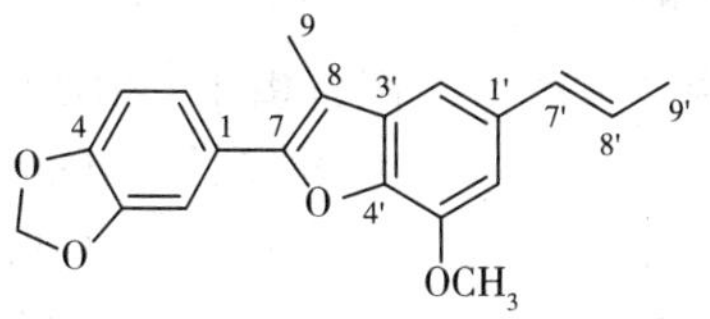

eupomatene
尤普麦特烯

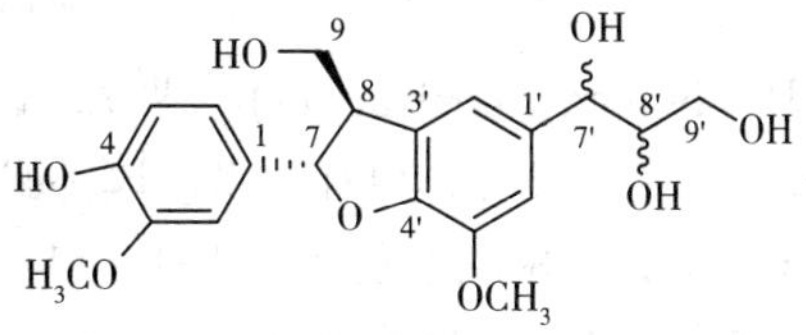

sisymbrifolin

2. 伯彻林苯骈呋喃型（burchellin benzofurans） 即 C－8－C－1′/C－7－*O*－2′型，从结构上看，这一类型的新木脂素是一个苯丙素单元的 C－8 与另一苯丙素的 C－1′相连，同时 C－7 与 C－2′通过氧相连形成一个与苯环相并的 C－1′位有丙烯基的苯取代四氢呋喃环结构骨架。这类代表化合物伯彻林得自樟科植物 *Aniba burchellii* Kosterm.。同类型新木脂素还有从巴西植物 *Ocotea catharinensis* Mez 的叶中分到的凯瑟林甲素。

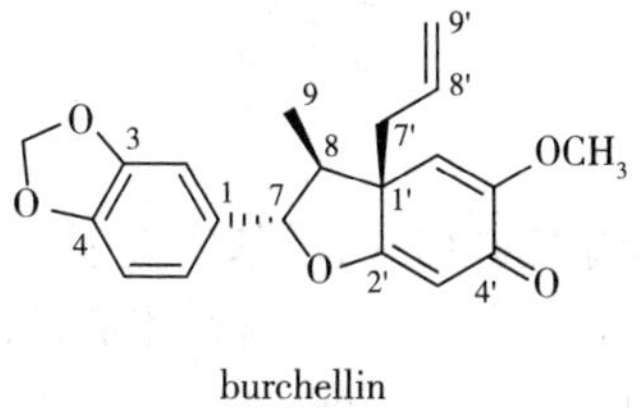

burchellin
伯彻林

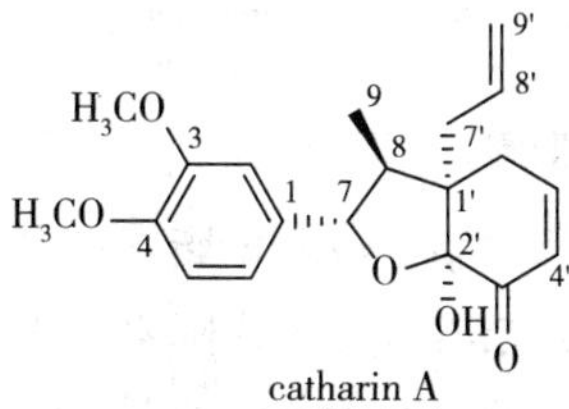

catharin A
凯瑟林甲素

3. 双环辛烷型（bicyclooctane） C－8－C－3′/C－7－C－5′型，一个苯丙素单元的 C－8 与另一苯丙素的 C－1′相连，同时 C－7 与 C－3′直接相连，形成一个与环已烃相并的苯取代五元环结构骨架：双环［3,2,1］辛烷（bicycle［3,2,1］）。得自植物 *Ocotea bullata*（Burch.）E. Meyer 的异奥克布烯酮（*iso*－ocobullenone）属于这种类型的新木脂素，其立体异构体奥克布烯酮 C-8 位甲基为β-位构型。

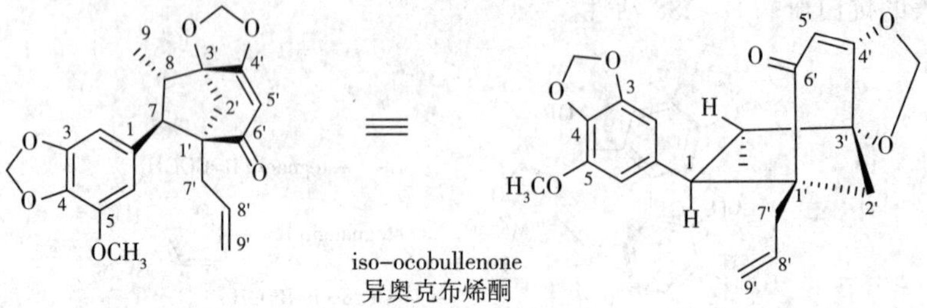

iso-ocobullenone
异奥克布烯酮

4. 风藤酮型（futoenone） 即 C-8-C-1′/C-7-C-9′型，一个苯丙素单元的 C-8 与另一苯丙素的 C-1′相连，同时 C-7 与另一苯丙素单元的烃基碳 C-9′直接相连，形成有螺环的苯取代环己烷结构骨架。从胡椒属植物风藤葛（*Piper futokadsura* Siebold）的叶和茎得到的风藤酮（futoenone）是这种结构的代表性化合物。

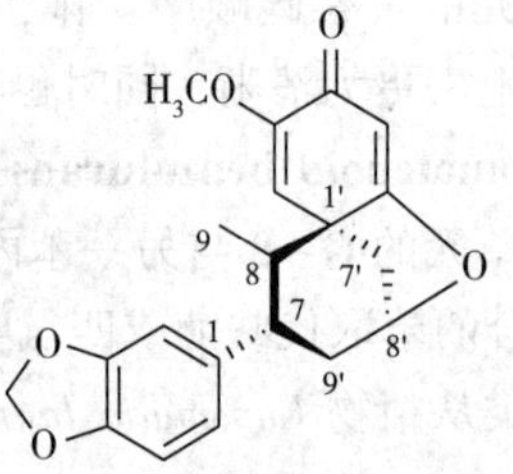

futoenone
呋胡椒脂酮

5. 联苯型（biphenyl derivatives） 两个苯丙素单元的芳基碳直接相连构成的新木脂素分子为联苯型新木脂素，又称作厚朴酚型。厚朴酚（magnolol）从中药厚朴（*Magnolia officinalis* Rehder & E. H. Wilson）树皮中获得，从日本厚朴（*M. obovata* Thunb.）树皮中得到的和厚朴酚（honokiol）是其异构体。从植物中分离得到的苯环和烃基上有羟基、甲氧基取代衍生物构成了一系列天然厚朴酚型新木脂素。

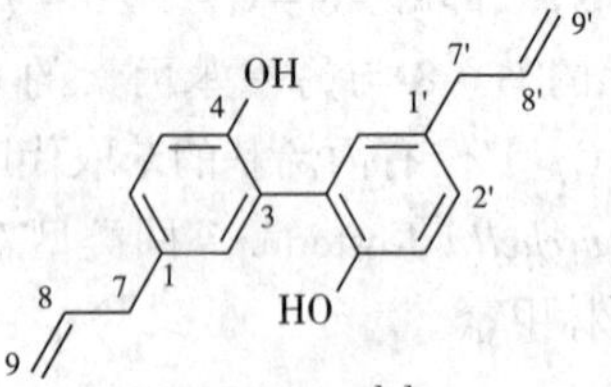

magnolol
厚朴酚

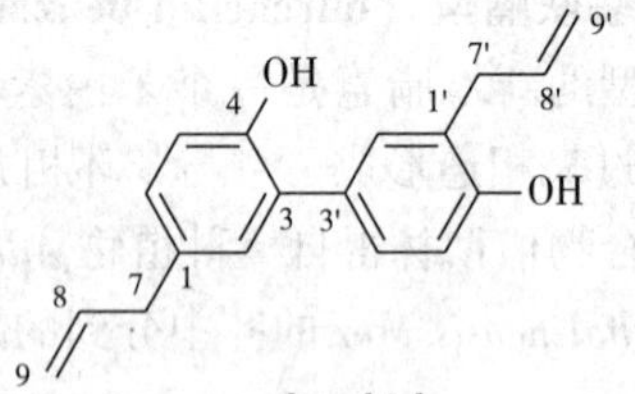

honokiol
和厚朴酚

（三）降木脂素

构成上述类型木脂素或新木脂素的其中一个苯丙素单元的烃基失去一个或两个烃基碳而形成的一类木脂素结构骨架称为降木脂素（norlignan）。这种类型木脂素有从胡椒属植物 *Piper decurrens* C. DC. 中分到的苯骈呋喃型降新木脂素 decurrenal，从植物蒙蒿子（*Anaxagorea clavata* Hemsl.）中得到的蒙蒿素和植物中分离到的仙茅脂炔苷系列化合物。

（四）杂类木脂素

多个苯丙素单元通过碳碳键相互连接形成可形成多聚木脂素（Oligomeric lignans）。

木脂素与萜类、黄酮等其他类型的化合物形成复合体构成杂木脂素。随着植物药有效成分分离研究的深入，将会有更多数量的杂类木脂素和多聚木脂素化合物被分离得到。

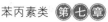

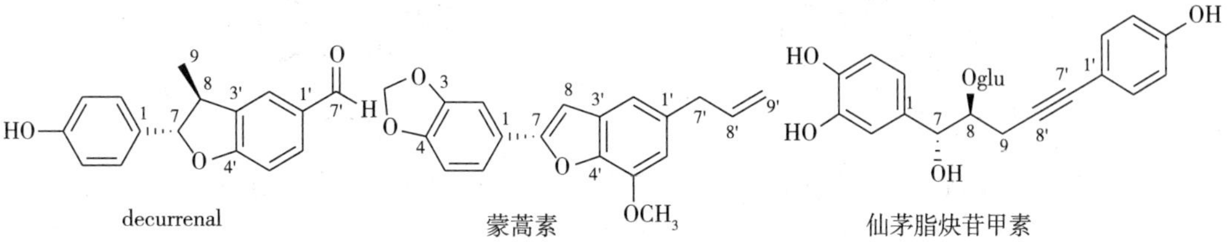

decurrenal　　蒙蒿素　　仙茅脂炔苷甲素

二、木脂素的理化性质

纯的木脂素化合物为无色结晶或白色粉末。木脂素多数为脂溶性分子，能溶于三氯甲烷、乙醚、乙酸乙酯、丙酮、甲醇和乙醇等有机溶剂，难溶于水；少数与糖结合的木脂素极性增大，有一定水溶性。

木脂素类化合物大都具有光学活性。木脂素在提取分离过程中遇到酸碱条件容易产生分子结构的立体异构化，表现在物理性质上就是分子光学活性的改变。例如：芝麻脂素为双四氢呋喃类木脂素，它的一个立体异构体 *d* - 芝麻脂素（*d* - sesamin）从麻油的非皂化物中获得，为右旋体，在盐酸乙醇溶液中加热，部分转化为 *d* - 表芝麻脂素（*d* - episesamin），即细辛脂素（asarinin）；*l* - 表芝麻脂素从细辛根中得到，是左旋体，在盐酸乙醇溶液中加热，部分转化为 *l* - 芝麻脂素。这是由于呋喃环上的氧原子与苯甲基相连，容易开环，重复闭环时发生构型变化。

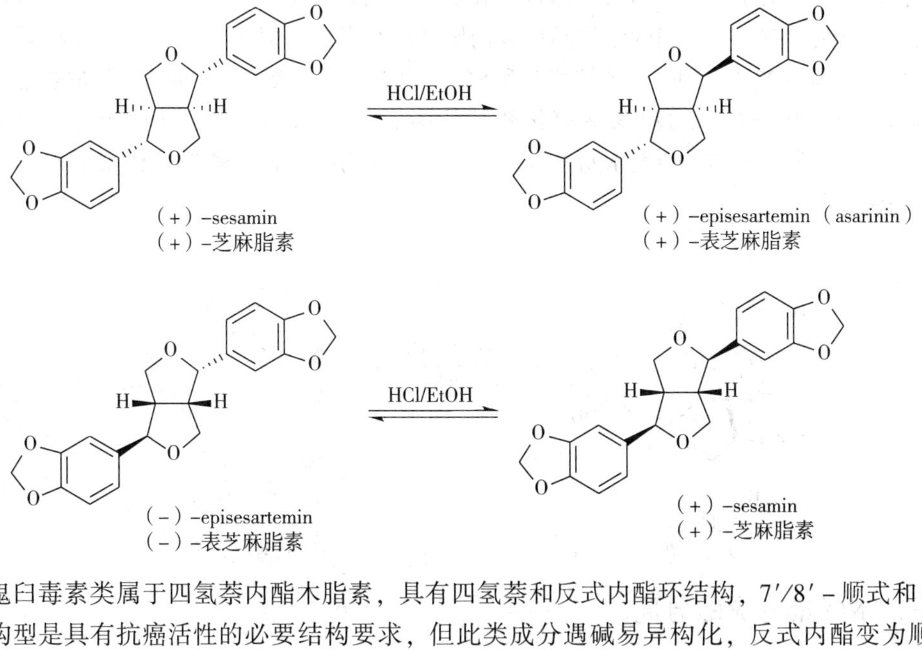

HCl/EtOH

(+) -sesamin
(+) -芝麻脂素

(+) -episesartemin（asarinin）
(+) -表芝麻脂素

HCl/EtOH

(-) -episesartemin
(-) -表芝麻脂素

(+) -sesamin
(+) -芝麻脂素

鬼臼毒素类属于四氢萘内酯木脂素，具有四氢萘和反式内酯环结构，7′/8′ - 顺式和 7/8 - 反式构型是具有抗癌活性的必要结构要求，但此类成分遇碱易异构化，反式内酯变为顺式内酯。如天然鬼臼毒素为 8β，8′α 构型，内酯羰基碳邻位上有 α - H，遇碱易异构化为苦鬼臼毒素。C - 7 的苯甲醇遇酸也易异构化，生成系列衍生物。

某些类型的木脂素在光照下能起环合反应从而发生结构碳架的变化。如台湾脂素 A（taiwanin A）在丙酮溶液中光照下可以生成台湾脂素 C 和 E（taiwanin C，E），这三个化合物在植物体内也是共存的。

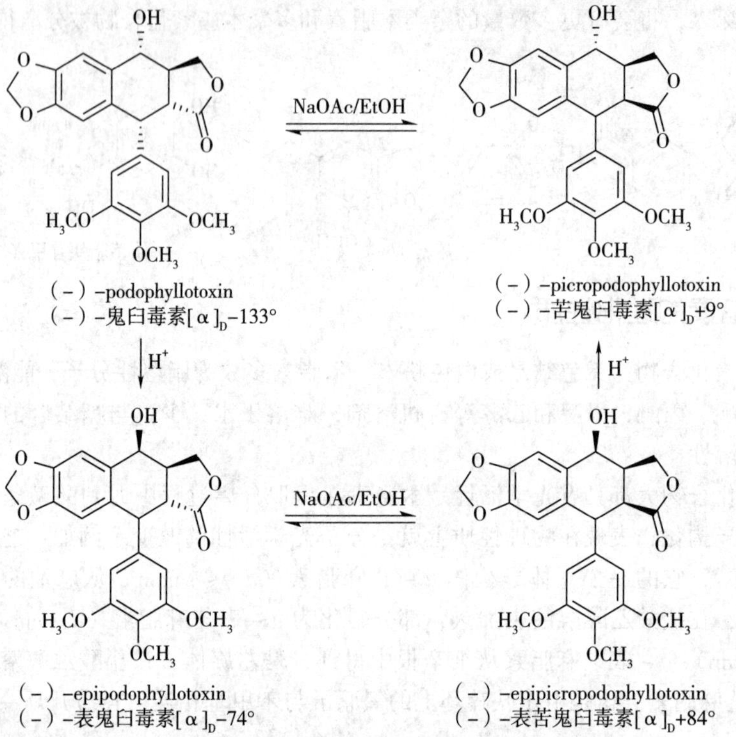

(－)-podophyllotoxin
(－)-鬼臼毒素$[\alpha]_D$-133°

NaOAc/EtOH

(－)-picropodophyllotoxin
(－)-苦鬼臼毒素$[\alpha]_D$+9°

H^+

(－)-epipodophyllotoxin
(－)-表鬼臼毒素$[\alpha]_D$-74°

(－)-epipicropodophyllotoxin
(－)-表苦鬼臼毒素$[\alpha]_D$+84°

不同结构类型的木脂素根据其结构特征表现出不同的化学性质。因此，研究木脂素的化学性质和药理活性应根据它们的结构类型分门别类进行考虑。但进行化合物的分离时一些非特征性化学试剂如20% -30%的硫酸溶液和5%磷钼酸乙醇溶液可用于薄层色谱的显色。

木脂素结构中的烃基能够被多种氧化剂作用形成酸，氧化反应可用于确定某些类型木脂素的骨架结构。如联苯环辛烯类木脂素五味子醇甲，在高锰酸钾和稀碱的作用下被氧化成六甲氧基联苯二酸。

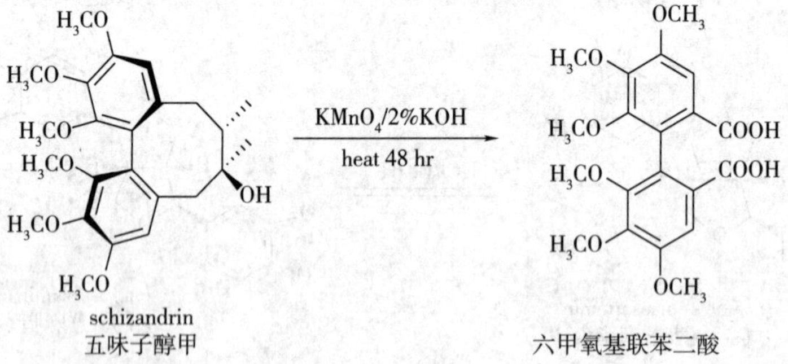

$KMnO_4$/2%KOH
heat 48 hr

schizandrin
五味子醇甲

六甲氧基联苯二酸

三、木脂素的提取分离

游离木脂素是亲脂性成分，多数呈游离型，少数与糖结合形成苷。因此木脂素易溶于三氯甲烷、乙醚和乙酸乙酯等极性不大的有机溶剂。但是低极性有机溶剂难于透入植物细胞，宜先用乙醇、丙酮等亲水性溶剂提取，得浸膏再以三氯甲烷、乙醚等分次抽提。吸附色谱是分离木脂素的主要手段，常用吸附分离材料为硅胶，以石油醚-乙酸乙酯，石油醚-丙酮，三氯甲烷-丙酮，三氯甲烷-甲醇等溶剂系统进行洗脱。对于在甲醇中溶解性较好的木脂素成分也可以用葡聚糖凝胶 LH－20 也是分离和纯化。对于木脂素类结构相近的难以分离的类似物，反相填料 RP－18 等也可以用于木脂素的分离。木脂素类化合物极性较小，往往与植物叶绿素和脂质成分混合难以分离纯化，而一些新型高分子分离材料如 MCI 的合理使用，可能有效地解决这一分离难点。

四、木脂素的波谱性质

（一）紫外光谱

多数木脂素的两个取代芳环是两个孤立的发色团，两者紫外吸收峰位置相近，吸收强度是两者之和，立体构型对紫外光谱没有影响。如去氧鬼臼毒素（deoxypodophyllotoxin）的紫外吸收 λ_{max}290－294（ε 4400－4800）是两个发色团：亚甲二氧基苯 λ_{max}283nm（ε 3300）和三个甲氧基苯 λ_{max}270nm（ε 650）的加和。吸收峰略有红移是由于鬼臼毒素衍生物 B 环的存在，相当于苯环烷基取代。

紫外光谱可用于区别芳基四氢萘、芳基二氢萘、芳基萘型木脂素，还可以确定芳基二氢萘 B 环上的双键位置。

（二）红外光谱

多数木脂素如芳基四氢萘、芳基二氢萘、芳基萘和联苯环辛烯木脂素结构中都可能含有内酯环结构。红外光谱可以确定木脂素结构中是否具有内酯环的存在，以及内酯环的类型。饱和的 γ－内酯羰基在 $1770cm^{-1}$左右有一强吸收带。当化合物的羰基与一双键共轭时，羰基吸收带移至 $1750cm^{-1}$的位置。

（三）光学活性

多数木脂素分子结构具有光学活性。形成立体异构体的主要因素是木脂素结构中的手性碳原子的立体化学构型差异。形成木脂素分子立体异构体的另外一个因素是连接苯环之间的单键旋转受阻，使两个相邻苯环不能共平面而形成位阻型对映立体异构体，如联苯环辛烯类木脂素。因此，木脂素类化合物的比旋光度往往是分子的一个重要物理常数；在一些情况下，化合物的圆二色谱（CD）被用来确定木脂素化合物的立体构型。

（四）核磁共振氢谱（$^1H－NMR$）

1. 核磁共振氢谱对于确定芳基四氢萘类型木脂素的骨架结构具有重要作用。如 2－羰基化合物（内酯环向上，如爵床脂素 C）与 3－羰基化合物（内酯环向下，如台湾酯素 C）的内酯环上 CH_2，1－H，1－OCH_3 的化学位移明显不同。2－羰基对 1－H 和 1－OCH_3 的去屏蔽作用使其化学位移向低场移动，内酯环上 CH_2 则受 4－芳基的屏蔽，与 3－羰基化合物相比处于相对高场。以此可以区别内酯环取向。

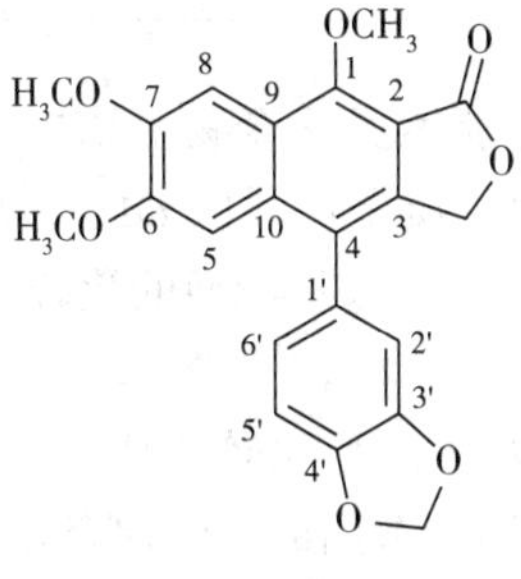

爵床脂素C 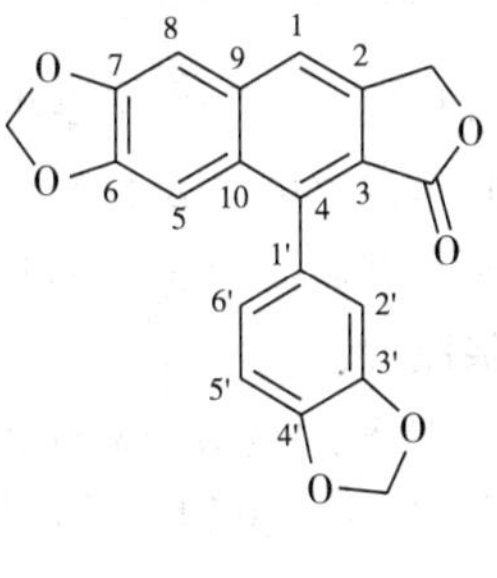　　　　台湾脂素C

2. 不同类型木脂素的核磁共振氢谱有其一定的信号特征。如未取代的二苄基丁烷类型的木脂素，愈创木酚衍生物在 δ 2.0 - 2.9 范围内有六个烃基质子信号，其中与苯基相邻的烃基质子具有清晰的偶合裂分。C - 7′与苯基成环后失去一个质子，7′ - H 信号也相应位移至低场 δ3.61。烃基链上氧取代基的增加，使邻近的质子向低场移动。通过质子偶合常数的观察分析，可指定烃基质子的位置。苯环的氧取代位置可通过芳香质子化学位移值和偶合常数进行初步推断。对于环状结构的四氢萘结构，可通过质子间偶合常数，并结合二维氢谱（NOSEY 或 ROSEY）等判断质子空间位置关系的核磁共振技术确定化合物的立体化学构型。

图 7 - 2　二苄基丁烷型木脂素愈创木酚衍生物的核磁共振氢谱数据

当二芳基丁烷型木脂素的 7,8 - 位、8,9 - 位、8,8′ - 位、8′,9′ - 位、7′,8′ - 位中部分位置为烯键时，氢谱中出现烯烃质子信号。

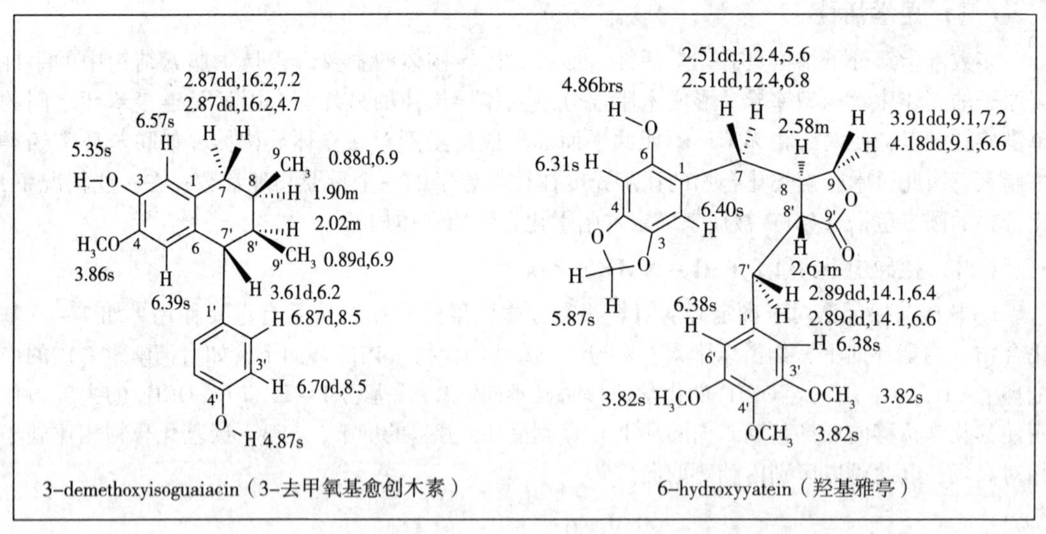

3-demethoxyisoguaiacin（3-去甲氧基愈创木素）　6-hydroxyyatein（羟基雅亭）

与二苄基丁烷型木脂素相比，二苄基丁内酯木脂素类化合物氢谱中少了 δ0.8 左右的两个烃甲基质子的信号，取而代之的是 δ 4.0 左右的两个质子信号的 dd 峰，它们属于五元环内酯中的连氧烷基质子，如羟基雅亭（6′ - hydroxyyatein）。这些类型的化合物 C - 7 位和 C - 7′常被羟基、甲氧基或羰基取代。

3. 四氢呋喃环型木脂素的氢谱与氧化的二苄基丁烷型比较相似。骈双四氢呋喃环木脂素由于刚性结构骨架的形成，9 - 位和 9′ - 位氢往往出现清晰的 ddd 偶合峰信号。

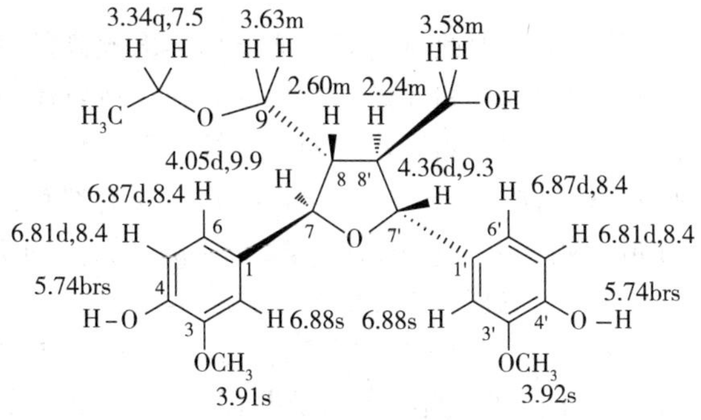

图 7－3　美丽紫杉脂素（taxumairin）氢谱数据

4. 骈双四氢呋喃型木脂素中四氢呋喃双环的立体结构的不同是构成一系列这类木脂素的重要因素之一。^{1}H－NMR 中苯甲基质子的化学位移和偶合常数对于测定骈双四氢呋喃环的立体结构具有重要作用。在对称型骈双四氢呋喃型型脂素的下列立体结构中，三个立体结构分别为：A 型［两个芳基同处平伏键（e 键）］，B 型［两个芳基同处直立键（a 键）］，C 型［两个芳基分别处于平伏键（e 键）和直立键（a 键）］8－H，8′－H 等对于多重峰信号对于结构的确定，特别是立体结构的确证具有非常关键的作用，但它们的偶合关系难以通过氢谱中偶合常数判断，所幸可以通过二维谱^{1}H－^{1}H COSY 确定它们的位置，运用二维氢谱 NOSEY 或 ROSEY 技术判断质子空间位置关系，从而确定化合物的立体化学构型。

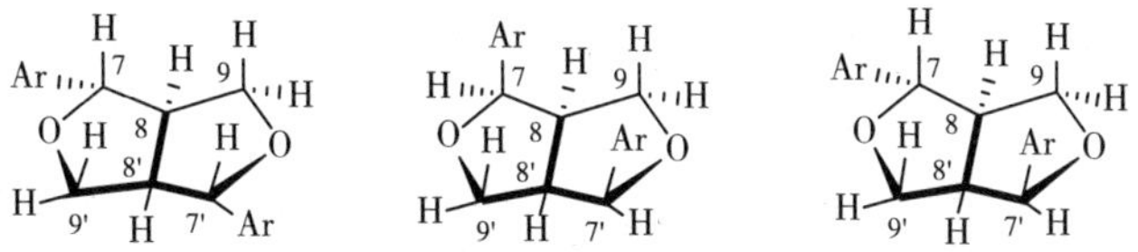

A型（e-Ar/e-Ar）　B型（a-Ar/a-Ar）　C型（e-Ar/a-Ar）

图 7－4　骈双四氢呋喃木脂素的三种不同立体构型

（五）核磁共振碳谱

碳谱不仅用于确定木脂素的碳架和平面结构，对于构型及构象的阐明也很有用。在联苯环辛烯类木脂素中，芳香质子邻位的甲氧基的化学位移比其他甲氧基约大 5，3－OCH_3 和 12－OCH_3 在 δ 55.0，其余 CH_3O 在 δ 60.5 左右。二维相关谱 HMQC 有利于确证烃基碳，对于一些区别不明显的芳香碳的准确指定 HMBC（^{13}C－^{1}H 远程相关谱）有重要作用，并确定苯丙素单元的连接方式。例如从菊科大翅蓟属植物 *Onopordum illyricum* L. 分到的木脂素大翅蓟脂素为三个苯丙素相接而成的多聚木脂素，其中三个苯丙素单元的中苯基碳的指定以及连接方式通过远程偶合谱可以确定。

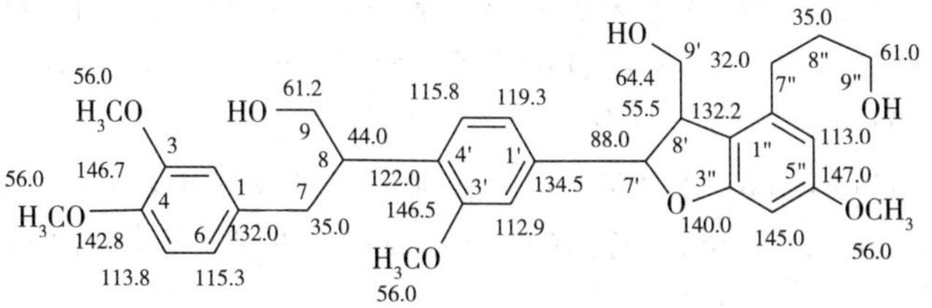

图 7－5　大翅蓟脂素^{13}C－NMR 数据

（六）质谱（MS）

木脂素分子大都具有环状结构，因此质谱通常能给出丰度较高的分子离子峰，可以得到化合物的分子量。木脂素分子中的苯环和环烃基结构则有利于在质谱中得到一系列分子碎片峰信息。例如芳基四氢萘丁内酯类型木脂素具有四环系统，大多数这类化合物的分子离子峰很强，一般为基峰，其他离子较弱或很弱，这类化合物有共同的裂解方式，许多离子对于结构鉴定有一定意义。α－足叶草脂素（盾叶鬼臼脂素，α－peltatin）的质谱数据为 m/z（%）：400（100），355（8），341（10），315（7），285（6），246（25），201（20），189（18），167（15），154（14）。分子离子（m/z 400）是基峰，弱离子 m/z 355 是分子离子失去二氧化碳和一个氢原子的产物，m/z 341 离子来自分子离子失去甲氧羰基的裂解。两个离子都起源于丁内酯环的重排裂解，并要转移氢原子。两个更弱一些的离子 m/z 315（M－85）和 285（M－115），其来源可能与苯基四氢萘的有关离子的来源相似。

分子量已经通过质谱确定的木脂素单体成分，用高分辨质谱（HRMS）技术可以得到化合物的分子式。

五、木脂素的生物活性

木脂素结构类型多样，生物活性广泛而且显著，主要的生物活性有如下几方面。

（一）抗肿瘤作用

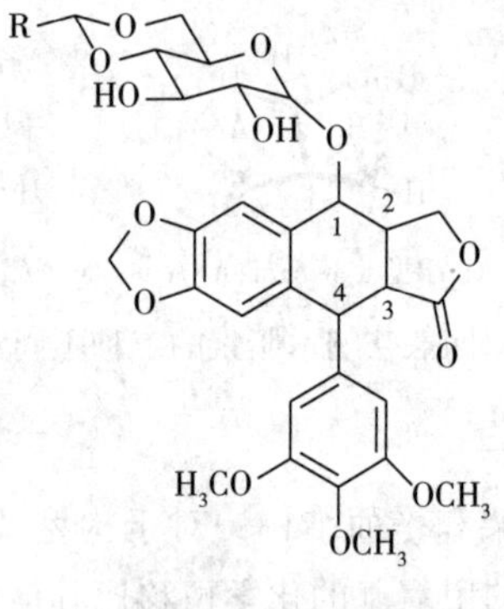

etoposide（VP-16）R=CH_3

teniposide（VM-26）R=（噻吩基）

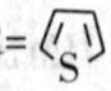

小檗科鬼臼属（*Podophyllum*）及其近缘植物中，普遍存在且含量较高的各种鬼臼毒素类木脂素，均显示强的细胞素活性，能显著抑制癌细胞的增殖。其化学结构中，C－3 和 C－1 的构型对抗癌活性非常重要，天然鬼臼毒素为 2β,3α 构型，异构化成 2β,3β 的苦鬼臼脂素后，细胞毒活性大为降低，1β－OH 的表鬼臼毒素活性也较 1α－OH 的鬼臼毒素低，另外 C－1 位上取代基的极性也很重要。天然鬼臼毒素类木脂素毒性很大，难以临床应用，但其半合成产物如 VP－16（etoposide）和 VM（teniposide）已开发成抗癌药物应用于临床。伞形科植物 *Steganotaenia araliacea* Hochst. 中得到的 steganacin 等联苯环辛烯内酯也具有很好的抗白血病 P388 活性。

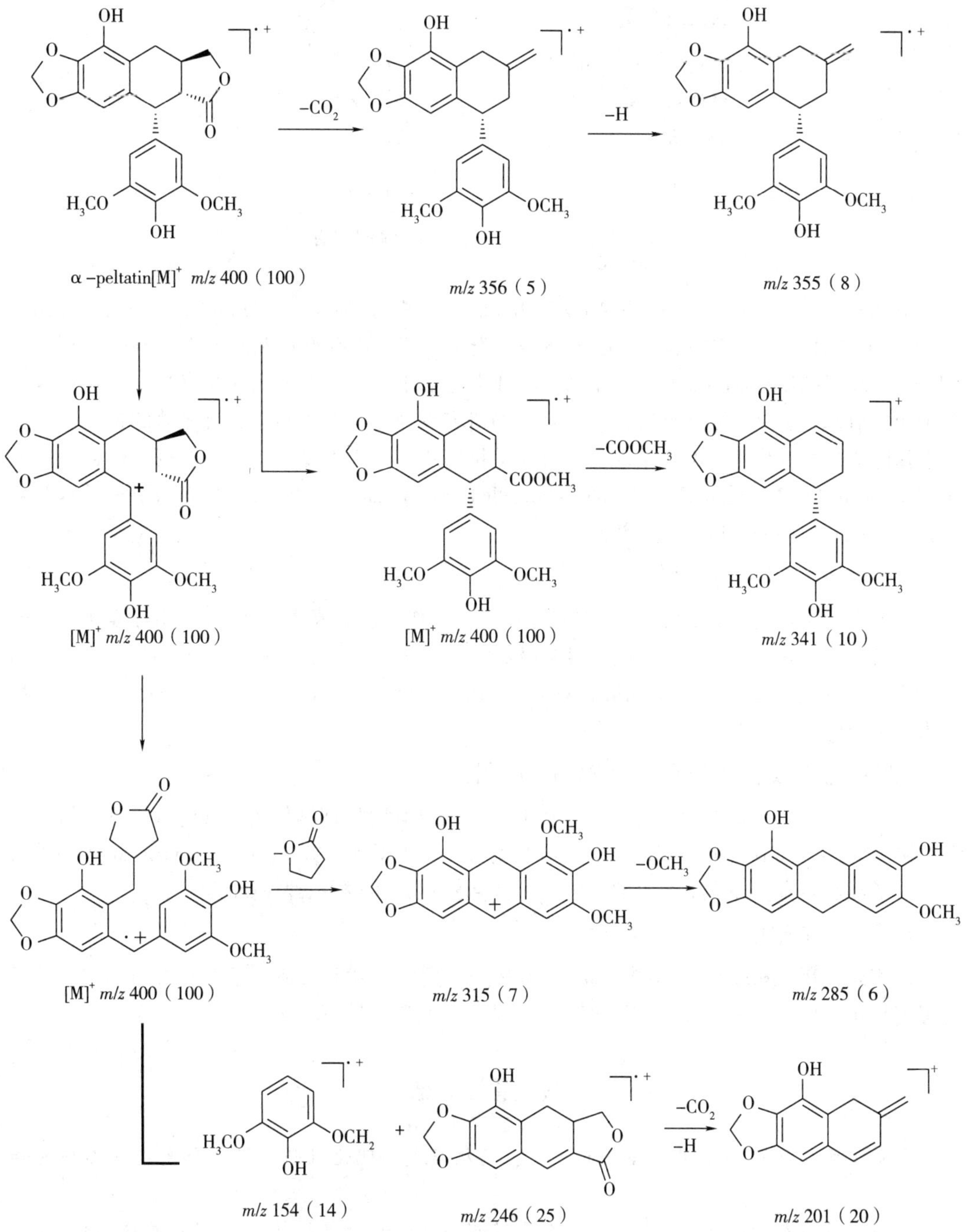

α-peltatin[M]$^+$ m/z 400（100）

$-CO_2$

m/z 356（5）

$-H$

m/z 355（8）

[M]$^+$ m/z 400（100）

[M]$^+$ m/z 400（100）

$-COOCH_3$

m/z 341（10）

[M]$^+$ m/z 400（100）

m/z 315（7）

$-OCH_3$

m/z 285（6）

m/z 154（14）

m/z 246（25）

$-CO_2$
$-H$

m/z 201（20）

图 7-6 α-足叶草脂素（盾叶鬼臼脂素，α-peltatin）的质谱裂解方式

(二) 肝保护和抗氧化作用

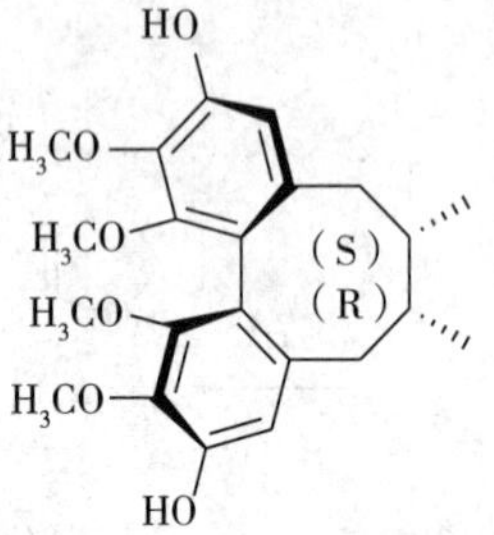

(-)-戈米辛J
(-)-gomisinJ

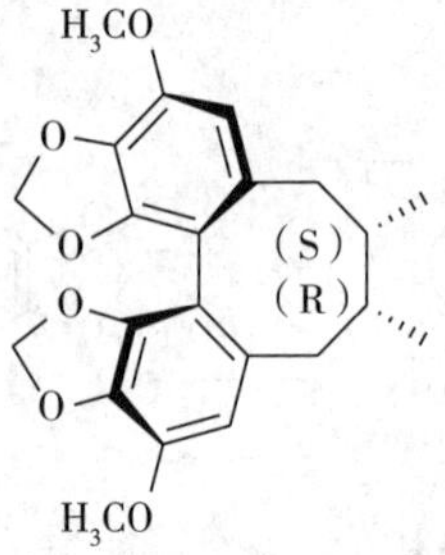

联苯双酯

五味子 (*Schisandra chinensis* (Turcz.) Baill.) 和华中五味子 (*Schisandra sphenanthera* Rehder & E. H. Wilson) 果实中的各种联苯环辛烯类木脂素，均有保护和降低血清谷丙转氨酶作用，如五味子酯甲 (schisantherin A) 及其类似物已在我国成为治疗肝炎的药物。化学结构中的亚甲二氧基可能是主要活性基团。近年来的研究发现，此类木脂素具有显著的抗脂质过氧化和清除氧自由基作用，酚羟基的存在可使其抗氧化活性大大增强，如含有两个酚羟基的戈米辛J (gomisin J)。联苯双酯 (diphenyldimethylbicarboxylate) 是我国研究五味子素类木脂素过程中合成开发的一个肝类治疗新药。

(三) 抗 HIV 病毒作用

鬼臼毒素类木脂素对麻疹和I型单纯疱疹有对抗作用。二苄基丁内酯类、芳基萘类、鬼臼毒素以及五味子素类型的多种木脂素对艾滋病病毒 (HIV-1) 的增殖具有明显抑制作用。如戈米辛J和另一类似物 schisantherin D 对 HIV 的最低抑制浓度 ED_{50} 分别为 0.5 和 0.96M，治疗指数均为 50。

(四) 血小板活化因子 (PAF) 拮抗活性

海风藤中获得的新木脂素类成分对 PAF 受体结合有明显抑制作用，其中海风藤酮活性最强，浓度为 3μmol/L 时抑制率达 95%。异型南五味子中得到的 R-(+)-gomisin M_1 等多种联苯环辛烯类也具有 PAF 的拮抗活性，R-(+)-gomisin M_1 的 IC_{50} 为 3μmol/L。

(五) 毒鱼作用

爵床属植物 *Justicia hayatai* Yamam. 中的爵床脂素 A，B 和山荷叶素均有毒鱼作用，其毒性强度与鱼藤酮 (rotenone) 相当，对昆虫和高等动物则毒性较小。

本章小结

本章主要包括苯丙素类化合物的定义、结构类型、理化性质、提取分离和结构测定等内容。

重点：苯丙素类是一类由苯环与三个直链碳连在一起为单元 (C6-C3) 构成的化合物。这类成分有的单独存在，也有的以两个、三个、四个至多个单元聚合存在。通常将苯丙素分为苯丙酸类 (简单苯丙素类)、香豆素和木脂素三类成分。

苯丙酸类成分主要包括桂皮酸、对羟基桂皮酸、咖啡酸、阿魏酸和异阿魏酸等结构单元及其衍生物；香豆素类化合物是指邻羟基桂皮酸内酯类成分的总称，多具有7位连接含氧官能团，在紫外灯下可观察到荧光，其内酯环在碱性条件下可开环；木脂素类为具有苯丙烷骨架的两个结构通过其中β,β'或8,8′-碳相连而形成的一类天然产物。木脂素普遍存在于众多植物中，具有丰富的药理活性和复杂的波谱特征。

难点：香豆素和木脂素类化合物的波谱特征。

练 习 题

1. 天然苯丙素类（phenylpropanoids）化学成分包括哪几类？它们的化学结构单元有什么关联？
2. 香豆素类化合物的分子遇到稀碱溶液通常结构会有什么变化？
3. 为什么提取或分离香豆素时不能用浓碱或长时间与碱液接触？
4. 鉴别香豆素最经典的化学反应是什么？由何种试剂组成？
5. 香豆素类化合物红外和紫外光谱各表现出哪些官能团的吸收，有什么特征？
6. 香豆素母核磁共振氢谱的化学位移有哪些规律？最显著的标志是什么？
7. 香豆素母核碳的化学位移受取代基的影响较大，如果核上的碳原子连有含氧基取代时，直接连接的碳化学位移通常有什么变化？它的邻位和对位碳的化学位移又分别有什么变化？
8. 香豆素母核质谱裂解主要特征是什么？
9. 构成木脂素的单体通常有哪几种？木脂素通常分为哪四种类型？

（穆　青）

第八章 醌类化合物

学习导引

1. **掌握** 醌类化合物的定义和分类；蒽醌的结构特点和理化性质；醌类化合物的提取分离方法。

2. **熟悉** 苯醌、萘醌及菲醌的结构特点和主要性质。

3. **了解** 醌类化合物的结构鉴定方法。

第一节 醌类化合物的结构类型

天然醌类化合物是天然产物中一类比较重要的活性成分，是指分子内具有不饱和环二酮结构（醌式结构）或容易转变成这样结构的天然有机化合物。

醌类化合物是许多中药如大黄、何首乌、决明子、茜草、虎杖等的有效成分，主要分布于50多科100多属的高等植物中，在低等植物藻类、菌类、地衣的代谢产物中也含有，动物及细菌中也偶有发现。植物中含有的醌类化合物多数存在于根、枝、心材及叶中，也可存在于茎、种子和果实中，近年从花的色素中也分离出了醌类化合物。

天然醌类化合物主要分为苯醌、萘醌、菲醌和蒽醌四种类型。

知识链接

由于醌类化合物具有的不饱和环二酮结构与二酚类结构容易发生氧化还原反应而相互转变，因而作为生物体代谢产物的某些醌类化合物易于参与生物体内一些重要的氧化还原反应，在反应过程中起到传递电子的作用，从而促进或干扰了这些生化反应，表现出抗菌、抗病毒、抗氧化、抗肿瘤、泻下、解痉、凝血等多种生物活性。

一、苯醌

苯醌（benzoquinones）化合物从结构上分为邻苯醌和对苯醌两大类。邻苯醌结构不稳定，故天然存在的苯醌化合物大多数为对苯醌的衍生物。苯醌母核上常见的取代基有—OH、—OCH_3、—CH_3或其他烃基侧链。

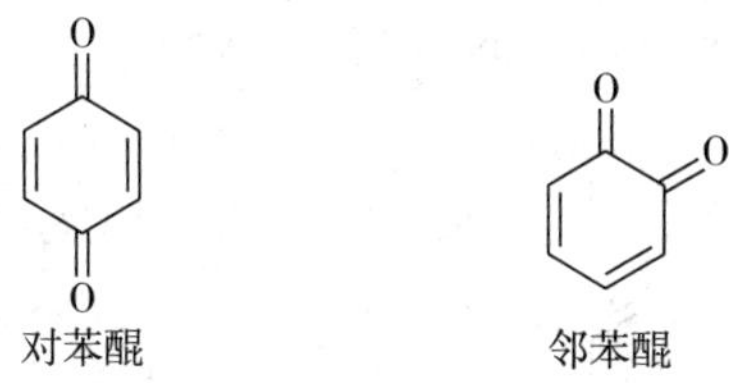

对苯醌　　邻苯醌

苯醌类化合物存在于紫草科等 27 科高等植物中，在低等植物褐藻中也发现了苯醌类化合物的存在。天然苯醌化合物多为黄色或橙色的结晶，如从民间用于癌症治疗的密脉鹅掌柴 *Schefflera venulosa*（Wight et Arn.）Harms. 中分离得到的化合物 2,6－二甲基对苯醌，为黄色结晶，具有显著的细胞增殖抑制作用。

从中药朱砂根（*Ardisia crenata*）的根中分离得到的化合物密花醌（rapanone），具有抗毛滴虫、抗痢疾阿米巴原虫以及抗阴道毛滴虫活性。

从白花酸藤果（*Embelia ribes* Burm.）的果实及木桂花（*E. oblongifolia* Hemsl.）果实中分离得到的信筒子醌（embelin），是其驱绦虫的有效成分，为橙红色的板状结晶，是带有高级烃基侧链的对苯醌衍生物。

2,6-二甲氧基苯醌　　密花醌　　信筒子醌

广泛存在于生物界的泛醌（ubiquinones）能参与生物体内的氧化还原过程，是生物氧化反应的一类辅酶，称为辅酶 Q 类（coenzymes Q），其中 Q_{10}（n = 10）已用于治疗心脏病、高血压及癌症。

从紫穗槐属紫穗槐（*Amorpha fruticosa*）根中分离得到的化合物 amorphaquinone，为非晶型橙色固体，是一种类黄酮型苯醌，这类化合物在蝶形花亚科植物中含有较多。

辅酶Q_{10}（n=10）　　amorphaquinone

arnebinone 和 arnebifuranone 是从中药软紫草（*Arnebia euchroma*）根中分得的对前列腺素 PGE_2生物合成具有抑制作用的微量活性物质，也属于对苯醌类化合物。

arnebinone　　arnebifuranone

近年从澳大利亚一种海绵 *Spongia hispida* 中分离鉴定了一系列由对苯醌和倍半萜聚合而成

的化合物，如 isospongiaquinone 和 ilimaquinone 等。

isospongiaquinone　　ilimaquinone

二、萘醌

萘醌（naphthoquinones）化合物从结构上考虑可以有 α -（1,4）、β -（1,2）及 amphi -（2,6）三种类型。但至今实际从自然界得到的绝大多数为 α - 萘醌类。

α -（1,4）萘醌　　amphi-（2,6）萘醌　　β-（1,2）萘醌

萘醌大致分布在 20 个科的高等植物中，含量较丰富的科为紫草科、柿科、蓝雪科、紫葳科等。在低等植物地衣、藻类中也有分布。许多萘醌类化合物具有显著的生物活性，如胡桃醌（juglone）具有抗菌、抗肿瘤及中枢神经镇静作用；蓝雪醌（plumbagin）有抗菌、止咳及祛痰作用；拉帕醌（lapachol）有抗癌作用。

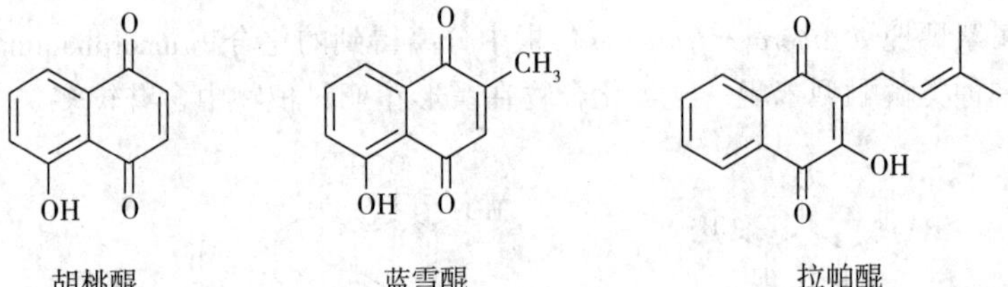

胡桃醌　　蓝雪醌　　拉帕醌

结核杆菌的代谢中间产物之一结核黄素，与蓝雪醌结构相似，仅羟基位置不同，它能干扰结核菌的正常代谢从而达到抑制结核菌生长的作用。

从中药紫草及软紫草中分离得到了一系列紫草素（shikonin）及异紫草素（alkanin）类衍生物，具有止血、抗炎、抗菌、抗病毒及抗癌作用，为中药紫草的主要有效成分。维生素 K 类化合物，如维生素 K_1、K_2 也属于萘醌类化合物，具有促进血液凝固的作用，可用于新生儿出血、肝硬化及闭塞性黄疸出血症等。

从鼠李科植物翼核果（*Ventilago leiocarpa* Benth.）根中分离鉴定的翼核果素（ventilagolin）也是一种萘醌类化合物。

凤仙花科植物凤仙花（*Impatiens balsamina*）用于治疗关节风湿病、疼痛及肿胀。从其白色花冠中分离出两个新的 1,4 - 萘醌类化合物 impatienolate 和 balsaminolate，实验发现 1,4 - 萘醌类化合物具有抑制 COX - 2 的活性。

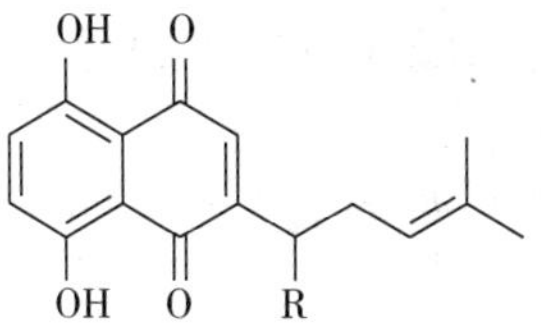

紫草素R = ····OH
异紫草素R = ◀OH

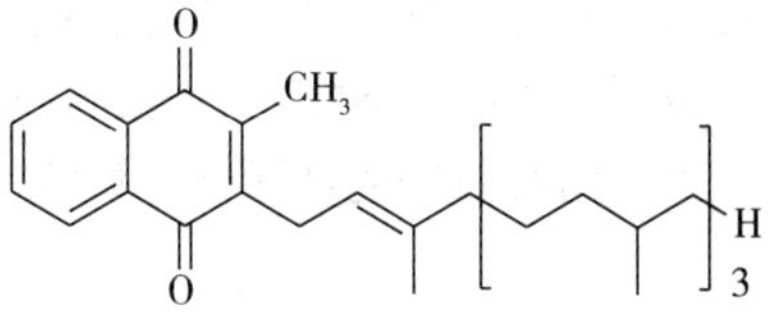

维生素K_1

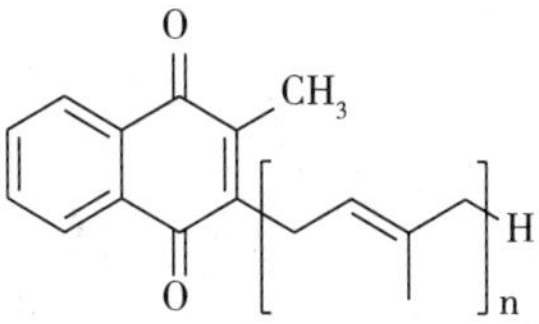

维生素K_2

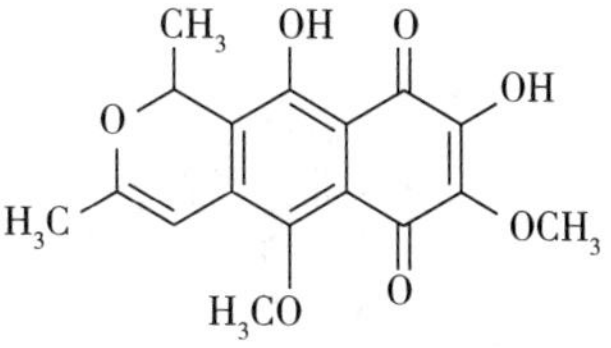

翼核果素

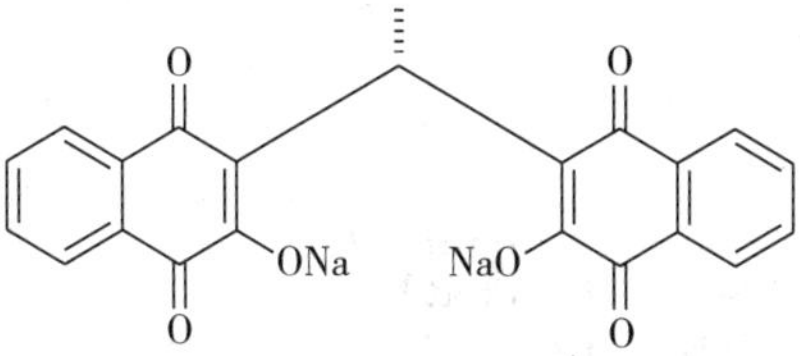

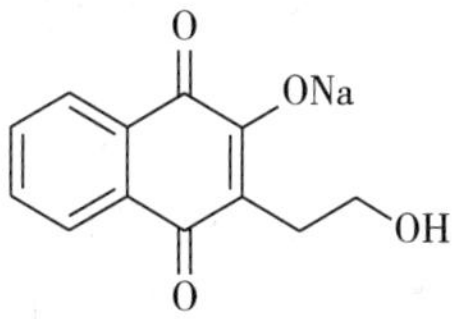

balsaminolate

近年从子囊菌纲和半知菌类某些真菌中提取分离的一些聚合二萘酮化合物，也称苝醌类化合物（perylenequinone，PQ），是一类分布于自然界生物中的光敏色素。研究表明其具有良好的光敏活性、杀伤肿瘤细胞和抑制艾滋病病毒（HIV－1）的作用。

从唇形科植物红根草（*Salvia prionitis*）全草中分离鉴定的化合物红根草邻醌（saprothoquinone），具有明显的抗菌活性，且对P－388白血病细胞有细胞毒活性。

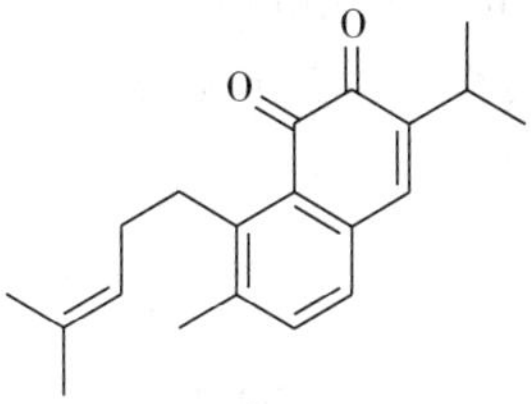

红根草邻醌

三、菲醌

天然菲醌（phenanthraquinones）衍生物包括邻菲醌及对菲醌两种类型，含菲醌类的植物分布在唇形科、兰科、豆科、番荔枝科、使君子科、蓼科、杉科等高等植物中，在地衣中也有分离得到。例如从中药丹参（*Salvia miltiorrhiza* Bunge）根中提取得到的多种菲醌衍生物，均属于邻菲醌类和对菲醌类化合物。

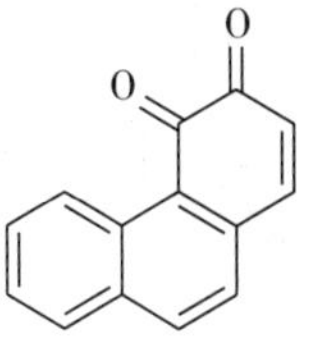

邻菲醌（Ⅰ） 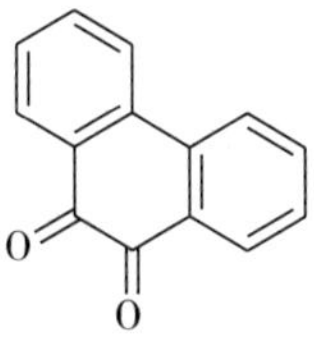　　邻菲醌（Ⅱ） 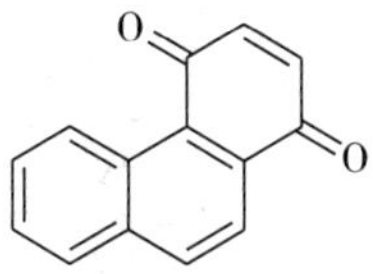　　对菲醌

丹参醌类成分具有抗菌及扩张冠状动脉的作用，由丹参醌Ⅱ$_A$制得的丹参醌Ⅱ$_A$磺酸钠注射液可增加冠脉流量，临床上治疗冠心病、心肌梗死有效。

另外，从丹参的同属植物裂鼠尾草（*Salvia hians* Rogle）根中也分离得到一系列邻菲醌类化合物。

丹参醌类成分虽然在结构上为菲醌类，但从其他共存的同系物结构来看，在生物合成上属于二萜类，故也可把丹参醌Ⅰ（tanshinone Ⅰ）看成是二萜萘醌的脱氢衍生物，归属到萘醌类中。

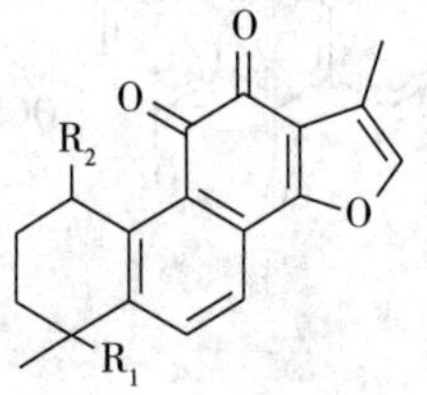

丹参醌Ⅱ$_A$	$R_1=CH_3$	$R_2=H$
丹参醌Ⅱ$_B$	$R_1=CH_2OH$	$R_2=H$
羟基丹参醌Ⅱ$_A$	$R_1=CH_3$	$R_2=OH$
丹参酸甲酯	$R_1=COOCH_3$	$R_2=H$

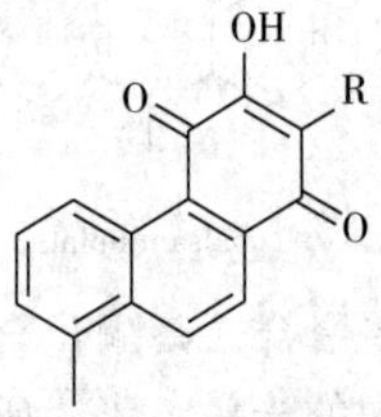

丹参新醌甲	$R=CH(CH_3)CH_2OH$
丹参新醌乙	$R=CH(CH_3)_2$
丹参新醌丙	$R=CH_3$

由西藏杓兰（*Cypripedium tibeticum*）中分离得到的对菲醌化合物 cypritibetquinone A。从球花石斛（*Dendrobium thyrsiflorum*）中分离所得的化合物 denthyrsinone 对 Hela 细胞及 MCF－7 乳腺癌细胞表现出明显的细胞毒活性；另从铜皮石斛（*Dendrobium moniliforme*）中得到化合物 moniliformin 与 denbinobin，其中 denbinobin 在体外显示一定抗炎功效。由 *Dioscorea membranacea* 中分离得到的化合物 dioscoreanone 具有选择性细胞毒活性，该植物及其所含有效成分可作为研究化学疗法治疗癌症的又一新途径。

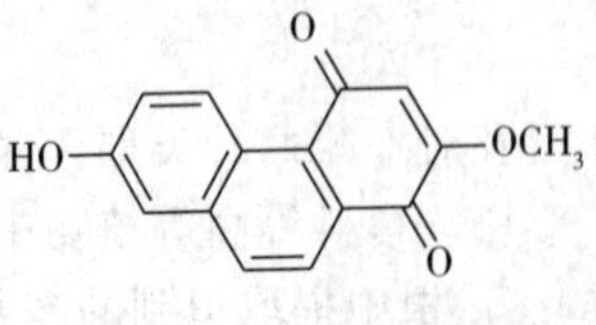

cypritibetquinoneA

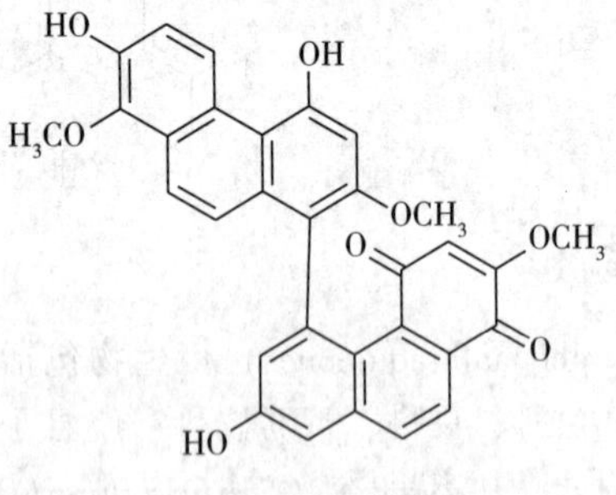

denthyrsinone

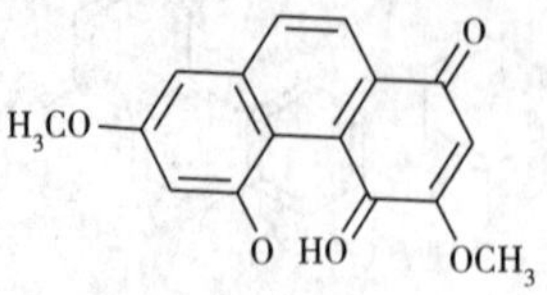

denbinobin

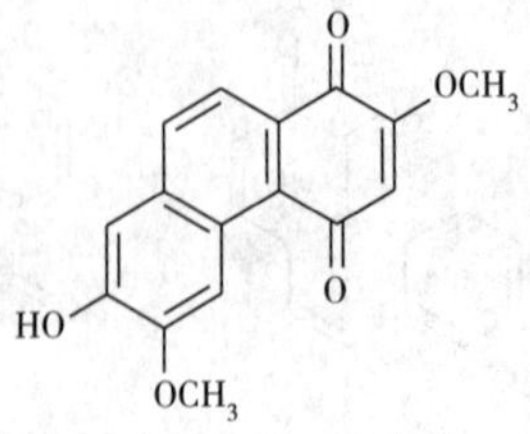

dioscoreanone

四、蒽醌

蒽醌（anthraquinones）类化合物包括蒽醌衍生物及其不同程度的还原产物，如氧化蒽酚、蒽酚、蒽酮及蒽酮的二聚体等。蒽醌类化合物大致分布在30余科的高等植物中，茜草科植物中的蒽醌类化合物最多，芸香科、鼠李科、豆科［主要是山扁豆属（*Cassia*）]，廖科［主要是大黄属（*Rheum*）和酸模属（*Rumex*）]、紫葳科、马鞭草科、玄参科（Digitalis）及百合科植物中蒽醌类化合物也较多。霉菌中以曲霉属（*Aspergillus*）及青霉属（*Penicillium*）中蒽醌较多。

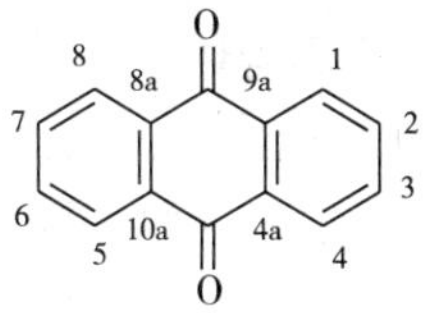

1,4,5,8位为α-位
2,3,6,7位为β-位
9,10位为meso-位

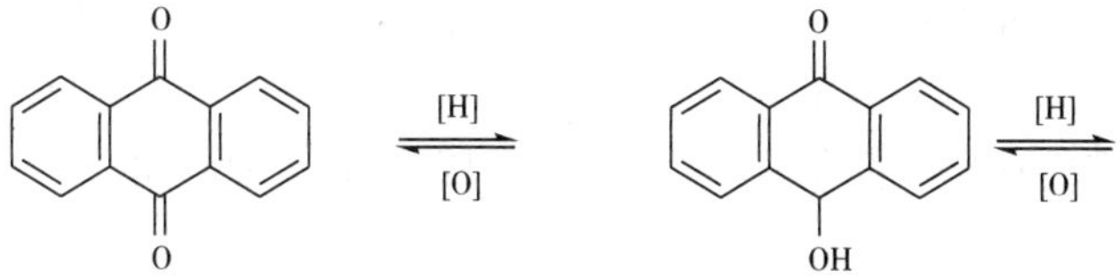

蒽醌　氧化蒽酚

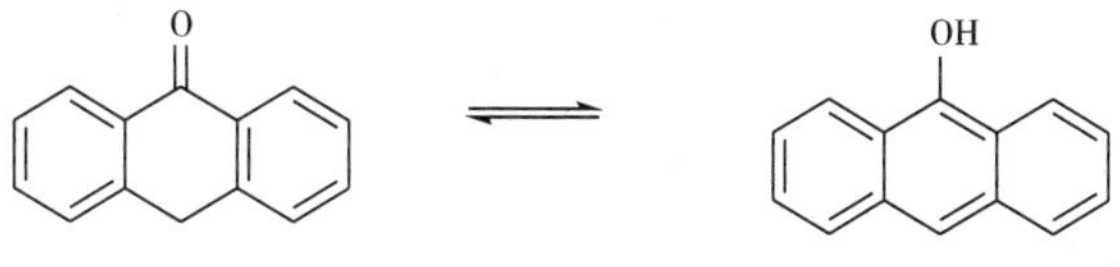

蒽酮　蒽酚

（一）蒽醌的衍生物

天然存在的蒽醌类成分在蒽醌母核上常有羟基、羟甲基、甲氧基和羧基取代，个别蒽醌化合物还有两个碳原子以上的侧链取代，以游离形式以及与糖结合生成苷两种形式存在于植物体内。

根据羟基在母核上的分布情况，可将羟基蒽醌衍生物分为两类。

1. 大黄素型　羟基分布在两侧的苯环上，多数化合物呈棕-黄色。例如常用中药大黄、决明子中含有的主要蒽醌成分多属于这个类型。

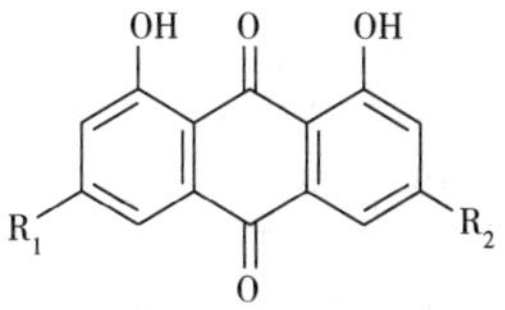

大黄酚	R_1=CH_3	R_2=H
大黄素	R_1=CH_3	R_2=OH
大黄素甲醚	R_1=CH_3	R_2=OCH_3
芦荟大黄素	R_1=H	R_2=CH_2OH
大黄酸	R_1=H	R_2=COOH

大黄中的羟基蒽醌衍生物多与葡萄糖结合成苷类，一般有单糖苷和双糖苷两种。

从中药巴戟天（*Morinda officinalis*）中分离得到的1,6-二羟基-2,4-二甲氧基蒽醌和1,6-二羟基-2-甲氧基蒽醌及从虎刺（*Damnacanthus indicus*）中分离得到的1,5-二羟基-2-甲氧基蒽醌和1,3,5-三羟基-2-羧乙基蒽醌也属于大黄素型。

2. 茜草素型　羟基分布在一侧苯环上，化合物颜色较深，多为橙黄色-橙红色。例如中药茜草（*Rubia cordifolia*）中的茜草素等化合物即属此型。

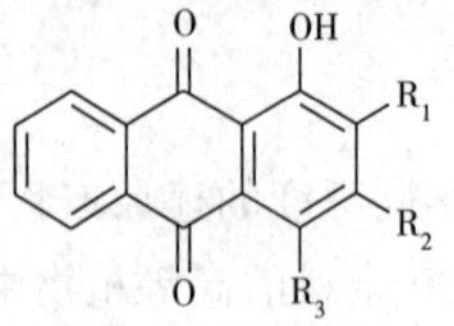

	R_1	R_2	R_3
茜草素	R_1=OH	R_2=H	R_3=H
羟基茜草素	R_1=OH	R_2=H	R_3=OH
伪羟基茜草素	R_1=OH	R_2=COOH	R_3=OH

茜草中除含有游离蒽醌苷元外，还含有木糖和葡萄糖的蒽醌苷类化合物，已分离得到的有单糖苷和双糖苷。

（二）蒽酚（或蒽酮）衍生物

蒽醌在酸性条件下被还原，生成蒽酚及其互变异构体蒽酮。

蒽酚（或蒽酮）的羟基衍生物一般存在于新鲜植物中，该类成分可以慢慢被氧化成蒽醌类成分。如在新鲜大黄中含有的蒽酚类成分，经过贮存两年以上就检查不出这些蒽酚类成分了。

蒽酚类衍生物也以游离和结合成苷两种形式存在。meso 位上的羟基与糖结合的苷，其性质比较稳定，只有经过水解除去糖以后才易被氧化。

羟基蒽酚类对霉菌有较强的杀灭作用，是治疗皮肤病的有效外用药，如柯桠素（chrysarobin）治疗疥癣等症，效果较好。

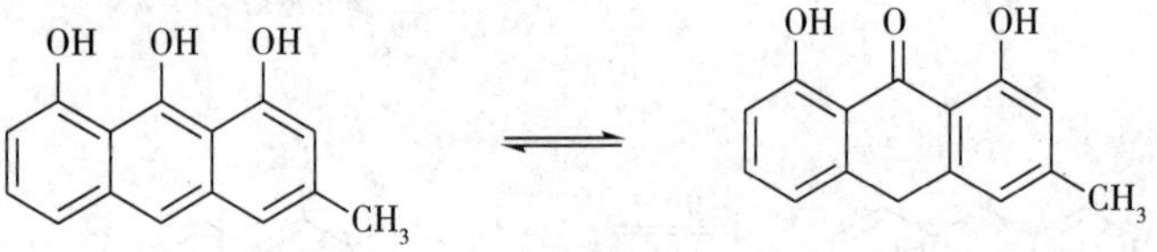

柯桠素

（三）二蒽酮类衍生物

二蒽酮类成分可以看成是两分子的蒽酮脱去一分子氢后相互结合而成的化合物。例如大黄及番泻叶中具有致泻作用的主要有效成分番泻苷 A、B、C、D 等皆为二蒽酮衍生物。

番泻苷 A（sennoside A）是黄色片状结晶，被酸水解后生成两分子葡萄糖和一分子番泻苷元 A（sennidin A）。番泻苷元 A 是两分子的大黄酸蒽酮通过 C_{10}—$C_{10'}$ 相互结合而形成的二蒽酮类衍生物。其 C_{10}—$C_{10'}$ 为反式连接。番泻苷 B（sennoside B）水解后生成番泻苷元 B（sennidin B），其 C_{10}—$C_{10'}$ 为顺式连接，是番泻苷 A 的异构体。番泻苷 C（sennoside C）是一分子大黄酸蒽酮与一分子芦荟大黄素蒽酮通过 C_{10}—$C_{10'}$ 反式连接而形成的二蒽酮二葡萄糖苷。番泻苷 D（sennoside D）为番泻苷 C 的异构体，其 C_{10}—$C_{10'}$ 为顺式连接。

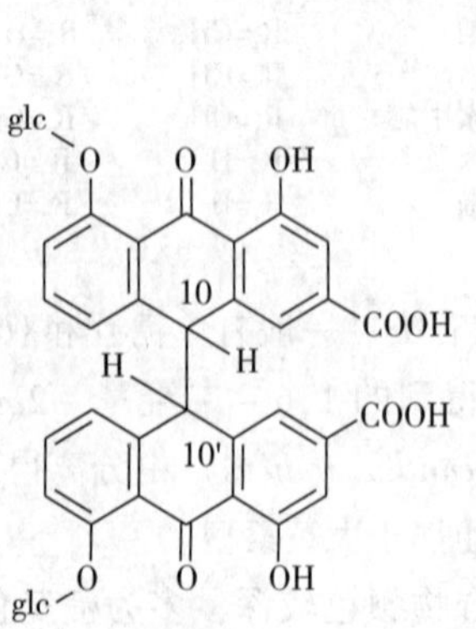

番泻苷A 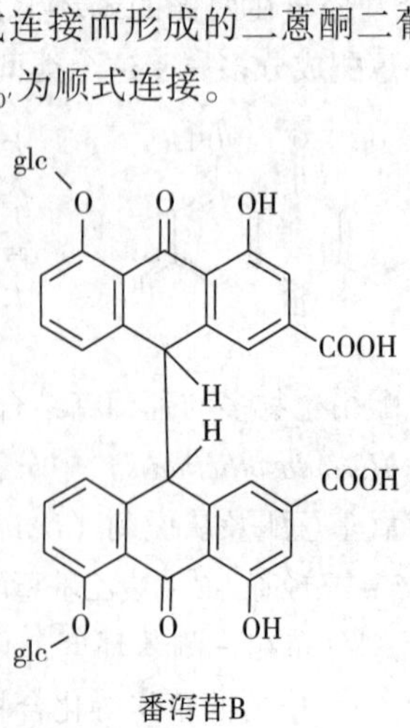　　番泻苷B

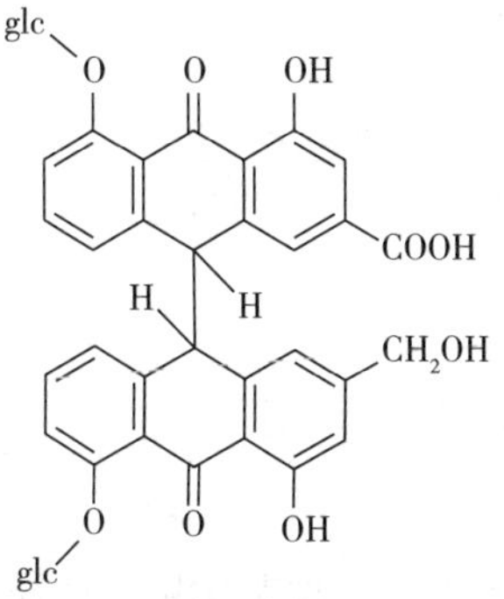

番泻苷C 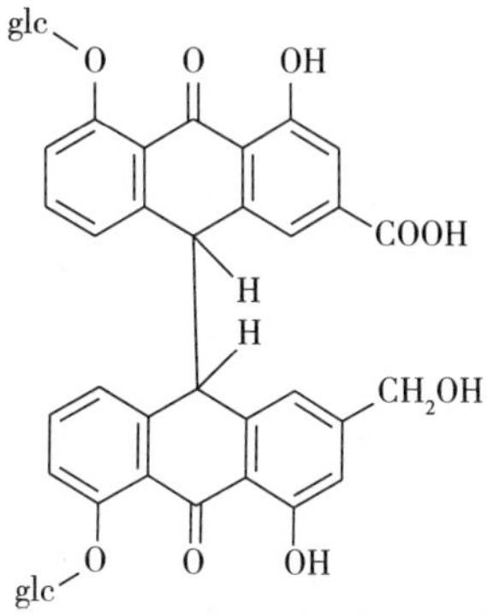　　番泻苷D

二蒽酮类化合物的 $C_{10}—C_{10'}$ 键与通常 C—C 键不同，易于断裂，生成稳定的蒽酮类化合物。如大黄及番泻叶中含有的番泻苷 A 的致泻作用是因其在大肠内变为大黄酸蒽酮所致。

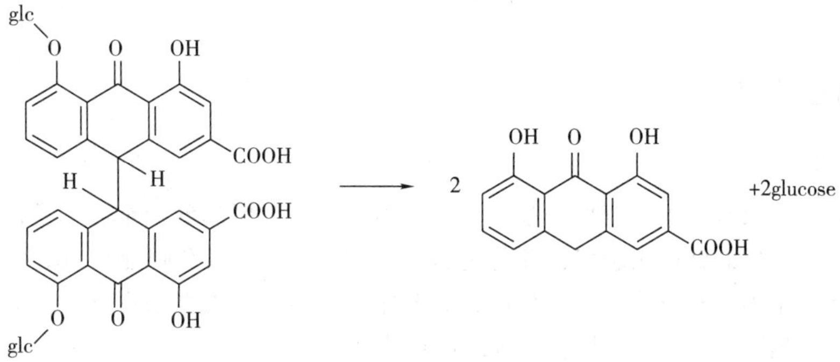

番泻苷A　　大黄酸蒽酮

二蒽酮衍生物除 $C_{10}—C_{10'}$ 的结合方式外，尚有其他形式。如金丝桃素（hypericin）为萘骈二蒽酮衍生物，存在于金丝桃属某些植物中，具有抑制中枢神经及抗病毒的作用。

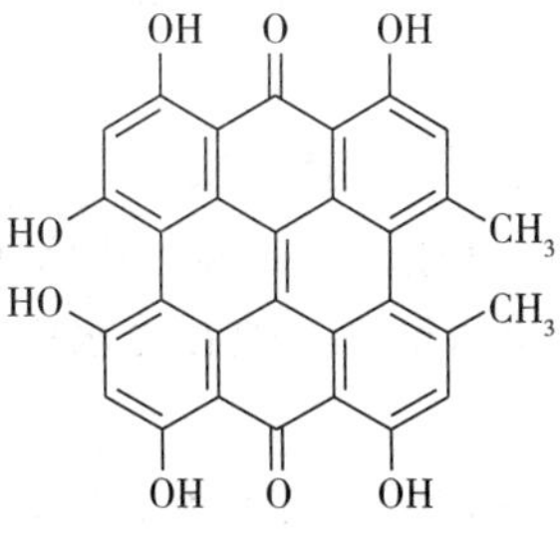

金丝桃素

以上三种主要的蒽醌类衍生物在植物体内除以游离苷元和与糖结合成氧苷两种形式存在外，还能结合成碳苷类，即糖作为侧链，其端基碳与蒽环上的碳直接通过 C—C 相连。例如芦荟致泻的主要有效成分芦荟苷（barbaloin）就属碳苷类化合物。

天然蒽醌类化合物多具有致泻作用，其作用强度与结构的关系如下：①蒽醌苷的致泻作用强于苷元，苷元中蒽酚的作用强于相应蒽醌类。若蒽醌类的酚羟基被酯化，则泻下作用消失；②含羧基的蒽苷致泻作用强于相应的不含羧基的蒽苷。含羧基蒽苷中，二蒽酮（如番泻苷）的活性强于蒽醌苷。

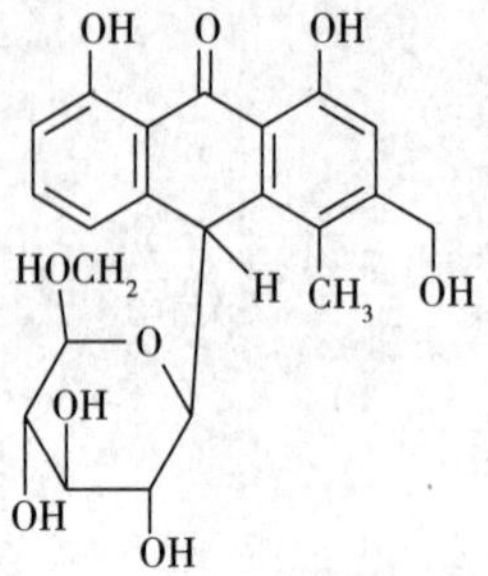

芦荟苷

某些蒽醌类化合物（如大黄酸、大黄素、芦荟大黄素等）有抑菌作用，且苷元作用强于苷类；某些蒽酚类成分（如柯桠素）具有较强的抗霉菌作用。

第二节　醌类化合物的理化性质

一、物理性质

（一）性状

醌类化合物如果母核上没有酚羟基取代，基本上无色。但随酚羟基等助色团的引入则表现有一定颜色。取代的助色团越多，颜色越深，有黄、橙、棕红色以至紫红色等。天然存在的醌类成分因分子中多有取代故为有色晶体。苯醌和萘醌多以游离态存在，而蒽醌一般与糖结合成苷存在于植物体中，因极性较大难以得到结晶。

（二）升华性和挥发性

游离蒽醌类化合物一般具有升华性。如大黄酚与大黄素甲醚升华温度在124℃左右，芦荟大黄素185℃左右，大黄素206℃左右，大黄酸210℃左右，一般升华温度随酸性增强而升高。小分子的苯醌类及萘醌类还具有挥发性，能随水蒸气蒸馏，可据此进行分离和纯化工作。

（三）溶解度

游离醌类极性较小，一般溶于乙醇、乙醚、苯、三氯甲烷等有机溶剂，在碱性有机溶剂如吡啶、*N*,*N*-二甲基甲酰胺中溶解度较大，基本上不溶于水。和糖结合成苷后极性显著增大，易溶于甲醇、乙醇，在热水中也可溶解，但在冷水中溶解度大大降低，几乎不溶于苯、乙醚、三氯甲烷等极性较小的有机溶剂中。

有些醌类成分含有易被氧化的取代基，对光不稳定，操作时应在暗处进行，并须避光贮存。

二、化学性质

（一）酸性

醌类化合物多具有酚羟基，故具有一定酸性。在碱性水溶液中成盐溶解，加酸酸化后被游离又可重新沉淀析出。

醌类化合物因分子中羧基的有无以及酚羟基的数目与位置不同，酸性强弱差异显著。一般来说，含有羧基的醌类化合物酸性强于不含羧基者，蒽核上羧基的酸性与芳香酸相同，能

溶于 $NaHCO_3$ 水溶液；具有 β－位羟基的醌类化合物酸性强于具有 α－位羟基醌类化合物。例如 2－羟基苯醌或在萘醌的醌核上有羟基时，实际上为插烯酸的结构，故表现出与羧基相似的酸性，可溶于 $NaHCO_3$ 水溶液中。萘醌及蒽醌苯环上的 β－位羟基的酸性则次之，可溶于碱性稍强的 Na_2CO_3 水溶液中，而 α－位上的羟基因与 C＝O 基形成氢键缔合，表现出更弱的酸性，只能用 NaOH 水溶液才能溶解；羟基数目增多时，酸性也增加。

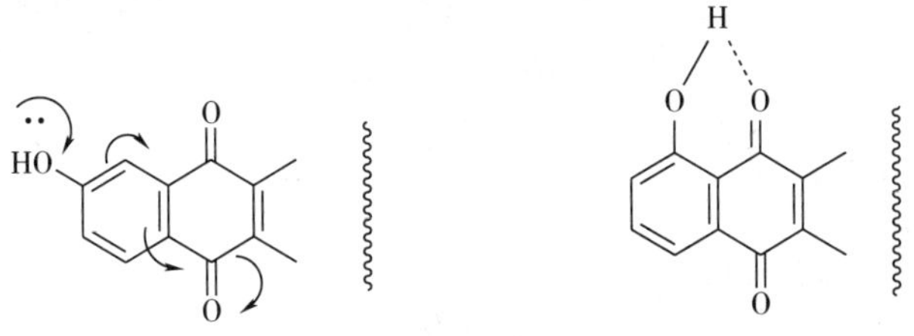

β－OH　　α－OH

根据醌类酸性强弱的差别，可用 pH 梯度萃取法进行这类化合物的分离工作。以游离蒽醌类衍生物为例，酸性强弱按下列顺序排列：含—COOH＞含 2 个以上 β－OH＞含 1 个 β－OH＞含 2 个 α－OH＞含 1 个 α－OH。故可以从有机溶剂中依次用 5% $NaHCO_3$、5% Na_2CO_3、1% NaOH 及 5% NaOH 水溶液进行梯度萃取，达到分离的目的。

（二）显色反应

醌类的颜色反应主要取决于其氧化还原性质以及分子中酚羟基的性质。

1. Feigl 反应　醌类衍生物在碱性条件下经加热能迅速与醛类及邻二硝基苯反应，生成紫色化合物。其反应机理如下：

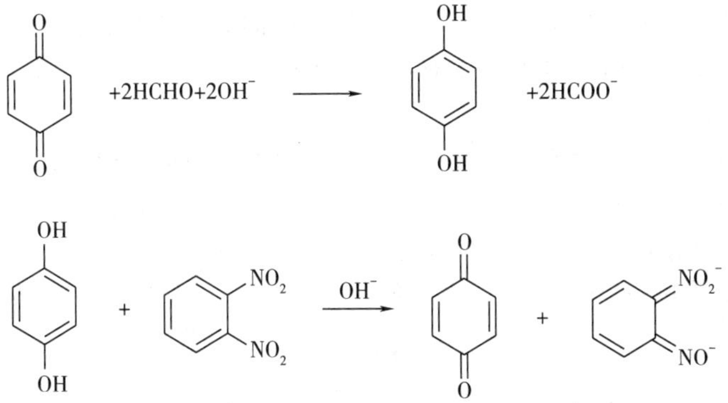

$$\text{醌} + 2HCHO + 2OH^- \longrightarrow \text{对苯二酚} + 2HCOO^-$$

$$\text{对苯二酚} + \text{邻二硝基苯} \xrightarrow{OH^-} \text{醌} + \text{(NO}_2^-\text{, NO}^-\text{)}$$

紫色

实际上，醌类在反应前后无变化，只是起到传递电子媒介的作用，醌类成分含量越高，反应速度也就越快。试验时可取醌类化合物的水或苯溶液 1 滴，加入 25% Na_2CO_3 水溶液、4% HCHO 及 5% 邻二硝基苯的苯溶液各 1 滴，混合后置水浴上加热，在 1～4min 内产生显著的紫色。

2. 无色亚甲蓝显色试验　无色亚甲蓝（leucomethylene blue）溶液用于 PPC 和 TLC，作为喷雾剂，是苯醌类及萘醌类的专用显色剂。样品在白色背景上作为蓝色斑点出现，可借此与蒽醌类化合物相区别。

无色亚甲蓝溶液配置方法：取 100mg 亚甲蓝溶于 100ml 乙醇中。加入 1ml 冰醋酸及 1g 锌粉，缓缓振摇至蓝色消失，即可备用。**3. 碱性条件下的显色反应**　羟基醌类在碱性溶液中发生颜色改变，会使颜色加深。多呈橙、红、紫红及蓝色。例如羟基蒽醌类化合物遇碱显红~紫红色的反应称为Bornträger's反应，其机理如下：

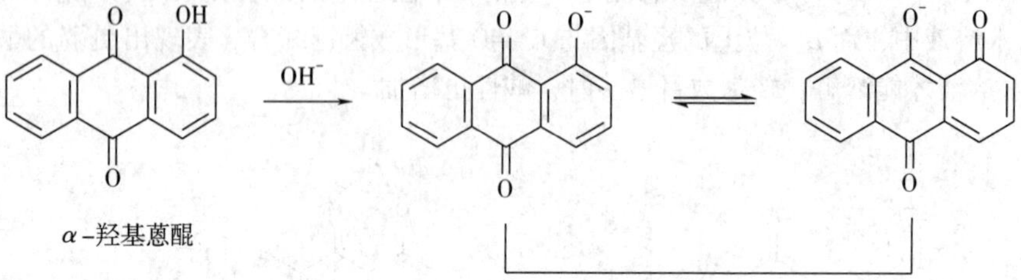

α-羟基蒽醌

红色

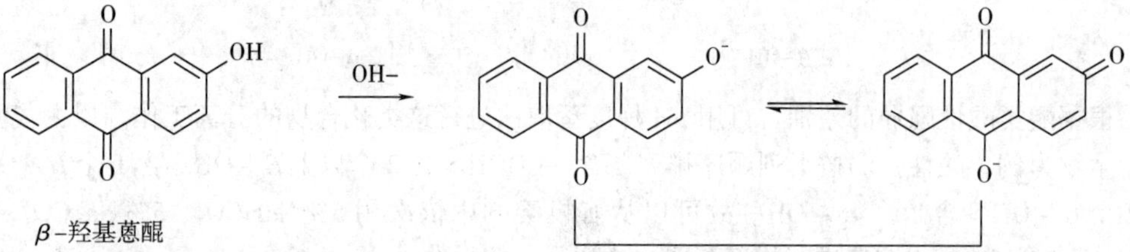

β-羟基蒽醌

红色

显然，该显色反应与形成共轭体系的酚羟基和羰基有关。因此羟基蒽醌以及具有游离酚羟基的蒽醌苷均可呈色，但蒽酚、蒽酮、二蒽酮类化合物则需要氧化形成羟基蒽醌类化合物后才能呈色。

用本反应检查天然药物中是否含有蒽醌类成分时，可取中草药粉末约0.1g，加10%硫酸水溶液5ml，置于水浴锅上加热2~10min，冷却后加2ml乙醚振摇，静置后分取乙醚层溶液，加入5%氢氧化钠水溶液1ml，振摇。如有羟基蒽醌存在，醚层则由黄色褪为无色，而水层显红色。

4. 与活性次甲基试剂的反应（Kesting-Craven法） 苯醌及萘醌类化合物当其醌环上有未被取代的位置时，可在氨碱性条件下与一些含有活性次甲基试剂（如乙酰醋酸酯、丙二酸酯、丙二腈等）的醇溶液反应，生成蓝绿色或蓝紫色。以萘醌与丙二酸酯反应为例，反应时先生成产物（1），再进一步变为（2）而显色。

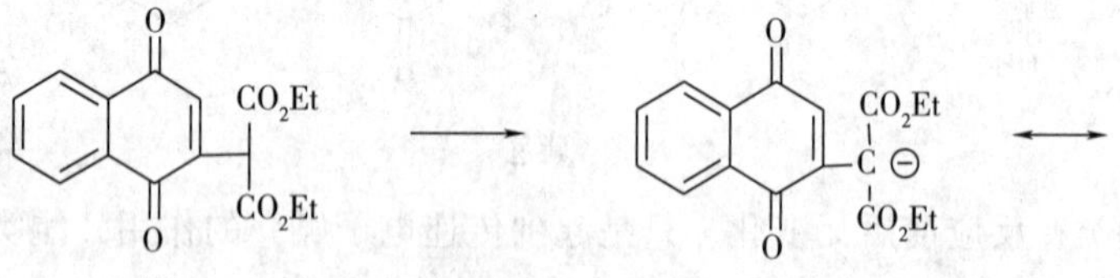

(1)

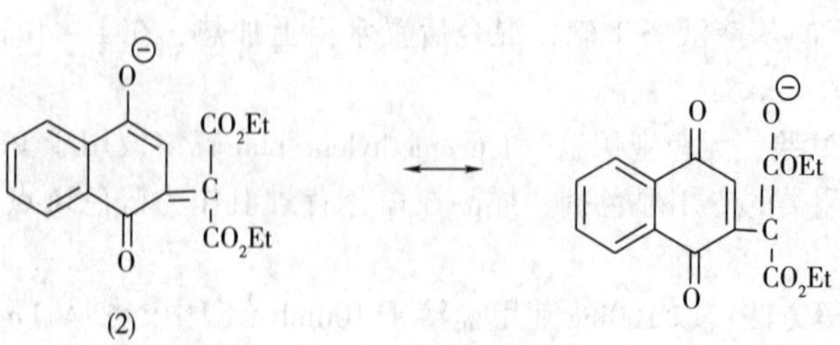

(2)

萘醌的苯环上如有羟基取代，此反应即会受到抑制。蒽醌类化合物因醌环两侧有苯环，不能发生该反应，故可加以区别。

5. 与金属离子的反应 在蒽醌类化合物中，如果有 α－酚羟基或邻位二酚羟基结构时，可与 Pb^{2+}、Mg^{2+} 等金属离子形成络合物。以醋酸镁为例，生成产物可能具有下列结构。

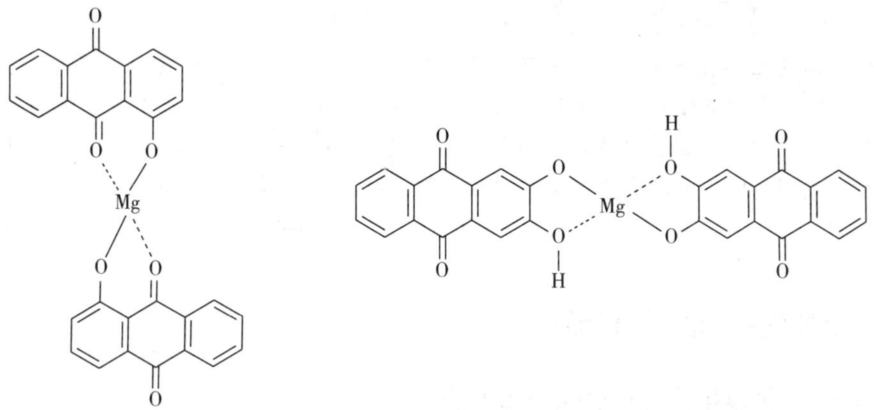

与 Pb^{2+} 形成的络合物在一定 pH 下还能沉淀析出，故可借此精制该类化合物。

当蒽醌化合物具有不同的结构时，与醋酸镁形成的络合物也具有不同的颜色，可用于鉴别。如果母核上有 1 个 α－OH 或一个 β－OH，或 2 个 OH 不在同一个环上时，显橙黄~橙色；如已有 1 个 α－OH，并另有 1 个 OH 在邻位时，显蓝~蓝紫色，若在间位时显橙红~红色，在对位时显紫红~紫色。据此可帮助决定羟基的取代位置。试验时可将羟基蒽醌衍生物的醇溶液滴在滤纸上，干燥后喷以 0.5% 的醋酸镁甲醇溶液，于 90℃ 加热 5 分钟即可显色。

第三节　醌类化合物的提取分离

醌类化合物结构不同，其物理性质和化学性质相差较大，而且以游离苷元以及与糖类成苷两种形式存在于植物体中，特别是在极性及溶解度方面差别很大，一般先用甲醇、乙醇作为提取溶剂，浓缩提取液再依次进行分离。各类化合物有以下规律可供参考。

一、醌类化合物的提取方法

（一）有机溶剂提取法

一般游离醌类的极性较小，可用极性较小的有机溶剂提取。将药材用三氯甲烷、苯等有机溶剂进行提取，提取液再进行浓缩，有时在浓缩过程中即可析出结晶。苷类极性比苷元大，故采用甲醇、乙醇和水进行提取。

（二）碱提取－酸沉淀法

用于提取带游离酚羟基的醌类化合物。酚羟基与碱成盐而溶于碱水溶液中，酸化后酚羟基被游离而沉淀析出。

（三）水蒸汽蒸馏法

适用于分子量小、有挥发性的苯醌及萘醌类化合物的提取。

(四) 其他方法

近年来超临界流体萃取法和超声波提取法在醌类成分提取中也有应用，既提高了提出率，又避免醌类成分的分解。

知识拓展

何首乌的主要活性成分为蒽醌及二苯乙烯苷。传统工艺，何首乌中蒽醌类成分一般采用乙醇回流或煎煮法提取，有研究采用超临界二氧化碳萃取法进行提取，具体的工艺参数为：温度40℃，压力20MPa，时间1h，夹带剂为75%乙醇。与传统的煎煮法和回流法对比发现，超临界二氧化碳萃取法的提取率明显高于传统方法。

二、醌类化合物的分离方法

(一) 游离蒽醌和蒽醌苷类的分离方法

游离蒽醌和蒽醌苷类的极性差别较大，故在有机溶剂中的溶解度不同。如苷类在三氯甲烷中不溶，而苷元则溶于三氯甲烷，可据此进行分离。但应注意一般羟基蒽醌类衍生物及其相应的苷类在植物体内通过酚羟基或羧基结合成镁、钾、钠、钙盐形式存在，为充分提取出蒽醌类衍生物，必须预先加酸酸化使之全部游离后再进行提取。同理在用三氯甲烷等极性较小的有机溶剂从水中萃取蒽醌衍生物苷元时也必须使之处于游离状态，才能达到分离苷和苷元的目的。

(二) 游离蒽醌的分离方法

1. pH梯度萃取法 由于蒽醌是醌类化合物最主要的结构类型，故利用羟基蒽醌中羟基位置和数目的不同对分子的酸性强弱影响不同而进行分离的方法是羟基蒽醌类化合物的一个重要分离方法。pH梯度萃取法的原理前已叙及，以下流程图可作为这类化合物较通用的分离方法。

2. 色谱法 色谱法是系统分离羟基蒽醌类化合物的最有效手段，当药材中含有一系列结构相近的蒽醌衍生物时，必须经过色谱方法才能得到彻底分离。而且也不可能通过一次分离就获得完全成功，往往需要反复多次色谱才能收到较好效果。

分离游离羟基蒽醌衍生物色谱常用的吸附剂主要是硅胶，一般不用氧化铝，尤其不用碱性氧化铝，以避免与酸性的蒽醌发生化学吸附而难以洗脱。另外，游离羟基蒽醌衍生物含有酚羟基，故聚酰胺也有时作为色谱吸附剂使用。

(三) 蒽醌苷的分离方法

蒽醌苷类因分子中含糖，极性较大，水溶性较强，分离和纯化都比较困难，主要应用色谱方法。但在色谱之前，往往采用溶剂法或铅盐法处理粗提物，除去大部分杂质，制得较纯的总苷后再进行色谱分离。

1. 溶剂法 一般采用正丁醇等极性较大的溶剂，将蒽醌苷类从水溶液中萃取出来，使之与水溶性杂质相互分离，再用色谱法作进一步分离。

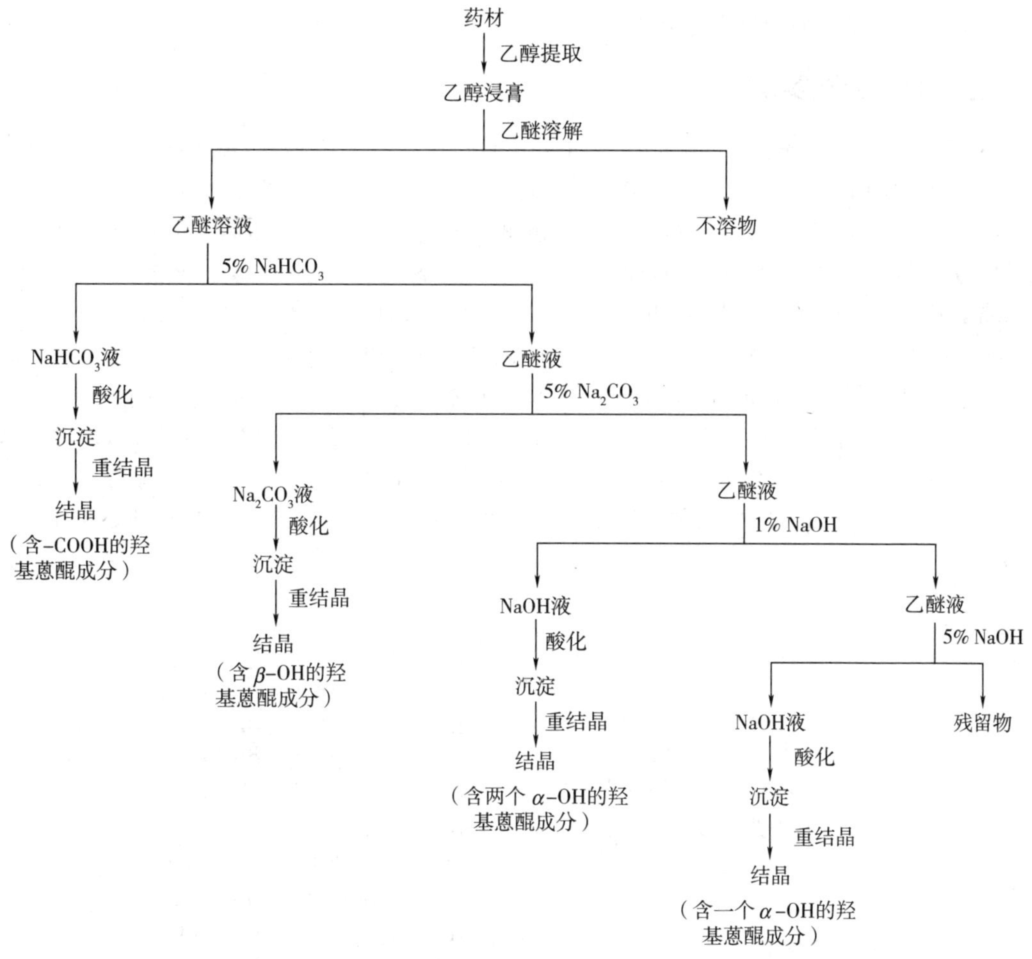

2. 铅盐法 通常是在已除去游离蒽醌衍生物的水溶液中加入醋酸铅溶液，使之与蒽醌苷类结合生成沉淀。过滤后沉淀用水洗净，再将沉淀悬浮于水中，按常法通入硫化氢气体使沉淀分解，释放出蒽醌苷类并溶于水中，滤去硫化铅沉淀，水溶液浓缩，即可进行色谱分离。

3. 色谱法 色谱法是分离蒽醌苷类化合物最有效的方法。过去主要应用的是硅胶、聚酰胺柱色谱。但近年来葡聚糖凝胶柱色谱和反相硅胶柱色谱得到普遍应用，使极性较大的蒽醌苷类化合物得到有效分离。近年高效液相色谱和制备型中、低压液相色谱也已广泛应用于蒽醌苷的分离，大大提高分离效率和实际应用价值。

大黄蒽醌苷类的分离就是依据分子大小的不同采用葡聚糖凝胶柱色谱来进行的，具体方法是：将大黄的70%甲醇提取液加到凝胶柱上，并用70%甲醇洗脱，分段收集，依次得到二蒽酮苷（番泻苷B、A、D、C）、蒽醌二葡萄糖苷（大黄素、芦荟大黄素、大黄酚的二葡萄糖苷）、蒽醌单糖苷（芦荟大黄素、大黄素、大黄素甲醚及大黄酚的单葡萄糖苷）、游离苷元（大黄酸、大黄酚、大黄素甲醚、芦荟大黄素及大黄素）。显然，上述化合物是以分子量由大到小的顺序流出色谱柱的。

从茜草（*Rubia cordifolia*）中分离蒽醌苷类成分则结合应用了正相硅胶柱色谱和反相硅胶柱色谱。将茜草根醇提取物的正丁醇萃取物进行硅胶柱色谱，三氯甲烷－甲醇梯度洗脱，不纯的馏分再进一步经反向硅胶RP－8柱分离，最后经重结晶和制备硅胶薄层色谱纯化，得到三种蒽醌衍生物的双糖苷单体化合物。

三、提取分离实例

从日本决明子（*Cassia obtusifolia*）中主要用硅胶色谱分离13种羟基蒽醌衍生物及类似物是一个典型的例子。方法如下：种子5kg，粉碎，用70%的甲醇提取两次，滤过，滤液减压浓缩至糖浆状，用苯进行提取，苯提取液减压浓缩，进行硅胶柱色谱，苯－乙酸乙酯（19∶1）洗脱，分离得到大黄酚（chrysophanol，1），大黄素甲醚（physcion，2），inotoralactone（3），rubrofusarin（4），钝叶素（obtusifolin，5），钝叶决明素（obtusin，6）及两个化合物（7和8）的混合物。然后用苯－乙酸乙酯（4∶1）洗脱，分别得到甲基钝叶决明素（chryso－obtusin，9）及橙钝叶决明素（aurantio－obtusin，10）与化合物（11）的混合物，还有questin（12）与苯甲酸（13）的混合物。（7）和（8）的混合物再进行聚酰胺柱色谱分离，洗脱剂为80%甲醇，（10）和（11）混合物也进行聚酰胺柱色谱分离，洗脱剂为70%甲醇，可得到（7）、（8）、（10）和（11）四种单体化合物。而（12）和（13）的混合物可通过重结晶加以分离。

	R_1	R_2	R_3	R_4	R_5
1	OH	H	H	H	OH
2	OH	H	OCH_3	H	OH
5	OH	H	H	OH	OCH_3
6	OH	OCH_3	OCH_3	OH	OCH_3
7	OCH_3	OCH_3	OCH_3	OH	OH
8	OH	OCH_3	OCH_3	OH	OH
9	OCH_3	OCH_3	OCH_3	OH	OCH_3
10	OH	OCH_3	OH	OH	OCH_3
11	OH	OCH_3	OH	OH	OH
12	OCH_3	H	OH	H	OH

3　　4

第四节　醌类化合物的结构测定

一、醌类化合物的波谱特征

（一）醌类化合物的紫外光谱

1. 苯醌和萘醌类的紫外光谱特征　醌类化合物由于存在较长的共轭体系，故在紫外区域均出现较强的紫外吸收。苯醌类的主要吸收峰有三个：①~240nm，强峰；②~285nm，中强峰；③~400nm，弱峰。萘醌主要有四个吸附峰，其峰位置与结构的关系大致如下所示：

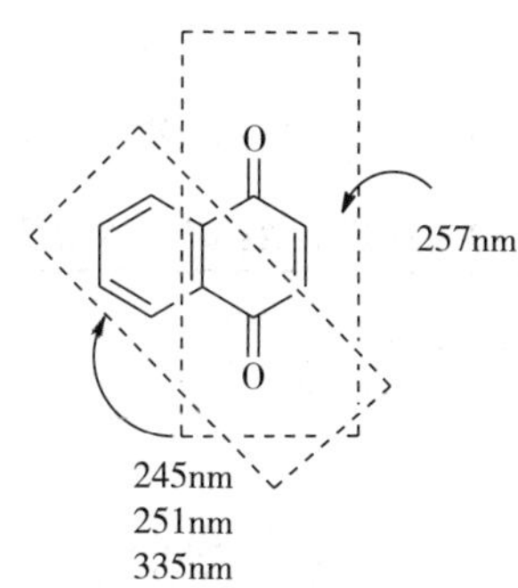

当分子中存在 -OH，-OMe 等助色团时，可引起分子中相应的吸收峰红移。例如 1,4-萘醌，当醌环上引入 +I 或 +M 取代基时，只影响 257nm 峰红移，而不影响由苯环引起的三个吸收带。但当苯环上引入上述取代基时，如 α-OH 时将使 335nm 的吸收峰红移至 427nm。

2. 蒽醌类的紫外光谱特征 蒽醌母核有四个吸收峰，分别由苯样结构（a）及醌样结构（b）引起，如下所示：

{252nm, 325nm}

（a）

{272nm, 405nm}

（b）

羟基蒽醌衍生物的紫外吸收基本上与上述蒽醌母核相似，此外，多数在 230nm 附近还有一强峰，故羟基蒽醌类化合物有五个主要吸收带。

第Ⅰ峰：230nm 左右

第Ⅱ峰：240~260nm（由苯样结构引起）

第Ⅲ峰：262~295nm（由醌样结构引起）

第Ⅳ峰：305~389nm（由苯样结构引起）

第Ⅴ峰：400nm 以上（由醌样结构中的 C=O 引起）

以上各吸收带的具体峰位与吸收强度均与蒽醌母核上的取代基的性质、数目及取代位置有关。其中，峰带Ⅰ的最大吸收波长（λ_{max}）与羟基数目及取代位置的关系见表 8-1。

表 8-1 羟基蒽醌类紫外吸收光谱（第Ⅰ峰）

OH 数	OH 位置	λ_{max}（nm）
1	1-；2-	222.5
2	1,2-；1,4-；1,5-	225
3	1,2,8-；1,4,8- 1,2,6-；1,2,7-	230±2.5
4	1,4,5,8-；1,2,5,8-；	236

峰带Ⅲ（262~295nm）受 β-酚羟基的影响，β-酚羟基的存在可使该带红移，且吸收强

度增加。

峰带Ⅴ主要受 α－羟基的影响，α－羟基数目越多，峰带红移值也越大，如表 8－2 所示。

表 8－2　羟基蒽醌类峰带Ⅴ的吸收

α－OH 数量		λ_{max} nm（$\log\varepsilon$）
无		356～362.5（3.30～3.88）
1		400～420
2	1,5－二羟基	418～440
	1,8－二羟基	430～450
	1,4－二羟基	470～500（靠 500nm 处有一肩峰）
3		485～530（2 至多个吸收）
4		540～560（多个重峰）

（二）醌类化合物的红外光谱

醌类化合物红外光谱的主要特征是羰基吸收峰以及双键和苯环的吸收峰。羟基蒽醌类化合物在红外区域有 $\upsilon_{C=O}$（1675～1653cm^{-1}）、υ_{OH}（3600～3130cm^{-1}）及 $\upsilon_{芳环}$（1600～1480cm^{-1}）的吸收。其中 $\upsilon_{C=O}$ 吸收峰位与分子中的 α－酚羟基的数目及位置有较强的规律性，对推测结构中的 α－酚羟基的取代情况有重要的参考价值。

当 9，10－蒽醌母核上无取代基时，因两个 C═O 的化学环境相同，只出现一个 C═O 吸收峰，在石蜡糊中测定的峰位置为 1675cm^{-1}。当芳环引入一个 α－羟基时，因与一个 C═O 缔合，使其吸收显著降低，另一个未缔合 C═O 的吸收则变化较小。当芳环引入的 α－羟基的数目增多且位置不同时，两个 C═O 的缔合情况发生变化，其吸收峰位也会随之改变。α－羟基的数目及位置对 $\upsilon_{C=O}$ 吸收的影响如表 8－3 所示。

表 8－3　蒽醌类 $\upsilon_{C=O}$ 与 α－OH 数目及位置的关系

Number of α－OH groups	$\upsilon_{C=O}$（Nujol）cm^{-1}
None	1678～1653
1	1675～1647 和 1637～1621
2（1,4－或 1，5－）	1645～1608
2（1,8－）	1678～1661 和 1626～1616
3	1616～1592
4	1592～1572

（三）醌类化合物的 ^{1}H－NMR 谱

1. 醌环上的质子　在醌类化合物中，只有苯醌及萘醌在醌环上有质子，在无取代时化学位移 δ 值分别为 6.72（s）（p－苯醌）及 6.95（s）（1,4－萘醌）醌环质子因取代基而引起的位移基本上与顺式乙烯中的情况相似。无论 p－苯醌或 1,4－萘醌，当醌环上有一个供电取代基时，将使醌环上其他质子向高场位移。位移顺序在 1,4－萘醌中为：—OCH_3＞—OH＞—$OCOCH_3$＞—CH_3。如表 8－4 所示。

表8-4 某些1,4-萘醌的^{1}H-NMR谱（600MHz）δ值

1,4-萘醌	H-2	H-3	H-5	H-6	H-7	H-8	其他
母体	6.95	6.95	8.06（m）	7.73（m）	7.76（m）	8.07（m）	
2-甲基-	—	6.79	—	—	—	—	Me，2.13（d）
2-羟基-	—	6.37	—	—	—	—	
2-甲氧基-	—	6.17	—	—	—	—	OMe，3.89
2-乙酰氧基-	—	6.76	—	—	—	—	
2-乙酰基-	—	7.06	—	—	—	—	
5-羟基-	6.97	6.97	—	7.25（m）	7.60（m）	7.70（m）	OH，11.07
5-羟基-7-甲基-	6.91	6.91	—	7.08（d）	—	7.41（d）	OH，11.17 Me，2.42
5-羟基-3,7-二甲氧基-	6.98	—	—	6.60（d）	—	7.18（d）	OH，11.03
5,8-二羟基-	7.13	7.13		7.13	7.13		OH，12.57
5,8-二羟基-2-甲氧基-	—	6.17	—	7.23	7.23		OH，12.37，12.83
5,8-二羟基-2-乙基-	—	6.84	—	7.2	7.2		OH，12.55，12.40
5,8-二羟基-2,7-二甲氧基-	—	6.4	—	6.4	—		OH，13.88，12.30

2. 芳环质子 在醌类化合物中，具有芳氢的只有萘醌（最多4个）及蒽醌（最多8个），可分为α-H及β-H两类。其中α-H因处于C═O的负屏蔽区，受影响较大，共振信号出现在低场，化学位移值较大；β-H受C═O的影响较小，共振信号出现在较高场，化学位移值较小。1,4-萘醌的共振信号分别在8.06（α-H）及7.73（β-H），9,10-蒽醌的芳氢信号出现在8.07（α-H）及6.67（β-H）。当有取代基时，峰的数目及峰位都会改变。

3. 取代基质子 在醌类化合物中，特别是蒽醌类化合物中常见的各类取代基质子的化学位移δ值有如下规律。

（1）甲氧基 一般在δ3.8~4.2，呈现单峰。

（2）芳香甲基 一般在δ2.1~2.5，α-甲基可出现在δ2.7~2.8，均为单峰。若甲基邻位有芳香质子，则因远距离偶合而出现宽单峰。

（3）羟甲基（$—CH_2OH$）CH_2的化学位移一般在δ4.4~4.7，呈单峰，但有时因为与羟基质子偶合而出现双峰。羟基吸收一般在δ4.0~6.0。

（4）乙氧甲基（$—CH_2—O—CH_2—CH_3$）与芳环相连的CH_2的化学位移一般在δ4.4~5.0，为单峰。乙基CH_2中的则在δ3.6~3.8，为四重峰，CH_3在δ1.3~1.4，为三重峰。

（5）酚羟基 α-羟基与羰基能形成氢键，其氢信号出现在最低场。当分子中只有一个α-羟基时，其化学位移值大于12.25。当两个羟基位于同一羰基的α-位时，分子内氢键减弱，其信号在δ11.6~12.1。β-羟基的化学位移值在较高场，邻位无取代的β-羟基在δ11.1~11.4，而邻位有取代的β-羟基，化学位移值小于10.9。

（四）醌类化合物的^{13}C－NMR谱

^{13}C－NMR 作为一种结构测试的常规技术已被广泛应用于醌类化合物的结构研究。常见的^{13}C－NMR 谱以碳信号的化学位移值为主要参数，通过测定大量数据已经积累了一些较成熟的经验和规律。这里主要介绍 1,4－萘醌及 9,10－蒽醌类的^{13}C－NMR 特征。

1. 1,4－萘醌类化合物的^{13}C－NMR 谱　1,4－萘醌母核的^{13}C－NMR 化学位移值（δ）如下所示：

O 126.2 184.6 136.6 131.7 138.6 O

OH O 161.8 114.8 124.2 190.0 138.4 183.9 136.4 139.3 118.9 131.5 O

OMe O 160.3 119.3 118.3 184.3 185.1 135.4 119.4 133.8 O

当醌环及苯环上有取代基时，则发生取代位移。

（1）醌环上取代基的影响　取代基对醌环碳信号化学位移的影响与简单烯烃的情况相似。例如，3－C 位有—OH 或—OR 取代时，引起 3－C 向低场位移约 20 个化学位移单位，并使相邻的 2－C 向高场位移约 30 个化学位移单位。

如果 2－C 位有烃基（R）取代时，可使 2－C 向低场位移约 10 个化学位移单位，3－C 向高场位移约 8 个化学位移单位，且 2－C 向低场位移的幅度随烃基 R 的增大而增加，但 3－C 则不受影响。

此外，2－C 及 3－C 的取代对 1－C 及 4－C 的化学位移没有明显影响。

（2）苯环上取代基的影响　在 1,4－萘醌中，当 8－C 位有—OH，—OMe 或—OAc 时，因取代基引起的化学位移值变化如表 8－5 所示。但取代基增多时，对^{13}C－NMR 信号的归属比较困难，一般须借助偏共振半去偶实验，DEPT 技术以及 2D－NMR 技术，特别是$^{13}C-^{1}H$远程相关谱才能得到可靠结论。

表 8－5　1,4－萘醌的取代基位移（$\Delta\delta$）

取代基	1－C	2－C	3－C	4－C	5－C	6－C	7－C	8－C	9－C	10－C
δ－OH	+5.4	－0.1	+0.8	－0.7	－7.3	+2.8	－9.4	+35.0	－16.9	－0.2
δ－OMe	－0.6	－2.3	+2.4	+0.4	－7.9	+1.2	－14.3	+33.7	－11.4	+2.7
δ－OAC	－0.6	－1.3	+1.2	－1.1	－1.3	+1.1	－4.0	+23.0	－8.4	+1.7

注：+号表示向低场位移；－号表示向高场位移

2. 9,10－蒽醌类化合物的^{13}C－NMR 谱　蒽醌母核及 α－位有一个 OH 或 OMe 时，其^{13}C－NMR 化学位移如下所示：

O 132.9 126.6 182.5 134.3 O

O OH 113.8 161.3 187.9 123.7 181.5 136.3 132.6 118.8 O

O OMe 121.6 160.3 182.1 117.9 183.3 134.3 134.7 119.7 O

当蒽醌母核每一个苯环上只有一个取代基时，母核各碳信号化学位移值呈现规律性的位移，如表 8－6 所示

表 8－6 蒽醌类化合物的取代基位移（Δδ）

C	C_1－OH	C_2－OH	C_1－OMe	C_2－OMe	C_1－Me	C_2－Me	C_1－OCOMe	C_2－OCOMe
1－C	+34.73	－14.37	+33.15	－17.13	+14.0	－0.1	+23.59	－6.53
2－C	－0.63	+28.76	－16.12	+30.34	+4.1	+10.1	－4.84	+20.55
3－C	+2.53	－12.84	+0.84	－12.94	－1.0	－1.5	+0.26	－6.92
4－C	－7.80	+3.18	－7.44	+2.47	－0.6	－0.1	－1.11	+1.82
5－C	－0.01	－0.07	－0.71	－0.13	+0.5	－0.3	+0.26	+0.46
6－C	+0.46	+0.02	－0.91	－0.59	－0.3	－1.2	+0.68	－0.32
7－C	－0.06	－0.49	+0.10	－0.10	+0.2	－0.3	－0.25	－0.48
8－C	－0.26	－0.07	0.00	－0.13	0.0	－0.1	+0.42	+0.61
9－C	+5.36	+0.00	－0.68	+0.04	+2.0	－0.7	－0.86	－0.77
10－C	－1.04	－1.50	+0.26	－1.30	0.0	－0.3	－0.37	－1.13
10a－C	－0.03	+0.02	－1.07	+0.30	0.0	－0.1	－0.27	－0.25
8a－C	+0.99	+0.16	+2.21	+0.19	0.0	－0.1	+2.03	+0.50
9a－C	－17.09	+2.17	－11.96	+2.14	+2.0	－0.2	－7.89	+5.37
4a－C	－0.33	－7.84	+1.36	－6.24	－2.0	－2.3	+1.63	－1.58

按照表 8－6 取代基位移值进行推算所得的计算值与实验值很接近，误差一般在 0.5 以内。可是两个取代基在同环时则产生较大偏差，须在上述位移基础上做进一步修正。

当蒽醌母核上仅有一个苯环有取代基，另一苯环无取代基时，无取代基苯环上各碳原子的信号化学位移变化很小，即取代基的跨环影响不大。

（五）醌类化合物的 2D－NMR 光谱

应用 ^{13}C－NMR 谱分析醌类化合物的结构，虽然较 ^{1}H－NMR 谱大大提高了分辨率，但由于常规的 ^{13}C－NMR 谱主要应用化学位移（δ）一个参数，故一般需要按有关经验规律加以计算，并和已知相似化合物比较确定结构。这样得不到取代基位置的直接证据。

现代 2D－NMR 技术的应用为醌类化合物的结构测定提供了强有力的手段。因为蒽醌类化合物中季碳较多，故 ^{13}C－^{1}H 远程相关谱（COLOC 或 HMBC 谱）和 NOESY 谱对确定蒽醌类化合物中取代基的取代位置具有决定作用。

（六）醌类化合物的 MS 特征

在所有游离醌类化合物的 MS 中，其共同特征是分子离子峰通常为基峰，且出现丢失 1～2 个分子 CO 的碎片离子峰。

苯醌及萘醌还可从醌环上脱去 1 个 CH≡CH 碎片，如果在醌环有羟基，则断裂同时还伴有特征的 H 重排。

1. *p*－苯醌的 MS 特征

（1）苯醌母核的主要开裂过程如下所示：

无取代的苯醌因 A、B、C 三种开裂方式，分别得到 *m/z* 82、*m/z* 80 及 *m/z* 54 三种碎片离子。

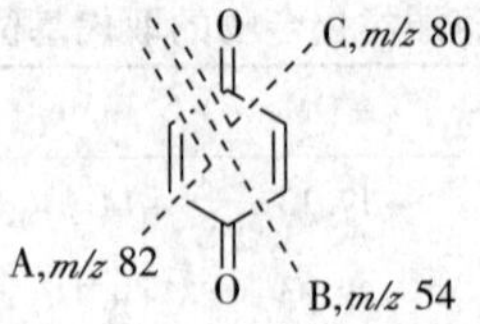

C, *m/z* 80

A, *m/z* 82

B, *m/z* 54

（2）连续脱去两个分子的 CO，无取代的苯醌将得到 *m/z* 52 碎片离子（环丁烯离子）。

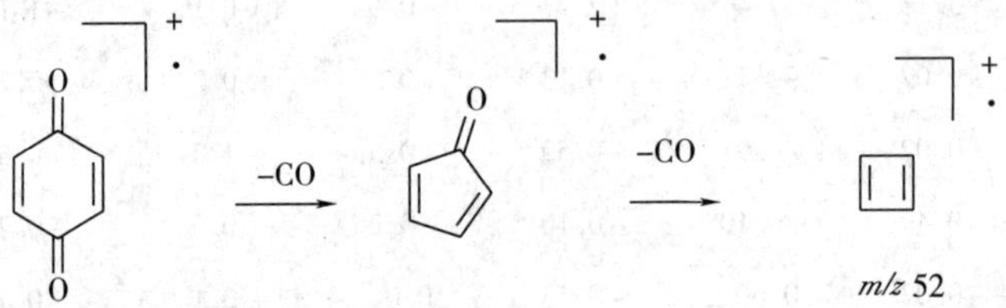

−CO　　−CO

m/z 52

2. 1,4－萘醌类化合物的 MS 特征　苯环上无取代时，将出现 *m/z* 104 的特征碎片离子及其分解产物 *m/z* 76 及 *m/z* 50 的离子。但苯环上有取代时，上述各峰将移至较高 *m/z* 处。例如 2,3－二甲基萘醌的开裂方式如下：

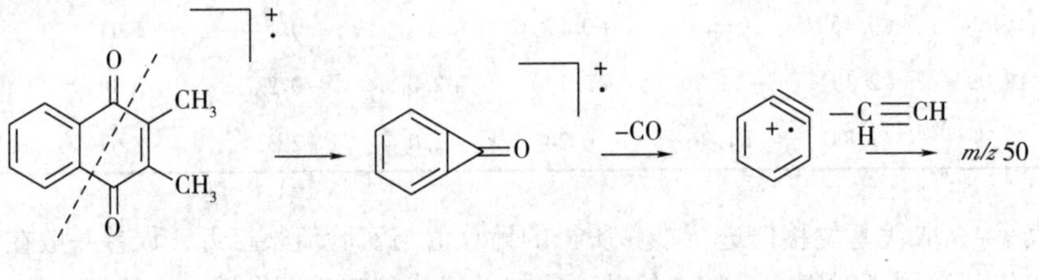

m/z 186　　*m/z* 104　　−CO　　*m/z* 76　　→ *m/z* 50

3. 9,10－蒽醌类化合物的 MS 特征　游离蒽醌依次脱去 2 分子 CO，得到 *m/z*180（M－CO）及 152（M－2CO）以及它们的双电荷离子峰 *m/z* 90 及 *m/z* 76。

蒽醌衍生物也经过同样的开裂方式，得到与之相应的碎片离子峰。

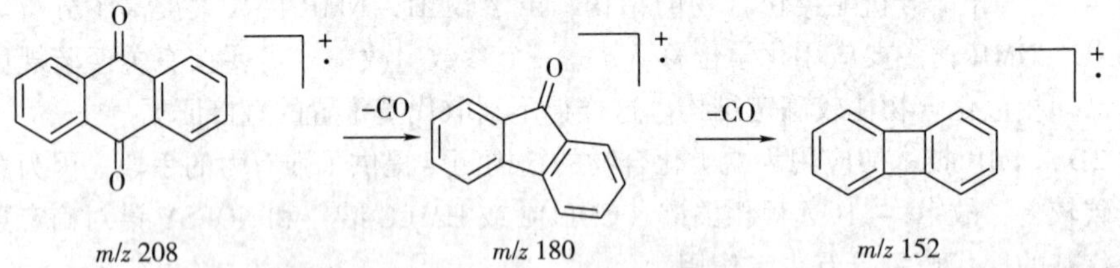

−CO　　−CO

m/z 208　　*m/z* 180　　*m/z* 152

需要注意的是，蒽醌苷类化合物用常规电子轰击质谱得不到分子离子峰，其基峰一般为苷元离子，需用快原子轰击质谱（FAB－MS）或电喷雾质谱（ESI－MS）才能出现准分子离子峰，以获得分子量的信息。

二、醌类化合物衍生物的制备

现在主要是通过对上述各种波谱数据进行分析来研究醌类化合物的结构，但有时也需结合必要的衍生物制备等化学方法。在实际工作中主要制备醌类化合物的甲基化或乙酰化的衍生物，对推测分子中羟基的数目和位置很有意义。

（一）甲基化反应

甲基化反应的难易及作用位置主要取决于醌类化合物苯环上羟基的类型与化学环境以及

甲基化试剂的种类及反应条件。

结构类型及化学环境不同的羟基，甲基化反应按难易顺序依次为：醇羟基，α－酚羟基，β－酚羟基，羧基等，即由于羟基的酸性越强，羟基上的质子的解离度越大，则甲基化反应越容易进行。

常见甲基化试剂的反应能力强弱及其与反应官能团的大致关系如表8－7所示。

表8－7　甲基化试剂与反应官能团的关系

甲基化试剂的组成	反应官能团
CH_2N_2/Et_2O	—COOH，β－酚OH，—CHO
$CH_2N_2/Et_2O+MeOH$	—COOH，β－酚OH，两个α－酚OH之一，—CHO
$(CH_3)_2SO_4+K_2CO_3+$丙酮	β－酚OH，α－酚OH
$CH_3I+Ag_2O+CHCl_3$	—COOH，所有的酚OH，醇OH，—CHO

从表8－7可以看出，甲基化试剂$CH_3I+Ag_2O+CHCl_3$的甲基化能力最强，CH_2N_2/Et_2O液的甲基化能力最弱。据此，采用不同甲基化试剂，严格控制反应条件可进行选择性甲基化，能得到甲基化程度不同的衍生物，再通过光谱分析等手段运用，很容易确定各个衍生物中甲氧基的数目，对推断原来分子中羟基数目和位置很有帮助。

（二）乙酰化反应

常用的乙酰化试剂按乙酰化能力强弱排序为：

$$CH_3COCl>(CH_3CO)_2O>CH_3COOR>CH_3COOH$$

试剂和反应条件不同，影响乙酰化的作用位置，如表8－8所示。

表8－8　乙酰化试剂的反应条件及作用位置

试剂组成	反应条件	作用位置
冰醋酸（加少量乙酰氯）	冷置	醇OH
醋酐	加热短时间	醇OH，β－酚OH
醋酐	加热长时间	醇OH，β－酚OH，两个α－酚OH之一
醋酐＋硼酸	冷置	醇OH，β－酚OH
醋酐＋浓硫酸	室温放置过夜	醇OH，β－酚OH，α－酚OH
醋酐＋吡啶	室温放置过夜	醇OH，β－酚OH，烯醇式OH

从表8－8可以看出，羟基的乙酰化难易程度，以醇羟基最易乙酰化，α－酚羟基则相对较难。乙酰化试剂中醋酐－吡啶的乙酰化能力最强，而冰醋酸最弱。醋酐－吡啶可使环上所有酚羟基乙酰化。如果控制不同的反应时间，作用位置也会有差别，但一般很难掌握。

有时为了保护α－羟基不被乙酰化，可采用醋酐－硼酸作为酰化剂。因为硼酸能和羟基蒽醌中的α－羟基形成硼酸酯，使α－羟基不参与乙酰化反应，仅使β－酚羟基乙酰化。反应产物再用冷水处理，使缔合的α－硼酸酯水解恢复α－酚羟基，这样就可以得到β－酚羟基的乙酰化产物。

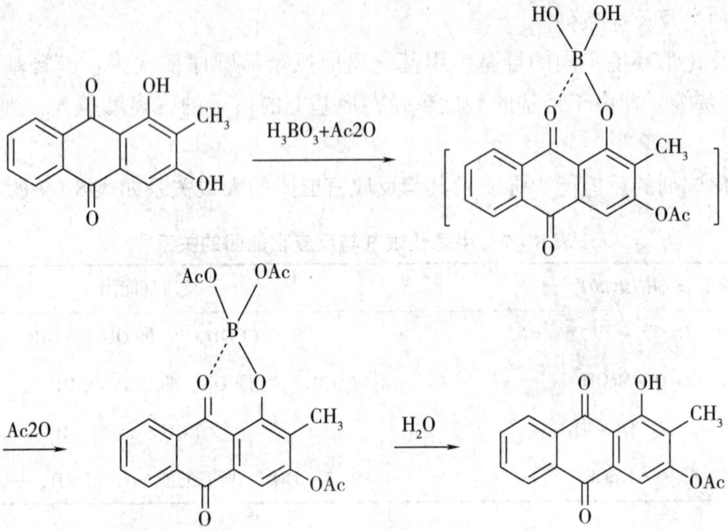

三、结构解析实例

实例1 2-羟基-1-甲氧基蒽醌的鉴定

从巴戟天（*Morinda officinalis* How.）中分得一种橙红色针晶，通过波谱分析确定了结构，其推导过程如下：

该化合物的ESI-MS（positive and negative）m/z：255 $[M+H]^+$、253 $[M-H]^-$，推测其相对分子质量为254，结合^1H-NMR、$^{13}C-NMR$谱数据可确定其分子式为$C_{15}H_{10}O_4$，不饱和度为11。^1H-NMR（400MHz，$CDCl_3$）中δ 4.03（3H，s）为甲氧基信号，8.13（1H，d，$J=8.4Hz$），7.35（1H，d，$J=8.4Hz$）为芳环上相邻两个质子信号，这表明该化合物一侧苯环上甲氧基的邻位还有另外一个取代基存在，结合6.82（1H，s）可知另一取代基为羟基；8.26～8.24（2H，m），7.77～7.75（2H，m），为另一侧芳环上相邻四个质子的信号，可知另一侧苯环上无取代基，综上所述，通过与已知化合物图谱比较，该化合物结构确定为2-羟基-1-甲氧基蒽醌。

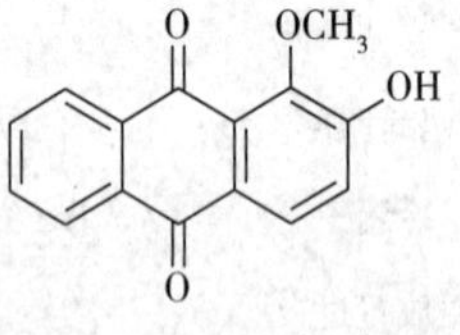

实例2 1,4,8-三羟基萘-1-O-β-D-吡喃葡萄糖苷的鉴定

从胡桃科胡桃属植物核桃楸（*Juglans mandshurica* Maxim）的根皮中分得一种黄色棱形晶体，mp：219-220℃，可溶于甲醇、乙醇，10% H_2SO_4-乙醇溶液薄层显色显蓝绿色。molish反应呈阳性，示可能为糖苷类化合物，盐酸水解检出葡萄糖。

IR ν_{max}（KBr）cm^{-1}：3382、3420处的宽峰为羟基振动吸收峰，1616、1490为苯环骨架振动吸收峰。^1H-NMR（500MHz，CD_3OD）谱显示δ4.99（1H，d，$J=8.0Hz$），结合碳信号δ105.3推断其为糖的端基信号且该糖为β构型，δ6.70（1H，d，$J=8.5Hz$），δ7.23（1H，d，$J=8.5Hz$），δ7.67（1H，d，$J=7.5Hz$），δ7.27（1H，t），δ6.82（1H，d，$J=7.0Hz$）表明有5个烯氢信号，其中δ6.70（1H，d，$J=8.5Hz$）和δ7.23（1H，d，$J=8.5Hz$）是邻位氢。

$^{13}C-NMR$（125MHz，CD_3OD）谱共给出16个碳信号，其中有1组葡萄糖碳信号（端基

碳信号为δ105.3，4 个脂肪族碳信号 C2′、C3′、C4′、C5′分别为δ75.1、δ78.7、δ71.4、δ78.2 以及 1 个连氧亚甲基信号δ62.6），另外在δ108－155 之间有 10 个碳信号，推测该化合物中可能含有 1 个萘环。

将该化合物的^{13}C－NMR、^{1}H－NMR 谱数据与已知化合物的数据相比较，推断该化合物的结构为 1,4,8－三羟基萘－1－*O*－β－D－吡喃葡萄糖苷。

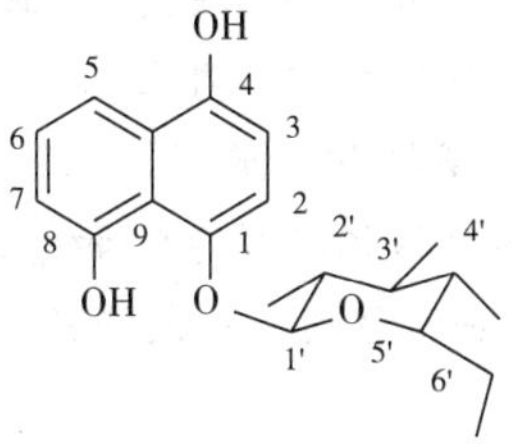

实例 3 1,3,6－三羟基－2－甲基蒽醌－3－*O*－β－D－吡喃木糖（1→2）－β－D－(6′－*O*－乙酰基）吡喃葡萄糖苷的鉴定。

从中药茜草（*Rubia cordifolia* L.）根中提取分离得到的该化合物为黄色针晶，mp. 284～286℃。Molish 反应阳性。FD－MS 出现 *m/z* 为 629［M＋Na］$^+$的准分子离子峰，说明分子量为 606，结合元素分析确定分子式为 $C_{28}H_{30}O_{15}$。UVnm：215.6，274.0，413.2。IR（KBr）cm^{-1}：3400（OH），1670（非缔合 C＝O），1625（缔合 C＝O），1590，1575（苯环）。以上数据说明该化合物为羟基蒽醌苷类化合物。

^{1}H－NMRδ：8.08（1H，d，*J*＝8.5Hz），7.18（1H，dd，*J*＝8.5Hz，2.5Hz）7.46（1H，d，*J*＝2.5Hz）三个芳氢质子组成 ABX 系统，提示一侧环上只有β位取代，且为酚羟基，δ7.37（1H，s）说明另一侧环上三取代，δ2.04（3H，s）则说明其中一个取代基为甲基，而另两个取代基为酚羟基。该化合物酸水解后苷元部分经与标准品对照证明为 1，3，6－三羟基－2－甲基蒽醌。

将该化合物的^{13}C－NMR 数据与苷元的数据相比较，可知 3－C 位的化学位移值向高场位移 3.0，2－C 和 4－C 的化学位移也有改变，表明该化合物为 3 位羟基与糖结合的 1，3，6－三羟基－2－甲基蒽醌苷，将其进行酸水解后检出葡萄糖和木糖且^{1}H－NMR 中δ4.45（1H，d，*J*＝7.0Hz）和δ5.26（1H，d，*J*＝7.0Hz）进一步说明葡萄糖和木糖的存在，并且两个键均为β构型。另外，IR 中 $1735cm^{-1}$，^{13}C－NMR 中δ170.3 和δ20.4 及^{1}H－NMR 中δ2.13（3H，s）的信号均表明分子中有乙酰基。将碳谱中糖部分信号与β－葡萄糖甲苷相比较，发现其葡萄糖的 2－C 位化学位移值向低场位移约 8，说明木糖连接在 2－C 位上。葡萄糖 6－C 位化学位移值向低场移约 3，说明葡萄糖 6－C 位连有乙酰基。综上所述，该化合物结构确定为 1，3，6－三羟基－2－甲基蒽醌－3－*O*－β－D－吡喃木糖（1→2）－β－D－(6′－*O*－乙酰基）吡喃葡萄糖苷。

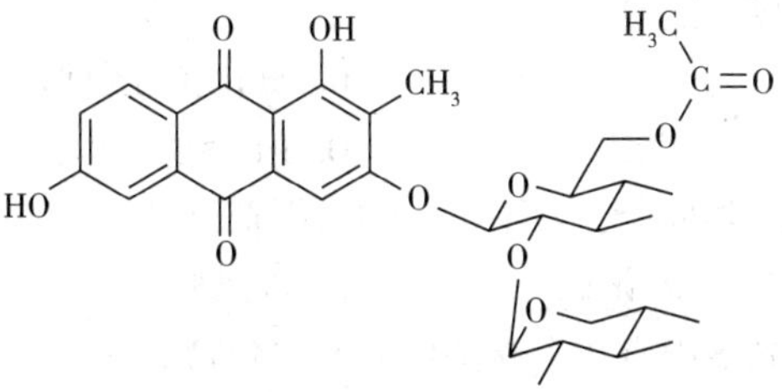

本章小结

本章主要包括醌类化合物的定义、结构类型、理化性质、提取分离和结构测定等内容。

重点：醌类化合物是指分子内具有不饱和环二酮结构（醌式结构）或容易转变成这样结构的天然有机化合物；主要分为苯醌、萘醌、菲醌、蒽醌四种类型；醌类化合物的物理性质包括颜色、性状、溶解性、升华性、挥发性；化学性质包括酸性和呈色反应；醌类化合物的提取方法主要包括有机溶剂提取法、碱提取－酸沉淀法、水蒸汽蒸馏法、超临界流体萃取法和超声波提取法；醌类化合物的分离可根据游离蒽醌和蒽醌苷的溶解度不同采用溶剂萃取法；游离蒽醌的分离可采用 pH 梯度萃取法和色谱法；蒽醌苷的分离往往采用溶剂法或铅盐法处理粗提物后再进行色谱分离。

难点：醌类化合物结构解析主要采用 UV、IR、^{1}H－NMR、^{13}C－NMR、MS 等波谱法。

练　习　题

一、单项选择题

1. 丹参中治疗冠心病的醌类成分属于（　　）
   A. 苯醌类　　B. 萘醌类　　C. 菲醌类　　D. 蒽醌类
2. 能与碱液发生反应，生成红色化合物的是（　　）
   A. 羟基蒽酮类　　B. 羟基蒽醌类　　C. 蒽酮类　　D. 羟基蒽酚类
3. 下列游离蒽醌衍生物酸性最弱的是（　　）

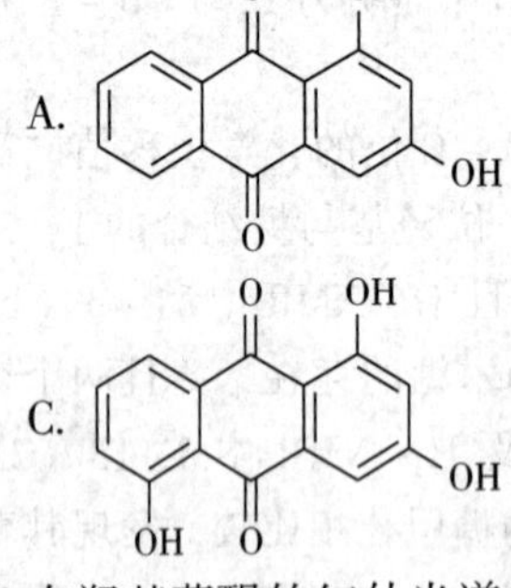

A.　B.　C.　D.

4. 在羟基蒽醌的红外光谱中，有 1 个羰基峰的化合物是（　　）
   A. 1,8－二羟基蒽醌　　B. 1－羟基蒽醌
   C. 1,4－二羟基蒽醌　　D. 1,4,5－三羟基蒽醌
5. 在大黄总蒽醌的提取液中，若要分离大黄酸、大黄酚、大黄素、芦荟大黄素、大黄素甲醚，采用哪种分离方法最佳（　　）
   A. pH 梯度萃取法　　B. 氧化铝柱色谱法
   C. 碱溶酸沉法　　D. pH 梯度萃取法与硅胶柱色谱结合法
6. 采用柱色谱分离蒽醌类成分，常不选用的吸附剂是（　　）
   A. 硅胶　　B. 氧化铝　　C. 聚酰胺　　D. 葡聚糖凝胶
7. 在羟基蒽醌的红外光谱中有 2 个羰基信号的化合物是（　　）
   A. 1,8－二羟基　　B. 1,4－二羟基

C. 1,5－二羟基　　D. 1,4,5,8－四羟基

8. 具有升华性的化合物是（　　）

A. 蒽醌苷　　B. 游离蒽醌　　C. 蒽酚苷　　D. 香豆素苷

9. 蒽醌类化合物取代基酸性强弱顺序为（　　）

A. β－OH＞α－OH＞—COOH　　B. α－OH＞β－OH＞—COOH

C. —COOH＞α－OH＞β－OH　　D. —COOH＞β－OH＞α－OH

10. 下列羟基蒽醌衍生物中，酸性最弱的是（　　）

A. 1－羟基蒽醌　　B. 1,4－二羟基蒽醌

C. 1,8－二羟基蒽醌　　D. 2－羟基蒽醌

二、简答题

1. 比较下列化合物的酸性强弱，并解释原因

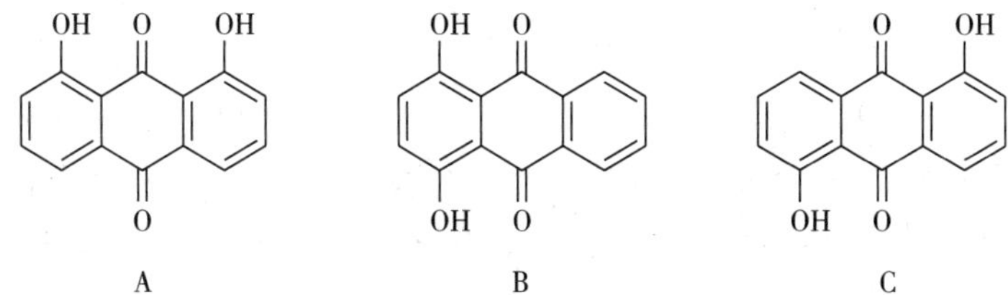

2. 比较下列化合物的酸性强弱，并解释原因

3. 比较下列化合物的酸性强弱，并解释原因

4. 用化学反应区分下列化合物，并解释原因

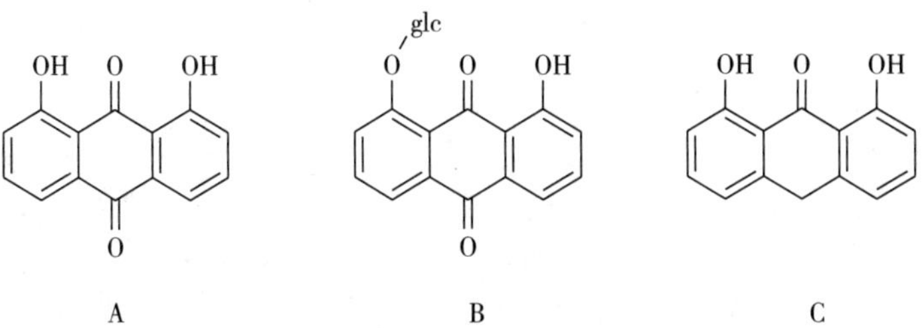

5. 采用 pH 梯度萃取法分离下列化合物，设计分离流程

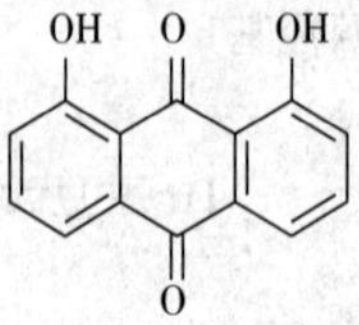

A 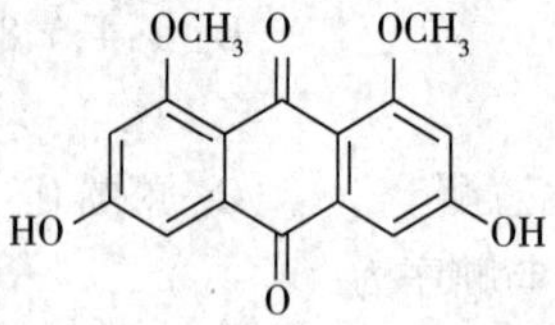　　　　B 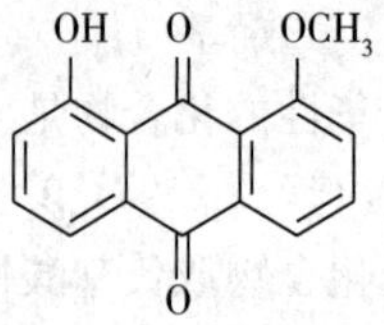　　　　C

6. 采用 pH 梯度萃取法分离下列化合物，设计分离流程

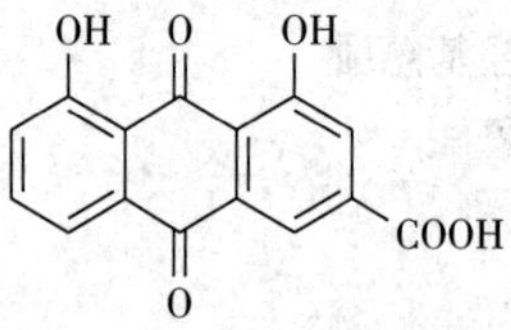

A 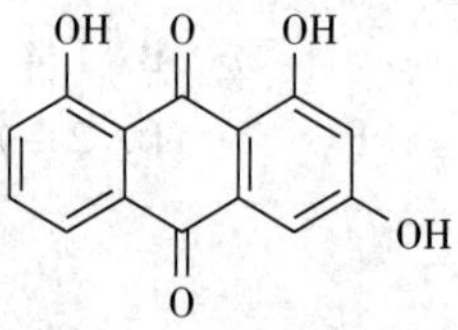　　　　B 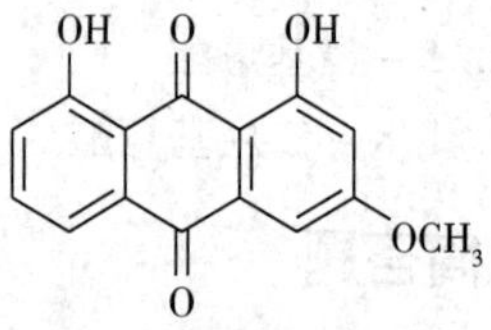　　　　C

7. 指出下列化合物红外光谱上的差别

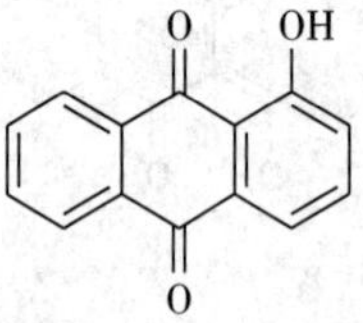

A 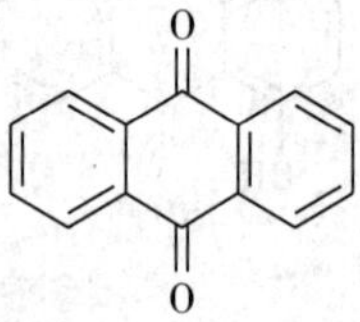　　　　B 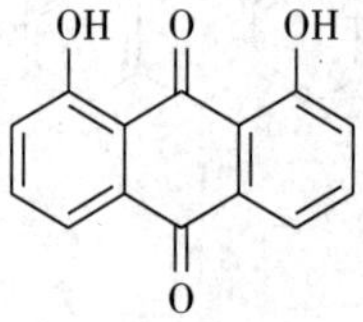　　　　C

（才　谦）

第九章　黄酮类化合物

学习导引

1. **掌握**　黄酮类化合物的基本母核结构、分类、黄酮类化合物的基本性质；不同黄酮类化合物的特殊结构对其性质的影响；黄酮类化合物的提取、分离方法。

2. **熟悉**　黄酮类化合物的结构测定程序及波谱特征。

3. **了解**　黄酮类化合物的分布及生物活性。

第一节　黄酮类化合物结构与分类

黄酮类化合物广泛存在于自然界，是一类重要的天然有机化合物。其不同的颜色为天然色素家族添加了更多的色彩。这类含有氧杂环的化合物多存在于高等植物及羊齿类植物中。苔类中含有的黄酮类化合物为数不多，而藻类、微生物、细菌中没有发现黄酮类化合物。

黄酮类化合物广泛分布于植物界中，而且生理活性多种多样。据不完全统计，其主要生理活性表现在：①对心血管系统的作用；②抗肝脏毒作用；③抗炎作用；④雌性激素样作用；⑤抗菌及抗病毒作用；⑥泻下作用；⑦解痉作用等。截止到 1974 年，国内外报道发现的黄酮类化合物共 1674 个，主要是天然黄酮类，也有少部分为合成品，其中苷元 902 个，苷 722 个，并以黄酮醇类最多；约占总数的三分之一，其次为黄酮类，占总数的四分之一以上，其余则较少。至于双黄酮类多局限分布于裸子植物，尤其松柏纲、银杏纲和凤尾纲等植物中。截止到 1993 年统计，黄酮类化合物总数已超过 4000 个。

黄酮类化合物的存在形式既有与糖结合成苷的，也有游离体。除常见的 O－苷外，还发现有 C－苷，如葛根素等。1952 年以前，黄酮类化合物主要是指基本母核为 2－苯基色原酮的一系列化合物。

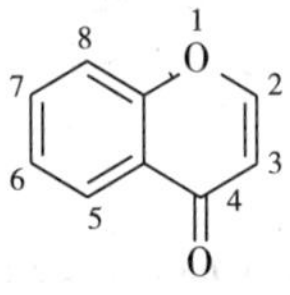

色原酮 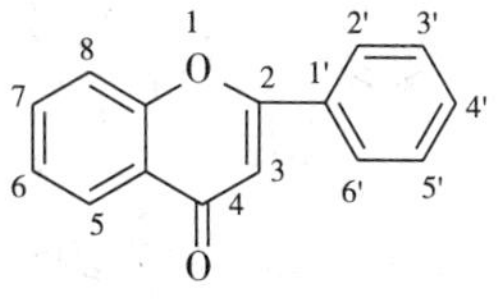　　　　2-苯基色原酮（黄酮）

现在的黄酮类化合物则泛指两个苯环（A 与 B 环）通过中央三碳链相互连接而成的一类化合物。

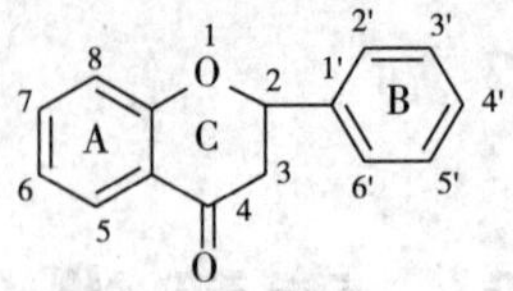

$C_6-C_3-C_6$

从生物合成途径上看，黄酮的基本骨架是由三个丙二酰辅酶 A 和一个桂皮酰辅酶 A 生物合成而产生的。A 环来自于三个丙二酰辅酶 A，而 B 环则来自于桂皮酰辅酶 A。

根据 B 环连接位置（2 位或 3 位）、C 环氧化程度、C 环是否成环等将黄酮类化合物分为以下九大类。

一、黄酮和黄酮醇

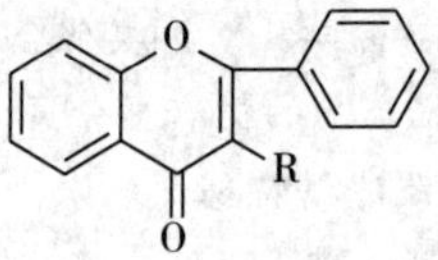

R=H 黄酮
R=OH 黄酮醇

这里指的是狭义的黄酮（flavones），即 2－苯基色原酮（2－苯基苯并 γ 吡喃酮）类，此类化合物数量最多，尤其是黄酮醇（flavonols）。如芫花中的芹菜素（apigenin）、金银花中的木犀草素（luteolin）属于黄酮类；银杏中的山柰素（kaempferide）和槲皮素（quercetin）属于黄酮醇类。

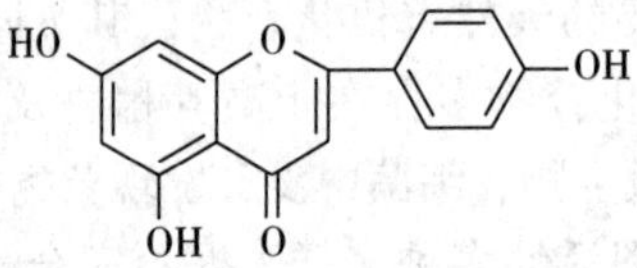

芹菜素 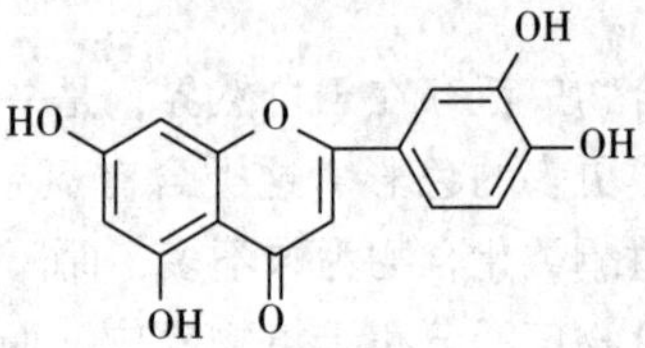　　木犀草素

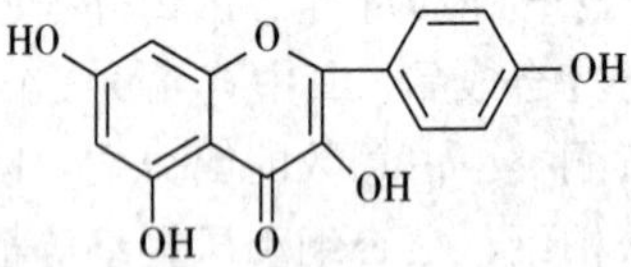

山柰素 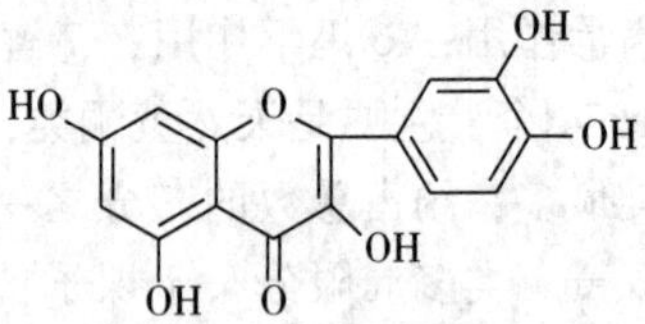　　槲皮素

二、二氢黄酮和二氢黄酮醇

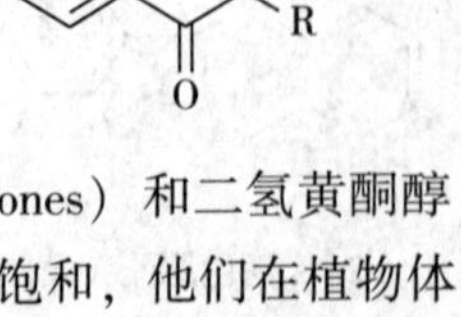

R=H 二氢黄酮
R=OH 二氢黄酮醇

二氢黄酮（dihydroflavones）和二氢黄酮醇（dihydroflavonols）与黄酮和黄酮醇相比，其结构中 C 环 C_2-C_3 位双键被饱和，他们在植物体内常与相应的黄酮和黄酮醇共存。如甘草中的甘草素（liquiritigenin）、橙皮中的橙皮苷（hesperidin）均属于二氢黄酮类；满山红中的二氢槲皮素（dihydroquercetin）、桑枝中的二氢桑色素（dihydromorin）均属于二氢黄酮醇类。

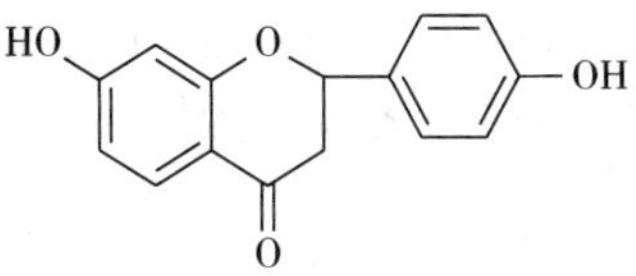

甘草素

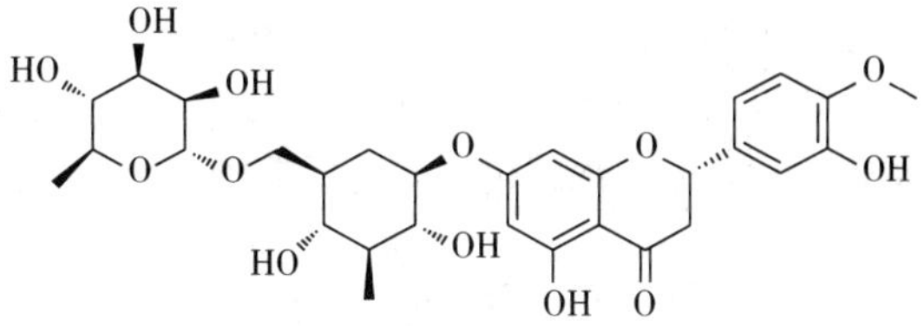

橙皮苷

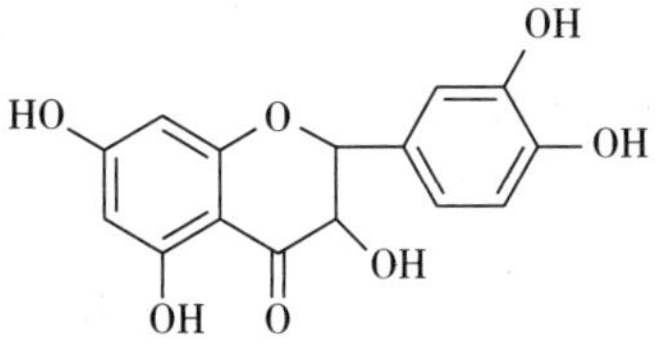

二氢槲皮素

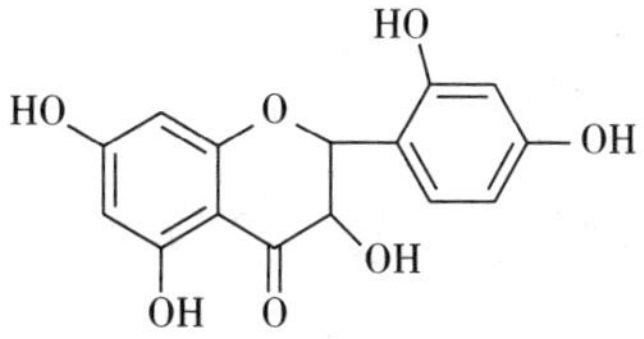

二氢桑色素

三、异黄酮和二氢异黄酮

异黄酮类（isoflavones）为具有 3 - 苯基色原酮基本骨架的化合物，与黄酮相比其 B 环位置连接不同。如葛根中的葛根素（puerarin）、大豆苷（daidzin）及大豆素（soybean）均为异黄酮。

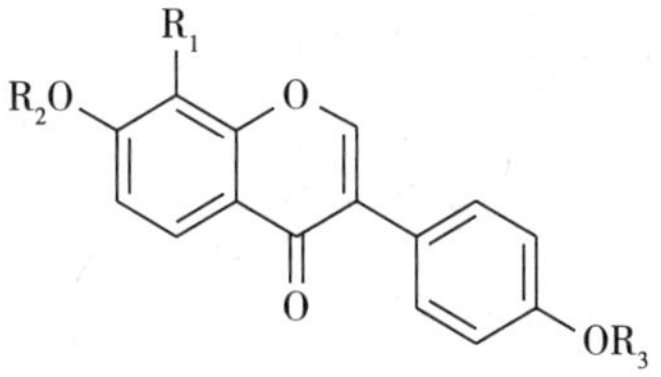

大豆素 $R_1=R_2=R_3=H$

大豆苷 $R_1=R_3=H$　$R_2=glc$

葛根素 $R_2=R_3=H$　$R_1=glc$

二氢异黄酮类（isoflavanones）可看作是异黄酮类 C_2 和 C_3 双键被还原成单键的一类化合物。如中药广豆根中的紫檀素（pterocarpin）就属于二氢异黄酮的衍生物。

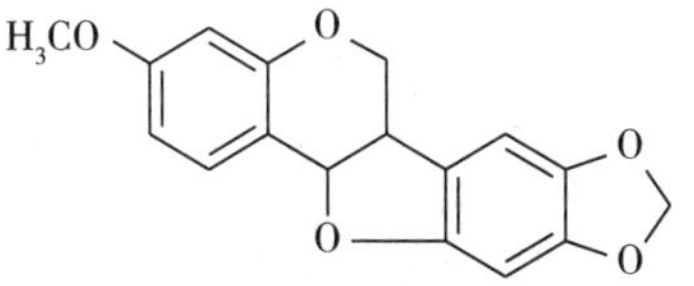

紫檀素

四、查耳酮和二氢查耳酮类

查耳酮（chalcones）的主要结构特点是 C 环未成环，另外定位也与其他黄酮不同。其可以看作是二氢黄酮在碱性条件下 C 环开环的产物，两者互为同分异构体，常在植物体内共存。同时两者的转变伴随着颜色的变化。

二氢查耳酮（dihydrochalcones）在植物界分布极少。

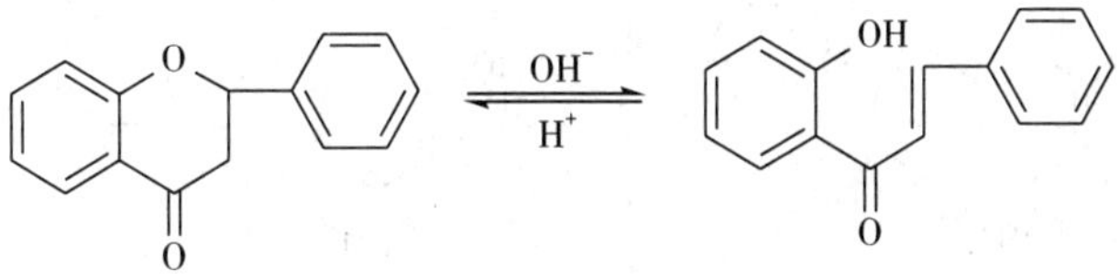

二氢黄酮　$\underset{H^+}{\overset{OH^-}{\rightleftharpoons}}$　2-羟基查耳酮

中药红花中的红花苷（carthamin）为查耳酮类。红花在开花初期时，花中主要成分为无色的新红花苷（二氢黄酮类）及微量红花苷，故花冠是淡黄色；开花中期花中主要成分为黄色的红花苷，故花冠为深黄色；开花后期则变成红色的醌式红花苷，故花冠为红色。

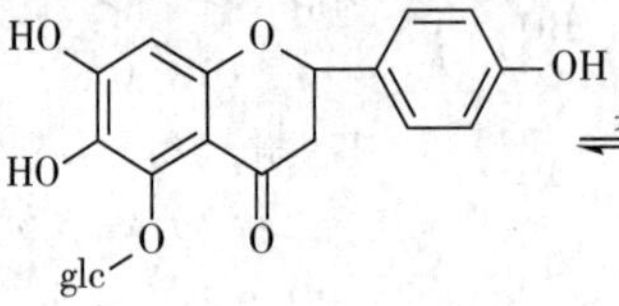

新红花苷（无色） 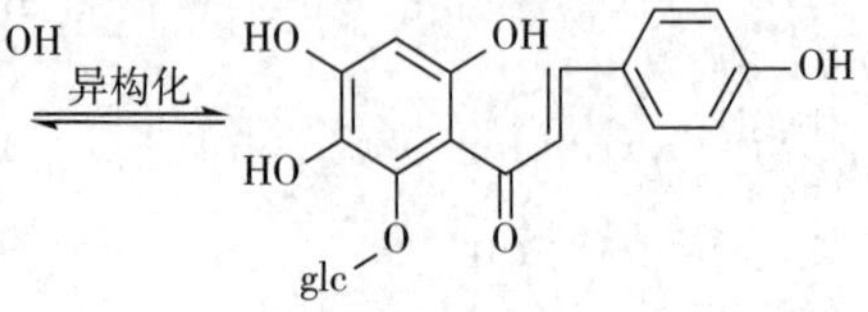 红花苷（黄色）

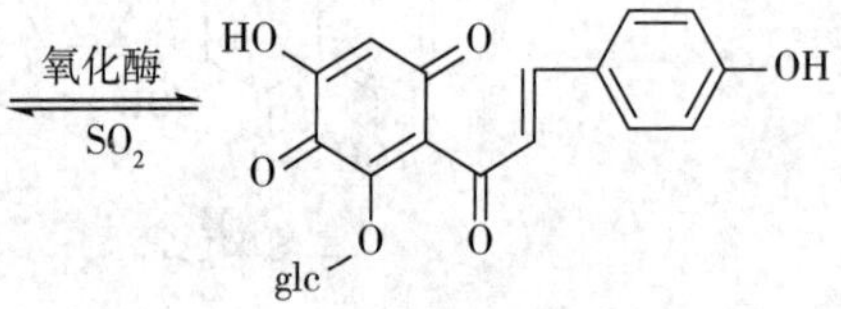

醌式红花苷（红色）

五、橙酮类

橙酮类（aurones）结构特点：可看作是黄酮的C环分出一个碳原子变成五元环，其余部位不变，但C原子定位也有所不同。是黄酮的同分异构体，属于苯骈呋喃的衍生物，又名噢哢。如黄花波斯菊花中含有的硫黄菊素（sulphuretin）就属于此类。

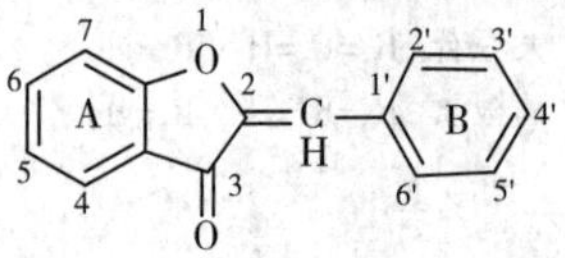

橙酮基本结构 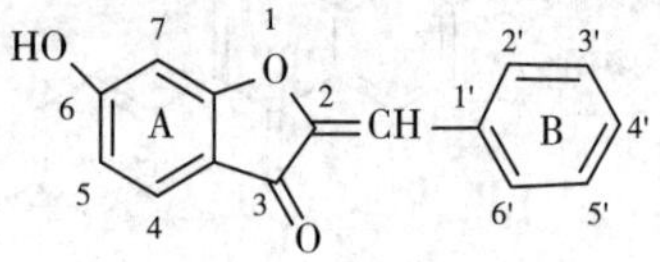 硫黄菊素

六、黄烷醇类

黄烷醇类（flavanols）生源上是由二氢黄酮醇类还原而来，可看成是脱去C_4位羰基氧原子后的二氢黄酮醇类。

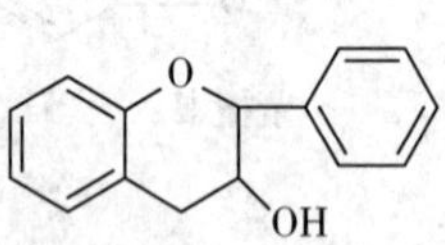

黄烷-3-醇

黄烷-3-醇（flavan-3-ols）在植物界分布很广，如（+）儿茶素（catechin）和（-）表儿茶素（epicatechin）。故又称为儿茶素类。儿茶素为中药儿茶的有效成分，具有一定的抗癌活性。

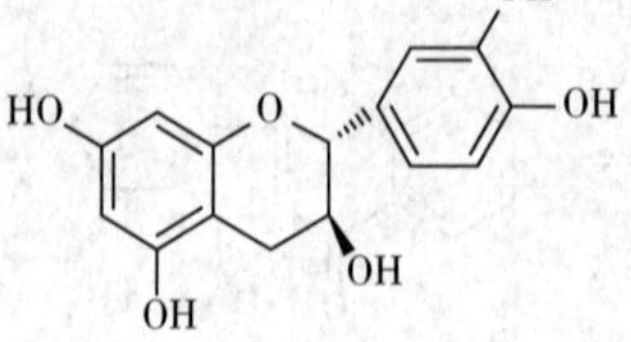

（+）儿茶素 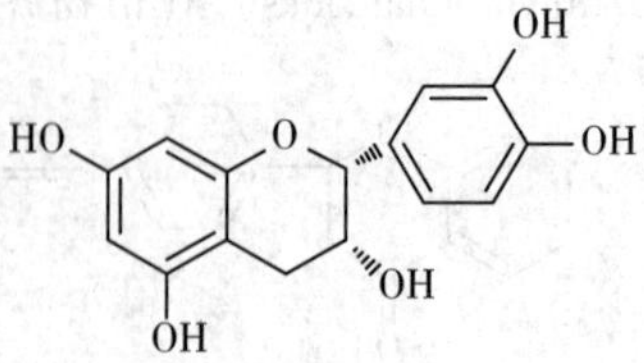 （-）表儿茶素

七、双黄酮类

双黄酮类（bisflavones）是由二分子黄酮衍生物通过 C—C 键或 C—O—C 键聚合而成的二聚物。如银杏叶中含有的银杏素（ginkgetin）即为 C—C 键相结合的双黄酮衍生物。

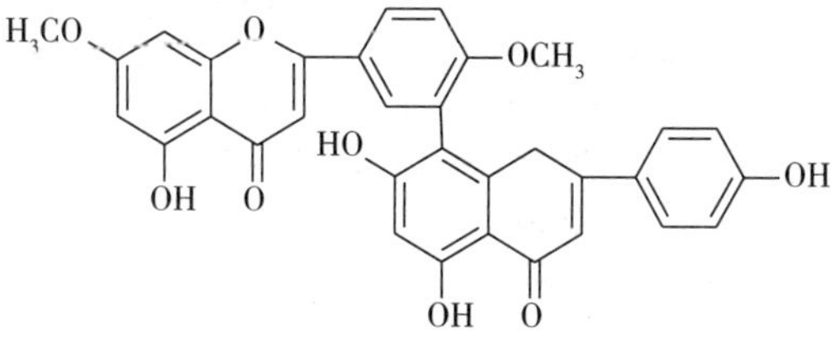

银杏素

八、花色素类

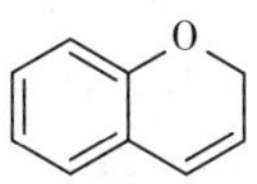

色原烯 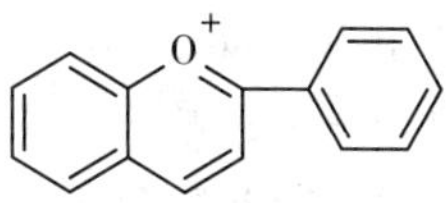　　2-苯基色原烯（花色素母核）

花色素类（anthocyanidins）是一类以离子形式存在的色原烯的衍生物。广泛存在于植物的花、果、叶、茎等部位，是形成植物蓝、红、紫色的色素。由于花色素多以苷的形式存在，故又称花色苷。如矢车菊素（scabiolide）、飞燕草素（delphinidin）、天竺葵素（pelargonin）等属于此类。

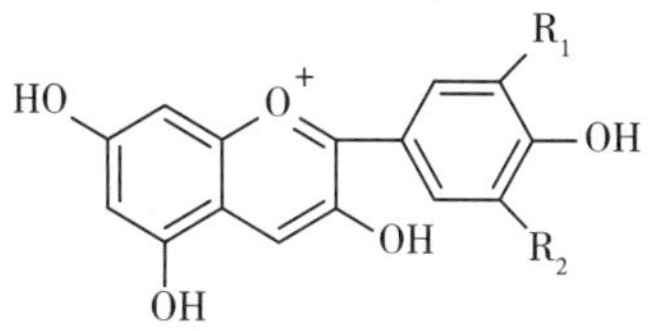

飞燕草素　$R_1=R_2=OH$

矢车菊素　$R_1=OH R_2=H$

天竺葵素　$R_1=R_2=H$

九、其他类

（一）苯并色原酮类

苯并色原酮类（xanthones）也称𠮿酮类、双苯吡酮类、呫吨酮类。其基本母核由苯环与色原酮的 2、3 位骈合而成，是一种特殊的黄酮类化合物。常存在于龙胆科、藤黄科植物中，在百合科植物中也有分布。如存在于石韦、芒果叶和知母叶中的异芒果苷（isomangiferin），具有止咳祛痰作用。

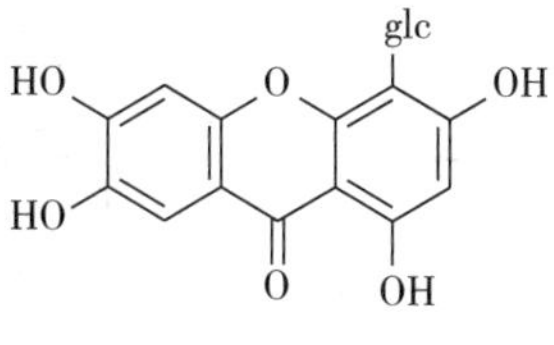

异芒果苷

（二）高异黄酮类

高异黄酮类（homoisoflavones）是一类具有3－苄基色酮（3－benzylchromone）结构的化合物的衍生物，如麦冬中的甲基麦冬黄烷酮A（methylophiopogonanone A）为二氢高异黄酮。

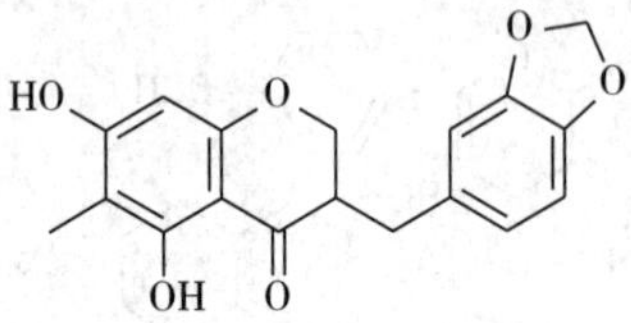

甲基麦冬黄烷酮

知识拓展

高异黄酮包括11种基本结构类型：高异黄酮类（homoisoflavones）、二氢高异黄酮类（homoisoflavanones，dihydroeucomin type）、2－羟基二氢高异黄酮、3－羟基二氢高异黄酮、（E）－3－苄烯基色满－4－酮、（Z）－3－苄烯基色满－4－酮、高异黄酮烷类（homoisoflavans）、3，4－二羟基高异黄酮烷类。（3，4－dihydroxyhomoisoflavans）、scillascillin型、brazilin型、comosin型。

（三）苯色原酮类和呋喃色原酮类

呋喃色原酮类和苯色原酮类在植物界中分布较少，中药决明子中的红镰霉素（rubrofusarin）、去甲红镰霉素（norrubrofusarin）为苯色原酮类。而凯刺种子和果实中得到的凯林（khellin）属于呋喃色原酮类化合物。

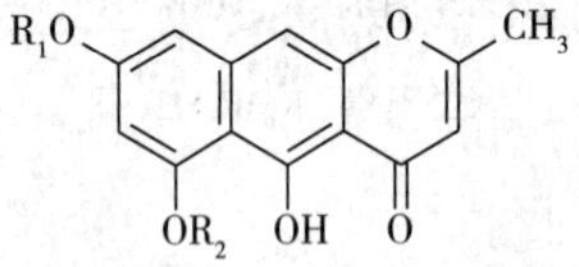

红镰霉素：　R_1=CH_3，R_2=H

去甲红镰霉素：　R_1=R_2=H

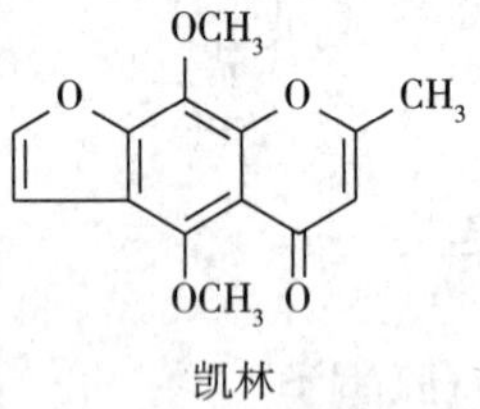

凯林

以上九大类是黄酮苷元的结构分类。而天然黄酮类化合物多以苷类形式存在，并且由于糖的种类、数量、联接位置及联接方式不同，可以组成各种各样的黄酮苷类。组成黄酮苷的糖类除O－苷外，天然黄酮类化合物中还发现有C－苷，如牡荆素（vitexin）、葛根黄素（puerarin），其中葛根黄素为中药葛根中的扩张冠状动脉血管的有效成分。

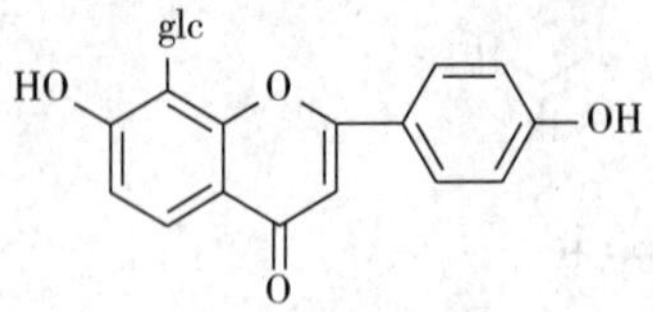

葛根黄素 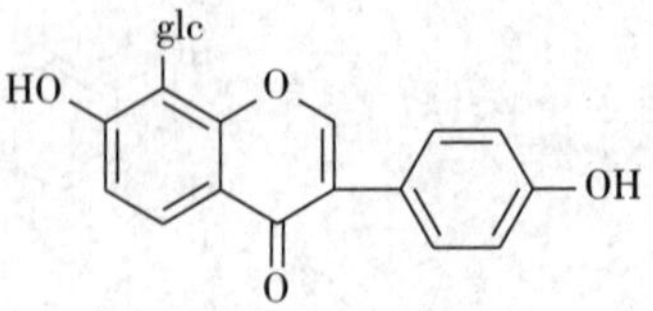　　　　牡荆素

知识拓展

组成黄酮苷的糖类主要有以下四类：①单糖类：D－葡萄糖、D－半乳糖、D－木糖、L－鼠李糖、L－阿拉伯糖及D－葡萄糖醛酸等；②双糖类：槐糖、龙胆二糖、芸香糖、新橙皮糖、刺槐二糖等；③三糖类：槐三糖、龙胆三糖等；④酰化糖类：2－乙酰葡萄糖、咖啡酰基葡萄糖等。

黄酮苷中糖连接位置与苷元的结构类型有关。如黄酮醇类常形成3－、7－、3′－、4′－单糖苷，或3,7－、3,4′－及7,4′－双糖链苷等。花色苷类多在3－OH连糖或形成3,5－二糖苷。

黄酮类化合物基本骨架及代表化合物，见表9－1。

表9－1　黄酮类化合物基本骨架及代表化合物

名称	基本骨架	代表化合物
黄酮		芹菜素（5,7,4′－三羟基黄酮） 木犀草素（5,7,3′,4′－四羟基黄酮） 黄芩素（5,6,7－三羟基黄酮）
黄酮醇		山柰酚（5,7,4′－三羟基黄酮醇） 槲皮素（5,7,3′,4′－四羟基黄酮醇） 杨梅素（5,7,3′,4′,5′－五羟基黄酮醇）
二氢黄酮		橙皮素（5,7,3－三－羟基，4－甲氧基二氢黄酮） 甘草素（7,4－二羟基二氢黄酮） 甘草苷（甘草素－7－O－葡萄糖苷）
二氢黄酮醇		二氢槲皮素（5,7,3,4－四羟基二氢黄酮醇） 二氢桑色素（5,7,2,4－四羟基二氢黄酮醇）
异黄酮		大豆素（7,4－二羟基异黄酮） 大豆苷（大豆素－7－O－葡萄糖苷） 葛根素（7,4－二羟基，8－葡萄糖异黄酮苷）
二氢异黄酮		紫檀素

续表

名称	基本骨架	代表化合物
查耳酮	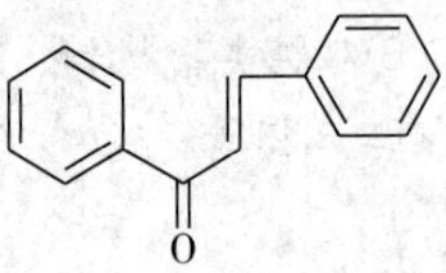	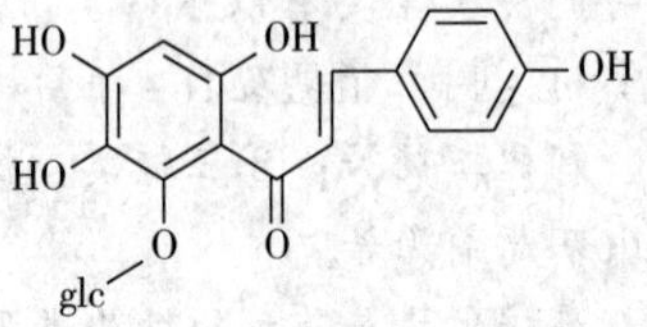 红花苷
二氢查耳酮	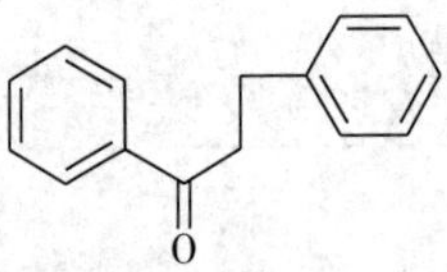	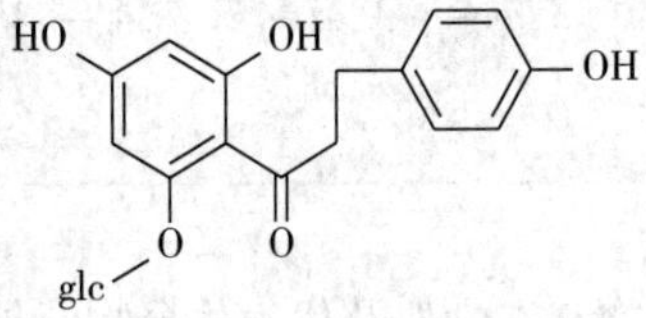 梨根苷
橙酮	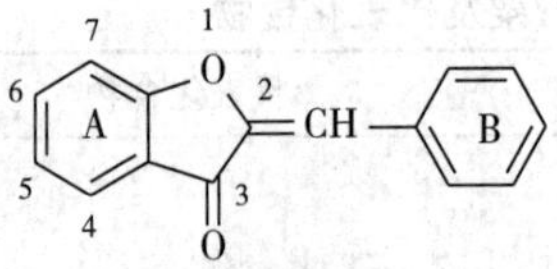	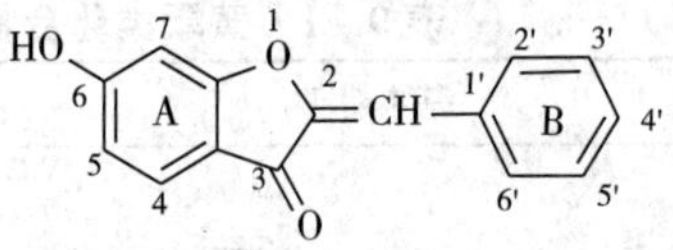 硫黄菊素
黄烷-3-醇	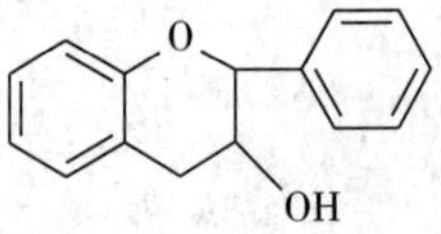	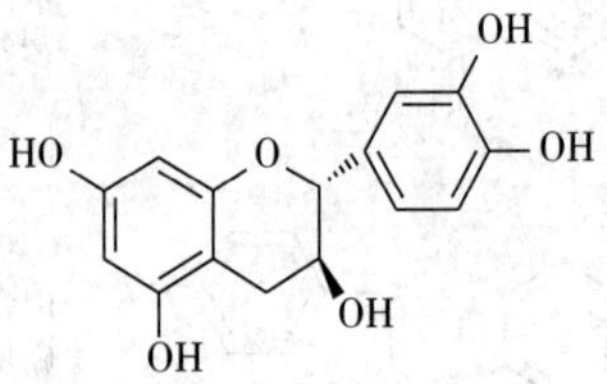 (+)儿茶素
双黄酮	二分子黄酮衍生物通过C-C键或C-O-C键聚合而成的二聚物	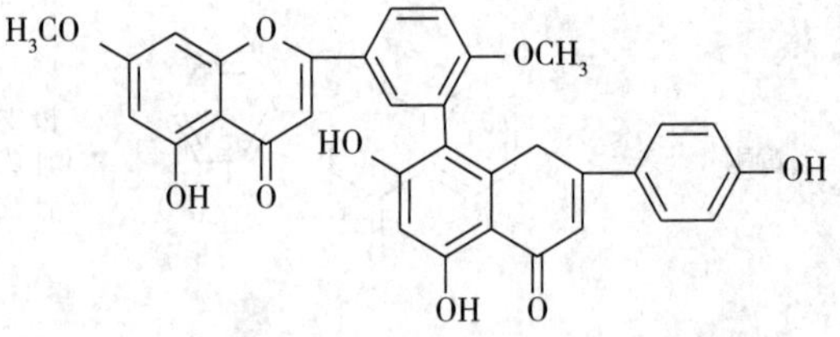 银杏素
花色素	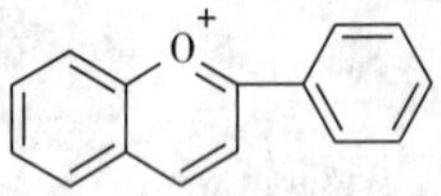	飞燕草素（3,7,3,4,5-六羟基花色苷） 矢车菊素（3,5,7,3,4-五羟基花色苷） 天竺葵素（3,5,7,4-四羟基花色苷）

第二节 黄酮类化合物的理化性质

一、性状

1. 多为结晶性固体，少为（如黄酮苷类）无定形粉末。

2. 颜色　色原酮部分原本无色，但在 2 位引入苯环后，即形成交叉共轭体系，且通过电子的转移，重排，使共轭链延长，而表现出颜色。

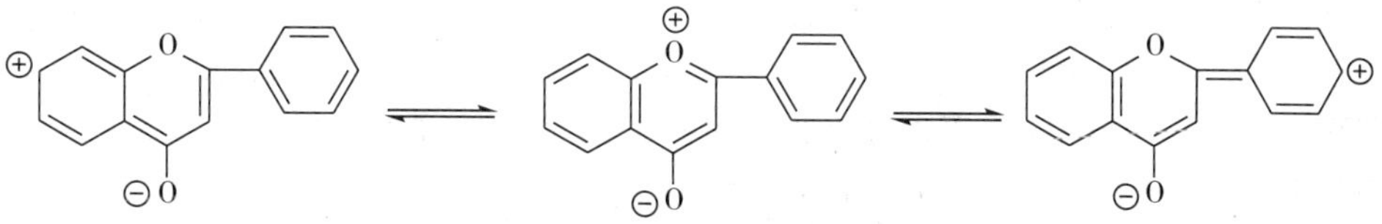

有交叉共轭体系的颜色较深，助色团的引入也可使颜色加深。助色团的种类、数目以及取代的位置，都会影响黄酮类化合物的颜色，如在 7，4′位引入羟基，甲氧基等供电子基团则促进电子移位、重排，使化合物颜色加深，颜色加深较其他位置更明显。

花色苷及其苷元的颜色随 pH 的不同而改变：呈现红（pH < 7），紫（pH = 8.5）、蓝（pH > 8.5）（表 9 – 2）。

表 9 – 2　不同结构类型黄酮颜色

结构类型	颜色	有无交叉共轭体系
黄酮	灰黄 – 黄色	有交叉共轭体系
黄酮醇	灰黄 – 黄色	
查耳酮	黄 – 橙黄色	
花色素类	红色（pH < 7）	
	紫色（pH = 8.5）	
	蓝色（pH > 8.5）	
二氢黄酮　二氢黄酮醇	无色	无交叉共轭体系
二氢查耳酮　黄烷醇类		
二氢异黄酮		
异黄酮	无或微黄色	

3. 旋光性　旋光性主要取决于不对称碳原子的有无。苷元中，二氢黄酮、二氢黄酮醇、黄烷及黄烷醇具有手性碳，具有旋光性，其余黄酮类一般无旋光性。苷类结构中含糖的部分结构，故均有旋光性。

二、溶解性

黄酮类化合物的溶解度因结构及存在状态（苷或苷元、单糖苷、双糖苷或三糖苷）不同而有很大差异。一般游离苷元难溶或不溶于水，易溶于甲醇、乙醇、醋酸乙酯、乙醇等有机溶剂及稀碱水溶液中。其中黄酮、黄酮醇、查耳酮等平面性强的分子，因分子与分子间排列紧密，分子间引力较大，故更难溶于水；而二氢黄酮及二氢黄酮醇等，因系非平面性分子，故分子与分子间排列不紧密，分子间引力降低，有利于水分子进入，溶解度稍大。

至于花色苷元（花青素）类虽也为平面性结构，但因以离子形式存在，具有盐的通性，故亲水性较强，水中溶解度较大。

黄酮类苷元分子中引入羟基，将增加在水中的溶解度；而羟基经甲基化后，则增加在有机溶剂中的溶解度。例如，一般黄酮类化合物不溶于石油醚中，故可与脂溶性杂质分开，但川陈皮素（5,6,7,8,3′,4 – 六甲氧基黄酮）却可溶于石油醚。

黄酮类化合物的羟基糖苷化后，水中溶解度即相应加大，而在有机溶剂中的溶解度则相应减小。黄酮苷一般易溶于水、甲醇、乙醇等强极性溶剂中；但难溶或不溶于苯、三氯甲烷等有机溶剂中。糖链越长，则水中溶解度越大。

另外，糖的结合位置不同，对苷的水中溶解度也有一定影响：以棉黄素（3,5,7,8,3′,4′-六羟基黄酮）为例，其3-O-葡萄糖苷的水中溶解度大于7-O-葡萄糖苷。

黄酮类化合物溶解性（极性）规律如下：

（1）三糖苷>双糖苷>单糖苷>苷元；

（2）3-O-糖苷>7-O-糖苷（平面性较强）；

（3）与取代基团的性质、数目、连接位置有关：如引入羟基数目多，在7、4′-位，都可使水溶度增大；羟基甲基化（$-OCH_3$），水溶度降低。

三、酸碱性与结构的关系

1. 酸性 黄酮类化合物因分子中多具有酚羟基，故显酸性，可溶于碱性水溶液、吡啶、甲酰胺及二甲基甲酰胺中。

由于酚羟基数目及位置不同，酸性强弱也不同，以黄酮为例，其酚羟基酸性强弱顺序依次为（表9-3）：

7,4′-二羟基>7或4′-羟基>一般酚羟基>5-羟基>3-羟基

例如C_7-羟基因为处于羰基的对位，在$p-\pi$共轭效应的影响下，酸性较强，可溶于碳酸钠水溶液中，此性质可用于提取、分离及鉴定工作。

表9-3 黄酮类化合物酸性规律

酚羟基位置	酸性	溶解规律
7,4′-二羟基黄酮	强	5%碳酸氢钠水溶液
7或4′-羟基黄酮	↓	5%碳酸钠水溶液
一般酚羟基黄酮	↓	0.2%氢氧化钠水溶液
5-羟基黄酮	弱	4%氢氧化钠水溶液

2. 碱性 γ-吡喃环的1-位氧原子上有未共用电子对，表现微弱的碱性，可与强无机酸如浓硫酸，盐酸生成𬭩盐，但极不稳定，加水即可分解。

$$\text{黄酮} \underset{H_2O}{\overset{HCl}{\rightleftharpoons}} \left[\text{4-羟基-2-苯基苯并吡喃𬭩}\right] Cl^{\ominus}$$

黄酮类化合物溶于浓硫酸中生成的𬭩盐常呈现特殊的颜色，可用于鉴别。

表9-4 黄酮类化合物在浓硫酸中𬭩盐颜色

物质	颜色
橙酮	红~洋红
查耳酮	橙红~洋红
二氢黄酮	橙红（冷）、紫红（热）
异黄酮	黄色

四、荧光

黄酮类化合物在紫外线照射下，可产生各种颜色的荧光，遇碱后颜色改变。其规律为：黄酮呈淡棕色、棕色的荧光；异黄酮呈紫色荧光；黄酮醇呈亮黄色或黄绿色荧光，在氨熏后不变；查耳酮和橙酮呈亮黄棕色或亮黄色，在氨熏后为橙红色。

五、显色反应

黄酮类化合物的颜色反应多与分子中的酚羟基及 γ－吡喃酮环有关（表9－5）。

（一）还原试验

1. 盐酸－镁粉（或锌粉）反应 这是鉴定黄酮类化合物最常用的颜色反应。方法是将样品溶于1.0ml甲醇或乙醇中，加入少许镁粉（或锌粉）振摇，滴加几滴浓盐酸，1～2分钟内（必要时微热）即可显色。多数黄酮、黄酮醇、二氢黄酮及二氢黄酮醇类化合物显橙红至紫红色，少数显紫至蓝色，当B环上有羟基或甲氧基取代时，呈现的颜色随之加深。但查耳酮、橙酮、儿茶素类则无该显色反应。异黄酮类除少数例外，也不显色。

由于花青素及部分橙酮、查耳酮等在单纯浓盐酸中也会发生色变，故须预先作空白对照实验（在供试液中仅加入浓盐酸进行观察）。

另外，在用植物粗提取液进行预试时，为了避免提取液本身颜色的干扰，可注意观察加入浓盐酸后升起的泡沫颜色。如泡沫为红色，即示阳性。

盐酸－镁粉反应的机理过去解释为由于生成了花色苷元所致，现在认为是因为生成了阳碳离子缘故。

2. 四氢硼钠（钾）反应 $NaBH_4$是对二氢黄酮类化合物专属性较高的一种还原剂。与二氢黄酮类化合物产生红至紫色，其他黄酮类化合物均不显色，可与之区别。方法是在试管中加入0.1ml含有样品的乙醇液，再加等量2% $NaBH_4$的甲醇液，1分钟后，加浓盐酸或浓硫酸数滴，生成紫色至紫红色。

另外，近来报道二氢黄酮可与磷钼酸试剂反应呈现棕褐色，也可作为二氢黄酮类化合物的特征鉴别反应。

表9－5 黄酮类化合物的还原显色反应

反应类型	鉴别特征		鉴别意义
盐酸－镁粉反应	黄酮、二氢黄酮	橙红～紫红	黄酮类特征性鉴别反应
	黄酮醇、二氢黄酮醇	橙红～紫红	
四氢硼钠（钾）	二氢黄酮、二氢黄酮醇	红～紫红	二氢黄酮类特有

（二）金属盐类试剂的络合反应

黄酮类化合物分子结构中多有3－羟基、4－酮基或5－羟基、4－酮基或邻二酚羟基，常可与铝盐、铅盐、锆盐、镁盐等试剂生成有色络合物（表9－6）。

1. 铝盐 常用试剂为1%三氯化铝或硝酸铝溶液。生成的络合物多为黄色，并有荧光，可用于定性及定量分析。

2. 锆盐 多用2%二氯氧化锆甲醇溶液 黄酮类化合物分子中有游离的3－或5－羟基存在时，均可与该试剂反应生成黄色的锆络合物。但两种锆络合物对酸的稳定性不同。3－羟基,4－酮基络合物的稳定性比5－羟基,4－酮基络合物的稳定性强（仅二氢黄酮醇除外）。故当反应液中接着加入枸橼酸后,5－羟基黄酮的黄色溶液显著褪色，而3－羟基黄酮溶液仍呈鲜黄色（锆－枸橼酸反应）。方法是取样品0.5～1.0mg，用10.0ml甲醇加热溶解，加1.0ml 2%二氯氧化锆（$ZrOCl_2$）甲醇液，呈黄色后再加入2%枸橼酸甲醇溶液，观察颜色变化。上述反应也可在纸上进行，得到的锆盐络合物多呈黄绿色，并带荧光。

3. 镁盐 常用醋酸镁甲醇溶液为显色剂，本反应可在纸上进行。试验时在纸上滴加一滴供试液，喷以醋酸镁的甲醇溶液，加热干燥，在紫外光灯下观察。二氢黄酮、二氢黄酮醇类可显天蓝色荧光，若具有5－羟基，色泽更为明显。而黄酮、黄酮醇及异黄酮类等则显黄－橙黄－褐色。

4. 氯化锶（$SrCl_2$） 在氨性甲醇溶液中，氯化锶可与分子中具有邻二酚羟基结构的黄酮类化合物生成绿色至棕色乃至黑色沉淀。具有邻二酚羟基的黄酮类化合物与$SrCl_2$的反应试验时，取约1.0mg检品置小试管中，加入1.0ml甲醇使溶（必要时可在水浴上加热），加入3滴0.01mol/L氯化锶的甲醇溶液，再加3滴已用氨蒸气饱和的甲醇溶液，注意观察有无沉淀生成。

5. 三氯化铁 三氯化铁水溶液或醇溶液为常用的酚类显色剂。多数黄酮类化合物因分子中含有酚羟基，故可产生阳性反应，但一般仅在含有氢键缔合的酚羟基时，才呈现明显反应。

表9－6 黄酮类化合物与金属盐类试剂络合反应

反应类型	鉴别特征	
三氯化铝（$AlCl_3$）	C_3—OH，C_4=O	黄色荧光
	C_5—OH，C_4=O	（可作为定性定量显色剂）
	邻二酚羟基	
	4′或7,4′—OH黄酮醇	天蓝色荧光
锆盐－枸橼酸（$ZrOCl_2$）	C_3—OH或3,5－二羟基	黄色不褪
	C_5—OH	黄色褪去
氨性氯化锶（$SrCl_2$）	邻二酚羟基	绿、棕、黑色沉淀
三氯化铁（$FeCl_3$）	酚羟基	紫、蓝、绿

知识链接

黄酮类化合物与铅盐也能发生络合反应 常用1%醋酸铅及碱式醋酸铅水溶液，可生成黄至红色沉淀。黄酮类化合物与铅盐生成沉淀的色泽，因羟基数目及位置不同而异。其中，醋酸铅只能与分子中具有邻二酚羟基或兼有3－羟基、4－酮基或5－羟基、4－酮基结构的化合物反应生成沉淀。但碱式醋酸铅的沉淀能力要大得多，一般酚类化合物均可与其发生沉淀，依此不仅可用于鉴定，也可用于提取及分离工作。

目前，由于铅盐的毒性大，使用减少。

（三）硼酸显色反应

当黄酮类化合物分子中有5－羟基黄酮，2′－羟基查耳酮结构时，在无机酸或有机酸存在条件下，可与硼酸反应，生成亮黄色，故可与其他类型区别。一般在草酸存在下显黄色并具有绿色荧光，但在枸橼酸丙酮存在的条件下，则只显黄色而无荧光（表9－7）。

表9－7　黄酮类化合物与硼酸的反应

反应类型	鉴别特征	
硼酸（H_3BO_3）	5－羟基黄酮或2′－羟基查耳酮	黄色，绿色荧光（草酸液） 黄色，无荧光（枸橼酸）

（四）碱性试剂显色反应

在日光及紫外光下，通过纸斑反应，观察样品用碱性试剂处理后的颜色变化情况，对于鉴别黄酮类化合物有一定意义。其中，用氨蒸气处理后呈现的颜色变化置空气中随即褪去，但经氢氧化钠水溶液处理而呈现的颜色置空气中却不褪色。

此外，利用碱性试剂的反应还可帮助鉴别分子中某些结构特征（表9－8）。例如：

1. 二氢黄酮类易在碱液中开环，转变成相应的异构体——查耳酮类化合物，显橙至黄色。
2. 黄酮醇类在碱液中先呈黄色，通入空气后变为棕色，因此可与其他黄酮类区别。
3. 黄酮类化合物当分子中有邻二酚羟基取代或3,4′－二羟基取代时，在碱液中不稳定，易被氧化，产生由黄色→深红色→绿棕色沉淀。

表9－8　黄酮类化合物与碱性试剂的反应

反应类型	鉴别特征		鉴别意义
氢氧化钠溶液	黄酮	黄~橙色	母核类型鉴别
	查耳酮、橙酮	红~紫红	
	二氢黄酮	黄~橙色（冷）	
		深红~紫红（较长时间或加热）	
	黄酮醇	黄色~棕色	
稀氢氧化钠	邻三酚羟基黄酮类	暗绿~蓝绿色纤维状	邻三酚羟基

（五）与五氯化锑的反应

查耳酮的无水CCl_4溶液与五氯化锑作用生成红或紫红沉淀，黄酮、黄酮醇、二氢黄酮类显黄－橙黄色。此为查耳酮特征性显色反应。

方法：样品5～10mg溶于5ml无水CCl_4中，加1ml 2%的五氯化锑的CCl_4溶液。反应必须无水，否则生成沉淀不稳定。

（六）其他显色反应

Gibb反应：Gibb's试剂是2,6－二氯（溴）苯醌氯亚胺，它在弱碱性条件下可与酚羟基对位的活泼氢缩合成蓝或蓝绿色化合物。此为酚羟基对位活泼质子的特征反应。

第三节　黄酮类化合物的提取与分离

一、提取

（一）粗提

黄酮类化合物在花、叶、果等组织中，多以苷的形式存在；在木部坚硬组织中，多以游离苷元形式存在；根据化合物极性不同，溶解性不同，采用不同溶剂提取（表9-9）。

1. 苷元 大多数黄酮苷元多用三氯甲烷、醋酐、乙酸乙酯等极性较小溶剂提取；对于多甲氧基黄酮的游离苷元，用苯、石油醚提取；对于极性大的成分，如查耳酮、橙酮、双黄酮、羟基黄酮等，用乙酸乙酯、乙醇、丙酮、甲醇-水（1∶1）等溶剂提取。

2. 苷类 水或热水提取（多糖苷在热水中溶解度较大，在冷水中溶解度较小）；也可用乙醇、甲醇、乙酸乙酯提取。

3. 含羟基的苷或苷元 可用碱水提取。

表9-9 黄酮类化合物的提取方法

溶剂	使用范围	提取方法	提取特点
乙醇（甲醇）	游离黄酮（90%~95%） 黄酮苷（60%）	渗漉法、回流提取法	溶解范围广，苷、苷元均可， 甲醇毒性大
沸水	苷类	煎煮法	无毒、安全，成本低廉 但水溶性杂质多
碱性水或碱性乙醇	苷及苷元	渗漉法、回流提取法、煎煮法	稀氢氧化钠溶出能力强，石灰水除杂质效果好。 分子中有邻二酚羟基时，可加硼酸加以保护。

（二）精制

1. 溶剂萃取法去杂 利用黄酮类化合物与混入的杂质极性不同，选用不同溶剂进行萃取可达到精制纯化的目的。例如植物叶的醇浸液，可用石油醚处理，除去叶绿素、胡萝卜素等脂溶性色素；而某些提取物的水溶液，经浓缩后则可加入一定量醇，可以除去蛋白质、多糖、大分子水溶性物质。

有时溶剂萃取过程也可以用逆流分配法连续进行。常用的溶剂系统有水-乙酸乙酯、正丁醇-石油醚等。溶剂萃取过程在萃取除杂的同时，可使不同极性或极性相差较大者分离，如极性不同的苷和苷元，极性苷元和非极性苷元。

2. 碱提酸沉淀法 黄酮苷类虽有一定极性，可溶于水，但却难溶于酸性水，易溶于碱性水，故可用碱性水提取，在将碱水提取液调成酸性，黄酮苷类即可沉淀析出。适用于含酚羟基的化合物，如槐米中芦丁的提取。

槐米为*Sophora japonica* L. 干燥花蕾，加约6倍量水，煮沸，在搅拌下缓缓加入石灰乳至pH 8~9，在此pH条件下微沸20~30分钟，趁热抽滤，残渣再加4倍量的水煎1次，趁热抽滤。合并滤液，在60℃~70℃的条件下，用浓盐酸将合并滤液调至pH为5，搅匀后静置24小时，抽滤。用水将沉淀物洗至中性，60℃干燥得芦丁粗品，用沸水重结晶，70℃~80℃干燥后得芦丁纯品。

在用碱酸法进行提取纯化时，应当注意所用碱液浓度不宜过高，以免在强碱性下，尤其加热时破坏黄酮母核。在加酸酸化时，酸性也不宜过强，以免生成鎓盐，导致析出的黄酮类化合物又重新溶解，降低产品吸收率。当药材中含有大量果胶、黏液等水溶性杂质时，宜用石灰乳或石灰水代替其他碱性水溶液进行提取，以使上述含羧基的杂质生成钙盐沉淀，不被溶解。这将有利于黄酮类化合物的纯化处理。

3. 炭粉吸附法 主要适用于苷类的精制工作。

通常，在植物的甲醇粗提取物中，分次加入活性炭，搅拌，静置，直至定性检查上清液无黄酮反应时为止。过滤，收集吸附苷的炭末，依次用沸水、沸甲醇、7%酚/水、15%酚/醇溶液进行洗脱。对各部分洗脱液进行定性检查（或用PC鉴定）。大部分黄酮苷类可用7%酚/水洗下，洗脱液经减压蒸发浓缩至小体积，再用乙醚振摇除去残留的酚，余下水层减压浓缩即得较纯的黄酮苷类成分。

二、分离

黄酮类化合物在经过上述的提取方法提取和精制后，得到总黄酮。还需要利用分离技术将化合物一一分离。现将较常用的分离方法介绍如下：

（一）pH梯度萃取法

本法适合于酸性强弱不同的游离黄酮类化合物的分离。根据黄酮类苷元酚羟基数目及位置不同酸性强弱也不同的性质，可以将混合物溶于有机溶剂（如乙醚）中，依次用5% $NaHCO_3$（萃取出7,4′-二羟基黄酮）、5% Na_2CO_3（萃取出7-或4′-羟基黄酮）、0.2% NaOH（萃取出一般酚羟基黄酮）、4% NaOH（萃取出5-羟基黄酮）萃取而使之分离。

（二）色谱法

分离黄酮类化合物常用的吸附剂或载体有硅胶、聚酰胺、葡聚糖凝胶及纤维素粉等（表9-10）。

1. 聚酰胺柱色谱 对分离黄酮类化合物来说，聚酰胺是较为理想的吸附剂。其吸附强度主要取决于黄酮类化合物分子中羟基的数目与位置及溶剂与黄酮类化合物或与聚酰胺之间形成氢键缔合能力的大小。聚酰胺柱色谱可用于分离各种类型的黄酮类化合物，包括苷及苷元、查耳酮与二氢黄酮等，且其层析容量比较大，适合于制备性分离。聚酰胺的层析机理，一般认为是“氢键吸附”，即聚酰胺的吸附作用是通过酰胺羰基与黄酮类化合物分子上的酚羟基形成氢键缔合而产生的。

各种溶剂在聚酰胺柱上洗脱能力由弱至强依次为：水，甲醇，丙酮，氢氧化钠水溶液，甲酰胺，二甲基甲酰胺，尿素水溶液。

黄酮类化合物从聚酰胺柱洗脱时有下列规律。

（1）苷元相同，洗脱先后顺序一般为：三糖苷 > 双糖苷 > 单糖苷 > 苷元。

（2）母核上增加羟基，洗脱速度相应减慢。

羟基位置的影响：具有邻位羟基黄酮 > 具有对位（或间位）羟基黄酮。

（3）不同类型的黄酮类化合物，先后流出顺序一般是：异黄酮 > 二氢黄酮醇 ≫ 黄酮 > 黄酮醇。

（4）分子中芳香核、共轭双键多者吸附力强，故查耳酮往往较相应的二氢黄酮难于洗脱。

上述规律也适用于黄酮类化合物在聚酰胺薄层色谱上的行为。

知识拓展

聚酰胺分子中既有亲水基团又有亲脂基团，当用极性溶剂（如含水溶剂）作为流动相时，聚酰胺中的烷基作为非极性固定相，其色谱行为类似于反相分配色谱，因黄酮苷的极性大于苷元，所以黄酮苷比苷元容易洗脱；当用非极性流动相（如三氯甲烷-甲醇）时，聚酰胺则作为极性固定相，其色谱行为类似于正相分配色谱。黄酮苷元的极性小于黄酮苷，因而黄酮苷元易被洗脱。此即是聚酰胺色谱的双重色谱原理。

2. 硅胶柱色谱 此法应用范围最广，主要适用于分离异黄酮、二氢黄酮、二氢黄酮醇、高度甲基化（或乙酰化）的黄酮及黄酮醇类。硅胶加水去活化也可用于多羟基黄酮及黄酮苷的分离，分离黄酮苷元的洗脱剂，可用三氯甲烷-甲醇混合溶剂；分离黄酮苷时，可用三氯甲烷-甲醇-水或醋酸乙酯-丙酮-水等混合溶剂。供试硅胶中混存的微量金属离子，应预先用浓盐酸处理除去，以免干扰分离效果。

3. 氧化铝柱色谱 具有邻二酚羟基结构，3-羟基（或5-羟基）-4-羰基结构的黄酮类化合物，能与铝离子络合而牢固地吸附在氧化铝柱上，难以洗脱，所以氧化铝柱色谱很少用于黄酮类化合物的分离。但当黄酮类化合物无上述结构时，也可用氧化铝柱色谱分离，如中药葛根中几种异黄酮的分离。

4. 葡聚糖凝胶柱色谱 用于黄酮类化合物分离的葡聚糖凝胶是 Sephadex G 和 Sephadex LH-20 两种类型，分离苷元主要是吸附作用，苷元羟基越多越难洗脱；分离苷主要是分子筛作用，分子量越大越易洗脱。洗脱溶剂一般是水、水-甲醇或水-丙酮；当用 Sephadex LH-20 时，可用三氯甲烷-甲醇（9∶1）。

表 9-10 色谱法分离黄酮类化合物原理及洗脱规律

<table>
<tr><th>色谱方法</th><th colspan="2">分离原理</th><th>洗脱规律</th></tr>
<tr><td rowspan="2">硅胶、氧化铝柱色谱</td><td colspan="2">吸附原理（极性小）
异黄酮、二氢黄酮（醇）、高度甲基化或乙酰化黄酮（醇）</td><td rowspan="2">按极性小→大的顺序洗脱。氧化铝柱色谱不适合分离具有3-羟基或5-羟基、4-羰基及邻二酚羟基黄酮类化合物</td></tr>
<tr><td colspan="2">分配原理（极性大）
多羟基黄酮醇或黄酮苷类</td></tr>
<tr><td rowspan="3">聚酰胺柱色谱</td><td colspan="2">氢键吸附</td><td>①酚羟基数目越多，吸附能力越强；
②酚羟基数目相同的情况下，酚羟基所处的位置有利于形成分子内氢键，吸附能力减弱；
③分子内芳香化程度越高，吸附力越强。查耳酮>二氢黄酮；黄酮醇>黄酮>二氢黄酮醇>异黄酮
④与介质的关系：吸附力：水（中）>甲醇、乙醇（浓度由低到高）>碱性溶剂</td></tr>
<tr><td rowspan="2">双重色谱</td><td>正相色谱（三氯甲烷-甲醇）</td><td>黄酮苷元比苷先洗脱</td></tr>
<tr><td>反相色谱（稀醇）</td><td>黄酮苷比苷元先洗脱</td></tr>
<tr><td rowspan="2">葡聚糖凝胶色谱（双重色谱）</td><td colspan="2">分子筛原理
分离黄酮苷</td><td>分子由大到小被洗脱：叁糖苷>双糖苷>单糖苷>苷元</td></tr>
<tr><td colspan="2">吸附原理
苷元的分离</td><td>极性由小到大被洗脱：1-羟基>2-羟基>3-羟基>4-羟基>5-羟基黄酮</td></tr>
<tr><td>高效液相色谱</td><td colspan="2">反相柱色谱为主</td><td>极性由大到小被洗脱</td></tr>
</table>

（三）根据分子中某些特定官能团性质进行分离

有邻二酚羟基的黄酮可被醋酸铅沉淀，不具有邻二酚羟基的黄酮可被碱式醋酸铅沉淀，据此可将两类成分分离。

具有邻二酚羟基的黄酮可与硼酸络合，生成物易溶于水，借此可与不具上述结构的黄酮类化合物分离。

三、提取分离实例分析

（一）实例一

芹菜 *Apium graveolens* L. 又名香芹、旱芹，是伞形科旱芹属植物。芹菜籽是芹菜的种子，有散气、消肿、利尿、开通阻滞、降血压等功效，主要用于治疗高血压、关节炎、类风湿关节炎、气滞性子宫炎、腹水、肾脏等疾病。芹菜种子中化合物 graveobiodide A 及 B 结构如下，提取分离化合物 A 和 B 的方法流程，见图 9－1。

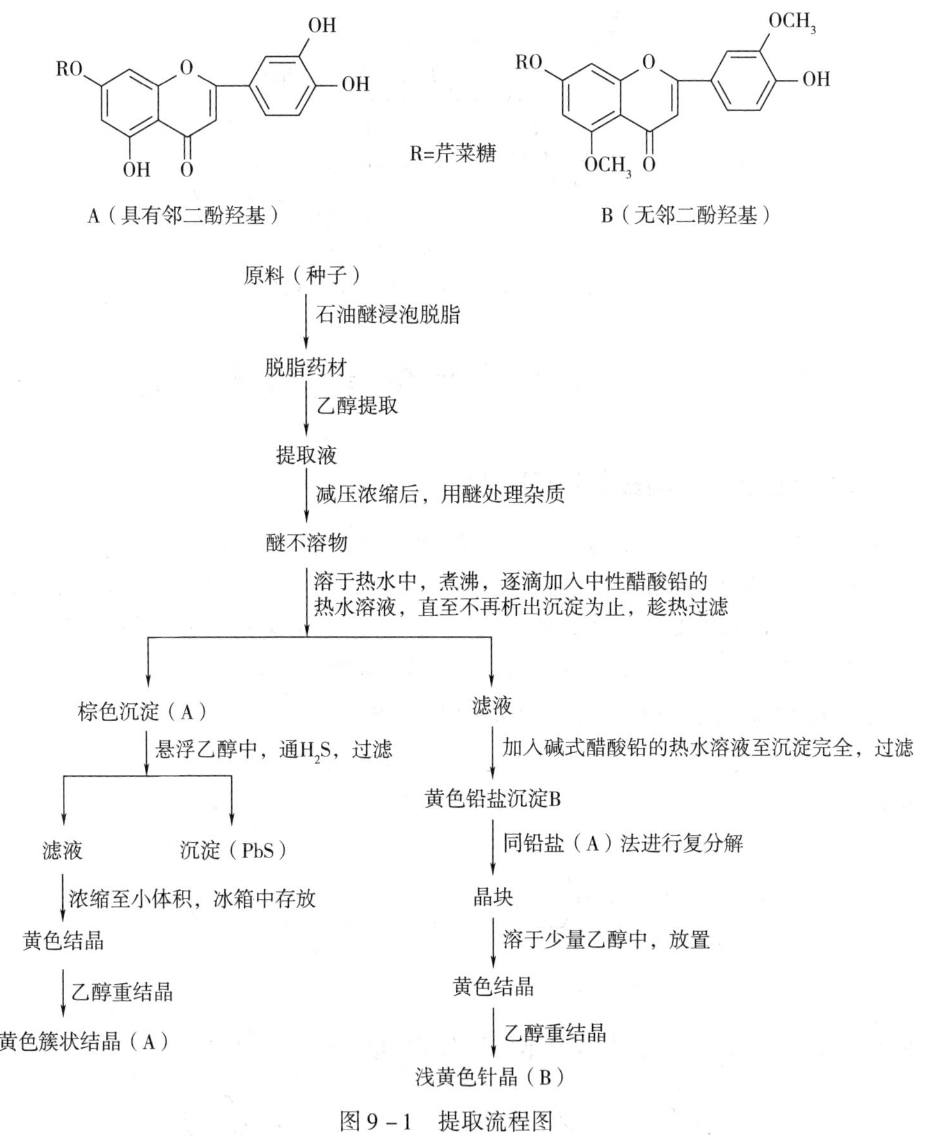

图 9－1　提取流程图

（二）实例二

儿茶为豆科植物儿茶 *Acacia catechu*（L. f.）Willd. 的去皮枝、干的干燥煎膏。产于云南西双版纳傣族自治州，广西等地也有栽培。儿茶具有收湿生肌敛疮之功效，用于溃疡不敛、湿疹，口疮，跌打伤痛，外伤出血等。(＋)－儿茶素的提取分离方法流程，见图 9－2。

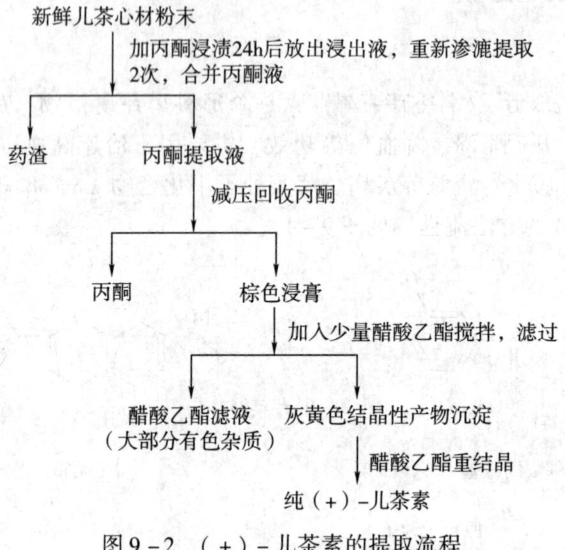

图9-2　（+）-儿茶素的提取流程

第四节　黄酮类化合物的结构鉴定

一、紫外光谱在结构鉴定中的应用

可用于确定黄酮母核类型及确定某些位置是否含有羟基。

一般程序：①测定样品在甲醇中的 UV 谱以了解母核类型；②在甲醇溶液中分别加入各种诊断试剂后测 UV 谱和可见光谱以了解 3,5,7,3′,4′有无羟基及邻二酚羟基；③苷类可水解后(或先甲基化再水解)，再用上法测苷元的 UV 谱以了解糖的连接位置。

(一) 黄酮类化合物在甲醇溶液中的紫外光谱

多数黄酮类化合物由两个主要吸收带组 4 成（表9-11）。

带Ⅰ在 300~400nm 区间，由 B 环桂皮酰系统的电子跃迁所引起。

带Ⅱ在 220~285nm 区间，由 A 环苯甲酰系统的电子跃迁所引起。

不同类型的黄酮化合物的带Ⅰ或带Ⅱ的峰位、峰形和吸收强度不同，因此从紫外光谱可以推测黄酮类化合物的结构类型。

黄酮和黄酮醇的 UV 光谱图形相似，仅带 Ⅰ 位置不同，黄酮带 Ⅰ 位于 304 ~ 350nm，黄酮醇带 Ⅰ 位于 352 ~ 385nm。利用带 Ⅰ 的峰位不同，可以区别这两类化合物。

黄酮、黄酮醇的 B 环或 A 环上取代基的性质和位置不同将影响带 Ⅰ 或带 Ⅱ 的峰位和形状。例如，7 和 4′位引入羟基、甲氧基等含氧取代基，可引起相应吸收带向红位移。又如 3 - 或 5 - 位引入羟基，因能与 C_4 = O 形成氢键缔合，前者使带 Ⅰ 向红位移，后者使带 Ⅰ、带 Ⅱ 均向红位移。B 环上的含氧取代基逐渐增加时，带 Ⅰ 向红位移值（nm）也逐渐增加，但不能使带 Ⅱ 产生位移。有时（例如 3′,4′ - 位有 2 个羟基或 2 个甲氧基或亚甲二氧基）仅可能影响带 Ⅱ 的形状，使带 Ⅱ 歧分为双峰或 1 个主峰（Ⅱb 位于短波处）和 1 个肩峰或弯曲（Ⅱa 位于长波处）。

A 环上的含氧取代基增加时，使带 Ⅱ 向红位移，而对带 Ⅰ 无影响，或影响甚微（但 5 - 羟基例外）。

黄酮或黄酮醇的 3 - ,5 - 或 4′ - 羟基被甲基化或苷化后，可使带 Ⅰ 向紫位移，3 - OH 甲基化或苷化使带 Ⅰ（328 ~ 357nm）与黄酮的带 Ⅰ 的波长范围重叠（且光谱曲线的形状也相似），5 - 羟基甲基化使带 Ⅰ 和带 Ⅱ 都向紫位移 5 ~ 15nm，4′ - 羟基甲基化或苷化，使带 Ⅰ 向紫位移 3 ~ 10nm。其他位置上的羟基取代对甲醇中的紫外光谱几乎没有影响。

异黄酮、二氢黄酮和二氢黄酮醇都有苯甲酰系统，而无桂皮酰结构，所以它们的紫外光谱都有强的带 Ⅱ 吸收，而带 Ⅰ 以肩峰或低强度吸收峰出现。异黄酮带 Ⅱ 吸收在 245 ~ 270nm，而二氢黄酮和二氢黄酮醇的带 Ⅱ 在 270 ~ 295nm，一般只受 A 环的含氧取代基的影响，A 环含氧取代基数增加，吸收峰向红位移。

查耳酮及橙酮类类化合物带 Ⅰ 均为主峰且强度很高，而带 Ⅱ 的吸收弱，为次强峰。查耳酮的带 Ⅰ 通常出现在 340 ~ 390nm 间，而橙酮的带 Ⅰ 一般位于 370 ~ 430nm 范围内。与黄酮、黄酮醇类相同，当 B 环引入氧取代基时，也会使相应的带 Ⅰ 产生红移。

表 9 - 11　黄酮类化合物母核在甲醇溶液中的紫外光谱特征

带 Ⅱ（220 ~ 285） 苯甲酰系统	带 Ⅰ（300 ~ 400） 桂皮酰系统	类型	说明
250 ~ 285（强）	304 ~ 350（强） 328 ~ 357（强） 352 ~ 385（强）	黄酮类 黄酮醇类（3 - OR） 黄酮醇类（3 - OH）	羟基越多，带 Ⅰ 带 Ⅱ 越红移 B 环 3′,4′有羟基基，带 Ⅱ 为双峰（主峰伴肩峰）
245 ~ 270（强） 270 ~ 295（强）	300 ~ 400（弱）	异黄酮类 二氢黄酮（醇）	B 环上有羟基，OCH_3对带 Ⅰ 影响不大
220 ~ 270（弱）	340 ~ 390（强） 370 ~ 430（3 - 4 个小峰）（强）	查耳酮类 橙酮类	查耳酮 2′ - c 使带 Ⅰ 向红移影响大

（二）加入诊断试剂后引起的位移及结构测定

当向黄酮类化合物的甲醇（或乙醇）溶液中分别加入甲醇钠（NaOMe）、乙酸钠（NaOAc）、乙酸钠 - 硼酸（NaOAc - H_3BO_3）、三氯化铝或三氯化铝 - 盐酸（$AlCl_3$/HCl）试剂能使黄酮的酚羟基离解或形成络合物等，导致光谱发生变化。据此变化可以判断各类化合物的结构，这些试剂对结构具有诊断意义，称为诊断试剂。

1. 黄酮、黄酮醇加入诊断试剂后吸收峰（带Ⅰ、带Ⅱ）的位移规律及其归属 ①甲醇钠（NaOMe），主要是判断是否有4′-羟基，3,4′-二羟基或3,3′,4′-三羟基；②乙酸钠，较为突出的是判断是否有7-羟基；③乙酸钠-硼酸主要判断A环或B环是否有邻二酚羟基（5,6-二羟基除外）；④三氯化铝及三氯化铝-盐酸，为判断有无邻二酚羟基，3-羟基、5-羟基提供信息（表9-12）。

表9-12 黄酮、黄酮醇加入诊断试剂后吸收峰（带Ⅰ、带Ⅱ）的位移规律

诊断试剂	位移规律		归属
	带Ⅱ	带Ⅰ	
NaOMe		红移40~60nm强度不降 红移50~60nm强度下降	示有4′-羟基 示有3-羟基、但无4′-羟基
	在320-330nm处有吸收		游离7-羟基
	吸收谱随测定时间的延长而衰退		示有对碱敏感的取代：如3,4′-；3,3′,4′-；5,6,7-；5,7,8-；3′,4′,5′-羟基取代
NaOAc	红移5~20nm	红移40~65nm强度下降	示有7-羟基 示有4′-羟基
	吸收峰随测定时间的延长而衰退		示有对碱敏感的取代图示：如3,4′-；3,3′,4′-；5,6,7-；5,7,8-；3′,4′,5′-羟基取代
NaOAc-H_3BO_3	红移5~10nm	红移12~30nm	示B环有邻二酚羟基 示A环有邻二酚羟基 （不包括5,6-邻二酚羟基）
$AlCl_3$及$AlCl_3$-HCl	$AlCl_3$/HCl谱图=$AlCl_3$谱图		示无邻二酚羟基
	$AlCl_3$/HCl谱图≠$AlCl_3$谱图		示有邻二酚羟基
	带Ⅰ紫移30~40nm		示B环有邻二酚羟基
	带Ⅰ紫移50~65nm		示A、B环均可能有邻二酚羟基
	$AlCl_3$/HCl谱图=MeOH谱图		示无3-及/或5-羟基
	$AlCl_3$/HCl谱图≠MeOH谱图		示可能有3-及/或5-羟基
	带Ⅰ红移35~55nm		示只有5-羟基
	带Ⅰ红移60nm		示只有3-羟基
	带Ⅰ红移50~60nm		示可能有3-羟基及5-羟基
	带Ⅰ仅红移17~20nm		示除5-羟基外，尚有6-含氧取代

说明：

（1）加入NaOMe或NaOAc，羟基转变为醇钠，变为离子化合物，共轭系统中的电子云密度增加，红移。

另有3,4′-羟基或3,3′,4′-羟基时，在NaOMe作用下易氧化破坏，故峰有衰减。

（2）NaOAc为弱碱，仅使酸性较强者，如7,4′-羟基解离。

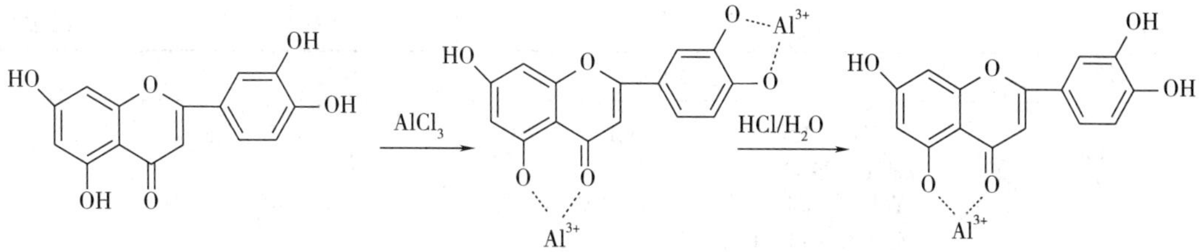

（3）形成络合物的能力：①黄酮醇 3 - 羟基 > 黄酮 5 - 羟基（二氢黄酮 5 - 羟基）> 邻二酚羟基 > 二氢黄酮醇 5 - 羟基；②邻二酚羟基和二氢黄酮醇 5 - 羟基在酸性条件下不与 $AlCl_3$ 络合；③但不在酸性条件下，五者皆与 Al^{3+} 络合；形成络合物越稳定，红移越多。

（4）根据只加 $AlCl_3$ 和加入 $AlCl_3$ 及盐酸的紫外光谱吸收峰位相减的结果，可以判断邻二酚羟基的取代情况。

2. 异黄酮、二氢黄酮（醇）的吸收峰（带Ⅱ）位移规律 （1）诊断试剂乙醇钠：乙醇钠使 7 - 羟基异黄酮的带Ⅱ向红位移 6 ~ 20nm，但 6 - 位有含氧取代基时，乙醇钠几乎不能使带Ⅱ产生移动。4′,5,6,7 - 四羟基异黄酮的紫外光谱随时间延长而衰退。

乙醇钠使 5,7 - 二羟基二氢黄酮和 5,7 - 二羟基二氢黄酮醇带Ⅱ向红位移 34 ~ 37nm，而其相应的 5 - 去氧化合物则移动 51 ~ 58nm。5,6,7 - 三羟基二氢黄酮的紫外光谱随时间延长而衰退（表 9 - 13）。

（2）诊断试剂三氯化铝和三氯化铝/盐酸：①异黄酮、二氢黄酮（可能也包括二氢黄酮醇）的 A 环如有邻二羟基（6,7 - 或 7,8 - ，不包括 5,6 - ），则带Ⅱ在 $AlCl_3$ 中比在 $AlCl_3$/HCl 中向红位移 11 ~ 30nm；②有 5 - 羟基的异黄酮，其带Ⅱ在 $AlCl_3$/HCl 存在下与在甲醇中的光谱相比，向红位移 10 ~ 14nm，而有 5 - 羟基的二氢黄酮和有 5 - 羟基的二氢黄酮醇类的带Ⅱ在同样情况下向红位移 20 ~ 26nm（表 9 - 13）。

表 9 - 13 异黄酮、二氢黄酮（醇）的吸收峰（带Ⅱ）位移规律

诊断试剂	位移规律	归属
NaOAc	异黄酮 带Ⅱ红移 6 ~ 20nm	示有 7 - 羟基
	二氢黄酮（醇） 带Ⅱ红移 34 ~ 37nm	示有 5,7 - 二羟基
	带Ⅱ红移 51 ~ 58nm	示有 7 - 二羟基
$AlCl_3$/HCl	异黄酮 带Ⅱ红移 10 ~ 14nm	示有 5 - 羟基
	二氢黄酮（醇） 带Ⅱ红移 20 ~ 26nm	示有 5 - 羟基

注：谱图与甲醇中的谱图比较

3. 查耳酮、橙酮的吸收峰（带Ⅰ）位移规律 见表 9 - 14。

表 9 - 14 查耳酮、橙酮的吸收峰（带Ⅰ）位移规律

诊断试剂	位移规律	归属
NaOMe	查耳酮 带Ⅰ红移 60 ~ 100nm，强度增加	示有 4 - 羟基
	带Ⅰ红移 60 ~ 100nm，强度不增加	示有 2 - 或 4′ - 羟基
	橙酮 带Ⅰ红移 70 ~ 95nm	示有或 6 - 羟基

续表

诊断试剂	位移规律	归属
$AlCl_3$ 及 $AlCl_3$/HCl	查耳酮、橙酮（$AlCl_3$ 较 $AlCl_3$/HCl 谱图）带Ⅰ红移 40～70nm	示有 B－环邻二酚羟基
	查耳酮（$AlCl_3$/HCl 谱图较 MeOH 谱图）带Ⅰ红移 40～60nm	示有 2′－羟基

二、^1H-NMR 谱在结构鉴定中的应用

常用溶剂：氘代三氯甲烷（$CDCl_3$），氘代二甲亚砜（DMSO－D_6），氘代吡啶（C_5D_5N）。也可将黄酮类化合物作成三甲基硅醚衍生物溶于四氯化碳中进行测定。

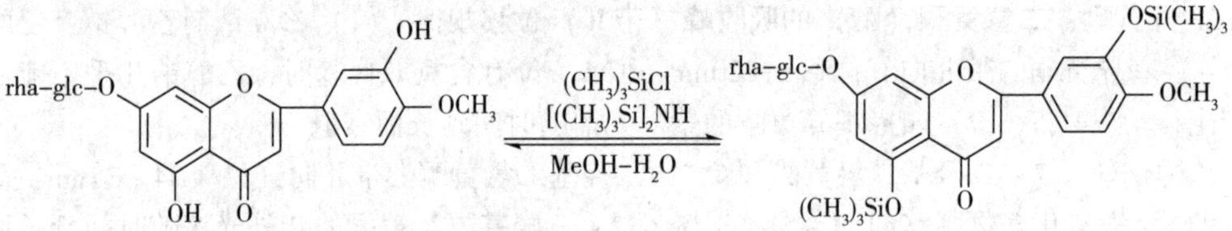

$(CH_3)_3SiCl$ / $[(CH_3)_3Si]_2NH$ ⇌ MeOH－H_2O

优点：

（1）干扰信号，勿须昂贵的氘代试剂；

（2）试后的样品用含水甲醇处理可回收；

（3）甲基硅醚衍生物可很方便的转变成乙酰衍生物或甲醚衍生物。

（一）A 环质子

1. 5,7－二羟基黄酮 H－6 及 H－8 将分别作为二重峰（$J=2.5$Hz），出现在 δ5.7～6.9 区域内，且 H－6 总是比 H－8 位于高场（表 9－15）。

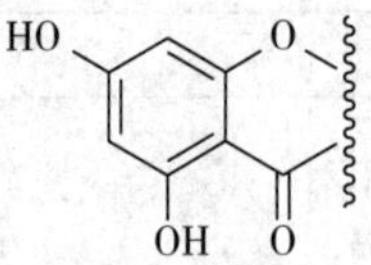

5,7–二羟基黄酮

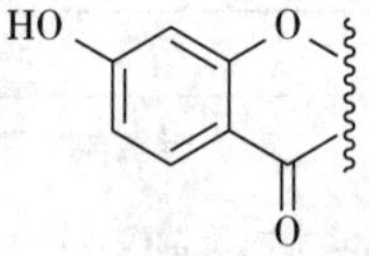

7–羟基黄酮

2. 7－羟基黄酮 A 环上有 H－5、H－6、H－8 三个芳香质子。H－5 因有 C－4 位羰基强烈的负屏蔽效应的影响，以及 H－6 的邻偶作用，将作为一个二重峰（$J=9.0$Hz）出现在 δ8.0 左右。H－6 因有 H－5 的邻偶（$J=9.0$Hz）及 H－8 的间偶（$J=2.5$Hz）作用，将表现为一个双二重峰。H－8 因有 H－6 的间位偶合作用，显现为一个裂距较小的二重峰（$J=2.5$Hz）（表 9－15）。

表 9－15 5，7－二羟基和 7－羟基取代黄酮类化合物 A 环质子 ^1H-NMR 谱特征

取代类型	信号特征
5,7－二羟基取代	$\delta_{H-6,H-8}$ 在 5.7～6.9mm（d 峰）
	$\delta_{H-6}<\delta_{H-8}$，$J=2.5$Hz
7－羟基取代	δ_{5-H} 7.7～8.2mm（d），$J=8$Hz
	δ_{6-H} 6.4～7.1mm（dd），$J=8.2$Hz
	δ_{8-H} 6.3～7.0（d），$J=2$Hz

（二）B环质子

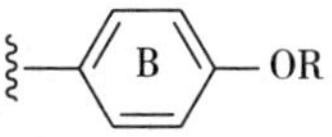

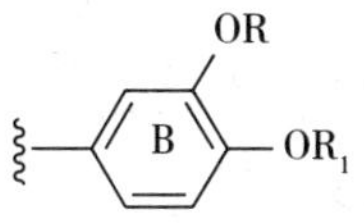

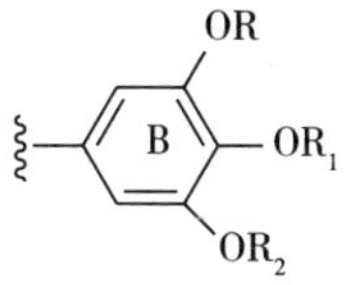

4'-氧取代黄酮　　3',4'-二氧取代黄酮　　3',4',5'-三氧取代黄酮

1. 4′-氧取代黄酮　B环质子分为H-3′，H-5′和H-2′，H-6′两组，各以相当于2个氢的双峰信号（J=8.5Hz）出现在δ6.5~7.9区域。H-3′，H-5′的化学位移总是比H-2′，H-6′的化学位移值小。

2. 3′,4′-二氧取代黄酮类　H-5′出现在较高场的δ6.7~7.1（d，J=8.5Hz），H-2′（d，J=2.5Hz）及H-6′（dd，J=8.5Hz，2.5Hz）则出现在较低场δ7.20~7.90范围内，两信号有时相互重叠不好分辨。一般情况下，H-6′比H-2′处于更高场，但3′-甲氧基，4′-羟基取代的黄酮醇，则H-2′比H-6′处于更高场。因此，依据H-2′及H-6′的化学位移，可以区别黄酮醇B环上是3′-甲氧基，4′-羟基二取代，还是3′-羟基，4′-甲氧基二取代。

3. 3′,4′-二氧取代异黄酮、二氢黄酮及二氢黄酮醇　异黄酮、二氢黄酮及二氢黄酮醇的B环受C环影响小，H-2′、H-5′及H-6′将作为一个复杂的多重峰（常常组成两组峰）出现在δ6.70-7.10区域内。各质子的化学位移将主要取决于它们相对于含氧取代基的位置。

4. 3′,4′,5′-三氧取代黄酮类　构成ABX系统，当B环有3′,4′,5′-羟基时，则H-2′及H-6′将作为相当于两上质子的一个单峰，出现在δ6.50~7.50范围内。但如果其中的3′-或5′-羟基甲基化或苷化时，则H-2′及H-6′将分别以不同的化学位移出现两个二重峰（J=2.0Hz）（表9-16）。

表9-16　黄酮类化合物B环氧取代^{1}H-NMR谱特征

取代类型		信号特征
4-氧取代		H-2′，6′，δ7.1~8.1（2H，d），J=8Hz
		H-3′，5′，δ6.5~7.1（2H，d），J=8Hz
3，4-二氧取代	黄酮（醇）	H-5′，δ6.7~7.1（d），J=8.5Hz
		H-6′，在δ7.2~7.9（dd），J=8.5，2.5Hz
		H-2′，δ7.2~7.9（d），J=2.5Hz
	异黄酮　二氢黄酮（醇）	H-2′,5′,6′，δ6.7~7.1m
		复杂的多重峰，常组成两组峰
3′,4′,5′-三氧取代		H-2′,6′，δ6.5~7.5；
		① 3′,5′位取代相同为一个单峰（2H）
		② 3′,5′为取代不同为两个二重峰，J=2Hz

（三）C环质子

二氢黄酮　　二氢黄酮醇　　查耳酮

黄酮　　黄酮醇　　异黄酮　　橙酮

1. 黄酮类　H－3常常作为一个尖锐的单峰信号出现在δ6.3～6.8处。

2. 异黄酮类　异黄酮上的H－2，因正好位于羰基的β位，且通过碳和氧相接，故将作为一个单峰出现在比一般芳香质子较低的磁场区（δ7.60～7.80）。

3. 二氢黄酮及二氢黄酮醇类

（1）二氢黄酮类　H－2与两个磁不等同的H－3偶合（J_{trans}＝11.0Hz，J_{cis}＝5.0Hz），故作为一个双二重峰出现，中心位于δ5.2处。两个H－3，因有相互偕偶（J＝17.0Hz）及H－2的邻偶，将分别作为一个双二重峰出现，中心位于δ2.80处，但往往相互重叠。三组信号，每组信号相当于四重峰或双二重峰。

（2）二氢黄酮醇类　在天然存在的二氢黄酮醇中，H－2及H－3多为反式二直立键，故分别作为一个二重峰出现（J＝11.0Hz）。H－2位于δ4.9前后，H－3则位于δ4.30左右。

甲基化学位移2.0～2.5，甲氧基的信号：3.5～4.0。

4. 查耳酮及橙酮类　查耳酮的α－H出现在δ6.70～7.40（d，J＝17.0Hz），β－H出现在δ7.30～7.70（d，J＝17.0Hz）。橙酮的苄基质子在δ6.50～6.70出现一个单峰（表9－17）。

表9－17　黄酮类化合物C环质子¹H－NMR谱特征

化合物类型	C－H属性	信号特征
黄酮	H－3	δ6.3～6.8（s）
黄酮醇	无质子	δ7.6～7.8（s）
异黄酮	H－2	δ8.5～8.7（DMSO－$d6$）
二氢黄酮 （2位多为S构型）	H－2	δ5.2（dd），J≈11，5Hz
	H－3a	δ中心2.8（dd），J≈17，11Hz
	H－3e	δ中心2.8（dd），J≈17，5Hz（δ3－Ha＞δ3－He）
二氢黄酮醇 绝对构型为（2R，3R）	H－2	δ4.9（d），J≈11Hz
	H－3	δ4.3（d），J≈11Hz
查耳酮	α－H	δ6.7～7.4（d），J≈17Hz
	β－H	δ7.3～7.7（d），J≈17Hz
橙酮	C环外双键质子	δ6.5～6.7（s）

He：处于平伏键质子，Ha：处于直立键质子。

（四）糖上的质子

1. 单糖苷类 糖与苷元相连时，糖上端基H与其他H比较，一般位于较低磁场区。因-OR（R=苷元）不表现供电子，仅表现吸电子的诱导作用，端基H受两个O的诱导，处于低场（δ 4.0-6.0），其具体化学位移值与糖的种类、苷元类型及成苷位置有密切关系。对于黄酮化合物葡萄糖苷而言，连接在3-羟基上的糖的端基质子H-1的δ值约为5.8，比连接其他位置如5-羟基、6-羟基、7-羟基、4′-羟基上的糖的端基质子H-1的δ值约为4.8-5.2更低场，比较容易区别。

黄酮醇3-O-葡萄糖苷H-1′的δ值约为δ 5.70-6.00，d，J=7Hz（二直立键偶合系统）与黄酮醇3-O-鼠李糖苷H-1′的δ值约为δ5.0-5.1，d，J=2Hz，二平伏键偶合系统可以清晰地区别。但是在二氢黄酮醇3-O-糖苷^{1}H-NMR谱中，则无法区别3-O-葡萄糖苷和3-O-鼠李糖苷的端基质子信号。这时可以从鼠李糖上C-CH_3的δ0.8-1.2，d，J=6.5Hz的信号进行区分。

α-D-glc　　　　β-L-rha

2. 双糖苷类 末端糖上的H-1‴因离黄酮母核较远，受到的负屏蔽作用较小，因而δ较H-1″处于较高场的位置。

（五）其他质子

C-6及C-8甲基：6位甲基质子信号总是出现在比8位甲基质子小约0.2化学位移单位的高场。以异黄酮为例，它们的化学位移分别为δ 2.04~2.27及δ 2.14~2.45。

乙酰氧基质子：有时需将黄酮类化合物制备成乙酰化合物后进行结构测定。通常脂肪族乙酰氧基上的质子信号出现在δ 1.65~2.10处；而芳香族乙酰氧基上的质子信号则出现在δ 2.30~2.50处。根据脂肪族乙酰氧基上的质子数目可以帮助判断黄酮苷中结合糖的数目；而根据香族乙酰氧基上的质子数目可以帮助确定苷元上的酚羟基数目。根据具体峰位，还可以帮助判断黄酮母核上酚羟基的位置。

甲氧基质子：甲氧基质子信号一般出现在δ 3.50~4.10处。

三、^{13}C-NMR在结构鉴定中的应用

（一）黄酮类化合物骨架类型的判断

利用^{13}C-NMR谱中黄酮类化合物的中央三个碳核信号的位置以及它们在偏共振去偶谱中的裂分情况，推断黄酮类化合物的骨架类型（表9-18）。

表9-18 ^{13}C-NMR谱中黄酮类化合物结构中的中央三碳核的信号特征

C=O	C-2（或C-）	C-3（或C-）	归属
174.5~184.0（s）	160.5~163.2（s）	104.7~111.8（d）	黄酮类
	149.8~155.4（d）	122.3~125.9（s）	异黄酮类
	147.9（s）	136.0（s）	黄酮醇类

续表

C═O	C－2（或C－）	C－3（或C－）	归属
182.5～182.7（s）	146.1～147.7（s）	111.6～111.9（d）（═CH—）	橙酮类
188.0～197.0（s）	136.9～145.4（d）	116.6～128.1（d）	查耳酮类
	75.0～80.3（d）	42.8～44.6（t）	二氢黄酮类
	82.7（d）	71.2（d）	二氢黄酮醇类

（二）黄酮类化合物取代位置的确定

黄酮类化合物中芳香碳原子的信号特征可以用来确定取代基的取代图式。以黄酮为例，其^{13}C－NMR信号如下所示：

1. 取代基位移的影响 羟基及甲氧基的引人将使直接相连碳原子（α－碳）信号大幅度地向低场位移，邻位碳原子（β－碳）及对位碳则向高场位移。间位碳虽也向低场位移，但幅度很小（表9－19）。

表9－19 取代基的位移效应规律

X	Zi	Zo	Zm	Zp
—OH	+26.0	－12.8	+1.6	－7.1
—OCH_3	+31.4	－14.4	+1.0	－7.8

A－环上引入取代基时，位移效应只影响到A环，而B－环上引入取代基时，位移效应只影响到B环。若是一个环上同时引入几个取代基时，其位移效应将具有某种程度的加和性。

黄酮母核上引入5－OH时，不仅影响A环碳原子的化学位移，还因C_5—OH与C_4═O形成分子内氢键缔合，故可使C－4，C－2信号向低场移动（分别为+4.5及+0.9），而C－3信号向高场移动（－2.0）。C_5—OH如果被甲基化或苷化（氢键缔合遭到破坏），则上述信号将分别向高场位移。

2. 5,7－二羟基黄酮类中C－6及C－8信号的特征 对大多数5,7－二羟基黄酮类化合物来说，C－6（d）及C－8（d）信号在δ90.0～100.0的范围内出现，且C－6信号总是比C－8信号出现在较低的磁场。在二氢黄酮中两者差别较小，约差0.9个化学位移单位，但在黄酮及黄酮醇中差别较大，约为4.8。C－6或C－8有无烷基或者芳香基取代可通过观察^{13}C－NMR上C－6，C－8信号是否发生位移而加以认定。

（三）黄酮类化合物O－糖苷中糖的连接位置

1. 糖端基碳的信号 酚性苷中，糖上端基碳的苷化位移约为+4.0－+6.0。黄酮苷类化合物当苷化位置在苷元的7或2′、3′、4′时，糖的C－1信号将位于约δ100.0～102.5范围内。5－O－葡萄糖苷及7－O－鼠李糖苷相应的C－1信号分别出现δ104.3及99.0处。

黄酮类双糖苷或低聚糖苷的^{13}C－NMR中，糖的端基碳信号出现在δ98.0～109.0区域内，常与C－6，C－8，C－3及C－10混在一起而不易区别。可采用HMQC（^{1}H－detected heteronuclear multiple - quantum coherence）等二维核磁共振技术鉴别。

2. 苷元的苷化位移 苷元苷化后与糖直接相连碳原子向高场位移，其邻位及对位碳原子则向低场位移，且对位碳原子的位移幅度大而且恒定。C_5—OH 糖苷化后，除上述苷化位移效应外，还因 C_5—OH 与 C_4═O 的氢键缔合受到破坏，故对 C 环碳原子也将发生巨大的影响。C－2，C－4 信号明显地向高场位移，而 C_3 信号则移向低场。

（四）双糖苷及低聚糖苷中分子内苷键及糖的联接顺序

1. 当糖上的羟基被苷化时将使该羟基所在碳原子产生一个相当大的向低场位移。例如在黄酮类化合物芦丁［苷元－O－β－D－glucosyl－（6→1）－α－L－rhamnoside］中，葡萄糖的 C－6 信号将向低场位移 5.8，但 C－5 则向高场位移约 1.4。

2. 黄酮类双糖苷及低聚糖苷中糖的联结顺序常采用 HMBC（^{1}H－detected heteronucler multiple－bond－coherence）二维核磁共振技术进行确定。

四、质谱在结构鉴定中的应用

多数黄酮类化合物苷元在电子轰击质谱（EI－MS）中因分子离子峰较强，往往成为基峰，故一般无须作成衍生物即可进行测定。但是当测定极性强、难气化以及对热不稳定的黄酮苷类化合物时，则采用 FD－MS 和 FAB－MS、ESI－MS 等软电离质谱技术获得强的分子离子峰 $[M]^{+\cdot}$ 及具有偶数电子的准分子离子峰（quasi－molecularion peak）$[M+H]^+$。

（一）黄酮类化合物苷元的电子轰击质谱（EI－MS）

在黄酮苷元类化合物的 EI－MS 中，可得到分子离子峰 $[M]^{+\cdot}$ 且为基峰。黄酮苷的 EI－MS 中得不到 $[M]^{+\cdot}$，可得到苷元的碎片。制备衍生物（如全甲基化）测 EI－MS，可看到 $[M]^{+\cdot}$，但强度较弱。

黄酮类化合物苷元的 EI－MS 中，除分子离子峰 $[M]^{+\cdot}$ 外，也常常生成 $[M-1]^+$ 即（M－H）基峰。如为甲基化衍生物，则可以得到 $[M-15]^+$ 即（$M-CH_3$）离子。

黄酮类化合物主要有下列两种基本裂解途径：

裂解途径Ⅰ（RDA 裂解）：

$[M]^{+\cdot}$ → $A_1^{+\cdot}$ + $B_1^{+\cdot}$（HC≡C–Ph）

裂解途径Ⅱ：

$[M]^{+\cdot}$ → A + O=C=Ċ–H + $\overset{+}{O}$≡C–Ph（B_2^+）

通常，上述两种基本裂解途径是相互竞争、相互制约的。并且，途径Ⅰ裂解产生的碎片离子丰度大致与途径Ⅱ裂解产生的碎片离子的丰度互成反比。

两种途径裂解得到的碎片离子 $A_1^{+\cdot}$、$B_1^{+\cdot}$、B_2^+ 等，保留着A-环、B-环的基本骨架，且碎片 $A_1^{+\cdot}$ 与相应的 $B_1^{+\cdot}$ 碎片的质荷比之和等于分子离子的质荷比。

其他碎片离子峰还有［M-H］$^+$、［M-CO］$^+$、［M-CH_3］$^+$（含甲氧基）、［A_1+H］、［A_1-CO］、［B_2-CO］等碎片离子。

以下主要介绍黄酮类及黄酮醇类的质谱：

1. 黄酮类基本裂解途径（以途径Ⅰ为主） 黄酮化合物的分子离子峰［M］$^{+\cdot}$很强，甚至是基峰，且［M-28］$^+$峰及途径Ⅰ得到的 $A_1^{+\cdot}$ 及 $B_1^{+\cdot}$ 峰也比较突出。

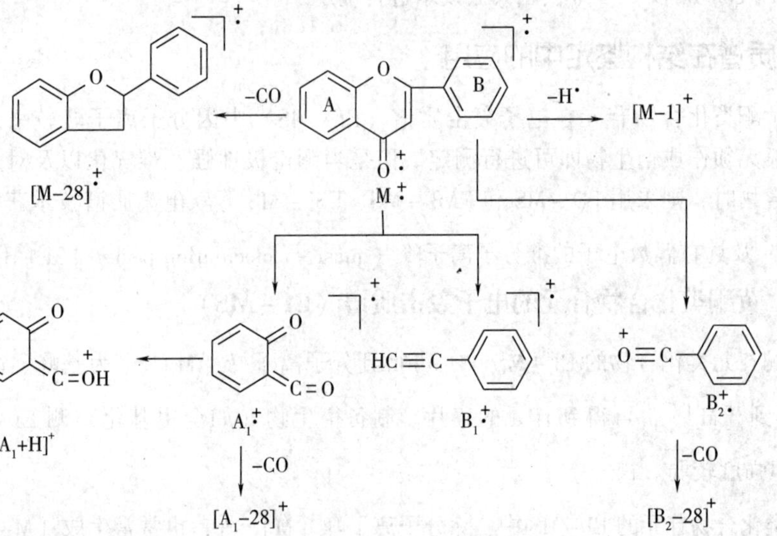

由于在黄酮类化合物质谱上，通常由途径Ⅰ中得到的碎片离子（包括子离子）的丰度与途径Ⅱ中得到的碎片离子（包括子离子）的丰度大致成反比。因此，如果在质谱图上看不到由途径Ⅰ（RDA裂解）得到的中等强度碎片离子时，则应当检查出 B_2^+ 离子。

2. 黄酮醇类基本裂解途径（以途径-Ⅱ为主） 黄酮醇类化合物裂解主要按途径Ⅱ进行，得到的 B_2^+ 离子，及继续失去CO形成的［B_2-CO］$^+$离子具有重要的鉴定意义。

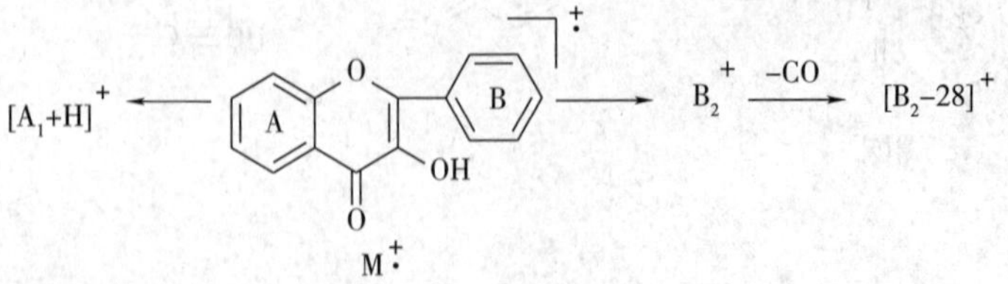

（二）黄酮苷类化合物的FD-MS

黄酮苷类化合物在EI-MS上既不显示分子离子峰，也不显示糖基的碎片，故不宜用EI-MS测定。

而FD-MS谱可给出强烈的［M］$^{+\cdot}$及［M+H］$^+$。还给出葡萄糖基的某些碎片，为化合物的结构鉴定提供了重要的信息。

在 FD－MS 中，因为［M＋23］$^+$离子的强度随着溶剂极性及发射丝电流强度的改变而变化，可用以帮助区别分子离子峰［M］$^{+\cdot}$及伪分子离子峰［M＋1］$^+$。

五、结构研究实例解析

（一）柚皮素的结构测定实例：

白色针晶（Ⅰ），mp：247℃～248℃，Mg－HCl 反应显紫红色，示为黄酮类，$FeCl_3$反应显紫黑色，示含有酚羟基。

IR（cm^{-1}）：3400（—OH），1650（Ar－CO），1610，1505（苯环）。

UV λmax（nm）

MeOH：287，324（sh），带Ⅱ为主峰，示异黄酮或二氢黄酮，但异黄酮的带Ⅱ一般在245～270nm，因此，应为二氢黄酮类。

NaOMe：243，322.2，红移35nm示二氢黄酮。

$AlCl_3$：307.6，372.2，带Ⅱ红移20nm示有5－OH。

$AlCl_3$/HCl：307.6，374.2与$AlCl_3$无明显差异，示结构中无邻二酚羟基。

NaAc：323.2红移35nm，二氢黄酮类红移35nm，示5,7－二羟基二氢黄酮或二氢黄酮醇。

NaAc/H_3BO_3：290.2，332.0（sh），与 MeOH 中图式无明显差异，示无邻二酚羟基，与$AlCl_3$/HCl 中结果一致。

以上数据提示，该化合物应是二氢黄酮类。

^{1}HNMR（丙酮）δppm：

其中，2.74（1H，dd，J＝2.9，17.0Hz）和3.19（1H，dd，J＝12.9，7.0Hz）为二氢黄酮 C－3 上的两个质子，（C═O 的 α－碳上质子）He－3，Ha－3。

5.46（1H，dd，J＝2.9，12.9Hz）为 H－2（含氧 C—H）。

从上述三个质子信号的J值看，系一组偶合体系，为二氢黄酮上 C－2，C－3 上的质子。

5.95（1H，d，J＝2.2Hz）及5.96（1H，d，J＝2.2Hz），从J值看，应为间位偶合，为 H－6 及 H－8。

6.90（2H，d，J＝8.4Hz）和7.40（2H，d，J＝8.40Hz）系邻位偶合，应为 H－3′,5′和 H－2′,6′，证明在 C－4′上有－OH 取代。

12.19（1H，s）为5－OH 信号。

从上面的 UV，IR，^{1}HMR 可以推测该化合物为5,7,4′－三羟基黄酮。

质谱也进一步证实上述推测：

M^+：274与分子量相符。

RDA 裂解：得到A_1^+：152，［A_1＋1］$^+$：153，证实 A 环上有两个—OH。

B_1^+：120，说明 B 环上有一个羟基。则确定该化合物结构如下式：

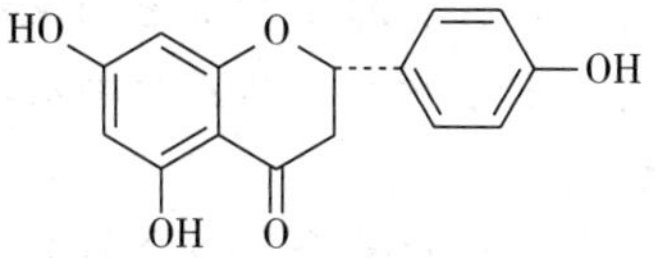

（二）asiaticatin（Ⅰ）的结构测定实例

黄色结构晶，$FeCl_3$反应绿色，Mg－HCl 反应紫红色，示为黄酮类化合物。

由元素分析得分子式为 $C_{21}H_{20}O_{11}$。

UV λmax（nm）：

MeOH：267（示5或5,7－二OH），352示有三个羟基。

NaOMe：275，326（7－OH游离），402，（红移50nm示4′－OH游离）。

$AlCl_3$：274，301，352，398（带Ⅰ红移46nm）。

$AlCl_3/HCl$：267，303，347，400（带Ⅰ，红移48nm）。

$AlCl_3$和$AlCl_3/HCl$的图式无明显差异，示无邻二酚羟基。且带Ⅰ分别移动了46和48nm示有5－OH游离。

NaAc：275（红移8nm示7—OH游离）305（sh），372

NaAc/H_3BO：266，300（sh），353，带Ⅰ，和带Ⅱ均无明显变化，示无邻二酚—OH。

以上数据显示：该化合物应为5,7,4′三羟基黄酮－3－O－取代。

IR（cm^{-1}）：3401（OH），1655（C＝O），1606，1504（芳环）。

^1H－NMR（DMSO－d6）δppm：

3.2～3.9（6H，m，糖上的六个H）。

3.9～5.1（4H，加水后消失，为糖上的个羟基质子），示糖上四个羟基都游离。

5.96（1H，d，J＝8.0Hz）为糖上端基质子，根据其化学位移，示该糖连在3－位上，其他一般都小于5.2ppm。

6.12（1H，d，J＝2.0Hz）为A环6－H，

6.42（1H，d，J＝2.0Hz）为A环8－H，由δ值和J值确定。

6.86（2H，d，J＝9.0Hz）H－3′,5′，

8.06（2H，d，J＝9.0Hz）H－2′,6′。

由以上结果可以推测其结构如下式：

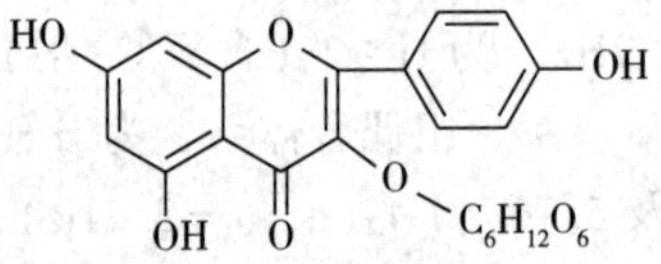

HO　O　OH　O　$C_6H_{12}O_6$　OH　O

本章小结

本章主要包括黄酮类化合物的定义、结构类型、理化性质、提取分离和结构测定等内容。

重点：黄酮类化合物是指以2－苯基色原酮衍生的一类化合物的总称；现泛指具有C_6—C_3—C_6结构的一类化合物。根据B环连接位置（2位或3位）、C环氧化程度、C环是否成环等将黄酮类化合物进行分类。

黄酮类化合物的颜色与交叉共轭体系的存在与否以及助色团的有无有关。有交叉共轭体系的颜色较深，助色团的引入也可使颜色加深。

一般游离黄酮苷元难溶或不溶于水，易溶于有机溶剂及稀碱水溶液中。其中黄酮、黄酮醇、查耳酮等平面性强的分子，更难溶于水；而二氢黄酮及二氢黄酮醇等，因系非平面性分子，有利于水分子进入，溶解度稍大。

黄酮类化合物的鉴别反应主要包括还原反应、与金属盐类试剂络合反应、与碱性试剂的反应等。

黄酮类化合物在花、叶、果等组织中，多以苷的形式存在；在木部坚硬组织中，多以游

离苷元形式存在；根据化合物极性不同，溶解性不同，采用不同溶剂提取。苷元多极性较小溶剂提取；苷类用多极性较大溶剂提取。黄酮的分离可采用 pH 梯度萃取法和色谱法。常用的吸附剂或载体有硅胶、聚酰胺、葡聚糖凝胶及纤维素粉等。

难点：黄酮类化合物的结构测定。紫外光谱可用于确定黄酮母核类型及确定某些位置是否含有羟基；$^{1}H-NMR$ 和 $^{13}C-NMR$ 可用于确定黄酮化合物的碳氢组成；质谱可用去确定化合物分子量和获得整个分子结构的信息。

练　习　题

一、单项选择题

1. 黄酮类化合物，母核无羰基的是（　　）
   A. 异黄酮　B. 查耳酮　C. 黄酮醇　D. 黄烷醇　E. 黄酮
2. 酸性最强的黄酮类化合物是（　　）
   A. 5,7′-二羟基黄酮　B. 3,5′-二羟基黄酮
   C. 3,6′-二羟基黄酮　D. 3,7′-二羟基黄酮基本母核结构
   E. 7,4′-二羟基黄酮
3. 在碱液中先呈黄色，通入空气后变为绿棕色的黄酮是（　　）
   A. 5,6-二羟基黄酮　B. 查耳酮　C. 黄酮醇
   D. 二氢黄酮　E. 异黄酮
4. 最易溶于 5% $NaHCO_3$ 碱液中的黄酮类化合物是（　　）
   A. 6,7,4′-三羟基黄酮　B. 5,6,3′-三羟基黄酮
   C. 6,2′,6′-三羟基黄酮　D. 5,7,5′-三羟基黄酮
   E. 3,3′,4′-三羟基黄酮
5. 与 $AlCl_3$ 试剂显阳性反应的是（　　）
   A. 5-OCH_3 黄酮或 3-OCH_3 黄酮　B. 6-OH 黄酮
   C. 7-OH 黄酮　D. 5-OCH_3 黄酮醇
   E. 5-OCH_3 黄酮
6. 不与二氯氧锆起反应的化合物是（　　）
   A. 槲皮素　B. 山柰酚　C. 黄芩素　D. 大豆素　E. 木犀草素
7. 具旋光性的化合物是（　　）
   A. 黄酮　B. 异黄酮　C. 黄酮醇　D. 查耳酮　E. 黄烷醇
8. 某黄酮类化合物紫外光谱中，带Ⅰ在 312nm，带Ⅱ在 276nm，带Ⅱ强度比带Ⅰ的大得多。该化合物是（　　）
   A. 木犀草素　B. 5,7,3′,4′-四羟基二氢黄酮
   C. 槲皮素　D. 黄芩素
   E. 芹菜素
9. 紫外光谱中，主要用于诊断黄酮、黄酮醇类化合物 7-OH 的试剂是（　　）
   A. 甲醇钠　B. 醋酸钠　C. 醋酸钠-硼酸
   D. $AlCl_3$　E. $AlCl_3$ + HCl
10. 黄酮类化合物 UV 谱的带Ⅰ是由（　　）

A. B 环结构引起的　　B. 桂皮酰共轭系统引起的
C. 苯甲酰共轭系统引起的　　D. 酚羟基引起的
E. C 环引起的

二、配伍选择题

[11－15]
A. 黄酮类化合物　　B. 异黄酮类化合物　　C. 查耳酮类化合物
D. 花色素类化合物　　E. 橙酮类化合物
11. 葛根素是（　　）
12. 硫黄菊素是（　　）
13. 矢车菊素是（　　）
14. 大豆素是（　　）
15. 芹菜素是（　　）
[16－20]
A. 5% $NaHCO_3$　　B. 5% Na_2CO_3　　C. 0.2% NaOH
D. 4% NaOH　　E. 5% HCl
16. pH 梯度萃取 5－OH 黄酮应选用（　　）
17. pH 梯度萃取 6－OH 黄酮应选用（　　）
18. pH 梯度萃取 7－OH 黄酮应选用（　　）
19. pH 梯度萃取 4′－OH 黄酮应选用（　　）
20. pH 梯度萃取 7,4′－二 OH 黄酮应选用（　　）

三、简答题

21. 黄酮类的化合物结构可分为哪几类？各有何特点？说明其分类的结构依据？
22. 黄酮类化合物的颜色、溶解性、酸性强弱规律如何，与结构特点有何关系？
23. 试述黄酮（醇）多显黄色，而二氢黄酮（醇）不显色的原因。
24. 试述二氢黄酮、异黄酮、花色素水溶液性比黄酮大的原因。
25. 黄酮化合物色谱分离时，常采用哪些方法？试述其分离原理及洗脱规律。

（张延萍）

第十章　萜类化合物

学习导引

1. **掌握**　萜类化合物的定义和分类；单萜、倍半萜、二萜、二倍半萜及三萜化合物的结构特点和主要性质；萜类化合物的提取分离方法。

2. **熟悉**　萜类化合物的结构鉴定方法。

3. **了解**　萜类化合物的主要生物活性。

第一节　萜类化合物的含义和分类

一、萜类化合物的含义

萜类化合物（terpenoids）是天然产物中一类重要的代谢产物，其在自然界中分布广泛、数量庞大，结构类型复杂多变且具有多种生物活性。据不完全统计，现已发现的萜类化合物超过 26000 种（包括部分合成物），约占天然产物总数的 1/4～1/2。该类化合物的研究发展较快，是天然药物化学成分研究中较为活跃的领域之一，亦是寻找和发现天然生物活性成分以及先导化合物的重要来源。

知识链接

萜类化合物的生物活性多样，具有很高的药用价值。许多常用中药如薄荷、斑蝥、龙胆、青蒿、穿心莲、银杏、雷公藤、人参、柴胡等的有效成分均为萜类化合物。目前，许多有效成分及其衍生物已开发成药品应用于临床，如紫杉醇、多烯紫杉醇、银杏内酯、穿心莲内酯、青蒿素、蒿甲醚、青蒿素琥珀酸单酯等。

从化学结构来看，绝大多数萜类化合物是具有 2 个或 2 个以上异戊二烯单位（C5 单位）结构特征的不同饱和程度的衍生物，故在确定萜类化合物结构时，曾以是否符合异戊二烯法则作为判断是非的一个重要原则。但是，随后的大量实验研究证明，焦磷酸异戊烯酯（Δ^3 - isopentenyl pyrophosphate，IPP）才是萜类化合物生物合成途径中关键的前体物。因此，凡由焦磷酸异戊烯酯衍生且分子式符合 $(C_5H_8)_n$ 通式的衍生物均称为萜类化合物。

二、萜类化合物的分类

萜类化合物的分类方法有多种，即根据分子结构中异戊二烯单元数目、碳环的有无和数目、碳环的骨架以及结构中所含功能基类型等来进行分类。按分子结构中异戊二烯单元的数目进行分类，将萜类分为单萜、倍半萜、二萜、二倍半萜、三萜等（表 10－1）；根据各萜类分子结构中碳环的有无和数目的多少，将萜类分为链萜（无环萜）、单环萜、双环萜等；按照碳环的骨架进行分类，如单萜中的月桂烷、蒎烷，倍半萜中的金合欢烷、藿香烷，二萜中的松香烷、贝壳杉烷，三萜中的齐墩果烷、乌苏烷等；此外，也可根据结构中所含功能基不同将萜类分为萜醇、萜醛、萜酮、萜酸、萜酯、萜苷及萜类生物碱等；其中，按分子结构中异戊二烯单元数目进行分类最为常见。

表 10－1　萜类化合物的分类及存在形式

类别	碳原子数	异戊二烯单位数	存在形式
单萜	10	2	挥发油
倍半萜	15	3	挥发油
二萜	20	4	树脂、苦味质、植物醇
二倍半萜	25	5	海绵、植物病菌、昆虫代谢物
三萜	30	6	皂苷、树脂、植物乳汁
四萜	40	8	植物胡萝卜素
多聚萜	$7.5\times10^3\sim3\times10^5$	>8	橡胶、硬橡胶

萜类化合物主要分布于高等植物及海洋生物中，藻类、菌类、地衣类、苔藓类、蕨类和昆虫中也有存在。

单萜和倍半萜是构成中草药中挥发油的主要成分，是香料和医药工业的重要原料。单萜在唇形科、伞形科、樟科及松科等植物的腺体、油室及树脂道中大量存在。倍半萜集中分布于木兰目、芸香目、山茱萸目及菊目中。二萜主要分布于五加科、马兜铃科、菊科、橄榄科、杜鹃花科、大戟科、豆科、唇形科和茜草科中，是形成树脂的主要物质。二倍半萜数量较少，主要分布于羊齿植物、菌类、地衣类、海洋生物及昆虫的分泌物中。三萜是构成植物皂苷、树脂等的重要物质。四萜主要是一些脂溶性色素，广泛分布于植物中，一般为红色、橙色或黄色结晶。

本章主要介绍单萜、倍半萜、二萜、二倍半萜及三萜化合物。

三、萜类化合物的生源学说

在萜类化合物结构中，常可发现不断重复出现的 C5 单位骨架（异戊二烯单位）。据此推测，萜类化合物可能具有某种共同的生物合成途径。目前，萜类化合物的生源经历了如下两种观点，即经验的异戊二烯法则和生源的异戊二烯法则。

（一）经验的异戊二烯法则

经验的异戊二烯法（empirical isoprene rule）则由 Wallach 于 1887 年提出，该假说认为自然界存在的萜类化合物均是由异戊二烯衍变而来，是异戊二烯的聚合体或衍生物，并以是否符合异戊二烯法则作为判断是否为萜类化合物的一个重要原则。

该假说的提出主要基于以下事实。

1. 大多数萜类化合物的基本碳架是由异戊二烯单位（isoprene units）以头－尾顺序相连而成，也有一些萜类是由异戊二烯单位以头－头顺序或尾－尾顺序相连而成。

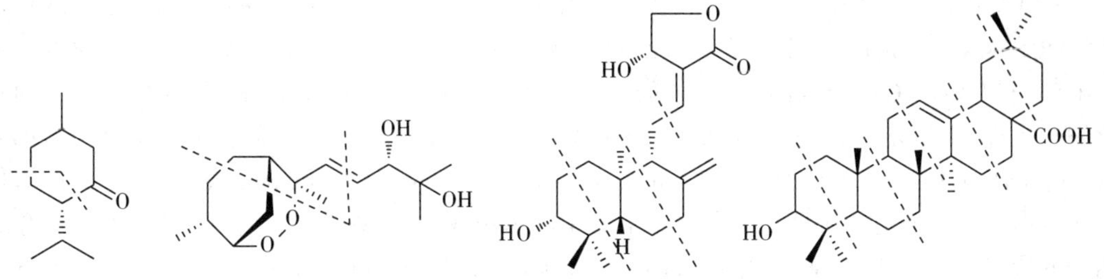

薄荷酮　　鹰爪甲素　　穿心莲内酯　　齐墩果酸

2. 将橡胶进行焦化反应，或将松节油的蒸汽经氮气稀释后，在低压下通过红热的铂丝网时，均能获得产率很高的异戊二烯。

3. 1875 年 Boochardat 曾将异戊二烯（isoprene）加热至 280℃，发现每两分子异戊二烯由 Diels－Alder 反应聚合而成二戊烯（dipentene）。二戊烯是一个典型的单萜化合物，存在于茴香、阔叶缬草、没药和乳香等植物挥发油中。

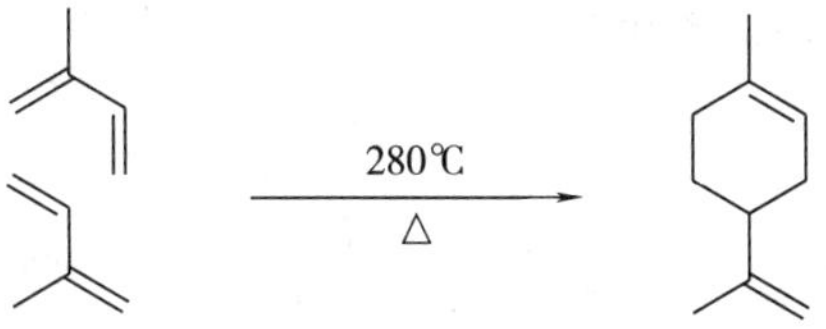

280℃ △

异戊二烯　　二戊烯

但是，后来研究发现有许多萜类化合物的碳架结构无法用异戊二烯的基本单元来划分，如艾里木酚酮（eremophilone）、土青木香酮（aristolone）和扁柏酚（hinokitol）等，而且以当时的条件在植物的代谢过程中也没有找到异戊二烯的存在。

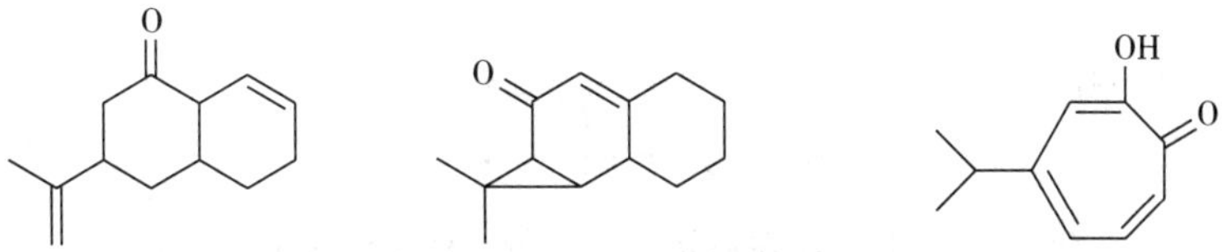

艾里木酚酮　　土青木香酮　　扁柏酚

（二）生源的异戊二烯法则

生源的异戊二烯法则（biogenetic isoprene rule）主要从生物合成角度对萜类化合物进行归类，其认为所有萜类化合物的前体物是“活性的异戊二烯”，即焦磷酸异戊烯酯（Δ^3－isopentenyl pyrophosphate，IPP）。该途径由甲戊二羟酸途径（MVA pathway）和丙酮酸—磷酸甘油醛途径（DOXP/MEP pathway）组成。这 2 条途径的主要区别在于萜类合成的前体物焦磷酸异戊烯酯（Δ^3－isopentenyl pyrophosphate，IPP）和焦磷酸 γ，γ－二甲基烯丙酯（γ，γ－dimethylallyl pyrophosphate，DMAPP）的合成机制不同。

MVA 途径长期以来都被认为是萜类化合物生物合成的唯一途径。它最先由 Ruzicka 提出，其认为所有萜类化合物的前体物是“活性的异戊二烯”，而非异戊二烯；继而由 Lynen 证明焦磷酸异戊烯酯（Δ^3 - isopentenyl pyrophosphate，IPP）的存在而得到初步验证；其后经 Folkers 于 1956 年证明 3(*R*) - 甲戊二羟酸（3*R* - mevalonic acid，MVA）是 IPP 的关键性前体物质而得到完善。

在 MVA 途径中（如图 10 - 1），先由 3 分子乙酰辅酶 A（acetyl - coenzyme A，CoA）在 Fe^{2+} 和质体醌（quinone）的辅助下由乙酰辅酶 A 酰基转移酶（acetyl - CoA acetyltransferase，AACT）和 HMG - CoA 合成酶（3 - hydroxy - 3 - methylglutaryl - CoA synthase，HMGS）共同催化缩合生成 3 - 羟基 - 3 - 甲基戊二酸单酰辅酶 A（3 - hydroxy - 3 - methylglutaryl CoA，HMG - CoA）；随后 HMG - CoA 还原酶（3 - hydroxy - 3 - methylglutaryl CoA reductase，HMGR）催化 HMG - CoA 不可逆地形成具有 6 个碳原子的中间体甲戊二羟酸（MVA）；在 ATP 和二价金属离子的参与下，甲戊二羟酸激酶（mevalonate kinase，MK）和磷酸甲戊二羟酸激酶（phosphomevalonate kinase，PMK）将 MVA 磷酸化，形成 5 - 磷酸甲戊二羟酸（mevalonate 5 - phosphate，MVAP）和 5 - 焦磷酸甲戊二羟酸（mevalonate 5 - diphosphate，MVAPP）；最后，MVAPP 在焦磷酸甲戊二羟酸脱羧酶（pyrophosphomevalonate decarbosylase，MDC）的作用下脱羧形成 IPP。

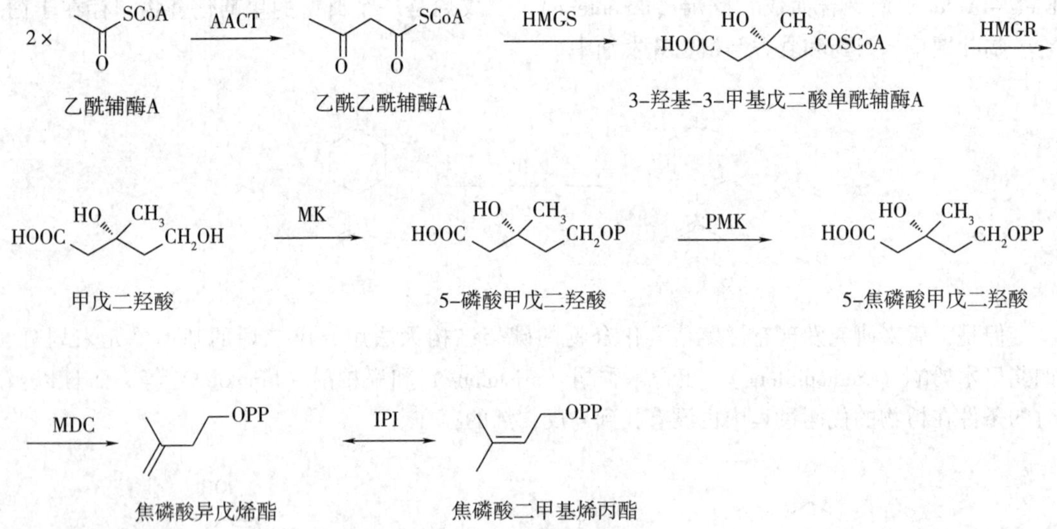

2× 乙酰辅酶A —AACT→ 乙酰乙酰辅酶A —HMGS→ 3-羟基-3-甲基戊二酸单酰辅酶A —HMGR→

甲戊二羟酸 —MK→ 5-磷酸甲戊二羟酸 —PMK→ 5-焦磷酸甲戊二羟酸

—MDC→ 焦磷酸异戊烯酯 ⇌(IPI) 焦磷酸二甲基烯丙酯

图 10 - 1　甲戊二羟酸途径

1993 年，Rohmer 等首次发现了一条新的、不依赖 MVA 的 IPP 合成途径，由于 5 - 磷酸脱氧木酮糖（1 - deoxy - D - xylulose 5 - phosphate，DOXP）和 2 - C - 甲基 - D - 赤藓糖醇 - 4 - 磷酸（2 - C - methyl - D - erythritol 4 - phosphate，MEP）是该途径的主要合成前体，因此，称为 DOXP/MEP 途径。经该途径可形成植物中的单萜、二萜和四萜等萜类化合物。

在 DOXP/MEP 途径中（图 10 - 2），首先由 3 - 磷酸甘油醛（D - glyceraldehyde 3 - phosphate，GA - 3P）和丙酮酸（pyruvate）在 5 - 磷酸脱氧木酮糖合成酶（1 - deoxy - D - xylulose 5 - phosphate synthase，DXS）的催化下缩合形成 DOXP。5 - 磷酸脱氧木酮糖还原异构酶（1 - deoxy - D - xylulose 5 - phosphate reductoisomerase，DXR）催化 DOXP 发生分子内重排和还原反应生成 MEP。随后，MEP 在 4 - 磷酸 - 2C - 甲基赤藓糖醇 - 4 - 胞苷焦磷酸合成酶（4 - diphosphocytidyl - 2C - methyl - D - erythritol 4 - phosphate synthase，CMS）、2C - 甲基赤藓糖醇 - 4 - 胞苷焦磷酸合成酶（4 - diphosphocytidyl - 2C - methyl - D - erythritol kinase，CMK）、2C - 甲基赤藓

糖醇－2,4－焦磷酸合成酶（2C－Methyl－D－erythritol 2,4－diphosphate synthase，MCS）、1－羟基－2－甲基－2－丁烯－4－焦磷酸合成酶（1－Hydroxy－2－methyl－butenyl 4－diphosphate synthase，HDS）及 IPP/DMAPP 合成酶（IPP/DMAPP synthase，IDS）等一系列酶的催化下经磷酸化、环化等作用最终形成 IPP 和 DMAPP。

DXPS　DXR

丙酮酸　3-磷酸甘油醛　5-磷酸脱氧木酮糖　2-C-甲基-D-赤藓糖醇-4-磷酸

CMT　CNK

2-C-甲基-D-赤藓糖醇-4-胞苷焦磷酸　2-C-磷酸-2-C-甲基-D-赤藓糖醇-4-胞苷焦磷酸

MECPS　HDS　IDS

2-甲基赤藓糖-2, 4-环焦磷酸　1-羟基-2-甲基-2-丁烯-4-焦磷酸

焦磷酸异戊烯酯　焦磷酸二甲基烯丙酯

图 10－2　丙酮酸－磷酸甘油醛途径

在以上两种途径中，IPP 是合成萜类化合物的前体。它本身不能离子化，需要在 IPP 异构酶（IPP isomerase，IPI）和二价金属离子参与下将其转化为具有活性的异构体 DMAPP。DMAPP 可直接去磷酸化形成最简单的异戊二烯。在异戊烯转移酶（prenyl transferase，PTS）的催化下，IPP 和 DMAPP 以“头－尾”或“头－头”相接的方式缩合成焦磷酸香叶酯（geranyl pyrophosphate，GPP），GPP 再与第二个、第三个 IPP 缩合成焦磷酸金合欢酯（farnesyl pyrophosphate，FPP）和焦磷酸香叶基香叶酯（geranylgeranyl pyrophosphate，GGPP）。GPP、FPP 和 GGPP 这 3 种中间体分别由相应的萜类合成酶（terpene synthase，TPS）催化形成更高级的萜类化合物（图 10－3）。

天然的异戊二烯属半萜类（hemiterpenoids），可在植物的叶绿体中形成，虽广泛存在，但含量极微，其生源途径尚不清楚。在萜类生物合成的研究过程中，也曾发现一些 C_5 酸或醛，目前认为与聚异戊二烯或氨基酸的合成代谢有关。

自然界中还有一些半萜以支链形式结合在非萜类化合物结构的母核上，形成异戊烯基或异戊基支链，从而成为一种混杂的萜类化合物，多见于香豆素、黄酮、苯丙素和嘌呤类化合物中。

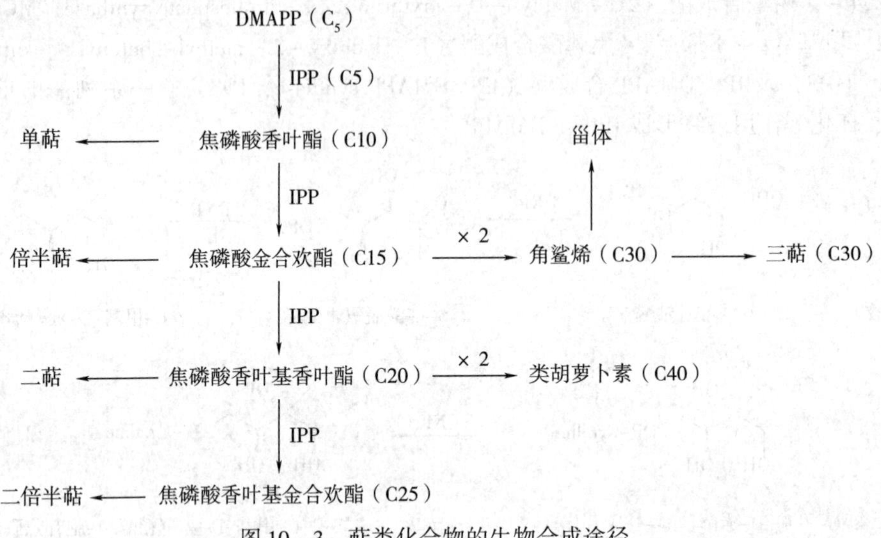

图 10－3　萜类化合物的生物合成途径

有些萜类化合物的基本碳架不符合异戊二烯法则或其基本碳架的碳原子数不是 5 的倍数，则是因为其在生物合成过程中产生异构化或产生脱羧降解反应所致。

第二节　萜类化合物的结构类型

一、单萜

单萜类化合物（monoterpenoids）是由 2 个异戊二烯单位构成、含 10 个碳原子的化合物类群。它们的结构显示多样性，但生源上都是由前体物焦磷酸香叶酯（GPP）经环合、骨架转位重排等衍生而成（图 10－4）。该类化合物广泛分布于高等植物的腺体、油室和树脂道等分泌组织中，是植物挥发油的主要组成成分，在昆虫和微生物的代谢产物及海洋生物中也有存在。它们的含氧衍生物多具有较强的生物活性和香气，是医药、化妆品和食品工业的重要原料。某些单萜在植物体内以苷的形式存在，则不具有挥发性，不能随水蒸汽蒸馏出来。

单萜按分子的基本骨架可分为链状和环状单萜，其中环状单萜又根据环的多少可分为单环、双环、三环等类型，以单环和双环型单萜所包含的化合物数量最多。构成的碳环多为六元环，也有五元环、四元环、三元环和七元环。

（一）链状单萜

在单萜类化合物中，链状单萜（acyclic monoterpenoids）数量和结构类型均较少，但不少重要的单萜香料均属于此类。

香叶醇（geraniol）又称“牻牛儿醇”，是香叶油、玫瑰油等的主要成分，临床可改善肺通气功能和降低气道阻力，用于治疗慢性支气管炎。同时，该化合物属玫瑰系香精的主剂，也是各种花香香精中不可缺少的调香原。

橙花醇（nerol）存在于橙花油、柠檬草油和其他多种植物的挥发油中，也可由香叶醇与氢碘酸作用而制得。

香茅醇（citronellol）存在于香茅油、玫瑰油等多种植物的挥发油中，亦可从香叶醇或橙花醇部分氢化还原后的产物中得到。香茅醇具有光学活性，其中以左旋体的经济价值较高。

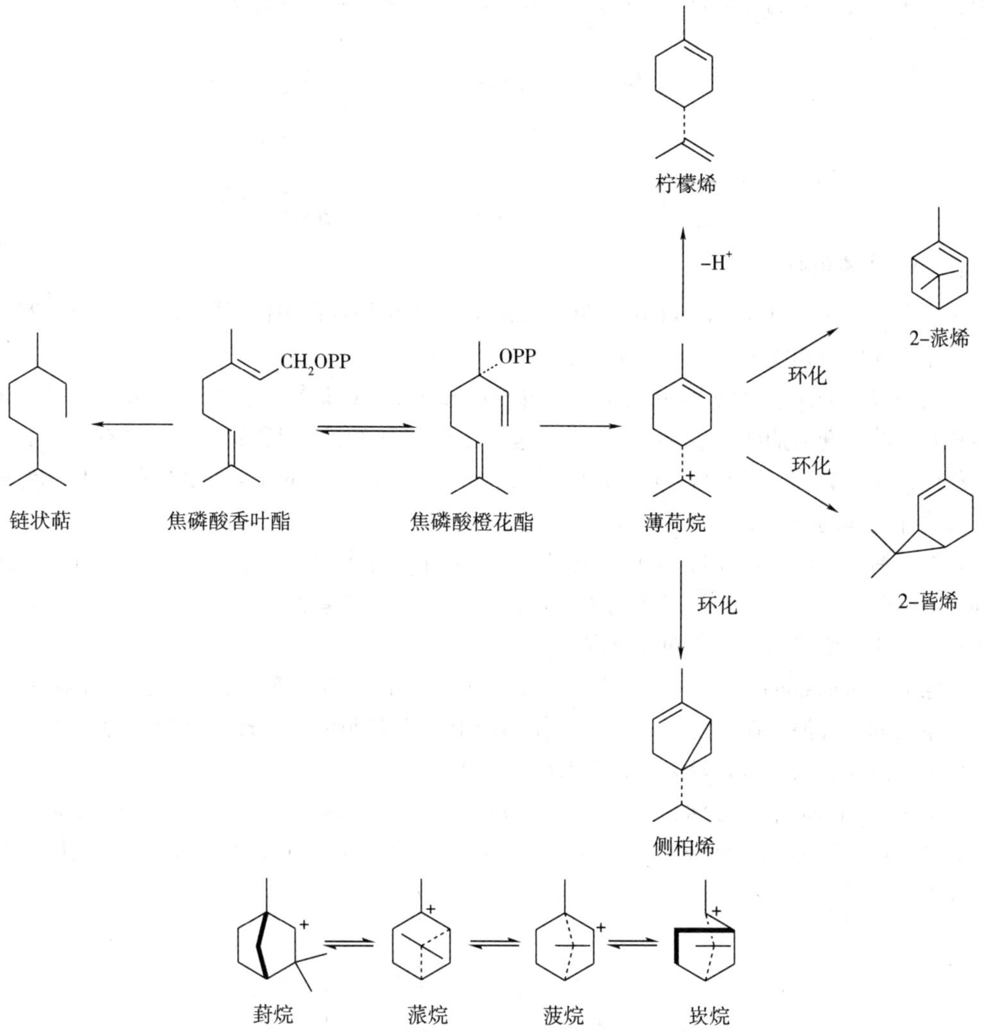

柠檬烯

$-H^+$

2-蒎烯

环化

CH_2OPP

OPP

环化

链状萜 焦磷酸香叶酯 焦磷酸橙花酯 薄荷烷

2-蒈烯

环化

侧柏烯

莰烷 蒎烷 菠烷 崁烷

图 10-4 单萜类化合物的生源合成

上述三种萜醇都是玫瑰香系香料，常共存于同一挥发油中，是很重要的香料工业原料。

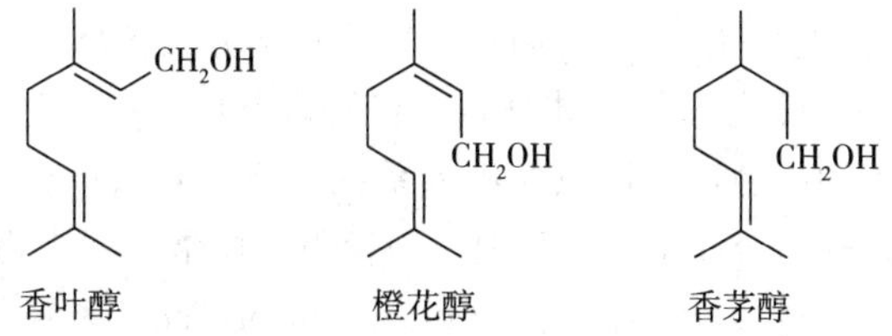

CH_2OH CH_2OH CH_2OH

香叶醇 橙花醇 香茅醇

柠檬醛（citral）又称枸橼醛，具有顺反异构体，反式为 α-柠檬醛，又称香叶醛（geranial），顺式为 β-柠檬醛，又称橙花醛（neral），通常混合存在，以反式柠檬醛为主。柠檬醛存在于多种植物的挥发油中，如柠檬草油、香茅油和橘子油，其中在香茅油中含量高达 70%～85%。柠檬醛具有柠檬香气，作为柠檬香味原料应用于香料和食品工业。含大量柠檬醛的挥发油，如香茅油具有止腹痛和驱蚊作用，在医药工业中有广泛用途。

香茅醛（citronellal）是香茅醇的氧化产物，大量存在于香茅油、桉叶油和柠檬油等挥发油中，是另一种重要的柠檬香气香料。它同样可用亚硫酸氢钠加成法来提纯。

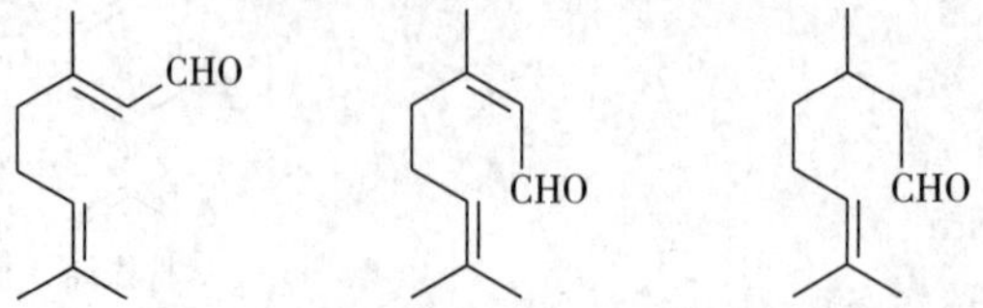

香叶醛　　橙花醛　　香茅醛

（二）单环单萜

单环单萜（monocyclic monoterpenoids）是由链状单萜环合作用衍变而来，由于环合方式不同，产生不同的结构类型。

薄荷醇（menthol）为薄荷 *Mentha arvensis var. piperasceus* 和欧薄荷 *Mentha piperita* 挥发油的主要成分，约占薄荷油的50%～85%，薄荷醇分子中存在3个不对称碳原子，共有8个手性立体异构体，除了 *l*－薄荷醇（*l*－menthol）和 *d*－新薄荷醇（*d*－neomenthol）存在于天然薄荷油，其他异构体均为人工合成品。

左旋薄荷醇（*l*－menthol）习称“薄荷脑”，为白色块状或针状结晶，对皮肤和黏膜有清凉和弱的麻醉作用，临床上外用作刺激药，作用于皮肤或黏膜，有清凉止痒作用；内服可作为驱风药，用于治疗头痛及鼻咽部炎症等。

柠檬烯（limonene）别名苎烯，为无色油状液体，有类似柠檬的香味，主要存在于蜜柑油、柠檬油和香橙油等挥发油中。其右旋体临床上具有利胆溶石、理气开胃、消炎镇痛的功效，可用于治疗胆结石、胆囊炎及胆道术后综合征。

胡椒酮（piperitone）习称辣薄荷酮，洋薄荷酮，为禾本科植物芸香草 *Cymbopogon distans* (Nees) Wats. 挥发油的主要成分（含量约40%～50%），有松弛平滑肌作用，临床上用于治疗慢性气管炎。

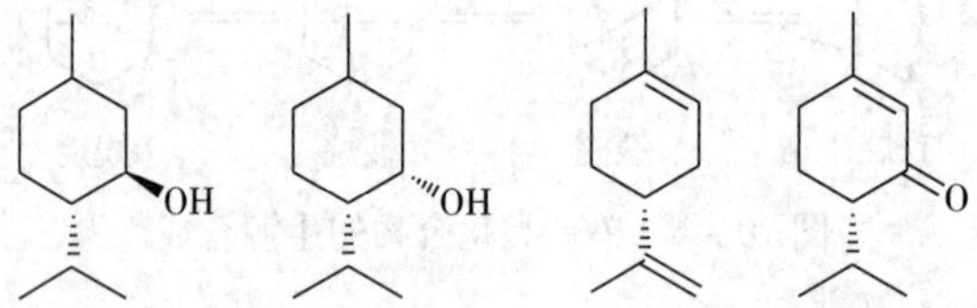

l-薄荷醇　　*d*-新薄荷醇　　柠檬烯　　胡椒酮

斑蝥素（cantharidin）是从芫青科（Meloidae）昆虫南方大斑蝥 *Mylabris phalerata Pallas* 或黄黑小斑蝥 *Mylabris cichorii* L. 的干燥虫体分离得到的萜类化合物，对原发性肝癌具有较强的治疗效果。但由于斑蝥素的剧烈毒性以及对泌尿系统的严重刺激性，限制了其在临床上的应用。经过长期的研究和试验，合成了一系列副作用较小的斑蝥素衍生物或类似物供临床使用，如去甲斑蝥素（noncantharidin）、斑蝥酸钠（sodium cantharidate）和羟基斑蝥胺（N－hydroxycantharidimide）、甲基斑蝥胺（N－methylcantharidimide）等。

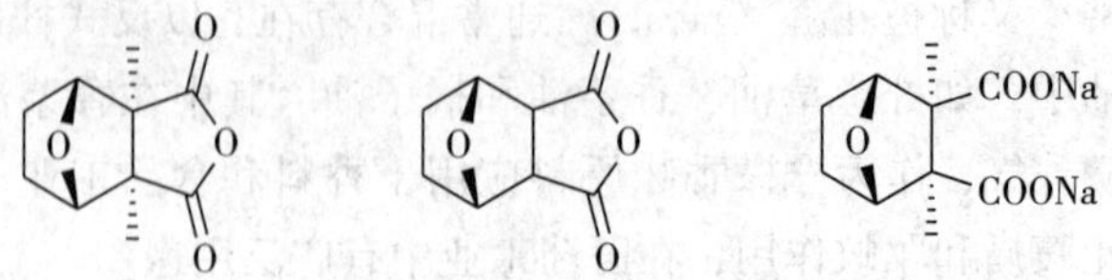

斑蝥素　　去甲斑蝥素　　斑蝥酸钠

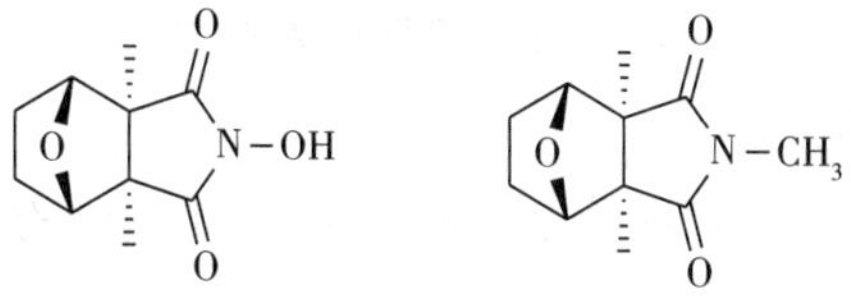

羟基斑蝥胺　　甲基斑蝥胺

（三）双环单萜

芍药苷（paeoniflorin）是毛茛科芍药属植物芍药 *Paeonia albiflora* Pall 根中的蒎烷单萜苦味苷，通常以苯甲酸酯的形式存在。芍药苷具有显著的扩张冠状动脉，增加冠脉流量作用，临床上主要用于冠心病的治疗。

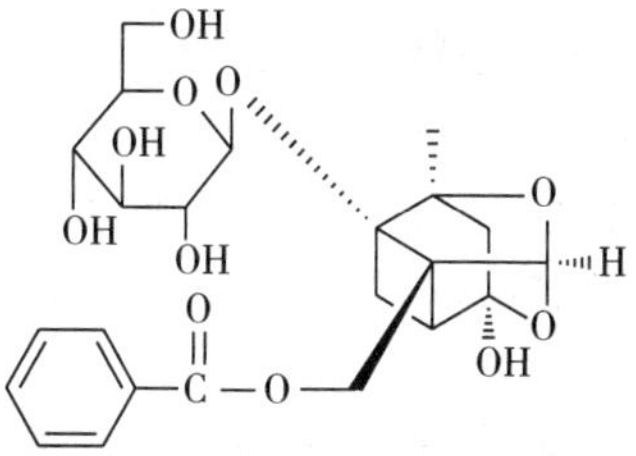

芍药苷

龙脑（borneol）又名冰片，为白色片状结晶，具有似胡椒又似薄荷的香气，有升华性。该化合物存在右旋体、左旋体、消旋体三种光学异构体。其中，右旋体俗称天然冰片，为冰片中的正品，主要存在于龙脑香科植物龙脑香树 *Dryobalanops aromatica* Gaertn. 和樟科植物龙脑樟 *Cinnamomum camphora*（L.）Presl 的挥发油；左旋体俗称艾片，存在于菊科植物艾纳香 *Blumea balsmifera* DG. 全草中；消旋体俗称合成冰片，是以樟脑、松节油为主要原料经化学方法加工而成。冰片为常用中药，具有有发汗、兴奋、解痉挛等作用，常与牛黄、郁金配伍，用于清热解毒、抗惊厥。此外，还具有显著的抗缺氧功能，与苏合香、安息香配伍，用于治疗冠心病、心绞痛等。

樟脑（camphor）习称辣薄荷酮，为白色结晶性固体，易升华，有特殊钻透性的香味。天然樟脑由右旋体与左旋体共存，其右旋体在樟树 *Cinnamommum camphora* 挥发油中约占 50%，左旋体存在于菊蒿 *Tanacetum vulgare* 的挥发油中，合成品为消旋体。樟脑具有温和的刺激与防腐作用，临床上常用于局部镇痛和止痒。樟脑制剂还曾一度被广泛做为强心药使用，其强心作用与体内代谢产物 π - 氧化樟脑（π - oxocamphor）和 p - 氧化樟脑（p - oxocamphor）有关。

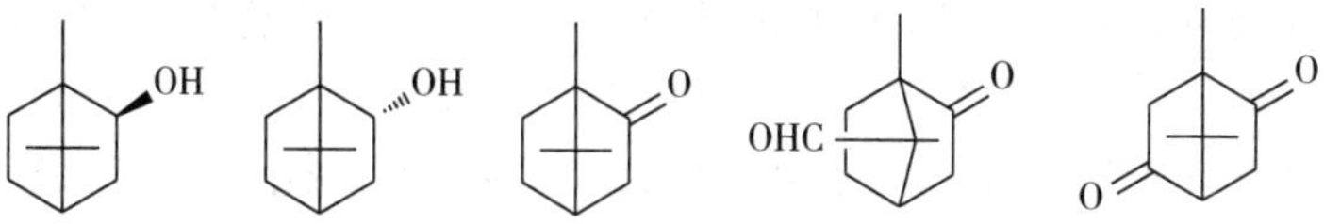

l-龙脑　　*d*-龙脑　　樟脑　　π-氧化樟脑　　*p*-氧化樟脑

（四）三环单萜

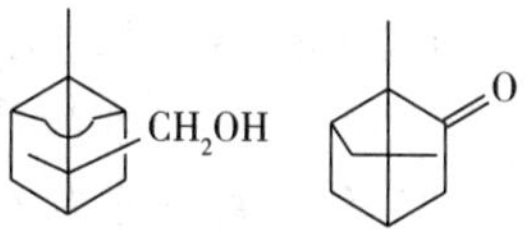

三环白檀醇　　香芹樟脑

三环白檀醇（teresantalol）存在于檀香 *Santalum album* L. 木部挥发油中。香芹樟脑（carvone camphor）是藏茴香酮（carvone）经日光长期照射产物。

（五）革酚酮类化合物

革酚酮类化合物（troponoides）是单环单萜中一类变形的结构类型，其碳架不符合异戊二烯定则。该类化合物主要存在于真菌的代谢产物中，在许多柏科植物的心材中也含有此类化合物，如从欧洲产崖柏 *Thuja plicata*、北美崖柏 *Thuja occidentalis* 以及罗汉柏 *Thujosis dolabrata* 的心材中分离得到的 α－崖柏素（γ－thujaplicin）和 γ－崖柏素（γ－thujaplicin）；从台湾扁柏 *Chamaecyparis taiwanensis* 及罗汉柏心材中分离得到的扁柏酚（hinokitol）等。该类化合物结构中都有一个七元芳环，且具有下列理化性质：

1. 革酚酮具有芳香性，环上的羟基具有酚的通性，由于邻位吸电子基团的存在，其酸性介于酚类和羧酸之间，即酚 < 革酚酮 < 羧酸。

2. 分子中的酚羟基易于甲基化，但不易酰化。

3. 分子中的羰基类似于羧酸中羰基的性质，但不能和一般羰基试剂反应。红外光谱中其羟基吸收峰在 3200～3100cm^{-1}，羰基吸收峰在 1650～1600cm^{-1}，较一般化合物中羰基略有区别。

4. 能与多种金属离子形成络合物结晶体，并显示不同颜色，如铜络合物为绿色结晶，铁络合物为赤红色结晶。该反应可用于鉴别革酚酮类化合物。

革酚酮类化合物多具有抗菌活性，但多有毒性。

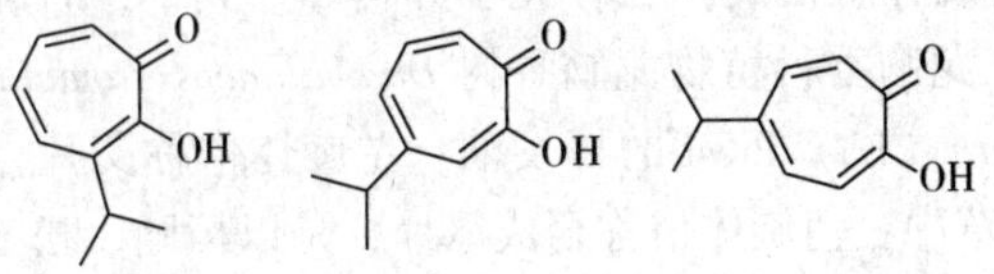

α－崖柏素　　扁柏酚　　γ－崖柏素

（六）环烯醚萜

环烯醚萜（iridoids）是植物界中存在的一大类结构与理化性质均较为特殊的单萜类成分，为蚁臭二醛（iridodial）的缩醛衍生物。

蚁臭二醛是从臭蚁 *Iridomyrmex detectus* 的防卫性分泌物中分离出来的物质，它是衍生环烯醚萜的关键性中间氧化物。这类物质在植物体内也是由焦磷酸香叶酯（GPP）衍生而成。GPP 经水解脱去焦磷酸后，氧化形成香茅醛，香茅醛在环合过程中发生双键转位，再水合成一个伯醇基，伯醇基进一步被氧化，衍生为蚁臭二醛。蚁臭二醛发生烯醇化后，再进行分子内的羟醛缩合，即产生环烯醚萜。环烯醚萜 C_4 位甲基氧化脱羧后可形成 4－去甲基环烯醚萜（4－demethyliridoid）；其 C_7—C_8 处断裂开环，则形成裂环环烯醚萜（secoiridoid），后者 C_4 位甲基经氧化成羧基，闭环而衍生成裂环内酯环烯醚萜。其生物合成途径如图 10－5 所示。

环烯醚萜及其苷类在植物界分布较广，主要存在于双子叶植物中。以茜草科、玄参科、唇形科、龙胆科和木犀科等植物中较为多见。常见中药如地黄、玄参、栀子、龙胆、车前草、山茱萸、忍冬叶、鸡屎藤和胡黄连等都含有环烯醚萜类成分。据不完全统计，已从自然界中分离鉴定得到 1000 余种此类化合物。由于环烯醚萜类的 C_1—OH 属于半缩醛羟基，性质活泼，故该类化合物主要以 C_1—OH 与糖成苷的形式存在于植物体内。

根据结构中环戊烷环是否开裂，该类化合物可分为环烯醚萜（iridoid）和裂环环烯醚萜（secoiridoid）两种结构类型。此外，尚有由多个环烯醚萜苷以 C—C 键、C—O—C 键或糖基方式连接而成的聚合环烯醚萜苷类。

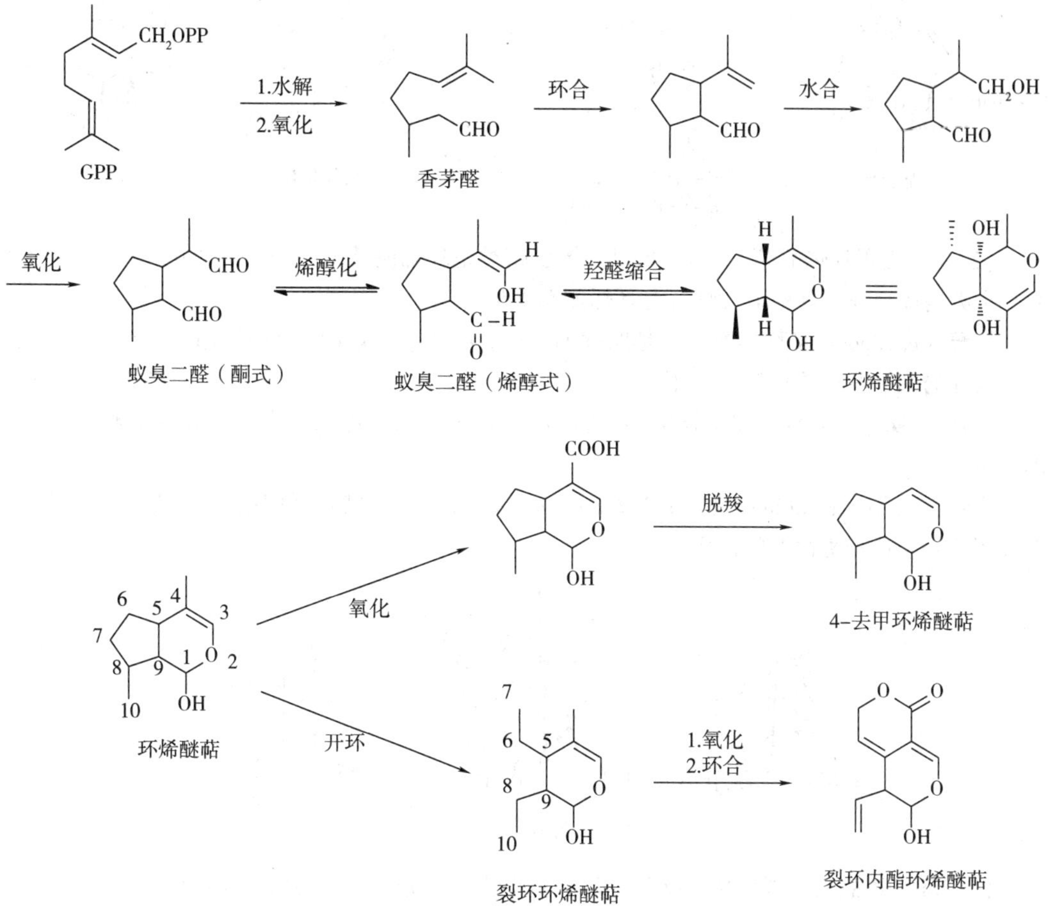

图 10－5　环烯醚萜类化合物的生物合成途径

1. 环烯醚萜类

(1) C－4 位有取代基的环烯醚萜　该类化合物结构特点为：多以苷的形式存在，且多为 C_1 羟基与葡萄糖结合成的单糖苷，苷元多具有 10 个碳原子，常有双键存在，一般为 $\Delta^{3(4)}$，也有 $\Delta^{6(7)}$、$\Delta^{7(8)}$ 或 $\Delta^{5(6)}$，C_5、C_6 或 C_7 有时连羟基，C_8 多连甲基、羟甲基或羟基，C_6 或 C_7 可形成环酮结构，C_7 和 C_8 之间有时具环氧醚结构，C_1、C_5、C_8、C_9 多为手性碳原子。C_{11} 有的氧化成羧酸，并可形成酯。环烯醚萜苷 C_4 位多连甲基或羧基、羧甲基、羟甲基。

栀子苷（gardenoside）、京尼平苷（geniposide）和京尼平苷酸（geniposidic acid）是茜草科植物山栀子 *Gardenia jasminoides* Ellis 成熟果实中的主要成分，其具有显著的利胆泻下作用，临床上主要用于黄疸型肝炎的治疗。

鸡屎藤苷（paederoside）是从鸡屎藤 *Paederia scanden* 的中分离得到的结构独特的含硫环烯醚萜类。其 C_4 位羧基与 C_6 位羟基形成 γ－内酯，C_{10} 位的甲硫酸酯在鸡屎藤组织损伤时，由于酶解的作用而产生甲硫醇，从而产生鸡屎样的恶臭。该化合物具有显著镇痛抗炎作用，临床上主要用于癌痛、术后疼痛以及神经性疼痛的治疗。

马鞭草苷（verbenalin）存在于马鞭草 *Verbena officinalis* L. 中，具有收缩子宫的作用，临床上可用于抗早孕。

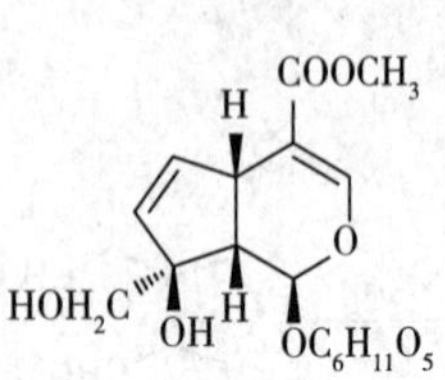

栀子苷 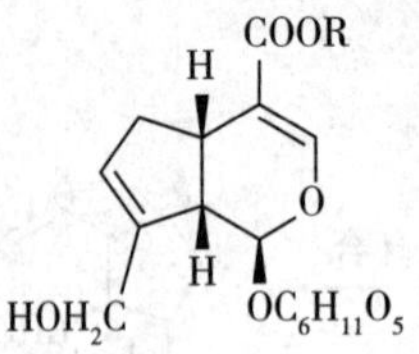　　京尼平苷　$R=CH_3$　　京尼平苷酸　$R=H$　　鸡屎藤苷 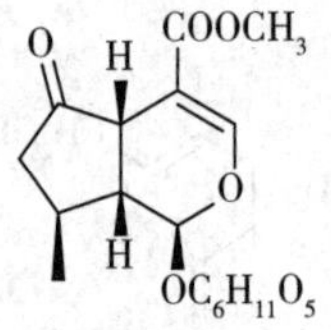　　马鞭草苷

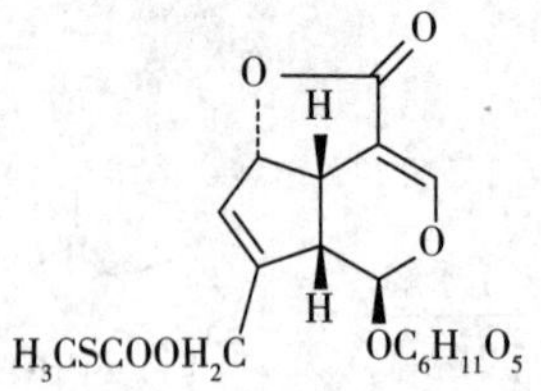

（2）4－去甲环烯醚萜类　4－去甲环烯醚萜类是环烯醚萜 C_4 位去甲基的降解产物，苷元由 9 个碳构成，环上其他取代情况与环烯醚萜类似。

梓醇（catalpol）又称梓醇苷，是地黄 *Rehmannia glutinosa* 中降血糖作用的主要有效成分，并有很好的利尿及迟缓性泻下作用。

梓苷（catalposide）存在于梓实 *Catalpa ovata* G. Don 的干燥果实中，具有与梓醇相似的药理作用。

桃叶珊瑚苷（aucubin）是车前草 *Plantago asiatica* L. 清湿热、利小便的有效成分，同时具有抑制革兰阳性和阴性菌的作用。

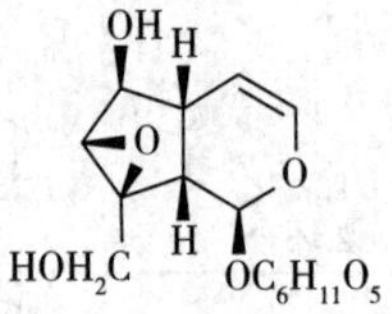

梓醇 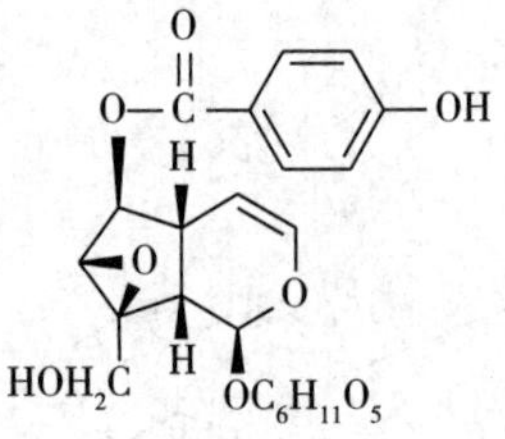　　梓苷 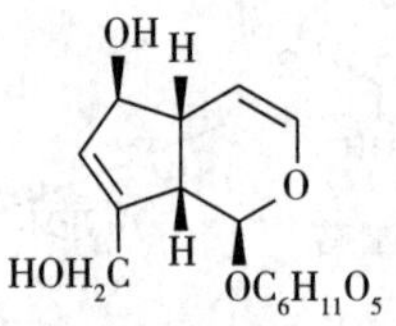　　桃叶珊瑚苷

2. 裂环环烯醚萜　裂环环烯醚萜是环烯醚萜苷元部分在 C_7-C_8 处开环衍变而成，C_7 断裂后有时还可与 C_{11} 形成六元内酯结构。此类成分在龙胆科、茜草科、木樨科、忍冬科和睡菜科等植物中分布广泛。

Loniceracetalides A 和 B 是从金银花 *Lonicera japonica* Thunb. 中分离得到的裂环环烯醚萜类成分。

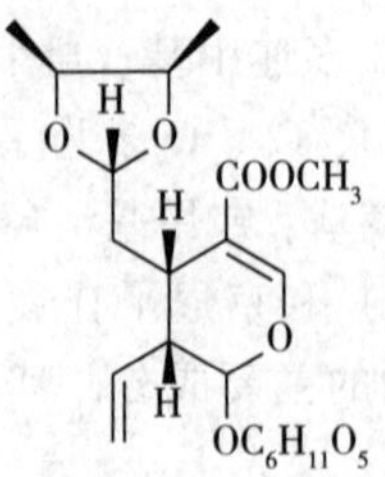

Loniceracetalides A 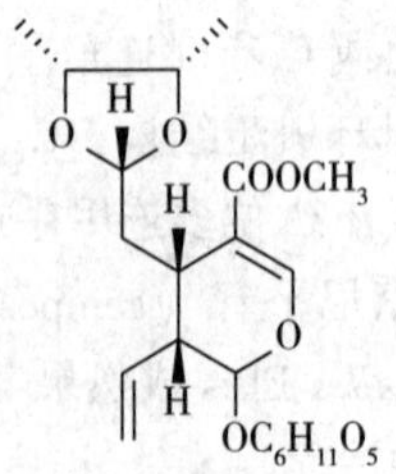　　Loniceracetalides B

橄榄苦苷（oleuroprin）主要存在于木樨科木犀榄属、丁香属、木犀属和茉莉属植物中，具有极强的抗氧化能力，现已被用于护肤类化妆品。此外，该化合物还具有抗病毒、抗肿瘤和降血糖等多种作用。

龙胆苦苷（gentiopicroside，gentiopicrin）存在于龙胆 *Gentiana scabra* Bunge.、当药 *Swertia pseudochinensis* Hara. 和獐牙菜 *Swertia bimaculata*（*sieb. et zucc*）Hook. f. *et* Thoms. 等植物中，是

龙胆的主要有效成分和苦味成分。

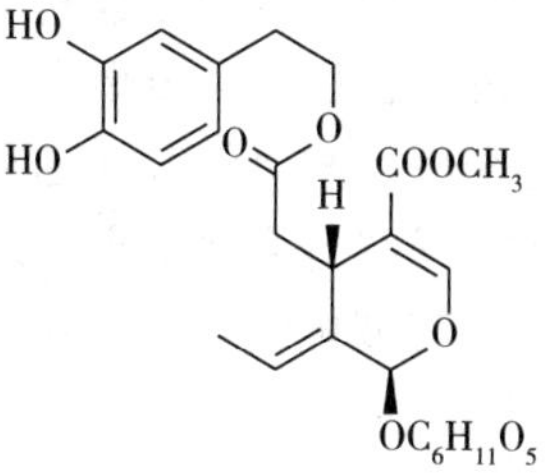

橄榄苦苷 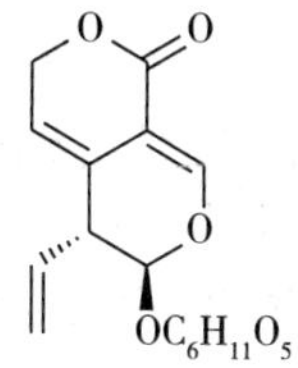　　　　龙胆苦苷

3. 聚合环烯醚萜类　聚合环烯醚萜苷是一类由 2 个或 2 个以上环烯醚萜苷以碳碳键、醚键、酯键或以糖基、萜类等连接而成的化合物。根据组成不同，可分为三种类型的聚合环烯醚萜苷：由普通环烯醚萜苷组成、由裂环环烯醚萜苷组成、由普通和裂环环烯醚萜苷共同组成。

E – aldosecologanin 是从金银花 *Lonicera japonica* Thunb. 水提物中分离得到聚合型裂环环烯醚萜苷，其为两分子裂环环烯醚萜苷通过 C – C 键相连而成的二聚体。

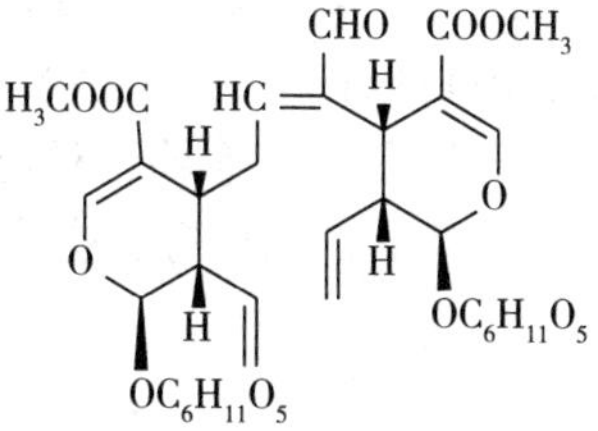

E–aldosecologanin

Dipsanosides A 和 B 是从川续断 *Dipsacus asperoides* C. Y. Cheng *et* T. M. Ai. 中分离得到聚合环烯醚萜，其为具有 4 个葡萄糖基的环烯醚萜四聚体。

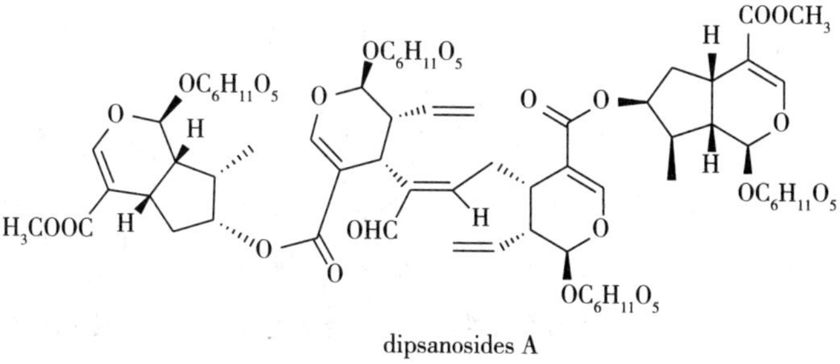

dipsanosides A

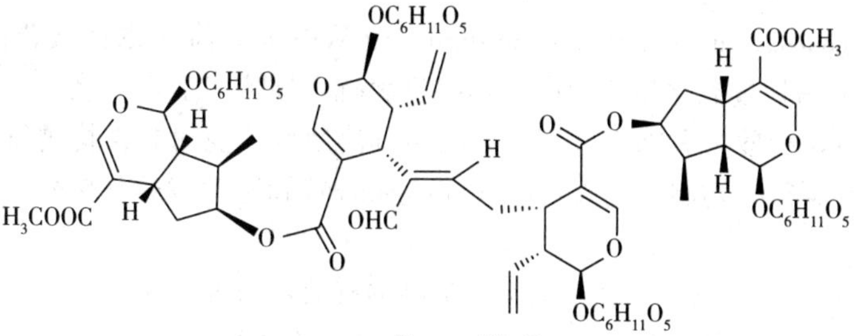

dipsanosides B

环烯醚萜苷类大多数为白色结晶体或粉末，多具有旋光性，味苦。易溶于水和甲醇，可溶于乙醇、丙酮和正丁醇，难溶于三氯甲烷、乙醚和苯等亲脂性有机溶剂。该类化合物易被水解，生成的苷元为半缩醛结构，其化学性质活泼，容易进一步聚合，从而难以得到结晶性苷元，如中药玄参、地黄等药材加工炮制后药材变黑。游离的苷元遇酸、碱、羰基化合物和氨基酸等都能变色。例如遇到氨基酸类加热，即显深红色至深蓝色，最后生成蓝色沉淀。与皮肤接触，也能使皮肤染成蓝色。苷元溶于冰乙酸溶液中，加少量铜离子，加热显蓝色。上述显色反应，均可用于检识环烯醚萜苷类的存在与否。

二、倍半萜

倍半萜类（sesquiterpenoids）是由 3 个异戊二烯单位构成、含 15 个碳原子的化合物类群。该类化合物生源上都是由焦磷酸金合欢酯（farnesyl pyrosphate，FPP）衍生而成。

倍半萜主要分布于植物界和微生物界，多与单萜共存于以挥发油中，是挥发油高沸程（250℃~280℃）部分的主要组成成分，也有低沸点的固体。倍半萜的含氧衍生物多具有较强的香气和生物活性，是医药、食品和化妆品工业的重要原料，例如抗疟药物青蒿素，抗生育药物棉酚，抗肿瘤药物莪术醇等。

倍半萜类化合物的骨架类型和化合物数量是萜类化合物中最多的一类。迄今结构骨架超过 200 种，已发现的化合物数量已达 10000 种。

倍半萜类化合物按其结构碳环数分为无环、单环、双环、三环、四环型倍半萜；构成的碳环分为五元环、六元环、七元环，直至十二元环等；也有按含氧功能团的不同分为倍半萜醇、醛、酮、内酯等。

（一）无环倍半萜

金合欢烯（farnesene）又称麝子油烯，存在于枇杷叶、生姜及洋甘菊的挥发油中。金合欢烯有 α、β 两种构型，其中 β 体存在于藿香、啤酒花和生姜挥发油中。

金合欢醇（farnesol）在金合欢 *Acacia farnesian* 花油、橙花油、香茅油中含量较多，为重要的高级香料原料。

橙花醇（nerolidol）又称苦橙油醇，具有苹果香，是橙花油中的主要成分之一。

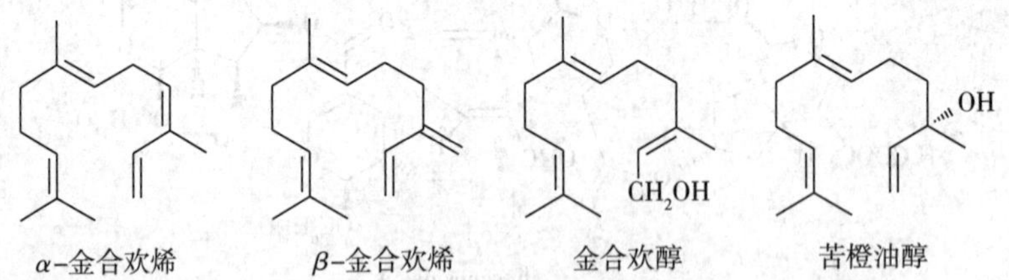

（二）单环倍半萜

青蒿素（qinghaosu，arteannuin，artemisinin）是从中药青蒿（也称黄花蒿）*Artemisia annua* L. 中分离到的一种过氧化物倍半萜，具有显著抗恶性疟疾活性。该化合物在水及油中均难溶解，影响了其治疗效果和临床应用。为改善其溶解性，需对其结构进行了必要修饰。目前，已有多种青蒿素衍生物制剂如蒿甲醚（artemether）和青蒿琥珀酸单酯（artesunate）等用于临床。

鹰爪甲素（yingzhaosu A）是从民间治疗疟疾的有效草药鹰爪 *Artabotrys uncinatus* 根中分离出的具有过氧基团的倍半萜化合物，对鼠疟原虫的生长有强的抑制作用。

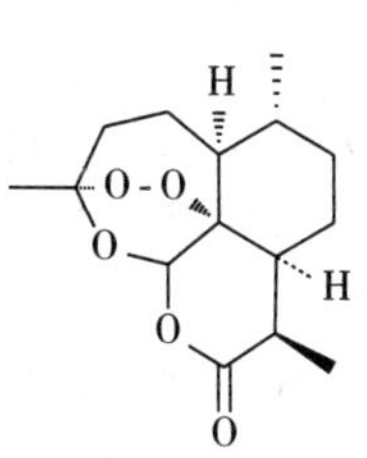

青蒿素 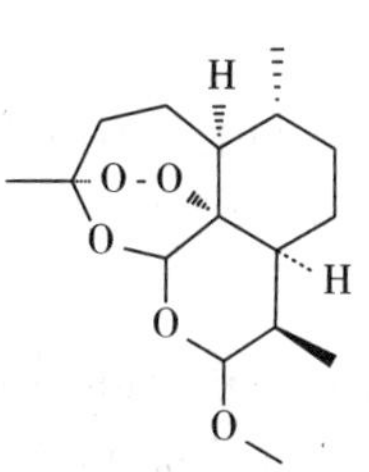　　蒿甲醚 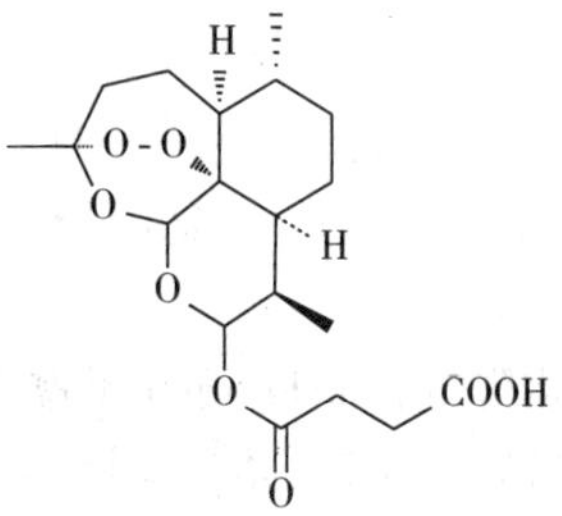　　青蒿素琥珀酸单酯

吉马酮（germacrone）又称杜鹃酮，存在于牻牛儿苗科植物大根老鹳草 *Geranium macrorrhizum* 及杜鹃花科植物兴安杜鹃 *Rhododendron dauricum* 叶的挥发油中，具有平喘和镇咳作用。

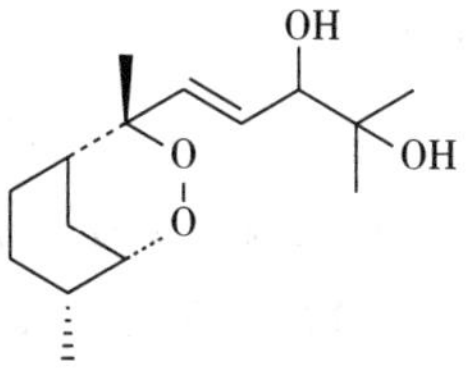

鹰爪甲素 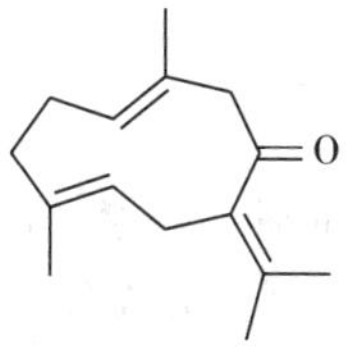　　吉马酮

（三）双环倍半萜

棉酚（gossypol）是从锦葵科植物草棉、树棉或陆地棉成熟种子、根皮中分离得到的一种多元酚类物质，属杜松烷型双分子衍生物。棉酚具有杀精子的作用，曾试用作一种非甾体男用口服避孕药物，后因长期使用可引发低血钾症和不可逆性生育等副作用限制其临床应用。此外棉酚尚有抑制卵巢及子宫内膜甾体激素受体作用，现临床上主要将其用于治疗子宫功能性出血、子宫肌瘤并月经过多及子宫内膜异位症等妇科疾病。

α－山道年（α－santonin）是艾属植物山道年草 *Artemisia cina* 或蛔蒿 *Artemisia incana* 未开放的头状花序或全草中的主要成分。山道年是强力驱蛔剂，但服用过量可产生黄视症毒性，已被临床淘汰。

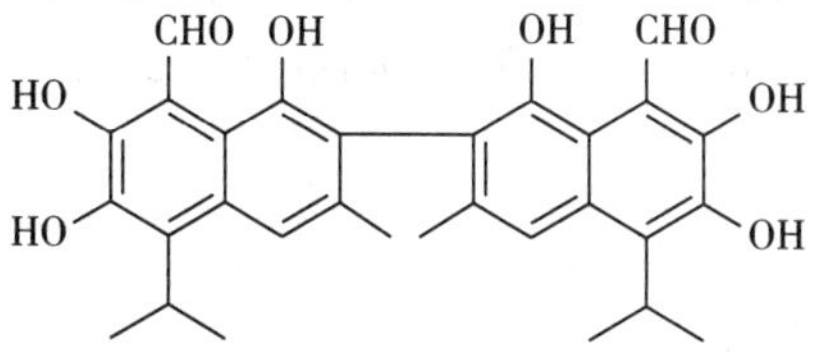

棉酚 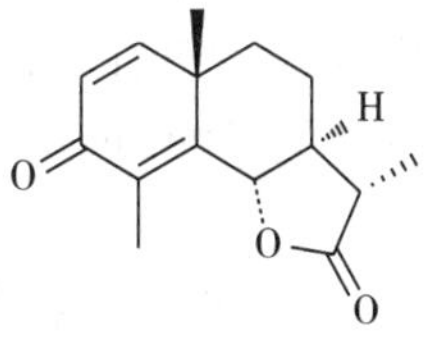　　α-山道年

（四）三环倍半萜

环桉醇（cycloeudesmol）存在于对枝软骨藻（*Chondric oppsiticlada*）中，有很强的抗金黄色葡萄球菌和白色念珠菌活性。

α－白檀醇（α－santalol）存在于白檀木的挥发油中，有很强的抗菌作用，曾用为尿道消毒药。

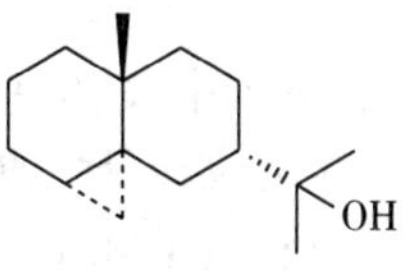

环胺醇 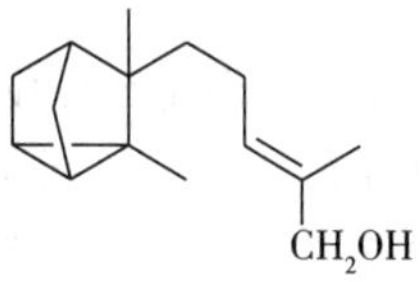　　α-白檀醇

（五）薁类衍生物

薁类（azulenoids）化合物是一类由五元环与七元环骈合而成的芳烃衍生物。自然界存在的薁类化合物多是氢化产物的衍生物，基本骨架已失去芳香性，其结构以愈创木烷骨架类型较多。

愈创木醇（guaiol）存在于愈创木 *Guajacum officinale* 木材的挥发油中，属于薁类的还原产物。该化合物在蒸馏、酸处理时，可氧化脱氢而形成薁类。

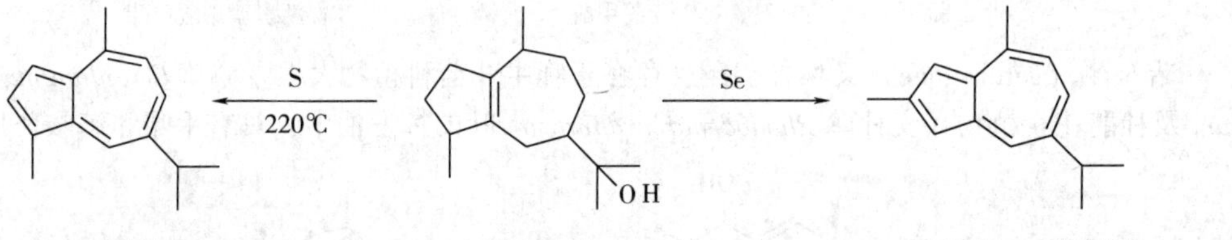

愈创木薁　愈创木醇　2,4–二甲基–7–异丙基薁

薁类化合物溶于石油醚、乙醚、乙醇及甲醇等有机溶剂，不溶于水，溶于强酸。故可用60%~65%硫酸或磷酸提取薁类成分，酸提取液加水稀释后，薁类成分即沉淀析出。薁类化合物的沸点较高，一般在250℃~300℃，在挥发油分馏时，高沸点馏分如见到美丽的蓝色、紫色或绿色的现象时，表示可能有薁类化合物的存在。

薁类分子结构中具有高度共轭体系的双键，可在可见光（360~700nm）吸收光谱中观察到强吸收峰。

薁类是一种非苯环芳烃化合物，但分子结构中具有高度的共轭体系，可与苦味酸或三硝基苯试剂作用，形成有敏锐熔点的π络合物，可供鉴别使用。

检测挥发油中的薁类成分时多用Sabety反应，即取挥发油1滴溶于1ml三氯甲烷中，加入5%溴的三氯甲烷溶液，若产生蓝紫色或绿色时，表明有薁类化合物存在。或与Ehrlich试剂（对二甲胺基苯甲醛浓硫酸）反应产生紫色或红色时，亦可证实挥发油中含有薁类化合物。

薁类化合物多具有抑菌、抗肿瘤和杀虫等活性，如圆叶泽兰 *Eupatorium rotundifolium* 中的抗癌活性成分泽兰苦内酯（euparotin）、泽兰氯内酯（eupachlorin）、从新疆雪莲 *Saussurea involucrata* 中得到的大苞雪莲内酯（involucratolactone）、从莪术 *Curcuma zedoaria*（Berg.）Rose. 中分离得到的莪术醇（curcumol）等。

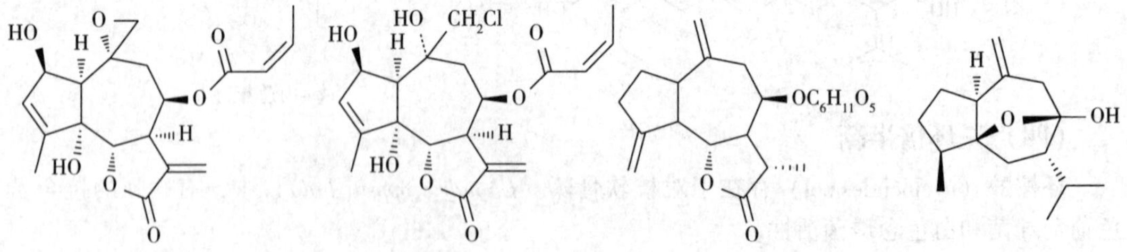

泽兰苦内酯　泽兰氯内酯　大苞雪莲内酯　莪术醇

三、二萜

二萜类（diterpenoids）是由4个异戊二烯单位构成，分子中含20个碳原子的化合物类群。二萜类化合物在自然界分布广泛，包括植物、动物、海洋动物以及一些菌类。该类化合物主要分布的植物种类主要集中在唇形科（Labiatae）、马鞭草科（Verbenaceae）、卫矛科（Celastraceae）、大戟科（Euphorbiaceae）、瑞香科（Thymelaeaceae）、杜鹃花属（Rhododendron）和

红豆杉属（Taxus）。

焦磷酸香叶基香叶酯（geranylgeranyl pyrophosphate，GGPP）是二萜类合成的前体，GGPP脱去焦磷酸基形成环化碳正离子后，经反式1,2-加成位移反应，即可衍生得到多种二萜类化合物。

二萜类化合物的结构按其分子中环的多少分为无环（链状）、单环、双环、三环、四环及五环等类型，天然无环及单环二萜较少，双环及三环二萜数量较多。许多二萜的含氧衍生物具有多方面的生物活性，如紫杉醇、穿心莲内酯、丹参酮、银杏内酯、雷公藤内酯、芫花酯及甜菊苷等。

（一）链状二萜

在二萜类化合物中，链状二萜的化合物数量在自然界较少，结构相对简单，但其在生物体内扮演着重要角色，具有重要的生物功能。

植物醇（phytol）是最常见的一种链状二萜，该化合物多与叶绿素分子中的卟啉（porphyrin）结合成酯，是植物叶绿素的主要组成成分，也是维生素E和维生素K_1的生物合成前体化合物。

普劳诺托（Plaunotol）是从泰国巴豆Croton sublyratus中分离得到的链状二萜，具有显著的治疗溃疡的生物活性，现已开发上市。

佐帕诺醇（zoapatanol）是从墨西哥传统药物巴拉圭菊*montanoa tomentosa*叶中分离得到的氧杂环庚烷型二萜，具有人工流产和避孕等功效。

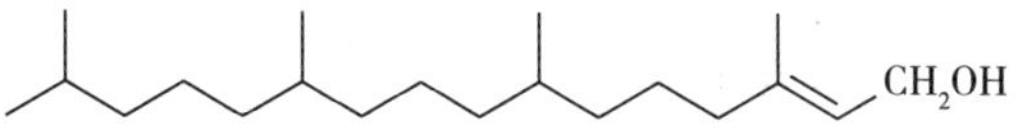

CH_2OH

植物醇

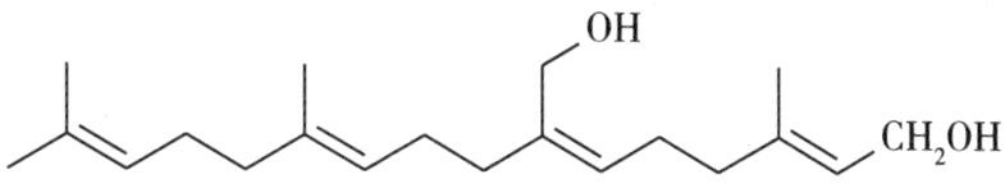

OH

CH_2OH

普劳诺托

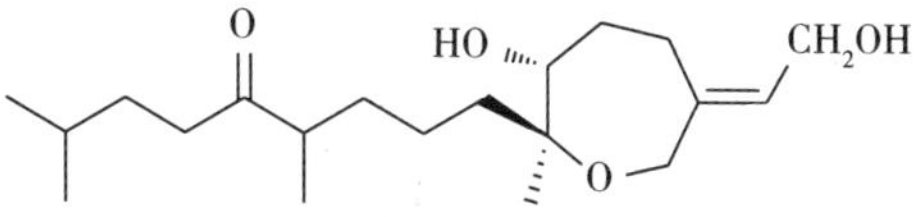

O HO CH_2OH O

佐帕诺醇

（二）单环二萜

维生素A（vitamin A）是一种重要的脂溶性维生素，主要存在于动物肝脏中，特别是鱼肝中含量较丰富，如鲨鱼和鳕鱼的肝油中富含维生素A。维生素A与眼睛的视网膜内的蛋白质结合，形成光敏感色素，是保持正常夜间视力的必需物质。

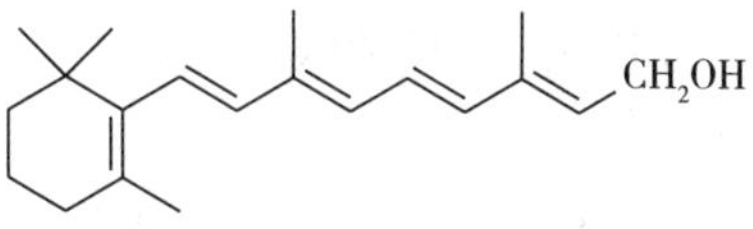

CH_2OH

维生素A

（三）双环二萜

穿心莲内酯（andrographolide）是从穿心莲*Andrographis paniculata*（又称榄核莲，一见喜）

叶中分离得到的二萜类化合物，具有抗菌、消炎的功效，临床用于治疗急性菌痢、胃肠炎、咽喉炎、感冒发热等，疗效确切。但该化合物水溶性不好，为了增强溶解度，现已将穿心莲内酯制备成水溶性较大的穿心莲内酯丁二酸半酯钾盐和穿心莲内酯磺酸钠。

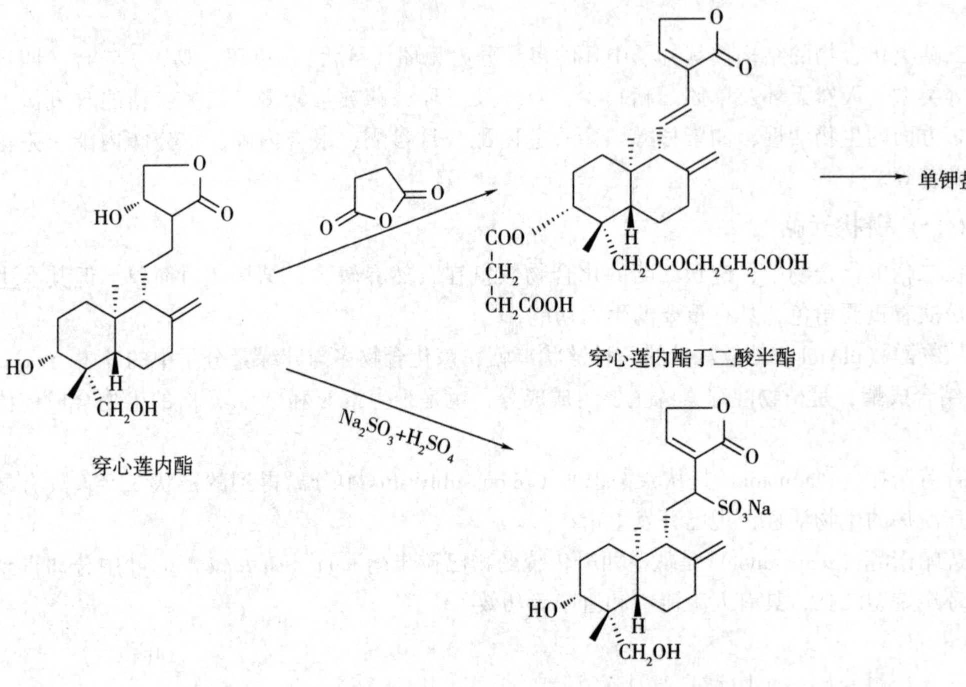

→单钾盐

穿心莲内酯　　　穿心莲内酯丁二酸半酯

$Na_2SO_3+H_2SO_4$

穿心莲内酯磺酸钠

鞘蕊花素（Forskolin）是从印度传统药毛喉鞘蕊花 *Coleus forkohlii* 中分离的二萜类化合物，具有强心、抗抑郁、解痉和治疗哮喘等功效。

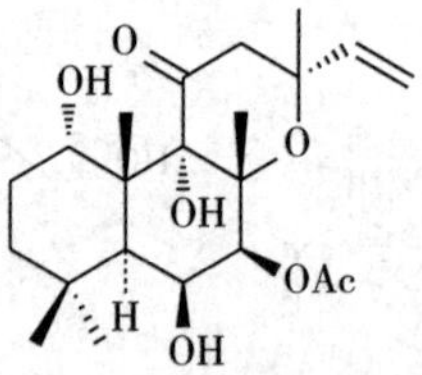

鞘蕊花素

银杏内酯（ginkgolides）是一类从银杏 *Ginkgo biloba* 根皮及叶分离得到的天然二萜化合物，目前仅在银杏中发现。该类化合物具有特殊的 C_{20} 结构，分子中嵌有一个叔丁基和六个五元环，包括一个螺壬烷、一个四氢呋喃环和三个内酯环。已分离出的银杏内酯主要包括银杏内酯A、B、C、M、J（ginkgolides A，B，C，M，J）等。银杏内酯类对血小板活化因子（PAF）受体有强大的特异性抑制作用，其中银杏内酯 B 的抗 PAF 活性最高，可作为血小板活化因子拮抗剂，用来治疗因血小板活化因子引起的种种休克状障碍。

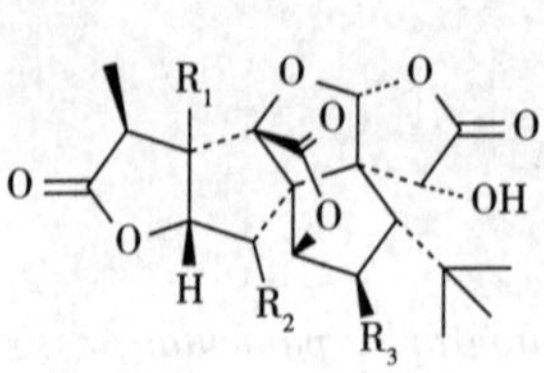

	R_1	R_2	R_3
银杏内酯A	OH	H	H
银杏内酯B	OH	OH	H
银杏内酯C	OH	OH	OH
银杏内酯M	H	OH	OH
银杏内酯J	OH	H	OH

（四）三环二萜

雷公藤甲素（triptolide）、雷公藤乙素（tripdiolide）、雷公藤内酯（triptolidenol）及 16－羟基雷公藤内酯醇（16－hydroxytriptolide）是从雷公藤 *Tripterygium wiefordii* Hook. f. 根中分离出来的抗癌活性物质。其中，雷公藤甲素对乳腺癌和胃癌细胞系集落形成有抑制作用，16－羟基雷公藤内酯醇还具有较强的抗炎、免疫抑制和雄性抗生育作用。

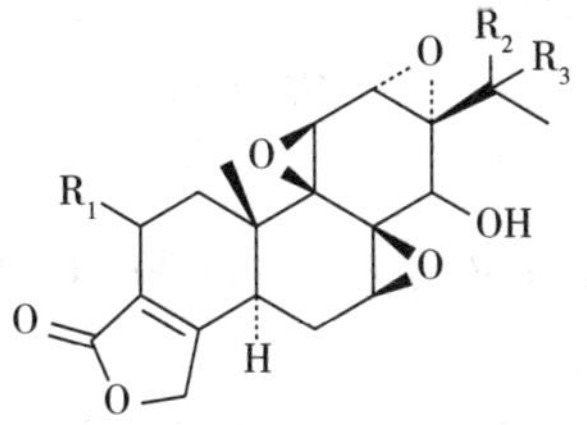

	R_1	R_2	R_3
雷公藤甲素	H	H	CH_3
雷公藤乙素	OH	H	CH_3
雷公藤内酯	H	OH	CH_3
16-羟基雷公藤内酯醇	H	H	CH_2OH

鼠尾草酸（carnosic acid）是从唇形科植物迷迭香 Rosmarinus officinalis 中分离得到的松香烷类二萜，该化合物无毒防腐剂，广发应用于食品加工业。研究还发现鼠尾草酸具有多种药理活性，如在抗氧化、抗肿瘤、减肥、抗血酸、抗抑郁以及在神经退行性疾病方面均表现出较好的活性。

桃柘醇是从罗汉松 *Podocarpus totara* 的树液中分离得到的桃柘烷类二萜。该化合物具有显著的抗菌防腐作用，已被广泛用于生活用品添加剂，如牙膏、治疗痤疮的药膏等。

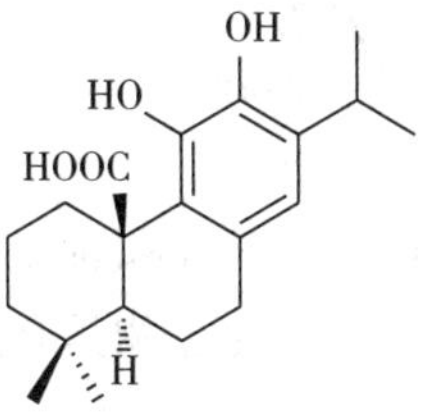

鼠尾草酸 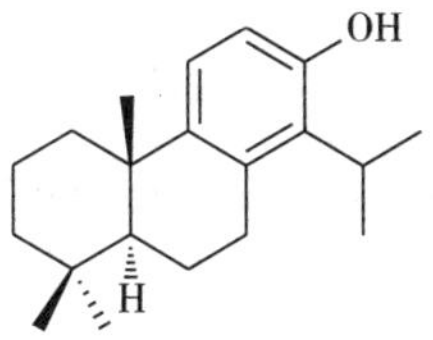　　　　桃柘醇

瑞香科植物芫花 *Daphne genkwa* Sieb. et Zucc. 的花蕾和根中均含有芫花酯甲（yuanhuacin）及芫花酯乙（yuanhuadin），两种成分均具有致流产作用，为中期妊娠引产药。

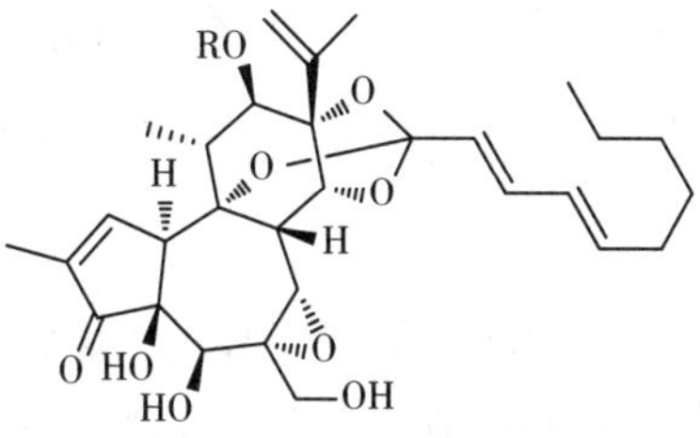

芫花酯甲　　$R=C_6H_5CO$
芫花酯乙　　$R=CH_3CO$

紫杉醇（taxol）又称红豆杉醇是从太平洋红豆杉 *Taxus brevifolia* 树皮中分离得到具有显著抗肿瘤活性的紫杉烷类二萜。该化合物于 1992 年底在美国 FDA 批准上市，临床用于治疗卵巢癌、乳腺癌和肺癌。紫杉醇半合成类似物多烯紫杉醇（taxotere）也于1996 年被 FDA 批准用于治疗乳腺癌。目前，紫杉醇和多烯紫杉醇已成为近 30 年来发现的最有效的抗癌药物之一。

紫杉醇　　　　多烯紫杉醇

（五）四环二萜

平板霉素（plantesimycin）是从天然放线菌 *Streptomyces plantensis* 中发现的对映－贝壳杉烷二萜。该化合物是一种广谱、强效的抗革兰阳性菌的新型抗生素。

甜菊苷（stevioside）是从甜菊 *Stevia rebaudianum* Bertoni 叶中分离得到的对映－贝壳杉烷二萜苷类化合物，其主要用途是用作食品调味添加剂。由于具有甜度高（约为蔗糖的 300 倍）、热量低、非营养性、安全性好等特点，作为蔗糖的代用品越来越受到人们的青睐。

平板霉素　　　　甜菊苷

冬凌草甲素（rubescensin A，oridonin）和冬凌草乙素（rubescensin B，ponicidin）是冬凌草（又名碎米桠）*Rabdosia rubescens* 全草中的主要成分。该化合物具有显著抗肿瘤效果，可用于治疗食道癌、贲门癌。

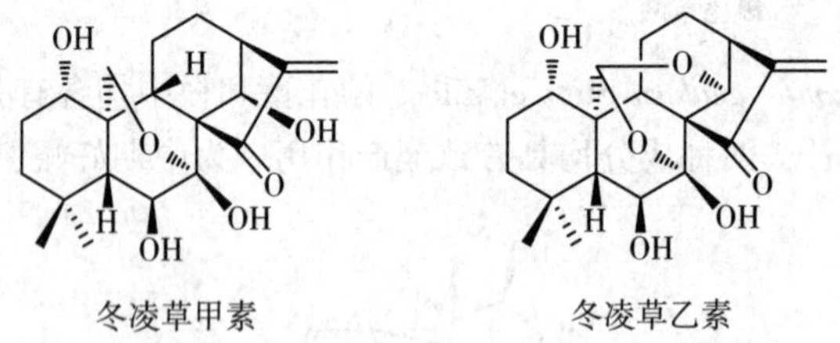

冬凌草甲素　　　　冬凌草乙素

四、二倍半萜

二倍半萜类化合物（sesterterpenoids）是由 5 个异戊二烯单位构成，含 25 个碳原子的化合物类群。这类化合物在生源上是由焦磷酸香叶基金合欢酯（geranylfarnesyl pyrophosphate，GFPP）衍生而成，多为结构复杂的多环性化合物。该类化合物数量少，迄今来自天然的二倍半萜有 6 种类型约 30 余种化合物，分布在羊齿植物，植物病源菌，海洋生物海绵、地衣及昆虫分泌物中。

蛇孢假壳 A（ophiobolin A）是从寄生于稻植物病源菌芝麻枯 *Ophiobulus miyabeanus* 中分离出的第一个二倍半萜成分，具有 $C_5—C_8—C_5$ 骈环的基本骨架，该物质显示有抑制白藓菌、毛滴虫菌等生长发育的作用。

呋喃海绵素－3（furanospongin－3）是从海绵动物中得到的含呋喃环的链状二倍半萜；网

肺衣酸（retigeranic acid）是从网肺衣 *Lobaria retigera* 及其地衣的近缘种中得到的具有五环骨架的二倍半萜；在昆虫分泌物中分离到多种大环二倍半萜。

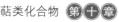

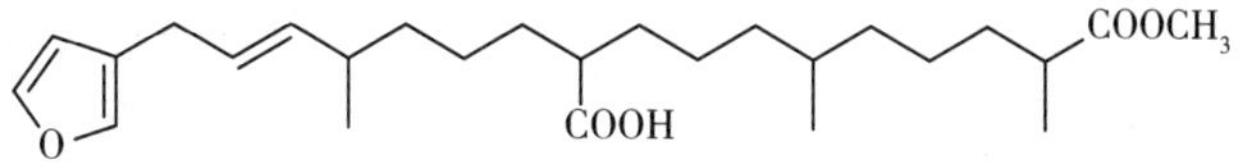

呋喃海绵素-3

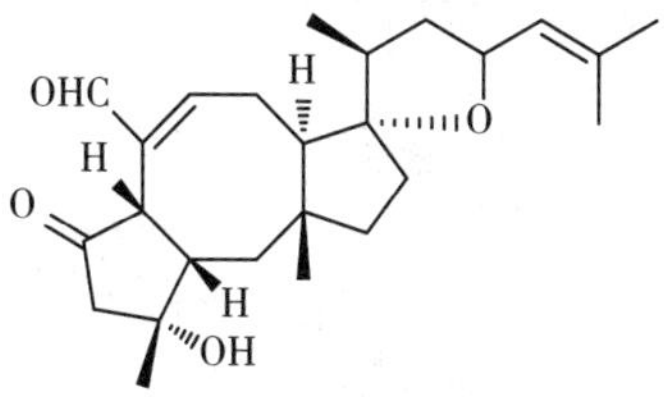

蛇孢子假壳素A

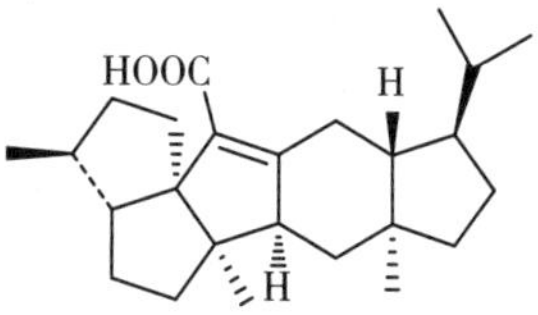

网肺衣酸

五、三萜

多数三萜（triterpenoid）是由 30 个碳原子组成，分子中有 6 个异戊二烯单位。有的游离存在于植物体中，称为三萜皂苷元（triterpenoid sapogenin）；有的与糖结合成苷的形式存在，称为三萜皂苷（triterpenoid saponin）。因三萜皂苷多溶于水，振摇后可生成胶体溶液，并有持久性似肥皂溶液的泡沫，故有此名。三萜皂苷多具有羧基，所以又被称为酸性皂苷。与甾体皂苷相同，三萜皂苷也具有溶血、毒鱼及毒贝类的作用。

三萜类化合物广泛存在于自然界，菌类、蕨类、单子叶植物和双子叶植物、动物及海洋生物中均有分布，尤以双子叶植物中分布最多。游离三萜主要来源于菊科、豆科、大戟科、楝科、卫矛科、茜草科、橄榄科及唇形科等植物；三萜苷类在豆科、五加科、桔梗科、远志科、毛茛科、葫芦科、石竹科、伞形科、鼠李科、报春花科等植物中分布较多。含有三萜类成分的常用中药如人参、甘草、柴胡、黄芪、桔梗、川楝皮、泽泻、灵芝等。少数三萜类成分也存在于动物体，如从羊毛脂中分离出羊毛脂醇，从鲨鱼肝脏中分离出鲨烯。从海洋生物如海参、软珊瑚中也分离出各种类型的三萜类化合物。近年来三萜类的研究进展较快，发现了不少新的化合物。1983 年 Manik 等综述了 1977 ~ 1981 年间发现的 410 种三萜化合物，1991 年 Mahato 综述了 1987 ~ 1989 年发现的 273 种。三萜化合物被认为是许多中药的有效成分，如人参皂苷能促进 RNA 蛋白质的生物合成，调节机体代谢，增强免疫功能。甘草中的甘草次酸可以抑制疱疹性口腔炎病毒。柴胡皂苷能抑制中枢神经系统，有明显的抗炎作用，并能减低血浆中胆固醇和甘油三酯的水平。赤芝中分离的部分三萜类化合物有抗 HIV -1 病毒及抗 HIV -1 蛋白酶活性、抑制 ACE 活性以及抑制肿瘤细胞增殖等作用。七叶皂苷具有明显的抗渗出、抗炎、抗淤血作用，能恢复毛细血管的正常渗透性，提高毛细血管张力，控制炎症，改善循环，对脑外伤及心血管病有较好的治疗作用。

三萜皂苷是由三萜皂苷元（triterpene sapogenin）和糖组成的，常见的皂苷元为四环三萜和五环三萜类化合物。组成三萜皂苷的糖有葡萄糖、半乳糖、木糖、阿拉伯糖、鼠李糖、葡萄糖醛酸、半乳糖醛酸、呋糖、鸡纳糖、芹糖、乙酰基和乙酰氨基糖等，这些糖多为吡喃型糖，也有呋喃型糖。三萜皂苷多为醇苷，少数为酯苷（ester saponin），也有的皂苷分子中既有醇苷键，又有酯苷键。另外根据酯苷分子中糖链的多少，可分为单糖链皂苷（monodesmosidic saponin)、双糖链皂苷（bisdesmosidic saponin）和三糖链皂苷（tridesmosidic saponin）。当原生苷由于水解或酶解，部分糖被降解时，所生成的苷叫次生皂苷（prosapogenin）。

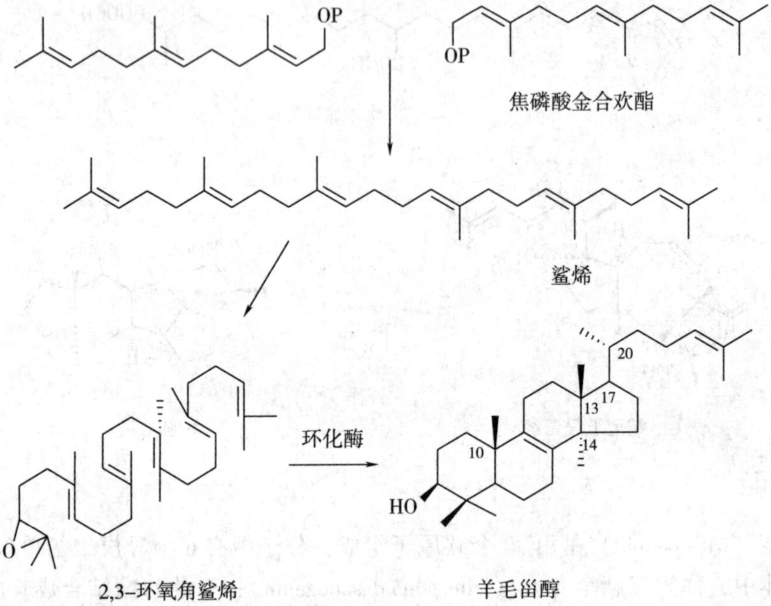

焦磷酸金合欢酯

鲨烯

环化酶

2,3-环氧角鲨烯

羊毛甾醇

三萜类化合物的生源合成途径可看作由角鲨烯（squalene）通过不同的方式环合而成。鲨烯则是由倍半萜金合欢醇（farnesol）焦磷酸酯尾－尾缩合而成。这样就沟通了三萜和其他萜类之间的生源关系。

已发现的三萜类化合物结构类型有三十多种，除了少量的无环三萜、二环三萜和三环三萜外，主要是四环三萜和五环三萜两大类分布较多。

（一）无环三萜

多为鲨烯类化合物。鲨烯（角鲨烯，squalene）主要存在于鲨鱼肝油及其他鱼类的鱼肝油中的非皂化部分，也存在于某些植物油（如菜籽油、橄榄油等）的非皂化部分。

2,3－环氧角鲨烯（squalene－2,3－epoxide）是角鲨烯转变为三环、四环和五环三萜的中药生源中间体。在动物体内，它是由角鲨烯在肝脏通过环氧酶的作用而生成。2,3－环氧基角鲨烯在环化酶或弱酸性介质中很容易被环化。

（二）单环三萜

蓍醇 A（achilleol A）是从菊科蓍属植物 *Achillea odorta* 中分离得到的一个具有新单环骨架的三萜类化合物，这是由 2,3－环氧鲨烯在生物合成三萜化合物时环化反应的第一步。

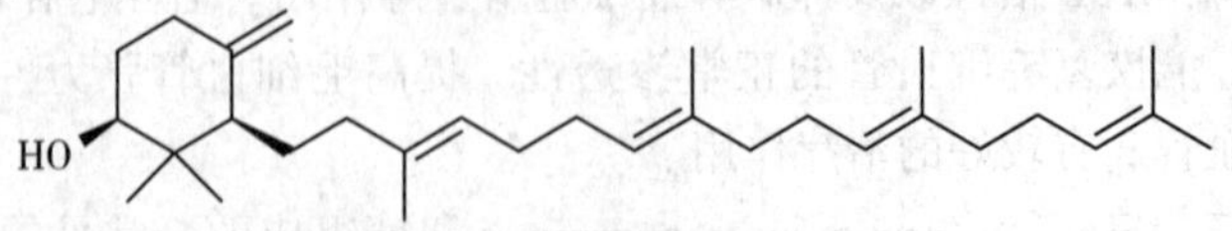

蓍醇A

（三）二环三萜

Pouoside A ~ E 是从海洋生物 *Asteropus Sp.* 中分离得到的一类具有双环骨架的三萜半乳糖苷类化合物，分子中含有多个乙酰基。

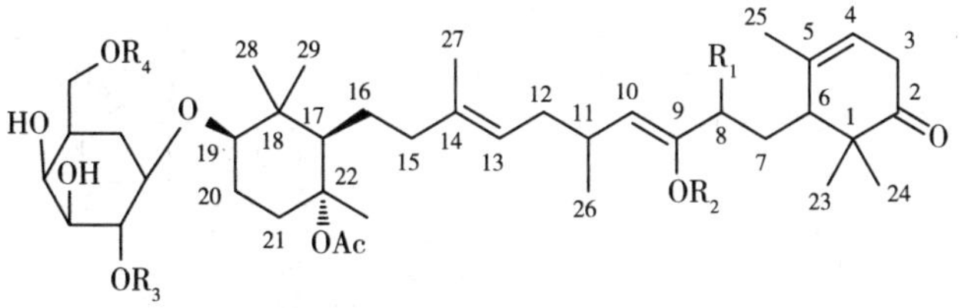

	R_1	R_2	R_3	R_4
pouoside A	OAc	Ac	H	H
pouoside B	OAc	H	H	H
pouoside C	H	Ac	H	H
pouoside D	OAc	Ac	Ac	H
pouoside E	OAc	Ac	H	Ac

从蕨类植物 *Polypodiaceous* 和 *Aspidiaceous* 的新鲜叶子中分离得到的 α - 和 γ - polypodatetraene，是两个具有新骨架的双环三萜类化合物。

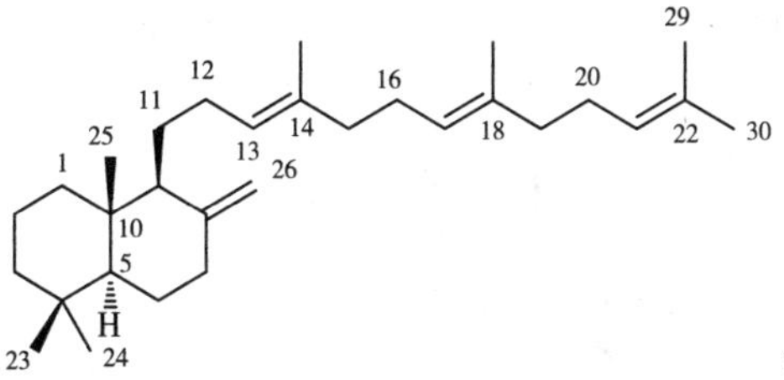

α -polypodatetraenes 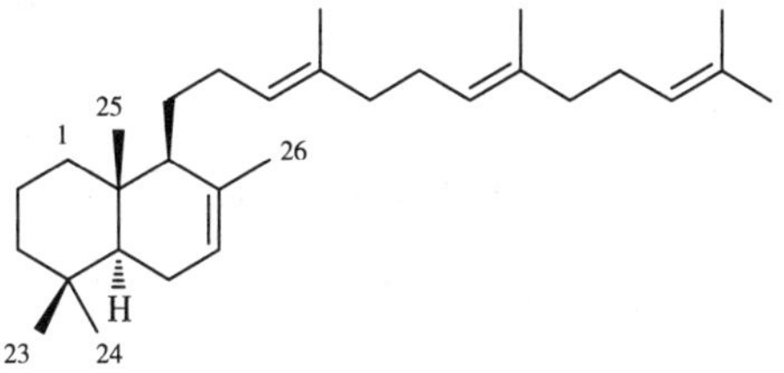　　γ -polypodatetraenes

(四) 三环三萜

龙涎香是抹香鲸肠道排泄的灰色块状物，作为贵重香料应用。龙涎香醇（ambrein）是龙涎香（Ambergris）中的成分，本身没有香味，在空气中发生变化而产生香味。马拉巴醇（malabaricol）是从 *Ailantus malabarica* DC. 的树干中渗出的树脂状物中得到的主要成分。

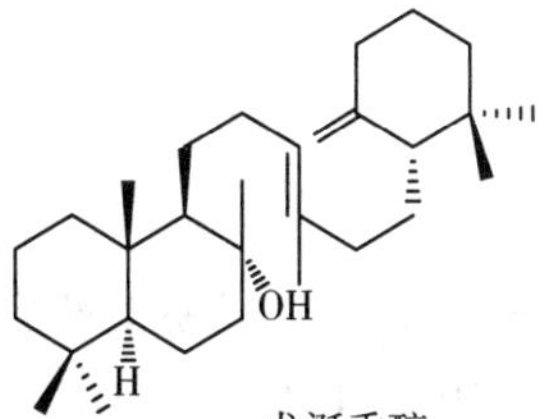

龙涎香醇 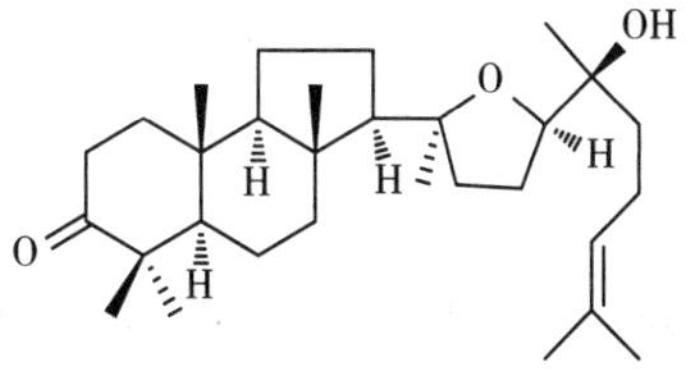　　马拉巴醇

(五) 四环三萜

四环三萜类在植物界分布很广，许多高等植物和低等菌藻类植物以及某些动物中都可能含有此类成分。四环三萜（tetracyclic triterpenoid）在生源可视为由鲨烯变为甾体的中间体，大多数结构和甾醇很相似，具有环戊烷骈多氢菲的甾体母核。在 4、4、14 位上比甾醇多三个甲基，故也认为是植物甾醇的三甲基衍生物。目前发现的四环三萜主要有以下几种类型：

1. 羊毛脂甾烷（lanostane）型　其结构特点是 A/B、B/C、C/D 环均为反式；C－10、C－13 位有两个 β－CH_3，C－14 位有一个 α－CH_3；C－20 为 R 构型，即 C－20 为 β－H；C－17 侧链为 β 构型且 C－3 位常有—OH 存在。

羊毛脂醇（lanosterol）是羊毛脂的主要成分，它也存在于大戟属植物 *Euphorbia balsamifera* 的乳液中。

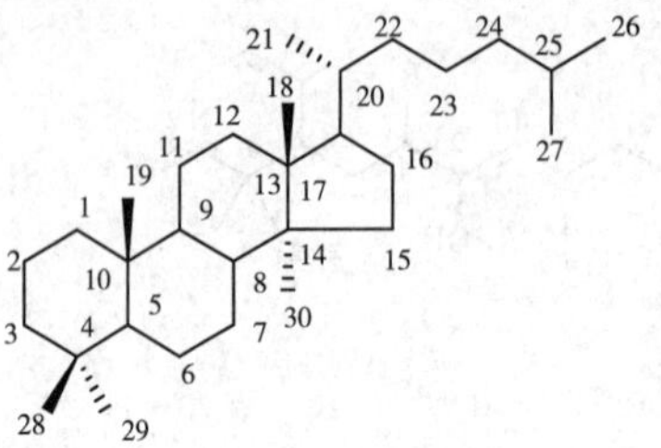

羊毛脂烷 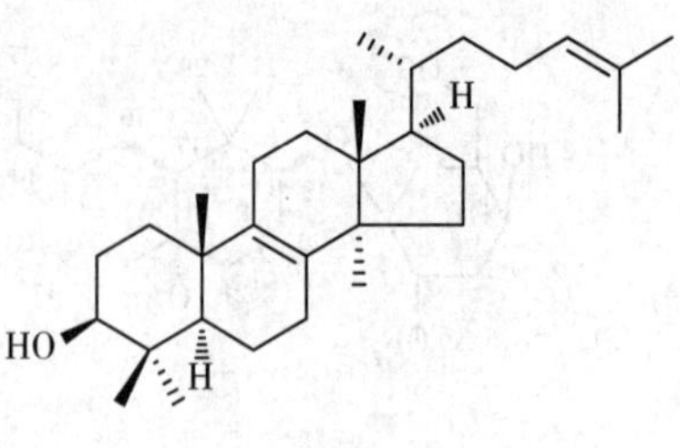　　羊毛脂醇

灵芝是多孔菌科真菌赤芝 *Ganoderma lucidum* 和紫芝 *G. Sinense* 的干燥子实体，是补中益气、扶正固本、延年益寿的名贵中药，从其中分离出来的羊毛甾烷型四环三萜化合物已达百余个。根据这些三萜分子中所含碳原子数目的不同可分为 C－30、C－27 和 C－24 三种基本骨架，后两种为第一种三萜的降解产物。如 ganoderic acid C，lucidenic acid A 和 lucidone A 分别属于这三种骨架，它们是羊毛甾烷高度氧化化合物。

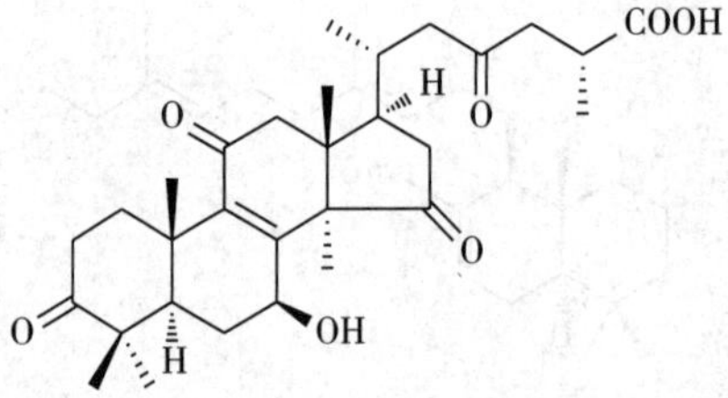

ganodericacid C 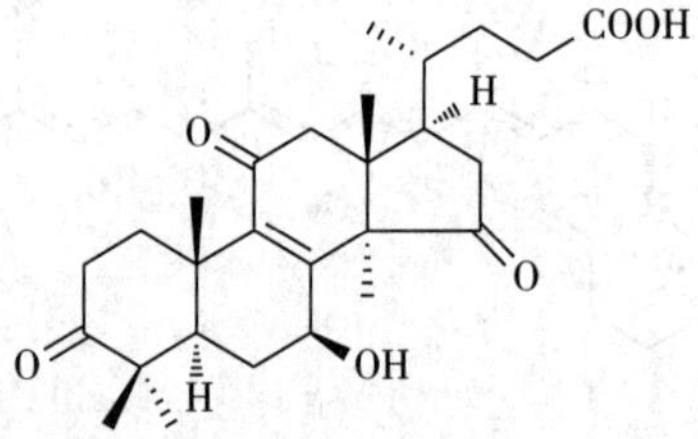　　lucidenicacid A

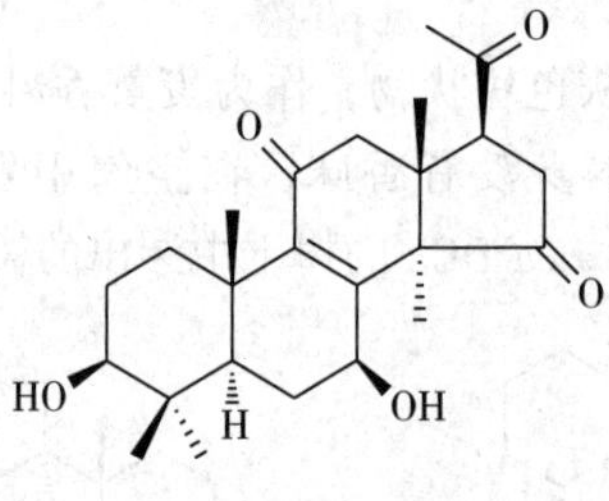

lucidone A

化合物 colossolactone Ⅶ、colossolactone G 和 schisanlactone A 是从越南灵芝子实体中分离得到的。其中 colossolactone G 和 schisanlactone A 具有抑制 HIV－1 蛋白酶的作用。

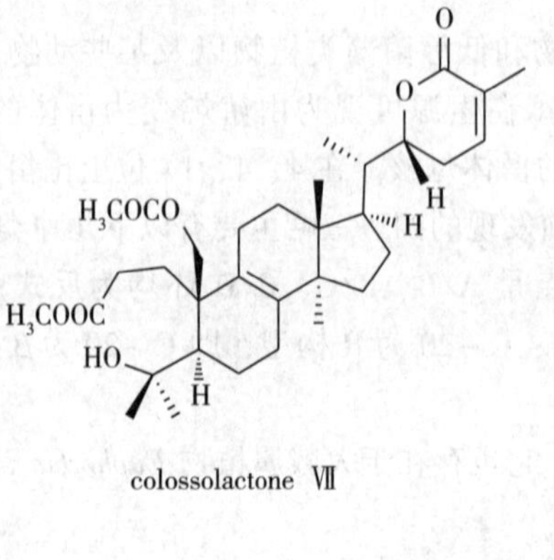

colossolactone Ⅶ 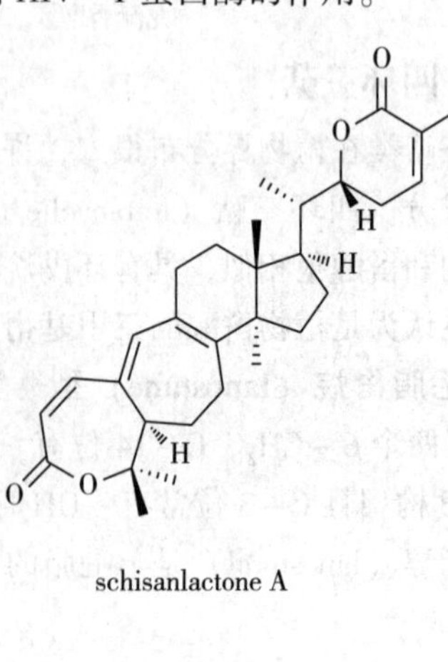　　schisanlactone A

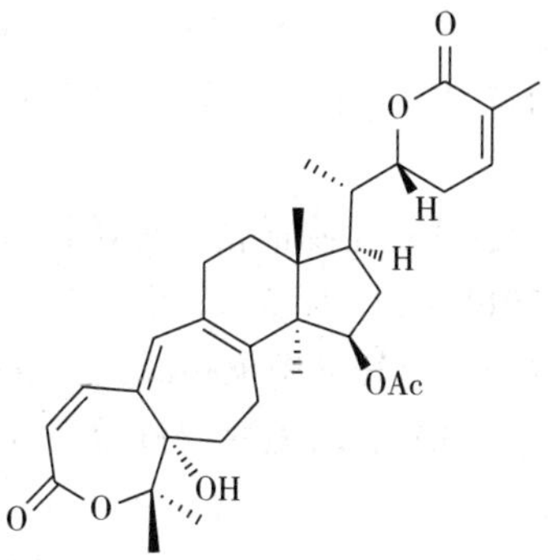

colossolactone G

2. 达玛甾烷（Dammarane）型 该类化合物的结构特点是与羊毛脂甾烷相比，C－13 位的甲基移到 C－8 位，且为 β 型；C－20 位的构型可为 R 型或 S 型。

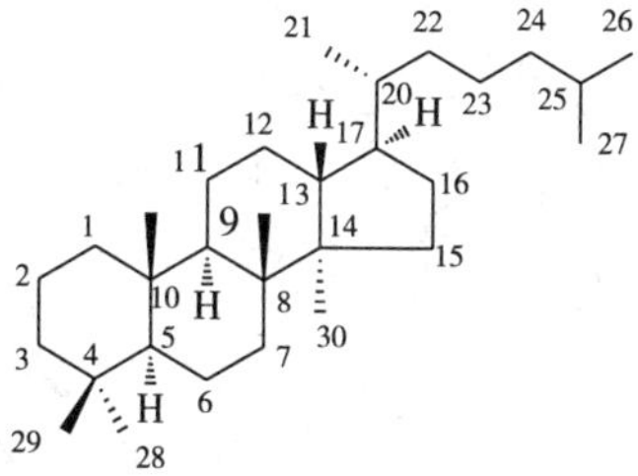

达玛甾烷

五加科植物人参（*Panax ginseng*）为名贵滋补中药，目前已从中分离鉴定了 40 多个皂苷，多数为达玛甾烷三萜皂苷。达玛甾烷型人参皂苷根据其 6 位碳上是否有羟基分为两类：由 6 位碳上没有羟基的 20(S)－原人参二醇［20(S)－protopanaxadiol］衍生的皂苷为第一类，如人参皂苷 Ra_1、Ra_2 等属于此类；由 6 位碳上有羟基的 20(S)－原人参三醇［20(S)－protopanaxatriol］衍生的皂苷为第二类，如人参皂苷 Re、Rf 等属于此类。

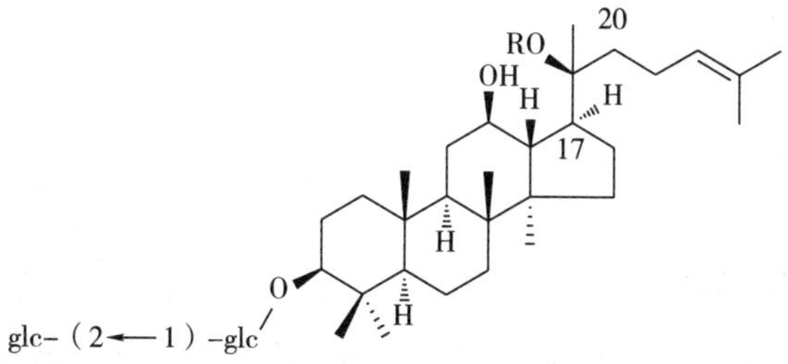

	R
Ra_1	-Glc-（6→1）-Ara（p）-（4→1）-Xyl
Ra_2	-Glc-（6→1）-Ara（f）-（2→1）-Xyl

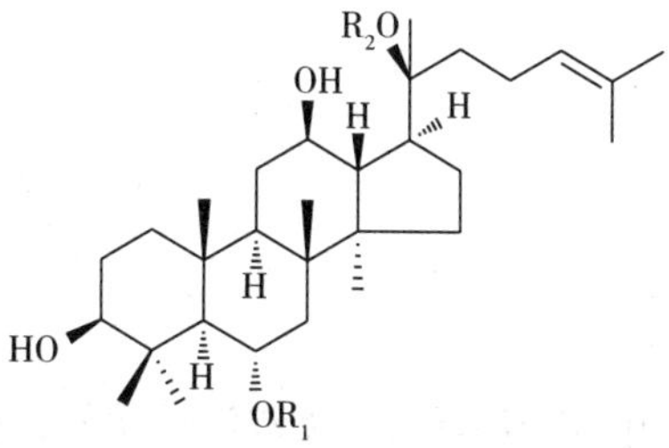

	R_1	R_2
Re	-Glc-（2→1）-Rha	Glc
Rf	-Glc-（2→1）-Glc	H（20S）

由达玛甾烷衍生的人参皂苷，用环合条件水解，例如 50% 稀 HAc 于 70℃加热 4 小时，则 20 位苷键能断裂，生成较难溶于水的次级苷，进一步再水解，则使 3 位苷键水解。若用 HCl 溶液加热煮沸水解，水解产物中得不到原来的皂苷元。这是由于在 HCl 溶液中，20(S)－原人参二醇或 20(S)－原人参三醇的 C－20 位上甲基和羟基发生差相异构化，从而转变为 20(R) 原人参二醇或 20(R)－原人参三醇，然后环合生成具有三甲基四氢哌喃环侧链的人参二醇（panaxadiol）或人参三醇（panaxatriol）。

因此欲得到原生皂苷元，须采用缓和的方法进行水解，例如先用过碘酸钠氧化，水解后再用四氢硼钠还原，后在室温下1M H_2SO_4水解；或者在室温下用HCl水解，然后加入消除试剂叔丁醇钠。

由达玛甾烷衍生的人参皂苷，彼此在生物活性上有显著的差异。例如由20(S)-原人参三醇衍生的皂苷有溶血性质，而由20(S)-原人参二醇衍生的皂苷则具有抗溶血作用，因此人参总皂苷不表现溶血作用。人参皂苷Rg_1有轻度中枢神经兴奋及抗疲劳作用，人参皂苷Rb_1则有中枢神经抑制和安定作用。人参皂苷Rb_1有增强核糖核酸聚合酶的活性，而人参皂苷Rc则有抑制核糖核酸聚合酶的活性。

珠子参 *Panax japonicus var. major* (Burk.) Wu et Feng 是竹节参的一个变种，民间用其根治疗跌打损伤、活血化瘀等。珠子参中含有多种达玛甾烷型三萜皂苷，如珠子参皂苷F_1和F_2是从秦岭产珠子参叶中得到的。

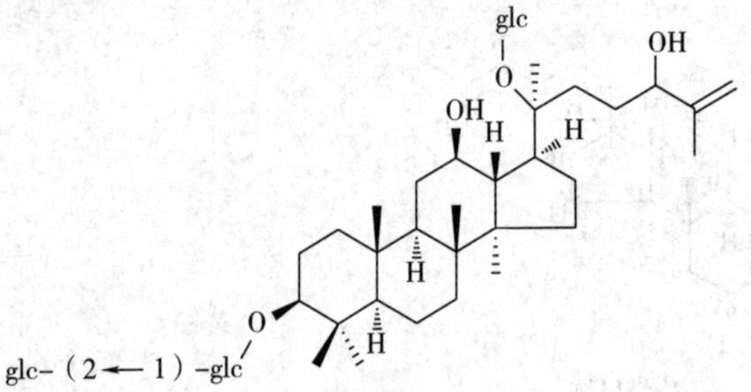

glc-（2←1）-glc

珠子参皂苷F_1

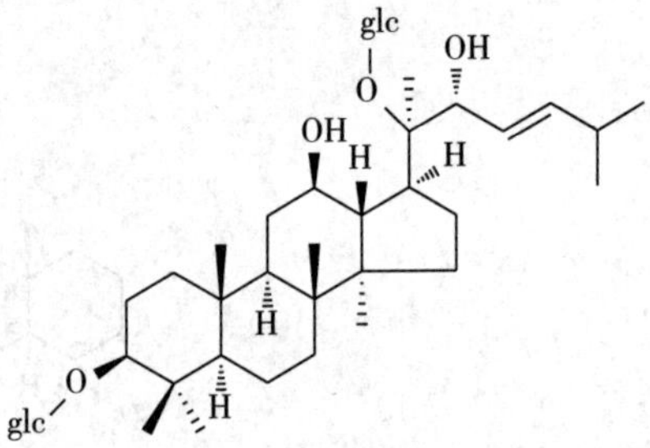

珠子参皂苷F_2

3. 原萜烷（protostane）型 结构特点：与达玛烷型比较，实际上是达玛烷型的立体异构体。其Me-18为α型，H-9为β型；H-13为α型，Me-30为β型。

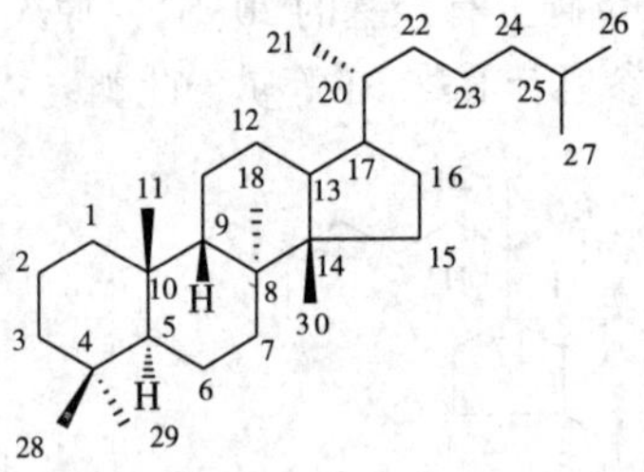

原萜烷型

中药泽泻具有利尿渗湿的功效，能够降血压和降低血清总胆固醇。从其中已分离出泽泻醇A、B和C（alisol A，B，C）等原萜烷型四环三萜衍生物。

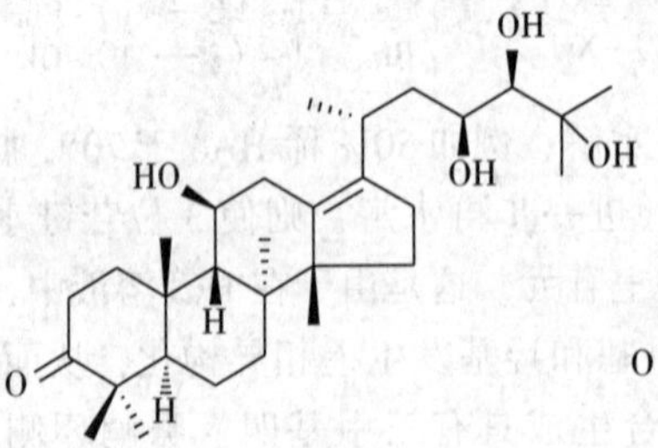

泽泻萜醇A

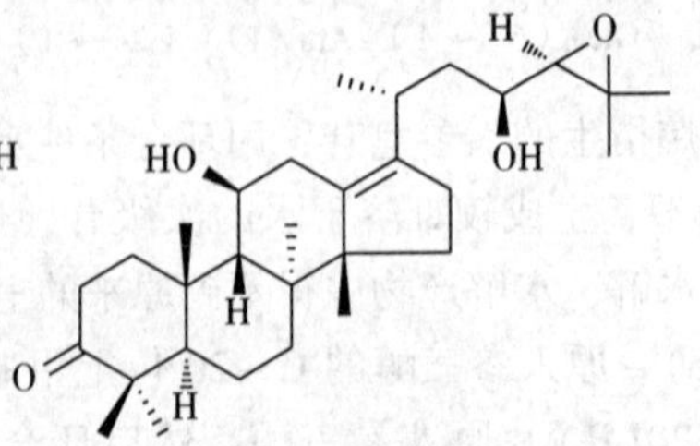

泽泻萜醇B

4. 葫芦烷（cucurbitane）型 其结构仅A、B环上取代与羊毛甾烷不同，其Me－19位于C－9位上，构型为β；相应地，H－10为α构型，其余相同。葫芦科许多种植物中含有此类成分，总称为葫芦苦素类（cucurbitecins）。如葫芦科雪胆属植物云南果雪胆 *Hemsleya amabilis* 为清热解毒药。由其根中分离出抗菌消炎成分雪胆甲素（cucurbitacin Ⅰa）和雪胆乙素（cucurbitacin Ⅱb），临床上试用于急性痢疾、肺结核、慢性气管炎的治疗，取得较好的疗效。

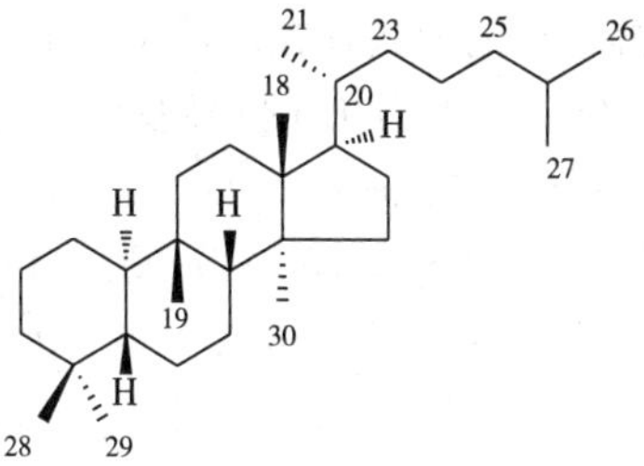

葫芦素烷

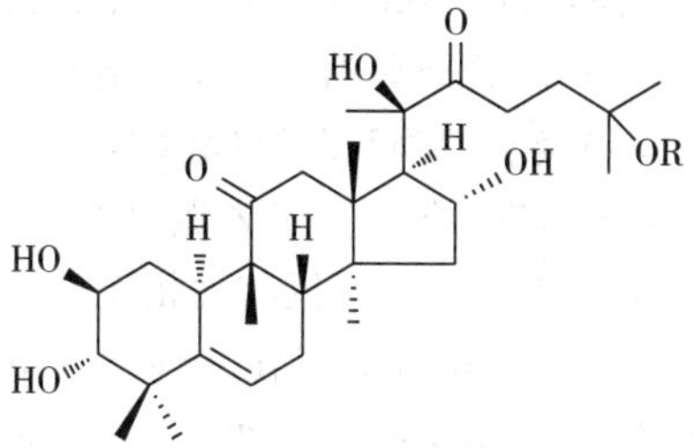

雪胆甲素 R=$COCH_3$
雪胆乙素 R=H

从苦瓜子中分离得到两个新的葫芦型三萜皂苷，分别为苦瓜子苷A、B（momorcharaside A，B）。苦瓜子苷A对S_{180}移植性肿瘤细胞DNA和RNA生物合成具有抑制作用。

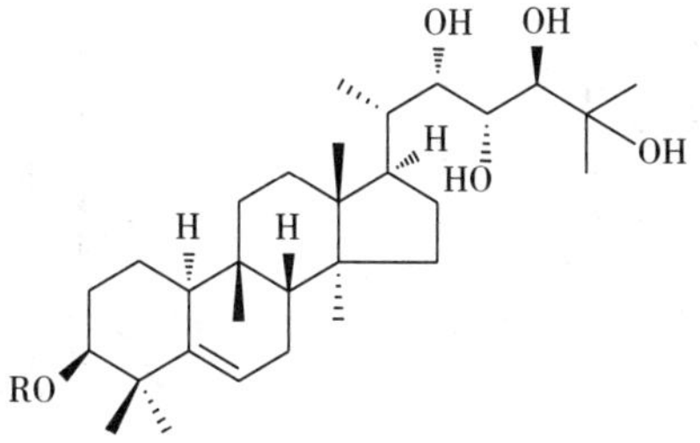

苦瓜子苷A R=-Gal-（6→1）-Gal
苦瓜子苷B R=-Glc

5. 楝烷型 楝烷（meliacane）类三萜结构骨架是由26个碳组成，推测此类成分是由大戟醇（euphol）类成分C－14位上的Me－30移位到C－8位，生成阿朴大戟醇（apo－euphol），然后失去侧链末端的4个碳原子，统称为降四环三萜（nor－tetrocyclic triterpenoid）。楝科楝属植物苦楝的果实及树皮中含有多种该类三萜成分，具苦味，总称为苦楝素类成分。川楝素是川楝 *Melia toosendan* 果皮、根皮和树皮所含的成分，具有驱蛔作用。

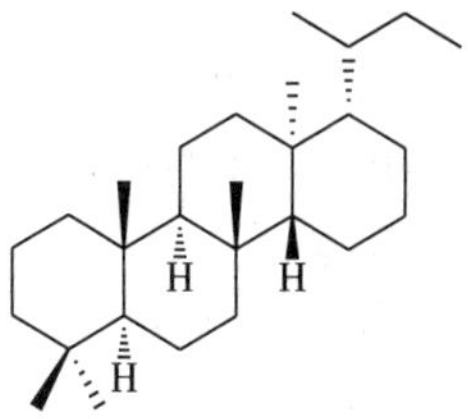

楝烷

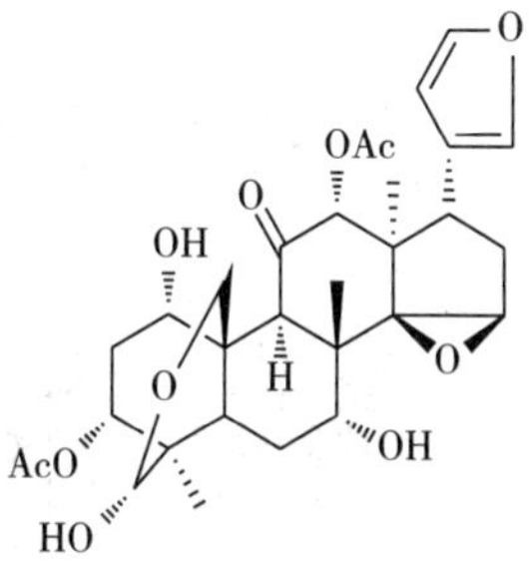

川楝素

6. 环菠萝蜜烷型 环菠萝蜜烷（cycloartane）型又称环阿屯烷型或环阿尔廷烷型。此类化合物的基本碳架与羊毛脂甾烷很相似，差别仅在于10位上的甲基与9位脱氢形成三元环。该类化合物分子中虽然有5个碳环，但因其与羊毛脂甾烷的化学转变的关系较密切，故仍将其视为四环三萜。

黄芪具有补气固表、利水消肿、托毒生肌之功效。从其基原植物之一膜荚黄芪 *Astragalus membranaceus* 中分离出多种环菠萝蜜烷型三萜皂苷，其苷元多为环黄芪醇（cycloastragenol）。环黄芪醇的化学命名为（20*R*,24*S*）-3*β*,6*α*,16*β*,25-tetrahydroxy-20,24 epoxy-9,19-cyclolanostane，在黄芪中与糖结合成单糖链、双糖链或三糖链皂苷的形式存在。黄芪苷Ⅰ（astragaloside Ⅰ）具有降压、抗炎、镇静和调节代谢作用，其皂苷元的3位和6位羟基分别与一分子糖相连，其中3位所连木糖分子上还有乙酰基取代。黄芪苷Ⅴ（astragaloside Ⅴ）亦是双糖链皂苷，其皂苷元的3位和25位羟基分别与糖相连。黄芪苷Ⅶ（astragaloside Ⅶ）则是自然界发现的第一个三糖链三萜苷。当这些皂苷在酸性条件下进行水解时，除获得共同皂苷元环黄芪醇外，同时亦获得黄芪醇（astragenol），这是由于环黄芪醇结构中环丙烷极易在酸水解时开裂，生成具有 $\Delta^{9(11)}$，Me-19 的人工产物黄芪醇。因此，为避免三环的开裂，一般采用两相酸水解或酶水解。黄芪研究的进展可参考有关综述。

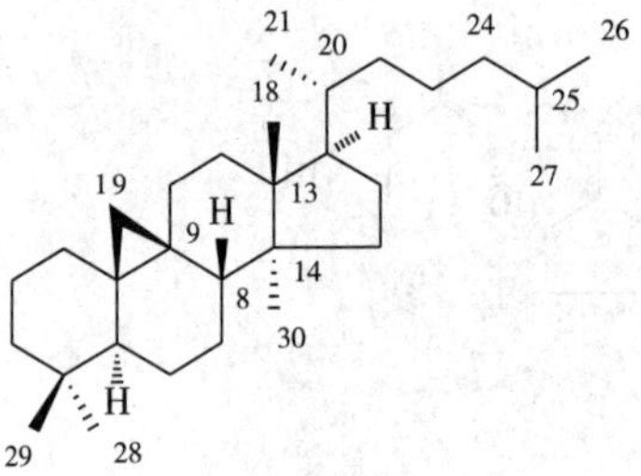

环菠萝蜜烷 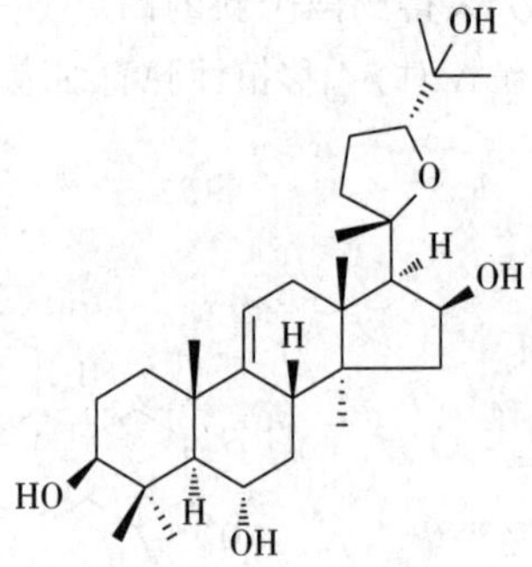　　　　黄芪醇

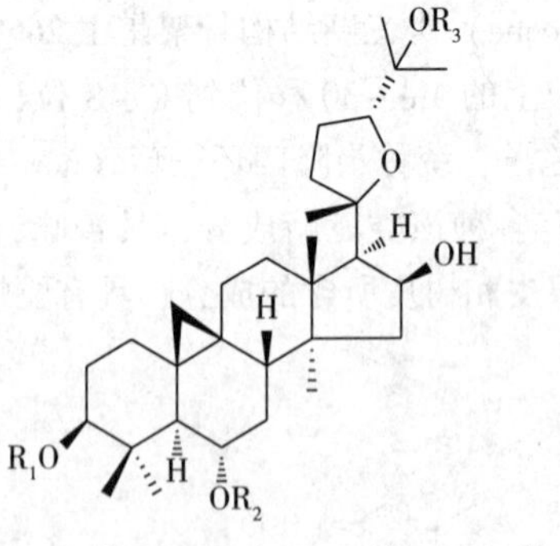

	R_1	R_2	R_3
环黄芪醇	-H	-H	-OH
黄芪苷Ⅰ	-Xyl-(2,3-diAc)	-Glc	-H
黄芪苷Ⅴ	-Xyl-(2→1)-glc	-H	-Glc
黄芪苷Ⅶ	-Xyl	-Glc	-Glc

7. 大戟烷型　大戟烷（euphane）与羊毛甾烷基本碳架相同，是羊毛甾烷的立体异构体，只是C-13、C-14和C-17上的取代基构型不同，分别是13*α*-CH_3、14*β*-CH_3、17*α*-取代且20位为S构型。与羊毛甾烷型类似，A/B，B/C，C/D环均为反式。

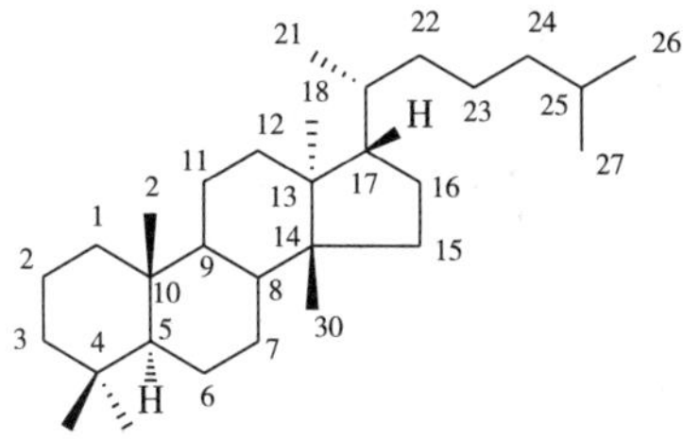

大戟烷

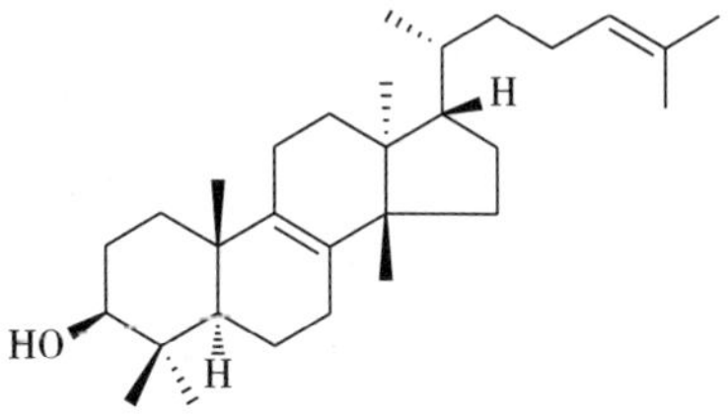

大戟醇

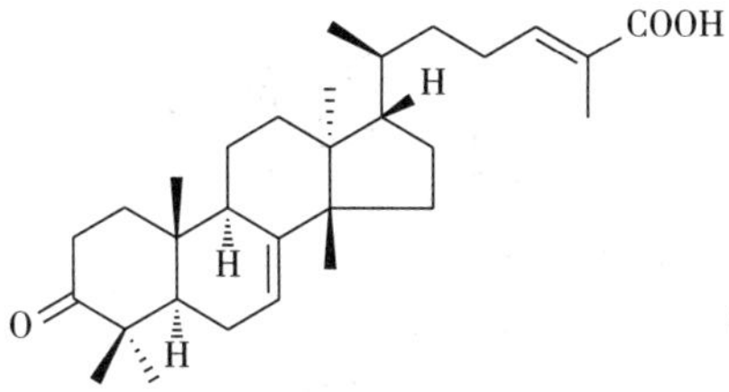

乳香二烯酮

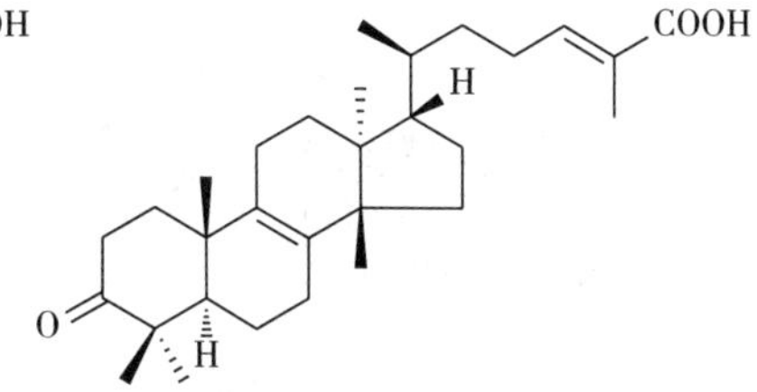

异乳香二烯酮

大戟醇（euphol）存在于许多大戟属植物乳液中，在甘遂、狼毒和千金子中均由大量存在。乳香中含有的乳香二烯酮酸（masticadienonic acid）和异乳香二烯酮酸（isomasticadienonic acid）也属于大戟烷衍生物。

（六）五环三萜

多数三萜皂苷苷元以五环三萜形式存在。其 C－3 位上的 OH 与糖结合成苷，苷元中常含有羧基，固又称酸性皂苷，在植物体中常与钙、镁等离子结合成盐。五环三萜主要有下面几种类型。

1. 齐墩果烷（oleanane）型 又称 β－香树脂烷（β－amyrane）型。此类化合物在植物界分布广泛，主要分布于五加科、豆科、桔梗科、远志科、木通科、桑寄生科等的一些植物中。其基本碳架是多氢蒎中 C－8、C－10 和 C－17 上的甲基为 β 型，C－14 上的甲基为 α 型，C－4 位和 C－20 位各有二个甲基。C－3 位上常有 OH 取代，多为 β 型，少为 α 型，如 α－乳香酸（α－boswellic acid）。C－3 位上的 OH 可与糖结合成苷，与酸结合成酯。该类化合物多具有羧基，故也称为酸式皂苷，羧基多连在 C－28、C－30 和 C－24 位。C－11、C－12 和 C－13 位往往有不饱和双键的存在。

齐墩果酸（oleanolic acid）是植物界广泛存在的一种三萜皂苷元，首先从油橄榄（*Oleaeuropaca*）习称齐墩果树的叶中获得。齐墩果酸由降转氨酶作用，对四氯化碳引起的大鼠急性肝损伤有明显的保护作用，能促进肝细胞再生，防止肝硬变，是治疗急性黄疸性肝炎和慢性迁延性肝炎的有效药物。齐墩果酸还具有抗炎、镇静和预防肿瘤等作用。含齐墩果酸的植物很多，但含量超过 10% 的很少，从刺五加 *Acanthopanax senticosus*，龙牙楤木 *Araliamandshurica* 中提取齐墩果酸，得率都超过 10%，纯度在 95% 以上，是很好的植物资源。齐墩果酸在植物中有的以游离形式存在，如青叶胆、当药、女贞子、白花蛇舌草、柿蒂、连翘等；在人参、三七、紫菀、柴胡、八月扎、木通、牛膝、楤木等中草药中的齐墩果酸则多以与糖结合成苷的形式存在。

齐墩果烷

齐墩果酸　　α-乳香酸

从中药商陆 *Phytolacca acinosa* 根中分离出 18 个皂苷，其中商陆皂苷甲、乙、丙、丁、戊（esculentoside A、B、C、D、E ~ R）的苷元为商陆酸（esculentic acid）。药理实验表明商陆皂苷能明显促进小鼠白细胞的吞噬功能，可对抗由抗癌羟基脲引起的 DNA 转化率下降，并能诱生 γ - 干扰素。

甘草 *Glycyrrhiza urlensis* 中含有甘草次酸（glycyrrhetinic acid）和甘草酸（glycyrrhizic acid），甘草酸又称甘草皂苷（glycyrrhizin），是甘草次酸与两分子葡萄糖醛酸结合而成的苷，由于有甜味，又称为甘草甜素。甘草中的另外两种新皂苷分别为乌拉尔甘草皂苷 A 和乌拉尔甘草皂苷 B。甘草酸和甘草次酸都有促肾上腺皮质激素样作用，临床上用于抗炎和治疗胃溃疡。但只有 18 - βH 的甘草次酸才有此活性，18 - αH 者无此活性。

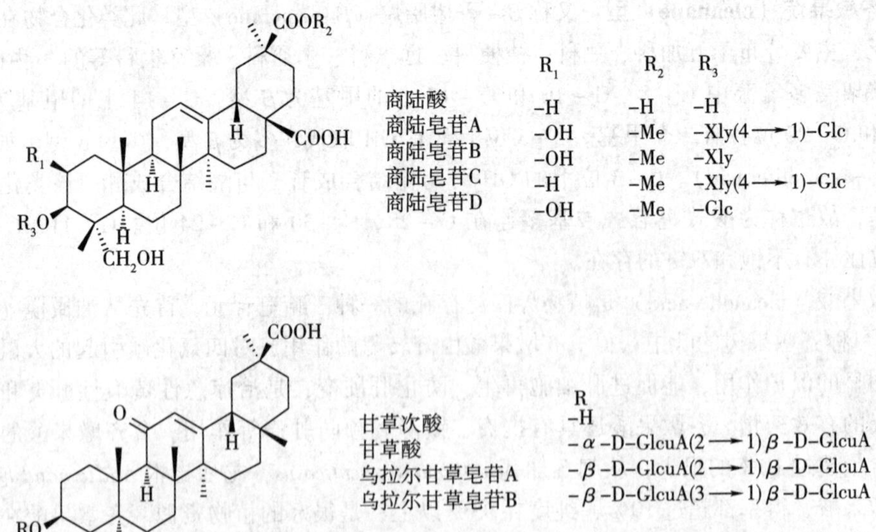

COOR2
COOH
R1
R3O
CH2OH
R1　R2　R3
商陆酸　-H　-H　-H
商陆皂苷A　-OH　-Me　-Xly(4→1)-Glc
商陆皂苷B　-OH　-Me　-Xly
商陆皂苷C　-H　-Me　-Xly(4→1)-Glc
商陆皂苷D　-OH　-Me　-Glc
COOH
O
RO
R
甘草次酸　-H
甘草酸　-α-D-GlcuA(2→1)β-D-GlcuA
乌拉尔甘草皂苷A　-β-D-GlcuA(2→1)β-D-GlcuA
乌拉尔甘草皂苷B　-β-D-GlcuA(3→1)β-D-GlcuA

2. 乌苏烷（ursane）型　又称 α - 香树脂烷（α - amyrane）型或熊果烷型。其分子结构与齐墩果烷型的不同之处是 E 环上两个甲基位置不同，即在 C - 19 和 C - 20 位上分别有一个

甲基，C－30 由 20 位移到 19 位上。

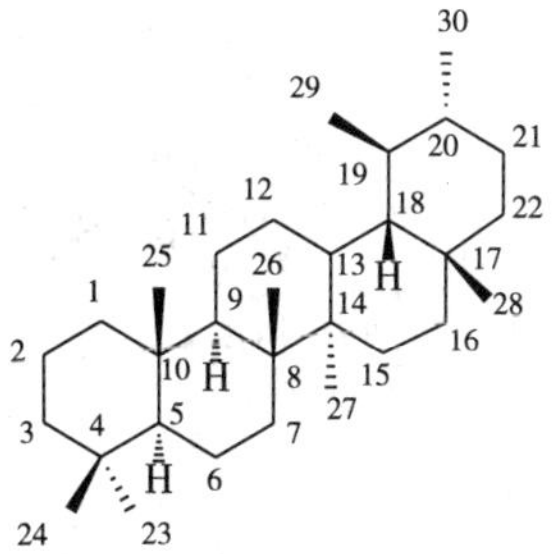

乌苏烷

乌苏酸（ursolic acid），又称熊果酸，在植物界分布广泛，如熊果叶、栀子果实、女贞叶、车前草、白花蛇舌草、地榆、石榴叶和果实中均有存在。该成分对革兰氏阳性菌、阴性菌、酵母菌均有抑制活性，能明显降低大鼠的正常体温，并有抗病毒、抗肿瘤、安定等作用。

中药地榆（*Sanguisorba officinalis*）具有凉血止血的功效，其中除含有大量的鞣质外，还含有乌苏烷型三萜皂苷，如地榆皂苷 B 和 E（sanguisorbin B and E）。

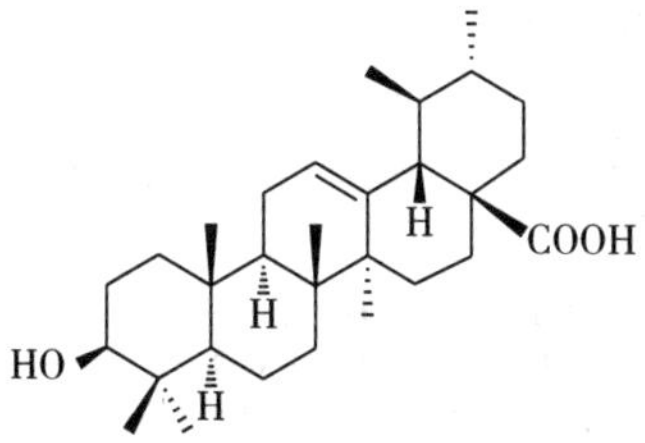

乌苏酸

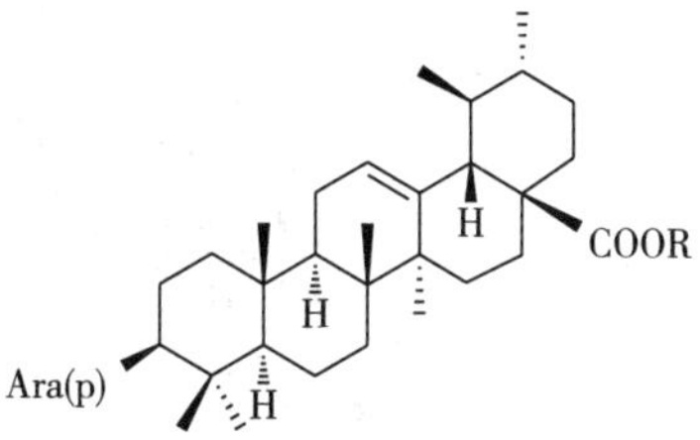

地榆皂苷 BR=H
地榆皂苷 ER=3-Ac-glc

积雪草是伞形科植物 *Centella asiatica* 的全草，从中分离出多种三萜皂苷，其中的积雪草苷（asiaticoside）是由二分子葡萄糖、一分子鼠李糖和积雪草酸（asiati acid）分子中的羧基结合形成的酯；羟基积雪草苷（madecassoside）则是由二分子葡萄糖、一分子鼠李糖和羟基积雪草酸（madecassic acid）分子中的羧基结合形成的酯。

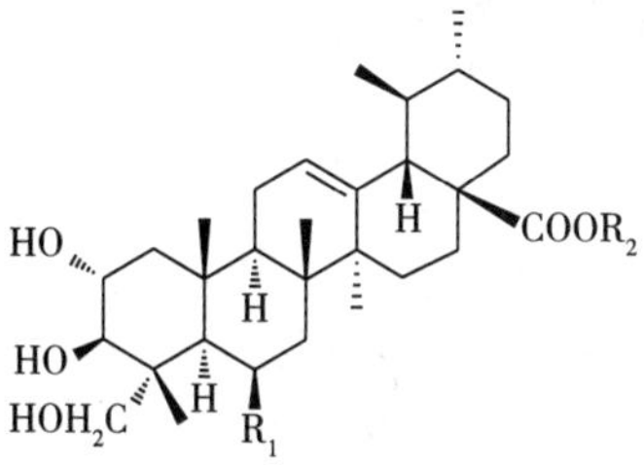

	R_1	R_2
积雪草酸	–H	–H
羟基积雪草酸	–OH	–H
积雪草苷	–H	–Glc–(61)–Glc–(41)–Rha
羟基积雪草苷	–OH	–Glc–(61)–Glc–(41)–Rha

3. 羽扇豆烷（lupane）型 羽扇豆烷型的结构特点为 19 位与 21 位直接相连（C－20 竖在上面），E 环为五元环；D/E 为反式（18α－H），C－19 位有一个异丙基，且为 α 构型；C－20~ C－30 为不饱和末端双键；C－3 位多具有 OH，C－28 位多具有 COOH。

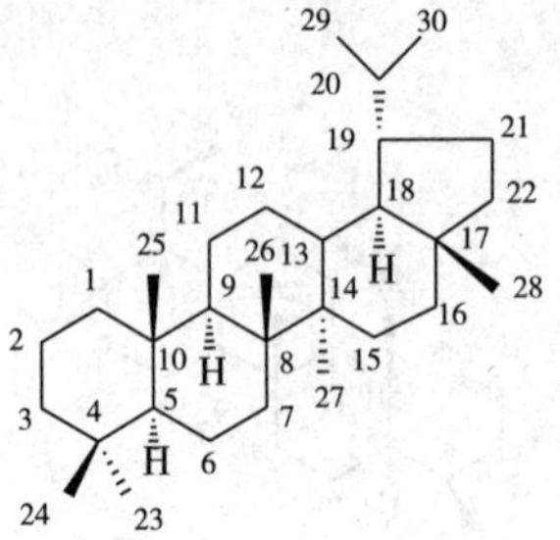

羽扇豆烷

白桦脂醇（betulin）存在于中草药酸枣仁、桦树皮、棍栏树皮、槐花等植物中。

白桦脂酸（betulinic acid）存在于酸枣仁、桦树皮、柿蒂、天门冬、石榴树皮及叶、睡菜叶等植物中。羽扇豆醇（lupeol）存在于羽扇豆种皮中。

以上三种羽扇豆烷型化合物已在20余种柿属植物中检出。

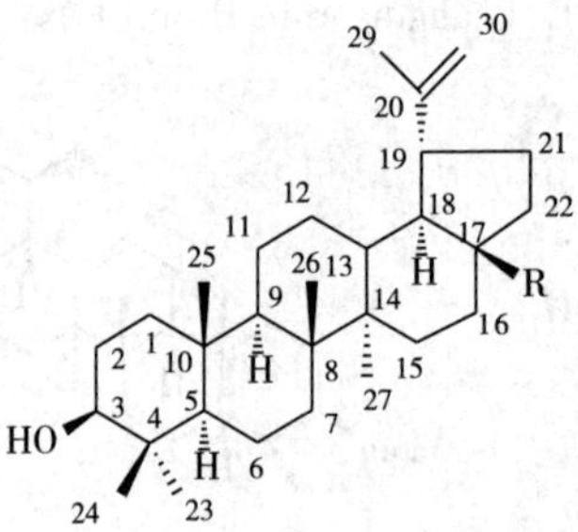

羽扇豆醇　R=CH_3
白桦脂醇　R=CH_2OH
白桦脂酸　R=COOH

从白头翁 *Pulsatilla chinensis* 的根中得到23－羟基桦木酸，白头翁酸（pulsatillc acid），白头翁皂苷A、B、C（pulsatilloside A、B、C）。

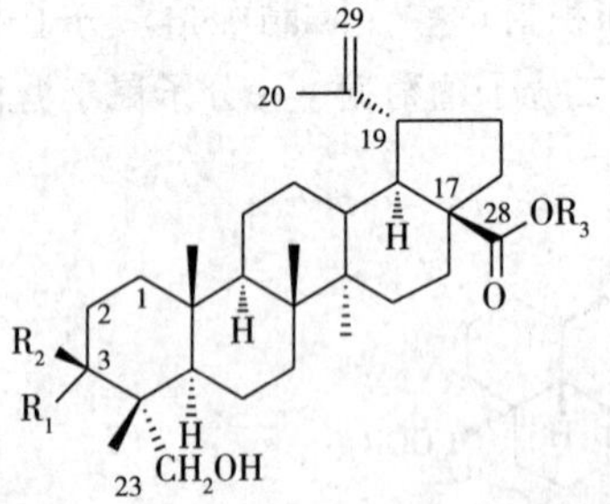

	R_1	R_2	R_3
23-羟基桦木酸	-H	-OH	-H
白头翁酸		=O	-H
白头翁皂苷A	-H	-O-α-L-arap	-H
白头翁皂苷B	-H	-OH	-β-D-Glcp-（6⟶1）-β-D-Glcp
白头翁皂苷C	-H	-OH	-β-D-Glcp-（6⟶1）-β-D-Glcp-（4⟶1）α-L-Rhap

4. 木栓烷（friedelane）型　木栓烷在生源上是由齐墩果烯甲基移位演变而来的。其结构特点是A/B、B/C、C/D环均为反式，D/E环为顺式；C－4、C－5、C－9、C－14位各有一个β－CH_3取代；C－13位为α－CH_3取代；C－17位多为β－CH_3取代，也可为—CHO、—COOH或—CH_2OH取代；C－2、C－3位常有羰基取代。

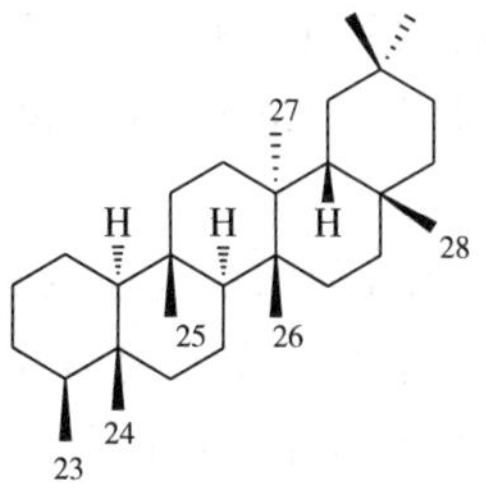

木栓烷 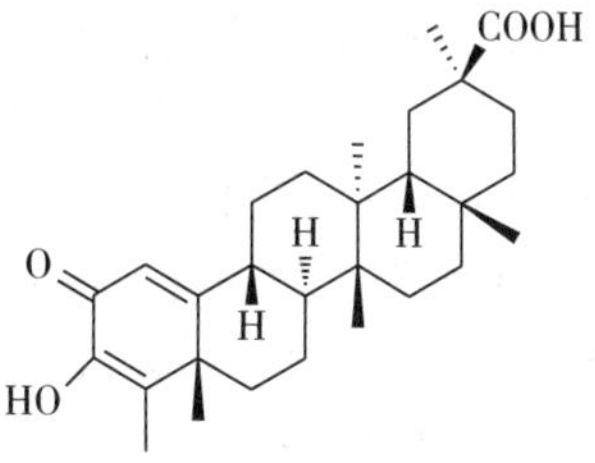　　　　雷公藤酮

卫矛科植物雷公藤 *Tripterygium wilfoedii*，在我国有着悠久的用药历史，对类风湿疾病有独特疗效，从其根皮中分离出的雷公藤酮（tripterygone），是失去25位甲基的木栓烷型衍生物。

Leslie 等从卫矛科植物 *Kokoona zeylanica* 的茎皮得到11个木栓烷类化合物，分别为：fredelin（1），D：A－friedo－oleanane－3，21－dione（2），21α－hydroxy－D；A－friedo－oleanane－3－one（3），kokoonol（4），kokoononol（5），kokoondiol（6），zeylanol（7），zeylanonol（8），zeylandiol（9），kokzeylanol（10），kokzeylanonol（11），化合物11具有抗癌活性。这些化合物均为木栓烷3－酮类化合物，21位有羟基或酮基取代，有的6位有羟基，有的有27－CH_2OH。

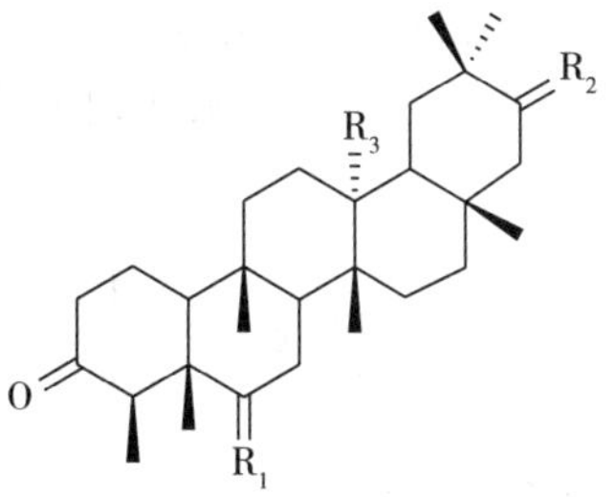

1 $R_1=R_2=H_2,R_3=Me$
2 $R_1=H_2,R_2=O,R_3=Me$
3 $R_1=H_2,R_2=\alpha$-OH, β-H,$R_3=Me$
4 $R_1=R_2=H_2,R_3=CH_2OH$
5 $R_1=H_2,R_2=O,R_3=CH_2OH$
6 $R_1=H_2,R_2=\alpha$-OH, β-H,$R_3=CH_2OH$
7 $R_1=\beta$-OH, α-H,$R_2=H_2,R_3=Me$
8 $R_1=\beta$-OH, α-H,$R_2=O,R_3=Me$
9 $R_1=R_2=\beta$-OH, α-H,$R_3=Me$
10 $R_1=\beta$-OH, α-H,$R_2=H_2,R_3=CH_2OH$
11 $R_1=\beta$-OH, α-H,$R_2=O,R_3=CH_2OH$

5. 羊齿烷（fernane）型和异羊齿烷（isofernane）型　羊齿烷型和异羊齿烷型三萜可认为是羽扇豆烷型的异构体，E环上的取代基在C－22位上，为而C－8位上的角甲基转到C－13位上。其中羊齿烷型的C－13甲基为α构型，C－14甲基β构型；异羊齿烷型的C－13甲基为β构型，C－14甲基为α构型。

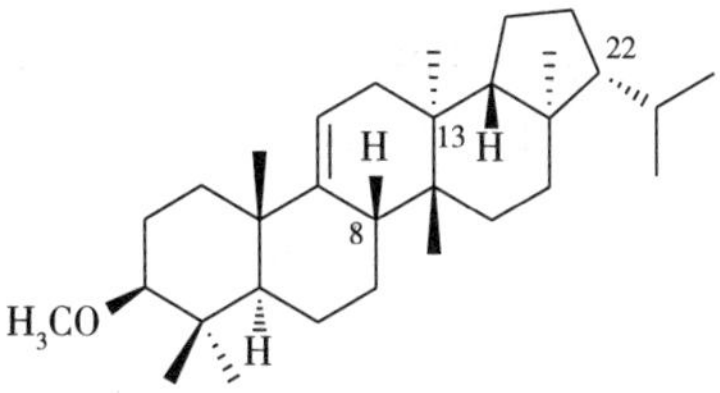

芦竹素 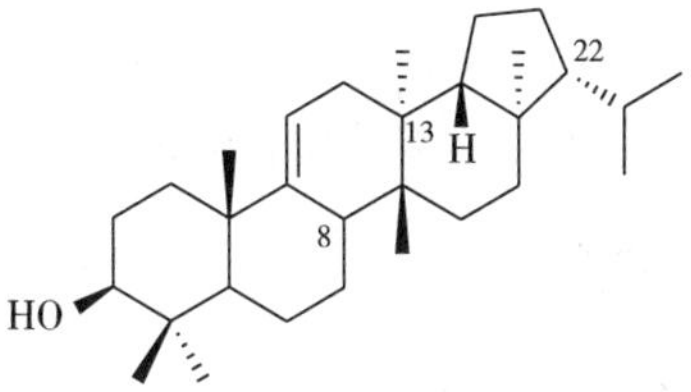　　　　羊齿烯醇

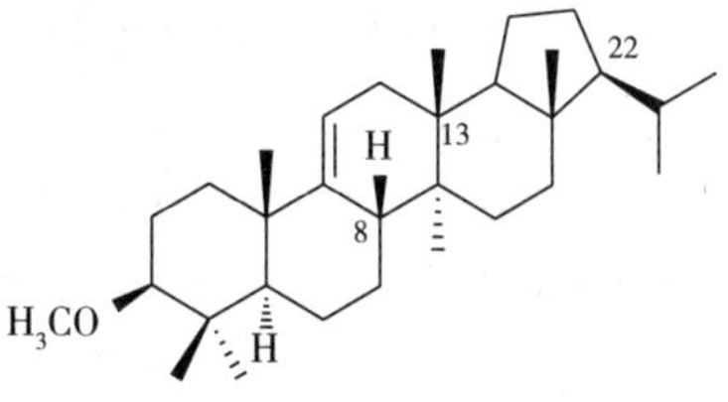

白茅素

白茅根（*Imperata cylindria*）具有清热凉血、止血和利尿的作用。从日本产的白茅根中分离得多种羊齿烷型和异羊齿烷型三萜成分，其中芦竹素（arundoin）和羊齿烯醇（fernenol）为羊齿烷型，白茅素（cylindrin）为异羊齿烷型。

6. 何伯烷型和异何伯烷型 何伯烷（hopane）型和异何伯烷（isohopane）型互为异构体，均为羽扇豆烷和羊齿烷的异构体，C－14 和 C－18 位均有角甲基。何伯烷型与羽扇豆烷型的主要区别在于异丙基的位置：即何伯烷型的 C_{19} 位异丙基移位到 C－21 位；另外 C－17 位甲基移位到 C－18 位，即 C－28 由 C－17 位移到 C－18 位；C－21 位异丙基为 α 型。

异何伯烷型与何伯烷型相比，C－21 位异丙基为 β 型。

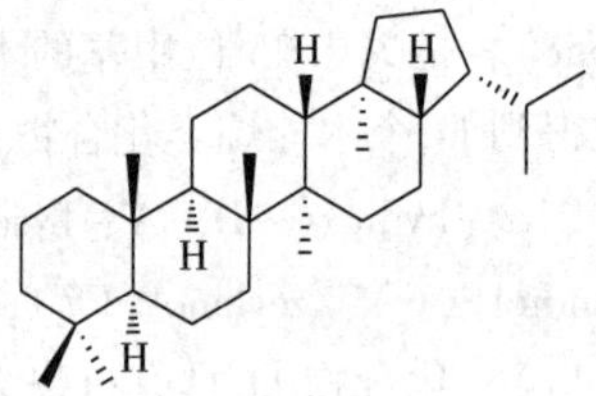

何伯烷 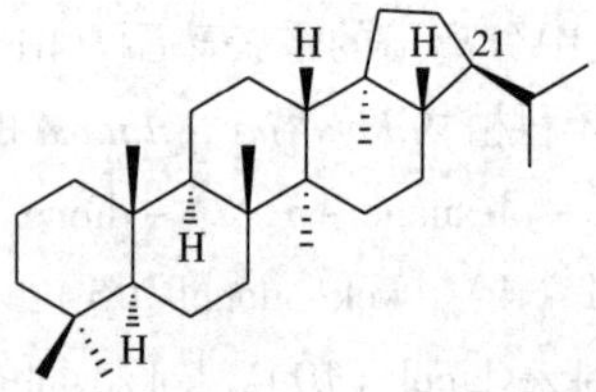　　　　异何伯烷

东北贯众（*Dryopteris crassirhizoma*，绵马鳞毛蕨）和石韦（*Pyrrosia lingua*）中含有的里白烯（diploptene）、达玛树脂中的羟基何伯酮（hydroxyhopanone）也属于何伯烷型三萜化合物。

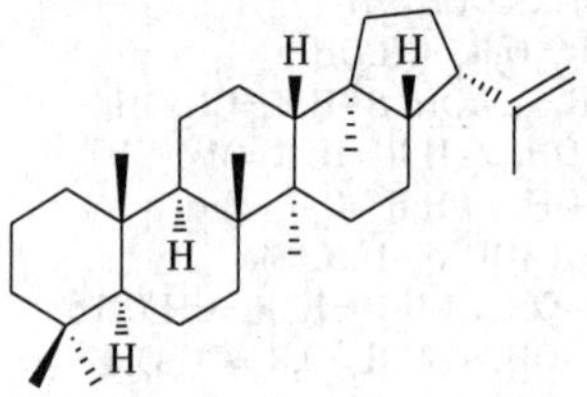

的里白烯 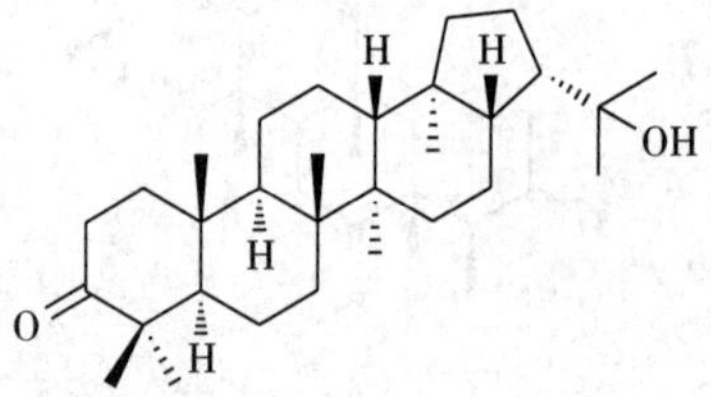　　　　羟基何伯酮

第三节　萜类化合物的理化性质

萜类成分结构类型差异很大，但因分子结构中多具有双键、共轭双键、内酯结构等，因而具有一些相同的物理和化学性质，下面仅就其共性作一归纳。某些特殊结构的萜类，如革酚酮类、环烯醚萜类、薁类等化合物的特性已如前述，不再赘述。

一、物理性质

（一）性状

1. 形态 单萜和倍半萜类多为具有特殊香气的油状液体，在常温下可以挥发。少数为低熔点的固体。单萜的沸点比倍半萜低，并且单萜和倍半萜随分子量、双键和功能基的增加，化合物的挥发性降低，熔点和沸点相应增高。可利用分馏法将它们分离开来。二萜和二倍半萜多为结晶性固体。游离三萜类化合物或皂苷元有固定的熔点，有羧基者熔点较高，如齐墩果烷的熔点是 308℃～310℃，乌苏酸的熔点是 285℃～291℃。皂苷的熔点都较高，但有的在熔解之前即被分解，因此无明显熔点，一般测得的大多是分解点，多在 200℃～350℃。

2. 味 萜类化合物多具有苦味，有的味极苦，所以萜类化合物又称苦味素。但有的萜类化合物具有强的甜味，如甜菊苷。多数三萜皂苷味苦，具辛辣味，且对人体黏膜有强烈刺激性；少数味甜，且对黏膜刺激性较小，如甘草皂苷。

3. 旋光和折光性 萜类大多含不对称碳原子，具有光学活性。

（二）溶解性

萜类化合物亲脂性强，易溶于醇及脂溶性有机溶剂，难溶于水。具有羧酸、酚羟基及内酯结构的萜类化合物能溶于碱水，酸化后，又自水中析出，此性质可用于分离与纯化。

萜苷类化合物极性较大，能溶于热水，易溶于甲醇、乙醇溶液，不溶于亲脂性的有机溶剂。

游离三萜类化合物或皂苷元极性弱，能溶于弱极性有机溶剂，如石油醚、乙醚、三氯甲烷等，不溶于水，但可溶于甲醇、乙醇等溶剂。三萜皂苷由于糖分子引入，极性增大，可溶于水，易溶于热水、甲醇、乙醇等强极性溶剂，但几乎不溶于丙酮、乙醚、石油醚等弱极性溶剂。皂苷在含水丁醇或戊醇中溶解度较好，尤其是在正丁醇溶剂中有较好的溶解度，因此正丁醇常是提取分离皂苷的首选有机溶剂。随着皂苷水解位次生苷，由于次生苷极性降低，在水中溶解度随着降低，而增加了在弱极性溶剂中的溶解度。

应注意，萜类化合物结构中长含有双键、羰基等不饱和基团，对高热、光和酸碱较为敏感，易发生氧化或重排，从而引起结构的改变，在提取分离时要注意。

（三）发泡性

三萜皂苷水溶液经振摇产生持久性泡沫，且不因加热而消失，这是与蛋白质水溶液产生泡沫的明显区别。皂苷发泡性基于其降低水溶液表面张力而具有表面活性作用，这种表面活性与皂苷分子内部亲水性和亲脂性结构比例有关，只有当两者比例相当，才有较好的表面活性。某些皂苷由于亲水性强于亲脂性或亲脂性强于亲水性，其表面活性作用低，或只有微弱泡沫反应，如甘草泡沫反应就很弱。基于皂苷的泡沫反应，常将其制作成清洁剂、乳化剂等。

（四）溶血作用

三萜皂苷水溶液大多数能破坏红细胞而具有溶血作用，这是由于皂苷与红细胞膜上的胆甾醇结合产生沉淀，破坏了红细胞的正常渗透性，使细胞内渗透压增加而产生崩解，从而导致溶血现象。临床上应用皂苷应注意皂苷的溶血性。一般皂苷水溶液静脉注射毒性较大，低浓度能产生溶血作用，肌内注射易引起组织坏死，但口服无溶血作用。但不是所有的皂苷都具有溶血作用，如皂苷元为 A 型的人参皂苷具有抗溶血作用，B 型的人参皂苷和 C 型的人参皂苷有溶血作用，而人参总皂苷（包括 A、B、C 型的人参皂苷混合物）无溶血作用。

溶血指数是指在一定条件下（等渗、缓冲及恒温）下，能使血液中红细胞完全溶血的最低皂苷浓度，浓度越低，毒性越强。如甘草皂苷的溶血指数为 1∶4000，薯蓣皂苷的溶血指数为 1∶400000，说明薯蓣皂苷的毒性比甘草皂苷强。

二、化学性质

含有双键或羰基的萜类化合物，可与某些试剂发生加成反应，其产物常具有结晶性。该方法可用于识别萜类化合物分子中不饱和键的存在和不饱和的程度，也可借助加成产物完好的晶型，用于萜类的分离与纯化。

1. 双键加成反应

（1）卤化氢加成反应 萜类化合物中的双键能与氢卤酸类，如氢碘酸或氯化氢在冰乙酸溶液中反应，于冰水中析出结晶性加成产物。

例如柠檬烯与氯化氢在冰乙酸中进行加成反应，反应完毕加入冰水即析出柠檬烯二氢氯化物的结晶固体。

$$+\ 2HCl \xrightarrow{\text{冰醋酸}}$$

柠檬烯　　柠檬烯二氢氯化物

（2）溴加成反应　萜类化合物中的双键在冰乙酸或乙醚与乙醇的混合溶液中与溴反应，在冰冷却下，析出结晶性加成物。

$$+\ Br_2 \longrightarrow$$

（3）与亚硝酰氯反应　许多不饱和的萜类化合物能与亚硝酰氯（Tilden 试剂）发生加成反应，生成亚硝基氯化物。先将不饱和的萜类化合物加入亚硝酸异戊酯中，冷却下加入浓盐酸，混合振摇，然后加入少量乙醇或冰乙酸即有结晶加成物析出。生成的氯化亚硝基衍生物多呈蓝色~绿色，可用于不饱和萜类成分的分离和鉴定。需要注意的是，非四取代萜烯的氯化亚硝基衍生物结晶多为无色二聚体，可加热至熔融或做成溶液解聚而呈蓝或蓝绿色。

$$H_3C-CH(CH_3)-CH_2-CH_2-O-N{=}O + HCl \longrightarrow H_3C-CH(CH_3)-CH_2-CH_2-OH + Cl-N{=}O$$

亚硝酸异戊酯　　亚硝酰氯

$$\xrightarrow{Cl-N=O}\quad (-Cl,\ -NO) \quad + \ HN\bigcirc \longrightarrow (-N\bigcirc,\ -NO) + HCl$$

不饱和萜类　　氯化亚硝酰基衍生物　　亚硝基胺类

（4）Diels - Alder 加成反应　带有共轭双键的萜类化合物能与顺丁烯二酸酐产生 Diels - Alder 加成反应，生成结晶形加成产物，可借以证明共轭双键的存在。

$$+ \longrightarrow$$

顺丁烯二酸酐

2. 羰基加成反应

（1）与亚硫酸氢钠加成　含羰基的萜类化合物可与亚硫酸氢钠发生加成反应，生成结晶性加成物而与非醛酮类的萜类分离。加成物加酸或加碱使其分解，生成原来的萜醛或萜酮，如从香茅油中分取柠檬醛。需要注意的是：反应时间过长或温度过高，均可使双键发生不可逆的双键加成反应，例如柠檬醛的加成，条件不同加成产物则各异。

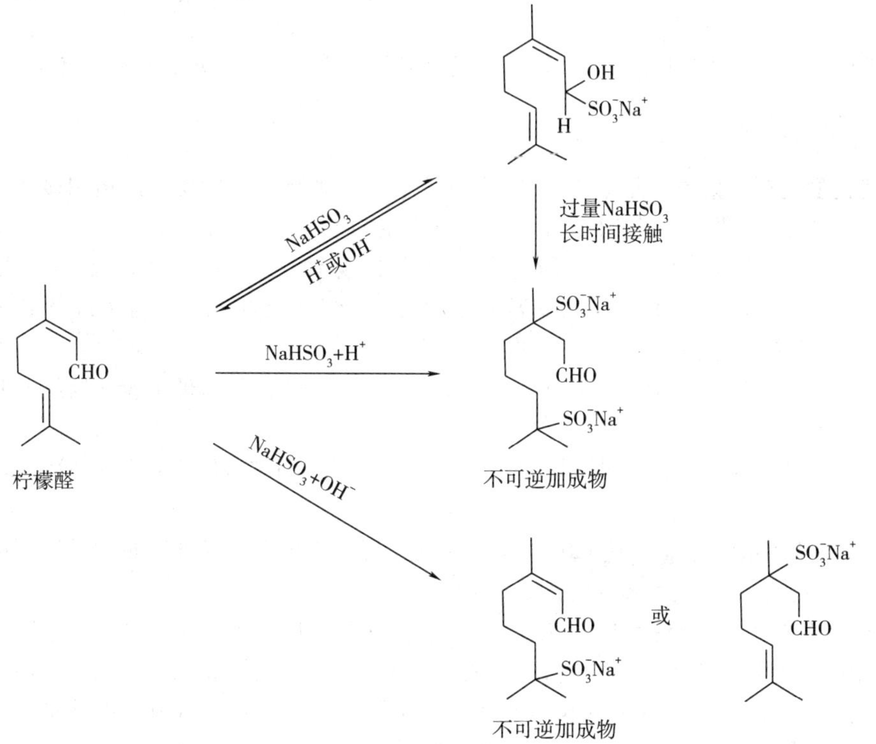

柠檬醛 $\xrightarrow[H^+或OH^-]{NaHSO_3}$（可逆）α-羟基磺酸钠加成物（OH, $SO_3^-Na^+$, H）$\xrightarrow{过量NaHSO_3，长时间接触}$ 不可逆加成物

柠檬醛 $\xrightarrow{NaHSO_3+H^+}$ 不可逆加成物（二$SO_3^-Na^+$，CHO）

柠檬醛 $\xrightarrow{NaHSO_3+OH^-}$ 不可逆加成物（$SO_3^-Na^+$，CHO） 或 （$SO_3^-Na^+$，CHO）

（2）与硝基苯肼加成　含羰基的萜类化合物可与对硝基苯肼或2,4－二硝基苯肼在磷酸中发生加成反应，生成对硝基苯肼或2,4－二硝基苯肼的加成物。

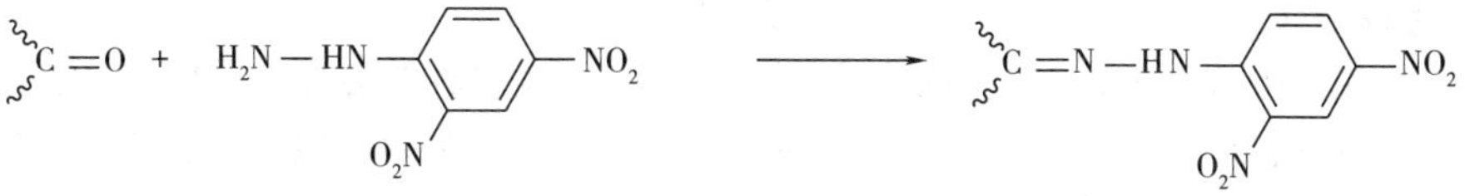

$$\text{C}=\text{O} + \text{H}_2\text{N}-\text{HN}-\text{C}_6\text{H}_3(\text{NO}_2)_2 \longrightarrow \text{C}=\text{N}-\text{HN}-\text{C}_6\text{H}_3(\text{NO}_2)_2$$

（3）与吉拉德试剂加成　吉拉德（Girard）试剂是一类带有季铵基团的酰肼，常用的 Girard T 和 Girard P，它们的结构式为：

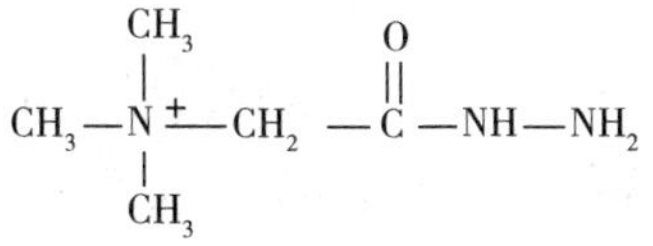

$$(\text{CH}_3)_3\overset{+}{\text{N}}-\text{CH}_2-\overset{\text{O}}{\overset{\|}{\text{C}}}-\text{NH}-\text{NH}_2$$

吉拉德试剂T

$$\text{C}_5\text{H}_5\overset{+}{\text{N}}-\text{CH}_2-\overset{\text{O}}{\overset{\|}{\text{C}}}-\text{NH}-\text{NH}_2$$

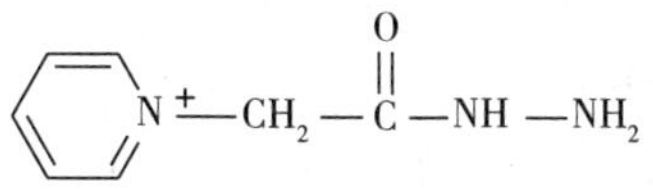

吉拉德试剂P

分离含有羰基的萜类化合物常采用吉拉德试剂，使亲脂性的羰基转变为亲水性的加成物而分离。提出酸、碱性成分的中性挥发油，加吉拉德试剂的乙醇溶液，再加入10%乙酸促进反应。加热回流，反应完毕后加水稀释，分取水层，加酸酸化，再用乙醚萃取，蒸去乙醚后复得原羰基化合物。

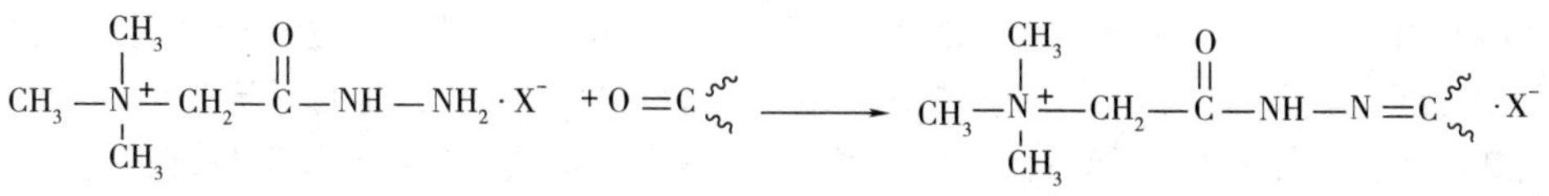

$$(\text{CH}_3)_3\overset{+}{\text{N}}-\text{CH}_2-\overset{\text{O}}{\overset{\|}{\text{C}}}-\text{NH}-\text{NH}_2\cdot\text{X}^- + \text{O}=\text{C} \longrightarrow (\text{CH}_3)_3\overset{+}{\text{N}}-\text{CH}_2-\overset{\text{O}}{\overset{\|}{\text{C}}}-\text{NH}-\text{N}=\text{C}\ \cdot\text{X}^-$$

$$\text{C}_5\text{H}_5\text{N}^{+}\text{—CH}_2\text{—}\overset{\text{O}}{\overset{\|}{\text{C}}}\text{—NH—NH}_2\cdot\text{X}^- + \text{O}=\text{C}\langle \longrightarrow \text{C}_5\text{H}_5\text{N}^{+}\text{—CH}_2\text{—}\overset{\text{O}}{\overset{\|}{\text{C}}}\text{—NH—N}=\text{C}\langle\cdot\text{X}^-$$

萜类化合物除了具有上述加成反应外，还有氧化、脱氢反应和分子重排反应等。

三、显色反应

1. 通用显色剂 萜类化合物结构类型复杂多样，快速检测一般均采用通用显色剂，如硫酸乙醇、香兰素－浓硫酸、茴香醛－浓硫酸、五氯化锑和碘蒸气等。

（1）硫酸乙醇溶液 喷洒试剂后在空气中干燥15分钟，随后在110℃加热至出现颜色。

（2）香兰素－浓硫酸溶液 在室温喷洒后放置，颜色有浅棕、紫蓝色或紫红色，但在120℃加热后多转为蓝色。

（3）茴香醛－浓硫酸溶液 喷洒后在100℃～105℃加热，可呈现紫蓝、紫红、蓝、灰或绿色。

（4）碘蒸气 将已展层的薄层板放入装有碘结晶的密闭玻璃缸中，5分钟后，多数有机物呈现棕色斑点。

（5）磷钼酸溶液 喷洒后在120℃加热至颜色出现（蓝灰色）。对醇类的灵敏度可达0.05～1μg。在氨蒸气上薰后可消除黄色背景。

2. 三萜类化合物的显色反应 在无水条件下，三萜类化合物经强酸（盐酸、硫酸、高氯酸等）、中等强度酸（三氯乙酸）或Lewis酸（五氯化锑、氯化锌等）作用，产生各种颜色变化或荧光。可能是由于三萜母核在酸的作用下产生脱水，增加双键结构，并形成共轭系统等而显色。母核具有共轭系统的三萜类化合物颜色反应快。

（1）Liebermann－Burchard反应 也称醋酐－浓硫酸反应，反映在试管中进行。将样品溶解于醋酐中，加浓硫酸－醋酐（1∶20）数滴，可产生黄→红→紫→蓝色等颜色变化，最后褪色。反应过程中，适当水浴加热，促进颜色反应速度。

（2）Rosen－Heimer反应 也称三氯乙酸反应，反应在滤纸上进行。将样品的三氯甲烷溶液或醇溶液滴在滤纸上，喷25%三氯乙酸乙醇溶液，加热至100℃，呈红色，逐渐变为紫色，反应过程必须注意观察颜色的变化，温度过高，斑点发黑。

（3）Salkowski反应 也称三氯甲烷－浓硫酸反应，反应在试管中进行。将样品三氯甲烷溶液至试管中，沿着试管壁滴加浓硫酸，上层三氯甲烷层出现红色或蓝色，下层浓硫酸层出现绿色荧光。注意极性强的皂苷因难溶于三氯甲烷，影响该反应进行。

（4）Kahlenberg反应 也称五氯化锑反应，反应在滤纸上进行。将样品的三氯甲烷溶液或醇溶液滴在滤纸上，喷20%五氯化锑三氯甲烷溶液（或三氯化锑饱和的三氯甲烷溶液），干燥后60℃～70℃加热，显蓝色、灰蓝色、灰紫色等多种颜色。

（5）Tschugaeff反应 也称冰乙酸－乙酰氯反应，反应在试管中进行。将样品溶解在冰乙酸中，加乙酰氯数滴及氯化锌结晶数粒，稍加热，则呈现淡红色或紫红色。

四、沉淀反应

皂苷可与甾醇类化合物产生物理沉淀，沉淀物难溶于乙醇，但乙醚可溶解沉淀物中的甾醇，而游离出皂苷。由于植物体内一般都有甾醇存在，因此，在用乙醇从中药提取皂苷之前，最好采用乙醚提取甾醇，以提高对甾醇的提取率。能与皂苷产生沉淀的甾醇必须具有第3位的β羟基取代，且A/B反式稠和；或具有第3位的β羟基取代，且第5位碳与第6碳上的取代基位于同一平面上。另外，皂苷的水溶液还可以和一些金属盐类如铅盐、钡盐、铜盐等产生沉淀。

第四节　萜类化合物的提取分离

萜类化合物虽都是由活性异戊二烯基衍变而来，但种类繁多，骨架庞杂，理化性质差异较大。如低分子萜类多为挥发油，单萜中的环烯醚萜多为苷类；倍半萜和二萜类分子结构中常含有内酯、共轭双键等基团；五环三萜类常以酸性皂苷的形式存在。萜类化合物提取分离的方法因其结构类型的不同而呈现多样化。

一、萜类的提取

（一）挥发性萜

该类化合物具有挥发性，可用水蒸气蒸馏法、CO_2超临界萃取等方法提取。

（二）游离萜

如前所述，萜类化合物理化性质差异较大，可采用通用的有机溶剂梯度萃取法来进行提取。先用甲醇、乙醇溶液为溶剂进行提取，提取液减压浓缩后混悬于适量水中，然后用不同极性的亲脂性有机溶剂按极性由小到大顺序依次萃取，得到不同脂溶性的萜类提取物。

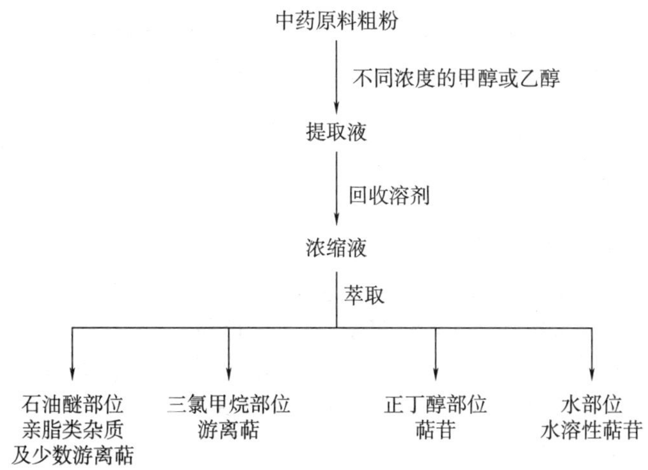

绝大多数三萜类化合物是以皂苷的形式存在，若以皂苷元为提取目标，可采用酸水解有机溶剂萃取法。将中药原料在酸性溶液加热水解，滤过，药渣水洗后干燥，然后用有机溶剂提取皂苷元。也可以先用醇类溶剂提取出皂苷，然后将得到的皂苷进行水解，滤出水解物，再用有机溶剂提取出皂苷元。

（三）萜苷

萜苷类化合物极性较大，多采用甲醇、乙醇或含水醇溶液为溶剂进行提取，提取液减压浓缩后混悬于适量水中，先用乙醚或石油醚萃取去除脂溶性杂质，水液再用正丁醇萃取，减压回收正丁醇后即得粗总苷。此外可将醇提取液减压浓缩后，加水溶解，过滤得水溶液，将该水溶液通过大孔吸附树脂，先用少量水洗去糖分和其他水溶性成分，再用30%～50%乙醇洗脱，洗脱液减压蒸干，得到粗制总苷。

（四）含特殊官能团的萜类

萜内酯的提取采用碱提酸沉法。利用内酯化合物在热碱液中，开环成盐而溶于水中，酸化后又闭环，析出原内酯化合物的特性来提取倍半萜类内酯化合物。但是当用酸、碱处理时，可能引起构型的改变，应加以注意。

萜类生物碱类可采用酸提碱沉的方法提取。

某些皂苷含有羧基，可溶于碱水，因此可用碱溶酸析法提取。

二、萜类的分离

1. 结晶法分离　有些萜类的萃取液回收到小体积时，往往多有结晶析出，滤得结晶，再以适量的溶媒重结晶，可得纯的萜类化合物。如薄荷脑、樟脑等。

2. 利用结构中特殊含氧功能团，如双键、羰基、内酯环、碱性氮原子、羧基、酚羟基等进行分离，如倍半萜内酯可在碱性条件下开环，加酸后又环合，借此可与非内酯类化合物分离；萜类生物碱也可用酸碱法分离。不饱和双键、羰基等可用加成的方法制备衍生物加以分离。

3. 柱色谱分离　分离萜类化合物多用色谱法，常用的分离材料有硅胶、氧化铝、反相键合相硅胶 Rp－18、大孔吸附树脂、Sephadex LH－20 等。鉴于萜类化合物色谱行为较为相似，为了加快柱色谱的分离速度或增加分离度，快速柱层析（Flash Column Chromatography）、低压液相色谱（Low Pressure Liquid Chromatography）、中压液相色谱（Medium Pressure Liquid Chromatography）、动态轴向压缩色谱（Dynamic Axial Compression Chromatography）和高速逆流色谱（High－speed Countercurrent Chromatography）等技术越来越多地应用于该类化合物的分离与纯化过程。

三、提取分离实例

（一）黄花蒿中青蒿素的提取与分离

青蒿素是从菊科蒿属植物黄花蒿 *Artemisia annua* L. 中分离到的一种过氧化物倍半萜，具有显著抗恶性疟疾活性。青蒿素为无色针状结晶，mp. 156℃～157℃，易溶于三氯甲烷、丙酮、乙酸乙酯，可溶于乙醇、乙醚，微溶于冷石油醚，几乎不溶于水。青蒿素分子结构中具有过氧键，对热不稳定，易受湿、热和还原性物质的影响而分解。

提取分离流程如下：

黄花蒿叶粗粉 —（石油醚，30℃回流提取）→ 提取液 —（减压浓缩）→ 流浸膏 —（70%乙醇溶解，静置，去除蜡质）→ 乙醇溶解液 —（减压浓缩）→ 流浸膏 —（石油醚溶解）—（活性炭脱色）—（回收溶剂）→ 青蒿素粗品 —（70%乙醇重结晶）→ 白色针状结晶

（二）茴蒿中山道年的提取与分离

山道年存在于菊科蒿属山道年蒿 *Artemisia cina* Berg、灰色茴蒿 *A. incana* Druce、雪苓蒿 *A. schrenkiana* Ledeb 等植物的头状花序。山道年有 α、β 两种异构体，其中 α－山道年是驱蛔药物，β－山道年驱蛔作用不明显。α－山道年为无色柱状结晶，mp. 171℃～172℃，$[\alpha]_D^{25}$ －175.4（90%乙醇）。

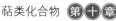

薄层参数：硅胶 G－0.1% CMC－Na 薄层板；乙醇－氨水（8∶0.3，v/v）为展开剂；高锰酸钾溶液检识，薄层背景为红色，斑点为黄色，R_f 0.45。

提取分离流程如下：

茵蔳 —石灰水，80℃浸煮→ 浸煮液 —硫酸调节pH值至1，静置，过滤→ 沉淀物（山道年粗品） —无水乙醇重结晶，活性炭脱色→ 山道年精制品

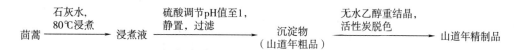

（三）穿心莲中穿心莲内酯的提取与分离

穿心莲，又名一见喜，榄核莲、苦胆草，为爵床科植物穿心莲 *andrographis paniculata* (Burm. f.) Nees 的干燥地上部分。原产亚热带地区，现国内华南、华东及西南均有栽培。穿心莲具有清热解毒、凉血、消肿的功效。穿心莲中主要含二萜类化合物，以穿心莲内酯、新穿心莲内酯、去氧穿心莲内酯、脱水穿心莲内酯为主，以穿心莲内酯含量最高。穿心莲内酯（Andrographolide）：又名穿心莲乙素，分子式 $C_{20}H_{30}O_5$，分子量 350.44。无色方形或长方形结晶，味极苦。mp. 230℃～231℃，易溶于丙酮、甲醇、乙醇，微溶于三氯甲烷、乙醚，难溶于水，石油醚和苯。

提取分离流程如下。

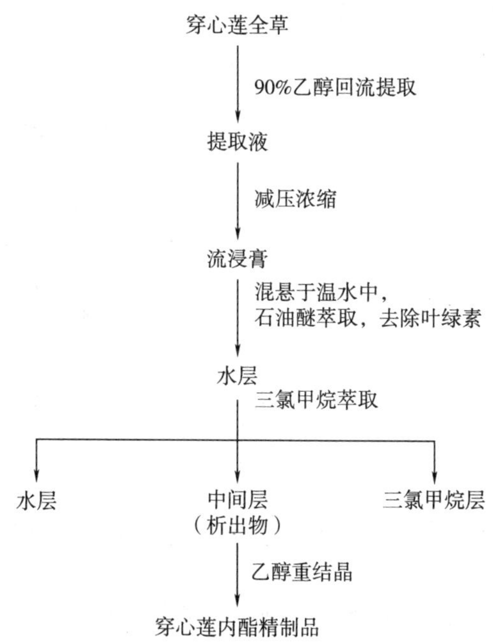

（四）白头翁中白头翁皂苷 B_4 和 Hederacochiside C 的提取与分离

白头翁为毛茛科植物白头翁的根，始载于《神农本草经》，为常用中药。功能善于清热凉血解毒止痢疾，又具燥热杀虫之功效。临床上常用于治疗热毒血痢、阴痒带下、细菌性痢疾、鼻衄、崩漏、眼目赤痛、妇科阴道炎、阿米巴痢等，疗效显著。白头翁含有众多的五环三萜皂苷类化学成分，其中白头翁皂苷 B_4 为《中国药典》规定的指标性成分，含量超过 4.6%，药理活性筛选结果表明白头翁皂苷 B_4 能明显抑制 T 淋巴细胞的转化，对细菌内毒素（LPS）所造成的多脏器损伤具有显著的治疗作用；Hederacochiside C 在白头翁药材中含量也较高，药

理活性筛选结果表明其有一定的抗血吸虫活性，对血吸虫病造成的肝脏损伤具有良好的保护作用。白头翁皂苷 B_4 和 Hederacochiside C 的提取分离流程如下。

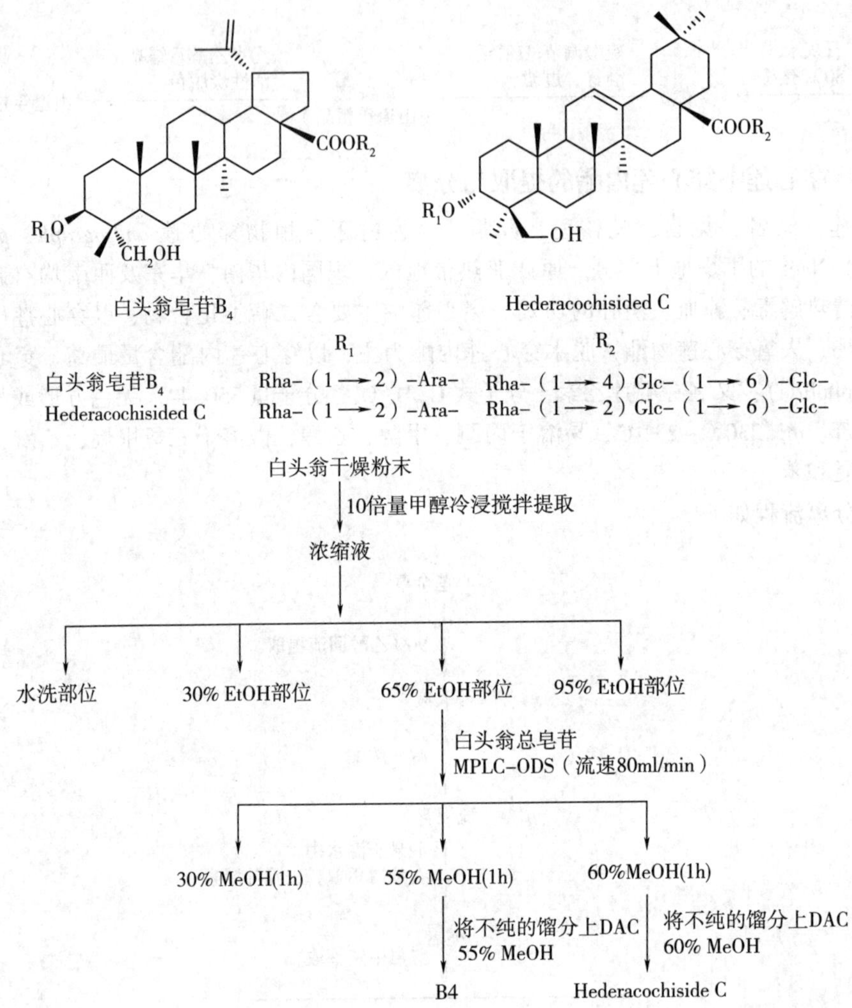

第五节　萜类化合物的结构测定

由于结构差异较大，萜类化合物的谱学特征规律性不明显。在结构鉴定过程中，可基于生源关系分析，并采用多种波谱方法加以确证。根据生源关系，可查阅同属植物化学成分的研究报道，推测所研究植物中的萜类成分的结构类型，然后再依靠一维和二维核磁共振波谱分析，并辅以质谱、紫外和红外光谱提供的结构信息加以确证。

一、紫外光谱

由于饱和程度不同，萜类化合物的紫外光谱差异较大。有的化合物由于共轭双烯的存在而在 215～270nm 有紫外吸收峰（ε 2500～30000），由于 α，β－不饱和羰基的存在而在 220～250nm 有紫外吸收（ε 10000～17500）。具有紫外吸收功能团的最大吸收波长取决于该共轭体系在分子结构中的化学环境。例如链状萜类的共轭双键体系在217～228nm有最大吸收；环内共轭双键体系在256～265nm有最大吸收；环外共轭双键体系在230～240nm有最大吸收。此外，共轭双键的碳原子上有无取代基及共轭双键的数目也会影响最大吸收波长。

二、红外光谱

红外光谱主要用来检测萜类化合物结构中的功能团，如双键、共轭双键、甲基、偕二甲基、环外亚甲基或含氧功能团等。如偕二甲基在1370cm^{-1}吸收峰处裂分，出现二条吸收带；而贝壳杉烷型二萜的环外亚甲基则通常在900cm^{-1}左右有最大吸收峰。内酯类化合物在1800～1735cm^{-1}间可出现强的羰基吸收峰，且其羰基吸收峰位置与内酯环大小及共轭程度有关，如在饱和内酯环中，随着内酯环碳原子数的减少，环的张力增大，吸收波长向高波数移动，六元环、五元环及四元环内酯羰基的吸收波长分别在1735、1770和1840cm^{-1}；不饱和内酯则随着共轭双键的位置和共轭的长短不同，其羰基的吸收波长亦有较大差异。

根据红外光谱A区（1355～1392cm^{-1}）和B区（1245～1330cm^{-1}）的碳氢吸收可以用来区别齐墩果烷、乌苏烷和四环三萜的基本骨架。齐墩果烷型的A区有两个峰（1392～1379cm^{-1}，1370～1355cm^{-1}），B区有三个峰（1330～1315cm^{-1}，1306～1299cm^{-1}，1269～1250cm^{-1}）。乌苏烷型的A区有三个峰（1392～1386cm^{-1}，1383～1370cm^{-1}，1364～1359cm^{-1}）；B区也有三个峰（1312～1308cm^{-1}，1276～1270cm^{-1}，1250～1245cm^{-1}）。四环三萜类的A区和B区都只有一个峰。

还可根据红外光谱初步判断三萜母核上羟基的类型。通常伯羟基的吸收在3640～3641cm^{-1}，仲羟基在3623～3630cm^{-1}。

三、质谱

由于萜类化合物之间结构差异较大，结构中无稳定的芳香环、芳杂环及脂杂环结构系统，大多缺乏“定向”裂解基团，因此该类化合物无共同的质谱裂解规律。大多数情况下，质谱在结构鉴定过程中仅提供化合物的分子量信息，单纯依靠质谱难以用于推测新化合物的结构。

个别类型的萜类化合物由于具有相同的基本骨架，在质谱裂解过程中存在一定规律，如五环三萜裂解的规律（图10－6）：①当C环内有双键时，一般都有较特征的RDA裂解；②如C环内无双键，则常从C环断裂成两个碎片；③有时，RDA裂解和C环断裂同时发生。可根据以上规律，初步推测分子的结构。

由于三萜皂苷的难挥发性，所以电子轰击质谱（EI－MS）和化学电离质谱（CI－MS）技术在三萜皂苷的应用中受到限制。目前广泛实用的质谱技术为快原子轰击质谱（FAB－MS）和电喷雾电离质谱（ESI－MS）。这两种质谱的应用可以得到皂苷的分子离子峰和准分子离子峰，用于推出分子量的信息。分析准分子离子峰的碎片峰还可以得到一些分子中糖单元的连接顺序的信息。如枸骨皂苷F（五环三萜类化合物）在负离子ESI－MS中呈现了m/z 911 $[M-H]^-$准分子离子峰以及Y_{1a}（m/z 765 $[M-H-146]^-$）、Y_{1b}（m/z 749 $[M-H-162]^-$）、Z_{1a}（m/z747 $[M-H-164]^-$）、Y_{2b}（m/z 603 $[M-H-146-162]^-$）、Z_{2b}（m/z 587 $[M-H-146-178]^-$）、Y_{2a}（m/z 585 $[M-H-180-146]^-$）、Z_{2a}（m/z 567 $[M-H-180-164]^-$）、Y_3（m/z 471 $[M-H-146-162-132]^-$）（图10－7）。根据以上数据不仅可以测定分子量，还能推测出皂苷元与糖、糖与糖之间的连接情况。

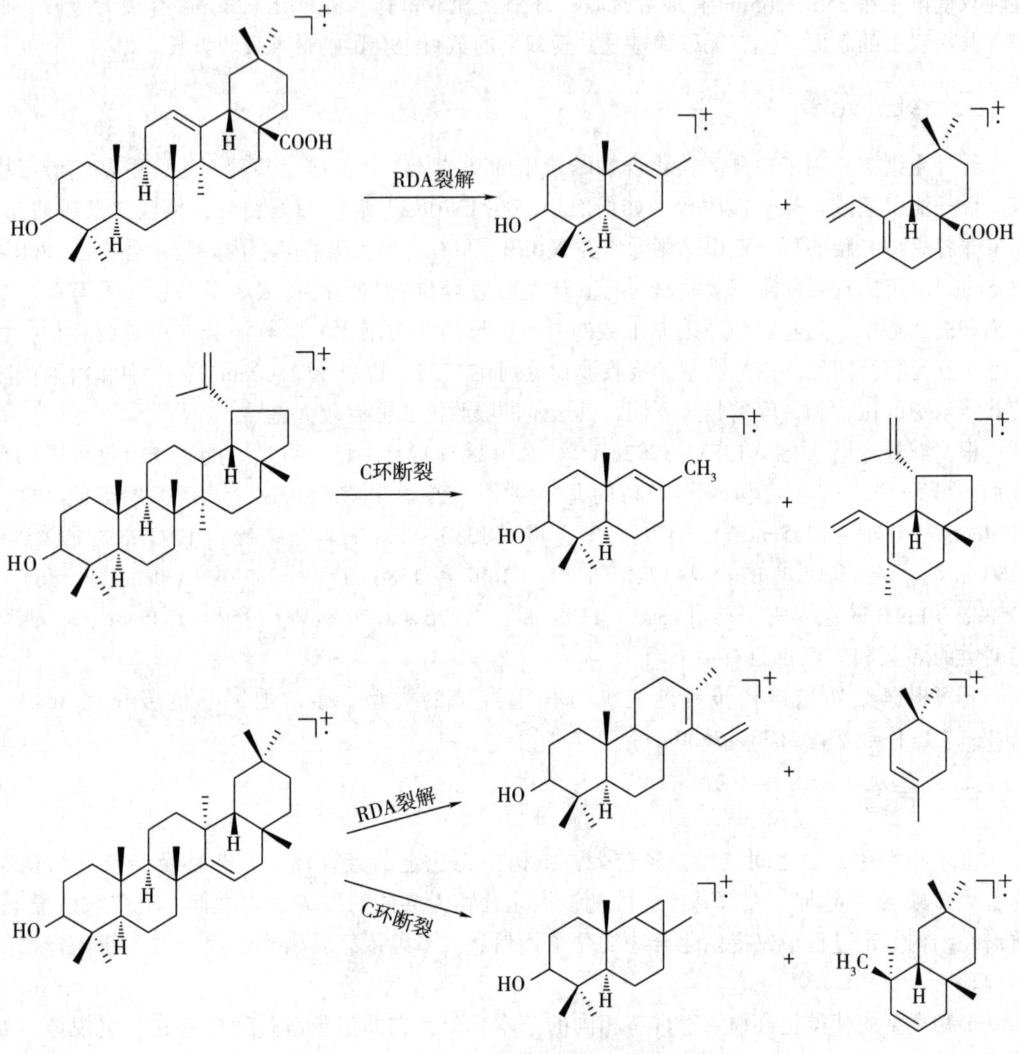

图 10－6　五环三萜类化合物的质谱裂解特征

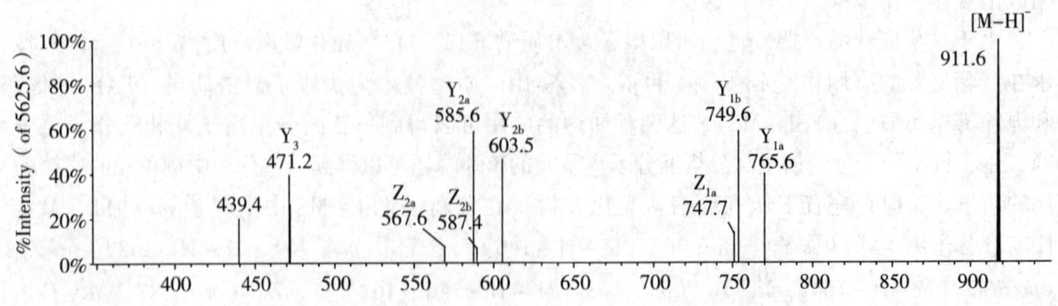

图 10－7　枸骨皂苷 F 负离子电喷雾二级质谱图

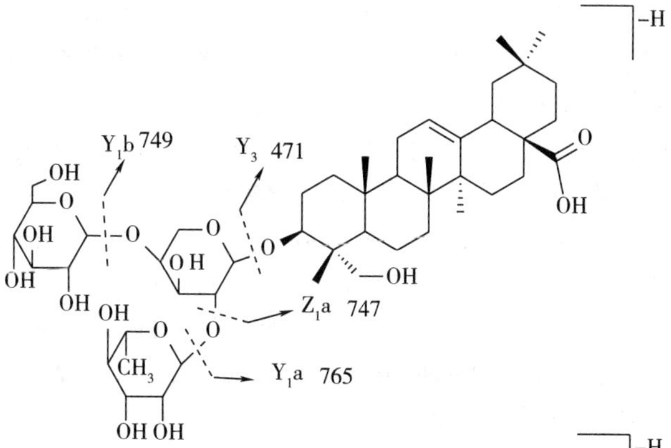

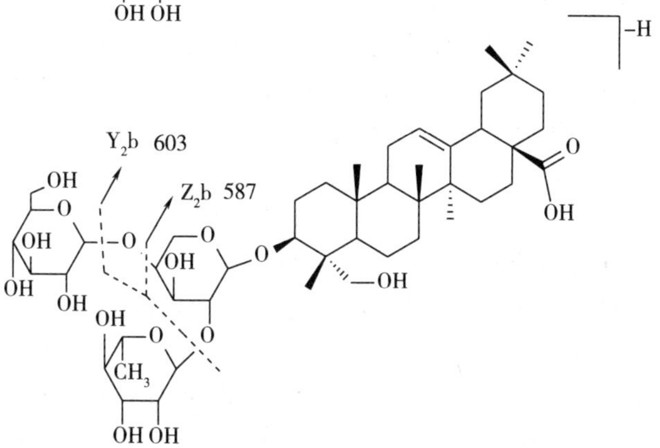

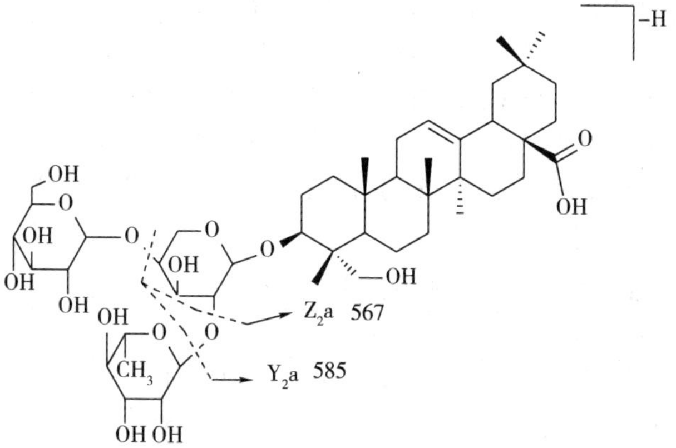

四、核磁共振谱

核磁共振谱是萜类化合物结构测定的最有力的工具，特别是近十年发展起来的具有高分辨能力的超导核磁分析技术和2D－NMR相关技术的开发和应用，不但提高了谱图的质量，而且提供了更多的结构信息。鉴于萜类化合物类型多、骨架复杂，难于在有限的篇幅中作全面总结和归纳。目前，有很多专业文献均收集整理了大量的氢谱、碳谱数据，对萜类化合物的结构测定有极其重要的参考价值。

三萜类化合物的核磁共振谱具有较强的规律性，归纳如下。

1. ^{1}H－NMR 核磁共振氢谱主要显示三萜类化合物中的甲基质子、连氧碳质子、烯氢质子等重要信息。

一般三萜类化合物中甲基质子信号在 δ 0.63 ~ 1.5。在[1]H – NMR 谱的高场中出现多个甲基峰是三萜类化合物的最主要特征，从甲基的数目还可推测三萜类化合物的类型。如羽扇豆烷型的 30 – CH_3 与双键相连，且有烯丙偶合，δ 值在较低场 1.63 ~ 1.80，呈宽单峰。26 – CH_3 受 C – 27 和 C – 28 位取代基影响，当 C – 28 为—$COOCH_3$ 时，使 26 – CH_3 向高场位移约 0.12，C – 27 为—$COOCH_3$ 时，则使其向低场位移 0.08。在多数五环十三帖中 27 – CH_3 处于最低场，通常 δ 在 1.0 以下。此外，场区 δ 0.63 ~ 1.50 区域内，常出现堆积成山形成的亚甲基信号。

连氧碳质子的化学位移随着位置、环境和构型的不同有较明显的变化。比较有规律的有乙酰基质子、甲酯质子和 3 位质子（绝大多数三萜的 C – 3 位连有氧原子）。乙酰基中甲基质子的信号在 δ 1.82 ~ 2.07，甲酯中甲基质子信号在 δ 3.6 左右。大多数三萜化合物 C – 3 上有羟基或其他含氧基团，与其他亚甲基信号重叠较少，易于辨认。此时，3 位质子信号在 δ 3.2 ~ 4.0，受 2 位亚甲基质子的偶合，多为 dd 峰。此点是区别甾体化合物的重要特征。甾体类化合物往往由于 2 位和 4 位均为亚甲基，与 3 位质子发生偶合，而使 3 位质子呈现多重峰。

环内双键质子的 δ 值一般大于 5，如齐墩果酸类和乌苏酸类 C – 12 烯氢在 δ 4.93 ~ 5.50 处出现分辨不好的多重峰或单宽峰。环外烯氢的 δ 值一般小于 5，如羽扇豆烯和何帕烯型的 C – 29 位两个同碳氢信号多出现在 δ 4.3 ~ 5.0。由于羽扇豆烯型三萜 E 环上的异丙基受 C – 12 位质子空间位阻的影响不能自由旋转，双键末端的两个质子不等价，表现为双峰，而何帕烯型的两个末端烯氢接近等价，合并为一单峰，利用这一特点可区别这两种母核。

三萜类皂苷糖部分的[1]H – NMR 谱特征与糖和苷的章节中介绍的相同，最主要的是糖的端基质子信号，从端基质子信号的数目可推测糖的个数，偶合常数可用于确定苷键构型。

2. ^{13}C – NMR 谱 ^{13}C – NMR 谱在确定三萜皂苷元类型、糖与苷元、糖与糖之间连接位置、糖环大小和糖的数目等方面有重要作用。由于分辨率高，三萜或其皂苷的 ^{13}C – NMR 谱几乎可给出每一个碳的信号。在 ^{13}C – NMR 谱中，角甲基一般出现在 δ8.9 ~ 33.7，其中 23 – CH_3 和 29 – CH_3 出现在低场，化学位移依次为 δ28 和 δ33 左右，其他碳一般在 δ 60 以下。

（1）双键位置及母核类型的确定　当双键位于不同类型母核或同一母核的不同位置时，其碳原子化学位移有明显差别。表 10 – 2 列出一些常见类型三萜化合物 ^{13}C – NMR 谱的烯碳化学位移。

表 10 – 2　齐墩果烷、乌苏烷、羽扇豆烷类三萜主要烯碳的化学位移

三萜及双键的位置	烯碳 δ 值	其他特征碳
Δ12 – 齐墩果烯	C_{12}：122 ~ 124，C_{13}：143 ~ 144	
11 – oxo – Δ12 – 齐墩果烯	C_{12}：128 ~ 129，C_{13}：155 ~ 167	
Δ11 – 13，28 – epoxy – 齐墩果烯	C_{11}：132 ~ 133，C_{12}：131 ~ 132	
Δ11 – 13（18）– 齐墩果烯（异环双烯）	C_{11}：126 ~ 127，C_{12}：125 ~ 126 C_{13}：136 ~ 137，C_{12}：133 ~ 135	11 – C = O：199 ~ 200 13 – C：84 ~ 86
Δ9（11），12 – 齐墩果烯（同环双烯）	C_9：154 ~ 155，C_{11}：116 ~ 117 C_{12}：121 ~ 122，C_{13}：143 ~ 147	
Δ12 – 乌苏烯	C_{12}：124 ~ 125，C_{13}：138 ~ 140	
Δ20（29）– 羽扇豆烯	C_{29}：109，C_{20}：150	

（2）苷化位置的确定　糖与苷元的羟基及糖与糖之间连接后，会产生苷化位移，醇苷一般使苷元化学位移向低场移动，而酯苷则向高场移动。如三萜的 C – 3 成苷后，一般 C – 3 向

低场位移δ 3～8，C－4则向高场移动，糖的端基碳向低场位移δ 3～8。当糖与三萜的C－28成酯苷后，28位的羟基碳则向高场位移约2，而糖的端基碳化学位移值在δ 95～96。

（3）糖的数目的确定　多数糖的C－1化学位移在δ 91～105，C－6在δ 60～65，可根据δ 91～105范围内出现的信号数目确定糖的数目。

3. 其他NMR谱　DEPT可用于确定碳的类型，如伯、仲、叔、季碳的确定。^{1}H－^{1}H COSY通过分析相邻质子的偶合关系，用于苷元及糖上质子信号的归属。HSQC或HMQC谱是通过^{1}H核检测的异核多量子相关谱，用于确定分子内碳原子与质子的连接关系。HMBC谱是通过^{1}H检测的异核多键相关谱，可把^{1}H核与其远程偶合的^{13}C相关联，常用于确定苷中糖的连接位置，在HMBC谱中糖的端基质子与连接位置的碳有远程相关，可看到明显的相关点。全相关谱TOCSY用于糖环的连续相互偶合氢的归属，当糖上氢的信号重叠时，可选择一个分辨良好、不与其他信号重叠的信号作为起点，得到该偶合体系中其他氢的信号。NOESY谱广泛用于提供空间的连接和立体化学的信息，对于确定三萜类化合物的立体结构十分重要。

五、结构鉴定实例

（一）青蒿素的结构鉴定

青蒿素，无色针晶，熔点156℃～157℃，$[\alpha]_D^{20}$ +66.3°（*c*，1.64，$CHCl_3$）。异羟肟酸铁反应呈紫红色，示结构中可能存在内酯环。高分辨质谱示分子量为282.1472，推测分子式为$C_{15}H_{22}O_5$。IR（KBr）$\upsilon_{max}cm^{-1}$：1750（六元内酯环），831、881、1115（过氧基团）。

^{1}H－NMR（CCl_4，δ）：0.93（3H，d，*J*＝6Hz，H－14），1.06（3H，d，*J*＝6Hz，H－13），1.36（3H，s，H－15），3.26（1H，m，H－11），5.68（1H，s，H－5）。δ 1.36低场甲基是氧同碳上的甲基，当照射δ 3.08～3.44，可使δ 1.06的双峰变成单峰；反之照射δ 1.06，可使δ 3.08～3.44的多重峰变成双峰，说明δ 3.08～3.44是与δ 1.06甲基相邻的一个氢。该质子因受内酯羰基的去屏蔽效应而位于较低磁场；由于照射δ 1.06的甲基，δ 3.08～3.44的质子变成双峰，说明该质子邻近的碳上只有一个氢原子。在更低场的δ 5.68（1H，s）处出现一个单尖峰，推定是与两个氧原子相连碳上的一个氢，此质子无裂分，说明该氢原子所连的碳是与氧原子和叔碳原子相连接。

^{13}C－NMR（$CHCl_3$，22.63 MHz，δ）：在宽带去偶谱中出现相当于倍半萜的15个碳原子信号。在偏共振去偶谱中，δ 79.5（C－4）与δ 105.0（C－6）为两个季碳单峰，因位于较低磁场，提示过氧基接在这两个季碳上。δ 32.5（C－7），δ 33.0（C－10），δ 45.0（C－1）、δ 50.0（C－11）、δ 93.5（C－5）为五个叔碳双峰，其中之一位于较低磁场，可推定系与两个氧原子相连的碳原子；δ 25.0（C－8）、δ 25.1（C－9）、δ 35.3（C－2）和δ 37.0（C－3）为四个仲碳三重峰；δ 12.0（C－14）、δ 19.0（C－13）、δ 23.0（C－15）为三个甲基碳四重峰；δ 172.0为羰基碳的单峰。

根据以上分析，可以推定青蒿素有下列部分结构片断：

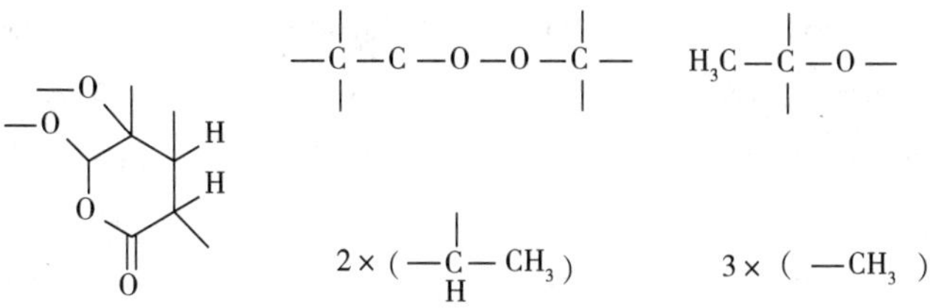

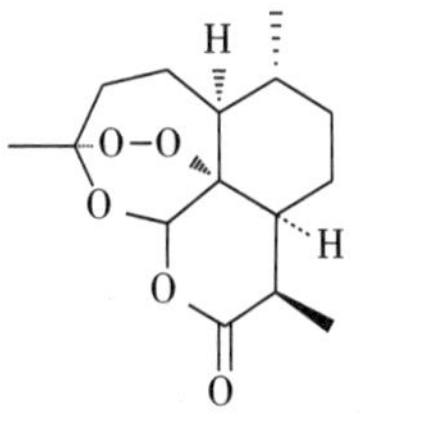

—C—C—O—O—C—　　H_3C—C—O—

2×（—CH—CH_3）　　3×（—CH_3）

青蒿素（1）

通过 X 射线衍射晶体分析最后确定了青蒿素的结构（1）。

（二）枸骨皂苷元 H 的鉴定

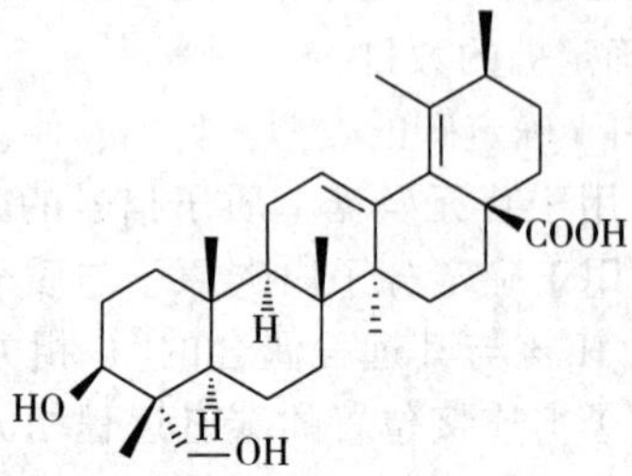

枸骨皂苷元H

枸骨皂苷元 H，白色无定形粉末，Limbermann – Burchard 反应和 Molish 反应呈阴性，提示该化合物为三萜皂苷元类化合物。HR – ESI – MS 给出其［M + Na］$^+$ 准分子离子峰 m/z：493.3318（计算值：493.3294），推算出其分子式为 $C_{30}H_{46}O_4$。

^{1}H – NMR 谱中可以观察到五个角甲基单峰 δ_H1.01，1.07，1.08，1.09，1.89，一个双峰 1.12（d，J = 10.0Hz），一个烯氢质子 δ：5.69（1H，m，H – 12）；从^{13}C – NMR 谱显示 30 个碳信号，其中包含 4 个特征性的乌苏烷型双键信号 δ_C126.4（C – 12），139.6（C – 13），134.5（C – 18），135.6（C – 19）；1 个羧基信号 δ_C178.8（C – 28）；结合以上数据，推测该化合物是一个乌苏酸型含有两个双键的三萜皂苷元。从 HMBC 图谱中可以得出，δ_H1.12（Me – 30）与 δ_C134.5（C – 18）及 δ_C135.6（C – 19）相关，同时 δ_H1.89（Me – 29）为单峰，说明除 12，13 位双键外，另外一个双建在 18，19 位；δ_H1.97（H – 3）与 δ_C67.6（C – 23）相关，说明 C – 23 连有羟基。从 NOESY 谱中可以看出，δ_H2.18（H – 20）与 δ_H1.08（Me – 27）相关，说明 H – 20 为 α 构型，相应的 Me – 30 为 β 构型。枸骨皂苷元 H 的核磁数据与化合物 Ilexolic acid 相比，除 23 位连接羟基外，其他数据基本一致。

综上所述，该化合物的结构被确定为 23 – 羟基 – 20α[H] – 12,18 – 二烯乌苏酸，将其命名为枸骨皂苷元 H。其碳谱与氢谱归属见表 10 – 3。

表 10 – 3　枸骨皂苷 H 的^{13}C – NMR（125MHz，C_5D_5N）数据和^{1}H – NMR（500MHz，C_5D_5N）数据

No.	δ_C	δ_H	No.	δ_C	δ_H
1	39.2	1.12m，1.69m	16	34.8	1.62m，2.51m
2	27.7	1.97m，2.02m	17	50.2	
3	73.1	4.28dd（5.0，10.0）	18	134.5	
4	42.9		19	135.6	
5	48.2	1.65m	20	37.4	2.18m
6	18.4	1.43m，1.71m	21	28.9	1.27m，2.26m
7	34.6	1.50m，1.75m	22	35.6	1.57m，2.38m
8	39.2		23	67.6	3.76d（15），4.23m
9	48.5	1.58m	24	13.2	1.07s
10	37.0		25	16.6	1.01s

续表

No.	δ_C	δ_H	No.	δ_C	δ_H
11	23.5	2.03m	26	18.2	1.09s
12	126.4	5.69m	27	22.2	1.08s
13	139.6		28	178.8	
14	44.8		29	20.2	1.89s
15	29.2	1.63m，1.72m	30	20.5	1.12d（10.0）

本章小结

本章主要包括萜类化合物的定义与生源学说、结构类型、理化性质、提取分离和结构解析等内容。

重点： 萜类化合物是一类凡由焦磷酸异戊烯酯衍生且分子式符合（C_5H_8）$_n$ 通式的衍生物；萜类化合物的结构类型，可根据分子结构中异戊二烯单元的数目进行分类，分为单萜、倍半萜、二萜、二倍半萜、三萜等类型；萜类化合物在自然界中有挥发性萜、游离萜和萜苷等存在形式，不同存在形式的萜类成分的理化性质存在较大差异，如性状、溶解性、发泡性等；萜类化合物的提取，常采用系统溶剂法，提取过程中，应注意根据目标化合物的存在形式，选择合适的提取溶剂；萜类化合物多采用色谱法分离，萜类化合物的色谱行为较为相似，为了提高分离效率，多种分离材料及新技术已广泛应用于该类化合物的分离与纯化。

难点： 萜类化合物结构解析中将生源关系分析与波谱分析相结合。

练 习 题

一、单项选择题

1. 皂苷具溶血作用原因（　　）

A. 具表面活性　　B. 与细胞壁上胆甾醇生成沉淀

C. 具甾体母核　　D. 多为寡糖苷，亲水性强

2. Liebermann-Burchard 反应所使用的试剂是（　　）

A. 三氯甲烷－浓硫酸　　B. 三氯乙酸

C. 香草醛－浓硫酸　　D. 乙酸酐－浓硫酸

3. 地黄、玄参等中药在加工过程中易变黑，这是因为其中含有（　　）

A. 鞣质酯苷　　B. 环烯醚萜苷

C. 羟基香豆素苷　　D. 黄酮醇苷

4. 具有芳香化的性质，且有酚的通性和酸性，其羰基的性质类似羰酸中的羰基，而不能和一般羰基试剂反应的化合物是（　　）

A. 环烯醚萜类　　B. 愈创木奥

C. 草酚酮类　　D. 穿心莲内酯

5. 一蓝色中性油状物，易溶于低极性溶剂，与苦味酸可生成结晶性衍生物，此油状物为（　　）

A. 革酚酮　　B. 香豆素　　C. 薁类　　D. 环烯醚萜

6. 经验的异戊二烯法则认为，自然界存在的萜类化合物都是由（　　）衍变而来。

A. 异戊二烯　　B. 甲戊二羟酸　　C. IPP　　D. DMAPP

二、简答题

1. 萜类化合物分几类？分类的依据是什么？各类萜在植物体内主要以何形式存在？

2. 青蒿素是哪类化合物？来源于哪种植物？具有何生物活性？其活性基团是什么？如何增强其生物活性？

3. 革酚酮是一种变形的单萜，试根据其结构讨论其应具有的化学性质。

4. 薁类化合物的结构特点是什么？如何鉴别薁类化合物？

5. 试述加成反应在萜类化合物的鉴别、分离、提纯上的意义。

6. 为什么地黄、玄参等中药在加工过程中易变黑？

7. 分离单萜类的醛与酮最好的方法是什么？

8. 什么是三萜化合物？其分类的主要依据是什么？

9. 如何利用发泡性鉴别三萜皂苷与蛋白质？

10. 皂苷溶血机制是什么？其溶血强度的表示方法？

11. 如何利用化学反应鉴别三萜皂苷和甾体皂苷？

（许琼明，张　鹏）

第十一章 挥 发 油

学习导引

1. **掌握** 挥发油的组成；理化性质；检识和提取分离方法。
2. **熟悉** 气相色谱和气相色谱－质谱法联用法鉴别挥发油。
3. **了解** 常见含挥发油的天然药物的生物活性及应用。

第一节 概 述

一、挥发油的存在和分布

挥发油（volatile oil）是存在于植物体内的一类可随水蒸气蒸馏的挥发性油状液体，又称精油。大多数挥发油具有芳香气味。

挥发油广泛分布于植物界，主要存在于种子植物：菊科植物菊、蒿、艾、苍术、泽兰、佩兰、白术等；芸香科植物橙、橘、吴茱萸、花椒、降香、佛手等；伞形科植物小茴香、柴胡、当归、白芷、前胡等；唇形科植物薄荷、荆芥、藿香、紫苏等；樟科植物樟树、肉桂、乌药等；木兰科植物厚朴、八角茴香、辛夷、五味子等；马兜铃科植物细辛、马兜铃、青木香等；桃金娘科植物桉叶、丁香等；姜科植物生姜、豆蔻、砂仁等。此外，松科、柏科、杜鹃花科、瑞香科、檀香科、蔷薇科等的某些植物种，也含有丰富的挥发油。

挥发油存在于植物的不同部位，多存在于根（当归、前胡）、茎（莪术、川芎）、叶（薄荷、紫苏）、花（丁香、辛夷）、果实（砂仁、吴茱萸）、果皮（橙皮、柠檬皮）、树皮（肉桂、厚朴）或全株植物（佩兰、荆芥），常聚集于植物的腺毛、油室、油管。

植物中挥发油含量一般在1%以下，少数达10%以上，如丁香中含丁香油高达14%～21%。

同一品种的植物或同一植物的不同药用部位，因生长环境不同或采收期不同，所含挥发油的成分和含量可能有显著的差别。

二、挥发油的生物活性与应用

挥发油具有广泛的生物活性，临床上主要用于止咳、平喘、祛痰、发汗、解表、驱风、镇痛、杀虫、抗菌消炎等。如薄荷油、小茴香油、木香油和豆蔻油用于驱风健胃；当归油有镇痛作用；柴胡挥发油具有较好的退热作用；佩兰油可治流感；细辛挥发油、小叶枇杷挥发油具有止咳、祛痰作用；桉叶油、芸香油、鱼腥草挥发油具有抗菌消炎作用；姜黄挥发油具有利胆作用；菖蒲挥发油具有降低血压、扩张支气管和平喘作用；莪术油具有抗肿瘤活性；茵陈蒿油可抗霉菌等。因此，许多含挥发油的药材可直接提供药用。此外，挥发油也是香料工业、日用食品和化学工业的重要原料（表 11 -1）。

表 11 -1　重要的天然药用挥发油

挥发油	主要成分	用途与药效
茴香油	大茴香醚（80%~90%）	驱风剂、香料
八角茴香油	大茴香醚	驱风剂、香料
佛手油	伽罗木醇、醋酸伽罗木酯	香料
桦木焦油	水杨酸甲酯、酚类、酸类	局部抗感染药、局部刺激药
苦杏仁油	苯甲醛	香料
藏茴香油	藏茴香酮、柠檬烃	驱风剂
豆蔻油	桉油精	香料
桂皮油	桂皮醛	驱风剂、香料
丁香油	丁香油酚（84%~95%）、苯甲醇	局部麻醉、刺激药、香料
芫荽油	醋酸伽罗木酯、桉油精、蒎烯	驱风剂、香料
桉油	桉油精、蒎烯	消毒剂、除臭剂
小茴香油	大茴香醚、茴香酮	驱风剂
杜松油	萜类	利尿及尿道兴奋药
薰衣草油	醋酸伽罗木酯、牻牛儿醇	香料、化妆品
柠檬油	柠檬醛、柠檬烃、蒎烯	香料
薄荷油	薄荷醇（50%~80%）、醋酸薄荷酯、薄荷酮	驱风剂、香料
橘皮油	邻氨基苯甲酸甲酯、伽罗木醇、柠檬烃	香料
橙花油	邻氨基苯甲酸甲酯、醋酸伽罗木酯	香料、化妆品
松针油	醋酸龙脑酯、龙脑、桉油精	化妆品
玫瑰油	牻牛儿醇、香橙油醇、柠檬醛、苯乙醇	化妆品
迷迭香油	醋酸龙脑酯、龙脑、桉油精	驱风剂、香料
檀香油	檀香油醇（92%~98%）	尿道消毒剂
麝香草油	麝香草酚、香荆芥酚、伽罗木醇	抗刺激剂
松节油	二戊烯、蒎烯、樟脑烯	抗炎、除肠虫、利尿、驱风剂
当归油	正丁烯基酞内酯	镇静

第二节　挥发油的组成

挥发油多为混合物，化学成分比较复杂，常由数十种乃至数百种成分所组成。按挥发油中化合物的化学结构类型分为萜类化合物、芳香族化合物、脂肪族化合物三大类。除此之外，少数挥发油中还存在一些含氮和含硫的衍生物。

一、萜类化合物

挥发油中的萜类化合物主要是单萜、倍半萜以及它们的含氧衍生物，其含氧衍生物多是该油中具有芳香气味和生物活性较强的主要成分。如薄荷油中薄荷醇的含量达8%，樟脑油中的樟脑的含量约为50%，桉叶中的桉油精的含量约为70%，松节油中含80%的蒎烯等。

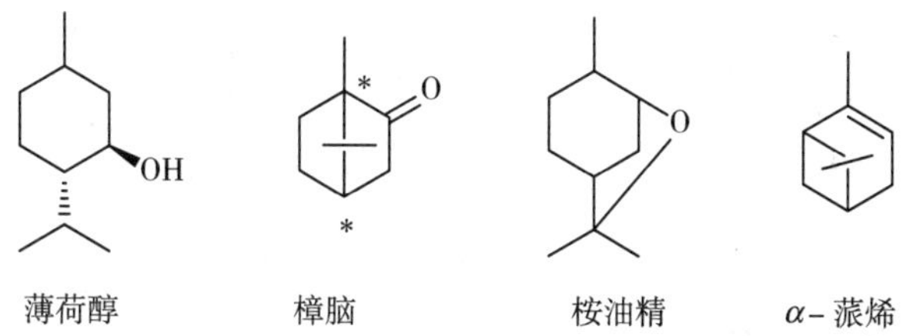

薄荷醇　　樟脑　　桉油精　　α-蒎烯

二、芳香族化合物

挥发油中的芳香族化合物大多数是具有 C_6-C_3 骨架的苯丙素衍生物，且多为酚性化合物或其酯。如桂皮醛（cinnamaldehyde）存在于桂皮油中；丁香酚（eugenol）存在于丁香油中；α,β-细辛醚（α,β-asarone）存在于细辛、菖蒲、石菖蒲的挥发油中。

挥发油中的芳香族化合物还有一些萜源衍生物，如百里香酚（thymol），以及芳香族含氧衍生物，如苯乙醇（phenylethyl alcohol）、水杨酸甲酯（methyl salicylate）、香草醛（vanillin）等。

$CH{=}CH{-}CHO$　　$H_2C{-}CH{=}CH_2$　　$CH{=}C(H){-}CH_3$　　CHO

OCH_3　OH　　OCH_3　　OCH_3

桂皮醛　　丁香酚　　茴香醚　　茴香醛

三、脂肪族化合物

挥发油中的脂肪族化合物分子较小。如正壬醇（N-nonyl alcohol）存在于橙皮油中，癸酰乙醛（decanoylacetaldehyde）存在于鱼腥草中，又称为鱼腥草素，人参炔醇（paxynol）存在于人参挥发油中。

OH　　O　CHO

正壬醇　　鱼腥草素

OH

人参炔醇

四、其他类化合物

（一）薁类

某些挥发油呈蓝色或紫色，常由此类成分引起，如老鹳草中的愈创木薁为蓝色。岩兰薁为紫色结晶。

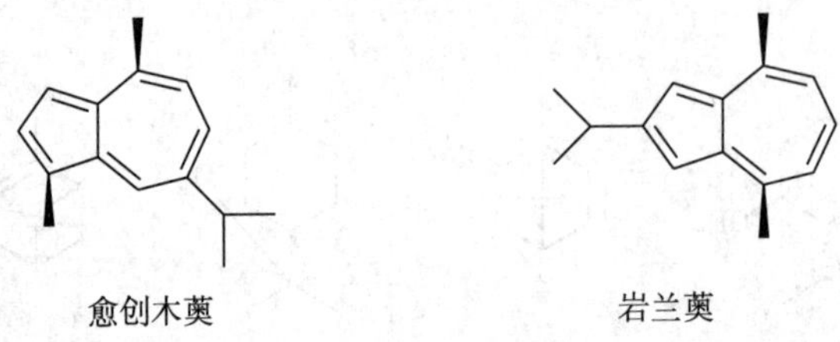

愈创木薁　　岩兰薁

（二）含氮和含硫的化合物

芥子油中芥子苷的水解物异硫氰酸酯类、大蒜油中的大蒜辣素等。

大蒜辣素　　异硫氰酸烯丙酯

（三）挥发性生物碱

如：川芎嗪、烟碱等。

川芎嗪　　烟碱

第三节　挥发油的性质

一、性状

（一）状态

挥发油大多为无色或淡黄色油状液体，少数含有薁类成分或溶有色素而显特殊颜色，如麝香草油呈红色；佛手油呈绿色；洋甘菊油呈蓝色；艾叶油呈蓝绿色。常温下挥发油多为透明液体，低温下可能析出结晶或固体，析出物称之为“脑”，如薄荷脑、樟脑；滤去“脑”后的挥发油称为“脱脑油”或“素油”。例如薄荷油的脱脑油习称薄荷素油，其中含有约有50%的薄荷脑。

（二）气味

多数挥发油具有芳香气味，少数具有特殊气味，如鱼腥草挥发油具有腥气味；肉桂油具有辛辣味；土荆芥油具有臭气。

（三）挥发性

挥发油在常温下易挥发，如滴在纸片上，可自行挥发不留永久性的油迹，借此与油脂进行区别。

二、溶解度

挥发油为亲脂性物质，易溶于高浓度乙醇、乙醚、三氯甲烷、苯、石油醚、二硫化碳等有机溶剂，难溶于水。挥发油虽难溶于水，但油中极性大的含氧衍生物能部分溶于水中。挥发油的饱和水溶液称为芳香水，在药物制剂中作为矫味剂。例如薄荷醇在水中的溶解度为1%，其水溶液称为薄荷水。

三、理化常数

（一）物理常数

天然产物的挥发油多为混合物，无固定的沸点，沸点范围多在70℃～300℃之间，具有可随水蒸气蒸馏的性质；挥发油多数比水轻，少数比水重，如桂皮油、丁香油，相对密度在0.85～1.06之间；挥发油几乎均有光学活性，比旋度在+97°～+177°范围内；折光性强，折光率在1.43～1.61之间。

（二）化学常数

化学常数是衡量挥发油质量的重要化学指标，各种挥发油均有一定的化学常数。

1. 酸值 代表挥发油中游离羧酸和酚类成分的含量。以中和1g挥发油中含有的游离羧酸和酚类成分所需要氢氧化钾的毫克数来表示。

2. 酯值 代表挥发油中酯类成分的含量。以水解1g挥发油所需氢氧化钾的毫克数来表示。

3. 皂化值 代表挥发油中游离羧酸、酚类成分和结合态酯类成分的总含量。以皂化1g挥发油所需氢氧化钾的毫克数来表示。皂化值等于酸值和酯值之和。

四、稳定性

挥发油对空气、光、热均较敏感，经常接触会逐渐氧化分解，使其比重增加，颜色变深，失去原有的香味并形成树脂状物，故贮存挥发油宜密闭于棕色瓶中，置于阴凉处低温保存。

第四节　挥发油成分的提取与分离

一、挥发油成分的提取

挥发油的提取可采用蒸馏法、溶剂提取法、吸收法和压榨法等方法。

（一）蒸馏法

蒸馏法是最常用的方法，可分为共水蒸馏法和水蒸气蒸馏法。

1. 共水蒸馏法 将中药粉碎后放入蒸馏器中，加水浸泡，煮沸，使挥发油和水蒸气一起蒸出。此法虽简单，但因蒸馏时蒸馏器底部与直火接触，温度较高，可使挥发油中某些成分分解，同时过热时药材也会焦化，影响挥发油质量。

2. 水蒸气蒸馏 此法利用水蒸气加热待提取的中药，避免其挥发油受到过高温度的影响。方法是将药材粗粉先用水浸泡，然后通入水蒸气使挥发油和水蒸气一起蒸出。或在蒸馏器内安装一个多孔隔板，润湿的药材置于隔板上，水在隔板下加热蒸馏，使挥发油和水一起蒸出。

用蒸馏法得到的馏出液，如果挥发油在水中溶解度不大，油即与水分层；如果挥发油在水中溶解度稍大，油水则不易分层，这时可用盐析法促使挥发油自水中析出，或盐析后用低沸点有机溶剂萃取，使挥发油溶于有机溶剂中，低温蒸去有机溶剂即得挥发油。

（二）浸取法

1. 溶剂萃取法 用低沸点有机溶剂，如石油醚、乙醚等与中药在连续提取器中加热提取，提取液低温蒸去溶剂即得挥发油，但此挥发油黏度很大，因为原料中其他不挥发的脂溶性成分如树脂、油脂、叶绿素、蜡等也同时被有机溶剂提出，因此需进一步精制。其方法是将所得提取物用高浓度乙醇溶解，放冷至 -20℃，除去析出的固体物，减压蒸去乙醇即得较纯的挥发油。

2. 油脂吸收法 少数对热敏感的名贵挥发油，如玫瑰花油、茉莉花油等，通常用无臭味的豚脂三份与二份牛脂的混合物，均匀地涂在 50cm × 100cm 的玻璃板两面，然后将此玻璃板嵌入 5 ~ 10cm 高的木制框架中，在玻璃板上面有金属网，网上放一层新鲜花瓣，这样一个个的木框玻璃板重叠起来，花瓣被包围在两层脂肪之间，脂肪渐渐吸收花瓣中的挥发油，每一、两天更换一次新鲜花瓣，约一周，待脂肪充分吸收了芳香成分，刮下脂肪，即得“香脂”，可直接供化妆品制造用，也可加入无水乙醇自“香脂”中将挥发油提出，减压回收乙醇，即得净油。

此外，尚可应用活性炭或大孔吸附树脂吸收挥发油。通常将鲜花置于大容器中，通入空气或惰性气体（如氮气），将挥发油的饱和气体导入装满吸附剂的柱或桶中，用低沸点的溶剂提取充分吸收挥发油的吸附剂，蒸去溶剂，即得挥发油。

3. 超临界流体萃取法 超临界二氧化碳萃取法（SFE）是一种提取效率高的分离技术，多用二氧化碳超临界流体提取天然产物，具有提取温度低（35℃ ~ 40℃），可防止高温热解和氧化作用；使 SFE 减压后气化，CO_2 与提取物完全分离，无残留溶剂；不需浓缩处理；提取率高，提取物含杂质较少、所提取挥发油的质量好等优点。

（三）压榨法

挥发油含量较高的新鲜药材，如橘皮、柠檬皮、橙皮等，可用机械压榨法把挥发油从植物组织中挤压出来，即可得油 - 水混合物，然后静置分层或离心机分出油层，即得粗品。压榨法的优点：常温下进行，成分不致受热分解，可保持挥发油原有的新鲜香气。不足之处：挥发油含有水分、黏液质及细胞组织等杂质，常呈浑浊状态，需进一步处理。同时此法又不易将药材中的全部挥发油压取干净，所以常将压榨后的药渣再进行水蒸气蒸馏，以便提尽挥发油。

二、挥发油成分的分离

（一）挥发油成分的物理分离法

无论采取上述哪种提取方法从植物材料中得到的挥发油均为混合物，尚需进一步分离，才能得到较纯的组分或单一成分。通常可采用冷冻法、分馏法、化学法、色谱法等。在实际工作中往往几种方法需配合使用，才能达到理想的分离效果。

1. 冷冻法（结晶法） 将挥发油置于0℃ ~ 20℃放置。若有结晶析出，则分出结晶，经重结晶可得纯品。如从薄荷油中分离薄荷脑，将油冷至－10℃，12 小时以后析出第一批粗脑，粗脑加热熔融后，再置于0℃冷冻，即得较纯薄荷脑。粗脑也可用乙醇重结晶。

2. 分馏法 挥发油中成分大多属单萜、倍半萜类化合物。它们的化学结构、物理性质往往很接近，但由于双键数和含氧功能基的不同，各成分之间的沸点有一定的差异，也有一定的规律性，各类成分的沸点及结构关系如表 11－2 所示：

表 11－2 萜类的沸点

分类	沸点（℃）	分类	沸点（℃）
单萜	~130[a] 35~70[b]	单萜烯烃（链状三个双键）	180~200[a]
单萜烯烃（双环一个双键）	150~170[a]	单萜含氧衍生物	200~230[a] 70~100[b]
单萜烯烃（单环两个双键）	170~180[a]	倍半萜及其含氧衍生物	230~300[a] 100~140[b]

a：常压；b：1.333 kPa

由于挥发油的组成成分多对热及空气中的氧较不稳定，因此分馏宜在减压下进行。

3. 色谱分离法

（1）柱色谱法 硅胶和氧化铝吸附柱色谱适合分离挥发油中各种成分。由于挥发油的组成较复杂，直接进行柱色谱很难获得单一成分，所以常将挥发油先经分馏或冷冻析脑进行初步分离后，再分别进行色谱分离；对挥发性较大的成分（如挥发油中的醛、酮类），宜先制成挥发性低的衍生物（如2,4－二硝基苯腙），再进行色谱分离。通常将经粗分得到的部分溶于石油醚或己烷等极性小的溶剂，使其通过硅胶或氧化铝柱，依次用石油醚、醋酸乙酯等溶剂，或按一定比例组成的混合溶剂（逐渐增加极性）洗脱，分段收集流出液，再分别以薄层色谱鉴定。

对含有双键异构体化合物的挥发油，用一般色谱法较难将这些异构体分开。遇此情况，可采用硝酸银－硅胶柱色谱、制备薄层色谱来分离。因挥发油成分中双键的数目和位置不同，与银离子形成 π 络合物难易程度和稳定性有差异，故可以用色谱进行分离。硝酸银的浓度以2%~25%较适宜。如 α－细辛醚、β－细辛醚和欧细辛醚（euasarone）的混合物，通过以 20%硝酸银处理的硅胶柱，用苯－乙醚（5∶1）洗脱，分别收集，并用薄层色谱检查分离的效果。α－细辛醚苯环外双键为反式，与硝酸银络合不牢固，先被洗下。β－细辛醚为顺式，与硝酸银络合的能力大于 α－细辛醚，但小于欧细辛醚，因欧细辛醚的双键为末端双键，与硝酸银络合能力最强，故 β－细辛醚第二个被洗下，欧细辛醚最后被洗下。

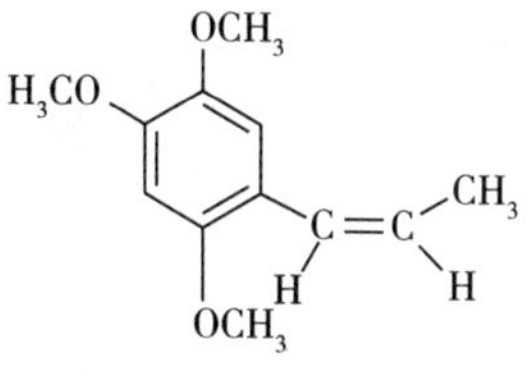

β－细辛醚 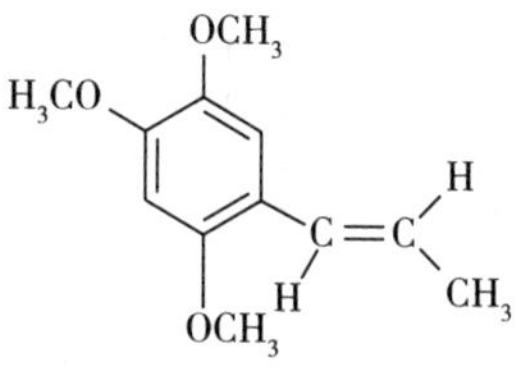　　α－细辛醚 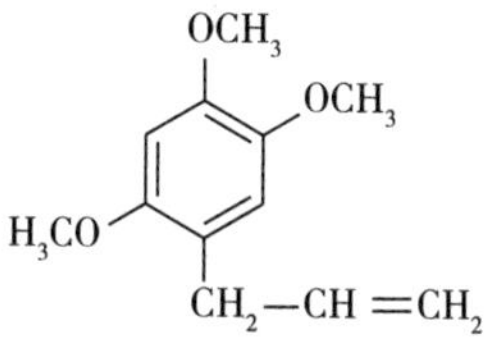　　欧细辛醚

（2）气相色谱法（GC） GC－MS 与计算机联用技术是目前分离和鉴定挥发油中各成分

最有效的工具之一，具有高效、灵敏、样品用量少、速度快、能制备高纯度成分等特点。该色谱法的流动相一般用氢气、氮气、氦气等载气；硅藻土、耐火砖粉等为载体；硅油、硅酮、硅酯、聚酯及聚乙二醇等为固定相。操作温度一般在150℃~250℃之间。

（3）分子蒸馏法（Molecular Distillation）　分子蒸馏法主要依靠不同物质具有不同的分子运动平均自由程而实现分离。即液体混合物受热后，会从液面逸出成为气体分子，不同类型气体分子，具有不同的有效直径，平均自由程不同。冷凝面通常设置于重分子的平均自由程与轻分子的平均自由程之间，使轻分子能达到冷凝面，被冷凝分出，重分子返回原来液面，从而达到分离法目的。该方法操作温度低，比常规真空蒸馏温度低50℃~100℃，适宜于不耐热、易氧化成分的提取分离；加热时间短，通常为几秒到几十秒；蒸馏压强低；分离程度高，提取收率高。

（二）挥发油成分的化学分离法

根据挥发油中各成分的结构或特有功能基的不同，可用化学法逐一加以处理，使各成分达到分离的目的。见图11-1。

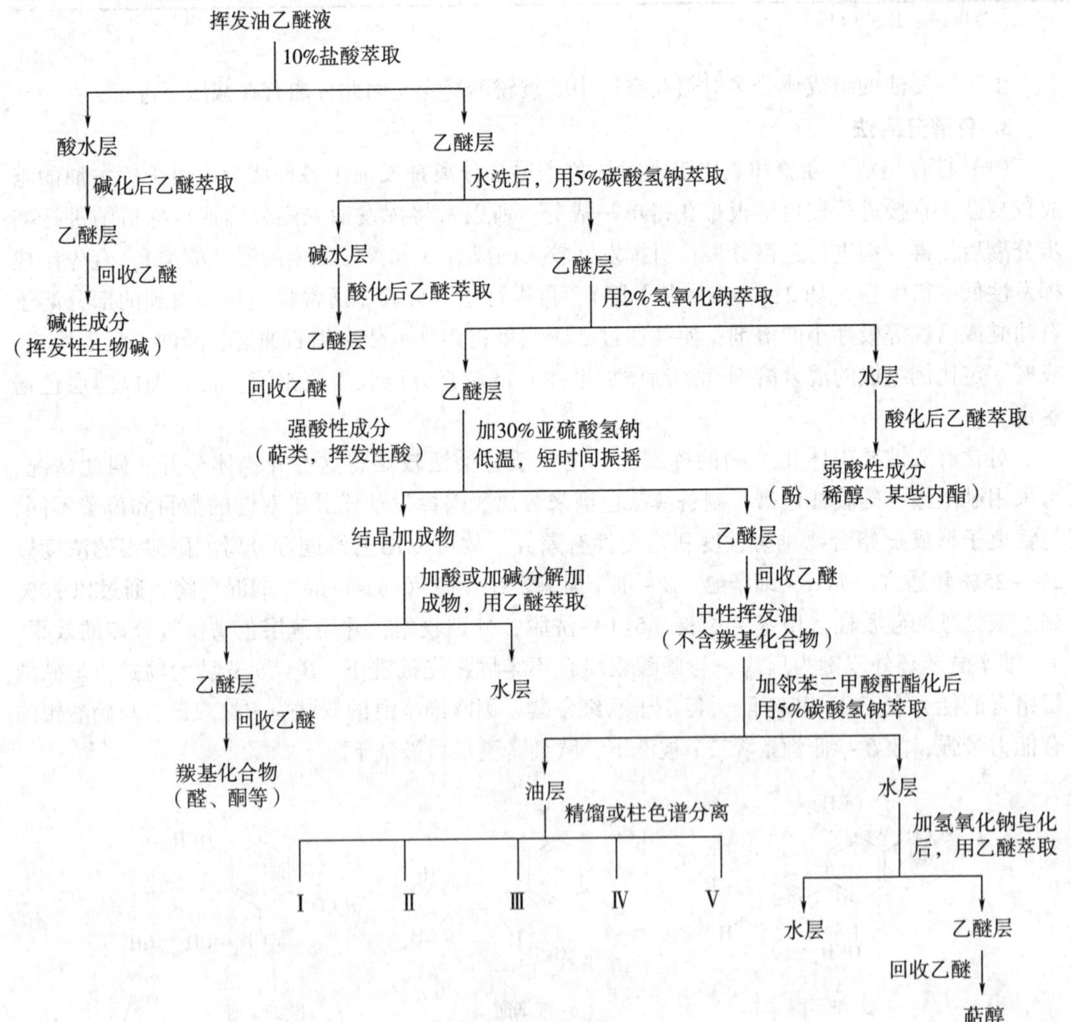

图11-1　挥发油各类型化学成分的分离流程

1. 碱性成分的分离 通过预试若挥发油含有碱性成分，可将挥发油溶于乙醚，加10%盐酸或硫酸萃取，分取酸水层，碱化后用乙醚萃取，蒸去乙醚即得碱性成分。

2. 酸性成分的分离 挥发油中的酸性较强的成分可用5%碳酸氢钠溶液直接萃取，分出碱水液，加稀酸酸化后，用乙醚萃取，蒸去乙醚即得酸性较强的成分。分出这类成分的挥发油再用2%氢氧化钠溶液萃取，分取碱水层，酸化后用乙醚萃取，蒸去乙醚即得酚性或其他的弱酸性成分。

3. 羰基成分的分离 常用亚硫酸氢钠法和吉拉德试剂（Girard）法。原理是：挥发油中亲脂性羰基化合物（醛、酮）与亚硫酸氢钠或吉拉德试剂反应，生成亲水性的加成物，与挥发油中其他亲脂性成分分离；加成物在酸或碱的作用下分解，还原原来的羰基化合物，可被亲脂性有机溶剂萃取出。亚硫酸氢钠只能与醛和小分子的酮类成分形成加成物，而吉拉德试剂对所有羰基成分都适用。

（1）亚硫酸氢钠法 将含有羰基化物的挥发油，加入30%亚硫酸氢钠水溶液，低温短时间振摇，一般即有加成物析出。分取加成物，加酸或加碱使其分解，乙醚萃取，水洗，蒸去乙醚即得原挥发油中的羰基化合物。但需注意，用此法分离时振摇时间不宜过长或温度过高，否则有使双键与亚硫酸氢钠加成的可能，形成不可逆的双键加成物。如从柠檬挥发油中分离柠檬醛，反应条件不同加成产物各不相同。

（2）Girard试剂法 Girard试剂是一类带有酰肼及剂铵基团的试剂总成，常用Girard试剂T和Girard试剂P。

4. 醇类成分的分离 挥发油中的醇类成分可与二元酸类试剂（邻苯二甲酸酐、丙二酸单酰氯或丙二酸等）形成酸性单酯，溶于碳酸氢钠水溶液中，加乙醚萃取出其他中性挥发油成分，分出碳酸氢钠溶液，酸化，用乙醚萃取出酸性单酯，分出乙醚层，减压浓缩乙醚，所得残液用氢氧化钠皂化，使邻苯二甲酸酐与挥发油中的醇类成分生成的酸性单酯水解，经乙醚萃取，挥发油中的醇类溶入乙醚层，回收乙醚即得。原理如下：

邻苯二甲酸酐 + ROH（萜醇） → 邻苯二甲酸酐萜醇单酯（COOR, COOH） —$NaHCO_3$→ 邻苯二甲酸酐萜醇单酯钠盐（溶于水）（COOR, COONa）

—H^+（酸化），乙醚萃取→ 酸性单酯（溶于乙醚）（COOR, COOH） —NaOH，加热回流（皂化）→ ROH（萜醇） + 邻苯二甲酸二钠（COONa, COONa）

5. 其他成分的分离 具有不饱和双键的萜烃可与溴、卤化氢等加成，生成加成物结晶析出；薁类成分与强酸（60%～65%的磷酸或硫酸）经加成反应，生成水溶性加成物，与其他不溶于水的液态烃分离，加成物进一步加水后，乙醚萃取出游离薁类。

三、提取分离应用实例

1. 箭杆风中挥发油的提取、分离与鉴定 箭杆风 *Alpinia pumila* Hook. f.，又名花叶山姜，为姜科 *Zingiberaceae* 良姜属 *Alpinia* 植物，其茎叶被广泛地应用于中药中，具有驱风除湿、行气止痛的功效，常用于风湿痹通、腹泻、胃痛和跌打损伤等病症治疗。箭杆风药材按药典附录方法，经水蒸气蒸馏法提取药材地上和地下部位挥发油，通过 GC－MS－DS 技术鉴定，有 82 和 52 种化学成分被分离并鉴定，包括42 种共有成分，其中α－乙酸葑酯为主要化合物，结果见表 11－3、图 11－2、图 11－3。

表 11－3 箭杆风地上与地下部分挥发油化学成分

序号	化合物	分子式	分子量	占样品的百分比（%）	
				地上部分	地下部分
1	Benzaldehyde	C_7H_6O	106	0.025	－
2	P－Cymene	$C_{10}H_{14}$	134	0.014	－
3	β－Pinene	$C_{10}H_{16}$	136	1.989	－
4	6－Methyl－5－Hepten－2－one	$C_8H_{14}O$	126	0.011	－
5	β－Myrcene	$C_{10}H_{16}$	136	0.170	－
6	P－mentha－1,5,8－triene	$C_{10}H_{14}$	134	0.036	－
7	δ－3－Carene	$C_{10}H_{16}$	136	0.066	－
8	O－Cymene	$C_{10}H_{14}$	134	0.371	0.020
9	1,8－Cineole	$C_{10}H_{18}O$	154	5.304	0.076
10	γ－Terpinene	$C_{10}H_{16}$	136	0.054	－
11	Camphenilone	$C_9H_{14}O$	138	0.102	－
12	L－Fenchone	$C_{10}H_{16}O$	152	3.756	0.033
13	Linalool L	$C_{10}H_{18}O$	154	－	1.209
14	Perillen	$C_{10}H_{14}O$	150	0.154	－
15	Nonanal	$C_9H_{18}O$	142	－	0.232
16	Endo－Fenchol	$C_{10}H_{18}O$	154	1.288	0.420
17	L－Fenchol	$C_{10}H_{18}O$	154	2.941	0.433
18	Nopinone	$C_9H_{14}O$	138	0.662	0.349
19	(*E*)－Pinocarveol	$C_{10}H_{16}O$	152	2.068	3.258
20	Camphor	$C_{10}H_{16}O$	152	1.920	0.741
21	exo－Methyl－Camphenilol	$C_{10}H_{18}O$	154	0.484	0.273
22	Isoborneol	$C_{10}H_{18}O$	154	1.211	0.453
23	Pinocarvone	$C_{10}H_{14}O$	150	0.889	2.033
24	Endo－Borneol	$C_{10}H_{18}O$	154	0.818	1.409
25	L－Borneol	$C_{10}H_{18}O$	154	1.152	－
26	Terpenene－4－ol	$C_{10}H_{18}O$	154	0.341	0.394
27	Myrtanal	$C_{10}H_{16}O$	152	－	0.440
28	P－Cymen－8－ol	$C_{10}H_{14}O$	150	0.304	0.263

续表

序号	化合物	分子式	分子量	占样品的百分比（%）	
				地上部分	地下部分
29	Cuminol	$C_{10}H_{14}O$	150	0.498	0.792
30	α - Terpineol	$C_{10}H_{18}O$	154	0.802	-
31	Myrtenal	$C_{10}H_{14}O$	150	1.481	3.561
32	Myrtenol	$C_{10}H_{16}O$	152	1.035	3.620
33	Berbenone	$C_{10}H_{14}O$	150	0.483	0.286
34	β - Fenchyl acetate	$C_{12}H_{20}O_2$	196	7.711	3.804
35	(*E*) - Carveol	$C_{10}H_{16}O$	152	0.410	-
36	α - Fenchyl acetate	$C_{12}H_{20}O_2$	196	22.04	13.04
37	Cuminal	$C_{10}H_{12}O$	148	0.259	0.455
38	L - Carvone	$C_{10}H_{14}O$	150	0.437	0.226
39	Perillaledhyde	$C_{10}H_{14}O$	150	0.416	1.074
40	(*E*) - Linalool oxide	$C_{10}H_{18}O_2$	170	-	0.033
41	Exobornyl acetate	$C_{12}H_{20}O_2$	196	6.433	2.928
42	Perillol	$C_{10}H_{16}O$	152	0.228	0.559
43	Carvacrol	$C_{10}H_{14}O$	150	0.101	0.243
44	α - Copaene	$C_{15}H_{24}$	204	-	0.525
45	α - Terpinyl acetate	$C_{12}H_{20}O_2$	196	0.136	-
46	α - Bergamotene	$C_{15}H_{24}$	204	0.090	-
47	α - Santalene	$C_{15}H_{24}$	204	0.436	1.601
48	Alloaromadendrene	$C_{15}H_{24}$	204	0.146	0.504
49	β - Vatirenene	$C_{15}H_{22}$	202	0.559	1.070
50	β - Selinene	$C_{15}H_{24}$	204	3.055	10.07
51	Cadinene	$C_{15}H_{24}$	204	0.912	1.833
52	Valencene	$C_{15}H_{24}$	204	0.459	1.110
53	γ - Cadinene	$C_{15}H_{24}$	204	0.334	1.585
54	α - Panasinsen	$C_{15}H_{24}$	204	-	1.424
55	Calamenene	$C_{15}H_{22}$	202	0.217	0.660
56	α - Cedrol	$C_{15}H_{26}O$	222	-	1.819
57	α - Calacorene	$C_{15}H_{20}$	200	0.182	-
58	α - Agarofuran	$C_{15}H_{24}O$	220	0.218	-
59	Calamene	$C_{15}H_{22}$	202	0.612	0.660
60	10 - epi - γ - Eudesmol	$C_{15}H_{26}O$	222	2.155	3.949
61	β - Eudesmol	$C_{15}H_{26}O$	222	2.512	2.190
62	8 - oxo - Neoisolongifolene	$C_{15}H_{22}O$	218	1.035	2.631
63	Aristolone	$C_{15}H_{22}O$	218	0.639	0.620

续表

序号	化合物	分子式	分子量	占样品的百分比（%）	
				地上部分	地下部分
64	14 - Norcadin - 5 - en - 4 - one	$C_{14}H_{22}O$	206	0. 226	–
65	Drim - 8 - en - 11 - al	$C_{15}H_{24}O$	220	0. 606	0. 578
66	α - Cyperone	$C_{15}H_{22}O$	218	1. 027	0. 795
67	Furopelargone A	$C_{15}H_{22}O_2$	234	2. 017	1. 776
68	Nootkatone	$C_{15}H_{22}O$	218	0. 180	–
69	Velleral	$C_{15}H_{20}O_2$	232	0. 104	–
70	15,16 - Dinorlabd - 8（17）- en - 13 - one	$C_{18}H_{30}O$	262	0. 169	–
71	Butyl phthalate	$C_{16}H_{22}O_4$	278	0. 102	0. 889
72	6,10,14 - Trimethyl - 2 - pentadecanone	$C_{18}H_{36}O$	268	–	2. 262
73	Phytol	$C_{20}H_{40}O$	296	–	0. 430
74	Total			88. 689	81. 64

–：no detected

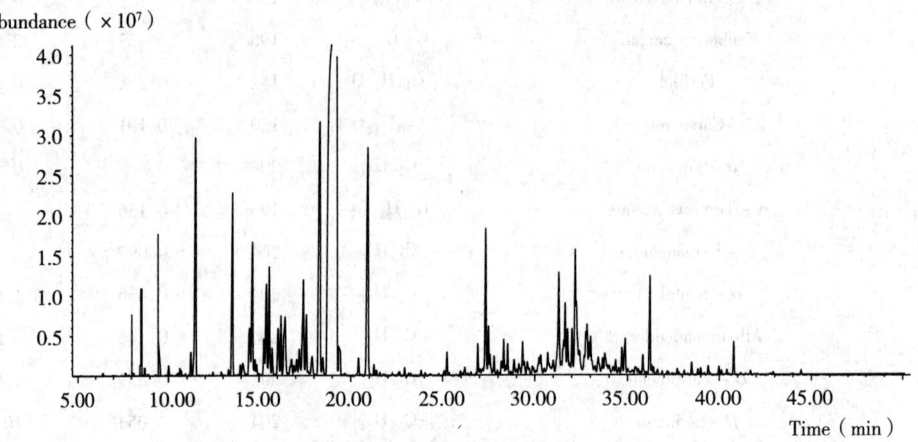

图 11 - 2　箭杆风地上部分挥发油总离子流图

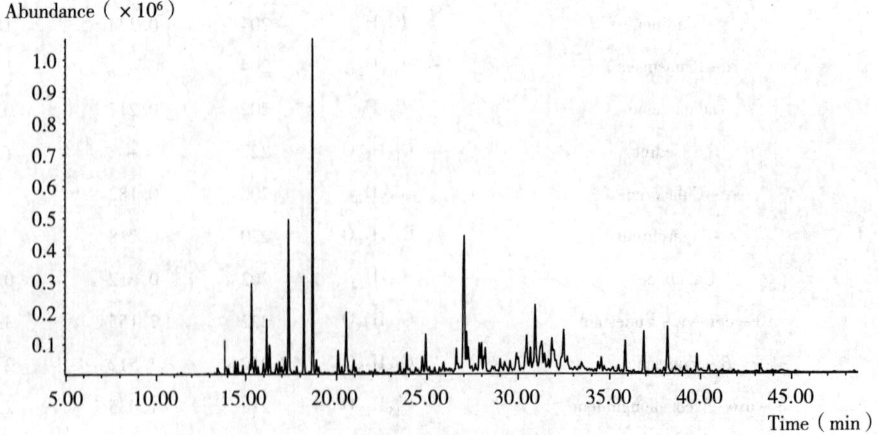

图 11 - 3　箭杆风根茎部分挥发油总离子流图

2. 野菊中野菊花酮的提取、分离与鉴定 野菊（*Chrysanthemum indicum* L.），性微寒，具有疏散风热，消肿解毒的功效，常用于感冒、高血压、肝炎、痈疖疔疮、毒蛇咬伤等病症治疗。其小花序的三氯甲烷提取物，经硅胶柱色谱，醚洗脱，采用制备薄层色谱，乙烷－乙醚－甲醇（4.4∶16.2∶0.9）展开 $R_f=0.39$，纯化，得无色结晶。mp. 62℃～64℃，$[\alpha]_D^{22}+6°$（C＝0.1，$CHCl_3$）；UV λ_{max}^{EtOH}nm：236；IR $\nu_{max}^{CHCl_3}cm^{-1}$：3610（示有羟基），3460（示有羟基），1676（示有羰基）；EI－MS m/z：216，153，135，119，109，107，91，82，67，53，43。^{13}C－NMR 显示在 δ 70.7（C－7）和 72.8（C－11）处连有两个叔羟基，^1H－NMR 显示在 δ 1.16（3H，CH_3－7）和 1.32（3H，CH_3－11）处有两个甲基氢信号，一个三取代双键 δ 6.76（H－2），1.77（H－15）；一个反式（trans）二取代双键 δ 5.69（H－9），5.75（H－10）。NOE 表明，H－6 和 C－7 甲基在同侧，（syn 构型），通过 UV、IR、MS、^1H－NMR 和 ^{13}C－NMR 数据分析，证明野菊花酮为没药烷类酮二醇（表 11－4）。

野菊花酮

表 11－4 野菊花中挥发油化学成分

NO.	^1H－NMR	^{13}C－NMR
1	2.15	38.9[b]
2	6.76（br，J＝5.8，1.2Hz）[a]	144.8
3	—	135.3
4	—	200.3
5	2.67（ddd，J＝16，3，1Hz） 2.15－2.40（m）	42.1
6	2.09（m）	44.2
7	—	72.8
8	2.15－2.40（m）	24.0
9	5.69（dt，J＝15，7.5Hz）	121.0
10	5.75（d，J＝10Hz）	143.0
11	—	70.7
12	1.32	29.8
13	1.32	29.8
14	1.16	24.0
15	1.77（d，J＝1.2Hz）	15.6

a J_{HH}（Hz） in parentheses

b Multiplicities confirmed by DEPT measurements.

第五节 挥发油成分的鉴定

一、物理常数的测定

1. 一般检查 挥发油多有香气，将待检油滴在滤纸上，挥发后不留永久性的油迹，则可能为挥发油。如留有油迹，则可能含有油脂。

2. 测定物理常数 各种挥发油均具有一定的物理常数，如比重、折光率、旋光度等。在测定物理常数时，应先测折光率，因所需样品极少，操作迅速、简便。若折光率与对照品不符，其余检查则不必进行。

二、化学常数的测定

化学常数是衡量挥发油质量的重要化学指标，各种挥发油均有一定的化学常数。

1. 酸值 代表挥发油中游离羧酸和酚类成分的含量。以中和1g挥发油中含有的游离羧酸和酚类成分所需要氢氧化钾的毫克数来表示。

2. 酯值 代表挥发油中酯类成分的含量。以水解1g挥发油所需氢氧化钾的毫克数来表示。

3. 皂化值 代表挥发油中游离羧酸、酚类成分和结合态酯类成分的总含量。以皂化1g挥发油所需氢氧化钾的毫克数来表示。皂化值等于酸值和酯值之和。

三、功能团的鉴定

挥发油中含有的各类成分均因其具有不同的功能基面呈特殊的化学性质，利用这些性质可检识其存在与否。

1. 酸碱性 测定挥发油的pH值，如呈酸性，表明含有游离酸或酚类成分；如呈碱性，表明含有碱性成分，如挥发性生物碱等。

2. 酚类化合物 将挥发油少许溶于乙醇，加入三氯化铁乙醇溶液，如产生蓝、蓝紫或绿色反应，表明挥发油中含有酚类成分。

3. 羰基化合物 挥发油中加入硝酸银的氨溶液，在沸水浴上加热2～3分钟，如出现银镜或棕黑色沉淀，表明含有醛类等还原性成分。挥发油的乙醇溶液加入2,4－二硝基苯肼、氨基脲、羟胺等，如产生结晶衍生物，表明含有醛或酮类成分。

4. 不饱和化合物和薁类化合物 挥发油中的不饱和化合物可用溴－三氯甲烷液检查，如能使溴的红色褪去，表明含有不饱和化合物。也可用荧光反应来检查，将挥发油的石油醚溶液点在滤纸上，展开后喷0.05%荧光黄钠水溶液，趁湿置于溴蒸气中，在红色底上呈现黄色斑点，表明含有不饱和化合物。这是因为荧光黄呈黄色，与溴接触生成四溴荧光黄（曙红）呈红色，反应如下：

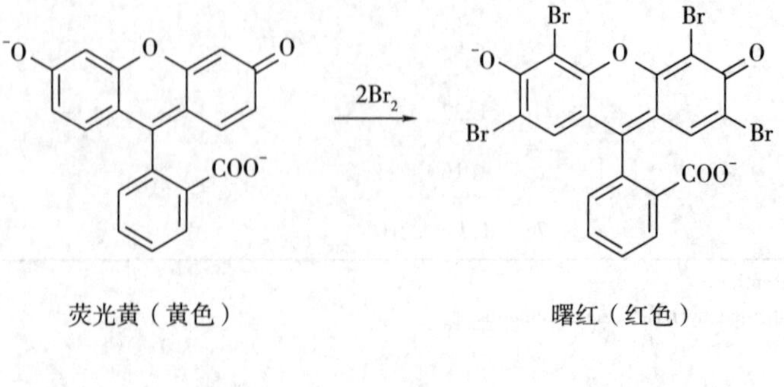

荧光黄（黄色） $\xrightarrow{2Br_2}$ 曙红（红色）

若挥发油中有不饱和双键，则可与溴起加成反应，溴被消耗，故斑点处的荧光黄仍保持黄色。

检查薁类化合物时，可滴加5%溴的三氯甲烷溶液于挥发油三氯甲烷溶液中，如产生蓝、紫、绿色，表明挥发油中的含有薁类化合物。也可于挥发油的无水乙醇溶液中加入浓硫酸，如产生蓝、紫色，表明含有薁类化合物。

5. 内酯类化合物 于挥发油的吡啶溶液中，加入亚硝酰铁氰化钠试剂和氢氧化钠溶液，如呈现红色并逐渐消退，表明挥发油中含有 α、β 不饱和的五元内酯环类化合物。

四、色谱法的应用

挥发油的检识，常用的有薄层色谱和气相色谱法。

(一) 薄层色谱

1. 吸附剂 常用硅胶 G（200 目以上）或氧化铝 G（180 目、Ⅱ~Ⅲ级、中性）。

2. 展开剂 ①石油醚或正己烷；②石油醚－醋酸乙酯（95∶5或75∶25）；③苯－甲醇(95∶5或75∶25)。

在实际应用中，可根据挥发油中各组分极性的大小选择适宜的展开剂。也可以选择两种不同的展开剂，对同一薄层作双向展开。

3. 显色剂

（1）通用显色剂 10%硫酸－乙醇溶液、5%香草醛－浓硫酸试剂、茴香醛－浓硫酸试剂，喷后于105℃加热，挥发油中各种萜烃及其含氧衍生物都能显色。

（2）功能基显色剂 ①溴酚蓝试剂：pH 指示剂，变色范围 pH 3.0（黄色）~4.6（蓝色）。若在蓝色背景显黄色斑点，表明有酸性成分。②三氯化铁试剂：斑点显绿色或蓝色，可能有酚性成分。③4－氨基安替比林－铁氰化钾试剂：斑点显橙红色至深红色，表明为邻、对位无取代基的酚性成分。④盐酸羟胺－三氯化铁试剂（异羟肟酸铁试剂）：斑点显红色，可能是酯或内酯。⑤碱性亚硝酰铁氰化钠试剂：斑点显红色并逐渐消失，可能含有活性亚甲基化合物，如 $\Delta^{\alpha\beta}-\gamma$ 内酯环。⑥2,4－二硝基苯肼试剂：斑点显黄色，表明有醛或酮类。⑦ 0.3%邻联二茴香胺－冰醋酸溶液：产生黄色斑点，表明含醛类化合物。⑧硝酸铈铵试剂：在黄色的背景上显棕色斑点，表明含有醇类化合物。⑨ 2%高锰酸钾水溶液：红色背景里显黄色斑点，表明含有不饱和成分。⑩对－二甲氨基苯甲醛试剂：室温时，薁类成分显深蓝色。

(二) 气相色谱

气相色谱是研究挥发油组成成分的有效方法，现已广泛用于挥发油的定性、定量分析。定性分析主要用于鉴定挥发油中的已知成分，即观察已知成分的对照品与挥发油在同一条件下，出现其谱峰的相对保留时间是否相同，来鉴别挥发油中某一成分。还可用加样法，即向挥发油中加入一定量已知成分的对照品，经气相色谱后，若色谱中的某一个峰相对增高，峰面积相对增大，则初步说明挥发油中的这个成分和加入的已知化合物为同一物质。根据各个色谱峰的峰面积，还可以测定挥发油中各成分的含量。

鉴定挥发油中的成分，可采用气相色谱－质谱－数据系统联用（GC－MS－DS）技术，分析时，先将挥发油样品注入气相色谱仪，经色谱柱分离后得到的各个组分多为单一成分，各组分依次进入分离器，将流动相与组分分离，然后依次进入质谱仪进行检测，得到每个组分的质谱，通过计算机与数据库的对照谱对照进行鉴定。也可对某些组分的质谱图进行解析，并参考有关文献数据一一加以确认。

五、挥发油研究实例

（一）薄荷

薄荷为唇形科植物薄荷（*Mentha haplocalyx* Briq.）的全草，具有疏散风热、利咽和透疹的功效。主要分布在我国长江以南广大地区，如江苏、江西、浙江等省，资源丰富，产量居世界第一。药用其茎和叶，中医用于治疗感冒发热、头痛鼻塞、咽喉肿痛、目赤等病症。挥发油含量约为1%，《中国药典》规定薄荷油中薄荷醇含量不得少于0.8%（ml/g）。

1. 性质与化学组成 薄荷油为无色或淡黄色油状液体，有强烈的薄荷香气。能与乙醇、乙醚、三氯甲烷等有机溶剂任意比例混溶，相对密度为0.89～0.91，比旋度 $[\alpha]_D^{25}$ －18°～－24°，折光率 η_D^{20}1.458～1.471，沸点约为204℃～210℃。

薄荷油的化学组成很复杂，目前已从中分离出15种以上的成分。主要是单萜类及其含氧衍生物，如薄荷醇（占75%～85%）、新薄荷醇、薄荷酮（占10%～20%）、异薄荷酮、辣薄荷酮、番薄荷酮、醋酸薄荷酯、柠檬烯、桉叶素、α－蒎烯及β－蒎烯等，还有非萜类芳香族、脂肪族化合物等。薄荷油的品质优劣，主要决定于其中薄荷醇（薄荷脑）的含量决定。薄荷油即是芳香药、驱风药和矫味剂，又是日用化工和食品工业的重要原料。

OH　OH　O　O　O　O　$OCOCH_3$

薄荷醇　新薄荷醇　薄荷酮　异薄荷酮　辣薄荷酮　番薄荷酮　醋酸薄荷酯

薄荷醇为无色针状或棱柱状结晶，或白色结晶状粉末，熔点42℃～44℃，沸点212℃，比重0.89，比旋度 $[\alpha]_D^{18}$ －49～－50°，折光率 η_D^{25}1.458。薄荷醇微溶于水，易溶于乙醇、三氯甲烷、乙醚、石油醚等。其结构中具有三个手性碳原子，共有8个立体异构体，其中只有（－）薄荷醇和（＋）新薄荷醇存在于薄荷油中，其他均为合成品。

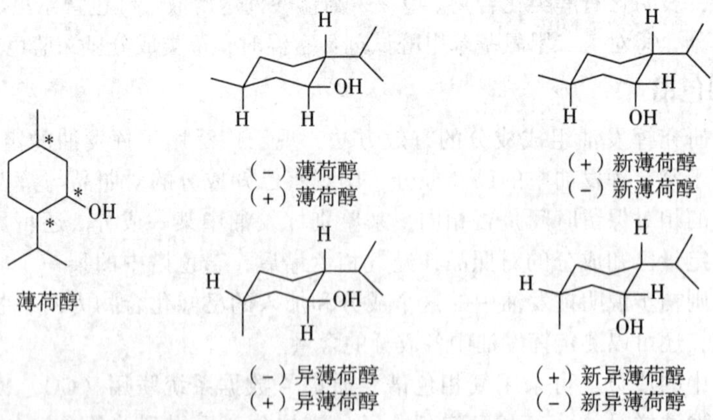

2. 薄荷醇的提取分离 薄荷油大多是薄荷茎、叶经水蒸气蒸馏提取，冷冻分离得到薄荷醇。蒸馏法得到的薄荷油常为粗制品，含杂质，颜色也较深，可通过活性炭脱色滤过，达到精制的目的。提取分离流程如下。

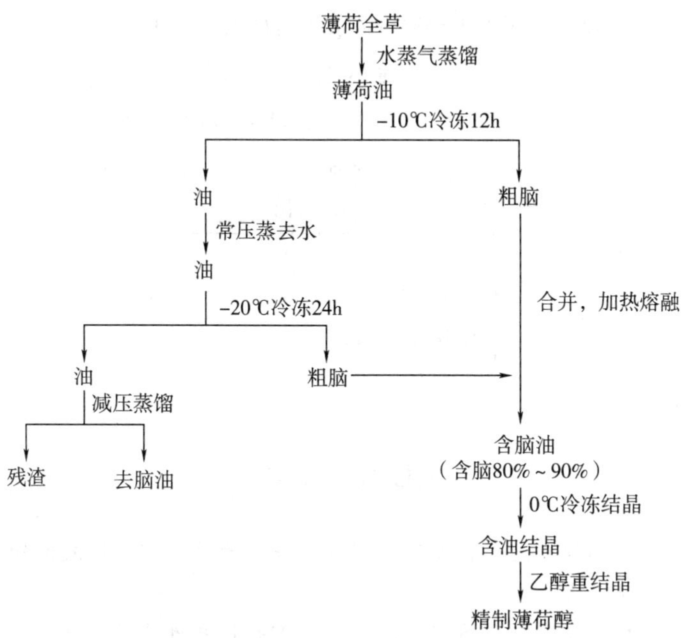

3. 薄荷油及薄荷醇的检识

（1）理化鉴别　检查挥发油的挥发性及香气，测定其理化常数，详见检识部分。

（2）色谱检识　薄荷油及薄荷醇的薄层色谱：吸附剂：硅胶G。展开剂：①苯－丙酮（9∶1）。②正己烷－醋酸乙酯（8∶2）。③石油醚－醋酸乙酯（98∶2）。④苯－醋酸乙酯（95∶5）。显色剂：①香草醛－硫酸－乙醇（1∶1∶18）。②2%香草醛硫酸溶液。③1%茴香醛浓硫酸溶液。喷显色剂后于100℃～110℃烘烤2～10分钟显色。

（二）莪术

莪术为姜科植物蓬莪术（*Curcuma phaeocau* Val.）、广西莪术（*Curcuma kwangsiensis* S. G. Lee et C. F. Liang）、温郁金（*Curcuma wenyujin* Y. H. Chen et C. Ling）等的干燥根茎。具有破血去瘀，行气止痛的功效。莪术含挥发油1.0%～2.5%，《中国药典》规定，莪术含挥发油不能低于1.5%（ml/g），莪术挥发油具有一定抗菌和抗癌活性。

1. 性质与化学组成　莪术油为淡棕色油状液体，味微苦而辛，气味特异。能与石油醚、甲醇、乙醇、丙酮、三氯甲烷、乙酸乙酯等任意比例混溶，相对密度为0.60～0.99，比旋度$[\alpha]_D^{25}$ +20～+25，折光率η_D^{20}1.50～1.51。

莪术油中含有多种倍半萜类化合物，其中莪术醇（curcumol）、莪术烯酮（curzerenone）为主要化学成分，还有莪术烯、去氢莪术二酮、呋喃二烯酮、莪术烯醇等。

莪术醇　　莪术烯酮　　莪术烯

莪术醇为无色针状结晶，熔点143℃～144℃，比旋度$[\alpha]_D^{18}$ -40.5。几乎不用于水，微溶于石油醚，可溶于乙醇，易溶于三氯甲烷、乙醚等。

2. 莪术醇的提取分离 从莪术中提取分离莪术醇的流程如下。

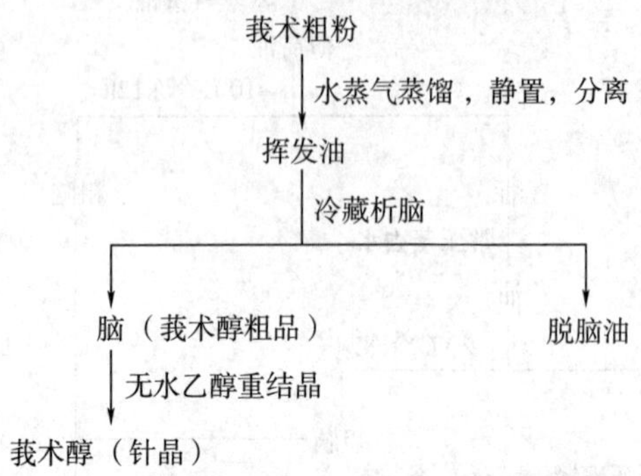

本章小结

本章主要包括挥发油的概述、挥发油的组成、挥发油的性质、挥发油的提取与分离、挥发油成分的理化性质及鉴定等内容。

挥发油是存在于植物体内的一类可随水蒸气蒸馏的挥发性油状液体，又称精油。挥发油主要由萜类化合物、芳香族化合物、脂肪族化合物等成分组成。挥发油大多为无色或淡黄色油状液体，多具有芳香气味。挥发油在常温下易挥发，易溶于高浓度乙醇、乙醚、三氯甲烷、苯、石油醚、二硫化碳等有机溶剂，难溶于水。挥发油稳定性较差，对空气、光、热均较敏感。挥发油的提取可采用蒸馏法、溶剂提取法、吸收法和压榨法等方法。根据挥发油中各成分的理化性质，可采用物理或化学法使各成分达到分离的目的。挥发油成分主要通过有物理常数与化学常数测定、功能团检测以及色谱法等方法进行鉴定。

重点：挥发油的提取分离与鉴定。

重点：挥发油成分的鉴定。

练 习 题

1. 组成挥发油的主要物质类型？
2. 酸值、酯值和皂化值得含义？

（危 英）

第十二章　甾体及其苷类

学习导引

1. **掌握**　强心苷和甾体皂苷的结构与分类、理化性质及提取分离方法。

2. **熟悉**　强心苷和甾体皂苷的波谱特征和生物活性；熟悉甾体化合物的结构特点与分类。

3. **了解**　强心苷的结构与生物活性的关系及其代表化合物；C_{21}甾、植物甾醇、昆虫变态激素和胆酸类化合物的结构特点。

第一节　概　　述

甾体化合物（steroids）是自然界广泛存在的一类化学成分，由于其在生理、保健、节育、医药、农业、畜牧业等多方面的应用，以及在抗肿瘤、抗病毒、免疫调节、治疗心脑血管疾病、降血糖和降血脂等新活性的发现，越来越受到国际上的广泛关注。因此，甾体化学已成为天然产物化学的一个重要分支。

甾体类化合物均具有环戊烷骈多氢菲（cyclopentano - perhydrophenanthrene）的四环结构，即甾体母核。

环戊烷骈多氢菲　　　　甾体化合物

甾核的 C - 10、C - 13 和 C - 17 位有 3 个取代基，大都为β - 构型，C - 10 和 C - 13 位多为角 —CH_3 取代，C - 3 位多—OH 取代，可与糖结合成苷。甾体母核的其他位置还可以有—OH、C=O、C=C 等基团取代。甾核 A、B、C、D 4 个环有不同的稠合方式，但 B/C 环均为反式稠合。

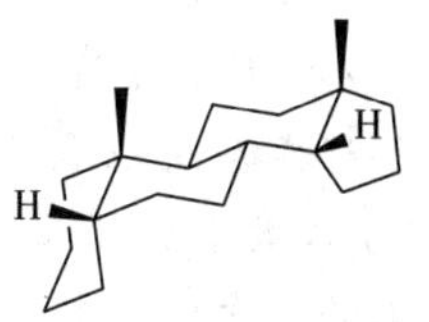

A/B顺式，C/D顺式

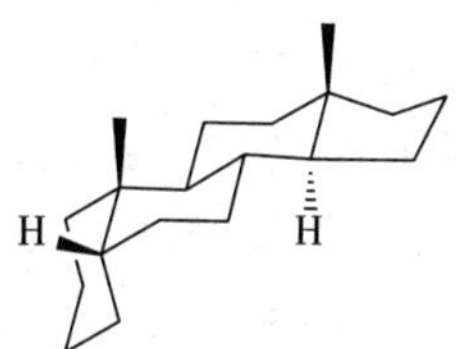

A/B顺式，C/D反式

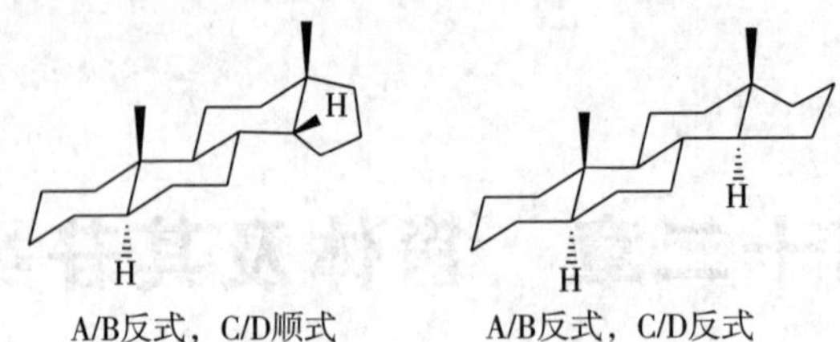

A/B反式，C/D顺式　　A/B反式，C/D反式

天然甾体化合物根据 C－17 位侧链结构的不同，分为强心苷、甾体皂苷、C_{21}甾类、植物甾醇、昆虫变态激素、胆酸等多种类型，见表 12－1。

表 12－1　天然甾体化合物分类及甾核稠合方式

名称	C_{17}侧链	A/B	B/C	C/D
强心苷	不饱和内酯环	顺、反	反	顺
甾体皂苷	含氧螺杂环	顺、反	反	反
C_{21}甾类	羰甲基衍生物	反	反	顺
植物甾醇	脂肪烃	顺、反	反	反
昆虫变态激素	脂肪醇	顺	反	反
胆酸类	戊酸	顺、反	反	反

甾体化合物与三萜化合物类似，在无水条件下，遇强酸可产生颜色反应，常用的酸有硫酸、高氯酸等强酸，三氯乙酸等中强酸及三氯化锑、氧化锌等 Lewis 酸。

甾体化合物的显色反应如下。

1. 乙酸酐－浓硫酸反应（Liebermann－Burchard reaction）将样品溶于冰乙酸，加浓硫酸－乙酐（1∶20），呈现红→紫→蓝→绿→污绿等系列颜色变化，最后褪色。

2. 三氯甲烷－浓硫酸反应（Salkowski reaction）将样品溶于三氯甲烷中，沿壁滴加浓硫酸，三氯甲烷层呈现红色或青色，硫酸层呈现绿色荧光。

3. 三氯乙酸反应（Rosen－Heimer reaction）样品和 25% 三氯乙酸乙醇溶液反应显红色至紫色。多数是将样品滴于滤纸上，喷以 25% 三氯乙酸乙醇溶液，干燥后，90℃加热数分钟，于紫外光下观察，显蓝色或黄绿色荧光。

4. 五氯化锑或三氯化锑反应（Kahlenberg reaction）将样品醇溶液点于滤纸上，喷以 20% 五氯化锑（或三氯化锑）三氯甲烷溶液（不应含乙醇和水），干燥后，60℃～70℃加热，显黄色、灰蓝色或灰紫色斑点。

甾体化合物是通过甲戊二羟酸的生物合成途径，由反式角鲨烯经过氧化、还原、脱羧、环合或重排等过程转化生成各类甾体化合物，如图 12－1 所示。

知识拓展

20 世纪 30 年代后期，各国学者就开始进行甾体激素的提取、分离、人工合成和药理活性研究，1936～1942 年 Reichstaim 等从动物的肾上腺获得考的松，进行纯化、精制，确定其分子结构并可人工合成；1934 年 Kendell 分离出皮质激素纯品并获 4 种甾类成分，并用人工合成方法大量生产；1948 年～1949 年 Hench 将皮质素用于重症风湿病妇女，发现各种病症奇迹般的消失并认为皮质素对变态反应和感染等多种病有奇效。1950 年以上 3 位学者同时获得诺贝尔奖。我国甾体激素药物工业的奠基人是黄鸣龙（1898～1979 年）教授，江苏扬州人，是我国著名的有机化学家。

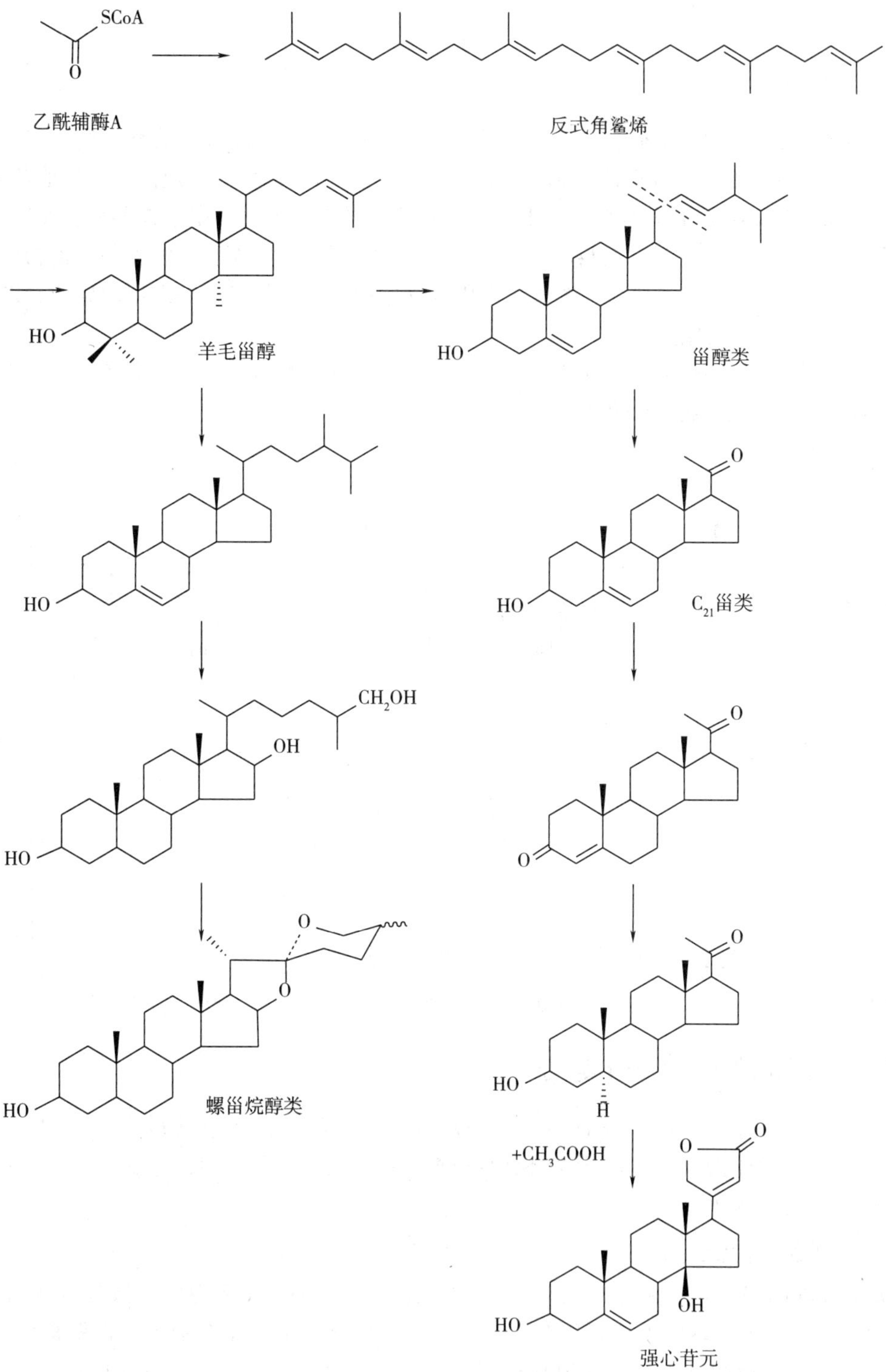

乙酰辅酶A

SCoA

O

反式角鲨烯

HO

羊毛甾醇

HO

甾醇类

HO

HO

C_{21}甾类

HO

OH

CH_2OH

O

O

O

HO

O

螺甾烷醇类

HO

H

$+CH_3COOH$

O

O

HO

OH

强心苷元

图 12－1　甾体化合物生源合成途径

第二节　强　心　苷

一、概述

强心苷（cardiac glycosides）是存在于植物中具有强心作用的甾体苷类化合物。临床上主要用于治疗充血性心力衰竭及节律障碍，如去乙酰毛花苷（西地兰）、地高辛、毛地黄毒苷、铃兰毒苷和毒毛旋花子苷K等均为临床常用强心药。强心苷主要分布于玄参科、夹竹桃科、百合科、萝藦科、十字花科、豆科、桑科、毛茛科、卫矛科、梧桐科、大戟科等植物中。动物中至今尚未发现强心苷类成分，蟾蜍皮下腺分泌物中所含的具有强心作用的成分蟾毒配基（bufogenins）是非苷类成分。

强心苷是以甾醇为母体，在还原酶、氧化还原酶、苷化酶、乙酰化酶等作用下经多次转化而逐渐生成的，其生物合成途径如下：

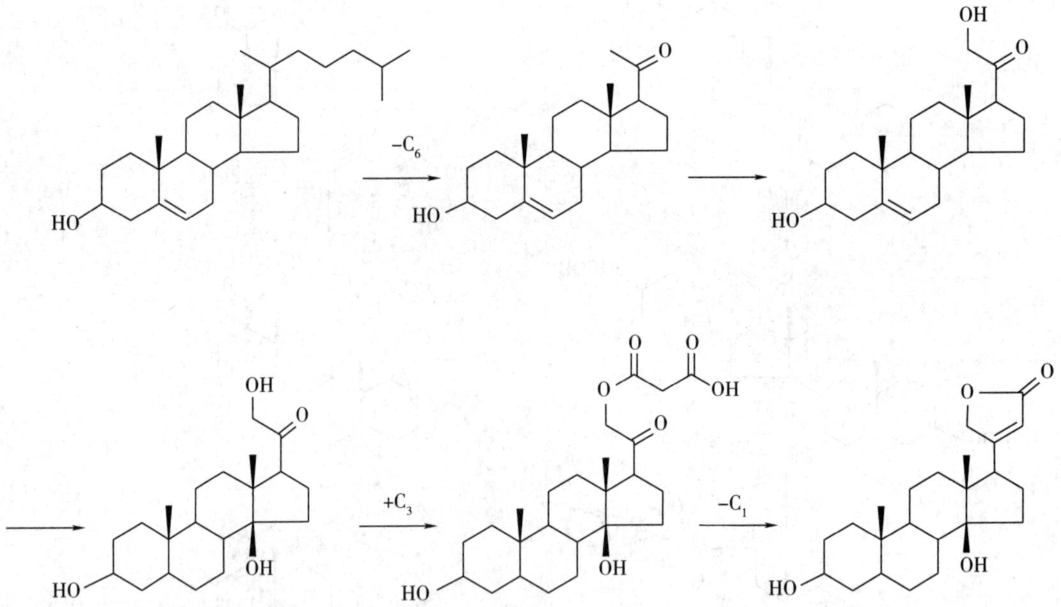

$-C_6$

$+C_3$

$-C_1$

二、强心苷的结构与分类

强心苷由强心苷元（cardiac aglycone）与糖两部分构成。强心苷元为甾体类化合物，其结构特征是C－17位侧链为不饱和内酯环，且根据不饱和内酯环的不同，将强心苷分为甲型强心苷和乙型强心苷两种类型。

（一）强心苷元结构

天然存在的强心苷元甾体母核A、B、C、D 4个环中A/B环为顺式或反式稠合，以顺式稠合居多，B/C环均为反式稠合，C/D环一般为顺式稠合（个别为反式稠合）。甲型强心苷元C－17位侧链为五元不饱和内酯环，命名为$\Delta^{\alpha\beta}-\gamma-$内酯；乙型强心苷元C－17位侧链为六元不饱和内酯环，命名为$\Delta^{\alpha\beta,\gamma\delta}-\delta-$内酯。C－17位侧链绝大多数为$\beta-$构型，个别为$\alpha-$构型。

甲型强心苷元　　　　乙型强心苷元

强心苷元 C－10 位多为—CH_3、—CH_2OH、—CHO 或—COOH 取代，为 β－构型，C－13 位均为—CH_3取代，为 β－构型。C－3 和 C－14 位多有—OH 取代，C－3 位—OH 大多是 β－构型，少数是 α－构型，C－14 位—OH 由于 C/D 环为顺式稠合，所以均为 β－构型。

知识拓展

甾核其他位置上也可能有－OH 取代，一般位于 1β、2α、5β、6、8、11、12、15β、16β 等。甾核上 C－16 位－OH 还可能与甲酸、乙酸或异戊酸等结合成酯。甾核上一般在 C－11 或 C－12 位可能有 C＝O 取代，在 C－4～C－5，C－5～C－6，C－9～C－11 或 C－16～C－17 之间可能有 C＝C 存在，7、8β，8、14β 或 11、12β 位结构中还可能含有环氧基。

甲型强心苷元以强心甾（cardenolide）为母核结构命名，例如毛地黄毒苷元（digitoxigenin）化学名为 3β,14β－二羟基－5β－强心甾－20（22）－烯（3β,14β－dihydroxy－5β－card－20（22）－enolide）。乙型强心苷元以海葱甾（scillanolide）或蟾酥甾（bufanolide）为母核结构命名，例如海葱苷元（scillaridin）化学名为 3β,14β－二羟基－海葱甾－4,20,22－三烯（3β,14β－dihydroxy－scilla－4,20,22－trienolide）。

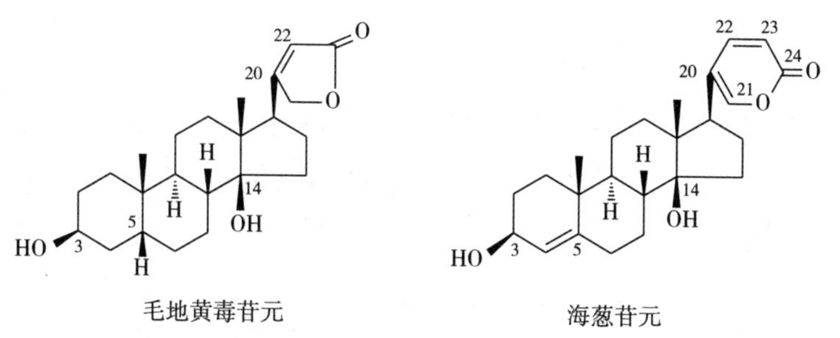

毛地黄毒苷元　　　　海葱苷元

（二）糖的结构

强心苷中糖多与苷元 C－3 位—OH 脱水结合成苷，个别有 C－5 位—OH 与糖脱水结合的苷（如绿海葱苷），单糖与单糖之间以直链连接，可多至 5 个单元。除有六碳醛糖、五碳醛糖等常见的糖外，还有一些去氧糖，如 6－去氧糖、6－去氧糖甲醚、2,6－二去氧糖、2,6－二去氧糖甲醚、4,6－二去氧糖等。2,6－二去氧糖（也称 2－去氧糖）是强心苷和 C_{21} 甾苷特有的糖，可与其他苷相区别。

知识链接

强心苷中常见的单糖有：

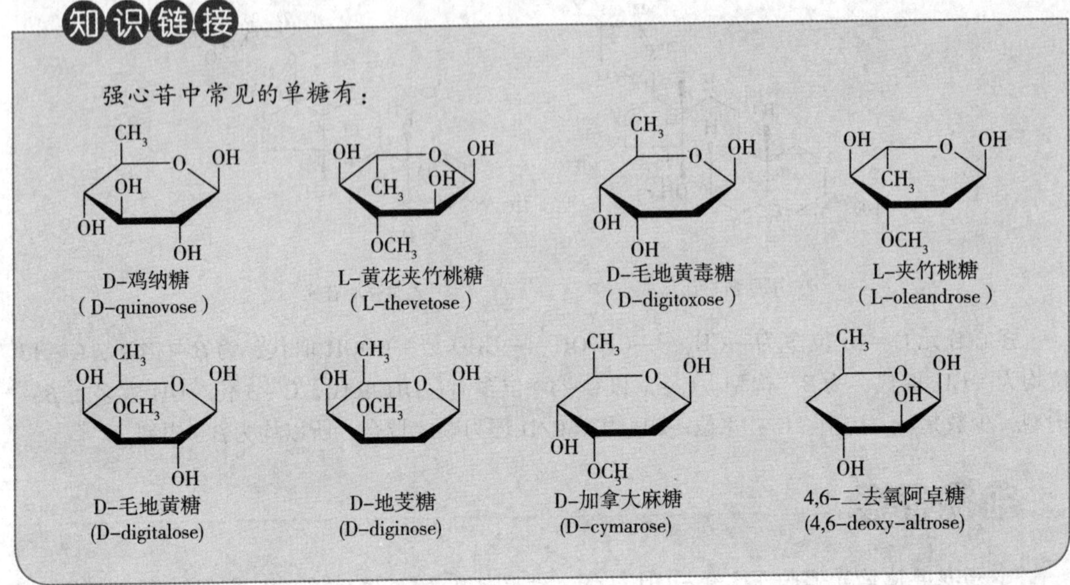

（三）甲型强心苷

1. 毛地黄强心苷 从玄参科植物毛花毛地黄 *Digitalis lanata* 叶中分离出30余种强心苷，其苷元有毛地黄毒苷元（digitoxigenin）、羟基毛地黄毒苷元（gitoxigenin）、异羟基毛地黄毒苷元（digoxigenin）、双羟基毛地黄毒苷元（diginatigenin）和吉他洛苷元（gitaloxigenin）等5种。其苷元C-3位-OH与3分子的毛地黄毒糖缩合，形成毛花毛地黄中的次级苷（secondary glycosides），分别命名为毛地黄毒苷（digitoxin）、羟基毛地黄毒苷（gitoxin）、异羟基毛地黄毒苷

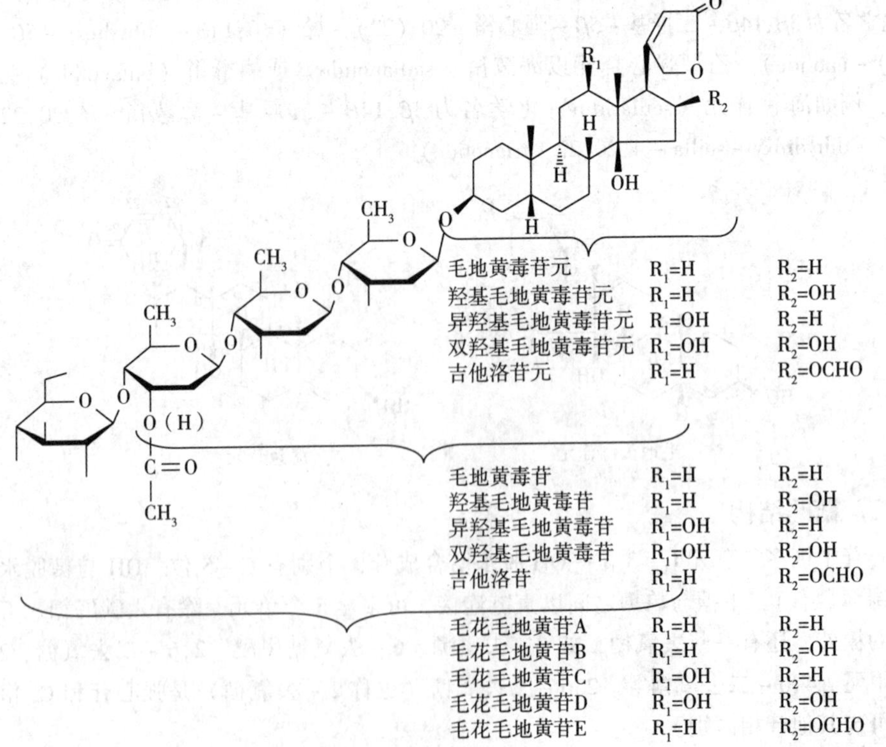

(digoxin)、双羟基毛地黄毒苷(diginatin)和吉他洛苷(gitaloxin)。如果次级苷中第3分子的毛地黄毒糖C－3位乙酰酯基取代，C－4位－OH与1分子D－葡萄糖缩合，即为毛地黄中原生苷(primary glycosides)，分别命名为毛花毛地黄苷A、B、C、D、E(lanatoside A、B、C、D、E)。

知识拓展

毛地黄毒苷、异羟基毛地黄毒苷(地高辛)和去乙酰毛花毛地黄苷C(去乙酰毛花苷或西地兰)为临床常用的3种强心药。毛地黄毒苷为次级苷，亲脂性较强，口服吸收完全，作用持久而缓慢，多口服，用于慢性病例。异羟基毛地黄毒苷亦为次级苷，但由于C－12位引入羟基，亲脂性降低，口服难吸收，一般制成注射剂，用于急性病例，作用迅速，蓄积性小。去乙酰毛花毛地黄苷C(deslanoside)为一级苷毛花毛地黄苷C去乙酰基产物，亲水性更强，口服吸收不好，适于注射，作用与地高辛相似，毒性小，安全性大，为速效强心药。

从紫花毛地黄叶中也分离出20多种强心苷，为毛地黄毒苷元、羟基毛地黄毒苷元和吉他洛苷元3种苷元衍生的苷，一级苷有紫花毛地黄苷A(purpurea glycoside A)、紫花毛地黄苷B(purpurea glycoside B)和葡萄糖吉他洛苷(glucogitaloxin)等。

2. 黄花夹竹桃强心苷 从夹竹桃科植物黄花夹竹桃 *Thevetia peruviana* Merr. 种仁中分离出多种强心苷(表12－2)。其中黄夹次苷为黄夹苷元与L－黄花夹竹桃糖所形成的苷，比原生苷的强心效价提高5倍。

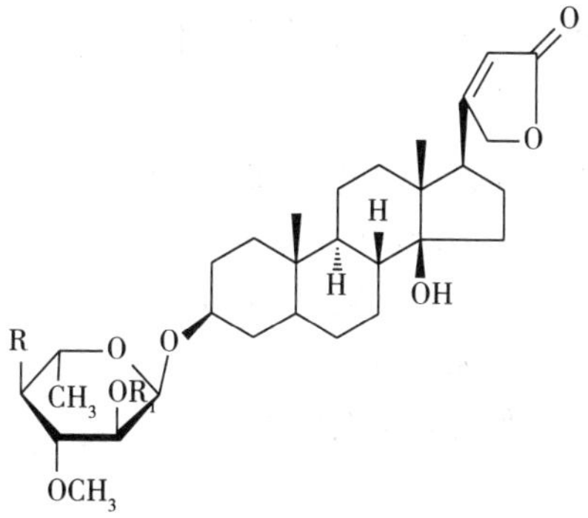

O
O
H
H
OH
R
O
O
CH_3 OR_1
OCH_3

表12－2 黄花夹竹桃强心苷

强心苷	R	R_1
黄夹苷甲	CHO	β－D－葡萄糖－O－β－D－葡萄糖
黄夹苷乙	CH_3	β－D－葡萄糖－O－β－D－葡萄糖
黄夹次苷甲	CHO	H
黄夹次苷乙	CH_3	H
黄夹次苷丙	CH_2OH	H
黄夹次苷丁	COOH	H

知识拓展

黄夹苷（强心灵）即为黄夹次苷的混合物制成的制剂。适用于各种心脏病引起的心力衰竭，对高血压和冠心病所致的心衰，特别是左心衰疗效显著，亦可用于纠正阵发性室上性心动过速和阵发性心房纤颤。

3. 铃兰毒苷 从百合科植物铃兰 *Convallaria keiskei* 中分离出由毒毛旋花子苷元（strophanthidin）与 L－鼠李糖所形成的苷，即铃兰毒苷（convallatoxin），是一种强效强心药。

铃兰毒苷　　G-毒毛旋花子苷

4. 毒毛旋花子苷 从夹竹桃科植物毒毛旋花 *Strophanthus gratus* 成熟种子中分离出 G－毒毛旋花子苷（G－strophanthin），又称乌本苷（ouabain），是乌本苷元与 L－鼠李糖所形成的苷，为速效强心苷，可作为测定强心苷生物效价的标准品。

(四) 乙型强心苷

1. 海葱强心苷 从海葱 *Scilla maritima* 中分离出由海葱苷元（scillaridin）C－3 位－OH 衍生的原海葱苷 A（proscillaridin A）、海葱苷 A（scillaren A）、葡萄糖海葱苷 A（glucoscillaren A）和由绿海葱苷元（scilliglaucogenin）C－5 位－OH 衍生的绿海葱苷（scilliglaucoside）。从红海葱中分离出由红海葱苷元（scillirosidin）C－3 位－OH 衍生的红海葱苷（scilliroside），其毒性为海葱苷 A 的 300～500 倍，作为杀鼠剂应用。

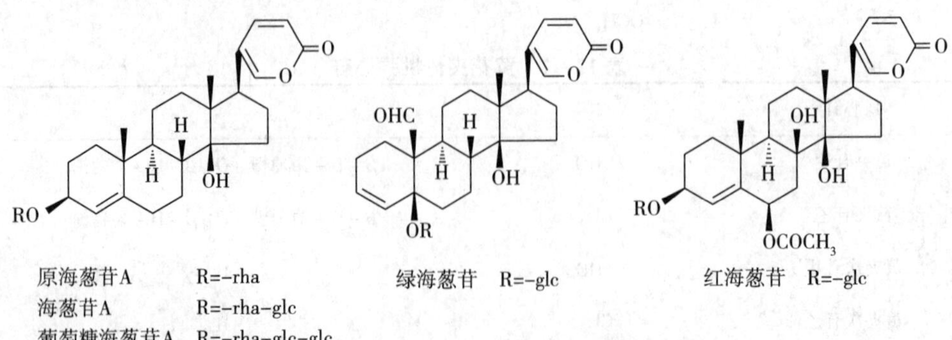

原海葱苷A　R=-rha
海葱苷A　R=-rha-glc
葡萄糖海葱苷A　R=-rha-glc-glc

绿海葱苷　R=-glc

红海葱苷　R=-glc

2. 其他强心苷 随着研究的不断深入，发现了一些特殊类型的强心苷，如 tyledoside C。此外，从 *Urainea physodes* 分离得到了 C/D 环反式稠合的强心苷 phyosodine C，且 C－14 位无—OH。

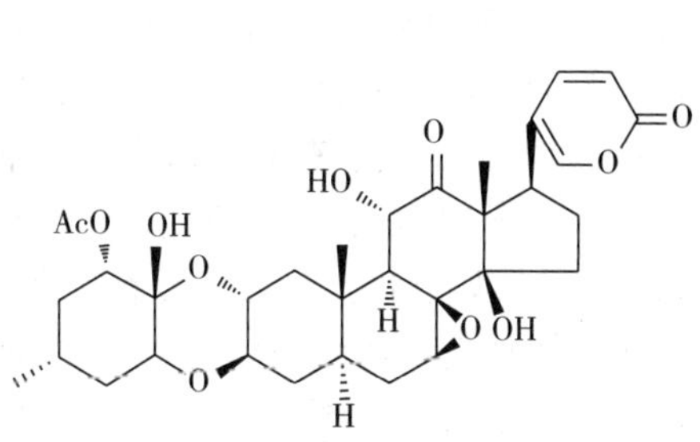

tyledoside C

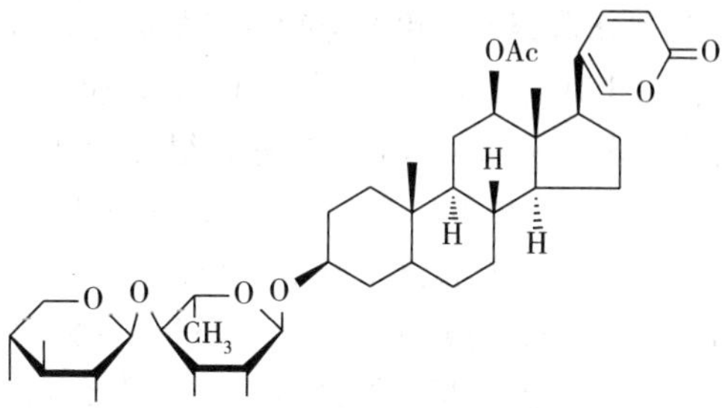

phyosodine C

三、化学结构与强心作用的关系

强心苷是临床不可缺少的药物，但由于治疗指数狭窄和不易控制，目前仍有必要发现和研制新的强心苷类药物。下面介绍化学结构与强心作用的关系，为更好地研制和开发高效低毒的强心苷类药物奠定基础。

1. 强心苷元结构对强心作用的影响 ①甾核的立体构型：A/B 环为顺式或反式，C/D 环为顺式稠合才有强心作用；如果 C/D 环为反式或 C－14 位—OH 脱水，强心作用消失。②C－17 位内酯环的构型：内酯环 β－构型是强心作用的必需结构，如果异构化为 α－构型或开环，强心作用很弱甚至消失；内酯环中双键饱和，强心作用减弱，但毒性也降低，较为安全。③C－10 位的取代基：C－10 位—CH_3 氧化成—CH_2OH 或—CHO，强心作用稍有增强，但毒性也增大。④A/B 环稠合方式与 C－3 位—OH 构型：在甲型强心苷元中，如果 A/B 环顺式稠合，C－3 位—OH 为 β－构型的强心作用大于 α－构型的异构体；如果 A/B 环反式稠合，C－3 位—OH 构型对强心作用的影响不显著。⑤其他位置引入取代基，对强心作用也有影响。

2. 糖链对强心作用的影响 在强心苷中，虽然糖部分没有强心作用，但糖的种类和数目对强心作用有很大影响。①葡萄糖对强心作用的影响：毛地黄毒苷元分别与 1 分子、2 分子和 3 分子葡萄糖（6→1）结合成苷，随分子中糖的数目增加强心作用减弱，毒性也随之减弱。②毛地黄毒糖对强心作用的影响：毛地黄毒苷元分别与 1 分子、2 分子和 3 分子毛地黄毒糖（4→1）结合成苷，随分子中糖的数目增加毒性增大，但对强心活性没有显著影响。③2,6－二去氧糖对强心作用的影响：强心苷的亲脂性与其强心活性和毒性成正相关，所以 2,6－二去氧糖苷比葡萄糖苷对心肌和中枢神经系统更有亲和力；葡萄糖苷虽然强心活性不及 2,6－二去氧糖苷，但毒性也较弱，有可能发展成为一类更为安全的强心药物。

氨基糖苷化对强心作用的影响结构修饰后的毛地黄毒苷元－3－*O*－β－D－4－氨基糖苷（化合物Ⅰ）的强心活性是毛地黄毒苷元－3－*O*－β－D－半乳糖苷（化合物Ⅱ）的 3 倍，是毛地黄毒苷元的 2 倍，并且可延长强心作用时间。

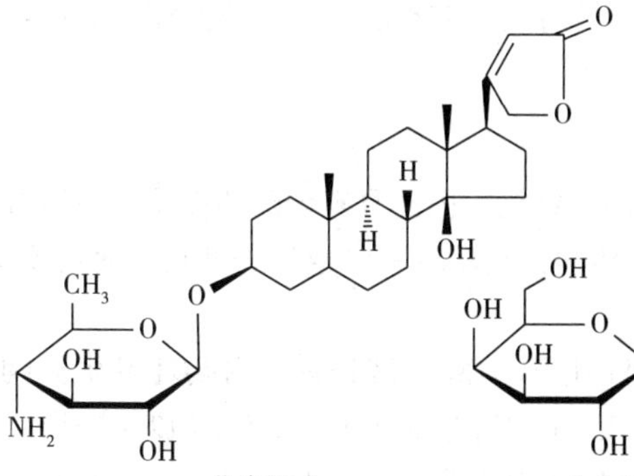

化合物Ⅰ

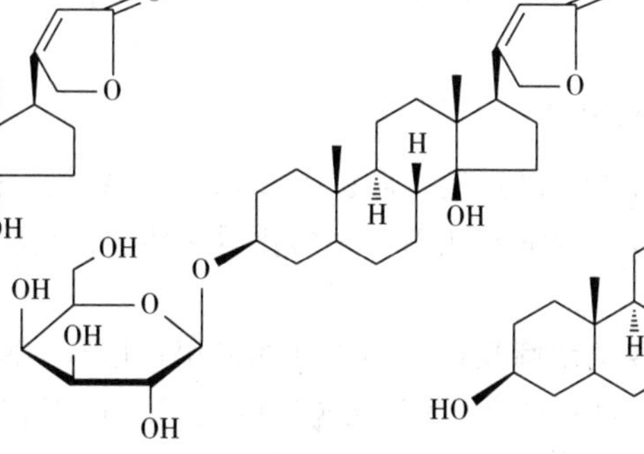

化合物Ⅱ

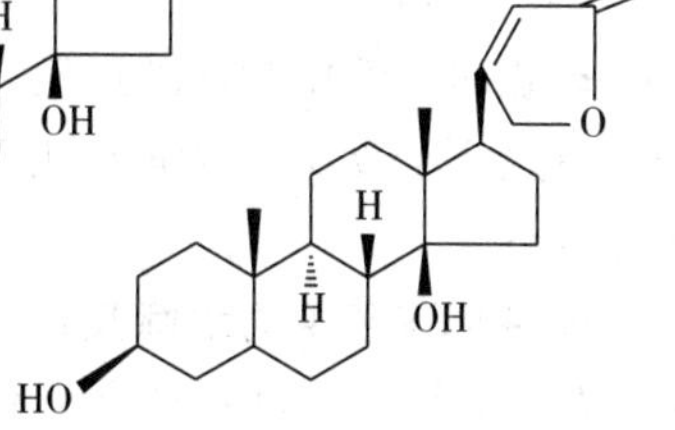

毛地黄毒苷元

3. 乙酰化对强心作用的影响 羟基毛地黄毒苷对离体心脏的强心作用与毛地黄毒苷基本相同，但由于其 C-16 位多 1 个—OH，亲脂性减弱，对中枢神经系统的毒性也降低，比毛地黄毒苷小得多，所以羟基毛地黄毒苷很可能开发成为更为安全的强心药物。但由于羟基毛地黄毒苷分子中 C-16 位—OH 的存在，脂溶性减弱，不易被肠道吸收，另一方面，它的水溶性也很差，几乎不溶于水和注射用溶剂，也不适于静脉注射。鉴于此，利用药物潜伏化（drug latentiation）原理，将其制成五乙酰基衍生物（仲羟基全部酯化）作为前体药物供临床应用。通过临床试验证实，五乙酰羟基毛地黄毒苷具有起效快、副作用小等优点，为较安全的强心药。

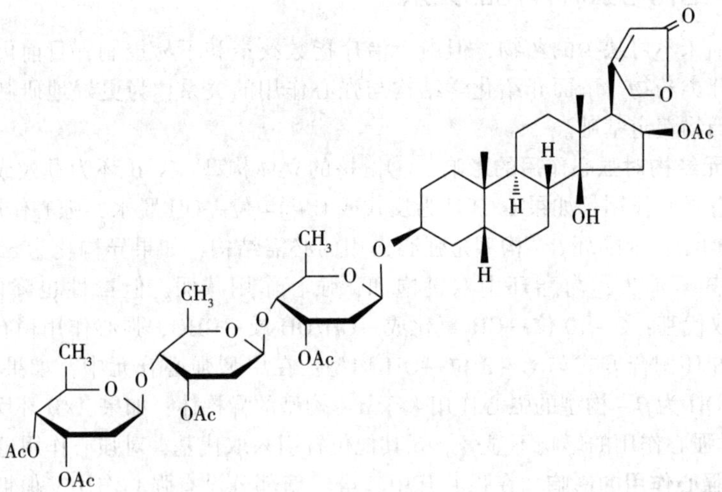

四、强心苷的理化性质

（一）性状与溶解性

强心苷多为无色结晶或无定形粉末。可溶于水、醇及丙酮等极性溶剂，略溶于乙酸乙酯、含醇三氯甲烷，几乎不溶于石油醚、乙醚、苯等非极性溶剂。其溶解度因糖分子数目和种类以及苷元分子中亲水基团数目而有差异。①分子中糖的数目越多，极性越大。一般原生苷的极性大于次级苷，如毛花毛地黄苷 A 的极性大于毛地黄毒苷。②苷元结构中羟基数目增加，极性增大。如 G-毒毛旋花子苷是单糖苷，但有 8 个羟基，所以在水中溶解度大，难溶于三氯甲烷；毛地黄毒苷虽为三糖苷，但整个分子只有 5 个羟基，故在水中溶解度小，易溶于三氯甲烷。③与糖的种类有关。一般苷元相同，其极性大小顺序为羟基糖苷 >6-去氧糖苷 >2,6-二去氧糖苷。

（二）内酯环的水解

1. 碱性水溶液中的水解反应 强心苷元有内酯环结构，因此具有内酯的性质。当用 NaOH 或 KOH 的水溶液处理，内酯环开环，但酸化后又环合，此反应是可逆的。可利用此性质提取与分离强心苷。

2. 碱性醇溶液中的水解反应 强心苷如果用苛性碱的醇溶液处理，内酯环发生异构化，酸化后亦不能复原，致使结构发生不可逆转的改变，水解过程如图 12-2 和图 12-3 所示。因此在提取分离强心苷时，应避免长时间强碱处理，防止强心苷结构发生变化。

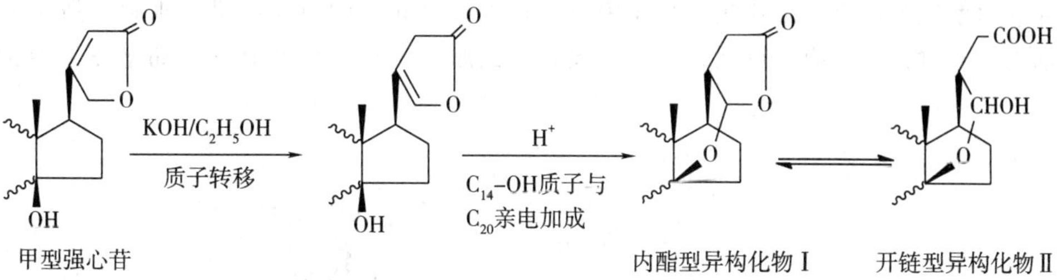

图 12－2　甲型强心苷内酯环开裂过程

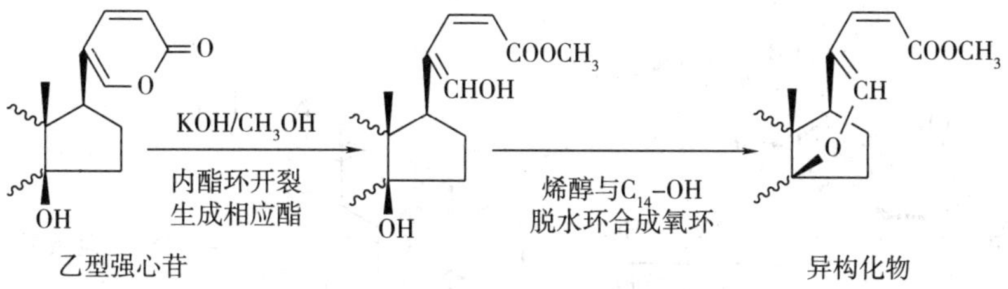

图 12－3　乙型强心苷内酯环开裂过程

（三）苷键的水解

强心苷苷键水解包括酸催化水解和酶催化水解，由于组成苷键的糖结构不同，水解难易亦不同，水解产物也有差异。

1. 酸催化水解

（1）温和酸水解　用稀酸在含水醇中经短时间加热回流，可水解 2,6－二去氧糖的苷键。但在此条件下，2－羟基糖的苷键不易水解断裂。如紫花毛地黄苷 A 的温和酸水解，如图 12－4。

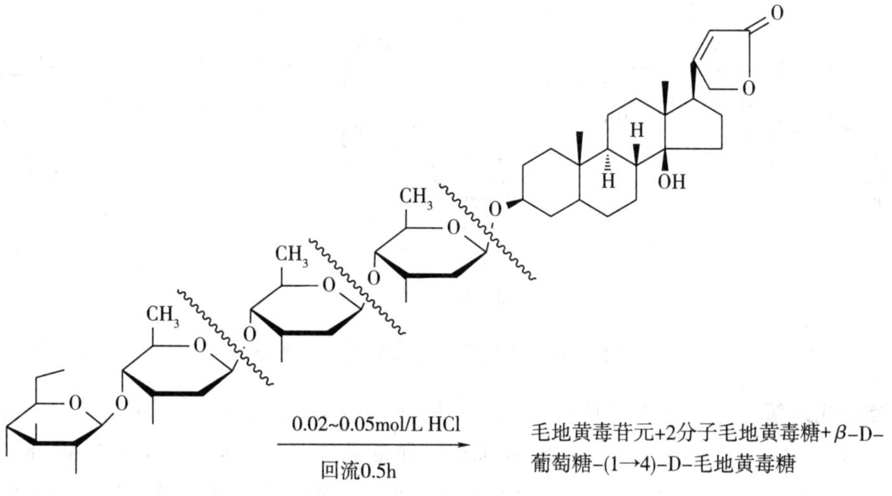

图 12－4　紫花毛地黄苷 A 的温和酸水解

（2）强酸水解　2－羟基糖苷键水解过程中，2－位羟基易产生结构互变，阻碍水解反应的发生，水解较为困难，必须在强酸作用下延长水解时间或同时加压进行水解。强酸水解可水解所有的苷键，但反应比较剧烈，常引起苷元的脱水，产生脱水苷元。如紫花毛地黄苷B的强酸水解（图12－5）。

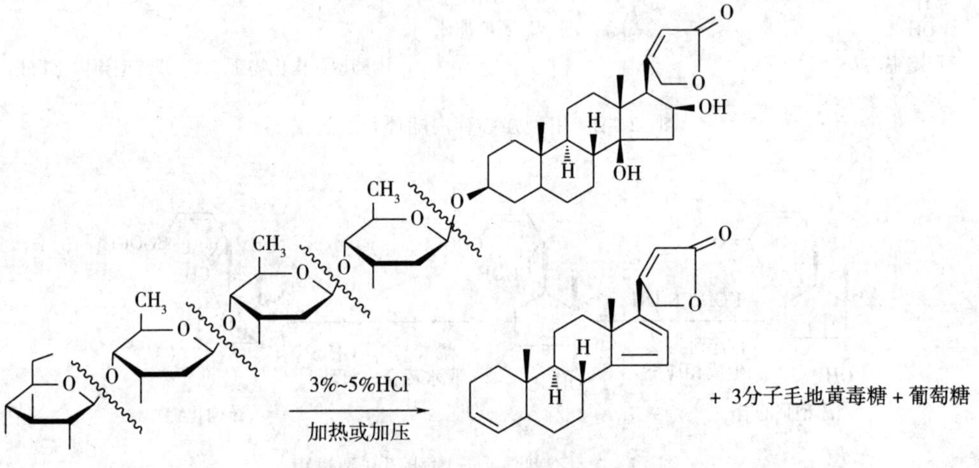

图12－5　紫花毛地黄苷B的强酸水解

（3）盐酸丙酮法（Mannich水解）　强心苷溶于丙酮溶液中，在室温条件下与0.4%～1% HCl反应2周，丙酮与糖分子或苷元的邻二羟基生成五元或六元环缩酮，即丙酮化物（异丙叉衍生物）。盐酸丙酮法既可使苷元得到保护，又可阻止2－位羟基产生结构互变，较容易完成水解过程。水解后脱去丙酮，可得到原苷元和糖的衍生物。如铃兰毒苷的盐酸丙酮法水解过程（图12－6）。

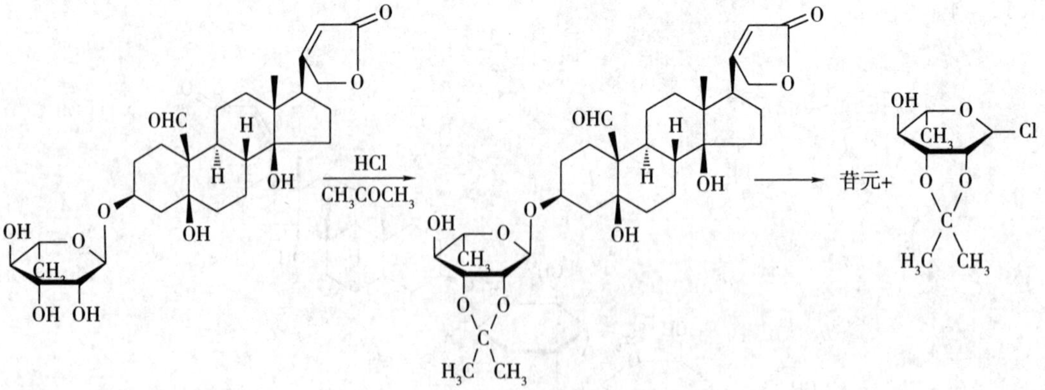

图12－6　铃兰毒苷的盐酸丙酮法水解

2. 酶催化水解　酶催化水解具有一定的专属性，不同的酶作用于不同的苷键。毒毛旋花子中的β－D－葡萄糖苷酶（β－D－glucosidase）和毒毛旋花子双糖酶（strophanthobiase），前者能水解掉1分子葡萄糖，使K－毒毛旋花子苷生成K－毒毛旋花子次苷，后者能水解掉2分子葡萄糖，得到加拿大麻苷。

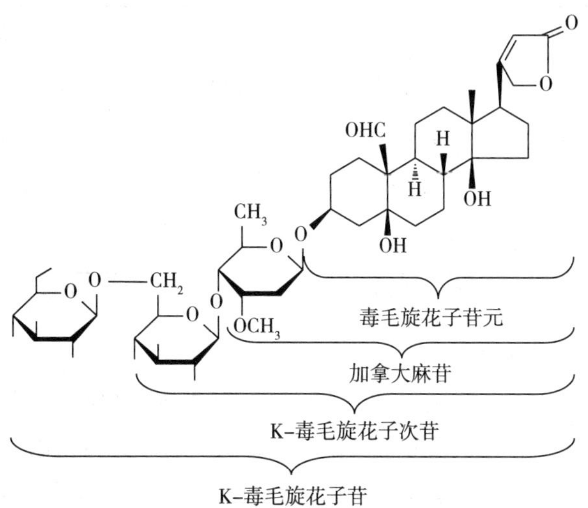

紫花毛地黄叶中存在紫花苷酶（digipurpidase)，只能使紫花毛地黄苷 A 或紫花毛地黄苷 B 脱去 1 分子葡萄糖，生成毛地黄毒苷或羟基毛地黄毒苷（图 12－7）。

①紫花苷酶 → 毛地黄毒苷 + 葡萄糖

②蜗牛消化酶 → 毛地黄毒苷元 + 3分子毛地黄毒糖 + 葡萄糖

图 12－7　紫花毛地黄苷 A 的酶水解

其他生物中的水解酶也能使强心苷水解。如蜗牛消化酶（snail enzyme）是蜗牛肠管消化液中分离得到的一种混合酶，几乎能水解所有苷键，可使强心苷分子中的糖链随水解时间的延长由外向内逐一水解，直至获得苷元，常用来研究强心苷侧链糖的连接顺序。

（四）显色反应

强心苷除能发生甾体母核所产生的显色反应外，还可发生不饱和内酯环和 2,6－二去氧糖特有结构所产生的显色反应。

1. 不饱和内酯环产生的反应　甲型强心苷在碱性醇溶液中水解产生的活性次甲基与某些试剂发生显色反应，反应产物在可见光区有特定的最大吸收，可用于定性定量分析（表 12－3）。乙型强心苷无此类反应发生，因此此类反应可用于甲型强心苷与乙型强心苷的化学鉴别。

表 12－3　活性次甲基显色反应

反应名称	试剂	反应现象	λ_{max}（nm）
Legal 反应	3% 亚硝酰铁氰化钠；2mol/L NaOH	深红或蓝	470
Kedde 反应	2% 3,5－二硝基苯甲酸乙醇溶液；5% NaOH	紫红或红	590
Raymond 反应	1% 间－二硝基苯乙醇溶液；20% NaOH	紫红或蓝	620
Baljet 反应	2,4,6－三硝基苯酚（苦味酸）；5% NaOH	橙或橙红	490

注：此类反应也可作为薄层色谱或纸色谱的显色剂。先喷以硝基苯类试剂，再喷碱性醇溶液。

2. 2,6－二去氧糖产生的反应

（1）Keller－Kiliani 反应　强心苷溶于含少量 $FeCl_3$ 或 $Fe_2(SO_4)_3$ 的冰乙酸，沿壁滴加浓 H_2SO_4，如有 2,6－二去氧糖存在，乙酸层渐呈蓝色或蓝绿色。界面颜色是浓 H_2SO_4 对苷元作用所致，渐渐扩散至下层，其颜色变化随苷元不同而异。

Keller－Kiliani 反应只对游离的 2,6－二去氧糖或在反应的条件下水解出 2,6－二去氧糖的强心苷显色。对乙酰化的 2,6－二去氧糖或苷键上未水解的 2,6－二去氧糖或与其他羟基糖相连接的 2,6－二去氧糖均呈阴性反应。因此对此反应不显色的，并非结构中一定不含 2,6－二去氧糖。

（2）呫吨氢醇反应　取强心苷少许，加呫吨氢醇（xanthydrol）试剂（10mg 呫吨氢醇溶于 100ml 冰乙酸，加入 1ml 浓硫酸），置水浴上加热 3 分钟，如有 2,6－二去氧糖存在，即可显红色。

（3）对二甲氨基苯甲醛反应　将强心苷醇溶液滴在滤纸上，挥干后，喷以对－二甲氨基苯甲醛试剂［1% 对－二甲氨基苯甲醛乙醇溶液－浓盐酸（4∶1）］，于 90℃ 加热 0.5 分钟，如有 2,6－二去氧糖，即可显灰红色斑点。

（4）过碘酸－对硝基苯胺反应　过碘酸能使 2,6－二去氧糖氧化，生成丙二醛，再与对－硝基苯胺缩合而显黄色。此反应可在薄层色谱和纸色谱上进行。在薄层板上先喷以过碘酸钠溶液（1 份过碘酸钠饱和水溶液，2 份蒸馏水），室温放置 10 分钟，再喷以对－硝基苯胺试液［1% 对－硝基苯胺乙醇溶液－浓盐酸（4∶1）］，即可在灰黄色背底下呈现深黄色斑点，在紫外光下可见黄色荧光斑点。如再喷以 5% NaOH 甲醇溶液，黄色斑点变成绿色。

五、强心苷的提取与分离

（一）提取

1. 原生苷的提取　提取原生苷时，由于植物中所含的酶容易将原生苷酶解为次级苷，因此要抑制酶的活性。一般选用 70%～75% 乙醇为溶剂提取，一方面可以破坏酶的活性，另一方面此浓度的乙醇对原生苷有较好的溶解度。原料最好选用新鲜植物，采集后低温（60℃ 以下）快速干燥。

2. 次级苷的提取　提取次级苷时，可以利用植物中的酶自行水解后再进行提取。一般先将生药粉末加等量水拌匀润湿，25℃～40℃ 酶解 6～12 小时，再用乙醇或乙酸乙酯按原生苷的提取方法进行提取。或者先提取原生苷后再进行酶解得次级苷。提取时还应注意酸水解或碱水解对强心苷结构的影响。

（二）纯化

提取和分离强心苷是比较复杂与困难的工作，①强心苷在植物中的含量较低，一般在1%以下；②植物中含有能酶解强心苷的各种酶，原料在保存或提取过程中均易发生酶解反应，产生次级苷，增加了成分的复杂性，增加了分离和提纯的难度；③强心苷元中羟基数目以及连接的糖的数目和种类差异较大，所以强心苷的溶解性差异较大；④多数强心苷常与糖类、皂苷、色素、鞣质等共存，这些成分的存在往往改变强心苷在溶剂中的溶解度，直接影响到强心苷的提取率和纯度。因此，在分离之前一般要对其进行纯化。

1. 溶剂法 70%~75%乙醇提取液浓缩除醇，残留水提液用石油醚或苯等萃取，除去亲脂性杂质。水液再用三氯甲烷-甲醇混合液萃取，提出强心苷，亲水性杂质则留在水层而被除去。

2. 沉淀法 铅盐沉淀法是一种比较有效的纯化方法，可与鞣质、黄酮、皂苷等酸性成分生成水不溶性的盐而沉淀下来。但铅盐与杂质生成的沉淀对强心苷有吸附而导致强心苷提取率降低。这种吸附与溶液中醇的含量有关，如毛地黄强心苷的水提液用乙酸铅试剂处理，醇含量为40%时，除杂质的效果最好，且对强心苷的吸附最少。此外，过量的铅试剂可引起某些强心苷脱酰基反应，纯化时应以注意。

3. 吸附法

（1）活性炭吸附法 除去亲脂性杂质可选用活性炭吸附法，将强心苷稀醇提取液加入活性炭或通过活性炭柱，提取液中叶绿素等脂溶性杂质可被吸附而除去。

（2）氧化铝吸附法 除去水溶性杂质可选用氧化铝吸附法，当提取液通过氧化铝柱时，提取液中水溶性色素、糖类、皂苷等水溶性杂质可被吸附而除去。但强心苷可被吸附而损失，而且吸附量与溶液中乙醇的浓度有关。

（3）大孔吸附树脂法 纯化强心苷可选用D101大孔吸附树脂，选用不同浓度的乙醇洗脱，强心苷一般富集在70%~80%乙醇洗脱的流分中。

（三）分离

1. 萃取法 毛花毛地黄苷A、B、C在三氯甲烷中的溶解度分别为1∶225，1∶550，1∶2000（苷C在三氯甲烷中的溶解度比苷A和苷B小），而三者在甲醇和水中的溶解度几乎相等（在甲醇中的溶解度为1∶20，在水中几乎不溶）。用三氯甲烷-甲醇-水（5∶1∶5）为溶剂系统进行两相溶剂萃取，溶剂用量为总苷的1000倍，苷A和苷B很容易地分配到三氯甲烷层中，苷C则集中在水层。黄花夹竹桃苷A（thevetin A）和B（thevetin B）也可采用多次萃取法。

知识链接

萃取法是利用被分离的物质在互不相溶的两相溶剂中分配系数的不同而达到分离的方法。

2. 逆流分溶法 对于分离因子β值较小的强心苷如果采用萃取法分离，常须进行几十次乃至上百次的转移操作，因此简单萃取法已不适用于分离β值较小的强心苷，故采用逆流分溶法分离黄花夹竹桃苷A与B或毛花毛地黄苷A与B效果较好。

3. 色谱法 色谱法分离强心苷可采用吸附色谱、分配色谱和液滴逆流色谱。分离次级苷、单糖苷、去氧糖苷等亲脂性苷或苷元，通常选用吸附色谱，以硅胶为吸附剂，一般选用正己烷-乙酸乙酯、苯-丙酮、三氯甲烷-甲醇、乙酸乙酯-甲醇等溶剂系统进行梯度洗脱。分离原生苷、多羟基苷等弱亲脂性苷，一般选用分配色谱，可用硅胶、纤维素、硅藻土为支持剂，以其吸附的水为固定相，选用乙酸乙酯－甲醇－水或三氯甲烷－甲醇－水等溶剂系统进行梯度分配色谱分离，也可采用反相色谱分离。分离亲水性强心苷可采用聚酰胺色谱。

（四）提取分离实例解析

案例解析

实例1 试设计毛地黄毒苷的提取工艺。

解析：毛地黄毒苷是从毛花毛地黄 *Digitalis lanata* 或紫花毛地黄 *Digitalis purpureaa* 中分离得到的次级苷，可从毛花毛地黄中提取毛花毛地黄苷A，水解掉1分子葡萄糖和乙酰基而得；或从紫花毛地黄中提取紫花毛地黄苷A，利用紫花苷酶或苦杏仁酶水解掉1分子葡萄糖而得。图12－8为以紫花毛地黄叶为原料提取毛地黄毒苷的工艺流程。

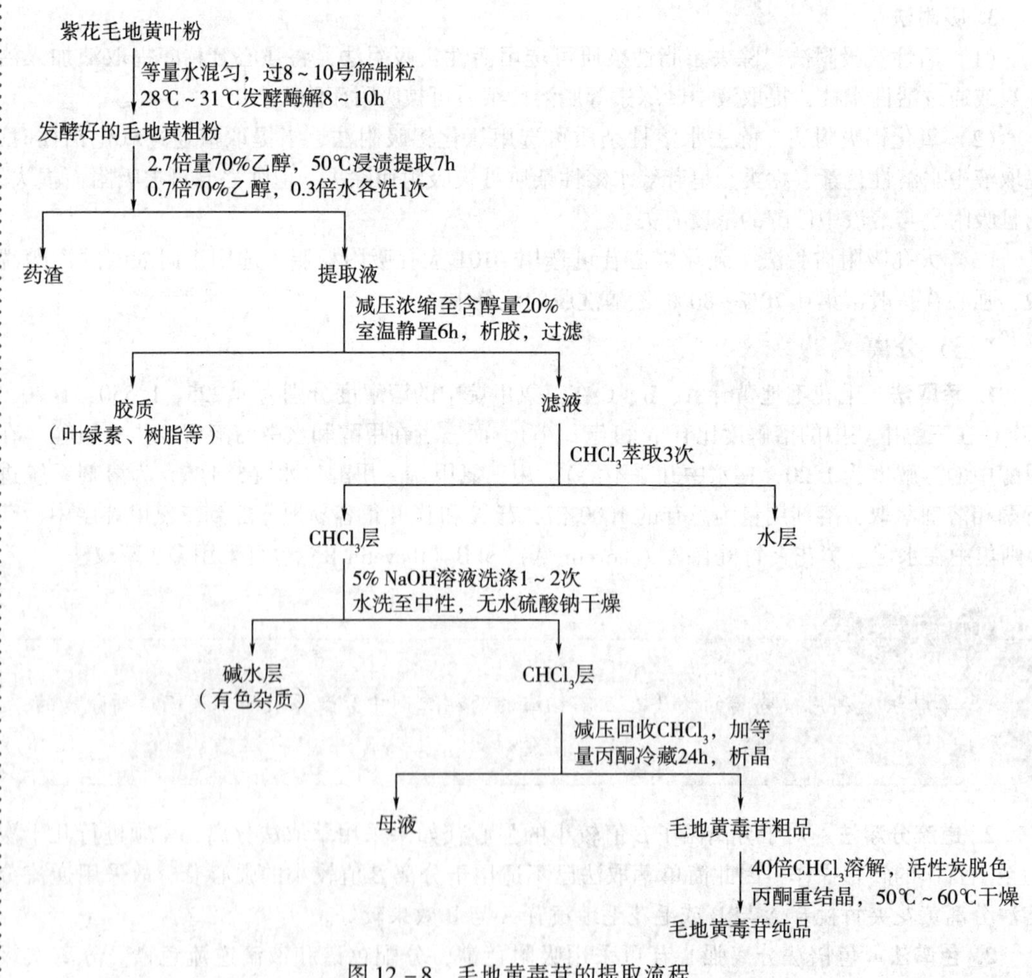

图12－8 毛地黄毒苷的提取流程

案例解析

实例2 试设计去乙酰毛花苷的提取工艺。

解析：去乙酰毛花苷的商品名为西地兰，是毛花毛地黄苷C去乙酰化产物。去乙酰毛花苷可从毛花毛地黄 *Digitalis lanata* 叶中提取毛花毛地黄苷C，然后去乙酰化而得。毛花毛地黄苷C是毛花毛地黄特有的，而且是其主要成分，与之共存的有毛花毛地黄苷A、B、D、E等，其中苷A和苷B含量较高，但苷A和苷B的极性小于苷C，可用三氯甲烷-甲醇-水溶剂系统进行萃取将苷C分离出来。去乙酰毛花苷的提取流程见图12-9。

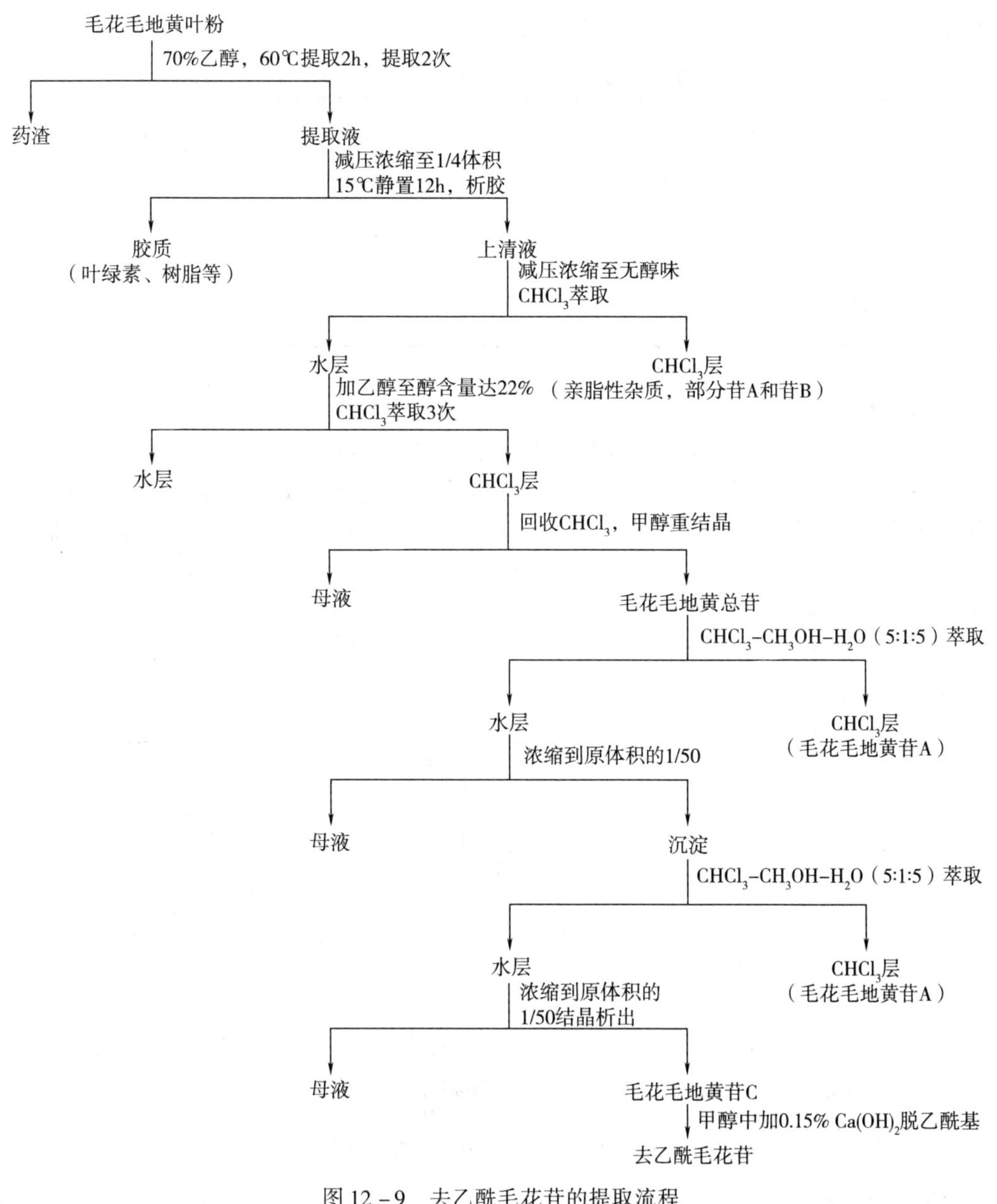

图12-9 去乙酰毛花苷的提取流程

六、强心苷的波谱特征

(一) 紫外光谱

强心苷的紫外光谱可提供不饱和内酯环和共轭双键等信息，并可用于鉴别甲型和乙型两类强心苷。其特征是具有 $\Delta^{\alpha\beta}-\gamma-$内酯的强心苷（甲型强心苷），在 220nm 左右有最大吸收，lgε 约为 4.34；具有 $\Delta^{\alpha\beta,\gamma\delta}-\delta-$内酯的强心苷（乙型强心苷），在 295～300nm 处有最大吸收，lgε 约为 3.93。如苷元结构中有共轭双键，在相应的位置上产生较强的紫外吸收（表 12－4）。如在 C－11 或 C－12 位有羰基，因空间阻碍较大，不易被化学反应检出，但在紫外光谱 290nm 处有弱峰，lgε 约 1.90，如在 C－11 和 C－12 位均为羰基（双酮结构），吸收峰更向长波移动。

表 12－4　强心苷紫外光谱的特征吸收

结构特征	λ_{max}（nm）	$\Delta^{16(17)}$	$\Delta^{8(9),14(15)}$	$\Delta^{14(15),16(17)}$
$\Delta^{\alpha\beta}-\gamma-$内酯	220	270	244	330
$\Delta^{\alpha\beta,\gamma\delta}-\delta-$内酯	295～300			

(二) 红外光谱

强心苷的红外光谱最特征的吸收是来源于不饱和内酯环的羰基所产生的吸收峰，其特点是在 1800～1700cm^{-1}处由 1 个羰基产生 2 个吸收峰。较低波数的峰为 α,β 不饱和羰基产生的正常吸收峰，在极性溶剂中吸收峰强度基本不变或略有加强；较高波数的峰为非正常吸收峰，随溶剂极性增大，吸收峰强度减弱甚至消失。$\Delta^{\alpha\beta}-\gamma-$内酯（甲型强心苷）正常峰在 1756 cm^{-1}左右，非正常峰在 1783 cm^{-1}左右；$\Delta^{\alpha\beta,\gamma\delta}-\delta-$内酯（乙型强心苷）由于内酯环共轭程度增高，峰位向低波数移动 40 cm^{-1}左右，正常峰在 1718 cm^{-1}左右，非正常峰在1740 cm^{-1}左右。

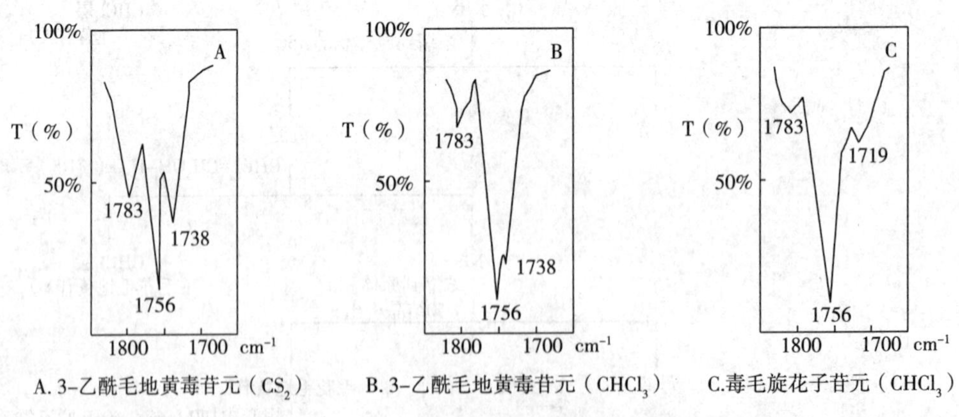

A. 3-乙酰毛地黄毒苷元（CS_2）　B. 3-乙酰毛地黄毒苷元（$CHCl_3$）　C.毒毛旋花子苷元（$CHCl_3$）

图 12－10　甲型强心苷元的红外光谱

如 3－乙酰毛地黄毒苷元 IR 光谱见图 12－10A 和图 12－10B，1756cm^{-1}是正常吸收，不随溶剂极性的变化而改变，1783cm^{-1}是非正常吸收，随溶剂极性增大（由 CS_2 改为 $CHCl_3$），其吸收强度显著减弱，其中 1738cm^{-1}的峰是 C－3 位乙酰基上羰基产生的吸收。图 12－10C 为毒毛旋花子苷元在 $CHCl_3$ 溶液中的 IR 光谱，其中 1719cm^{-1}的峰是 C－10 醛羰基产生的吸收，1756cm^{-1}正常吸收强度未变，而 1783cm^{-1}非正常吸收因溶剂极性影响而显著减弱。

（三）质谱

1. 强心苷元的电子轰击质谱（EI－MS）

（1）来源于不饱和内酯环的特征碎片　强心苷元的电子轰击质谱除发生双键的 RDA 裂解、羟基脱水，醛基脱 CO 和脱甲基等裂解方式外，还出现一些由 C－17 位不饱和内酯侧链产生的特征碎片。甲型强心苷元质谱裂解产生 *m/z* 111、124、163、164 等含有 γ－内酯环或内酯环加 D 环的碎片离子。

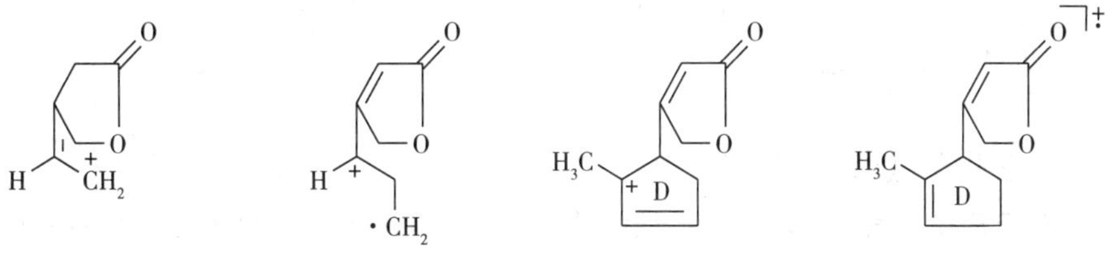

m/z 111　　*m/z* 124　　*m/z* 163　　*m/z* 164

乙型强心苷元质谱裂解产生 *m/z* 109、123、135、136 等含有 δ－内酯环的碎片离子。

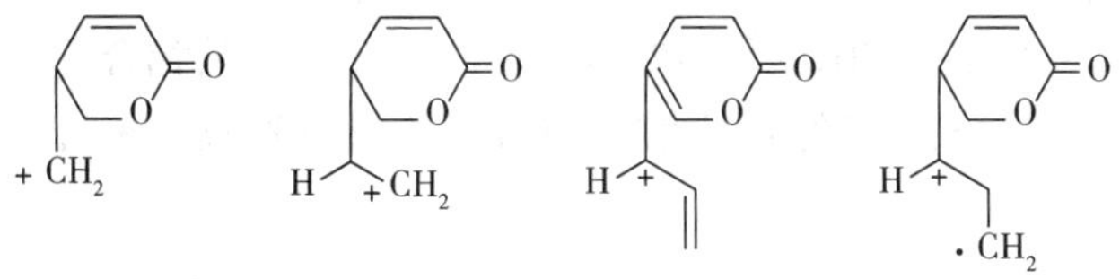

m/z 109　　*m/z* 123　　*m/z* 135　　*m/z* 136

（2）来源于甾核的离子碎片　强心苷元的质谱还产生 *m/z* 264、249、221、203 等来自甾核的碎片离子，如果甾核上有羟基或羰基等基团取代，这些碎片离子的质荷比会产生相应的质量位移。如甾核 A、B、C 环上除 C－3 和 C－14 位—OH 外，增加 1 个—OH，则在 *m/z* 219 (203＋16) 处出现相对丰度 50% 左右的峰。

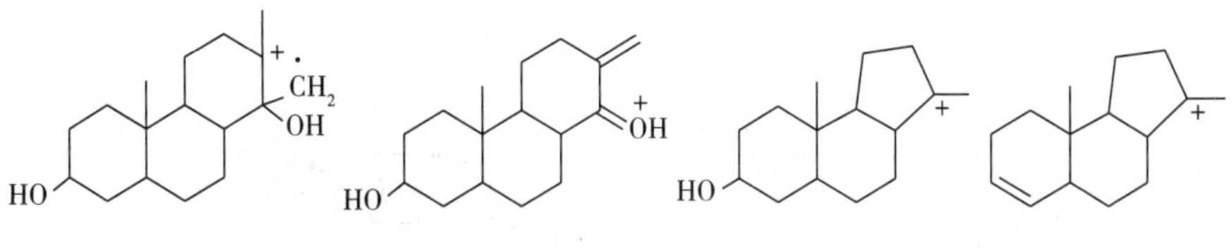

m/z 264　　*m/z* 249　　*m/z* 221　　*m/z* 203

2. 强心苷的快速原子轰击质谱（FAB－MS）　强心苷如果不进行乙酰化或全甲基化，多数化合物的 EI－MS 谱不出现分子离子峰。快速原子轰击质谱在测定强心苷结构中得到广泛应用，可以得到较强的 $[M+H]^+$、$[M+Na]^+$ 和 $[M+K]^+$ 等准分子离子峰（quasi－molecular ion peaks），负离子 FAB－MS 给出 $[M-H]^-$ 峰，适用于强心苷分子量和糖连接顺序的测定。毛地黄毒苷的负离子 FAB－MS 呈现 *m/z* 763 $[M-H]^-$ 准分子离子峰以及 *m/z* 633（M－H－130），*m/z* 503（M－H －130－130），*m/z* 373（M－H －130－130－130）等离子峰。以上数据给出糖与糖的连接顺序，显示毛地黄毒苷的糖基侧链为 3 分子的毛地黄毒糖。

digitoxin
M=764
$[M-H]^-$=763

（四）核磁共振氢谱（^{1}H－NMR）

1. 强心苷元质子信号 强心苷元的核磁共振氢谱在高场区 δ 1.00 左右可出现角甲基的单峰信号。如果有 2 个角甲基信号产生，表明 C－10、C－13 各有 1 个—CH_3，即 C－19 位—CH_3 和 C－18 位—CH_3。其化学位移值分别与甾核 C－5、C－14 位取代基的构型有关，从而可判定 A/B 环和C/D环的稠合方式。C－19 位—CH_3 的化学位移值可推断 A/B 环的稠合方式（C－5 位取代基的构型），C－18 位—CH_3的化学位移值可推断 C/D 环的稠合方式（C－14 位取代基的构型），化学位移值处于较低场的表明为顺式稠合，处于较高场的表明为反式稠合。

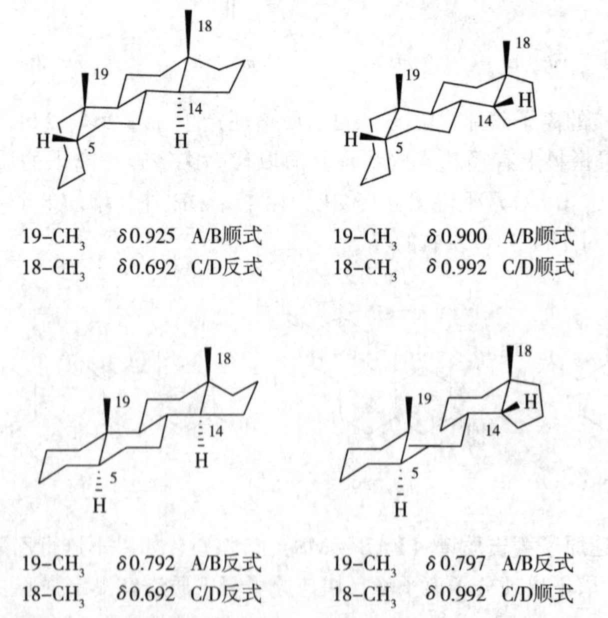

如果只产生 1 个角甲基信号单峰，则表明 C－10 位被—CHO、—CH_2OH 等基团取代（注：C－13均为—CH_3取代）。强心苷元^{1}H－NMR 其他特征质子信号、连氧碳质子信号和不饱和内酯环烯氢信号等见表 12－5。

表 12-5 强心苷元^1H-NMR 特征质子的化学位移及偶合常数

取代基	δ值	偶合常数	备注
18-CH_3	1.0~1.1		3H (s)
19-CH_3	1.0~1.1		3H (s)
19-CHO	9.5~10.0		1H (s)
19-CH_2OH	4.0~4.5	J=12Hz	2H (Abq)
16-CH_2，17-H	2.0~2.5，2.8	J=9.5Hz	2H (m)，1H (m,dd)
16-OR，16-H	4.9		1H (brs)
16-OR，15-H	2.0~2.7		2H (m)
OCH_3	3.5		3H (s)
$\Delta^{\alpha\beta}\gamma$-内酯			
21-CH_2	4.5~5.7	J=1.8，18Hz	2H (dd)
22=CH (烯氢)	5.6~6.3		1H (brs)
$\Delta^{\alpha\beta;\gamma\delta}\delta$-内酯			
21=CH (烯氢)	7.2~7.4	J=2Hz	1H (d)
22=CH (烯氢)	7.8~8.0	J=2，10Hz	1H (dd)
23=CH (烯氢)	6.2~6.3	J=10Hz	1H (d)

2. 糖质子信号 糖的端基质子处于较低场，δ 5.0 左右，其δ值与J值因糖的种类和构型不同而异。如α-D-葡萄糖苷中端基质子C_1-H处于水平键，与C_2-H直立键偶合，Jae=2~4Hz；β-D-葡萄糖苷中端基质子C_1-H和C_2-H呈二直立键偶合，Jaa=6~8Hz。连氧碳上的质子信号一般在δ 3.5~4.5之间。强心苷中除常见的糖外，还有一些特殊的糖，如6-去氧糖、6-去氧糖甲醚、2,6-二去氧糖、2,6-二去氧糖甲醚、4,6-二去氧糖等，可利用这些糖的特征信号加以鉴别。如6-去氧糖C-5位—CH_3，在δ 1.0~1.5之间出现3H的双峰，J=6.5Hz；2-去氧糖C-2位上2个不等价质子与C-1位上质子偶合，使δ 5.0左右的端基质子裂分为2组双重峰（dd,J=9.5,2Hz）；糖甲醚在δ 3.5左右出现—OCH_3的单峰。

（五）核磁共振碳谱（^{13}C-NMR）

1. 强心苷元^{13}C-NMR信号 碳谱是确定强心苷类化合物结构非常重要的方法，强心苷碳谱一般具有以下特征：甾核骨架中CH_2和CH属于饱和碳，其化学位移在δ 20~59之间；连氧碳的化学位移在δ 66~86之间，C-14位一般为—OH取代的季碳（连氧季碳），其化学位移在较低场δ 84~86。甲型强心苷$\Delta^{\alpha\beta}$-γ-内酯中的烯碳C-20和羰基碳C-23均处于较低场，δ 171~177，乙型强心苷$\Delta^{\alpha\beta;\gamma\delta}$-δ-内酯羰基碳C-24处于较高场，δ 162~164。

强心苷元^{13}C-NMR信号的归属，一般可以通过与已知化合物，如毛地黄毒苷元的图谱进行比较，并根据取代基位移加减规律判定取代位置和取代基种类。

2. 强心苷中去氧糖^{13}C-NMR信号 强心苷分子中的6-去氧糖和2,6-二去氧糖以及它们的甲氧基糖在^{13}C谱中的化学位移见表12-6。端基碳的化学位移在δ 95~104之间；6-去氧糖C-6′的化学位移在δ 17~19之间，如L-黄花夹竹桃糖；2,6-二去氧糖C-2′的化学位移在δ 33~36之间，C-6′的化学位移在δ 17~19之间，如L-夹竹桃糖；OCH_3碳化学位移在δ 55~61之间，与OCH_3连接的碳化学位移在δ 79~86之间，如表12-6列举的糖C-3′位均有—OCH_3取代。因此可根据这些信号，采用对比分析的方法，解决强心苷中有关糖的种类、数目以及连接的位置。

表 12-6 2-去氧糖和 6-去氧糖的 ^{13}C 谱化学位移值

C 位	L-夹竹桃糖	D-加拿大麻糖	D-地芰糖	L-黄花夹竹桃糖	D-毛地黄糖
C-1′	95.9	97.6	98.2	98.9	103.6
C-2′	35.8	36.4	33.1	73.8	70.9
C-3′	79.3	78.8	79.1	84.8	85.1
C-4′	77.1	74.0	67.0	76.6	68.7
C-5′	69.1	71.1	71.2	68.9	71.0
C-6′	18.6	18.9	17.6	18.5	17.4
OCH_3	56.9	58.1	55.1	60.6	57.2

（六）结构测定实例解析

案例解析

实例 根据表 12-7 中毛地黄毒苷元（化合物Ⅰ）的 ^{13}C-NMR 谱数据，解析毛地黄毒苷元衍生物（化合物Ⅱ~化合物Ⅵ）的结构。

表 12-7 毛地黄毒苷元及其衍生物的 ^{13}C-NMR 谱化学位移值

C 位	Ⅰ	Ⅱ	Ⅲ	Ⅳ	Ⅴ	Ⅵ
C-1	30.0	30.0	30.0	30.7	24.8	35.8
C-2	28.0	28.0	27.9	27.9	27.4	33.9
C-3	66.8	66.8	66.6	66.7	67.2	199.2
C-4	33.5	33.5	33.3	33.5	38.1	124.1
C-5	35.9	36.4	36.4	36.8	75.3	170.4
C-6	27.1	27.0	26.9	26.6	37.0	32.7
C-7	21.6	21.4	21.9	24.0	18.1	31.9
C-8	41.9	41.8	41.3	36.7	42.2	35.9
C-9	35.8	35.8	32.6	45.1	40.2	53.7
C-10	35.8	35.8	35.5	36.2	55.8	38.6
C-11	21.7	21.9	30.0	21.4	22.8	20.9
C-12	40.4	41.2	74.8	37.7	40.2	37.9
C-13	50.3	50.4	56.4	54.2	50.1	44.3
C-14	85.6	85.2	85.8	146.3	85.3	55.8
C-15	33.0	42.6	33.0	108.3	32.2	24.3
C-16	27.3	72.8	27.9	135.8	27.5	25.9
C-17	51.5	58.8	46.1	158.0	51.4	50.7
C-18	16.1	16.9	9.4	20.1	16.2	13.3
C-19	23.9	23.9	23.8	24.0	195.7	17.4
C-20	177.1	171.8	177.1	173.5	177.2	170.8
C-21	74.5	76.7	74.6	72.1	74.8	73.4
C-22	117.4	119.6	117.0	119.5	117.8	116.3
C-23	176.3	175.3	176.3	176.8	176.6	173.9

解析：（1）化合物Ⅱ的结构解析：化合物Ⅱ的数据与化合物Ⅰ（毛地黄毒苷元）比较，C－16的化学位移为δ 72.8，表明C－16位为连氧碳，为－OH取代α－效应，C－15和C－17的化学位移值相应地向低场位移，为—OH取代β－效应，由此可判断C－16位为—OH取代，所以化合物Ⅱ为羟基毛地黄毒苷元。

（2）化合物Ⅲ的结构解析：化合物Ⅲ的数据与化合物Ⅰ比较，C－12的化学位移为δ 74.8，表明C－12位为连氧碳，为—OH取代α－效应，C－11和C－13的化学位移值相应地向低场位移，为—OH取代β－效应，由此可判断C－12位—OH取代，所以化合物Ⅲ为异羟基毛地黄毒苷元。

（3）化合物Ⅳ的结构解析：化合物Ⅳ的数据与化合物Ⅰ比较，C－14、C－15、C－16、C－17的化学位移在δ 108～158之间，为烯碳的化学位移，表明C_{14}～C_{15}和C_{16}～C_{17}之间有双键，所以化合物Ⅳ为$\Delta^{14,16}$－毛地黄毒苷元。

（4）化合物Ⅴ的结构解析：化合物Ⅴ的数据与化合物Ⅰ比较，C－5的化学位移为δ 75.3，为连氧碳，表明C－5位—OH取代；C－10的化学位移向低场位移20ppm，C－19位化学位移为δ 195.7为醛基碳，所以化合物Ⅴ为5－羟基－10－醛基－毛地黄毒苷元。

（5）化合物Ⅵ的结构解析：化合物Ⅵ的C－3、C－4、C－5的化学位移分别为δ 199.2、δ 124.1、δ 170.4，构成α,β－不饱和羰基结构，C－14 δ 55.8，表明C－14位去氧，所以化合物Ⅵ为3－羰基－4－烯－14－去氧－毛地黄毒苷元。

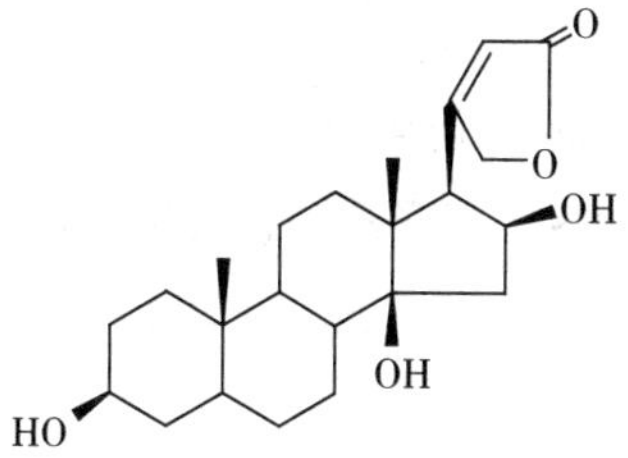

化合物Ⅱ

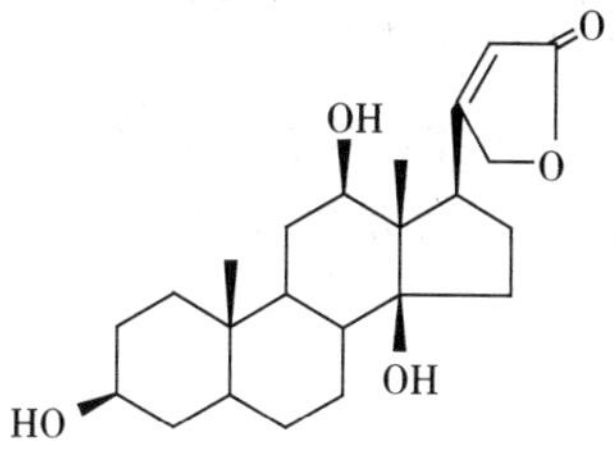

化合物Ⅲ

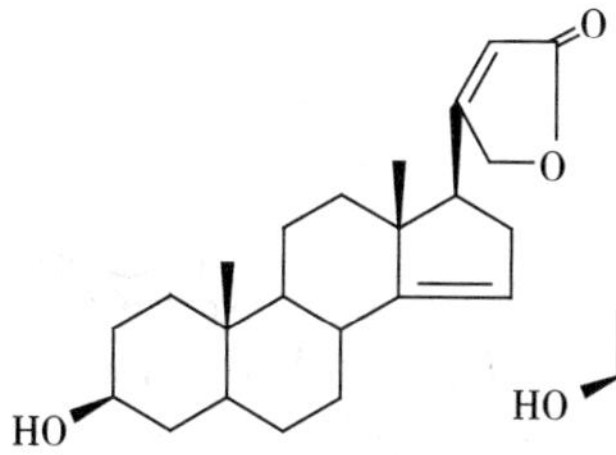

化合物Ⅳ

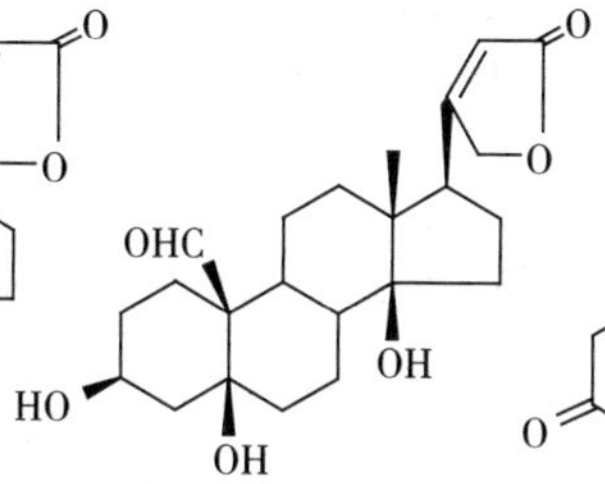

化合物Ⅴ

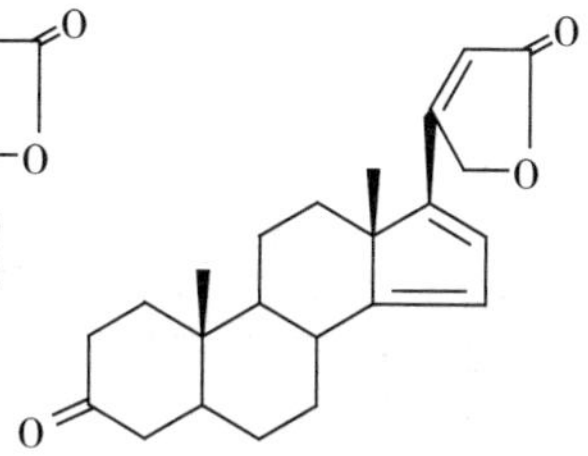

化合物Ⅵ

尽管只分析了上述强心苷的部分数据，不够全面，但对于强心苷元结构的确定提供解析思路，若结合^{1}H－NMR、MS、UV和IR进行分析，则可提供更多、更准确的信息。

第三节 甾体皂苷

一、概述

甾体皂苷（steroidal saponins）是一类由螺甾烷（spirostane）类化合物与糖结合的寡糖苷，此苷类化合物在水溶液中经过振摇可产生持久的泡沫，故称为甾体皂苷，与三萜皂苷合称为皂苷，甾体皂苷不含有羧基，通常又被称为中性皂苷。自20世纪50年代起，世界各国就以甾体皂苷元为原料合成甾体避孕药和甾体激素类药物，到90年代后，随着甾体皂苷在防治心脑血管疾病、抗肿瘤、抗病毒、抗菌、降血脂、降血糖、免疫调节和抗老年痴呆等生物活性的发现，一些新的甾体皂苷类药物已经进入临床，并取得满意的效果。

知识拓展

中成药地奥心血康胶囊主要成分为黄山药或穿龙薯蓣皂苷，心脑舒通片的主要成分为蒺藜皂苷，宫血宁胶囊的主要成分为重楼皂苷，金刚藤胶囊的主要成分为菝葜皂苷。

甾体皂苷广泛分布于植物界，主要分布在薯蓣科、百合科、菝葜科、玄参科、龙舌兰科等植物中，在茄科、石蒜科、大戟科、豆科、菊科、葫芦科、泽泻科、荨麻科和鼠李科中也有分布，迄今发现的甾体皂苷类化合物已达到1万种以上。

二、甾体皂苷的结构与分类

甾体皂苷是以C_{27}甾体化合物螺甾烷（spirostane）衍生物为苷元的一类寡糖苷，根据糖与苷元结合的位点数目，有单糖链苷（monodemosides）和双糖链苷（bisdemosides）2种形式。

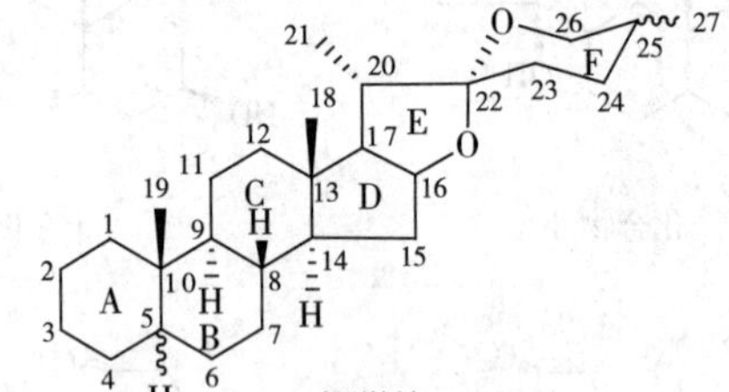

螺甾烷

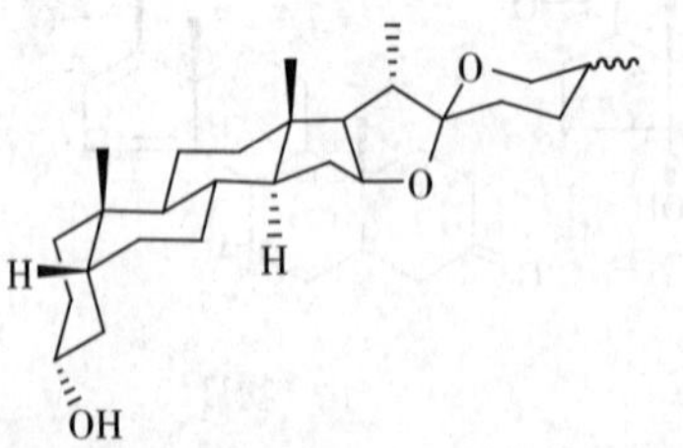

A/B顺式

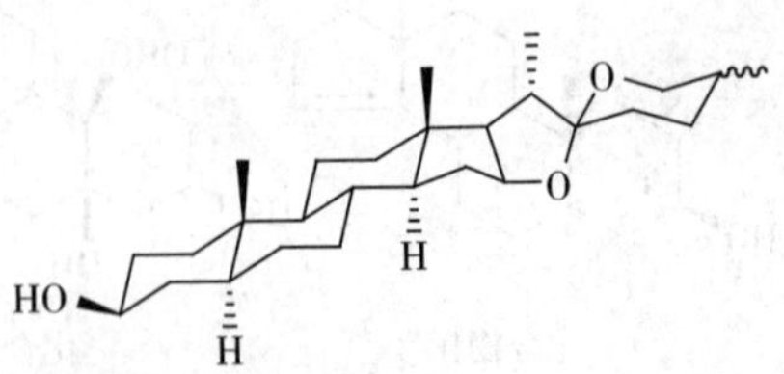

A/B反式

螺甾烷母核结构中4个环的稠合方式为：A/B环顺式或反式（5β或5α），以顺式稠合居多，B/C环为反式稠合（$8\beta,9\alpha$），C/D环为反式稠合（$13\beta,14\alpha$），E环与F环通过螺缩酮结构连接，构成螺甾烷的基本骨架。

知识链接

一分子醛或酮在酸性催化剂催化下与一分子醇发生亲核加成生成半缩醛（酮），半缩醛（酮）继续与一分子醇反应生成缩醛（酮）。

$$C{=}O \underset{ROH}{\overset{H^+}{\rightleftharpoons}} C(OH)(OR) \underset{ROH}{\overset{H^+}{\rightleftharpoons}} C(OR)(OR)$$

半缩醛（酮） 缩醛（酮）

甾体皂苷元分子中 C－10 和 C－13 位为 β 构型的角甲基，C－17 位侧链为 β 构型，有 C－20、C－22和 C－25 3 个手性碳原子。大多数 C－3 位有—OH，且多为 β－取向，若 A/B 环为顺式，C－3 位－OH 为 α－取向（e 键）较为稳定。其他位点上如 C－1、C－2、C－4、C－5、C－6、C－11、C－12 等也可能有—OH 取代，各—OH 可以是 β－取向或 α－取向，且分子中可以有多个—OH 取代。某些甾体皂苷元结构中还含有羰基，可在 C－3、C－6、C－7、C－11、C－12 或 C－15 位，C－12 位羰基是合成肾上皮质激素的必要条件。某些甾体皂苷元结构中可能有双键，一般在 C－5～C－6 或 C－9～C－11 之间，可与 C－12 位羰基构成 α,β－不饱和酮结构，少数 C－25～C－27 之间有环外双键。糖基大多数是通过 C－3 位—OH 与皂苷元结合，但个别也有与其他位置羟基相连而 C－3 为—OH 游离的情况。

知识拓展

新潘托洛皂苷元（neo－pentologenin 或 $\Delta^{25(27)}$－pentologenin）的 A 环上有五个－OH 取代，并 C－25～C－27 之间有一个双键。沿阶草皂苷 D（ophiopogonin D）的糖基通过 C－1 位－OH 与苷元相连。

新潘托洛皂苷元

沿阶草皂苷D

甾体皂苷元根据螺甾烷结构中 C－25 的构型和 F 环的变化，可将其分为螺甾烷醇类（spirostanols）、异螺甾烷醇类（isospirostanols）、呋甾烷醇类（furostanols）和变形螺甾烷醇类（pseudo－spirostanols）4 种类型。

1. 螺甾烷醇及其苷类 螺甾烷醇的 C－27 位—CH_3位于 F 环平面上，处于直立键上，为 β 取向，C－25 的绝对构型为 *S* 型。

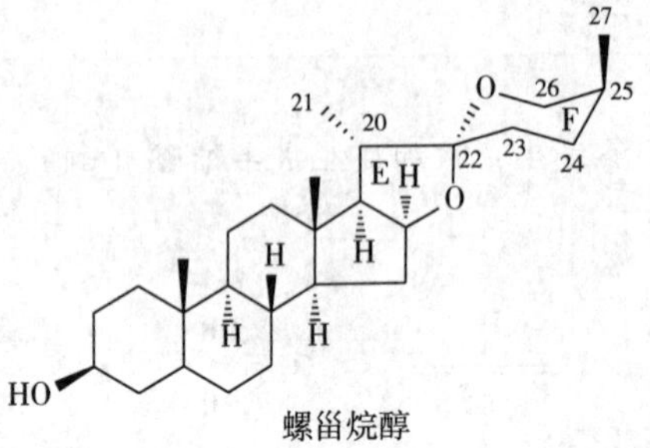

螺甾烷醇

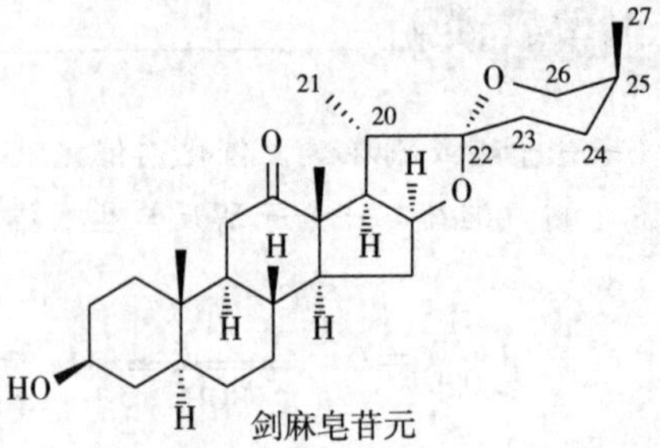

剑麻皂苷元

剑麻皂苷元（sisalagenin）是螺甾烷醇的衍生物，为剑麻 *Agave sisalanaPerrine* 中剑麻皂苷的苷元，结构命名为 3β-羟基-5α-螺旋甾-12-酮。剑麻皂苷元 C-12 位有酮基，因此是非常有价值的合成激素的原料。

菝葜皂苷（parillin）是从菝葜 *Smilax aristolochiaefolia* 根中分离得到的单糖链皂苷。其苷元菝葜皂苷元为螺甾烷醇的衍生物。菝葜皂苷及其菝葜皂苷元在制备抗老年性痴呆、抗衰老、抗抑郁药物方面的新用途引起人们的关注。

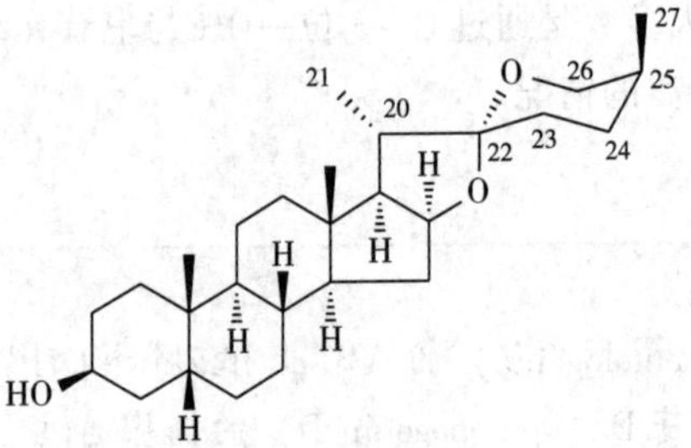

菝葜皂苷元

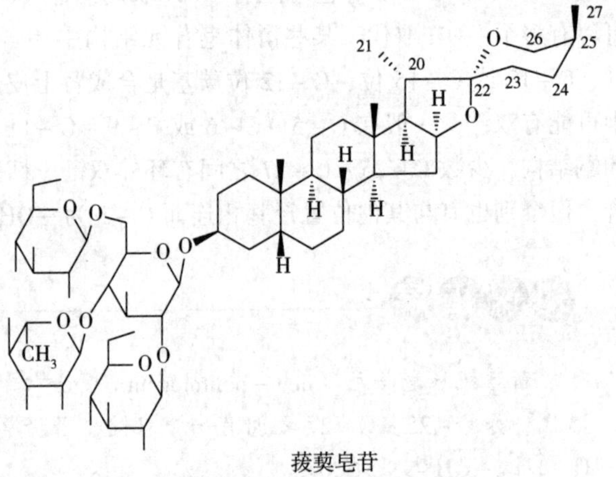

菝葜皂苷

知识拓展

从东非植物 *Balanites aegyptica* 中分离得到 3 个螺甾烷醇皂苷，化合物Ⅰ、Ⅱ、Ⅲ对 P-388 肿瘤有明显的抑制作用，其 ED_{50} 分别为 0.21，2.40，0.41μg/ml（对照品 5-氟尿嘧啶的 ED_{50} 为 0.08μg/ml）。

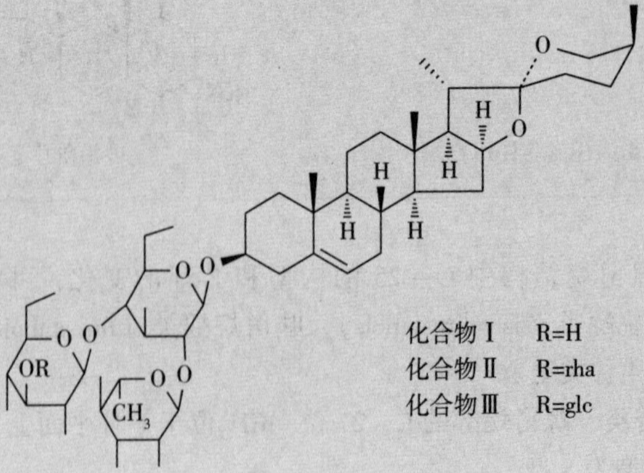

化合物Ⅰ　R=H

化合物Ⅱ　R=rha

化合物Ⅲ　R=glc

2. 异螺甾烷醇及其苷类 异螺甾烷醇的 C－27 位—CH_3位于 F 环平面下，处于水平键上，为 α 取向，C－25 的绝对构型为 *R* 型。螺甾烷醇和异螺甾烷醇互为异构体，常共存于同一植物中，由于25*R* 构型比 *S* 构型更稳定，因此 25*S* 型易转化为 25*R* 型。

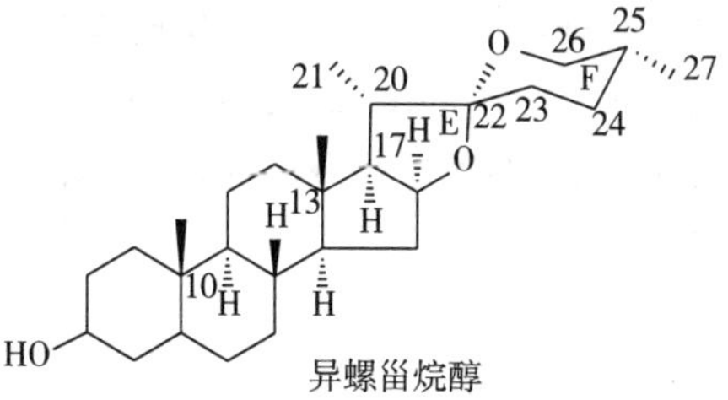

异螺甾烷醇

知识链接

R 构型和 *S*－构型表示法：①将手性碳原子所连的 4 个基团（a、b、c、d）按“顺序规则”排序，假设 a > b > c > d。②将最小基团（d）放在远离观察者的位置，而使 a、b、c 处在观察者的眼前。③按 a→b→c 顺序划圈，若是按顺时针方向旋转，此手性碳即为 *R* 构型；反之，按反时针方向旋转，则为 *S* 构型。

薯蓣皂苷元（diosgenin）是异螺甾烷醇的衍生物，结构命名为 Δ^5－异螺旋甾烯－3β－醇，为薯蓣属植物根茎中薯蓣皂苷（dioscin）的苷元，是制药工业合成激素药物的重要原料。从薯蓣属植物黄山药 *Dioscorea panthaica* 或穿龙薯蓣 *D. nipponica* Makino 中提取的甾体皂苷制成的地奥心血康胶囊，对冠心病、心绞痛疗效显著。

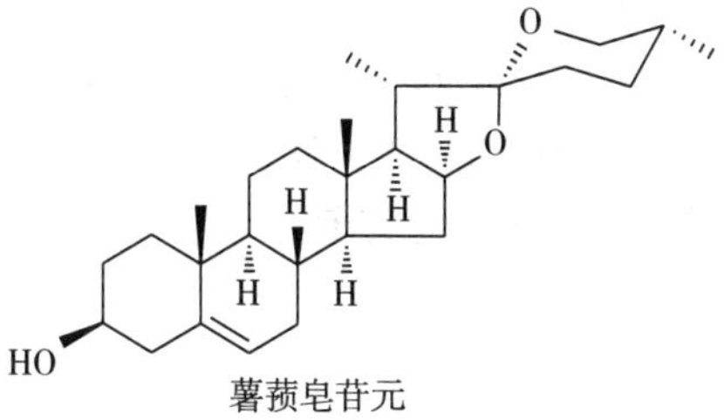

薯蓣皂苷元

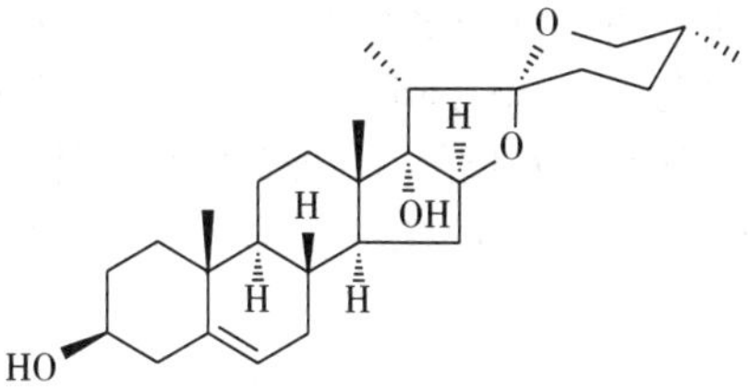

偏诺皂苷元

知识拓展

从 *Dracaena mannii* 中分离的异螺甾烷醇皂苷化合物Ⅳ对 17 种真菌有明显的抑制作用，MIC 为 6. 25μg/ml。从 *Balanites aegyptica* 中分离得到异螺甾烷醇皂苷化合物Ⅴ对 P－388肿瘤有抑制作用，ED_{50} 为 0. 22μg/ml。

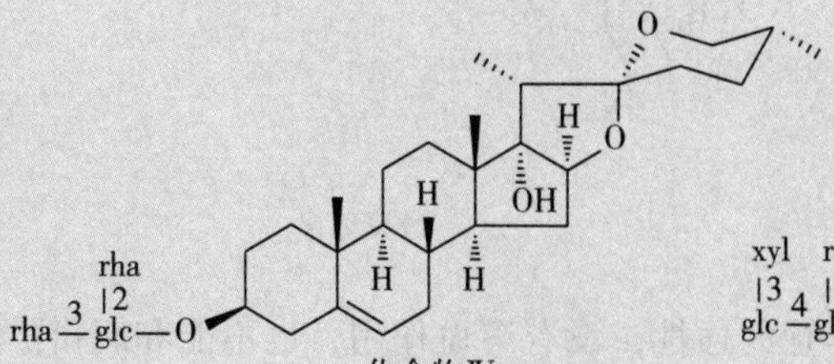

化合物Ⅳ

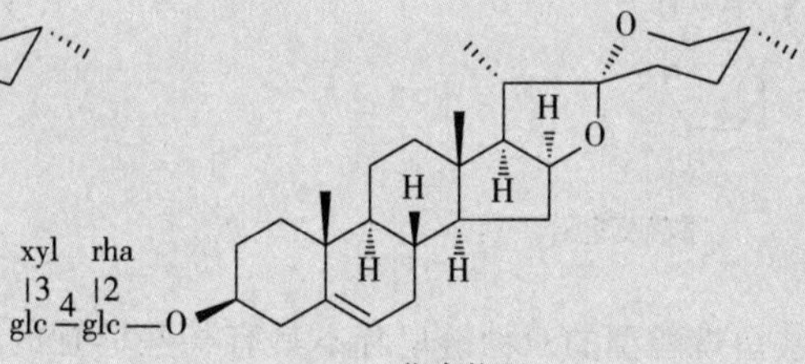

化合物Ⅴ

重楼属（*Paris*）植物南重楼、滇重楼、七叶一枝花等十多种重楼均含有由薯蓣皂苷元和偏诺皂苷元衍生的甾体皂苷，是中药宫血宁胶囊的主要成分。

3. 呋甾烷醇及其苷类 呋甾烷醇的 F 环为开链结构，除 C－3 位—OH 与糖链缩合形成苷键外，C－26 位—OH 与 β－D－葡萄糖缩合形成苷键，构成双糖链苷。F 环开裂的呋甾烷醇皂苷（furostanol saponins），其 C－26 位苷键易被酶解，脱掉 C－26 位上的葡萄糖，变成单糖链皂苷，F 环环合，随即变成螺甾烷醇或异螺甾烷醇类为苷元的单糖链皂苷。

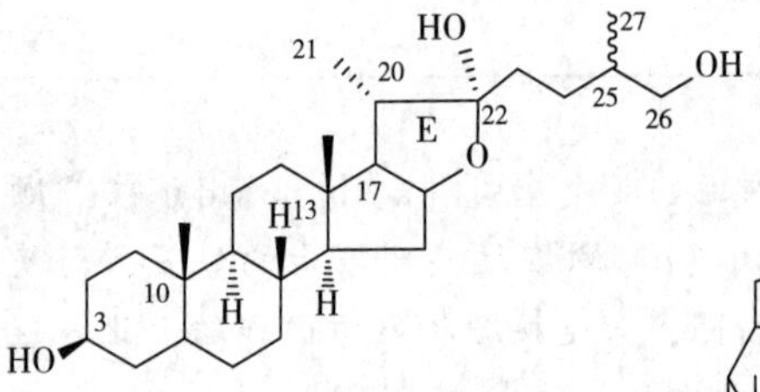

呋甾烷醇

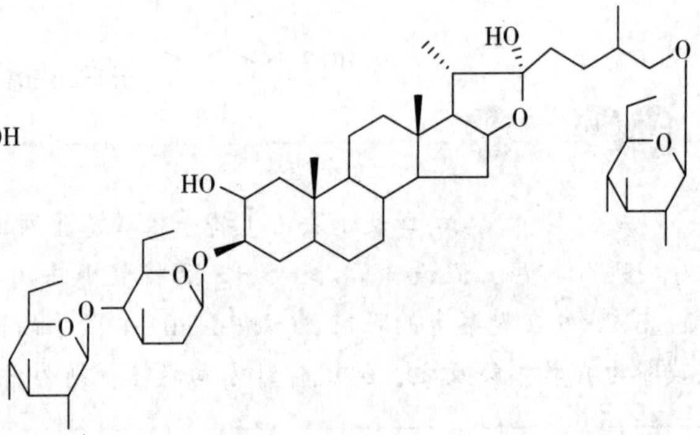

蒺藜皂苷 I

蒺藜 *Tribulus terrestris* 中含有多种呋甾烷醇类皂苷，如蒺藜皂苷 I。心脑舒通就是蒺藜果实中提取的总皂苷制剂，临床用于防治心脑血管病，在缓解心绞痛和改善心肌缺血方面有较好疗效。近年来，人们又从知母 *Anemarrhena asphodeloides* Bge、大蒜 *Allium sativum* L. 和小根蒜 *Allium. Macrostemon* Bag 中分离得到呋甾烷醇类皂苷。

原菝葜皂苷（sarsaparilloside）是菝葜 *Smilax aristolochiaefolia* 根中的与菝葜皂苷共存的双糖链皂苷，其 C－26 位的 β－葡萄糖苷键易被 β－葡萄糖苷酶酶解，脱去 C－26 位葡萄糖的同时，F 环环合，转化为以螺甾烷醇为苷元的单糖链皂苷，即菝葜皂苷。

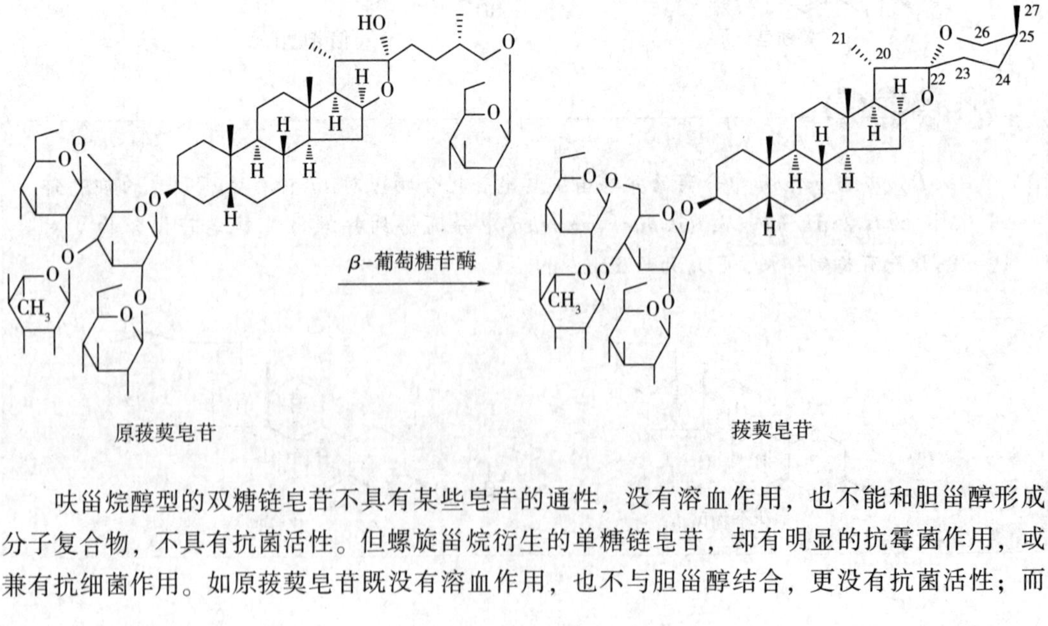

β-葡萄糖苷酶

原菝葜皂苷

菝葜皂苷

呋甾烷醇型的双糖链皂苷不具有某些皂苷的通性，没有溶血作用，也不能和胆甾醇形成分子复合物，不具有抗菌活性。但螺旋甾烷衍生的单糖链皂苷，却有明显的抗霉菌作用，或兼有抗细菌作用。如原菝葜皂苷既没有溶血作用，也不与胆甾醇结合，更没有抗菌活性；而菝葜皂苷则具有较强的抗菌活性。

4. 变形螺甾烷醇及其苷类 变形螺甾烷醇类的F环为五元四氢呋喃环，也称呋螺甾烷型。自然界中以变形螺甾烷醇类为苷元的皂苷为数不多。纽替皂苷元属于变形螺甾烷醇类的甾体皂苷元。

变形螺甾烷醇　　纽替皂苷元

从茄科植物 *Solanum aculeatissimum* 根中分离出的 aculeatiside A 和 aculeatiside B 是纽替皂苷元（nuatigenin）衍生的皂苷，二者均为 C－3 位—OH 和 C－26 位—OH 与糖结合成的双糖链皂苷。它们经酸水解可得到原生皂苷元纽替皂苷元和其转化产物异纽替皂苷元（isonuatigenin）。

aculeatiside A　R=rha $\overset{4}{-}$glc—（glc 的 2 位连 rha）　aculeatiside B　R=rha $\overset{3}{-}$gal —（gal 的 2 位连 rha）

异纽替皂苷元

三、甾体皂苷的理化性质

（一）性状

甾体皂苷元多为无色结晶。甾体皂苷由于寡糖链的引入，极性增加，难以结晶，多为白色无定形粉末。甾体皂苷元的熔点随分子中羟基数目增多而升高，一般单羟基化合物在208℃以下，三羟基化合物在242℃以上，双羟基或单羟基酮类化合物介乎二者之间。甾体皂苷熔点较高，一般在溶解前即分解，测定的分解点在200℃～350℃之间。

（二）溶解性

甾体皂苷元溶于石油醚、乙醚、乙酸乙酯、三氯甲烷等亲脂性溶剂，不溶于水。甾体皂苷可溶于水，易溶于热水、乙醇和甲醇等极性溶剂，几乎不溶或难溶于石油醚、乙醚、苯等亲脂性溶剂。

（三）表面活性与溶血性

甾体皂苷所具有的表面活性和溶血作用与三萜皂苷相似，但F环开裂的双糖链皂苷往往不具溶血作用，且表面活性也降低。

（四）沉淀反应

1. 与甾醇类化合物的沉淀反应 在醇溶液中，甾体皂苷可与甾醇类化合物（如胆甾醇、β－谷甾醇、豆甾醇、麦角甾醇等）生成沉淀，生成的分子复合物用乙醚回流，甾醇溶于乙醚，而皂苷在乙醚溶液中析出，可利用此性质分离、纯化和检查甾体皂苷。该反应要求甾醇类化合物 C－3 位必须具有 β－OH。三萜皂苷也与甾醇类化合物形成分子复合物，但其稳定性不及甾体皂苷形成的分子复合物的稳定性强。

2. 与碱性金属盐的沉淀反应 甾体皂苷水溶液可与碱式乙酸铅或氢氧化钡等碱性盐类生成沉淀，此性质可用于甾体皂苷的分离与精制。

（五）鉴别反应

甾体皂苷除具有甾核所具有的共性反应如乙酐－浓硫酸反应外，由于其具有特有的螺缩酮结构，还可以与 E 试剂和 A 试剂反应。F 环开环的双糖链皂苷与 Ehrlich 试剂（盐酸二甲氨基苯甲醛试剂，简称 E 试剂）反应显红色，与 Anisaldehyde 试剂（对茴香醛试剂，简称 A 试剂）反应显黄色，而 F 环闭环的单糖链皂苷只对 A 试剂反应，对 E 试剂不反应，借此可区分二者。

四、甾体皂苷的提取与分离

（一）甾体皂苷的提取与分离

随着甾体皂苷新的生物活性的发现，甾体皂苷的提取和开发越来越受到青睐。目前实验室和工业生产提取分离甾体皂苷的方法与三萜皂苷相似，多采用以下方法：

1. 系统溶剂提取－色谱分离法 一般以甲醇或乙醇为溶剂进行提取，浓缩后的浸膏以水稀释，先用石油醚脱脂，再用正丁醇萃取得总皂苷。采用硅胶柱色谱分离可得到甾体皂苷单体化合物。硅胶柱色谱一般选用三氯甲烷－乙酸乙酯－甲醇－水、三氯甲烷－甲醇－水、水饱和的正丁醇等溶剂系统；反相硅胶色谱一般选用甲醇－水或乙腈－水为流动相。

2. 醇提取－大孔树脂富集－色谱分离法 乙醇提取浓缩后的浸膏以水稀释，过大孔吸附树脂柱，水洗去多糖等水溶性成分，30%～70% 乙醇洗脱下来的流份为粗皂苷。最后用硅胶柱色谱或制备高效液相分离得单体化合物。

（二）甾体皂苷元的提取与分离

很多甾体皂苷元如薯蓣皂苷元、剑麻皂苷元等是合成甾体激素和甾体避孕药物的重要原料，因此甾体皂苷元的提取应用比较广泛。一般采用以下方法：

1. 萃取法 如甾体化合物在植物中多以甾体皂苷元的形式存在，可用有机溶剂直接萃取或以适量的乙醇为夹带剂，采用超临界 CO_2 流体萃取。如黄山药中薯蓣皂苷元的提取。

2. 醇提取－酸水解－有机溶剂萃取法 如果甾体化合物在植物中多以苷的形式存在，可先提取甾体皂苷，后进行水解得皂苷元，再用石油醚、三氯甲烷等有机溶剂萃取。此法是实验室中常采用的方法。

3. 酸水解－有机溶剂提取法 酸水解－有机溶剂提取法是工业生产中常采用的提取方法。该法是将植物在酸性溶液中加热水解后的药渣用汽油或甲苯反复提取。薯蓣皂苷元和剑麻皂苷元的提取就是采用这种方法。

（三）提取分离实例解析

案例解析

实例 试设计从穿龙薯蓣中提取薯蓣皂苷元的提取工艺。

解析：由于穿龙薯蓣中含有多种薯蓣皂苷，为了提高提取率，先将薯蓣皂苷水解成薯蓣皂苷元，再用有机溶剂进行提取。提取流程见图 12－11。

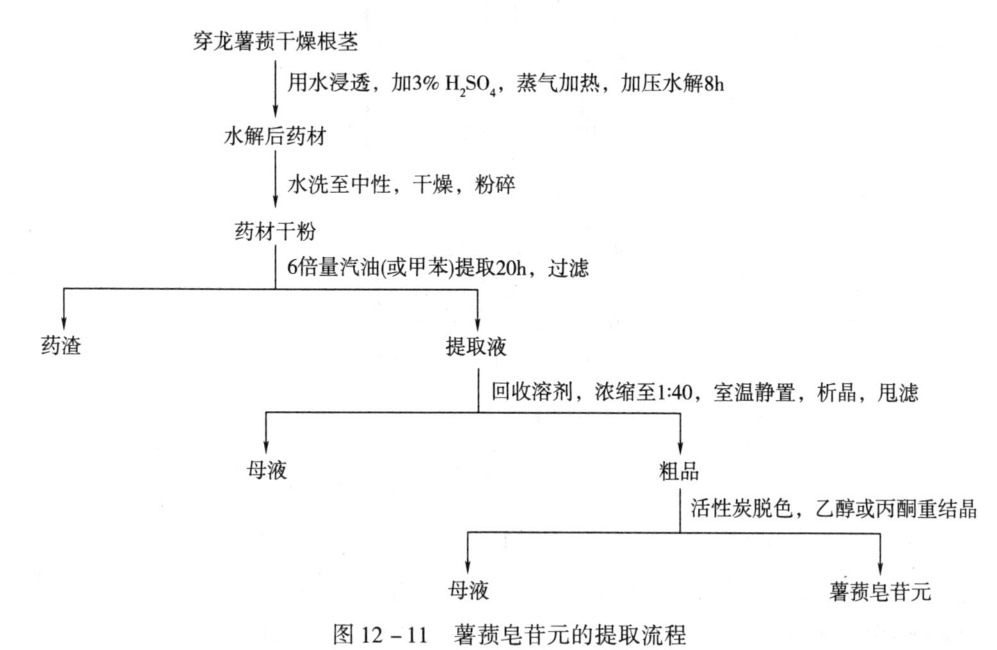

图 12－11 薯蓣皂苷元的提取流程

五、甾体皂苷的波谱特征

（一）紫外光谱

饱和的甾体皂苷元在 200～400nm 区间无吸收；含孤立双键的苷元在 205～225nm 有 1 个较弱吸收；含羰基的苷元在 285nm 左右有 1 个弱吸收；含 α,β－不饱和酮基的苷元在 240nm 左右有 1 个强吸收。

（二）红外光谱

甾体皂苷元的螺缩酮结构在红外光谱中显示 4 个特征吸收谱带，分别位于 980cm^{-1}（Ⅰ）、920cm^{-1}（Ⅱ）、900cm^{-1}（Ⅲ）和 860cm^{-1}（Ⅳ）左右，如图 12－12 所示。Ⅰ带为最强峰，根据Ⅱ带和Ⅲ带的强度可判别 C－25 构型，一般 C－25*S* 型的螺甾烷醇类的Ⅱ带峰强大于Ⅲ带；而 C－25*R* 型的异螺甾烷醇类的Ⅱ带峰强小于Ⅲ带。

（三）质谱

1. 甾体皂苷元的电子轰击质谱（EI－MS） 甾体皂苷元螺缩酮结构的质谱有 3 个特征峰，即 *m/z* 139 的基峰，*m/z* 115 的中强峰和 *m/z* 126 的弱峰。

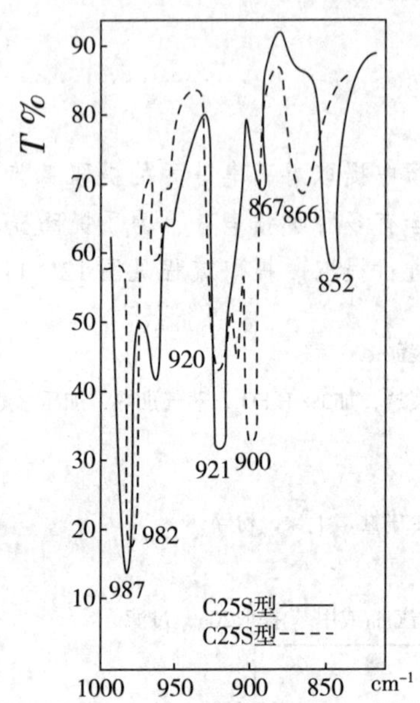

图 12-12　螺缩酮结构红外光谱

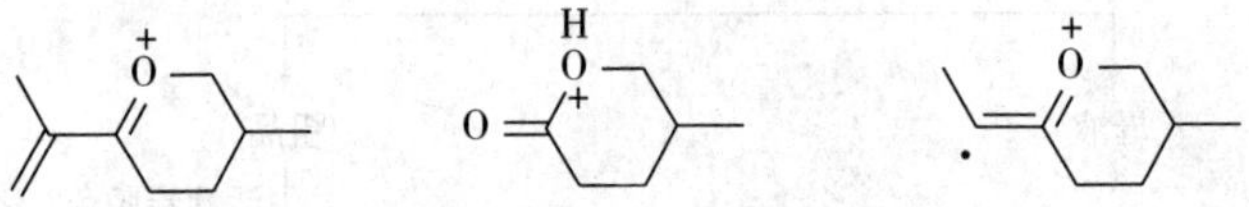

m/z 139　　*m/z* 115　　*m/z* 126

如果 C-25 或 C-27 位有 -OH 取代，这 3 个峰均发生 16 个质量单位的位移，相应的峰为 *m/z* 155、*m/z*131、*m/z*142；C-25 或 C-27 位有双键取代，这 3 个峰均下移 2 个质量单位，相应的峰为 *m/z* 137、*m/z* 113、*m/z* 124；C-23 位有羟基取代，*m/z*139 基峰消失；C-17 位有 α-羟基取代，*m/z* 139 峰强减弱，而 *m/z* 126 变成基峰，并出现 *m/z* 155 强峰和 *m/z* 153 的中强峰。

m/z 155　　*m/z* 153

甾核和甾核加 E 环的离子特征峰主要有质荷比（*m/z*）为 386、357、347、344、302、287、273、122 碎片离子峰。这些特征离子，可判定甾体皂苷元的存在与否，并根据质荷比相应的位移推测取代基种类、数目及取代位点。

2. 甾体皂苷的电喷雾质谱（ESI-MS）　甾体皂苷的正离子电喷雾质谱可测得较强的 $[M+Na]^+$ 的准分子离子峰和脱掉糖基的 $[碎片+Na]^+$ 高质量离子峰。例如蒺藜皂苷 A 的 ESI-MS 谱显示 *m/z* 939、*m/z* 777、*m/z* 615、*m/z* 453 等离子峰，*m/z* 939 的峰为 $[M+Na]^+$ 峰，表明该化合物的分子量为 916（939-23），*m/z* 777（916+23-162）、*m/z* 615（916+23-162-162）和 *m/z* 453（916+23-162-162-162）3 个峰可表明准分子离子峰相继脱掉 3 个质量单位为 162 的葡萄糖。

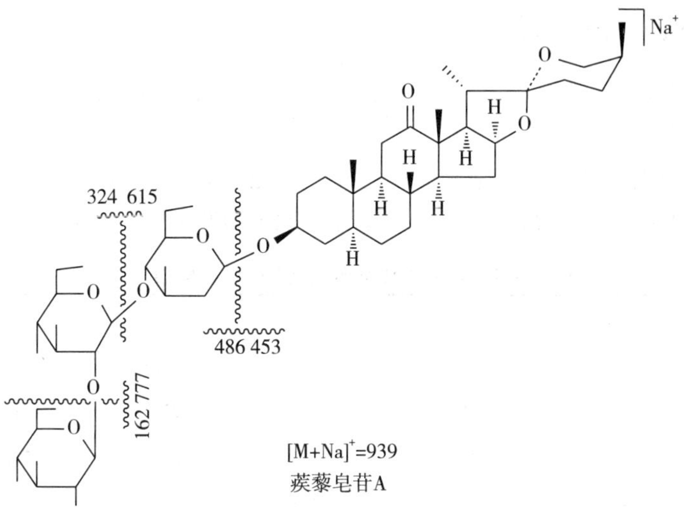

324 615

486 453

162 777

[M+Na]$^+$=939

蒺藜皂苷A

（四）核磁共振氢谱

1. 苷元上甲基信号 甾体皂苷元的^{1}H－NMR谱在高场区有4个—CH_3，C－18位—CH_3和C－19位—CH_3为角甲基，均为单峰，C－18位—CH_3处于较高场；C－21位—CH_3和C－27位—CH_3因被邻位氢偶合，均裂分为双峰，C－27位—CH_3处于较高场。如果C－25位—OH取代，则C－27位—CH_3变成单峰，并向低场位移。

2. C－25构型的确定 C－27位—CH_3的化学位移值可区别25*R*型和25*S*型2种异构体，C－27位—CH_3为α－取向（25*R*构型）的化学位移值要比β－取向（25*S*构型）处于较高场，25*R*型C－27位—CH_3的化学位移值δ 0.77～0.80，25*S*型C－27位—CH_3的化学位移值δ 0.97～1.07。C－26位—CH_2的2个氢的信号也区别C－25构型，在25*R*型异构体中，C－26位上的2个氢的化学位移相似，25*S*型异构体中，C－26位上的2个氢的化学位移差别较大，约0.6ppm左右。

（五）核磁共振碳谱

^{13}C－NMR谱是确定甾体皂苷结构最重要的手段，苷元信号归属可与已知化合物的图谱数据比较，参考取代基对化学位移的影响，确定苷元各碳的化学位移归属，推定皂苷元可能的结构。

甾体皂苷元的碳谱一般具有以下规律：①甾核和螺缩酮骨架中的饱和碳（包括仲碳、叔碳和季碳）的化学位移在δ 20～57之间。C－25位的化学位移值与25*R*或25*S*构型有关，如果C－25位无—OH取代，25*R*型的化学位移值δ 30左右，25*S*型的化学位移值δ 26左右。②甲基碳（伯碳）的化学位移在高场，一般小于δ 20，C－18位—CH_3的化学位移δ 16左右，C－21位—CH_3的化学位移δ 14左右，C－27位—CH_3的化学位移δ 17左右，C－19位—CH_3化学位移与C－5位—H的构型有关，当C－5位－αH（A/B环为反式）时，C－19位—CH_3的化学位移在δ 12左右，但当C－5位－βH（A/B环为顺式）时，C－19位—CH_3化学位移向低场位移至δ 23左右，同时C－1～C－9都不同程度地向高场位移。③连氧碳C－16的化学位移在δ 80左右，C－22位由于连接2个氧原子，化学位移在δ 109左右，C－26的化学位移在δ 65～69之间，如果—OH与糖成苷，则发生苷化位移，一般在δ 75左右。④双键碳的化学位移在δ 115～150范围内。⑤羰基碳的化学位移在δ 200左右。

（六）结构研究实例解析

案例解析

实例 常见甾体皂苷元的化学位移值列于表12-8，以表中（25*R*）-5α-螺甾烷（化合物Ⅰ）为已知化合物，根据碳谱数据解析化合物Ⅱ~化合物Ⅵ的结构。

表12-8 常见甾体皂苷元的^{13}C谱化学位移值

C位	Ⅰ	Ⅱ	Ⅲ	Ⅳ	Ⅴ	Ⅵ
C-1	37.8	37.0	29.9	29.9	37.3	36.5
C-2	22.2	31.5	27.8	27.8	31.4	31.2
C-3	26.8	71.2	67.0	67.0	71.6	70.7
C-4	29.0	38.2	33.6	33.6	42.3	37.8
C-5	47.1	44.9	36.3	36.5	140.9	44.6
C-6	29.0	28.6	26.5	26.6	121.3	28.3
C-7	32.4	32.3	26.5	26.6	37.0	31.4
C-8	35.2	35.2	35.3	35.3	31.4	34.4
C-9	54.8	54.4	40.3	40.3	50.1	55.5
C-10	36.3	35.6	35.3	35.3	37.6	36.0
C-11	20.7	21.1	20.9	20.9	20.9	37.8
C-12	40.2	40.1	39.9	39.9	39.8	213.0
C-13	40.6	40.6	40.7	40.6	40.3	55.0
C-14	56.5	56.3	56.5	56.4	56.8	55.8
C-15	31.8	31.5	31.8	31.7	31.8	31.5
C-16	80.8	80.7	80.9	80.9	80.8	79.1
C-17	62.3	62.2	62.4	62.1	62.1	53.5
C-18	16.5	16.5	16.4	16.5	16.3	16.0
C-19	12.3	12.4	23.8	23.9	19.4	12.0
C-20	41.6	41.6	41.6	42.1	41.6	42.2
C-21	14.5	14.5	14.4	14.3	14.5	13.2
C-22	109.0	109.0	109.1	109.5	109.2	109.0
C-23	31.4	31.4	31.4	27.1	31.4	31.2
C-24	28.9	28.8	28.8	25.8	28.8	28.8
C-25	30.3	30.3	30.0	26.0	30.3	30.2
C-26	66.7	66.7	66.8	65.0	66.8	66.8
C-27	17.1	17.1	17.1	16.1	17.1	17.1

解析：(1) 化合物Ⅱ的结构解析：化合物Ⅱ的数据与化合物Ⅰ (25*R*) - 5α - 螺甾烷比较，C - 3 的 δ 71.2 为连氧碳，C - 2 和 C - 4 相应向低场位移，为 β 效应，表明 C - 3位—OH 取代，其他数据基本不变，所以化合物Ⅱ为 (25*R*) - 5α - 螺甾 - 3 - 醇。

(2) 化合物Ⅲ的结构解析：化合物Ⅲ的数据与化合物Ⅱ比较，C - 19 位—CH_3 化学位移值移至 δ 23.8，C - 1 ~ C - 9 向高场位移，表明 5 - βH，A/B 环为顺式稠合，所以化合物Ⅲ为 (25*R*) - 5β - 螺甾 - 3 - 醇。

(3) 化合物Ⅳ的结构解析：化合物Ⅳ的数据与化合物Ⅲ比较，C - 1 ~ C - 22 的化学位移基本相同，C - 25 的向高场位移 5ppm，表明 C - 25 的构型变为 *S* 型，C - 19 位—CH_3 的化学位移值 δ 23.8，表明 5 - βH，所以化合物Ⅳ为 (25*S*) - 5β - 螺甾 - 3 - 醇。

(4) 化合物Ⅴ的结构解析：分析化合物Ⅴ的数据，C - 5 ~ C - 6 的化学位移 δ 120 ~ 140，表明 C - 5 ~ C - 6 有双键；由于受到 C - 5 ~ C - 6 有双键去屏蔽的影响，C - 19 位—CH_3 的化学位移值为 δ 19，所以化合物Ⅴ为 Δ^5 - (25*R*) - 螺甾 - 3 - 醇。

(5) 化合物Ⅵ的结构解析：分析化合物Ⅵ的数据，与化合物Ⅰ比较，C - 3 δ 70.7，为连氧碳，C - 2 和 C - 4 相应向低场位移，为 β 效应，说明 C - 3 为有—OH 取代，C - 12δ 213.0，说明 C - 12 为酮基，C - 19δ 12.0，表明 5 - αH，C - 25 δ 30.2，表明 25*R* 构型，所以化合物Ⅵ为 3 - OH - (25*R*) - 5α - 螺甾 - 12 - 酮。

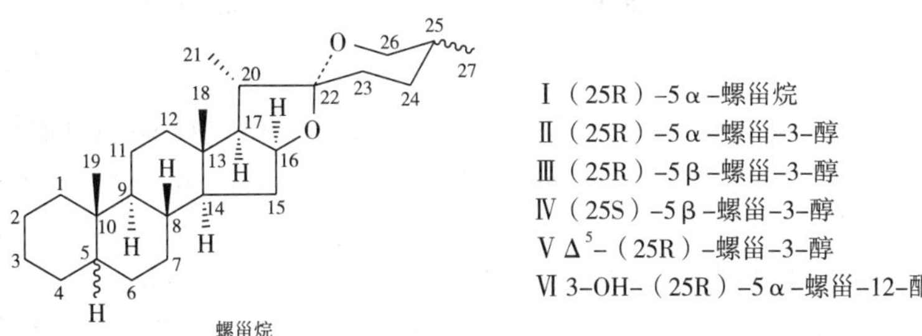

螺甾烷

第四节 其他甾类成分

天然甾体化合物除强心苷类和甾体皂苷外，还有 C_{21} 甾类、植物甾醇、昆虫变态激素和胆酸等多种类型。

一、C_{21} 甾类及其苷

C_{21} 甾类 (C_{21} - steroids) 是母核含有 21 个碳原子的孕甾烷 (pregnane) 或其异构体的衍生物。由于其具有抗炎、抗肿瘤、抗氧化、抗生育等生物活性，可直接用于临床，也可作为新药合成的原料。C_{21} 甾类成分分布比较集中和局限，主要分布于萝藦科、玄参科、夹竹桃科、楝科、毛茛科等植物中。

C_{21} 甾类化合物均具有孕甾烷的基本骨架，C - 10、C - 13 位多为 β - CH_3，C - 17 位侧链仅连有 2 个碳原子，结构中 C - 5 ~ C - 6 位之间大多有双键，C - 20 位可能有羰基，C - 17 位侧链多为 α - 构型，少数为 β - 构型。C - 3、C - 8、C - 11、C - 12、C - 14、C - 17、C - 20 等位

置上可能有羟基。C_{21} 甾类苷元基本结构如下：

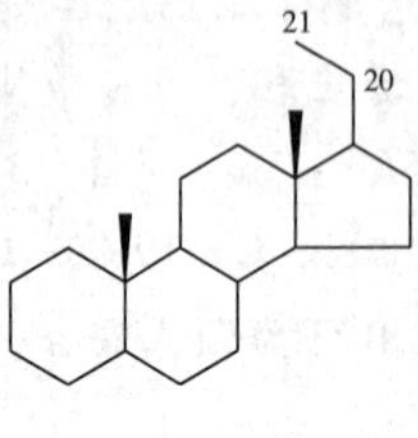

孕甾烷 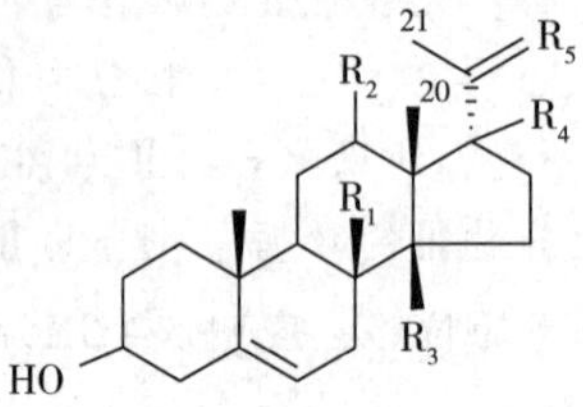　　C_{21} 甾（Ⅰ） 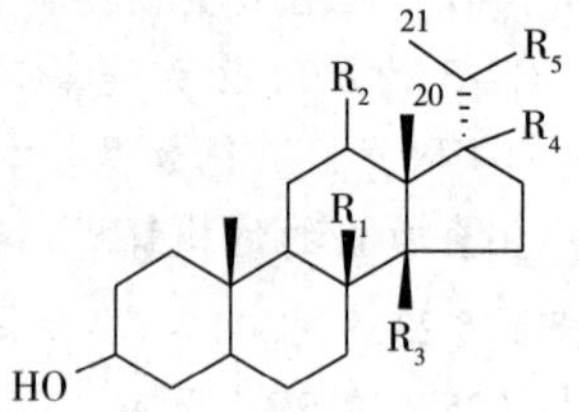　　C_{21} 甾（Ⅱ）

目前分离出的 C_{21} 甾类成分有 2 种存在形式：游离态或与糖结合成苷的形式，常见的苷元有告达亭、青阳参苷元和本波苷元等。糖链多与 C－3 位—OH 相连，分子中除含有羟基糖（多为葡萄糖）外，还含有 2,6－二去氧糖，因此 C_{21} 甾苷类成分也能发生 Keller－Kiliani 反应。

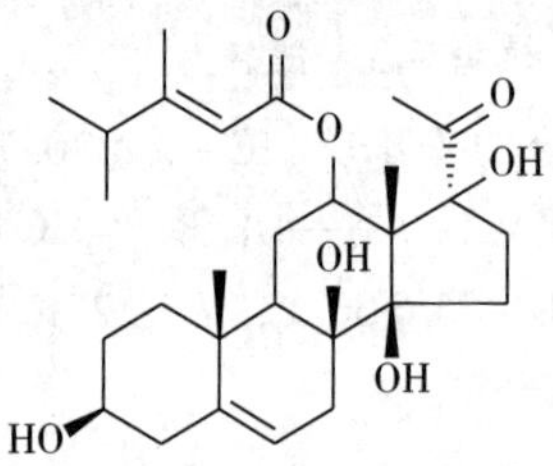

告达亭 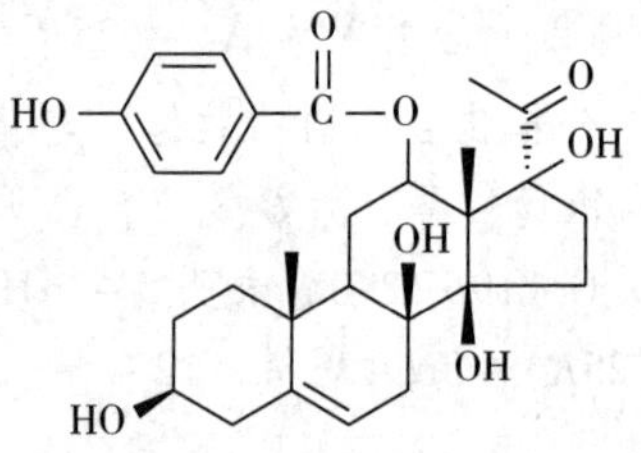　　青阳参苷元 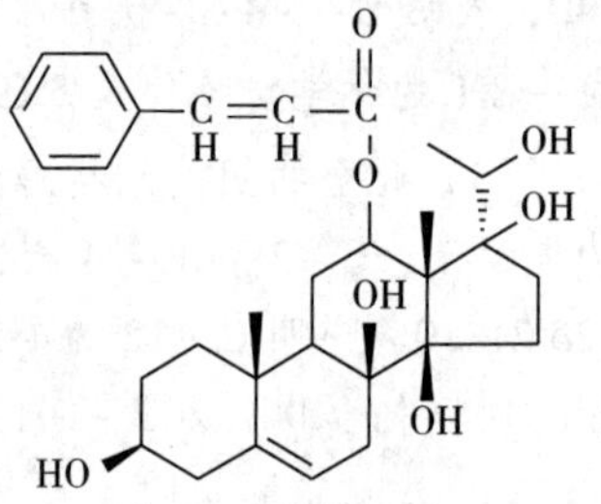　　本波苷元

从民间用于治疗风湿性关节炎及跌打损伤的草药萝藦科鹅绒藤属植物断节参 *Cynanchum wallichii* 根中分离得到的断节参苷（wallicoside），是告达亭（caudatin）C－3 位－OH 的五糖苷，其中有 3 分子去氧糖（*D*－加拿大麻糖）和 2 分子葡萄糖。从其同属植物青阳参 *C. otophyllum* 根茎中分离得到具有抗惊厥作用的青阳参苷Ⅰ（otophyllosideA）和青阳参苷Ⅱ（otophyllosideB）。前者为青阳参苷元的 *D*－加拿大麻糖的三糖苷，后者为告达亭的 *D*－加拿大麻糖的三糖苷。

知识拓展

从萝藦科鹅绒藤属植物飞来鹤 *C. auriculatum* 块根中分离得到 3 个具有抗肿瘤活性的 C_{21} 甾苷，其中 cynauricuoside A 为四糖苷，cynauricuoside B 为五糖苷，cynauricuoside C 为六糖苷。

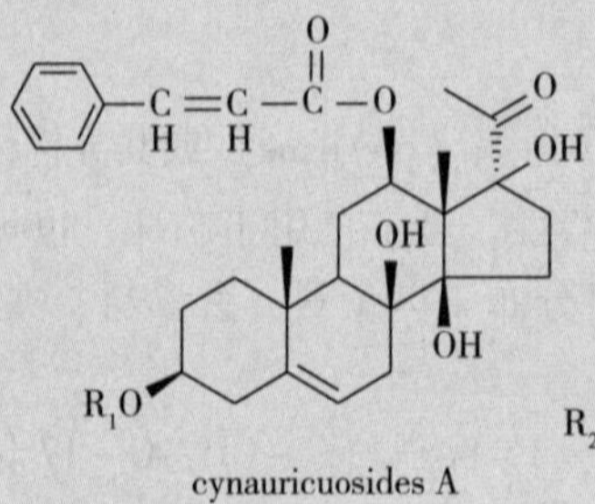

cynauricuosides A 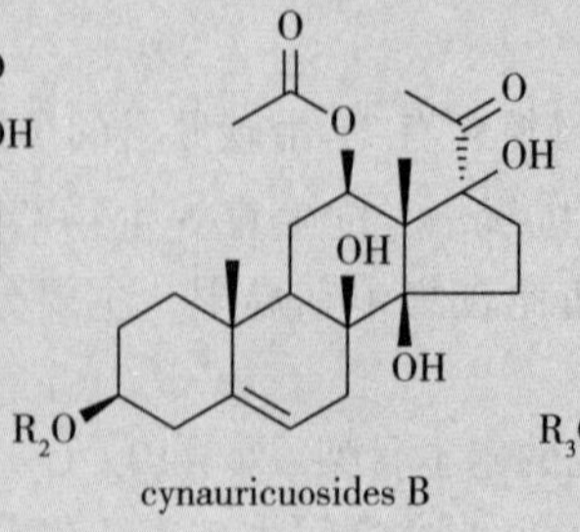　　cynauricuosides B 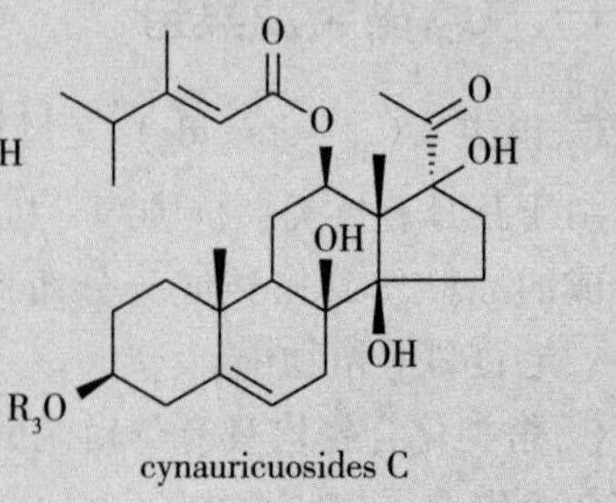　　cynauricuosides C

二、植物甾醇类

植物甾醇（phytosterols）是广泛存在于植物中的一类 C－17 取代 9～10 个碳的脂肪烃侧链的甾体化合物。因其能够预防治疗冠状动脉粥样硬化，可减少心血管病的风险，并具有较强的抗氧化性，广泛应用在食品、医药领域，别是在欧洲作为食品添加剂非常普遍。植物甾醇对皮肤具有很高的渗透性，可以保持皮肤表面水份，促进皮肤新陈代谢、抑制皮肤炎症，防止皮肤老化，广泛应用于化妆品工业。植物甾醇还是合成甾体药物和维生素 D_3 的原料。目前，已经分离鉴定出 100 余种植物甾醇，常见的有如谷甾醇（sitosterol）、豆甾醇（stigmasterol）、菜油甾醇（campesterol）和菜籽甾醇（brassicasterol）。β－谷甾醇 C－3 位—OH 连接 1 分子的 D－葡萄糖即为胡萝卜苷（Daucosterol）。

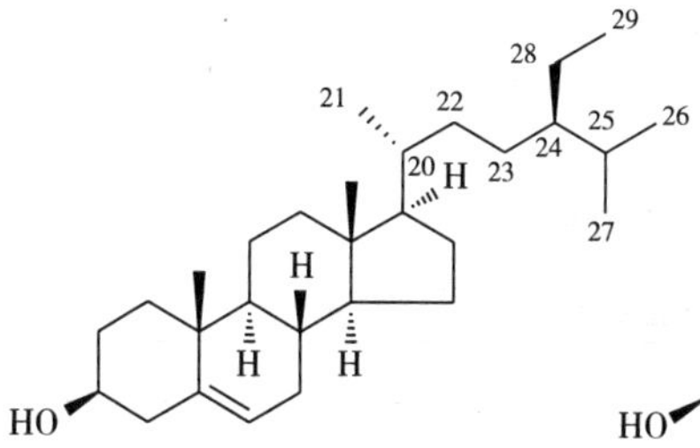

谷甾醇

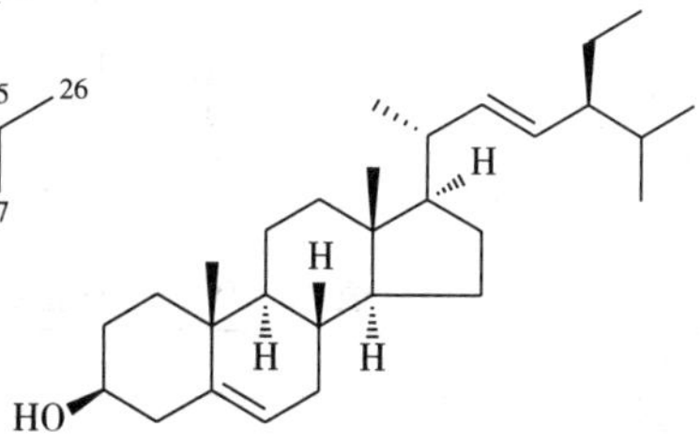

豆甾醇

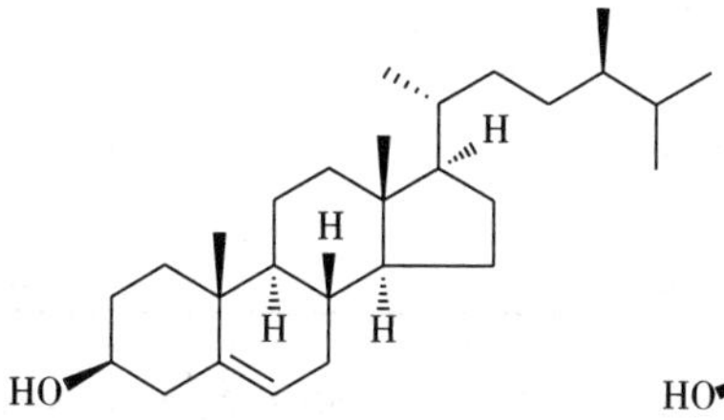

菜油甾醇

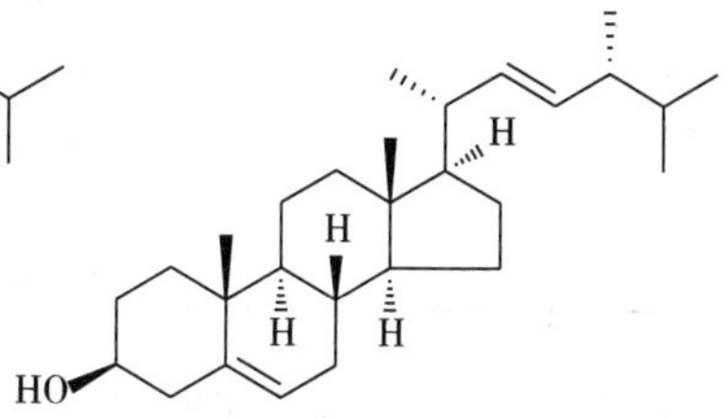

菜籽甾醇

三、昆虫变态激素

昆虫变态激素（insect metamorphosis hormone）是一类 C－6 位有酮基，C－7 位有双键，C－17位取代脂肪醇侧链的甾体化合物。

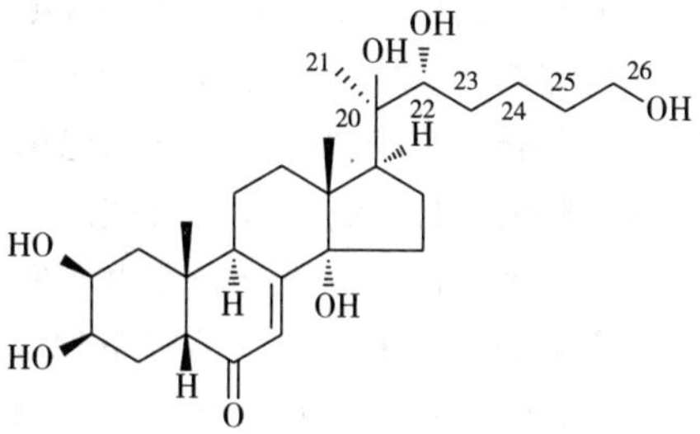

β－蜕皮甾酮

昆虫变态激素最初在昆虫体内发现，是昆虫分泌的变态蜕皮所需激素。1966 年首次报道在植物中发现了该类化合物。昆虫变态激素具有降血脂、降血糖、抗脑损伤、抗心肌缺血、抗衰老等生物活性。

四、胆酸类

天然胆汁酸（bile acid）是存在于动物中的一类 C－17 位取代戊酸侧链的甾体化合物，为胆烷酸的衍生物。其甾核结构的 A/B 环为顺式或反式稠合，B/C 和 C/D 为反式稠合。A/B 环顺式（5β）稠合为正系，A/B 环反式（5α）稠合为别系。天然胆酸可在 C3、C6、C7、C11、C12、C 16、C 22 和 C23 位上连有多个羟基，3－羟基是 α 构型，其他为 α 或 β 构型。一些重要的胆酸类化合物见表 12－9。

O
OH
H
胆烷酸

表 12－9　一些重要的胆酸类化合物

名称	—OH 取代	存在
胆烷酸		
胆酸	3α,7α,12α	人、牛
石胆酸	3α	人、牛
去氧胆酸	3α,12α	人、牛
鹅去氧胆酸	3α,7α	猪、牛、鹅
熊去氧胆酸	3α,7β	熊、牛
猪去氧胆酸	3α,6α	猪

天然胆酸在动物胆汁中通常与甘氨酸或牛磺酸的氨基以酰胺键形式结合成甘氨胆汁酸或牛磺胆汁酸，并以钠盐的形式存在。中药牛黄为牛的胆结石，约含 8% 胆汁酸，牛黄具有解痉、镇咳、镇痛、强心、利胆、保肝、抗炎等作用。

本章小结

甾体类化合物均具有环戊烷骈多氢菲的甾核结构，根据甾核上 C－17 位侧链结构不同分强心苷、甾体皂苷、C_{21} 甾类、植物甾醇、昆虫变态激素、胆酸等多种类型。强心苷是存在于植物中具有强心作用的甾体苷类化合物，分甲型强心苷和乙型强心苷；多采用不饱和内酯环和 2－去氧糖反应鉴别；可利用溶剂法、沉淀法、萃取法和色谱法提取分离强心苷；根据 UV、IR、NMR 和 MS 特征鉴定强心苷的结构。甾体皂苷是一类由螺甾烷类化合物与糖结合的寡糖苷，根据其苷元结构中 C－25 的构型和 F 环的变化分为螺甾烷醇类、异螺甾烷醇类、呋甾烷醇类和变形螺甾烷醇类 4 种类型；甾体皂苷具有表面活性和溶血性，与甾醇类化合物生成分子复合物，可利用此性质进行甾体皂苷的分离，实际工作中常用系统溶剂法以及大孔吸附树脂、硅胶、ODS 等色谱法提取、分离、纯化甾体皂苷；可根据四大谱学特征鉴定甾体皂苷结构，红外光谱可区分螺甾烷醇和异螺甾烷醇两种结构类型，核磁共振光谱可判定 25*R* 或 25*S* 构型以及 C－5－Hα 或 β 取代问题。

练 习 题

一、单项选择题

1. 能发生 legal 反应的化合物是（　　）
   A. C_{21} 甾类化合物　B. 甲型强心苷　C. 甾体化合物　D. 植物甾醇
2. 鉴别强心苷类化合物常用的显色反应是（　　）
   A. 硼酸络合反应　B. 盐酸-镁粉反应　C. 四氢硼钠反应　D. Keller－Kiliani 反应
3. 鉴别甾体类化合物常用的反应是（　　）
   A. 无色亚甲蓝反应　B. Kedde 反应　C. 醋酐-浓硫酸反应　D. 锆盐-枸橼酸反应
4. 不能发生 α-萘酚-浓硫酸反应的化合物是（　　）
   A. 甾体皂苷　B. 三萜皂苷　C. 甾体皂苷元　D. 糖类
5. 下列哪一结构不是甾体皂苷的苷元（　　）
   A. 呋甾烷醇类　B. 螺甾烷醇类　C. 异螺甾烷醇类　D. 齐墩果烷

二、是非判断题

1. 强心苷红外光谱中不饱和内酯环出现两个羰基峰，较低波数的是正常峰。
2. 从蟾蜍皮下腺分泌物中提出了强心药蟾力苏，故在动物界中发现了强心苷成分。
3. Keler-Kiliani 反应为阴性，证明不含强心苷。
4. 利用 legal 反应可区分甲型强心苷和乙型强心苷。
5. 甾体皂苷元螺缩酮结构 IR 光谱中有Ⅰ、Ⅱ、Ⅲ、Ⅳ四个特征吸收，25*R* 型Ⅱ带 > Ⅲ带。

三、简答题

1. 简述强心苷水解的方法。
2. 简述薯蓣皂苷、蒺藜皂苷、重楼皂苷、菝葜皂苷的苷元各属于哪类甾体皂苷元。
3. 简述甾体皂苷溶血规律。
4. 甾体类化合物是根据什么进行分类的？主要包括哪些类型？
5. 为什么提取西地兰的起步溶剂为70%乙醇，而提取毛地黄毒苷要发酵后再用70%乙醇提取？

四、结构解析题

从毛花毛地黄中提得一强心苷，水解后其苷元的 UV、IR 和 NMR 光谱部分数据如下，试推出该化合物的结构，并写出推导过程。

UV：λmax 220nm

IR：$1756cm^{-1}$,$1783cm^{-1}$

^{1}H-NMR：19-CH_3 δ 0.767，18-CH_3 δ 0.992

^{13}C-NMR：C_1 δ 30.0，C_2 δ 27.9，C_3 δ 66.6，C_4 δ 33.3，C_5 δ 36.4，C_6 δ 26.9，C_7 δ 21.9，C_8 δ 41.3，C_9 δ 32.6，C_{10} δ 35.5，C_{11} δ 30.0，C_{12} δ 74.8，C_{13} δ 56.4，C_{14} δ 85.8，C_{15} δ 33.0，C_{16} δ 27.9，C_{17} δ 46.1，C_{18} δ 9.4，C_{19} δ 23.8，C_{20} δ 177.1，C_{21} δ 74.6，C_{22} δ 117.0，C_{23} δ 176.3

（张　宇）

第十三章 生 物 碱

学习导引

1. **掌握** 生物碱的含义、分类与基本结构，生物碱的理化性质、提取、分离与检识方法。
2. **熟悉** 生物碱的生源途径、分布和生理活性。
3. **了解** 生物碱的结构研究方法。

第一节 概 述

生物碱（Alkaloid）是当代研究较早的一类具有典型生物活性的天然来源化合物。1803 年 Derosne 首先从鸦片中分离得到第一个生物碱那可丁（narcotine）后，1806 年德国药剂师 F. W. Sertürner 又从鸦片中分出吗啡碱，因其具有碱性，被称为植物碱（vegetable alkalis）。1810 年西班牙医生 Gomes 从金鸡纳树皮中分离得到结晶体 cinchocine，后来证明其主要是奎宁（quinine）和辛可宁（cinchonine）的混合物。1819 年 Carl F. W. Meissner 将这类从植物中得到的碱性化合物统称为生物碱类（Alkaloids），沿用至今。

迄今发现，生物碱多具有特殊生物活性，为大量药用植物的有效成分。如阿片中的吗啡（morphine）具有强烈的镇痛作用、可待因（codeine）具有止咳作用；麻黄中的麻黄碱（ephedrine）具有平喘作用；黄连与黄柏中的小檗碱（berberine）具有抗菌消炎作用；长春花中的长春新碱（vincristine）与喜树中的喜树碱（camptothecine）具有很好的抗肿瘤作用。目前临床应用的生物碱类药物已有百余种之多。随着天然产物分离与结构研究新方法及新技术的出现，大大加速了生物碱的研究进程，其种类和数量都增加很快。

一、生物碱的定义

早期对于生物碱的定义是一类含氮有机化合物的总称，具有碱的性质，能与酸结合成盐。由于生物碱广泛分布于植物界，故又称“植物碱”。直到 1833 年，才用阿拉伯字“alqali”和希腊字“eidos”二字联合命名为“alkaloid”，意即“似碱的性质”。

但是随着对生物碱研究的不断深入，人们继续得到新模式与新结构的含氮化合物，因而之前对生物碱的定义就产生了局限性：①生物体生长必需的含氮化合物氨基酸、氨基糖、核酸、多肽和蛋白质等不包括在内；②有的生物碱虽为含氮杂环的衍生物，但不与酸结合成盐，如胡椒碱（piperine）、秋水仙碱（colchicine）几乎没有碱性，也不与酸结合成盐；③有的生物碱氮原子不在环内，而在环外，如麻黄碱氮原子不在环内，属于芳烃胺衍生物，秋水仙碱的氮原子在环外以酰胺的形式存在。因此生物碱的定义范围随着新结构的发现在不断扩大。

目前，人们共识的生物碱至少应具备以下几个特点：①结构中至少含有一个氮原子；②一般不包括分子量大于1500的肽类化合物；③具有碱性或中性；④氮原子源于氨基酸、嘌呤母核、甾体与萜类的氨基化。因此，生物碱一般是指存在于生物体内的一类含氮有机化合物（蛋白质、氨基酸、肽类及维生素B等除外）。生物碱多具有较复杂的氮杂环结构，通常具有生物活性和碱性。1983年，派勒蒂埃在对生物碱结构和分布特点充分研究的基础上定义：生物碱是含负氧化态氮原子、存在于生物有机体中的环状化合物。环状结构排除了小分子的胺类，非环的多胺和酰胺。负氧化态氮则包括胺（-3）、氮氧化物（-1）、酰胺（-3）化合物，但排除了含硝基（+3）和亚硝基（+1）的化合物如马兜铃酸（aristolochic acid）等。生物有机体是从实用考虑将其范围限于植物、动物和其他生物有机体，而排除简单定义中所限制的所有的化合物，但同时却包括经典定义中例外的大多数化合物，如秋水仙碱、胡椒碱、苯丙胺类和嘌呤类。

二、生物碱的命名规则

（一）生物碱类型的命名

生物碱的类型可以根据其基本骨架的化学结构命名，如吡啶、吡咯、喹啉、异喹啉、萜类等生物碱类型；也有以来源植物命名，如乌头碱、石蒜碱、茄科碱、贝母碱等。

（二）生物碱单体成分的命名

生物碱单体常以植物来源属与种的名称命名，如乌头碱（aconitine）、一叶秋碱（securinine）、石杉碱（huperzine）；有的则以生理活性或药效命名，如吗啡（使睡眠）、吐根碱（emetine，呕吐）；极少数以人名命名，如石榴碱（pelletierine）是为纪念化学家Pierre Joseph Pelletier而命名。

（三）生物碱单体成分的外文命名

外文名由词干、前缀和后缀三部分构成。基本词干按上述2的法则进行，作为前缀，常以*Epi*-（表），*Neo*-（新），*Pseudo*-（伪），*Iso*-（异），*Nor*-（去甲基），*Seco*-（开裂）等字冠首；后缀则因不同语种而异，英文、法文均接-ine，德文则以-in结尾。对于从一种植物中分离得到的具有同一基本母核的多种生物碱成分，往往以不同的后缀（如-idine，-anine，-amine，-inine，-isine等）区别。如从湖北贝母（*Fritillaria hupehensis*）中分离到的湖贝甲素（hupehenine）、湖贝乙素（hupehenirine）、湖贝嗪（hupenizine）、湖贝新（hupenisine）、湖贝甲素苷（hupehenoside）等十多种具有C-去甲-D-高甾体（C-nor-D-homo-steroide）骨架的生物碱，它们的词干均以种名“hupehen-”命名，后缀则分别以-ine，-irine，-izine，-isine，-idine结尾，而苷通常以-oside结尾。

三、生物碱的分类方法

生物碱的分类方法较多，依据不同各有利弊。常用分类方法主要有三种，一种是按植物来源分类，主要依据生物碱的天然来源进行归类，多应用于生物碱研究的早期阶段，如鸦片生物碱、乌头生物碱、三尖杉生物碱等。但有的植物含有的生物碱可能不是同一基本母核，如乌头中含有的生物碱主要是二萜类生物碱，而乌头的强心成分去甲乌药碱却是异喹啉类生物碱。第二种分类方法是按生物碱结构中氮原子存在的基本母核的类型进行分类，即化学分类法，如异喹啉类生物碱、吲哚类生物碱、萜类生物碱等，此分类方法优点是便于掌握生物碱的结构特征，利于了解其理化性质，缺点是不能了解生物碱的生源途径。第三种分类方法是生源结合化学分类方法，生物碱的生源主要有两个途径：一是来源于氨基酸途径，二是来源于甲戊二羟酸途径。

目前从植物界已分离得到万余种生物碱，但其来源仅限于几种前体氨基酸、甲戊二羟酸和醋酸酯。与生物碱生物合成有关的氨基酸主要有鸟氨酸、脯氨酸、赖氨酸、苯丙氨酸、酪氨酸、邻氨基苯甲酸、组氨酸、色氨酸和烟酸等。生物碱生物合成的生物化学本质是生物体在自身存在酶的参与下，发生 C－N 键和 C－C 键的形成与裂解，具体生物合成路径可参考有关专著。为了较好地掌握生物碱的结构特征，本章以化学结构分类为主，结合生源进行分类，对主要类型生物碱的结构特征、生源关系及其在植物界的分布作简要介绍。

第二节　结构与分类

一、有机胺类生物碱

有机胺类生物碱的结构特点是氮原子不在环内，而在环外。如麻黄碱，其氮原子处于脂肪链上，左旋结构具有平喘作用，差向异构体为伪麻黄碱（pseudoephedrine），具有机胺的性质。秋水仙碱也具有抗癌作用、辣椒碱（capsaicin）具有抗风湿作用，两者结构中的氮原子均在侧链以酰胺形式存在。

基本骨架　　1*R*，2*S*-（+）麻黄碱　　1*R*，2*R*-（－）伪麻黄碱　　秋水仙碱

二、吡咯类生物碱

吡咯类生物碱（Pyrrolidines）主要由吡咯或四氢吡咯衍生而成，尤以四氢吡咯衍生物为主，从生源上看吡咯生物碱来源于鸟氨酸，包括吡咯和吡咯里西啶两类，基本母核如下。

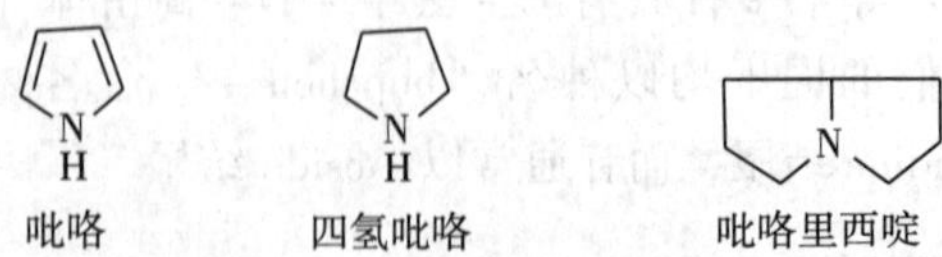

吡咯　　四氢吡咯　　吡咯里西啶

如从新疆党参（*Codonopsis clematidea*）中分离得到的具有降压作用的党参碱（codonopsine），具有抗癌活性的野百合碱（monocrotaline），具有抗高血压活性的阔叶千里光碱（platyphylline）等。

党参碱　　野百合碱　　阔叶千里光碱

三、哌啶类生物碱

哌啶生物碱（piperidines）是一类以哌啶环为母体结构的生物碱，来源于赖氨酸代谢途径，主要包括吡啶、哌啶、吲哚里西啶和喹诺里西啶四类，基本母核如下。

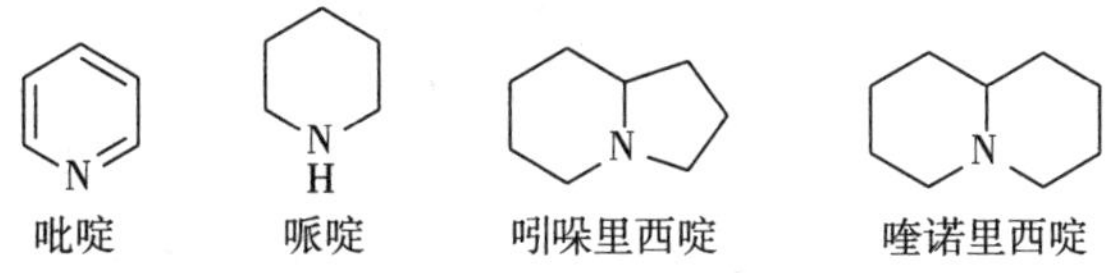

吡啶　　哌啶　　吲哚里西啶　　喹诺里西啶

（一）吡啶生物碱

该类生物碱以吡啶为母核，结构简单，呈液态。如烟草中能引起烟瘾的主要成分烟碱（nicotine），蓖麻中具有肝肾损害毒性的蓖麻碱（ricinine），八角枫中具有肌肉松弛作用的毒藜碱（anabasine）。

烟碱　　蓖麻碱　　毒藜碱

（二）哌啶生物碱

该类生物碱以哌啶为母核，主要分布于菊科、胡椒科、桔梗科、豆科、茄科与百合科等植物中。如具有剧毒作用的毒芹碱（coniine），具有抗惊厥和镇静作用的胡椒碱（piperine），具有杀虫作用的槟榔碱（arecoline）具有加快呼吸作用的山梗菜碱（lobeline）。

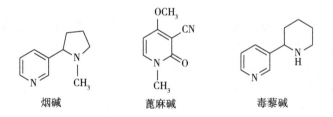

毒芹碱　　胡椒碱

槟榔碱　　山梗菜碱

（三）吲哚里西啶与喹诺里西啶类生物碱

指哌啶环与吡咯环或两个哌啶环共用一个氮原子的结构。如从娃儿藤属植物中分离得到的具有抗癌作用的娃儿藤碱（tylophoridicine E），具有抗癌活性的苦参碱（matrine）和氧化苦参碱（oxymatrine），具有呼吸兴奋作用的金雀儿碱（cytisine），以及羽扇豆碱（lupinine）、苦豆碱（aloperine）、石松碱（lycopodine）。

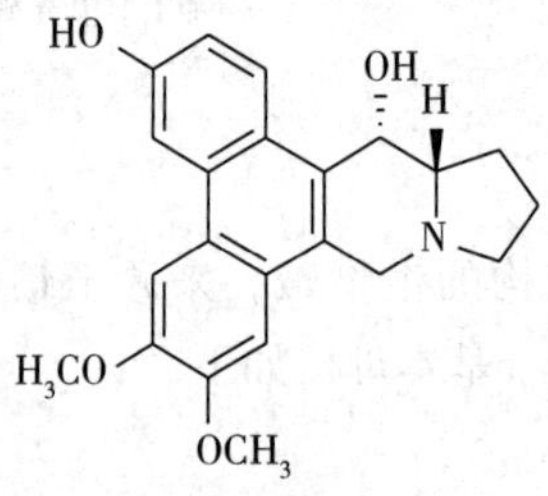

娃儿藤碱 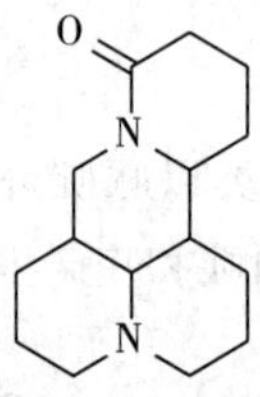　苦参碱 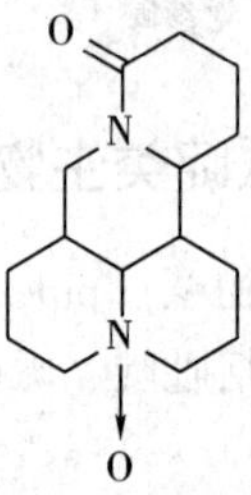　氧化苦参碱

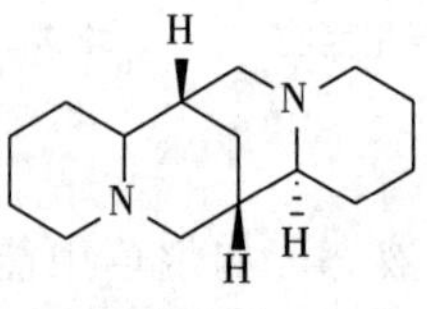

金雀花碱 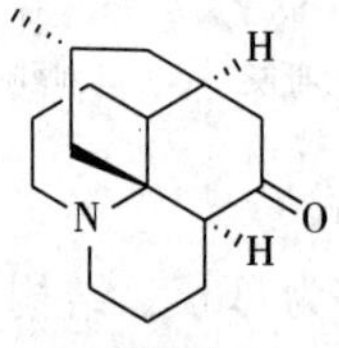　石松碱

四、托品类生物碱

托品（莨菪烷）类生物碱（Tropines）是吡咯环和哌啶环骈合而成，两环共用一个氮原子和两个碳原子形成托品烷基本骨架，来源于鸟氨酸代谢途径。此类生物碱在植物体内常以有机酸酯的形式存在，主要分布于茄科、大戟科、十字花科、旋花科、山龙眼科与红树科等双子叶植物中，尤其以茄科曼陀罗属（*Datura*）与曼陀罗木属（*Brugmansi*）中含量丰富。如从颠茄（*Atropa belladonna*）中分离到的莨菪碱（hyoscyamine）、东莨菪碱（scopolamine），以及从唐古特山莨菪（*Anisodus tanguticus*）中分离到的山莨菪碱（anisodamine）和樟柳碱（anisodine），临床上用于胃肠道解痉、抑制胃酸分泌、镇静和扩瞳。

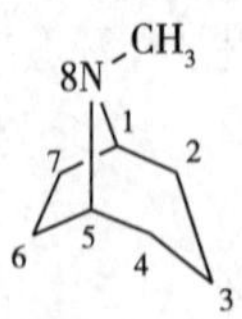

莨菪烷基本骨架 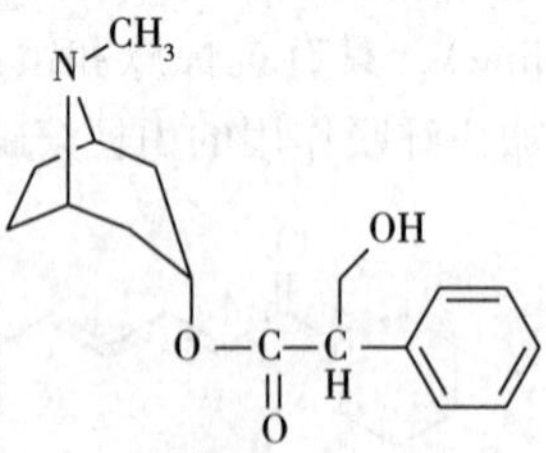　莨菪碱 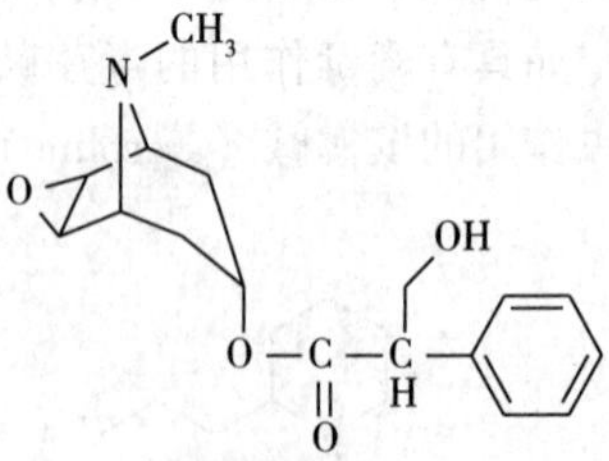　东莨菪碱

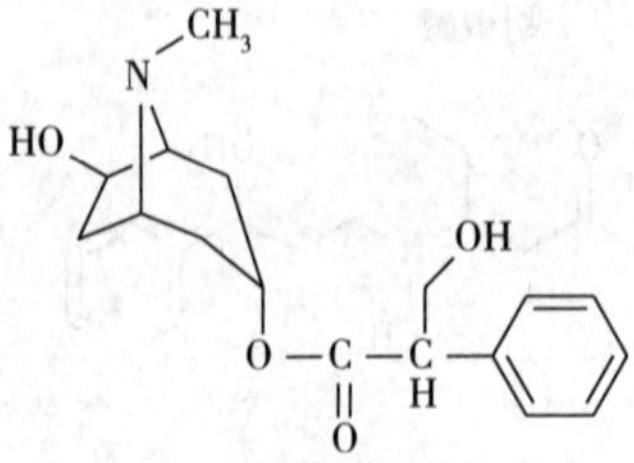

山莨菪碱 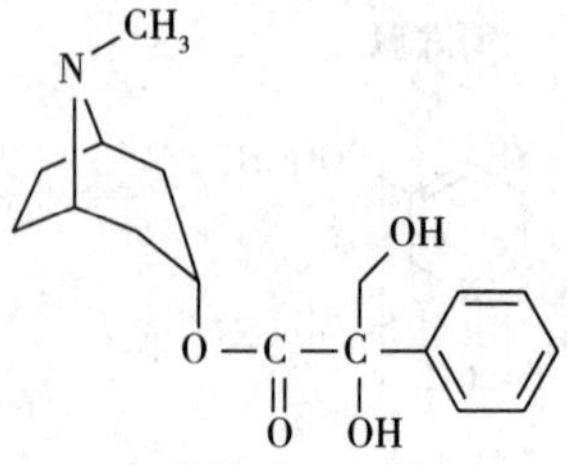　樟柳碱

五、喹啉类生物碱

喹啉类生物碱（Quinolines）是以喹啉环为基本母核衍生而成，来源于邻氨基苯甲酸途径，主要分布在芸香科、珙桐科、茜草科金鸡纳属（*Cinchona*）等植物中，具有多种生物活性，如具有抗疟活性的奎宁类和具有抗肿瘤活性的喜树碱类。奎宁类生物碱最初从茜草科金鸡纳属植物中分离得到，又称为金鸡纳生物碱（Cinchona alkaloids），如奎宁与辛可宁，是研究最早的生物碱之一。喜树碱类生物碱是从喜树中分离到的具有细胞毒活性的喹啉类成分，如喜树碱为 DNA 拓扑异构酶 I（topoisomerase I）的特异性抑制剂，其结构改造产物有许多已经成药，如依立替康（irinotecan）用于治疗直肠癌已于 1994 年在美国上市，用于治疗结肠癌、胃癌与肝癌的羟喜树碱（hydroxycamptothecine）也已在我国上市。

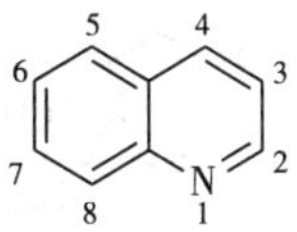

喹啉 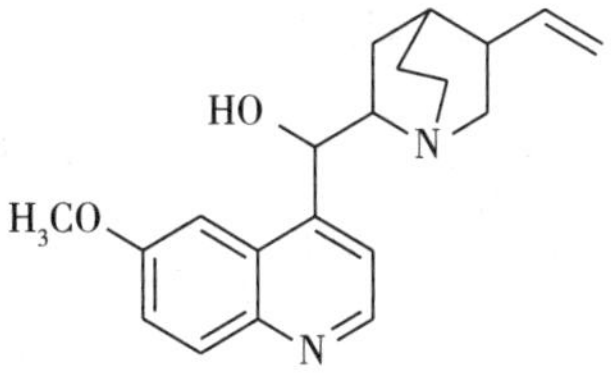　　奎宁 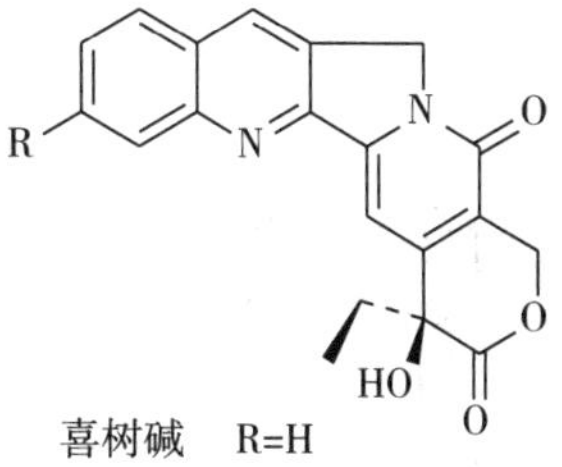　　喜树碱　R=H　10-羟基喜树碱　R=OH

六、异喹啉类生物碱

异喹啉类生物碱（Isoquinolines）在自然界植物体中分布较广、结构类型复杂、数量较多，来源于苯丙氨酸与酪氨酸途径，主要分布于木兰科、毛茛科、防己科、罂粟科、小檗科、番荔枝科、樟科、芸香科与睡莲科等植物中。异喹啉类生物碱主要以异喹啉或四氢异喹啉为基本母核，可分为简单异喹啉类、苄基异喹啉类及苯乙基异喹啉类。

（一）简单异喹啉类生物碱

该类生物碱种类较少，结构简单，主要分布在罂粟科罂粟属（*Papaver*）、紫堇属（*Corydali*）与毛茛科唐松草属（*Thalictrum*）等植物中。如鹿尾草中降压成分萨苏林（salsoline）和萨苏里丁（salsolidine）等。

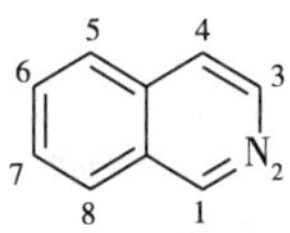

异喹啉 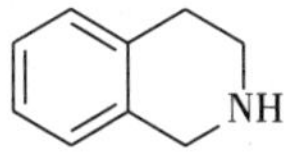　　四氢异喹啉 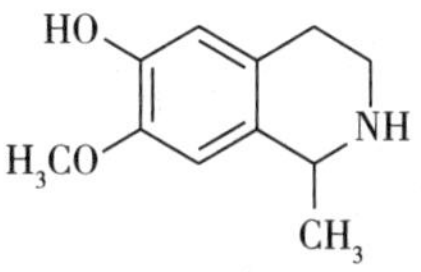　　萨苏林

（二）苄基异喹啉类生物碱

苄基异喹啉类生物碱数量多，均含有一个异喹啉骨架，同时包括更多的环系和复杂的取代而形成多种结构类型，按骨架类型可主要细分为以下小类：苄基异喹啉类、双苄基异喹啉类、阿朴啡类与异阿朴啡类、吗啡烷类、原小檗碱与小檗碱类、普罗托品类和菲啶类，代表性生物碱化学结构分别如下。

厚朴碱　罂粟碱　那碎因

汉防己甲素

阿朴啡　千金藤碱　木兰碱

吗啡　可待因　蒂巴因

小檗碱　四氢黄连碱　延胡索乙素

普罗托品　石蒜碱　白屈菜红碱

（三）苯乙基异喹啉类生物碱

苯乙基异喹啉类生物碱在自然界分布科属较少，但生物活性较高，如对白血病有较好疗效的三尖杉碱（cephalotaxine）与三尖杉酯碱（harringtonine）。

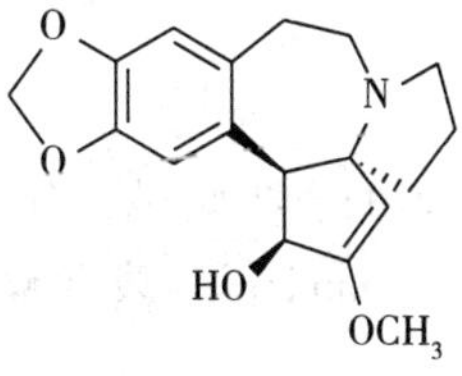

三尖杉碱 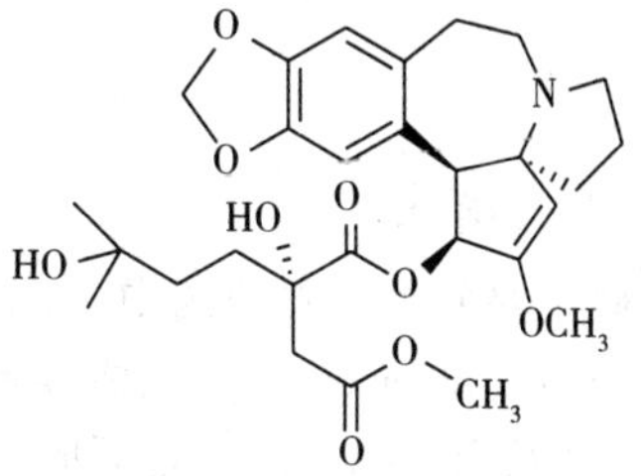　三尖杉酯碱

（四）其他类异喹啉类生物碱

吐根碱类生物碱分子结构中常含有一个四氢异喹啉环和一个裂环烯醚萜开环的片段，两部分拼合形成基本骨架，主要分布在茜草科与八角枫科等植物中。如具有催吐作用的吐根碱（emetine，依米丁）、吐根酚碱（cephaeline）与八角枫碱（alangicine）。

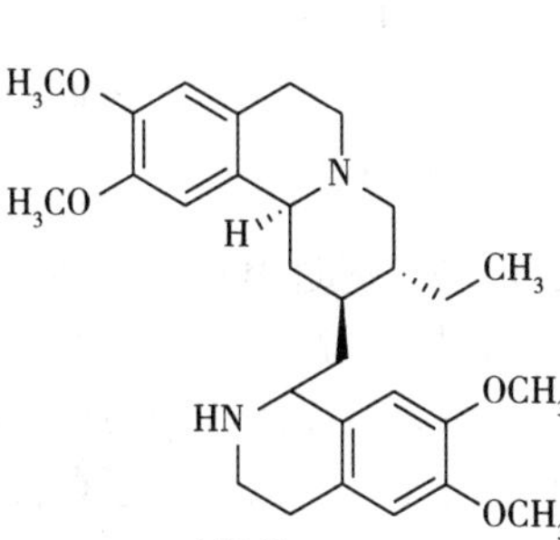

吐根碱 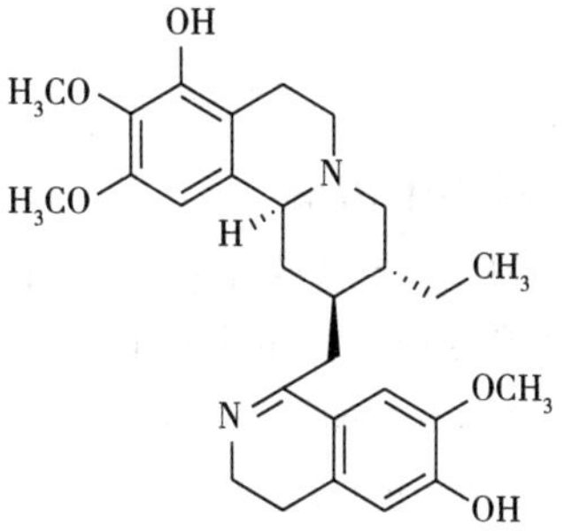　八角枫碱

七、吲哚类生物碱

吲哚类生物碱是最大最复杂的一类生物碱，约占已知生物碱的1/4。根据结构，将其分成四大类，即简单吲哚类、色胺吲哚类、半萜吲哚类与单萜吲哚类。本类生物碱生源上都来自于色氨酸，此类生物碱的生物合成研究已相当充分。

（一）简单吲哚类生物碱

简单吲哚类生物碱结构中只有吲哚母核，没有其他杂环结构，如存在于菘蓝中的大青素B（isatan B，菘蓝苷）与蓼蓝中的靛苷（indican）。

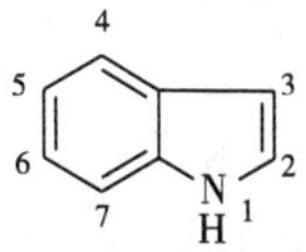

吲哚 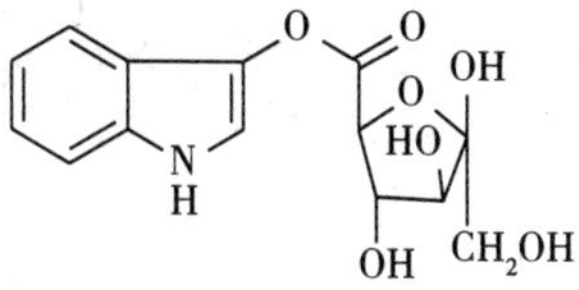　大青素B 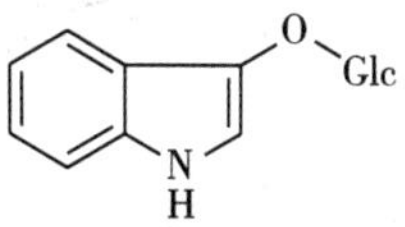　靛苷

（二）色胺吲哚类生物碱

色胺吲哚类生物碱含两个氮原子，结构比较简单。

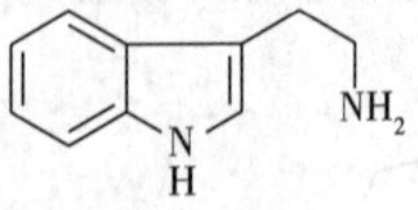

色胺 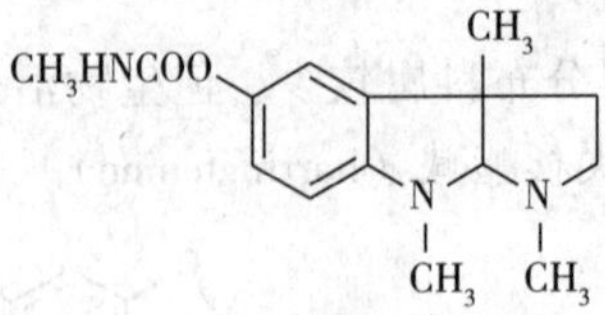　　毒扁豆碱 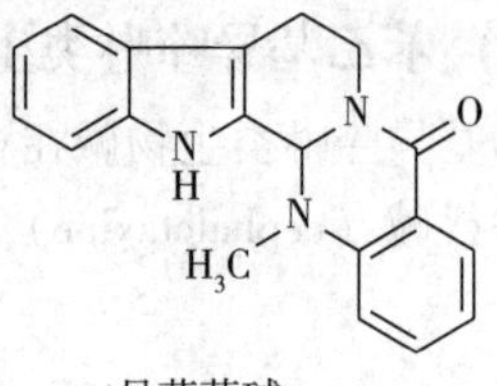　　吴茱萸碱

（三）半萜吲哚类生物碱

半萜吲哚类生物碱主要分布于麦角菌中，又称麦角碱类生物碱，分子中含一个四环的麦角碱核体系。如麦角新碱（ergometrine）与麦角胺（ergotamine），麦角碱核生源上由 MVA 酸（半萜部分）与色氨酸及其衍生物一级环合而成。

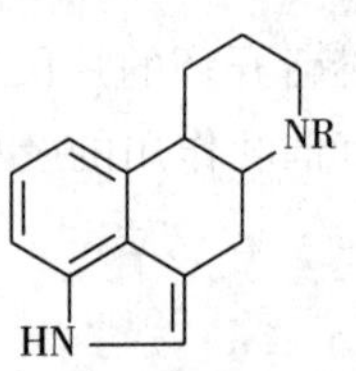

母核 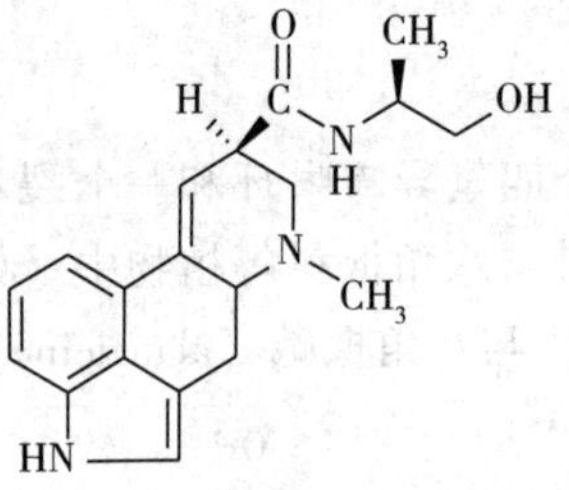　　麦角新碱 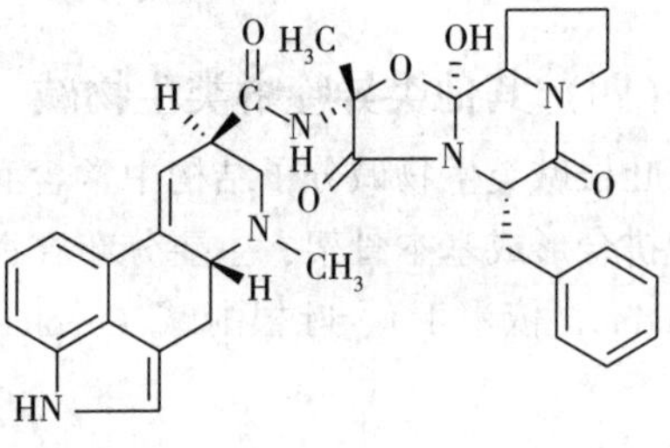　　麦角胺

（四）单萜吲哚类生物碱

单萜吲哚类生物碱是最重要的吲哚类生物碱，已知碱超过 1000 个。分子中具有吲哚核和 C_9 或 C_{10} 的裂环番木鳖萜或其衍生物两个结构单元，根据生源并结合化学结构分为单萜吲哚类与双分子吲哚两类生物碱。如存在于番木鳖中具有中枢兴奋作用的士的宁（strychnine）、具有降压作用的利血平（reserpine）与钩藤碱（rhynchophylline）；此外，还有长春胺（vincamine）与依波加明（ibogaminge）。

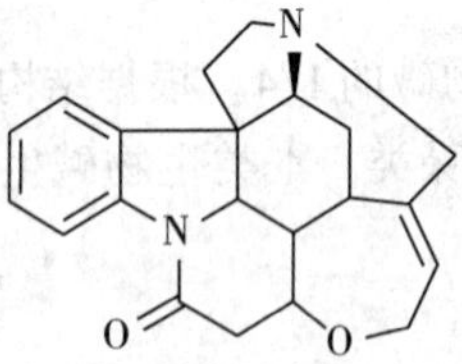

士的宁 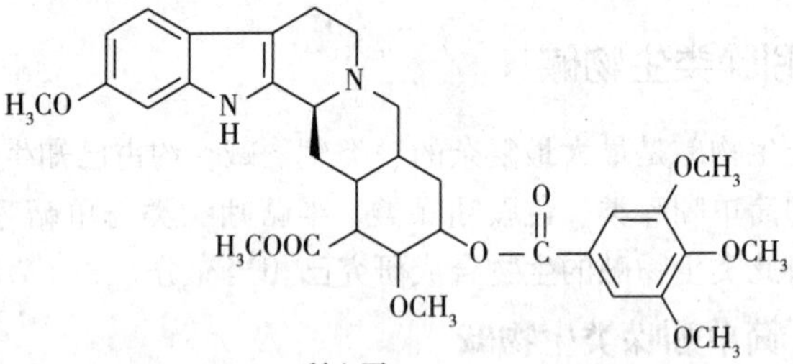　　利血平

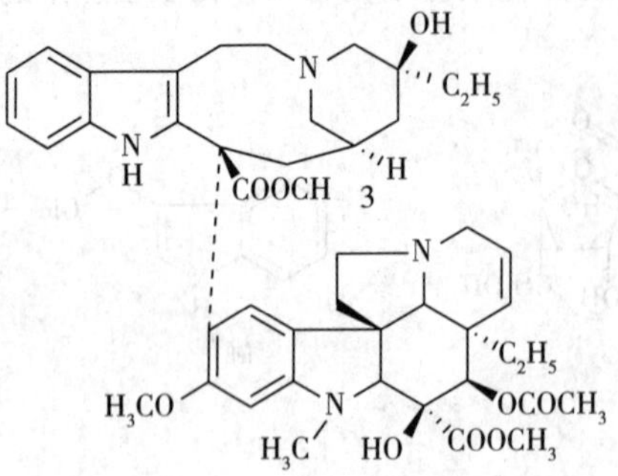

长春碱 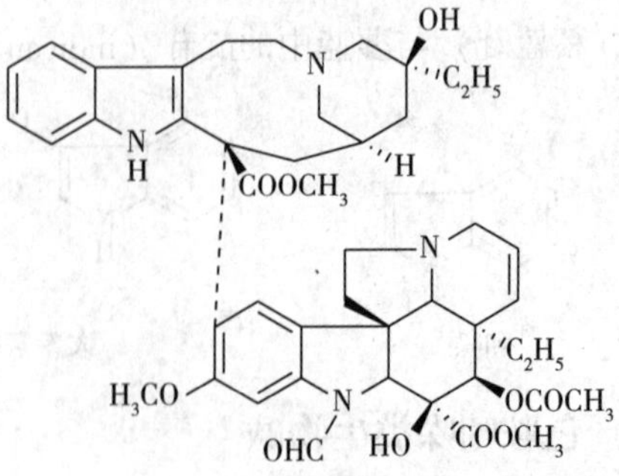　　长春新碱

八、萜类生物碱

萜类生物碱生源上来自甲戊二羟酸，而不是氨基酸，这类生物碱可分为单萜生物碱、倍半萜生物碱、二萜生物碱与三萜生物碱。

（一）单萜类生物碱

单萜类生物碱主要由环烯醚萜衍生而来，多分布于猕猴桃科、龙胆科、马钱科、夹竹桃科与玄参科植物中。如降血压作用的猕猴桃碱（actinidine）、抗炎镇痛作用的龙胆碱（gentianine）以及强壮作用的肉苁蓉碱（boschniakine）。

猕猴桃碱　　龙胆碱　　肉苁蓉碱

（二）倍半萜类生物碱

倍半萜生物碱具有倍半菇的骨架，在植物界分布很窄，主要集中在兰科石斛属、睡莲科萍蓬草属等植物中。如具有止痛退热作用的石斛碱（dendrobine），抗菌活性的黄萍蓬草碱（nuphleine）与萍蓬定（nupharidine）。

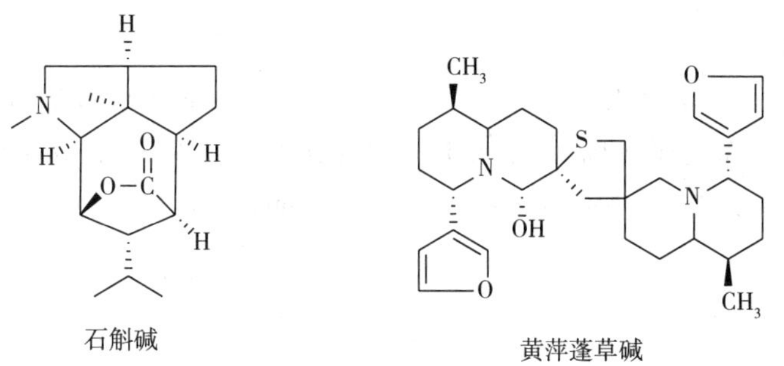

石斛碱　　黄萍蓬草碱

（三）二萜类生物碱

二萜类生物碱是四环二萜（对映-贝壳杉烷，*ent*-Kaunanes）或五环二萜（乌头烷，Aconanes）分子中具有β-氨基乙醇、甲胺或乙胺的杂环化合物，分为去甲二萜碱类（C_{19}）和二萜碱类（C_{20}），主要分布于毛茛科乌头属（*Aconitum*）和翠雀属（*Delphinium*）植物中。如乌头碱、3-乙酰基乌头碱（3-acetylaconitine）、粗茎乌碱甲（crassicauline A）、高乌碱甲（lappaconitine A）、牛扁碱（lycoctonine）、阿可诺新（aconosine）、维特钦（veatchine）、关附甲素（guan-fu base A），及具有抗肿瘤活性的紫杉醇（taxol）。

乌头碱　　3-乙酰乌头碱

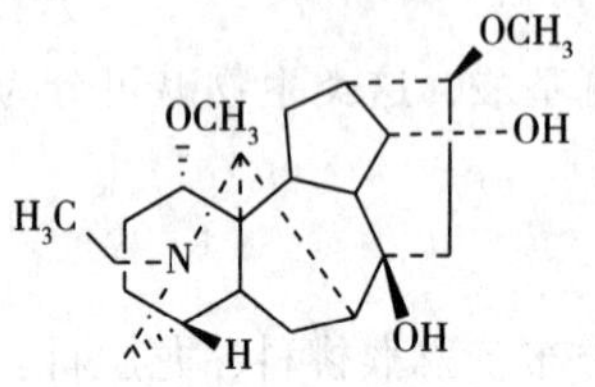

阿可诺新 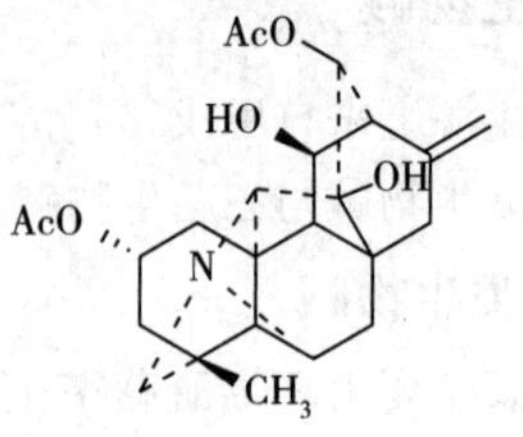　　　　关附甲素

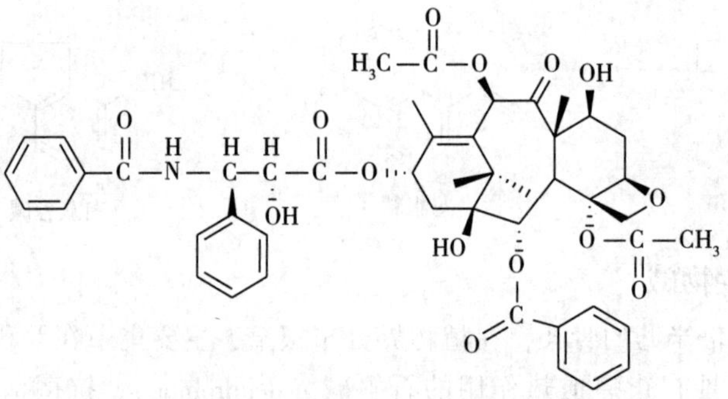

紫杉醇

(四) 三萜类生物碱

三萜类生物碱结构中具有三萜或降三萜骨架，主要分布于虎皮楠科虎皮楠属（*Daphniphyllum*）及黄杨科黄杨属（*Buxus*），交让木科交让木属（*Daphniphyllum*）植物中，如交让木碱（daphniphylline）及 N－benzoyl－16－acetylcycloxobuxidine 等。

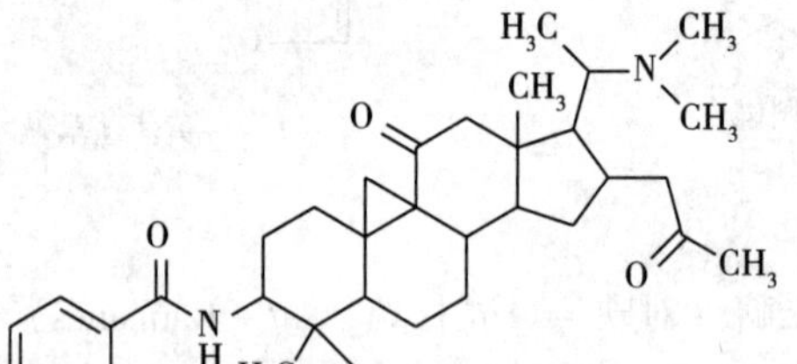

N-benzoyl-16-acetylcycloxobuxidine

九、甾体类生物碱

甾体类生物碱与萜类生物碱同属于“非氨基酸来源生物碱”，统称为伪生物碱，是天然甾体的含氮衍生物。根据甾体的骨架分为孕甾烷类生物碱（C_{21}）、环孕甾烷类生物碱（C_{24}）和胆甾烷类生物碱（C_{27}）三类。

(一) 孕甾烷类生物碱

该类生物碱具有孕甾烷的基本母核，指孕甾烷 C－3 或 C－20 位单氨基或双氨基的衍生物。主要分布于夹竹桃科，少数则在黄杨木科植物中，如康斯生（conssine）。

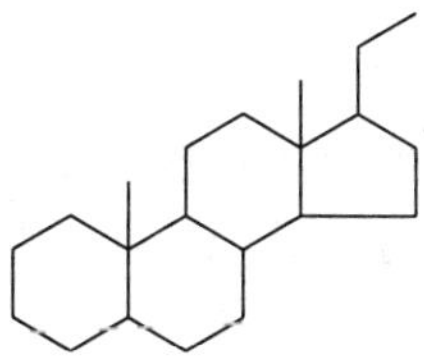

孕甾烷 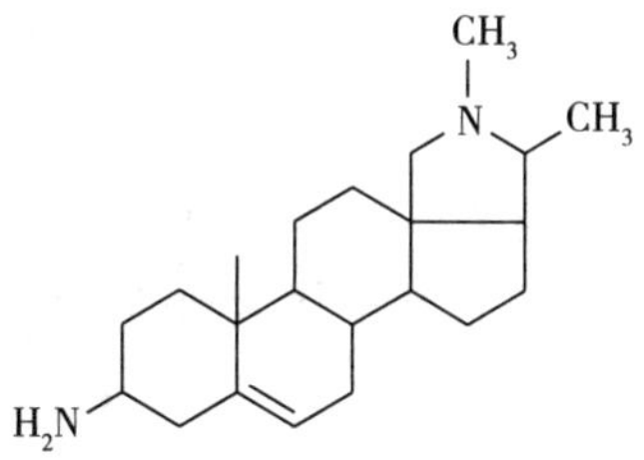　　康斯生 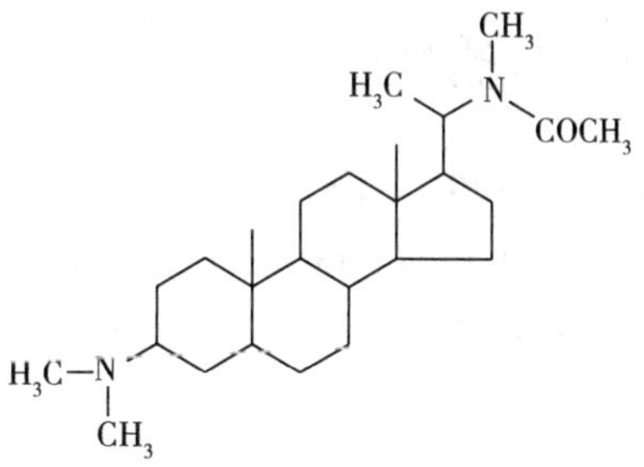　　野扇花碱

（二）环孕甾烷类生物碱

环孕甾烷类仅分布于黄杨木科植物中。具有 19－环－4,4,14α－三甲基孕甾烷型结构，一般母核具有 24 个碳原子。如具有增加冠脉流量与强心作用的环常绿黄杨碱 D（cyclovirobuxine D）及从黄杨木中分离得到的环黄杨酰胺（cycloprotobuxinamine）。

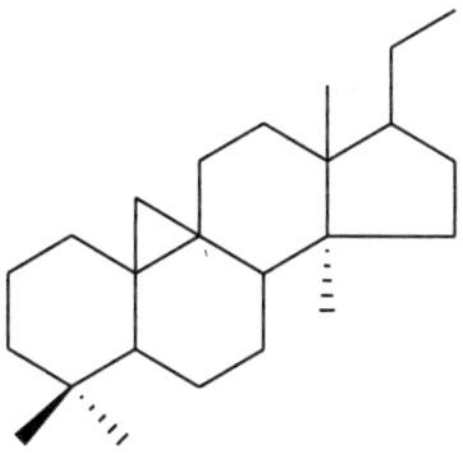

环孕甾烷 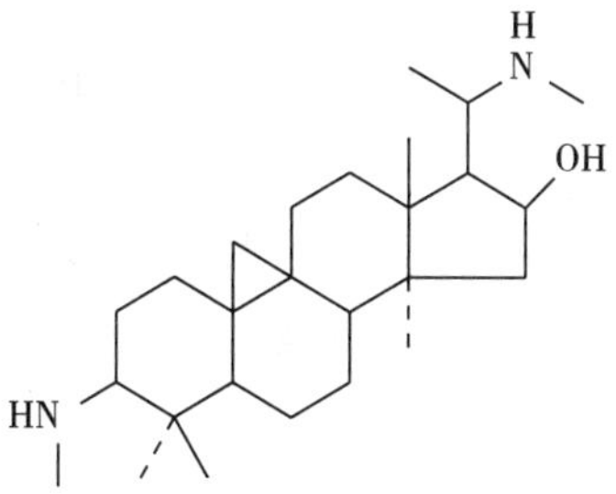　　环常绿黄杨碱D 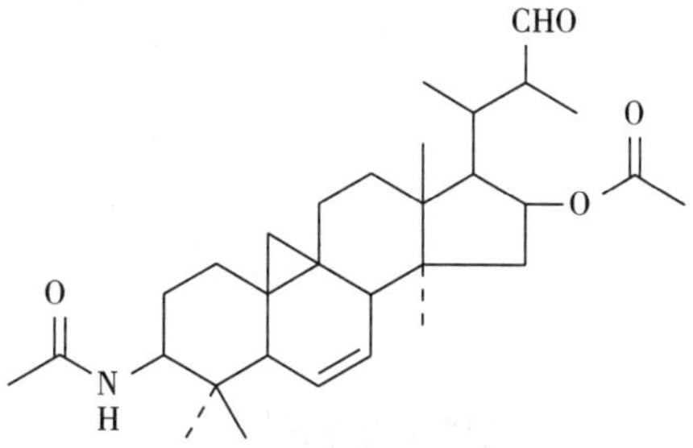　　环黄杨酰胺

（三）胆甾烷类生物碱

胆甾烷类生物碱按骨架可分为胆甾烷类生物碱和异胆甾烷类生物碱。胆甾烷类是以天然甾醇为母体的氨基化衍生物，常以苷的形式存在，主要分布于茄科与百合科植物中。

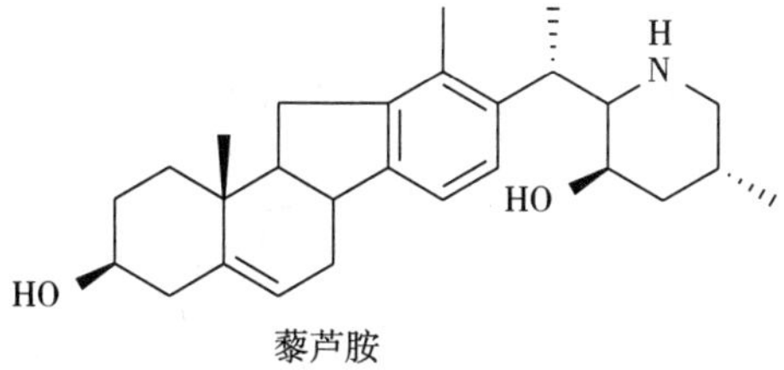

藜芦胺 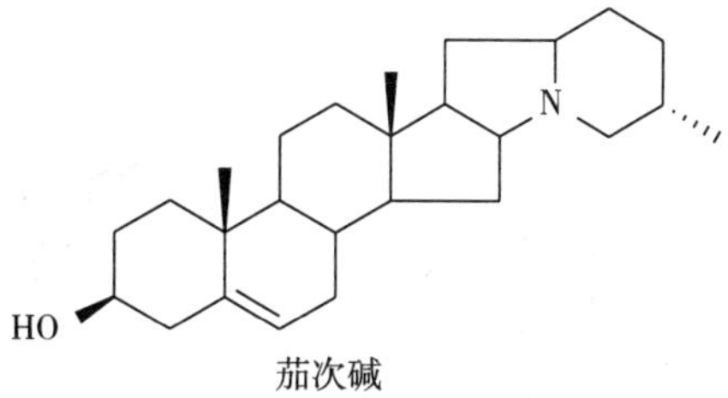　　茄次碱

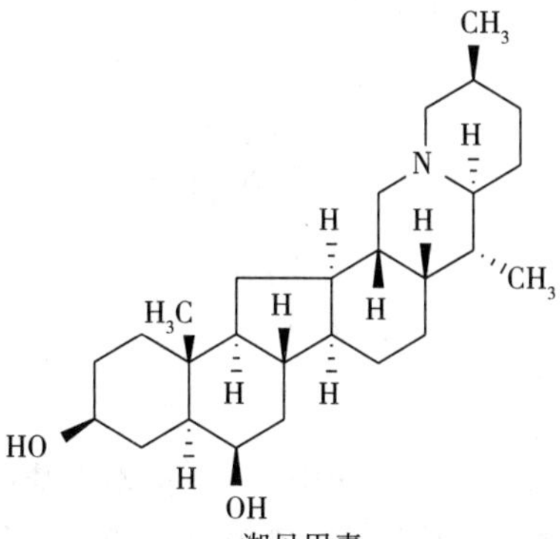

湖贝甲素

十、其他类型生物碱

（一）咪唑类生物碱

咪唑类生物碱（Imidazole alkaloids）种类不多，其结构中具有咪唑环基本母核，如存在于毛果芸香中的毛果芸香碱（pilocarpine）为胆碱能 M 受体激动剂，可用于治疗原发性青光眼。

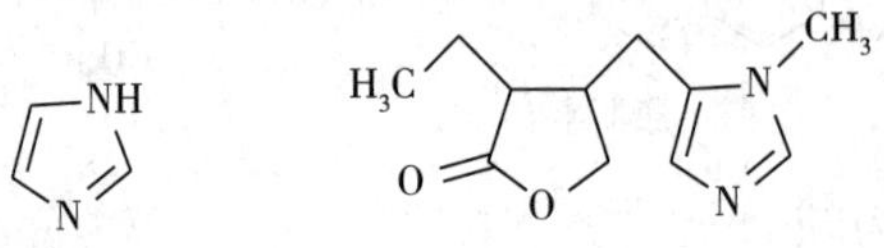

咪唑　　毛果芸香碱

（二）喹唑酮类生物碱

喹唑酮类生物碱种类较少，其结构中具有喹唑酮基本母核。如常山碱（febrifugine）就是中药常山抗疟作用的活性成分之一。

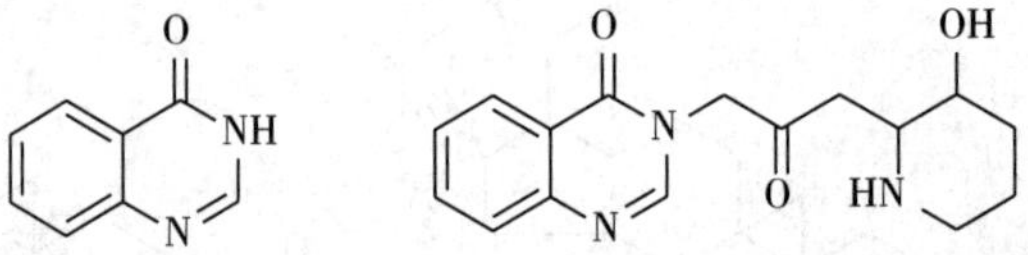

喹唑酮　　常山碱

（三）嘌呤类生物碱

嘌呤类生物碱含有嘌呤母核或黄嘌呤母核，在植物界分布较分散。如药食两用资源中具有降血脂和降胆固醇作用的香菇嘌呤（lentinacin），具有抗病毒、抗炎与抗肿瘤活性的虫草素（cordycepin），具有中枢兴奋作用的咖啡因，具有利尿扩冠作用的茶碱（theophylline）与可可碱（theobromine）均属于此类生物碱。

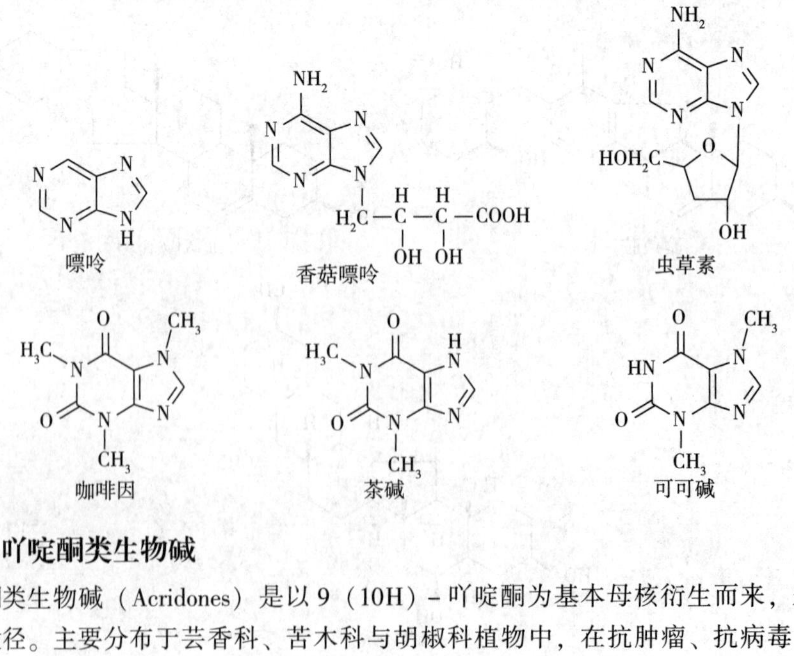

嘌呤　　香菇嘌呤　　虫草素

咖啡因　　茶碱　　可可碱

（四）吖啶酮类生物碱

吖啶酮类生物碱（Acridones）是以 9（10H）-吖啶酮为基本母核衍生而来，来源于邻氨基苯甲酸途径。主要分布于芸香科、苦木科与胡椒科植物中，在抗肿瘤、抗病毒、抗疟疾与抗菌方面有一定活性。如从吴茱萸中分离得到的吴茱萸宁（evoprenine）。

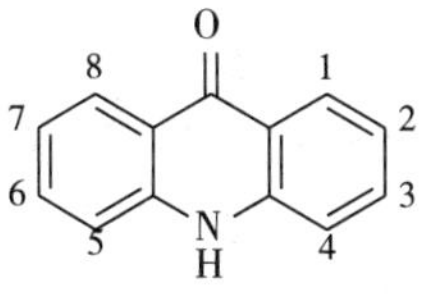

吖啶酮 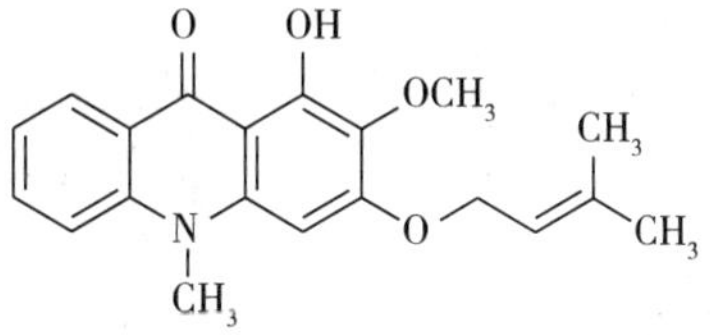　　　　吴茱萸宁

（五）肽类生物碱

肽类生物碱，即含有肽键的生物碱，其主要分布于鼠李科、梧桐科、茜草科、荨麻科、卫茅科、菊科、玄参科与禾本科等植物中，近年来还在海绵中发现肽类生物碱。肽类生物碱可分为环肽生物碱和线肽生物碱两大类型，如从四齿四棱草（*Schnabelia tetradonta*（Sun）C. Y. Wu）中分离得到的环肽四棱草肽（schnabepeptide），从海绵（*Cliona celata*）中分离得到的线肽 hexaacetylcelenamide A。

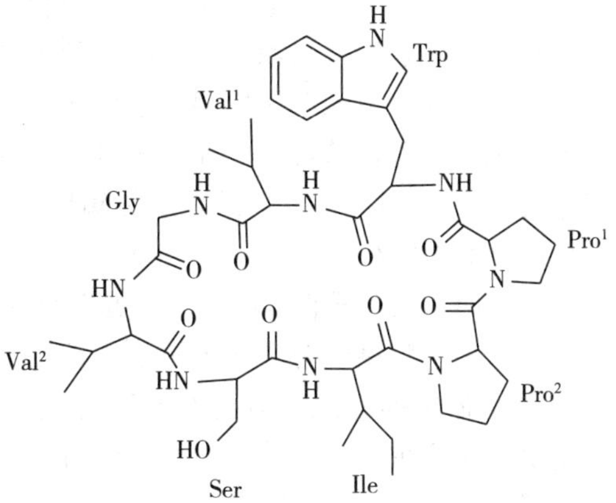

四棱草肽

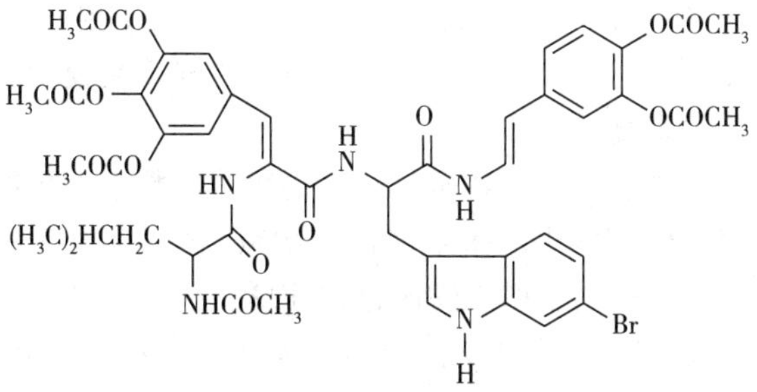

hexaacetylcelenamide A

第三节　生物碱的分布及在体内的存在形式

一、生物碱的分布

生物碱主要分布于植物界，动物界中的生物碱除了在高等动物脏器中含有去甲肾上腺素（noradrenaline，NAD）外，在许多低等动物如蟾蜍、苔鲜虫与蚂蚁中也分离得到多种类型生

物碱，近年来在海洋动物如海绵（*Latrumculia sp.*）等中亦分得相当数量的生物碱。生物碱在植物界分布的一般规律如下。

（1）在系统发育较低级的类群中生物碱分布较少 ①藻类、水生植物（除伸出水面部分如睡莲科植物外）与异养（腐生、寄生）植物中未发现生物碱；②菌类植物如麦角菌类等少数植物中含有生物碱；③地衣、苔藓类植物中仅发现少数简单的吲哚类生物碱；④蕨类植物中除简单类型的生物碱如烟碱外，结构复杂的生物碱则集中地分布于小叶型真蕨如木贼科、卷柏科与石松科植物中。

（2）生物碱集中分布在系统发育较高级的植物类群（裸子植物，尤其是被子植物）中 ①裸子植物中，仅紫杉科红豆杉属（*Taxux*）、松柏科松属（*Pinus*）、云杉属（*Picea*）、油杉属（*Ketelearia*）、麻黄科麻黄属（*Ephedra*）与三尖杉科三尖杉属（*Cephalotaxus*）植物含有生物碱；②在被子植物的单子叶植物中，生物碱主要分布于百合科、石蒜科与百部科植物中；③在被子植物古生花被类双子叶植物中，生物碱主要分布于毛茛科、木兰科、小檗科、防己科、马兜铃科、罂粟科、番荔枝科与芸香科；④在被子植物后生花被类双子叶植物中，生物碱主要分布在龙胆科、夹竹桃科、马钱科、茜草科、茄科、紫草料与菊科。

植物体中生成和储藏生物碱一般不在同一组织，是在植物的不同细胞内进行的。植物体内生物碱的生成主要在子房、心皮、分生组织、韧皮部、原生木质部、叶、芽与乳汁管等组织，而生物碱的储藏主要在液泡细胞与乳汁管细胞，如罂粟科、夹竹桃科中许多植物的生物碱都储藏于植物体内的乳汁管细胞内。因此，生物碱须经传输阶段才能到达储藏细胞组织，在这一过程中往往发生许多生物碱的次级结构改变。

生物碱在植物体内储藏往往集中在某一器官。例如，麻黄生物碱在麻黄的髓部含量最高，防己生物碱在防己的根部较多，黄柏生物碱主要存在于树皮，具抗癌活性的三尖杉酯碱则在三尖杉植物的枝、叶、根与种子各部分都存在，但叶和种子中含量较高。植物中生物碱含量差异极大，如金鸡纳树皮中生物碱含量在1.5%以上，而长春花中长春新碱（vincristine，VCR）含量仅百万分之一，美登木中美登木碱（maytansine）含量仅千万分之二。一般植物中含生物碱量达到千分之一以上就算比较高了。值得注意的是，同科属植物甚至同种植物中，生物碱的有无及含量高低还受生长环境、采收季节等因素的影响。如欧洲产的麻黄，麻黄碱的含量很低，而我国产的则含量较高，其中产于山西大同附近的麻黄又较其他地区高，可达1.6%，并且以秋末冬初时采收含量最高。

含生物碱的植物很少只含有一种生物碱，一般是数种或数十种生物碱共存，如长春花中已知含70多种吲哚类生物碱。由于同一植物中的生物碱往往来源于同一个前体，因此它们的化学结构往往类似，同科同属植物中的生物碱也往往属相同结构类型，这对寻找新的药用植物资源及化合物的结构推定都是较大意义。当然，也有一些科属的植物亲缘关系并不相近，但含有相同的生物碱，如小檗碱在植物界已发现分布于小檗科、罂粟科、防己科、毛茛科、芸香科与鼠李科等多种植物中。

二、生物碱在植物体内的主要存在形式

生物碱在植物体中除少数碱性极弱的以游离碱形式存在外，多数都以盐的形式存在于植物细胞中，还有以苷与酯的形式存在。与生物碱成盐的酸主要是有机酸，常见的如柠檬酸、酒石酸、草酸与琥珀酸，较少见的如乌头酸、奎宁酸、罂粟酸与藜芦酸。有少数生物碱与无机酸结合成盐存在，如小檗碱以盐酸盐存在于黄连及多种小檗科植物中，鸦片中的吗啡以硫

酸盐形式存在。

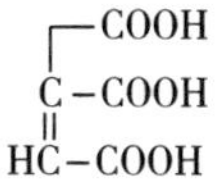

乌头酸 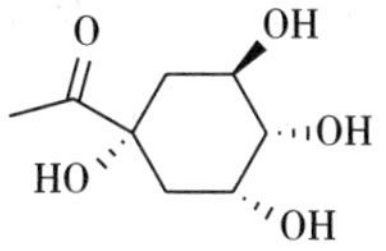　奎宁酸 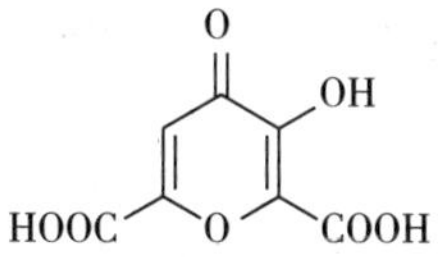　罂粟酸 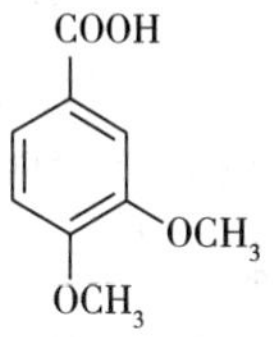　藜芦酸

生物碱分子中氮原子所处的状态包括游离碱类、盐类、酰胺类、N－氧化物类，氮杂缩醛类，其他类［如亚胺（C＝N）、烯胺（—N—C＝C）、苷、季铵碱、酯］。如游离状态的生物碱以酰胺、N－氧化物（如浙贝乙素 N－氧化物，多种烟碱 N－氧化物）、氮杂缩醛（酮）［N—C—O，如阿替生（atisine）］、亚胺（C＝N）、烯胺［C＝C—N，如新士的宁（neostrychnine）］、硫氮杂环（N—C—S）、苷（如湖贝甲素苷）、季铵碱（如小檗碱）、酯（如喜树碱）等形式存在。生物碱和糖缩合生成生物碱苷，在甾类、吲哚类、异喹啉类与吡咯里西啶类等生物碱中皆有发现。一些生物碱的母核中羟基常和有机酸结合成酯，如乌头碱中含有苯甲酰基和乙酰基，莨菪烷类生物碱及吡咯里西啶类生物碱绝大多数以酯的形式存在。一些生物碱母核上存在羧基，多数以甲酯的形式存在，如莨菪烷类生物碱中的可卡因，在吲哚类生物碱中此种情况更为常见。有的生物碱常和它的 N－氧化物共存，如苦参中含有苦参碱和氧化苦参碱。

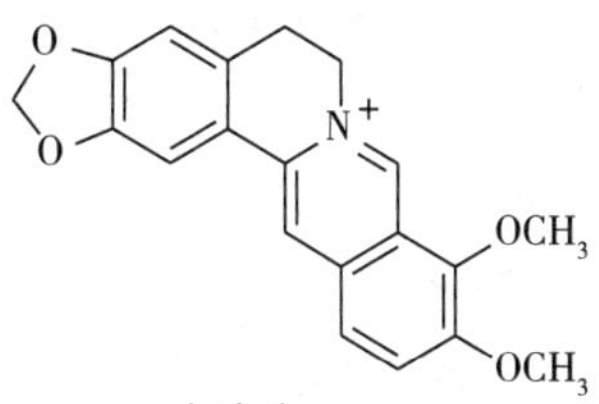

小檗碱 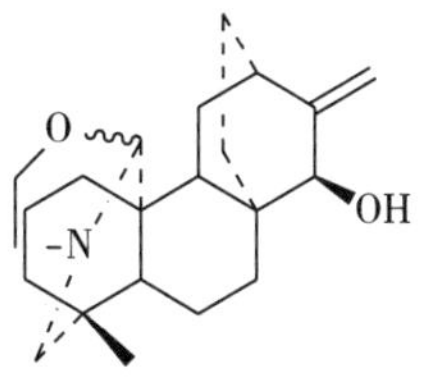　阿替生 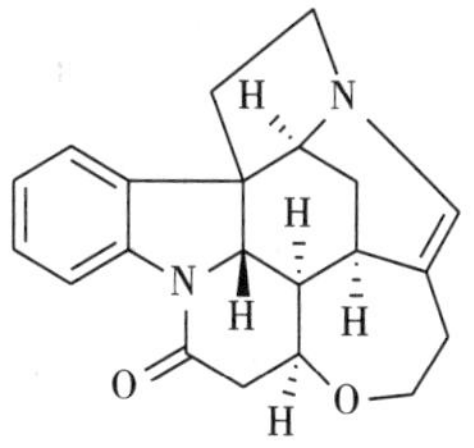　新士的宁

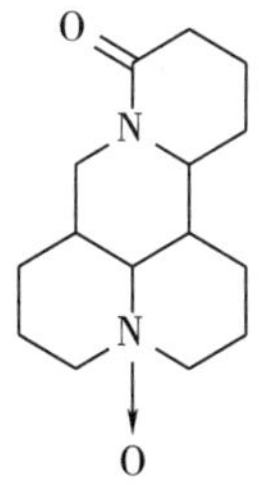

氧化苦参碱 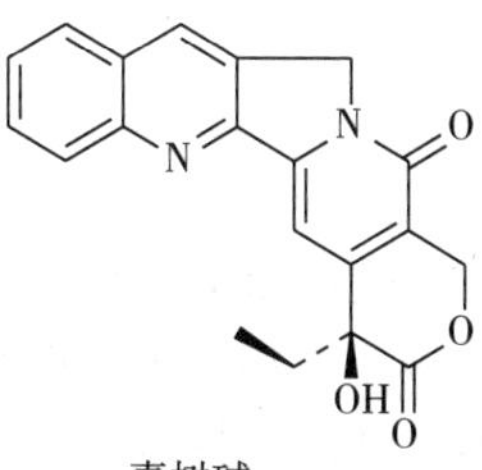　喜树碱

第四节　生物碱的理化性质

一、性状

（一）形态

生物碱类化合物绝大多数由 C、H、O 与 N 元素组成，极少数分子含有 Cl、S 等元素。多数生物碱可形成结晶形固体，少数为无定形粉末，个别生物碱为液态，如烟碱、毒藜碱

(anabasine)与槟榔碱(arecoline)。固态一般为结晶形,有些为无定形粉末,液态生物碱一般不含氧元素,或氧原子以酯键存在,常压下可随水蒸气蒸馏。生物碱一般都具有确切的熔点或沸点,有的具有双熔点,如浙贝乙素(verticinone)与防己诺林碱(fangchinoline)。少数生物碱具有升华性,如咖啡因。

(二)味

生物碱多数具苦味,有些味极苦,如盐酸小檗碱;有的生物碱具有辣味,如胡椒碱;少数具有其他味道,如甜菜碱(betaine)具甜味。

(三)颜色

生物碱一般为无色,但结构中若具有较长的共轭体系,则在可见光区域(400nm~800nm)呈现各种颜色,如蛇根碱(serpentine)呈黄色,小檗红碱(berberubine)呈红色。小檗碱本身显黄色,若被还原成四氢小檗碱,因共轭系统减小而变为无色。一叶秋碱的共轭系统并不大,但氮上的孤电子对与共轭系统形成跨环共轭而显淡黄色;当它与酸生成盐,不再形成跨环共轭系统,变成无色。

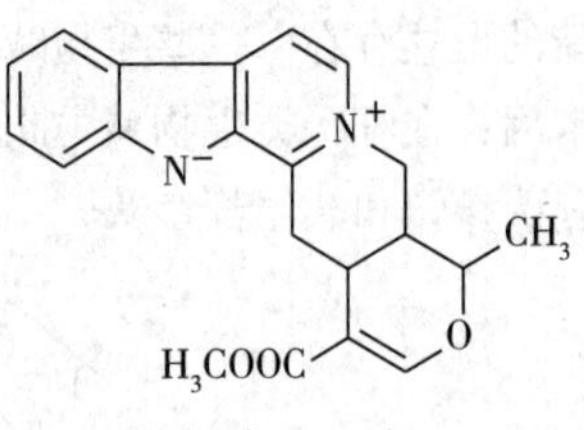

H_3COOC CH_3 OCH_3

蛇根碱 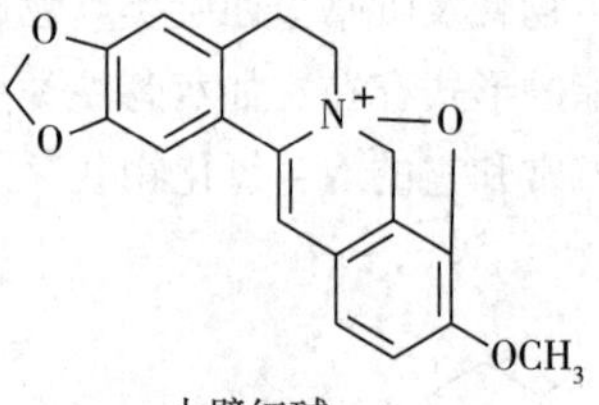　　小檗红碱

OCH_3 OCH_3 → OCH_3 OCH_3

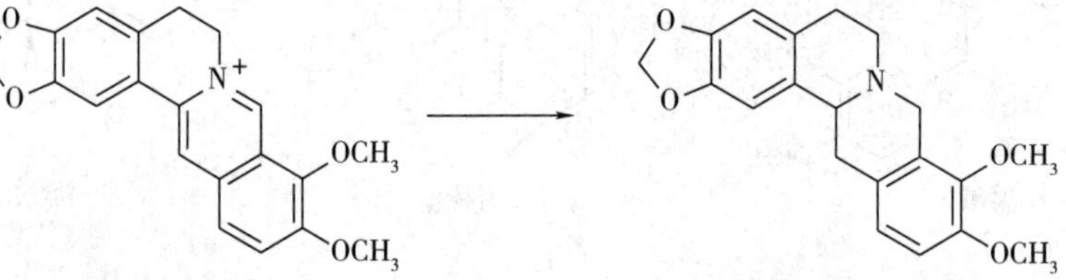

小檗碱(黄色)　　四氢小檗碱(无色)

二、旋光性

生物碱结构中如有手性碳原子或手性氮原子,即叔氮原子处于环中或桥头上或氮原子上连有四个不同基团的季铵化合物,或生物碱本身为手性分子,则具有旋光性。大多数生物碱存在手性碳原子,具有光学活性且多为左旋。旋光性与手性原子的构型有关,具加和性。影响旋光度的因素很多,除手性碳原子的构型外,测定时所用的溶剂、pH值、浓度、温度等都有一定影响。如麻黄碱在三氯甲烷中呈左旋光性,而在水中呈右旋光性;北美黄连碱(hydrastine)在丙醇或95%以上乙醇中呈左旋光性,而在稀乙醇中呈右旋光性,并且随醇浓度降低而右旋性增加;烟碱与北美黄连碱在中性条件下呈左旋光性,而在酸性条件下呈右旋光性。测定时样品的浓度和温度对旋光值的大小亦有一定的影响。有时游离生物碱与其盐类的旋光性不相同,如长春碱为右旋性,其硫酸盐为左旋性。

生物碱的生物活性与其旋光性有关。通常左旋体的生理活性比右旋体强,如左旋去甲乌药碱(higenamine)具有强心作用,而右旋体则无强心作用;又如左旋莨菪碱(hyoscyamine)的扩瞳作用比右旋体强100倍。极少数生物碱右旋体的生物活性强于左旋体,如右旋可卡因的局部麻醉作用比左旋体强。

三、溶解性

生物碱根据溶解性能可分为亲脂性生物碱和水溶性生物碱两大类，而其盐类在不同溶剂中的溶解度与结构中氮原子的存在状态、结构中功能团的种类和数目等因素有关。

大多数生物碱具有亲脂性，易溶于苯、乙醚、卤代烷烃等极性较低的有机溶剂，尤其在三氯甲烷中的溶解度最大，而在水中或碱水中溶解度较小或几乎不溶。水溶性生物碱主要是指季铵型生物碱，易溶于水、酸水或碱水，在甲醇、乙醇和正丁醇等极性大的有机溶剂亦可溶解，但在低极性有机溶剂中几乎不溶。有少数生物碱既可溶于弱极性和强极性有机溶剂，又可溶于水，这类生物碱一般包括分子量较小的叔胺碱和液态生物碱，如麻黄碱、苦参碱、秋水仙碱、烟碱与毒藜碱。

生物碱的 N－氧化物结构中具有半极性的 N→O 配位键，其极性要大于相应的叔胺碱，因此在水中的溶解度增大，而在低极性有机溶剂中的溶解度降低，如氧化苦参碱的水溶性大于苦参碱，反之苦参碱能溶于乙醚，而氧化苦参碱则不溶。有些生物碱的结构既有碱性氮原子，又具有羧基、酚羟基等酸性基团，这类生物碱称为两性生物碱。含有羧基的两性生物碱如槟榔次碱（arecaidine）、那碎因（narceine）等，常形成分子内盐，其溶解性同水溶性生物碱。具有内酯结构或内酰胺结构的生物碱，难溶于冷的碱溶液，而溶于热的碱溶液；内酯结构开环成盐，酸化后又闭环成游离状态。

具碱性的生物碱能和酸结合成盐，生物碱盐一般易溶于水，可溶于甲醇或乙醇，难溶或不溶于亲脂性有机溶剂。生物碱盐的水溶液加碱至碱性，则生物碱又以游离碱的形式存在，自水溶液中沉淀析出。生物碱盐类在水中溶解度大小与成盐所用酸的种类有关。一般情况下，无机酸盐的水溶性大于有机酸盐；在无机酸盐中，含氧酸盐的水溶性大于卤代酸盐；卤代酸盐中盐酸盐的溶解度大于氢溴酸盐，也大于氢碘酸盐。在有机酸盐中，小分子有机酸盐或多羟基酸盐水溶性大于大分子有机酸盐。

四、碱性及影响碱性的因素

生物碱结构中都有氮原子，通常具有碱性，其碱性的强弱与多种因素有关，碱性是生物碱的重要性质之一，它与生物碱的提取分离有着密切的相关性。

（一）共轭酸碱的概念及碱性强度表示

Brönsted 酸碱理论认为，碱是指任何能接受质子的分子或离子。生物碱分子中的氮原子通常具有孤对电子，能接受质子，所以显碱性。可用电离常数 K_b 值或 pK_b（$-\log K_b$）值表示其碱度强弱。生物碱碱度常用碱的共轭酸的电离指数 pK_a（$-\log K_a$）值表示。碱性越强，其共轭酸 pK_a 越大；即 pK_a 越大，碱性越强。

$$\gt N: + H^+ \rightleftharpoons [\gt N:H]^+$$

生物碱　　　　生物碱盐

$$H_2O + R \rightleftharpoons RH^+ + OH^- \qquad K_b = \frac{[RH^+][OH^-]}{[H_2O][R]}$$

$$RH^+ \rightleftharpoons R + H^+ \qquad K_a = \frac{[R][H^+]}{[RH^+]}$$

碱性强度与 pK_a 值之间关系：$pK_a<2$，极弱碱；$pK_a=2\sim7$，弱碱；$pK_a=7\sim12$，中强碱；$pK_a>12$，强碱。化合物结构中的碱性基团与 pK_a 值大小顺序一般是：胍基 > 季铵碱 > 脂肪胺基 > 缺电子芳杂环（吡啶）> 酰胺基 > 富电子芳杂环（吡咯）> 酰胺。

（二）生物碱碱性强弱和分子结构的关系

生物碱的碱性强弱和氮原子上孤对电子的杂化方式、氮原子的电子云密度及分子的空间效应等因素有关。

1. 氮原子的杂化方式与碱性的关系 氮原子的价电子在形成有机胺分子时的杂化轨道和碳原子一样，有三种形式，即 sp、sp^2 与 sp^3，但它是不等性杂化。在这三种杂化方式中，s 电子成分逐渐减少，p 电子成分逐渐增加。在杂化轨道中，p 电子比例大，则活动性大，易供给电子，因此碱性强，即碱性强弱依次为 $sp^3>sp^2>sp$。如氰基（—CN）为 sp 杂化氮，呈中性；吡啶与异喹啉为 sp^2 杂化，而其氢化产物六氢吡啶与四氢异喹啉则为 sp^3 杂化，故后者的碱性比前者强。又如罂粟碱的碱性小于可待因，是由于前者为 sp^2 杂化，后者为 sp^3 杂化所致。烟碱分子中的二个氮原子碱性不同亦是因为这二个氮的杂化状态不同所引起。季铵碱结构中的氮原子以离子状态存在，同时含有以负离子形式存在的羟基，因此显强碱性，如小檗碱。常见类型化合物的碱性比较为季铵碱 > 氮烷杂环 > 脂肪胺 > 芳香胺 > 氮芳、烯杂环 > 酰胺 > 吡咯 > 腈。

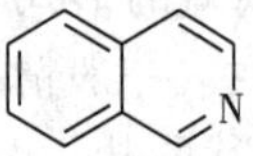

异喹啉 pK_a 5.4　　四氢异喹啉 pK_a 9.5　　烟碱 N1 pK_a 3.27，N2 pK_a 8.04　　小檗碱 pK_a 11.5

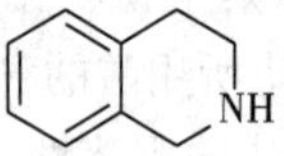

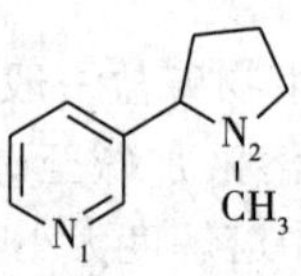

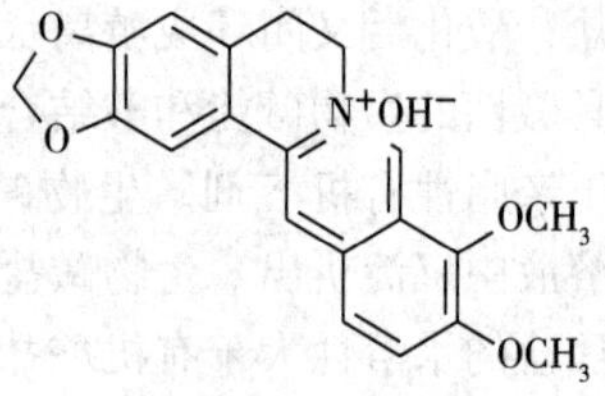

2. 电子效应与碱性的关系 生物碱中氮原子上的电子云密度的大小对其碱性影响较大，电子云密度增大，则碱性强；反之，则碱性弱。影响氮原子上电子云密度分布的主要为电子效应，包括诱导效应、诱导－场效应和共轭效应等。

（1）诱导效应 供电子基团（如烷基）使氮原子的电子云密度增强，碱性增强；吸电子基团（如苯环、酰基、酯酰基、醚氧、羟基、双键）使氮原子的电子云密度减少，碱性降低。如二甲胺（pK_a 10.70）> 甲胺（pK_a 10.64）> 氨（pK_a 9.75），是由于氮上引入供电子基甲基，使碱性增大，甲基越多，碱性越强。去甲麻黄碱的碱性（pK_a 9.00）既小于麻黄碱（pK_a 9.58），又小于苯异丙胺（pK_a 9.80），其原因不同，小于麻黄碱是由于氮原子上缺少供电子的甲基，小于苯异丙胺则是因为氨基碳的邻位碳上存在吸电子的羟基。托哌可卡因的碱性（pK_a 9.88）强于可卡因（pK_a 8.31），是由于可卡因氮原子 β 位上有一个酯酰基，其吸电子作用使氮原子的碱性降低。石蒜碱的碱性（pK_a 6.4）小于二氢石蒜碱（pK_a 8.4），是由于石蒜碱氮原子附近存在吸电子的双键所致。

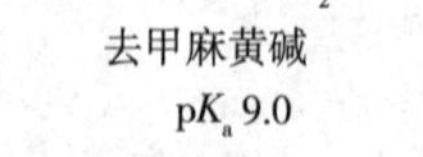

去甲麻黄碱 pK_a 9.0　　麻黄碱 pK_a 9.58　　苯异丙胺 pK_a 9.80

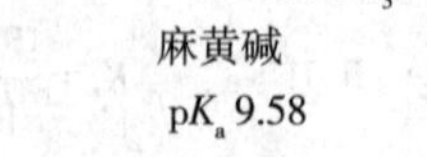

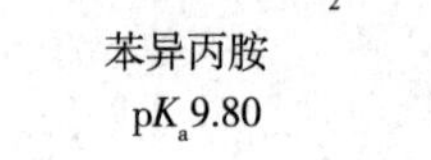

托哌可卡因
pK_a 9.88

可卡因
pK_a 8.31

石蒜碱
pK_a 6.4

二氢石蒜碱
pK_a 8.4

具有氮杂缩醛（酮）结构的生物碱，常易于质子化形成季铵盐而显强碱性。如阿替生的碱性强就是由于结构中具有氮杂缩醛的原因。但是，受 Bredt's 规则限制（Bredt's 规则：在稠环系统中，如有原子桥，则在桥头不可能存在 C ═C 或 C ═N 双键，除非环是中环或大环。这是因为双键上的 4 个取代基必须在同一平面上，要形成五元环或六元环是不可能的），若氮杂缩醛（酮）体系中氮原于处在稠环桥头时，不能发生上述质子化，相反，却因 OR 基（如羟基）的吸电子诱导效应使碱性降低。如阿马林（ajmaline）虽有 α - 羟胺结构，但因氮原子处在稠环桥头，氮上的孤对电子不能发生转位，故碱性为中等强度。伪士的宁（pseudostrychnine）的碱性小于士的宁（strychnine）也是由于结构中的 α - 羟基只起吸电子作用，而不能转变成季铵型。

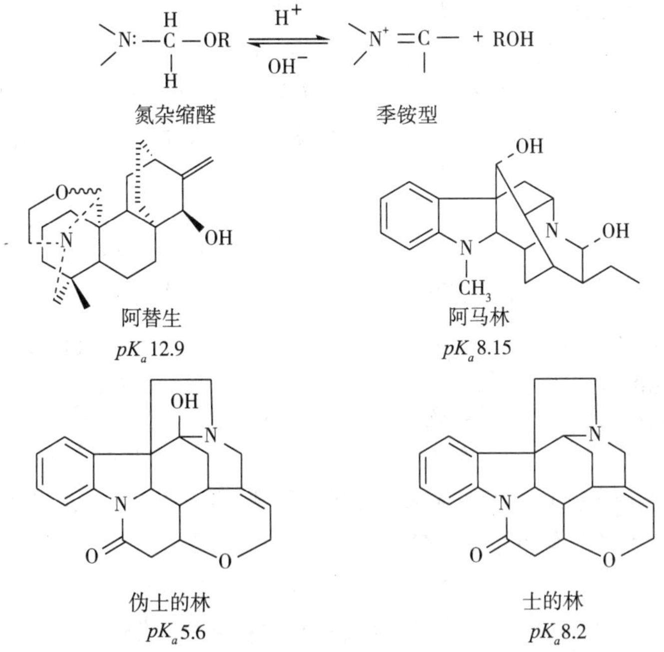

阿替生
pK_a 12.9

阿马林
pK_a 8.15

伪士的林
pK_a 5.6

士的林
pK_a 8.2

（2）诱导 - 场效应　当生物碱结构中不止一个氮原子时，各个氮原子的碱度是不相同的，即使是杂化相同，甚至周围的化学环境完全相同的氮也是如此。这是因为，当分子中一个氮原子质子化，就形成了一个强的吸电基团，它对另一个氮原子产生两种降低碱度的效应，即诱导效应和静电场效应。诱导效应是通过碳链传递，它的吸电子作用使另一个氮上孤对电子的电子云密度降低，其影响随碳链增长逐渐降低。静电场效应可通过空间直接传递，又称直接效应，当吸电子基团在空间位置上与第二个氮原子相近时，它的强正电性使质子难以靠近另一个氮上孤电子对（同性电荷相互排斥），故首先成盐的氮原子呈较强碱性，后成盐的氮原子碱性大大降低。上述两种效应统称为诱导－场效应。例如，吐根碱分子中2个氮原子中间间隔5个碳原子，空间相距较远，彼此受诱导－场效应的影响较小，两个氮原子的碱性相差较小，$\triangle pK_a$值（$\triangle pK_a = pK_{a1} - pK_{a2}$）为0.89（结构中喹诺里西啶氮原子$pK_a$7.56，四氢异喹啉氮原子$pK_a$8.43）。在金雀花碱（sparteine）分子中，两个氮原子的碱性的相差较大，pK_a值为8.1（结构中两个喹诺里西啶氮原子的pK_a值分别为11.4与3.3），其原因是两个氮原子只相隔3个碳原子，受诱导－场效应影响很大。

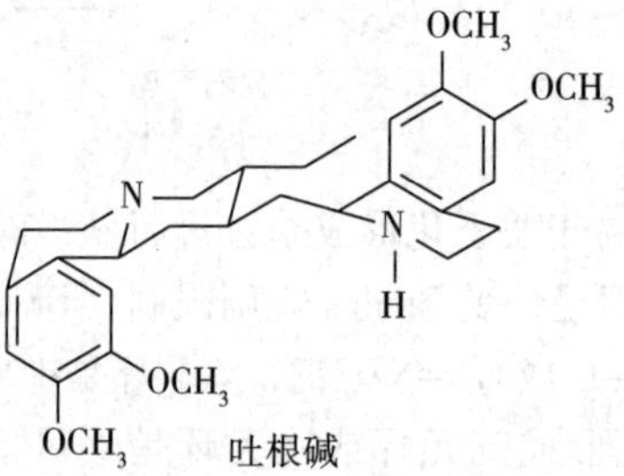

吐根碱
$\triangle pK_a$ 0.89

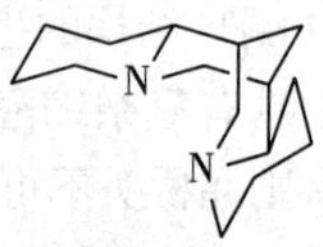

金雀花碱
$\triangle pK_a$ 8.1

（3）共轭效应　在生物碱分子中，如氮原子的孤对电子与具有π电子的基团形成$p-\pi$共轭时，该体系中氮原子的碱性要比未形成$p-\pi$共轭的氮原子的碱性要弱。这是因为，在形成共轭体系时，氮原子的电子云密度分布在整个共轭体系，其氮上电子云密度降低，因而碱性降低。常见的$p-\pi$共轭体系有苯胺型、酰胺型和烯胺型。

苯胺氮原子的孤对电子与苯环π电子形成$p-\pi$共轭，而环己胺分子中氮原子未形成$p-\pi$共轭，故苯胺的碱性比环己胺弱得多。毒扁豆碱结构中存在3个氮原子，其中两个杂环氮原子N－1和N－2的碱性相差很大，N－1由于形成$p-\pi$共轭，碱性（pK_{a1}1.76）比未形成$p-\pi$共轭的N－2（pK_{a2}7.88）小。

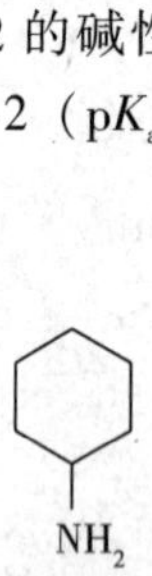

环己胺
pK_a10.14

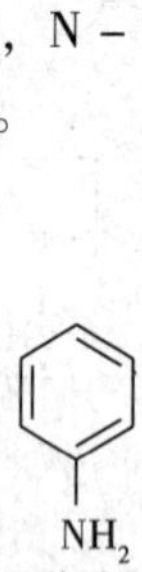

苯胺
pK_a 4.58

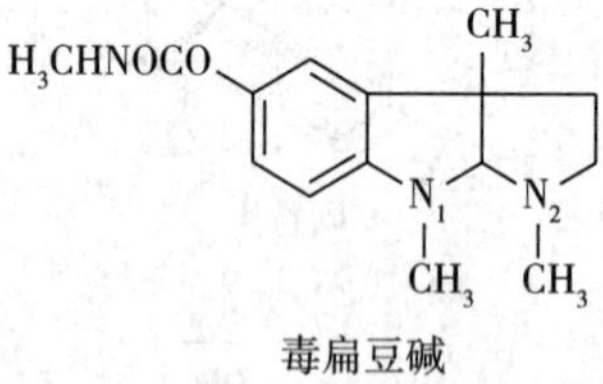

毒扁豆碱
pK_{a1} 1.76
pK_{a2} 7.88

酰胺结构中的氮原子孤对电子与羰基的π电子形成$p-\pi$共扼，碱性极弱，呈近中性。如胡椒碱pK_a为1.42，秋水仙碱pK_a为1.84等。

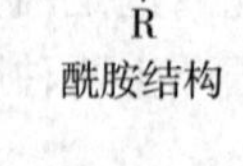

酰胺结构

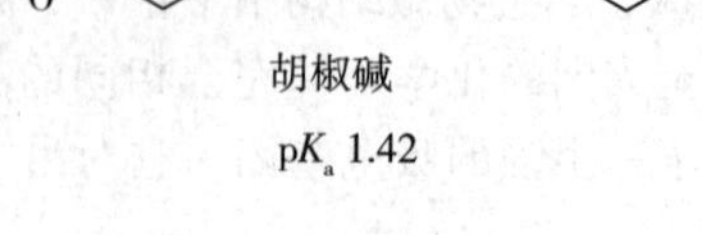

胡椒碱
pK_a 1.42

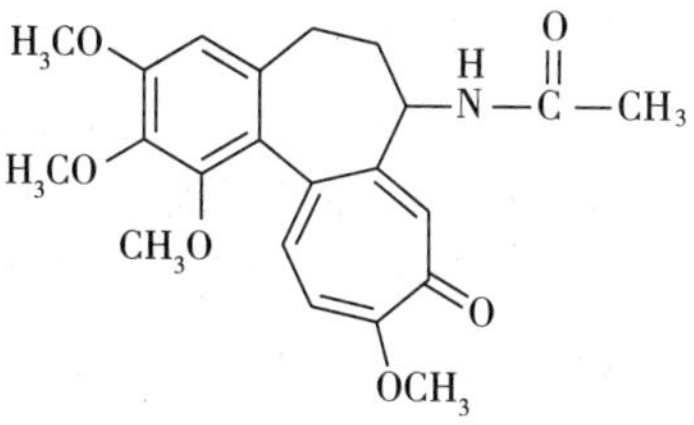

秋水仙碱
pK_a 1.84

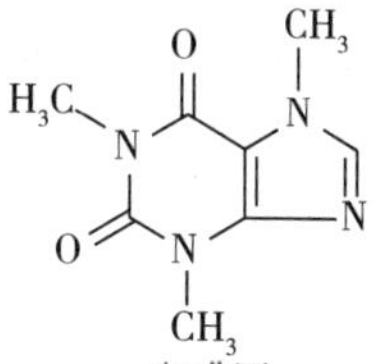

咖啡因
pK_a 1.22

3. 空间效应与碱性的关系 生物碱的分子构象及氮原子附近取代基的种类等立体因素也常影响氮原子是否易于接受质子。邻甲基-N,N-二甲基苯胺的氨基邻位再引入一个甲基，则碱性因存在空间位阻而减弱，若一个邻甲基换成叔丁基，则氮原子受到的空间位阻更大，碱性更弱。甲基麻黄碱（pK_a 9.30）碱性弱于麻黄碱（pK_a 9.56），原因是甲基的空间位阻。东莨菪碱的碱性（pK_a 7.50）比莨菪碱的碱性（pK_a 9.65）弱，是由于东莨菪碱分子中氮原子附近6、7位氧桥的空间位阻作用。利血平分子结构中有两个氮原子，吲哚氮近于中性，而脂环叔氮因 $C_{19}-C_{20}$ 竖键的立体障碍，碱性降低。含氮杂缩醛结构的生物碱因易于质子化开环成季铵盐，碱性较强。但是，同样含噁唑环的阿替生和异阿替生，前者 pK_a 为12.9，后者为10.0。原因是阿替生分子中H-14与唑啉环之间的空间位阻，导致唑啉环不稳定，更易质子化开环，碱性增强。

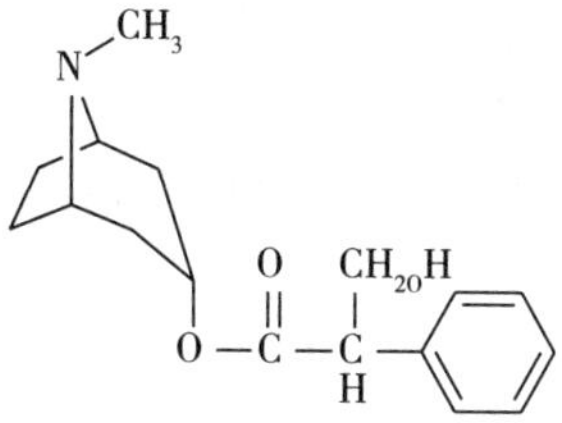

莨菪碱
pK_a 9.65

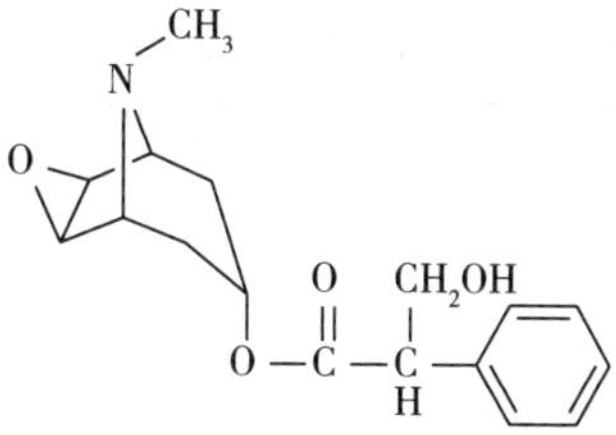

东莨菪碱
pK_a 7.50

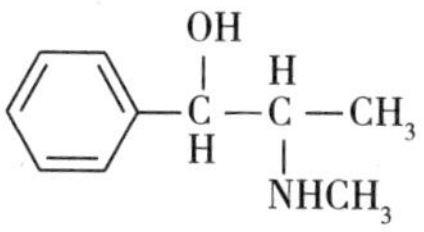

麻黄碱
pK_a 9.56

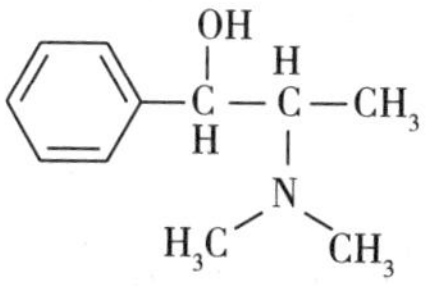

甲基麻黄碱
pK_a 9.30

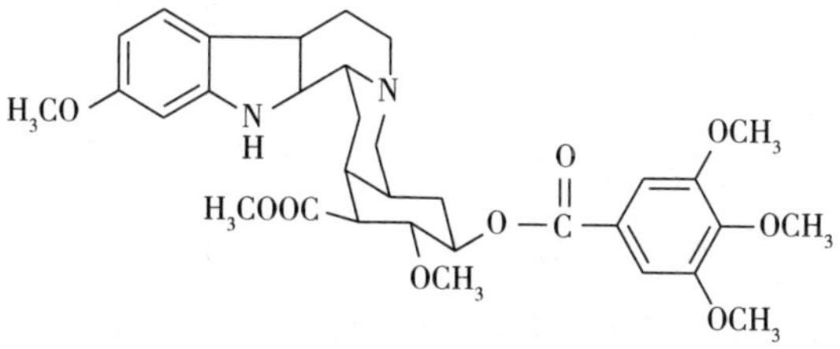

利血平
pK_a 6.07

4. 分子内氢键与碱性的关系 当生物碱氮原子孤对电子接受质子生成共轭酸时，如在其附近存在羟基、羰基等取代基团，并处在有利于和生物碱共轭酸分子中的质子形成氢键时，可增加共轭酸的稳定性，碱性增强。如钩藤碱（rhynchophylline）（pK_a6.32）的碱性强于异和钩藤碱（Isorhynchophylline）（pK_a 5.20），是由于和钩藤碱的共轭酸可与结构中的羰基形成分子内氢键，而异和钩藤碱不能形成。麻黄碱与伪麻黄碱共轭酸都能与邻碳上羟基形成分子内氢键，但麻黄碱分子内氢键因为苯环和甲基两个大基团处在同一平面而不稳定，伪麻黄碱因为苯环和甲基处在不同平面而稳定性强，故伪麻黄碱（pK_a 9.74）碱性较麻黄碱（pK_a9.56）强。

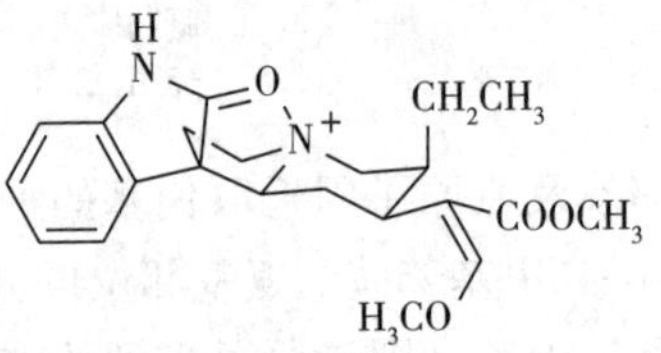

和钩藤碱 pK_a 6.32　　异和钩藤碱 pK_a 5.20

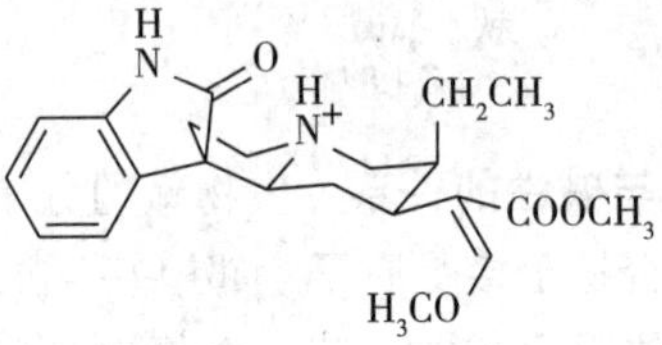

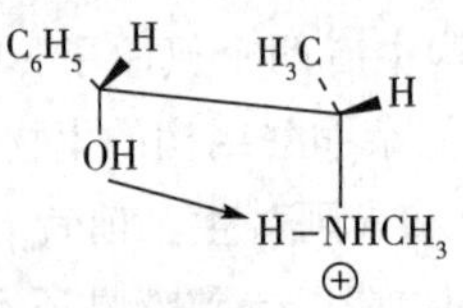

麻黄碱 pK_a 9.56　　伪麻黄碱 pK_a 9.74

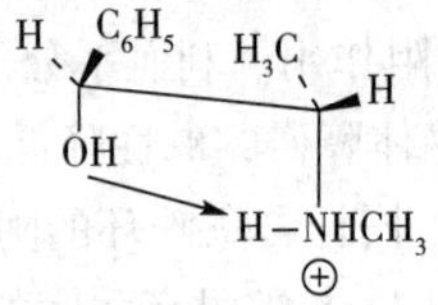

在分析生物碱碱性强弱时，上述多种影响因素通常不是单一存在的，故需综合考虑。一般讲，诱导效应与共轭效应共存时，共轭效应的影响大；空间效应与诱导效应共存时，则空间效应的影响大。此外，除分子结构本身影响生物碱的碱性外，外界因素如溶剂、温度也可影响碱性强度。

五、生物碱的检识

判断天然药物中是否含有生物碱，以及对生物碱类成分的提取分离和结构鉴定中，常需要一些简便的检识方法，最常用的是采用生物碱的沉淀反应与显色反应。

（一）沉淀反应

大多数生物碱能和某些试剂生成难溶于水的复盐或分子络合物等，这些试剂称为生物碱沉淀试剂。沉淀反应也可用于分离纯化生物碱，某些沉淀试剂产生的沉淀具有完好的结晶和一定的熔点，可用于生物碱的鉴定。生物碱沉淀试剂种类较多，根据其组成，有碘化物复盐、重金属盐和大分子酸类等三大类。常用的生物碱沉淀试剂中以改良碘化铋钾试剂应用最多，主要用于薄层色谱检测。

$$\rangle NH^+ + KBiI_4 \longrightarrow \rangle NH^+BiI_4^- + K^+$$

生物碱盐　碘化铋钾　红棕色沉淀

生物碱沉淀反应一般是在弱酸性水溶液中进行，苦味酸试剂和三硝基间苯二酚试剂亦可在中性条件下进行。植物的酸水浸出液常含有蛋白质、多肽与鞣质，也能与生物碱沉淀试剂产生沉淀。所以，在生物碱的检识中应注意此类假阳性结果的排除，可在反应前先将酸水液碱化后用三氯甲烷萃取游离生物碱，除去蛋白质等水溶性杂质，然后用酸水自三氯甲烷中萃取生物碱，再进行沉淀反应。个别生物碱与某些生物碱沉淀试剂不能产生沉淀，如麻黄碱、咖啡碱与碘化铋钾试剂不产生反应，因此，进行沉淀反应，需用三种以上试剂才能确证。

（二）显色反应

某些生物碱能与一些由浓无机酸为主的试剂反应，呈现不同的颜色，这些试剂称为生物碱显色试剂。这些显色试剂常可用于检识和区别个别生物碱，如 Macquis 试剂（含少量甲醛的浓硫酸）使吗啡显紫红色、可待因显蓝色；Mandelin 试剂（1% 钒酸铵浓硫酸溶液）使莨菪碱显红色、吗啡显棕色、士的宁显蓝紫色、奎宁显淡橙色；Fröhde 试剂（1% 钼酸钠浓硫酸溶液）使吗啡显紫 - 棕绿色、利血平显黄 - 蓝色、小檗碱显棕绿色。生物碱显色剂对一些生物碱也可能不显色，如 Macquis 试剂对可卡因、咖啡碱不显色，Fröhde 试剂对莨菪碱、士的宁不显色。常见显色剂名称、组成及反应物颜色特征见表 13 - 1。

表 13 - 1　常用生物碱沉淀试剂名称、组成与颜色特征

试剂名称	试剂组成	反应颜色特征
碘 - 碘化钾（Wagner 试剂）	I_2 - KI	棕色或褐色沉淀
碘化铋钾（Dragendorff 试剂）	BiI_3 - KI	红棕色沉淀
碘化汞钾（Mayer 试剂）	HgI_2 - 2KI	类白色沉淀
氯化铂（10%，Platinic chloride 试剂）	H_2PtCl_6	白色晶形沉淀
磷钼酸（Sonnenschein 试剂）	H_3PO_4 - $12MoO_3$ - H_2O	白色或黄褐色无定形沉淀
硅钨酸（Bertrand 试剂）	SiO_2 - $12WO_3$ - nH_2O	淡黄色或灰白色无定形沉淀
磷钨酸（Scheibler 试剂）	H_3PO_4 - $12WO_3$ - $2H_2O$	白色或黄褐色无定形沉淀
苦味酸（Hager 试剂）	2,4,6 - 三硝基苯酚	黄色晶形沉淀
硫氰酸铬铵试剂（雷氏铵盐，Ammonium reineckate 试剂）	$NH_4[Cr(NH_3)_2(SCN)_4]$	难溶性紫红色复盐

第五节　生物碱的提取与分离

根据生物碱在植物体内存在的形式以及生物碱碱性强弱、生物碱溶解度等不同性质可选择不同的提取分离方法。除少数具有挥发性的生物碱，如麻黄碱及一些液态生物碱，可选用水蒸汽蒸馏法；具有升华性的生物碱，如咖啡碱可采用升华法提取外，绝大多数生物碱是用溶剂提取法提出总生物碱后，再进行进一步分离。

一、总生物碱的提取

（一）酸水或水提取法

提取的原理是生物碱盐类一般不溶于亲脂性有机溶剂而溶于水。用水为溶剂提取生物碱，植物体中一些亲脂性的弱碱或中性碱提取不完全或不被提出，如用酸水提取则生物碱都以盐的形式被提出，故提取生物碱常采用酸水为溶剂，较少采用水提取。一般常用0.5%~1.0%的乙酸、盐酸或酒石酸等稀酸水溶液，采用浸渍法、渗漉法等提取；提取液再用碱（氨水、石灰乳）碱化游离出生物碱，然后用有机溶剂如乙酸乙酯、三氯甲烷等进行萃取，最后浓缩萃取液得亲脂性总生物碱。因为提取溶剂廉价易得，工业生产上常用酸水渗漉法提取小檗碱、巴马汀、喜树碱与粉防己碱等药用生物碱。本法虽然简便易行，但提取液体积较大，浓缩困难，且水溶性杂质多，所以常采用下列方法除去杂质，得到总生物碱粗品（图 13-1）。

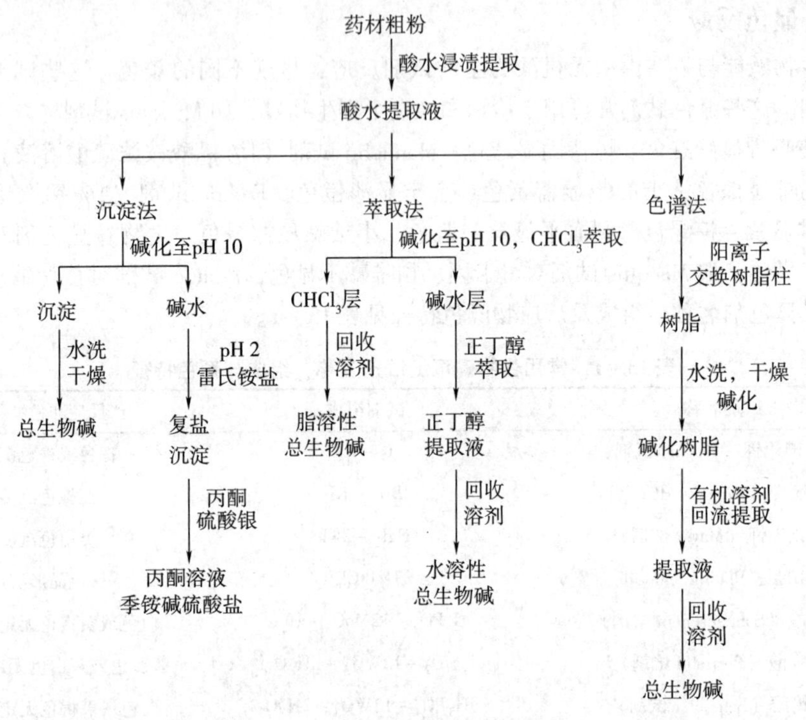

图 13-1　酸水提取总生物碱流程

（二）醇溶剂提取法

游离生物碱及其盐类一般都能溶于甲醇和乙醇，因此用它们作为生物碱的提取溶剂较为普遍。甲醇极性比乙醇大，对植物组织穿透力强，溶出率高，对生物碱盐类的溶解性能比乙醇好，它的沸点也比乙醇低，但它对视神经的毒性较大，往往限于实验室中使用。从安全、经济角度出发，生产中大都使用乙醇或稀乙醇（60%～80%）作溶剂，也有采用酸性醇作提取溶剂。

醇溶剂提取法一般采用浸渍法、渗漉法或热回流提取法。醇类溶剂提取液中除含有生物碱及其盐类外，尚含大量脂溶性杂质，用稀醇提取还含一些水溶性杂质，需进一步处理。通常采用酸水-碱化-亲脂性溶剂萃取的方法反复进行，具体操作是将醇提取液减压回收，用稀酸水溶解，过滤除去不溶解的非碱性脂溶性杂质，酸水液碱化后用亲脂性有机溶剂萃取，使生物碱盐转变成游离碱而溶于亲脂性有机溶剂与水溶性杂质分离（图 13-2）。

（三）亲脂性有机溶剂提取法

大多数游离生物碱都是脂溶性的，可以用亲脂性有机溶剂如乙酸乙酯、三氯甲烷或二氯甲烷提取。由于生物碱一般以盐的形式存在于植物细胞中，故采用亲脂性有机溶剂提取时，必须先使生物碱盐转变成游离碱，方法是先将药材粉末用石灰乳、碳酸钠或稀氨水等碱水湿润后再用有机溶剂提取。有时为了只提取药材中碱性较弱的生物碱，不提出碱性较强的生物碱，采用水，甚至采用稀有机酸水代替碱水湿润药材，使植物细胞膨胀，然后用亲脂性有机溶剂提取。此时碱性强或中等强度的生物碱仍以盐的形式存在，不被溶剂提出，而碱性弱的生物碱盐不稳定，遇有机溶剂即转变成游离碱而被提出。亲脂性有机溶剂提取的总生物碱一般只含有亲脂性生物碱，不含水溶性生物碱。这种提取方法提得的总生物碱，杂质较少，易

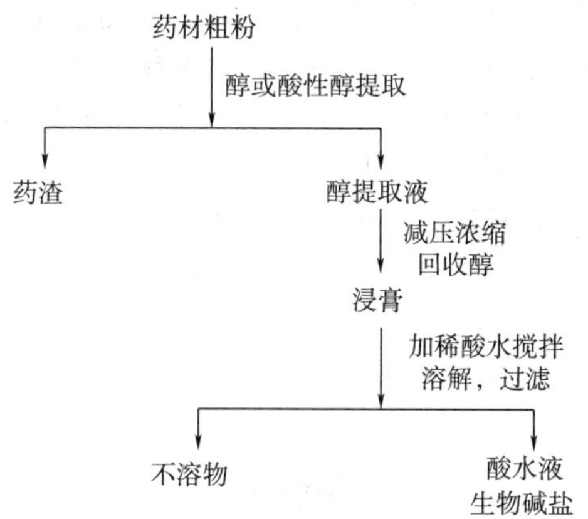

图 13－2 醇溶液提取总生物碱模式

于进一步纯化。对于含油脂较多的药材，最好先用石油醚等溶剂脱脂后再进行提取。

亲脂性有机溶剂提取法一般采用冷浸法、回流提取法等，提取液回收溶剂后即得总生物碱。必要时也可将提取液适当浓缩后用酸水萃取，萃取液碱化后再用亲脂性有机溶剂萃取，得较纯的亲脂性总生物碱（图 13－3）。

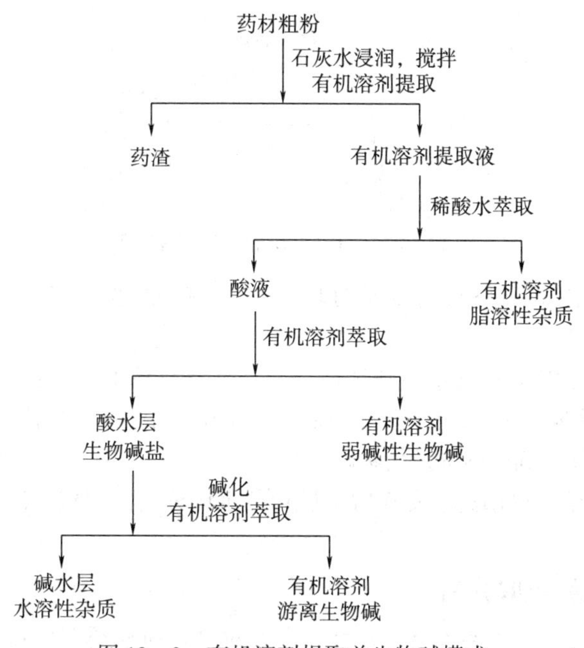

图 13－3 有机溶剂提取总生物碱模式

（四）水溶性生物碱的提取与分离

水溶性生物碱主要是指季铵碱及一些具有羧基的生物碱，可溶于水和醇，不溶于亲脂性有机溶剂。经过溶剂法提取的总生物碱，一般采用常规溶剂法处理，脂溶性生物碱从碱水中沉淀或者转溶至有机溶剂中，对于仍留在碱水中的水溶性生物碱，常采用下列方法处理得到水溶性生物碱。

1. 沉淀法 实验室常用雷氏铵盐沉淀法，具体操作是将碱水液加盐酸调 pH 值至 2 左右，加入新配制的雷氏铵盐饱和水溶液，滤集生成的生物碱雷氏盐沉淀，用少量水洗涤 1～2 次，抽干。将沉淀溶于丙酮（或乙醇），滤除不溶物，丙酮液通过氧化铝柱，用丙酮洗脱，收集丙酮洗脱液，加入硫酸银饱和水溶液，使生物碱雷氏盐生成生物碱硫酸盐和雷氏银盐沉淀，过滤后再向滤液中加入等摩尔氯化钡溶液，生成生物碱盐酸盐和硫酸钡沉淀，过滤，滤液蒸干即得水溶性生物碱盐酸盐，整个反应过程以反应式表示如图 13 - 4 所示。

（1）$R^+ + NH_4[Cr(NH_3)_2(SCN)_4] \rightarrow R[Cr(NH_3)_2(SCN)_4]\downarrow + NH_4^+$

（2）$2R[Cr(NH_3)_2(SCN)_4] + Ag_2SO_4 \rightarrow R_2SO_4 + 2Ag[Cr(NH_3)_2(SCN)_4]\downarrow$

（3）$R_2SO_4 + BaCl_2 \rightarrow 2RCl + BaSO_4\downarrow$

（4）$Ag_2SO_4 + BaCl_2 \rightarrow 2AgCl\downarrow + BaSO_4\downarrow$

注：R 代表季铵生物碱

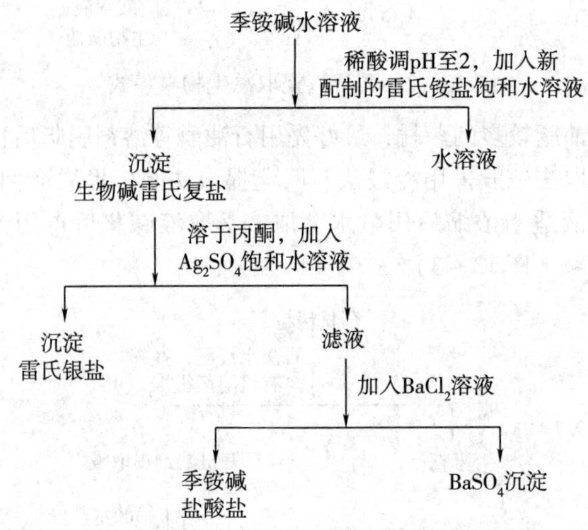

图 13 - 4　雷氏铵盐沉淀季铵碱流程

雷氏铵盐沉淀法因其价格较高以及对环境的影响，工业生产中不常用，一般用在实验室。

2. 溶剂法　碱性水溶液用与水不任意混溶的极性有机溶剂，如正丁醇、异戊醇等萃取，回收溶剂得水溶性生物碱，而水溶性杂质仍留存于水中。根据具体情况，上述操作往往结合其他方法处理数次以便得到较纯的总生物碱。

3. 离子交换树脂法　以阳离子交换树脂进行柱色谱分离，用碱水洗脱得游离碱，用酸水洗脱得生物碱盐。

（五）生物碱系统提取分离

由于生物碱种类庞杂，骨架各异，并且研究的对象含何种类型生物碱不一定清楚。在这种情况下，一般可考虑用系统提取分离模式进行分离，如图 13 - 5 所示。

二、各类生物碱的分离

用上述各种方法提取所得的总生物碱，往往是多种生物碱的混合物。一般情况下，总生物碱中各个生物碱常常母核相同，仅取代基团种类和位置不同。总生物碱中除生物碱外，亦含有一些非生物碱类化合物，尚需进一步分离。通常是利用总碱中各生物碱或其不同盐类的溶解度差异、碱度差异、极性差异或功能团的差异进行分离。一般是先将总碱初步分成几个大的类别，再进一步分离成单一生物碱。有些研发或生产中的特定生物碱的分离，则需要依

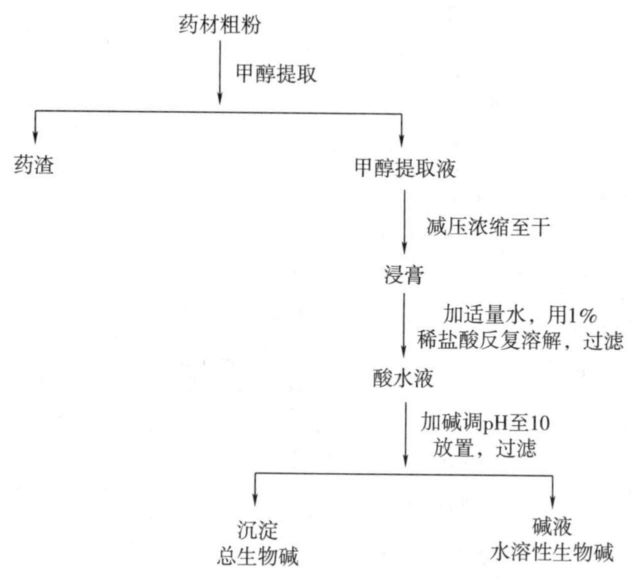

图 13－5　总生物碱系统分离模式

据生物碱的特性，选用简便可行、成本低廉的分离。

（一）利用碱性差异进行分离

碱性强弱有差异的生物碱，可用 pH 梯度萃取法进行分离。总生物碱中各单体生物碱的碱性常存在一定的差异，可以在不同 pH 条件下进行分离，即 pH 梯度法。具体操作方法有两种：①游离生物碱起步，将总生物碱溶于三氯甲烷亲脂性有机溶剂，以不同酸性系列缓冲溶液依 pH 由高到低依次萃取，生物碱按碱性由强到弱先后成盐依次被萃取到缓冲液中。将各部分酸性萃取液碱化，分别以有机溶剂萃取，回收溶剂，即得碱度不同的生物碱；②生物碱盐起步，将总生物碱的酸水液，逐步加碱调 pH 使之由低到高，每调一次 pH 后，即用三氯甲烷亲脂性有机溶剂萃取一次。则各生物碱依碱性由弱到强顺序，先后游离转溶于有机溶剂中，回收各部分有机溶剂后，可得到碱度不同的生物碱，如图 13－6 所示。

（二）利用溶解度的差异进行分离

利用总生物碱中各生物碱及其盐的溶解度差异，一般采用沉淀法分离。重结晶法即是利用了生物碱或生物碱盐与杂质溶解度之间的差异，以获得高纯度的生物碱单体结晶。有时所得的粗结晶是混合物，也可采用不同的溶剂处理，进行分步结晶，使不同溶解度的生物碱分别析出，以获得多个生物碱单体结晶。

1. 利用游离生物碱的溶解度差异进行分离　生物碱由于结构差异，其极性不完全相同，在不同有机溶剂中的溶解度可能出现较大差异，常可利用其溶解度差异进行分离。如防己总碱中主要含粉防己碱（tetrandrine）与防己诺林碱（fangchinoline），粉防己碱极性稍小，在冷苯中溶解度稍大，可用冷苯将它们分离。

2. 利用生物碱盐的溶解度差异进行分离　生物碱与不同酸生成的盐在不同溶剂中的溶解度也可能存在明显的差异，常利用这种差异进行分离。如麻黄中含有的麻黄碱和伪麻黄碱为光学异构体，它们的草酸盐在水中的溶解度不同，麻黄碱草酸盐的溶解度比伪麻黄碱草酸盐小，自水中先析出，如图 13－7 所示。

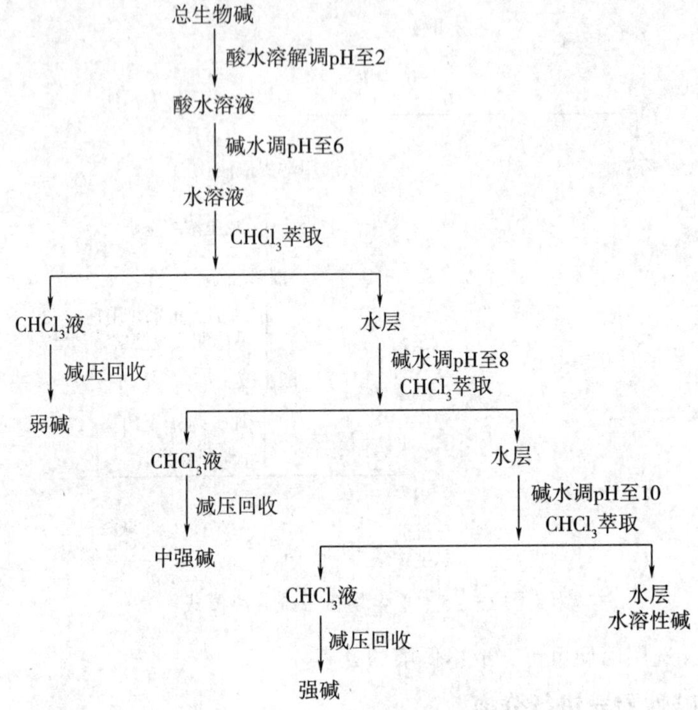

图 13－6 利用碱性差异进行分离模式

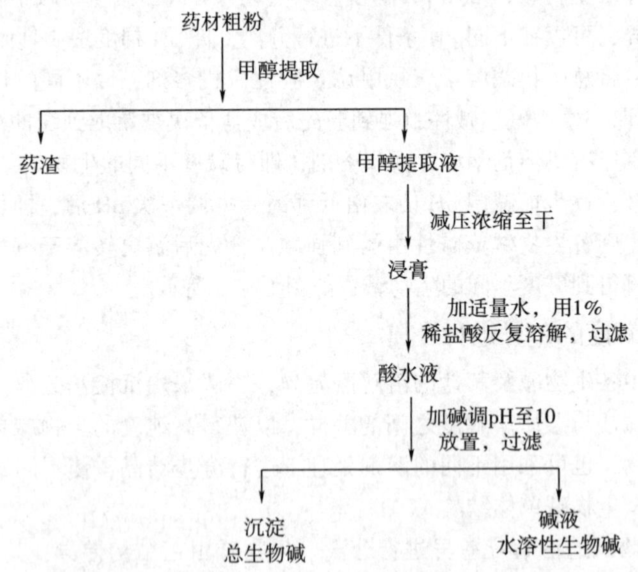

图 13－7 麻黄碱与伪麻黄碱的提取分离流程

（三）利用特殊功能基不同进行分离

在生物碱结构中除含有碱性基团外，尚含其他功能基，常利用这些功能基不同进行分离。利用有无酚羟基进行分离，如鸦片中吗啡与可待因的分离，是利用可待因中具酚羟基而吗啡无，用 NaOH 溶液处理可将两者分离。利用有无内酯或内酰胺结构进行分离，具有这两种结构的生物碱与 NaOH 溶液在加热条件下开环生成溶于水的羧酸盐，与不具此类结构的化合物分离，然后加酸闭环自水液中析出，如苦参碱与喜树碱的分离。

（四）利用色谱法进行分离

用上述分离方法分离生物碱总碱时常常不能达到完全分离目的，结构近似的成分更不易分离，此时往往需采用色谱法。色谱分离材料最常用的是硅胶、氧化铝、RP－18 与 Sephadex LH－20 等。硅胶吸附色谱法常以石油醚、丙酮、三氯甲烷、甲醇等有机溶剂或混合有机溶剂为洗脱剂。因硅胶显弱酸性，强碱能在色谱柱中成盐，常在洗脱剂中加入适量二乙胺（体积比约 1%），使生物碱都在游离状态进行分离。对于组分较多的生物碱，常需反复柱层析才能较好地分离。对生物碱苷、极性较大的生物碱或极性差异很小的生物碱的分离可采用反相色谱、分配色谱等进行分离。制备型高效液相色谱法现已常用于生物碱的分离，具有快速、分离能力强的特点，但分离量相对少。中压或低压柱色谱、制备薄层色谱法、凝胶过滤色谱等也可用于生物碱的分离，如图 13－8 所示。

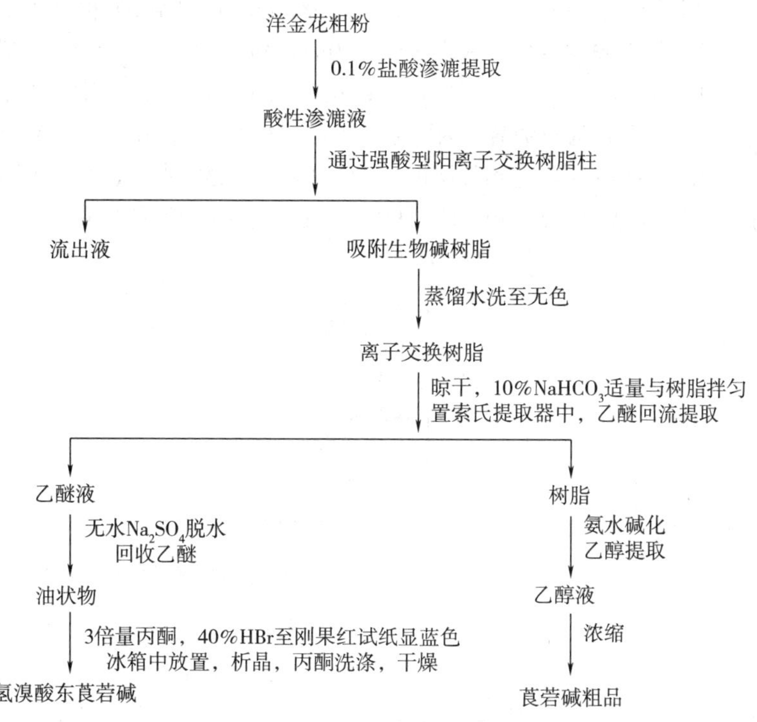

图 13－8　洋金花中莨菪碱与东莨菪碱的提取分离流程

以吸附色谱法分离生物碱时，常用的吸附剂为硅胶或氧化铝。洗脱剂为亲脂性溶剂，如石油醚、环己烷、三氯甲烷与二氯甲烷等，如果待分离成分极性较大，洗脱剂中常加入适量的三氯甲烷、丙酮或甲醇等极性大的有机溶剂，以增大其洗脱能力。常用的复合洗脱剂有石油醚－丙酮、三氯甲烷－甲醇溶剂系统。若以硅胶为吸附剂分离生物碱，因硅胶略显酸性，有时要在洗脱剂中加入适量的碱性溶剂，如常用二乙胺或氨水，以提高分离效果。实验室常用的吸附柱色谱操作形式有柱色谱、加压柱色谱、制备薄层色谱等。如用加压硅胶吸附柱色谱分离汉防己甲素与汉防己乙素，以环己烷－乙酸乙酯－乙二胺（6:2:1）洗脱，汉防己甲素（—OCH_3）比汉防己乙素（—OH）极性小，先被洗脱出柱。以氧化铝柱色谱分离长春碱与长春新碱，以苯－三氯甲烷（1:2）洗脱，极性小的长春碱（—CH_3）先于长春新碱（—CHO）洗脱下来。

此外，分子量有明显差异或分子体积相差较大的生物碱可以采用凝胶色谱法分离；对于苷类生物碱或极性较大的生物碱，可用反相色谱材料 RP－8 与 RP－18 等分离；对组分较多、极性相似难以分离的混合生物碱，要适当降低吸附剂的粒度，采用加压或减压柱色谱方法分离，往往要反复进行色谱分离，才能达到分离完全的目的。高效液相色谱法（HPLC）法具有高效、快速、微量的特点，能够使其他色谱法难以分离的混合生物碱得以分离；一般待分离的样品量较大时可以采用制备型 HPLC 分离生物碱。

三、生物碱提取分离实例

宣威乌头（*Aconitum nagarum* var. *lasiandrum*）中 3 – 脱氧乌头碱（3 – deoxyaconitine）的提取分离方法如下。

宣威乌头干燥根粉碎后，用70%的酸性乙醇（pH 2）渗滤，渗滤液减压浓缩后得到油状物，然后将其分散于酸性（pH 2）水溶液中。用乙酸乙酯萃取除去非碱性成分，之后用稀氨水调该酸水液至 pH 10，同时产生沉淀。除去沉淀后，再用乙酸乙酯萃取剩下的水相得到粗生物碱部分。

粗生物碱部分采用硅胶柱层析，洗脱剂体系为石油醚 – 丙酮 – 二乙胺（12:1:0.1，10:1:0.1，8:1:0.1，6:1:0.1，4:1:0.1 与 1:1:0.1），根据碘化铋钾显色情况用薄层点板方法考察所有馏分分段情况。在洗脱剂为石油醚 – 丙酮 – 二乙胺（6:1:0.1）阶段时得到白 – 黄 – 黑混合颜色固体，对此固体采用 RP – 18 色谱柱层析，洗脱剂采用甲醇 – 水（1:3），得到白色粉末，再通过重结晶得到透明方形晶体，最后通过结构鉴定为化合物 3 – 脱氧乌头碱（图 13 – 9）。

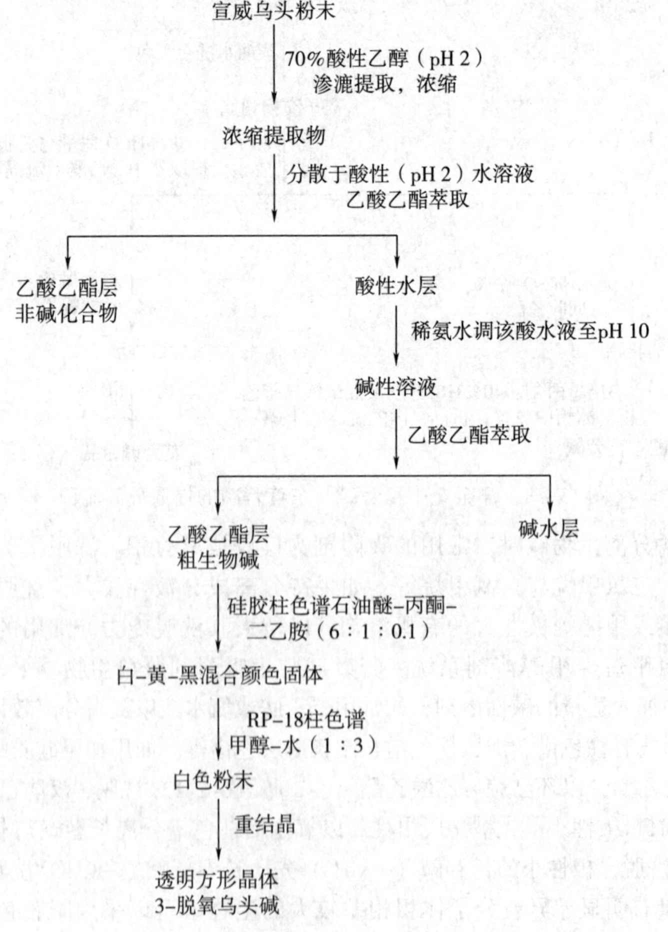

图 13 – 9　宣威乌头中 3 – 脱氧乌头碱的提取分离流程

第六节　生物碱的结构测定

生物碱的结构鉴定与测定方法分为化学方法与波谱学方法。20世纪60年代以前，主要通过化学方法测定结构，如霍夫曼降解与Emde降解等。上述方法是将复杂的结构通过一些经典的反应，降解成几个稳定的片段，依据其降解规律和降解产物特点推测其结构，或经过化学反应，如脱氢反应、氧化降解等分析其官能团特征，必要时经过全合成手段验证。化学方法步骤烦琐周期长，副产物多，样品用量大且难以回收，目前已经很少应用。光谱法测定结构快速、准确，样品用量少且保证原结构的完整性，大多可以回收，所以随着光谱学的快速发展，已经取代了经典的化学方法，成为生物碱结构测定的主要方法。UV、IR、MS、NMR、ORD、CD及X单晶衍射等现代波谱分析技术的应用，使化合物的结构分析快速、微量、准确。

一、常用的经典理化鉴定方法

（一）生物碱的薄层色谱检识

硅胶薄层色谱法是最常用的一种方法，是通过硅胶的吸附作用进行的分离。应用硅胶作吸附剂时要注意硅胶所固有的性质，由于硅胶显弱酸性，有的生物碱在硅胶色谱板上能形成离子和游离的动态平衡，形成拖尾或复斑，一般效果不是太好。为避免出现这种情况，①常在展开剂中加入少量的二乙胺，既可以抑制硅胶本身酸性带来的拖尾，又可以增加展开剂的极性。②用0.1～0.5mol/L的氢氧化钠溶液代替水来制硅胶板，使生物碱在色谱过程中始终保持游离的状态。在硅胶吸附薄层色谱中，根据色谱结果调整展开剂的极性，R_f值太小，可使用三氯甲烷-甲醇溶剂；如R_f值太大，则采用石油醚-丙酮溶剂。

氧化铝薄层色谱法也较常用，由于氧化铝显弱碱性，吸附力比硅胶强，故适合分离亲脂性较强的生物碱。氧化铝色谱法中通常用中性展开剂，不需加碱性有机溶剂。

薄层色谱展开后的显色，一般用改良碘化铋钾试剂显色。但应注意有的生物碱不显色，如咖啡碱；也有一些非氮杂环化合物可显色，如α-吡酮衍生物或内酯类成分等。现在，采用碘化铂钾、碘铂酸与三氯化锑等试剂为显色剂的逐渐增多，因这些试剂对不同生物碱常显不同颜色，而改良碘化铋钾对生物碱一般只显橙红色。

判别生物碱的纯度，仅用一种展开系统是不够的，要求至少在三种不同溶剂系统中加以确证。已知生物碱可采用与对照品作共色谱的方法，若为同一化合物，R_f值相同，斑点不分离。

（二）经典化学方法在生物碱结构测定中的应用

1. 霍夫曼降解　霍夫曼降解（Hofmann degradation）反应又称彻底甲基化反应（exhaustive methylation）。霍夫曼降解反应是将生物碱分子中的氮原子进行彻底甲基化，生成季铵盐，再加碱处理转化为氢氧化季铵衍生物。当季铵衍生物在碱性溶液中加热，羟基离子向氮原子的β质子进攻，伴随C—N键的断裂，脱水而形成烯烃和三甲胺。由烯烃产物阐明氮原子在生物碱中所处位置而推测其基本母核结构。

霍夫曼降解的必要条件是氮的β位应有质子。其断裂方式有三种，①$\alpha C-N^+$先断裂，

β质子与羟基负离子结合产生水，形成烯烃化合物和三甲胺（E_1型）；或者②$\beta-H^+$和$\alpha C-N^+$同时断裂，除去水和三甲胺（E_2型）；或者③$\beta-H^+$先于$\alpha C-N^+$断裂，形成$\beta-C$负离子，继而产生$\alpha,\beta-C$间双键，除去水和三甲胺（E_1CB型）。霍夫曼降解规则是质子易从与α碳相连的碳数较少的碳链的β碳上失去。在几何异构体中，与季氮呈反式的$\beta-H$较顺式的易被除去。

（1）氮原子与碳原子单键相连的生物碱　CH_3I甲基化产物以Ag_2O处理，其产物季铵氢氧化物经加热，即获中性烯烃化合物与三甲胺。

（2）氮原子位于一个环上的生物碱　氮原子在一个环上，经第一次Hofmann降解反应，生成二甲胺衍生物，再经第二次Hofmann降解反应，再生成三甲胺和未饱和的二烯烃衍生物。

（3）氮原子位于两个环上的生物碱　氮原子结合在两个环上，则需经三次Hofmann降解反应，才能得到三甲胺和未饱和的三烯烃衍生物。

鉴定反应中的生成物，即可推测氮原子在生物碱分子中的结合状态。但Hofmann降解反应对某些类型的生物碱并不能达到降解的目的。如对于由吡啶、喹啉、异喹啉及四氢喹啉所衍生的生物碱，碳氢不能断裂，而只能产生脱甲醇的反应。

还有一些生物碱由于结构上的特点，在裂解过程中，也可能不能完全遵循上述反应途径。如石蒜碱（lycorine）在进行Hofmann降解反应时，生成物是经脱水而芳环化的衍生物。

2. 埃姆特降解　Emde改进了Hofmann降解反应，将生物碱经甲基化反应生成的季铵盐，经包括Na－Hg，Na－液氨等还原反应，使C—N键断裂。Emde降解多用于无β－氢的生物碱的C—N键裂解，反应的产物与Hofmann降解反应的产物可能相同，或为其还原产物，也可能产物不同。

3. 布朗降解　布朗降解（Von Braun degradation）反应主要用于叔胺生物碱的降解。叔胺生物碱于乙醚或苯或三氯甲烷中加入BrCN，加温80℃～90℃，数小时，氮环裂开CN直接与氮原子结合，溴则与邻碳结合，生成溴代烷和二取代氨基氰化物。

本法在氮环上开裂的部位与Hofmann降解反应的产物不同，并且也能开裂Hofmann反应所不能开裂的氮环。但对氢化喹啉环不能开裂，对氢化异喹啉、二氢吲哚、氢化吡咯则能较易开裂，对氢化吡啶较为困难。

上述三种降解反应是过去研究生物碱基本骨架的经典方法，这些经典反应往往与其他化学反应（如脱氢反应、氧化反应等）相互配合使用，可收到较好的效果。

二、波谱分析在结构测定中的应用

（一）紫外－可见光谱

生物碱的UV光谱能够反映其基本骨架或分子中发色团的结构特点，结构中助色团的种类、数量与位置对UV光谱也产生明显的影响。因此，UV光谱对鉴定生物碱基本骨架或部分结构有一定的意义。此外，测试溶液的pH值也影响其UV光谱特征。

1. 生物碱的UV光谱与结构骨架的关系

（1）发色团为生物碱母体的整体结构部分　这类生物碱的发色团组成了分子的基本骨架与结构，如吡啶、吲哚、喹啉、异喹啉与氧化阿朴啡类等，其UV光谱受取代基影响较小，对确定生物碱的骨架有重要的意义。

（2）发色团为生物碱母体的主体结构部分　如莨菪烷类、二氢吲哚类、苄基异喹啉类与四氢原小檗碱类，此类生物碱UV光谱特点是，不同类型或种类的生物碱具有相同或相似的

UV 光谱，所以不能由 UV 光谱推断该生物碱的骨架和母核类型，因而 UV 光谱只有辅助推断作用。

（3）发色团为生物碱母体的非主体部分　如吡咯里西啶、喹诺里西啶、萜类与甾体生物碱类，此类生物碱的 UV 光谱不能反映分子的骨架和母核特征，故不能由 UV 谱推断该生物碱的骨架和母核类型，对于推断结构作用较小。

2. 生物碱的 UV 光谱与溶液 pH 值的关系

（1）生物碱的碱性氮原子参与发色团或直接相连　这种类型生物碱 UV 光谱数据在中性与酸性液中测定不同。该类生物碱包括喹啉、喹啉酮、吖啶酮以及某些吲哚类化合物，如喹啉在中性液中测试其 UV λ_{max}nm（EtOH, lgε）为 227（4.56）、280（3.56）、314（3.56）；若在酸性液中测试其 UV λ_{max}nm（10% HCl, lgε）为 233（4.50）、236（4.45）、307（3.76）、313（3.79）。

（2）生物碱的非碱性氮原子与发色团直接相连　这种类型生物碱因其不能与酸成盐，故于中性或酸性液中测得的紫外光谱基本不变。如 2－喹啉酮生物碱，因发色团中含酰胺氮，甚至于在 0.2 mol/L HCl－甲醇液中测得的紫外光谱也几乎未发生变化。

（3）生物碱的氮原子处于发色团之外的结构部分　这种类型生物碱无论能够成盐与否，其 UV 光谱基本不变。

（4）生物碱分子中有酚羟基处于发色团　该类生物碱由于发色团中酚羟基在碱性下生成酚氧负离子，其 UV 光谱数据发生红移。

（二）红外光谱

IR 光谱主要用于分子在官能团种类的判断和与已知结构的生物碱进行对照鉴定，对于个别生物碱骨架的立体构型、官能团的位置以及构型有一定意义。如具有喹诺里西啶环的生物碱，喹诺里西啶环的二个六元环有反式和顺式两种稠合方式，这两种稠合方式在 IR 光谱中有明显区别：在反式喹诺里西啶环中，凡氮原子邻碳上的氢有二个以上与氮孤对电子呈反式直立关系者，且氮孤电子不参与共轭时，则在 2800～2700cm^{-1} 区域有两个以上明显的吸收峰，此吸收带称为 Bohlmann 吸收带。而顺式异构体中，氮原子邻碳上的氢只有一个与氮孤对电子呈反式直立关系，Bohlmann 吸收带极弱。Bohlmann 吸收带在三氯甲烷溶液中测定时，多为两个峰；用 KBr 压片时，多为一簇峰。此特征对百合科植物中具有 Cevanine 基本骨架的异甾生物碱的结构鉴定，有着重要的指导意义。

1. 氨基吸收　含有 NH 结构的生物碱，ν_{N-H}吸收在 3750～3000cm^{-1} 处呈现较弱的、尖锐的峰带。第一胺（伯胺、伯酰胺）因为有对称和不对称伸缩显双峰，且两峰强度近似相等；第二胺（仲胺、仲酰胺和亚胺）只出现一个吸收峰；第三胺（叔胺、叔酰胺）在此区域没有吸收峰。

2. 羰基吸收　生物碱中羰基具有跨环效应时，$\nu_{C=O}$在 1660～1690cm^{-1} 区域有吸收，比正常酮羰基吸收向低波数移动，例如普罗托品（protopine）中的酮基吸收，$\nu_{C=O}$为 1661～1658cm^{-1}。酰胺羰基位于 1680～1700cm^{-1} 区域内，当形成氢键时，该吸收向低波数位移；当形成内酰胺环时，随着环张力增强，吸收峰向高频方向位移。

（三）质谱

在生物碱结构确定中，MS 的作用不仅可确定分子量与分子式，还可利用生物碱碎片裂解规律推定结构。在判断生物碱的分子离子峰时，要注意该离子峰是否符合氮律，其规则为：

当化合物含有奇数氮时，该化合物分子量为奇数；当化合物不含有氮或含有偶数氮时，该化合物分子量为偶数。

1. 难于裂解或由取代基或侧链的裂解产生特征离子 当生物碱母体较稳定时，骨架的裂解较为困难，一般裂解主要发生在取代基或侧链上。此种裂解的 M^+ 或 $[M-1]^+$ 峰多为基峰或强峰。这种裂解主要包括两大类结构不同的生物碱：①芳香体系组成分子的整体或主体结构者。如喹啉类、4－喹酮类（A）、吖啶酮类、β－卡波林类（B）、去氢阿朴菲类与酮式阿朴菲类。②环系多、分子结构紧密的生物碱。如马钱子碱类、吗啡碱类、苦参碱类、秋水仙碱类（C）、萜类生物碱、取代氨基甾体生物碱类［如丰土那明丙素（fubtuphyllamine)］等。

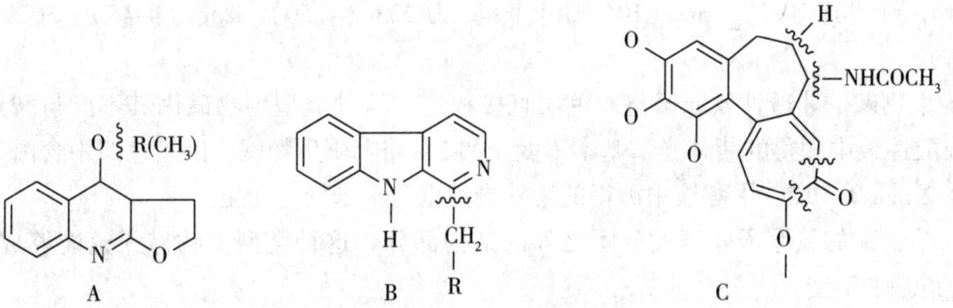

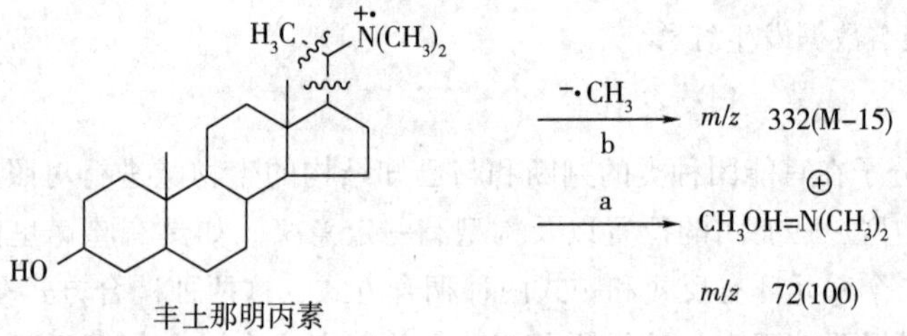

A B C

$-\cdot CH_3$ b → m/z 332(M−15)

a → $CH_3OH{=}N(CH_3)_2$ m/z 72(100)

丰土那明丙素

2. 主要裂解受氮原子支配 这种裂解方式主要发生在氮原子的 α－碳与 β－碳之间的键，即 α－键上，大多涉及骨架的裂解，故对生物碱的骨架测定有重要意义。其特征是分子离子峰很低，裂解后含氮的基团或部分是基峰或强峰。另外，当氮原子的 α－碳连接的基团不同时，则所连接的大基团易于发生 α－裂解。容易发生这种裂解的如氮杂环己烷及其衍生物、四氢异喹啉类、双苄基四氢异喹啉类、四氢 β－卡波林环以及莨菪烷类、甾体类生物碱等。

金鸡宁碱的裂解特征是先 α－裂解，C_2-C_3 键断开，形成一对互补离子 a 和 b，基峰离子 b 又经 α－裂解等，产生其他离子。

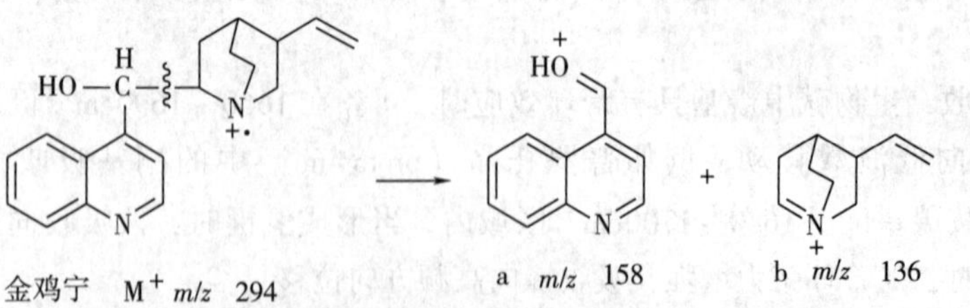

金鸡宁 M^+ m/z 294 → a m/z 158 ＋ b m/z 136

甾体生物碱类的裂解在甾核部分无特征性裂解，所有的主要裂解几乎均涉及氮原子，呈现非常典型的受氮支配的裂解规律，如维藜芦胺与浙贝甲素的基峰均来自含氮原子碎片。

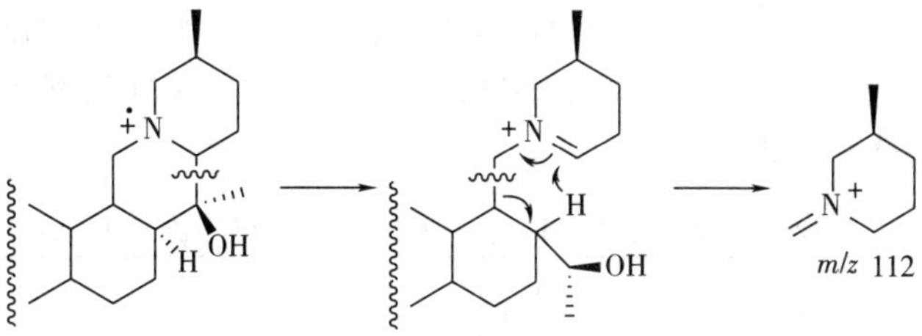

浙贝母甲素的 α-裂解与麦氏重排

3. 主要由 RDA 裂解产生特征离子 当生物碱存在相当于环己烯结构时，在双键的 α－碳和 β－碳之间的键发生 RDA 裂解，这种裂解产生一对互补离子。如原小檗碱与四氢原小檗碱型生物碱从 C 环发生的 RDA 裂解，产生保留 A、B 环和 D 环的一对互补离子，不但可以证实该生物碱的类型，还可以由相应的碎片峰 m/z 值推断 A 环和 D 环上的取代基类型和数目。该类型生物碱裂解产生 a、b、c 与 d 四个主要离子碎片，具有诊断价值。需要注意的是，有些生物碱在发生 RDA 裂解后产生的不是一对互补离子，可进一步发生 α－裂解，此时产生的含氮环部分离子峰也为基峰。属于这种裂解的生物碱主要有含四氢 β－卡波林结构的吲哚碱类、四氢原小檗碱类、普罗托品碱类和无 N－烷基取代的阿朴菲碱类等。

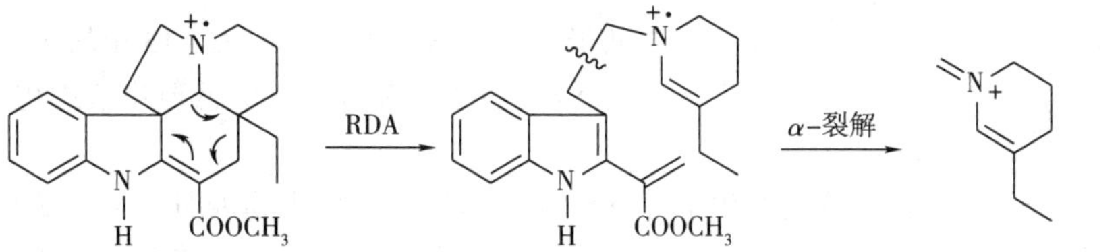

文卡明

M^+ m/z 338

RDA

α-裂解

m/z 124(100%)

4. 主要由苄基裂解产生特征离子 苄基四氢异喹啉类、双苄基四氢异喹啉类等是最典型的代表。裂解后得到一对互补离子。

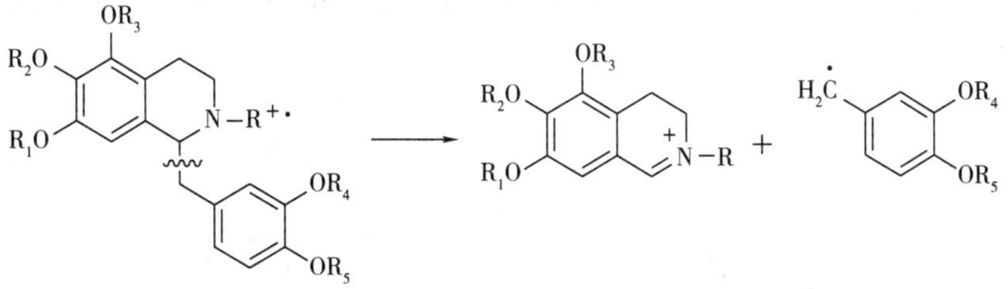

（四）核磁共振谱

核磁共振谱是生物碱结构测定的最强有力的工具，氢谱可提供有关功能基（如 NMe、NEt、NH、OH、OMe、双键与芳氢等）和立体化学的许多信息；碳谱和各种 2D－NMR 谱所提供的结构信息又是其他光谱法无法比拟的。由于生物碱的核磁共振谱内容庞杂，限于篇幅，难于如 MS 谱那样作全面归纳总结。文献收集整理了大量的 ^{1}H－NMR 与 ^{13}C－NMR 数据，对生物碱的结构测定有重要参考价值。

1. ^{1}H－NMR ^{1}H－NMR 谱是解析生物碱类化合物最有力的波谱之一，但对大多数生物碱来说，解析规律同其他类型化合物区别不大。现将受氮原子影响的质子化学位移范围及 ^{1}H－NMR 谱在生物碱结构解析中的某些应用予以介绍。

(1) 不同类型氮原子上氢与甲基的化学位移生物碱中 N－H 氢核的化学位移受溶剂、温度以及浓度的影响较大，并可因为加入重水进行交换而消失。不同类型 N－H、N－CH_3上氢核化学位移值范围见表 13－2。

表 13－2 不同类型 N－H、N－CH_3的化学位移值 δ（ppm）

N 原子类型	N－H	N－CH_3
叔胺	—	1.97～2.90
伯胺、仲胺	0.3～2.2	2.3～3.1
芳仲胺、芳叔胺	3.5～6.0	2.6～3.5
芳杂环	7～13	2.7～4.0
酰胺	5.2～10	2.6～3.1
季铵	—	2.7～3.5*

*：溶剂为 DMSO－d_6，其余为 $CDCl_3$。

(2) 氮原子电负性对邻近碳上氢原子化学位移的影响　生物碱结构中氮原子电负性产生的吸电诱导效应使邻近碳上的氢原子向低场位移，一般规律为，$\delta_{\alpha-碳}>\delta_{\beta-碳}$，如 S－反式－轮环藤酚碱中位于 N 原子 α 位的 C－6、C－8 位的 2 个 H 化学位移值分别为 δ（ppm）4.43、4.57 与 5.24、5.52，明显向低场位移，而处于 N 原子 β 位的 C－5、C－13 位的 2 个 H 化学位移值分别为 δ（ppm）3.15、3.13 与 3.01、3.94。还如季铵氮可以降低氮甲基的电子云密度，使其甲基信号向低场移动。

(3) 位于苯环正屏蔽区域氢的化学位移向高场移动　有些生物碱具有芳香苯环，在立体结构中处于苯环上下方的氢，由于苯的正屏蔽效应其化学位移向高场移动，由此可以判断生物碱结构式构象和取代基的取向。如 N,O,O－三甲基乌药碱及其衍生物为例，a 式中 A 环上 7－OCH_3位于 C 环（于 A 环下方）的正屏蔽区，受其屏蔽效应影响较 6－OCH_3在高场；而 b 式中 7－OCH_3则不受此影响。同理，N－CH_3也是如此，在 b 式中，受 C 环影响，N－CH_3中的质子处于 C 环的正屏蔽区，比 a 式的 N－CH_3质子在高场。由上可推断 a、b 两式的结构如下。

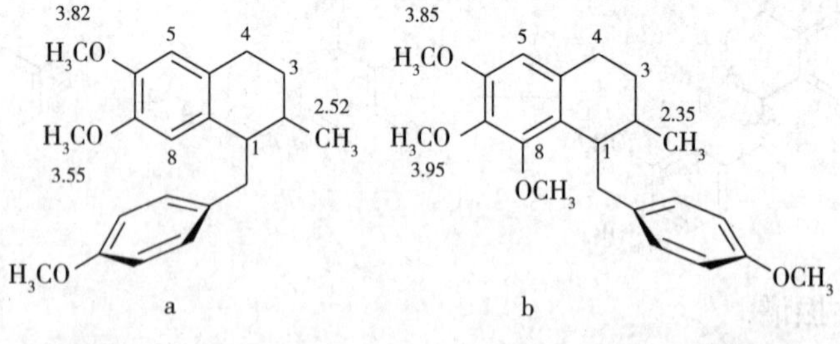

3.82 H_3CO 5 4 3 2.52 CH_3 H_3CO 8 1 3.55 H_3CO
a

3.85 H_3CO 5 4 3 2.35 CH_3 H_3CO 3.95 8 1 OCH_3 OCH_3
b

2. ^{13}C－NMR　^{13}C－NMR 谱同^1H－NMR 谱一样，是确定生物碱结构最重要的手段，其他类型化合物中碳谱的规律和应用同样适用于生物碱。下面对和生物碱结构有关的^{13}C－NMR 谱某些特殊规律介绍如下。

(1) 氮原子对邻近碳原子化学位移的影响　生物碱结构中氮原子电负性产生的吸电诱导效应使邻近碳原子向低场位移，α－碳的位移最大，但是在脂肪环与芳香环中，N 原子对 C 原子化学位移的影响不同，脂肪环中的一般规律为 α－碳 > β－碳 > γ－碳，在芳环中的影响为 α－碳 > γ－碳 > β－碳。如哌啶、吡啶与烟碱。同样，在 N－氧化物、季铵以及 N－甲基季铵盐中的氮原子使 α－碳向低场位移幅度更大。N－CH_3的化学位移值一般在 δ（ppm）30～50，酰胺的羰基碳同酯羰基的化学位移一般在 δ（ppm）160～170。

哌啶　　吡啶　　烟碱

（2）氮原子成盐后对邻近碳原子化学位移的影响　生物碱中的 N－甲基成盐后，由于质子化作用，使邻近碳原子的化学位移发生变化。如罂粟碱中的亚胺氮生成 N－甲基盐后的 α－碳，即 C－1 与 C－3 向高场位移约 5 个化学位移单位，而 β－碳与 γ－碳的 C－4、C－8a 与 C－4a向低场有不同程度位移；属于叔胺氮的 N－甲基四氢罂粟碱（laudanosine）成盐后 α－碳，即 C－1、C－3 与N－甲基向低场位移 8～10 个化学位移单位，而 β－碳与 γ－碳的 C－4、C－8a 与 C－4a 则向高场有不同程度的位移。

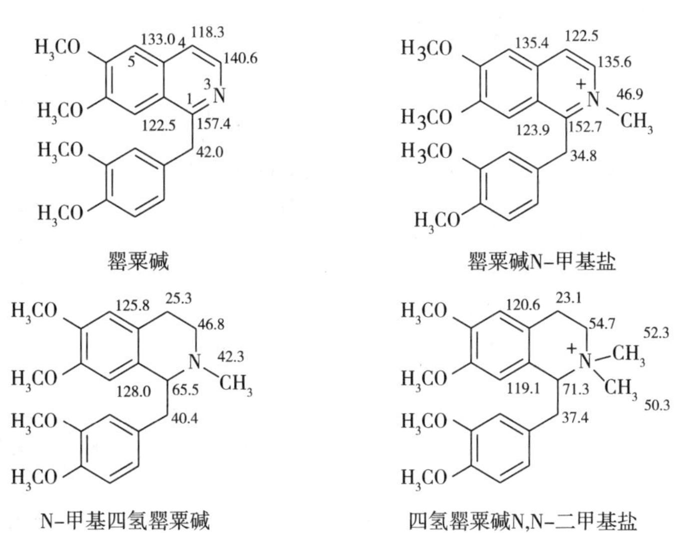

罂粟碱　　罂粟碱N–甲基盐

N–甲基四氢罂粟碱　　四氢罂粟碱N,N–二甲基盐

多数生物碱分子较大，结构复杂，利用 DEPT 谱确定伯、仲、叔与季碳是最理想的方法。另外，二维 $^{1}H－^{13}C$ COSY 谱也是目前归属碳重要的方法，HMBC 谱则可以高灵敏度地检测出 $^{1}H－^{13}C$ 远程偶合的相关信号，同时提供有关季碳的信息和与杂原子相连的 ^{1}H 的信息。

三、生物碱结构解析实例

伏毛铁棒锤（*Aconitum flavum* Hand. － Mazz.）系毛茛科（Ranunculaceae）乌头属植物，是民间常用草药之一，俗称“铁棒锤”与“断肠草”，有祛瘀活络、止血镇痛等临床药理作用。从该药材中分离得到了一个新颖的含四元氧环结构的二萜生物碱，其结构鉴定过程如下。

（一）基本理化性质

无色晶体，mp. 232℃ －233℃，$[\alpha]_{D}^{25}$：－50 °(c＝0. 1g/100ml，λ＝589nm，MeOH)

（二）红外光谱

IR（KBr）ν_{max}：3380cm^{-1}，1460cm^{-1}，1030cm^{-1}，975cm^{-1}，IR 谱图中 3380cm^{-1}、1030cm^{-1} 和 975cm^{-1}的吸收峰提示可能存在羟基和醚键。

（三）质谱

ESI－MS m/z 360［M＋H］$^+$，分子式 $C_{22}H_{33}NO_3$ 由 HR－ESI－MS 确定（m/z 360.2550［M＋H］$^+$，计算值 360.2533）。

（四）核磁共振谱

该化合物的 NMR 数据表明共有 22 个碳原子，包括 3 个 CH_3，7 个 CH_2，8 个 CH 和 4 个 C。其中 2 个仲碳［δ_H 2.51（m），2.47（d，J＝11 Hz），2.38（m）和 2.18（m）；δ_C 57.3 和 50.9］和 1 个叔碳（δ_C 66.4）与氮原子相连；3 个叔碳（δ_C 79.7，77.4 和 70.9）和 1 个季碳（δ_C 89.2）与氧原子相连（表 13－3）。

表 13－3 化合物的 NMR 数据（$CDCl_3$）

C	δ_H（ppm，J in Hz）	δ_c（ppm）	HMBC（H→C）	NOESY
1	3.88 1H，dd(8，7)	70.9 d	2，9，10，20	2β，5
2α	2.22 1H，m	32.1 t	1	2β，3α
2β	1.91 1H，m		4	1，2α，3β
3α	1.61 1H，dt（13，4）	38.0 t	4，5	2α，3β，18，19α
3β	1.33 1H，m		2，19	2β，3α，18
4	—	33.8 s	—	—
5	1.35 1H，d（8）	51.3 d	4，7，9，18，20	1，6β，18
6α	1.29 1H，dd（13，5）	22.5 t	5，7，8	6β，7，18，19β
6β	2.56 1H，dd（13，8）		4，7，8，20	5，6α，7，9
7	2.07 1H，d（5）	43.4 d	5，8，9，10，14	6α，6β，15
8	—	49.2 s	—	—
9	1.94 1H，d（7）	38.1 d	5，8，10，11，14，15，20	6β，11β
10	—	51.4 s	—	—
11α	2.11 1H，m	26.0 t	9，10	11β，14α
11β	1.86 1H，m		8，9，12，13	9，11α，12
12	4.82 1H，dd（8，4）	77.4 d	9，16	11β，13
13	2.72 1H，dd（8，4）	38.5 d	8，11，12，15，16，17	12，14α，14β，17
14α	1.77 1H，d（13）	28.7 t	8，12，13，15，16	11α，13，14β，20
14β	1.06 1H，m		7，8，9，12，16	13，14α，15
15	3.51 1H，s	79.7 d	7，8，9，17	7，14β，17
16	—	89.2 s	—	—
17	1.38 3H，s	21.8 q	13，15，16	13，15
18	0.74 3H，s	25.9 q	3，4，5，19	3α，3β，5，6α，19α，19β
19α	2.47 1H，d（11）	57.3 t	-	3α，18，19β
19β	2.18 1H，m		3，4，18，21	6α，18，19α
20	3.42 1H，br s	66.4 d	—	14α，21
21	2.51 1H，m2.38 1H，m	50.9t	—	20，22
22	1.04 3H，t（7）	13.6 q	21	21

由以上数据与 ^1H－NMR 谱［0.74（3H，s，Me－18），3.42（1H，br s，H－20），2.07（1H，d，J＝5 Hz，H－7）和 1.04（3H，t，J＝7 Hz，N－CH_2CH_3）］推测该化合物是具有 12－表－欧乌头碱基本骨架的维特钦型生物碱。将该化合物的 NMR 数据与化合物 12－表－欧乌头碱的对应数据比较发现，它们具有相同的 A 和 B 环，而没有环外双键信号。1 个仲羟基位于 C－1 可以由

HMBC 谱中 H－1 和 C－2、C－9、C－10 及 C－20 相关信号得以确定，该羟基的构型由 NOESY 实验中 H－1 和 H－2β 及 H－5 相关信号确定为 α 构型。鉴于两者具有相近的 C－15 的化学位移值，化合物在 C－15 上同样也有一个含氧基团，该推测由 HMBC 谱图中 H－15 和 C－7，C－8 及 C－9 相关信号得到确认。H－15 的构型可由 NOESY 实验中 H－15 和 H－7 及 H－14 相关信号证明为 α 构型。从生物合成的观点分析剩下与氧原子相连的 1 个叔碳和 1 个季碳，应该分别是 C－12 和 C－16，该推论由 HMBC 谱中 C－12 和 C－16 分别与周围氢的相关信号得以确认。而且从 NOESY 实验中 H－15 和 H－17 的相关信号可以推断 C－16 上的含氧基团为 β 构型（图 13－10）。

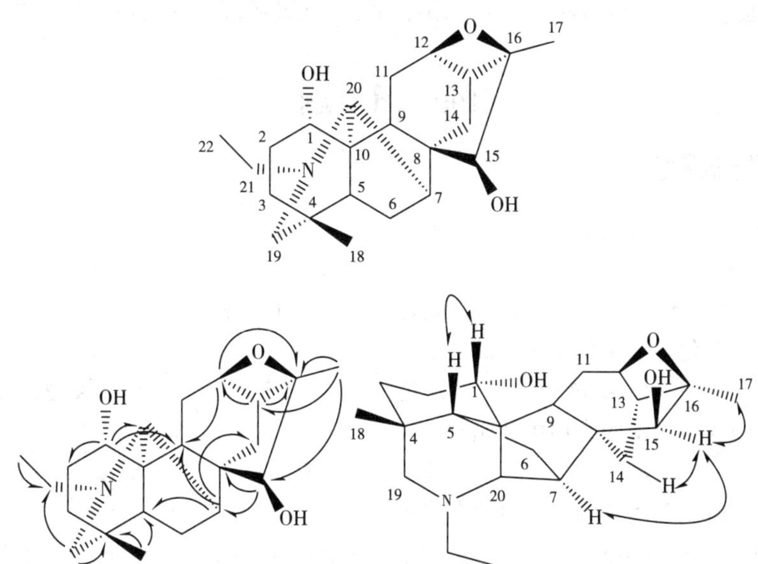

图 13－10 化合物的结构及重要 HMBC（→）和 NOESY（↔）相关

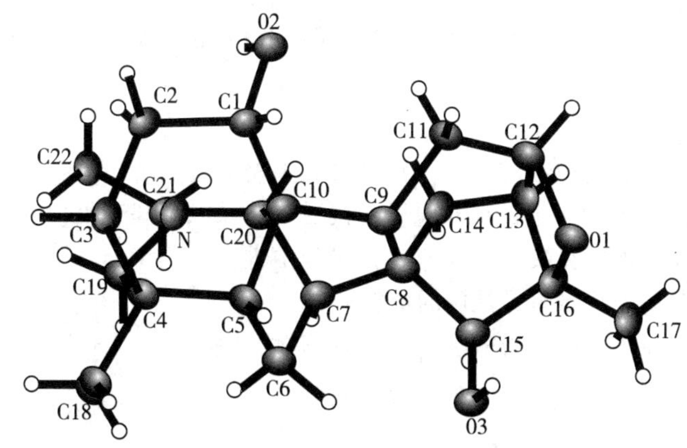

图 13－11 化合物的 X－单晶衍射结构

该化合物不饱和度为 7，其中 6 个为化合物上的基本骨架所有，因此另外 1 个应该是环氧结构，可能存在于 C－12，C－15 和 C－16 中的两个碳之间。由于现有波谱数据无法确定该环氧的位置，最后培养了该化合物的单晶，运用 X－单晶衍射证明了环氧结构位于 C－12 和 C－16 之间，并证实了其绝对构型，见图 13－11。这是一个结构新颖的二萜生物碱，将其鉴定并命名为 16，17－二氢－12β，16β－环氧欧乌头碱（16，17－dihydro－12β，16β－epoxynapelline）。

本章小结

本章主要包括生物碱的结构分类及其基本特征、物理与化学性质、提取与分离方法，以及结构测定方法等内容。

重点：生物碱的化学结构结合生源途径的分类及其结构特征；生物碱在自然界分布特征与存在形式；生物碱的定性沉淀检识方法与反应现象；生物碱的溶解性、旋光性及影响碱性大小的判断规律与方法；生物碱提取与分离方法的选择及操作技术；生物碱的薄层色谱与波谱鉴别特征。

难点：根据具体生物碱的结构特征、物理与化学性质选择适宜的提取与分离方法。

练 习 题

一、单项选择题

1. 生物碱不具有的特点是（　　）

A. 分子中含 N 原子　　B. N 原子多在环内　　C. 具有碱性

D. 分子中多有苯环　　E. 显著而特殊的生物活性

2. 生物碱与碘化铋钾试剂发生沉淀反应呈（　　）

A. 白色　　B. 绿色　　C. 黑色　　D. 灰色　　E. 橘红色

3. 以下主要含生物碱的常用中药是（　　）

A. 秦皮　　B. 大黄　　C. 黄连　　D. 甘草　　E. 黄芩

4. 从苦参总碱中分离苦参碱和氧化苦参碱是利用二者（　　）

A. 在水中溶解度不同　　B. 在乙醇中溶解度不同　　C. 在三氯甲烷中溶解度不同

D. 在苯中溶解度不同　　E. 在乙醚中溶解度不同

5. 马钱子碱的结构类型为（　　）

A. 吡啶类　　B. 莨菪烷类　　C. 异喹啉类　　D. 有机胺类　　E. 吲哚类

二、填空题

1. 植物体内，大多数生物碱与（　　）结合成生物碱盐。
2. 生物碱因结构中 N 原子上的孤对电子易接受（　　）而显碱性。
3. 生物碱沉淀反应须要在酸水或（　　）稀醇中进行。
4. 采用柱色谱分离生物碱时最常用的填料为（　　）。
5. 诱导效应使氮原子上电子云密度（　　），碱性增强。

三、简答题

1. 简述生物碱的分类（至少列举 8 个）。
2. 生物碱的沉淀反应所用试剂有哪些？及其反应条件是什么？
3. 影响生物碱碱性强弱的因素有哪些？
4. 雷氏铵盐分离季铵碱的路线是什么？
5. 请用化学反应式说明乌头及附子炮制减毒与化学成分变化的关系。

（张　帆）

第十四章 鞣　质

学习导引

1. **掌握** 鞣质类化合物的分类依据；鞣质类化合物的理化性质。
2. **熟悉** 鞣质的提取分离和检识方法。
3. **了解** 鞣质的结构波谱特征及结构鉴定方法。

第一节 概　述

鞣质又称单宁（tannin），是广泛存在于自然界的一类比较复杂的多元酚类化合物。在传统皮革制作中利用鞣质能与生皮革中的蛋白质结合形成较为稳定的复合物这一性质，使炮制后的皮革致密、柔韧、不易腐败易于保存使用，一直是制革业的重要原料。1785 年 Scheele 从没食子中分离得到了没食子酸，1796 年 Seguin 把当时广泛应用于皮革鞣制的没食子成分称为单宁（tannin），自 18 世纪开始单宁作为一类自然界广泛存在的化合物被人们逐渐认识并应用，成为化学家的研究对象。但是由于早期的分离纯化及结构解析技术的限制，直至 20 世纪 80 年代中期，大量的鞣质类成分才被分离纯化并确定其化学结构。这类化合物的特点是结构中存在着数量较多的酚羟基，极性较强而且不稳定，具有特殊的化学性质和生物活性。其显著的特性是可以与蛋白质及金属离子结合形成不溶或难溶于水的沉淀复合物，这一特殊性质在医学、药学等领域被广泛关注并进行研究。

鞣质除苔藓植物中很少含有外，广泛分布于植物界，特别是种子植物中，传统中药中的大黄、地榆、芍药、山茱萸、五倍子、诃子、虎杖、侧柏叶、四季青、萹蓄、仙鹤草、钩藤等都含有丰富的鞣质，此外尚未成熟的柿子、石榴皮、荔枝核、葡萄籽、槟榔、花生衣、龙眼、蓝莓等也含有丰富的鞣质类化合物。鞣质可存在于植物的皮、根、木、叶、果实等部位，植物中鞣质的含量一般随着植物的生长年限、存在部位、生长环境、季节条件等不同而有所差异。光照比较充分的部位比背阴及地下部位含量高，木本植物芯材中鞣质的含量随植物年龄增长而增加，果实中鞣质的含量及种类随着成熟程度增加而有所变化，此外据报道鞣质类化合物在植物体内的产生与植物自身对外界病害的防御有关。

通常意义上的鞣质为能产生鞣制作用的分子量在 500 ~ 3000 范围之内的多酚羟基（单宁）类化合物，实际上分子量在 500 ~ 1000 左右的单宁类化合物在某些方面表现出了很强的生物活性，但是长期以来人们对这一类化合物在医药领域的应用并没有给予足够的重视。目前常用中草药中70%以上含有鞣质，大多数具有良好的水溶性。在传统的天然药物活性成分研究中，鞣质因为分子量大、极性较大、分离纯化及结构鉴定比较困难，通常被视为非生物活性物质。近年来随着分离技术手段不断提高，对鞣质的分离与结构鉴定有了较大进展，同时对鞣质的生物活性研究也逐渐深入，发现鞣质是多种中草药的活性成分，在与很多疾病关联密切的氧化应激反应、消除体内自由基、抗氧化等方面具有良好的生物活性。而且多酚类化合物（polyphenol）与蛋白质、多糖、生物碱、微生物、酶、金属离子的反应活性及抗氧化、消除体内自由基、衍生化反应等一系列化学行为被逐步阐明，这类化合物对疾病的预防及治疗作用开始受到重视，在医药、保健品、食品及日用化妆品等多个领域应用日益广泛，目前作为一类重要化学成分成为天然药物化学研究的热点之一。

知识链接

柿子未熟透的果实中含有大量的可溶性缩合鞣质，食用后能与口腔内分泌的黏膜蛋白质（如消化酶）结合凝固，形成复合物沉淀于口腔黏膜表面，呈现的收敛性味感，产生较涩的口感。但是随着果实成熟度的增加，柿子中缩合鞣质含量发生变化，导致口感变甜。柿子中含有的鞣质类化合物具有抗氧化、清除体内自由基等生物活性，但是过量食用会导致消化不良。

第二节　鞣质的结构与分类

鞣质根据其化学结构和性质通常被分为：可水解鞣质（hydrolyzable tannin, HT）和缩合鞣质（condensed tannin, CT）。还有一些鞣质同时含有水解鞣质和缩合鞣质两种结构单元，称为复合鞣质（complex tannin）也被称为新型鞣质（new type tannin）。

一、可水解鞣质

可水解鞣质（hydrolyzable tannin）是由多元酚羧酸与多元醇通过苷键或酯键结合形成的一种鞣质，这类鞣质可被酸、碱或酶催化水解，生成水解产物为多元酚羧酸和多元醇。作为构成分子中核心部分的多元醇最常见的是D－葡萄糖（D－glucose），还有半乳糖（galactose）、金缕梅糖（hamamelose）、果糖（fructose）、木糖（xylose）等，此外多元醇酸类也可与多元酚构成可水解鞣质，如奎宁酸（quininic acid）、莽草酸（shikimic acid），少见的还有三萜醇和咖啡酸多元酚形成的鞣质，如齐墩果烷型三萜形成的凸锥鞣质等。

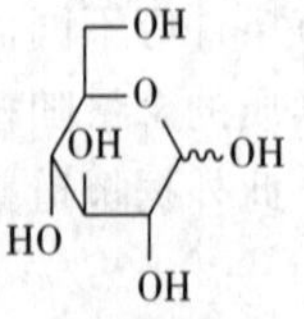

D-葡萄糖 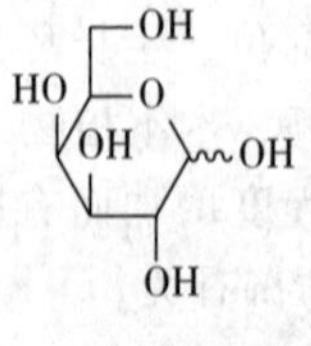　　D-半乳糖 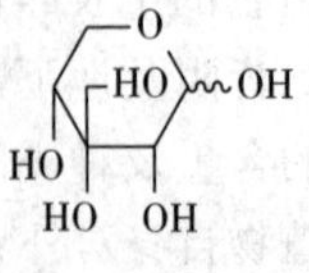　　D-金缕梅糖 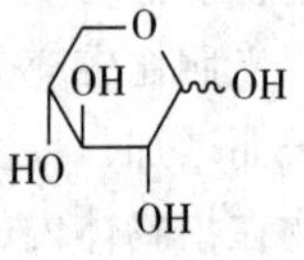　　D-木糖

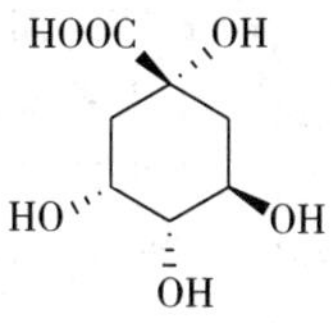

奎宁酸 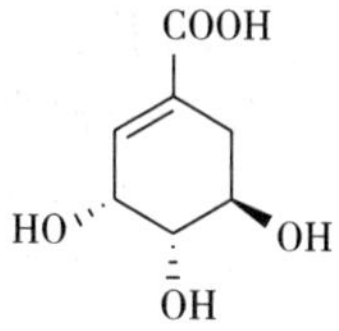　　莽草酸

根据水解后所产生酚酸种类的不同，可水解型鞣质可以分为没食子酸鞣质（gallotannin）和鞣花酸鞣质（ellagitannin）两类。前者水解后水解产物中生成的多元酚类主要是没食子酸，后者水解后生成的多元酚类为鞣花酸。

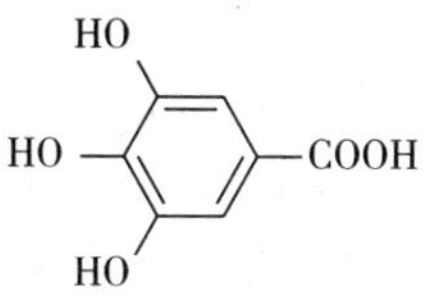

没食子酸 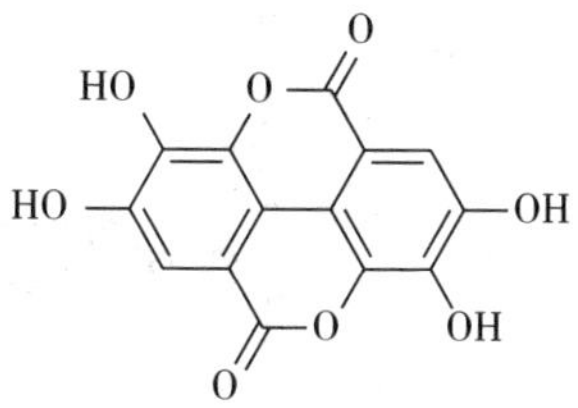　　鞣花酸

（一）没食子酸鞣质

这类鞣质结构中所含有的多元酚酸为没食子酸或其缩合物，水解后产生的酚酸为没食子酸。根据其缩合方式的不同，分子中只含没食子酸结构者称为简单没食子酸鞣质（gallotannin），分子中含缩酚酰基的没食子酸缩合物者称为缩合酚酸型没食子酸鞣质（depsidic）。没食子酸常见缩合方式有间位缩合和对位缩合，该类鞣质的多元醇部分一般是β－D－葡萄糖，一分子糖可以连接两个以上的没食子酸。中药五倍子、没食子、芍药等药材中含有大量的没食子酸鞣质。

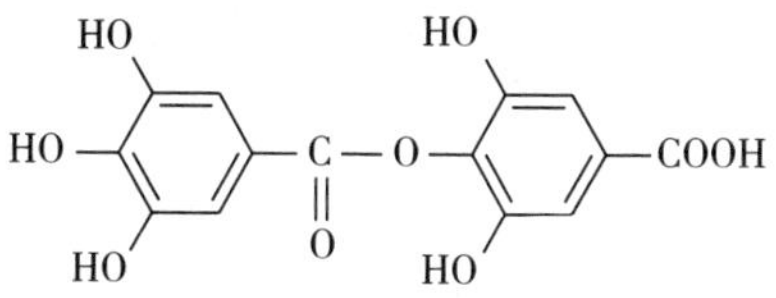

对–双没食子酸（p–digalloyl） 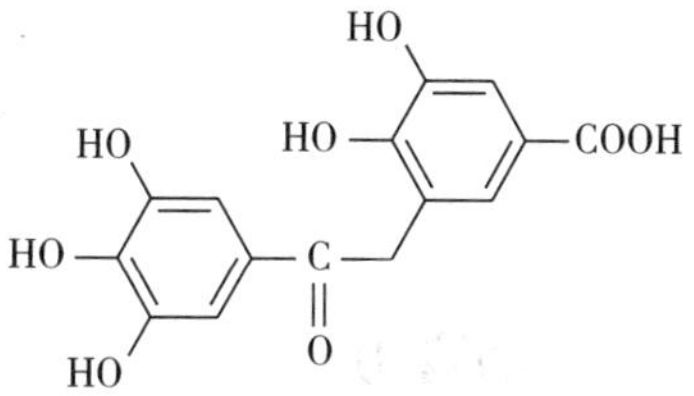　　间–双没食子酸（m–digalloyl）

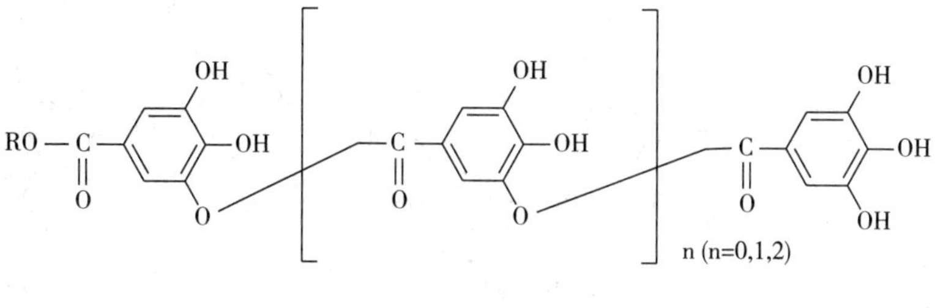

缩合酚酸（depsidic）

传统中药材五倍子为漆树科植物盐肤木（*Rhus chinensis*）及其他同属植物上的干燥虫瘿，主要由五倍子蚜寄生而形成，传统中医学认为五倍子具有敛肺降火、敛汗、止血等功效，药

理学研究表明中药五倍子具有抗肿瘤、抗菌、抗氧化等生物活性，而五倍子中的主要活性成分为五倍子单宁。五倍子单宁是一种典型的没食子酸鞣质，在中药五倍子中含量较高，是由没食子酸与葡萄糖以苷或酯的形式结合形成的复杂混合物，此类鞣质的糖或多元醇部分的羟基全部或部分地被酚酸所酯化，结构中具有酯键或酯式苷键。典型结构为 2-多-没食子酰基-1,3,4,6-四-O-没食子酰基-β-D 葡萄糖，多没食子酸酰基平均含 3 个单位，以缩酚酸形式存在。结构如下：

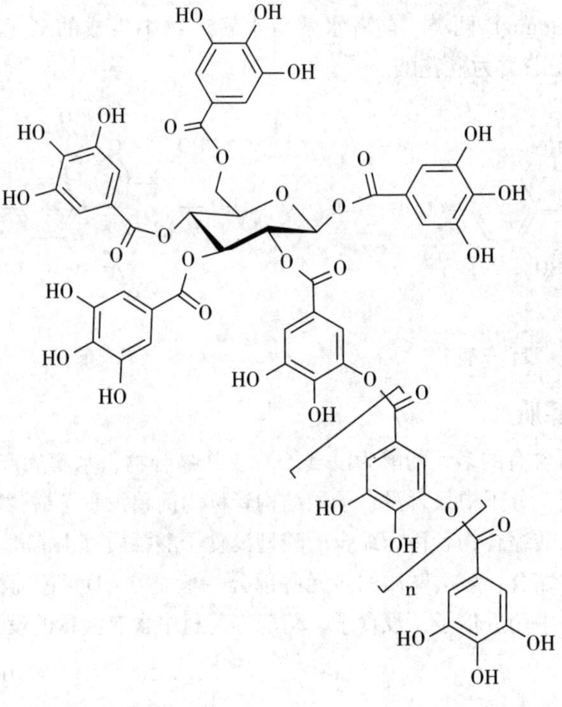

n=0,1,2

五倍子单宁

（二）鞣花酸鞣质

鞣花酸鞣质（ellagitannin）是一类是含有六羟基联苯二甲酰基（hexahydroxydiphenoyl，HHDP）结构的化合物，这类鞣质水解后首先产生 HHDP 单元结构，HHDP 再继续水解转化形成鞣花酸（ellagic acid），结构中含有一个或多个 HHDP 基。

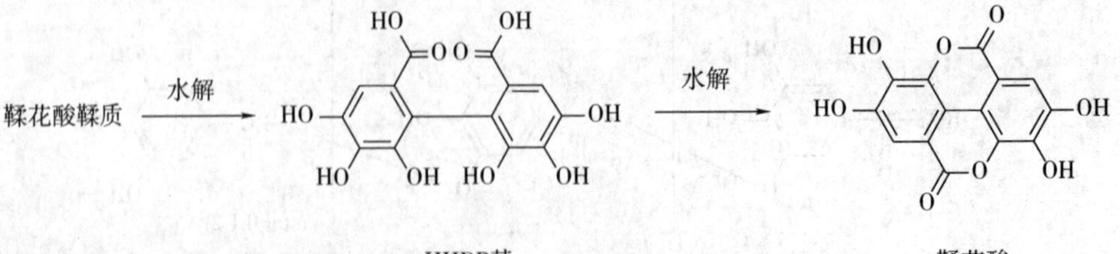

鞣花酸鞣质 —水解→ HHDP基 —水解→ 鞣花酸

这类鞣酸结构复杂多样，在自然界比没食子酸鞣质分布更为广泛，水解产物中酚酸为鞣花酸或与其有生源关系的多元酚酸，但在鞣花酸鞣质中与糖直接连接的单元结构为 HHDP 基。水解后生成的鞣花酸在水以及各种醇溶剂中溶解性较差，所以这类鞣质在水解反应后会产生沉淀析出。该类鞣质中含有的多元醇部分一般是以 β - D - 葡萄糖为主，主要区别为 HHDP 单元结构的连接位置和数目不同，常用中药地榆、使君子、丁香等都含有这一类鞣质化合物，代表化合物如下：

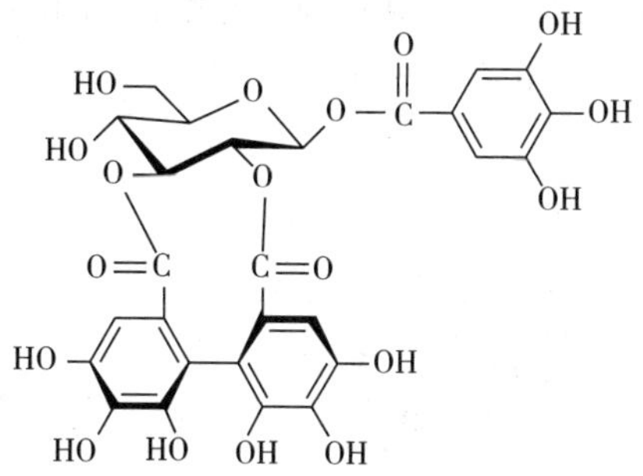

地榆素H-5（sanguiinH-5）

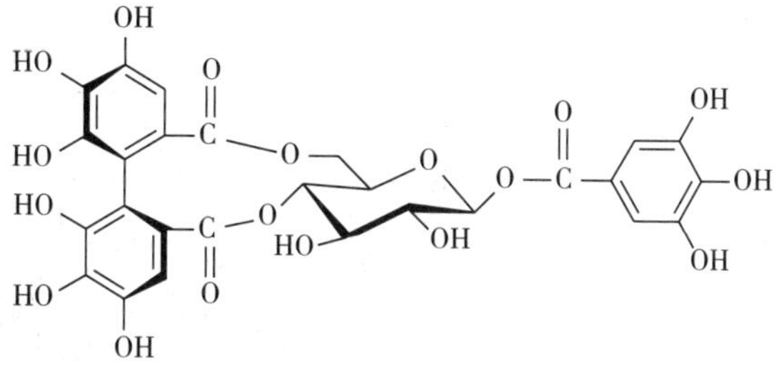

strictinin

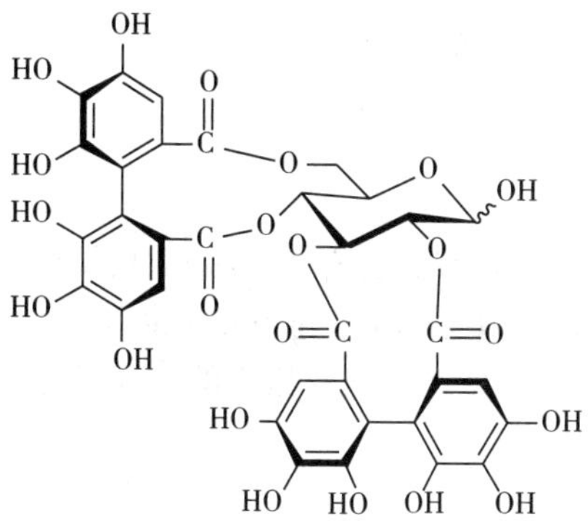

英国栎鞣花素（pedunculagin）

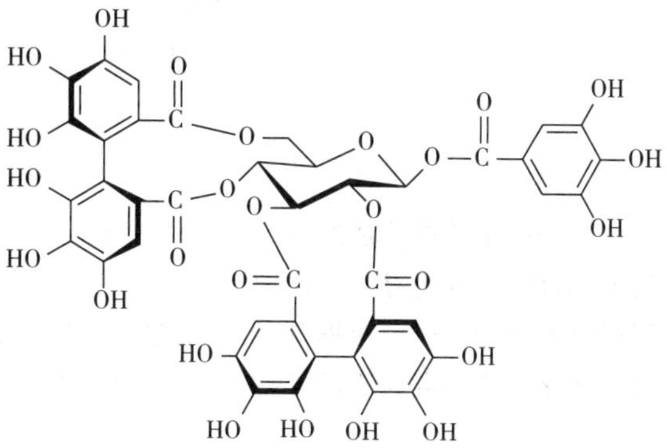

galloylpedunculagin

其他与糖连接的基团还有去氢二没食子酰基（DHDG）、去氢六羟基二酚（DHHDP）、橡椀酰基（VAL）等，水解后产生相应的与鞣花酸同源的酚羧酸。

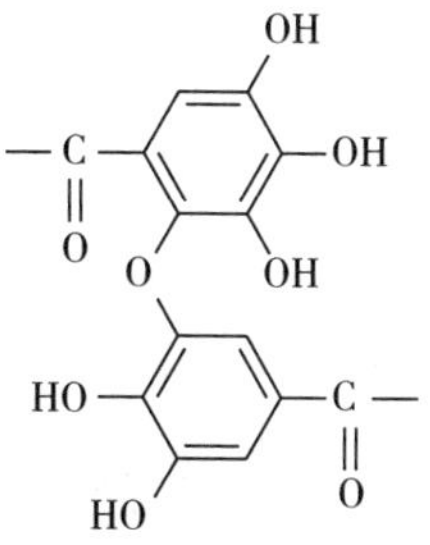

DHDG

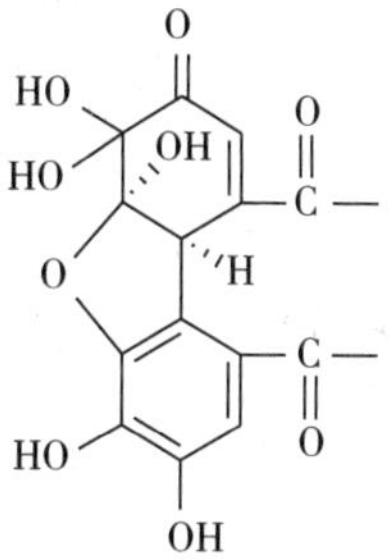

DHHDP

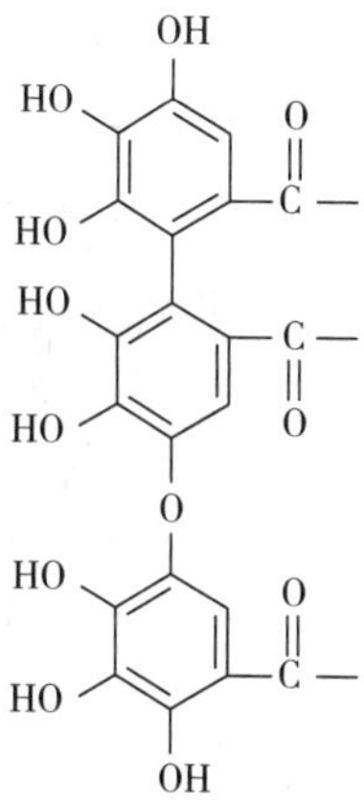

VAL

上述基团与糖的连接位置常见的有 C-2,C-3 或 C-4,C-6，这时葡萄糖的构象大的取代基处于平伏键，结构相对稳定，在自然界中存在较多；此外还有与糖连接方式为 C-3,C-6 或/C-2,C-4 的化合物，这时葡萄糖构象为 $^1C_4$，结构不稳定。DHDG 与 VAL 常常连接两个糖，称为糖核间连接键。另外某些鞣花酸类鞣质分子中的葡萄糖是开环的，可在 C-1 位置形成糖苷键，这种鞣质不易水解，如从栎树木材中分离得到的化合物 castacrenin F。

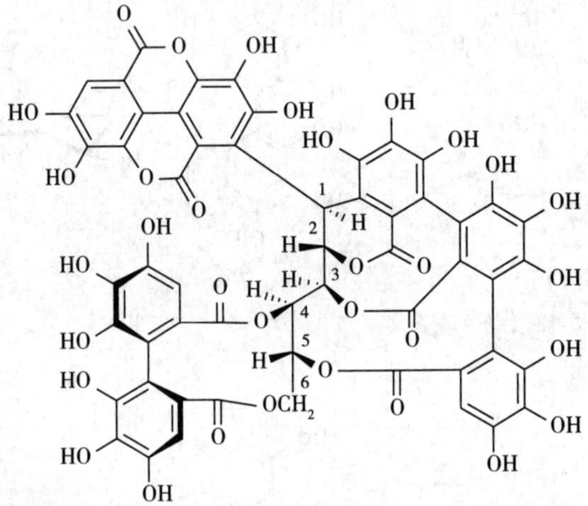

castacrenin F

除了由一个糖核构成的简单鞣花酸单宁以外，自然界中还存在含有 2~4 个糖核结构的鞣花酸类化合物被称为寡聚可水解单宁，这类化合物中的简单鞣花单宁通过没食子酸基与 HHDP 基团形成酯键构成，可根据分子中的糖的个数判断其聚合程度。中药地榆中的主要活性成分地榆素类化合物多数属于此类鞣质，如地榆素 H-6：

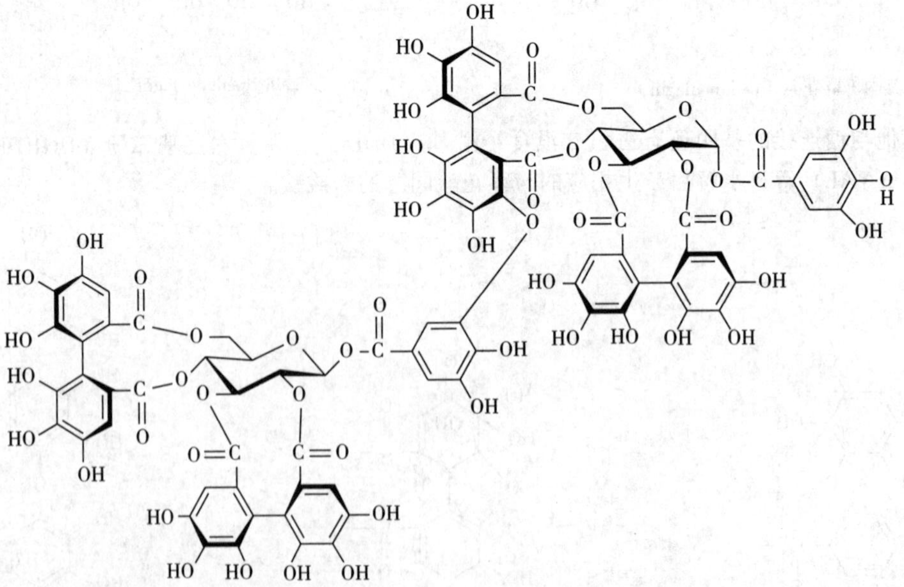

地榆素H-6（sanguiinH-6）

二、缩合鞣质

缩合鞣质（condensed tannin）是一类结构相对比较稳定的化合物，这类化合物不能或很难被水解，其基本骨架由黄烷醇类化合物（flavan－3－ol）作为单元结构缩合而成。聚合体的具体结构取决于构成单元的类型，单元间的连接位置及其构型，还取决于连接键的类型（单键连接或双键连接），按照黄烷醇的单元数目，分支及聚合体可以分为简单缩合鞣质（simple condensed Tannin）和复杂缩合鞣质（complex condensed tannin）两大类。

（一）简单缩合鞣质

简单缩合鞣质（simple condensed tannin）基本上是由黄烷醇类化合物的 C－4,C－6 位或者 C－4,C－8 位脱水缩合形成，一般只有三聚体以上的化合物才具有典型的鞣质性质，故习惯上将分子量为500～3000的聚合体称为缩合单宁，而分子量更大的聚合体称为酚酸，由缩合单宁的进一步氧化缩合形成。因为它们在热酸处理下氧化裂解而产生有颜色的花色素（anthocyanidin），通常将这类化合物称为原花色素（proanthocyanidin）。自然界中存在的简单缩合鞣质大多数为黄烷醇的二到四聚体，五聚体以上的缩合型鞣质分布较少，简单缩合鞣质根据聚合度的不同可以分为以下几类：

1. 单体黄烷醇 单体黄烷醇是构成缩合鞣质的最基本单元结构，这一类化合物自然界中分布较广，如茶（*Camellia sinensis* L.）中含量较高的儿茶素和表儿茶素等，这类化合物通常在 B 环的3′,4′位有两个羟基取代，根据 C 环2,3 位结构的不同，形成4 个异构体分别如下：

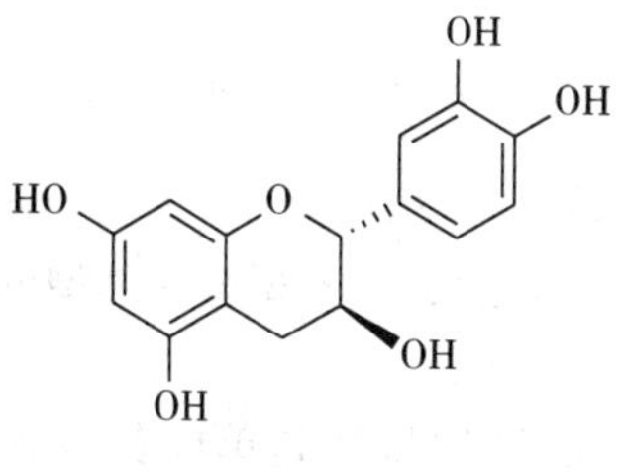

(+)-儿茶素 (+)-catechin

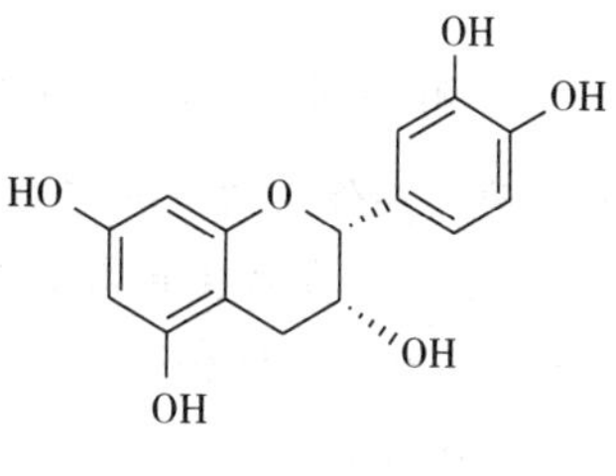

(−)-表儿茶素 (−)-epicatechin

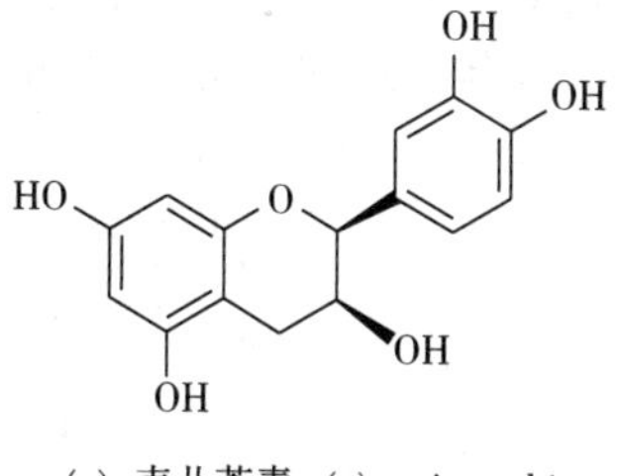

(+)-表儿茶素 (+)-epicatechin

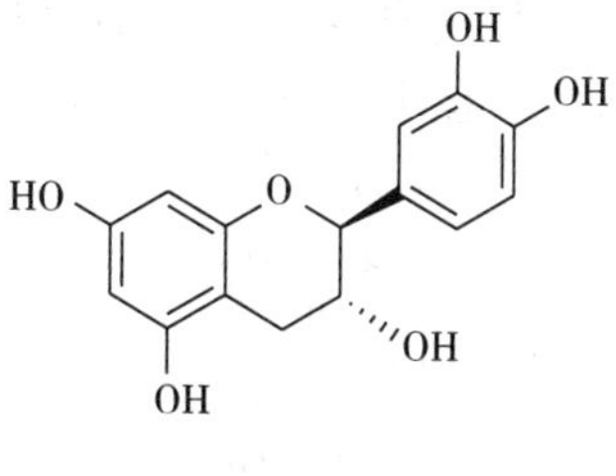

(−)-儿茶素 (−)-catechin

茶中还含有较多的棓儿茶素类化合物，这类化合物 B 环3′,4′,5′位有三个羟基，也是构成缩合鞣质的重要单元结构，此外黄烷醇结构中3－OH 还经常与没食子酸缩合成酯，儿茶素类化合物没食子酸酯也是茶叶中原花青素构成的主要单元。特别是3 位羟基与没食子酸成酯形成的 EGCG((－)－epicatechin－3－*O*－gallate)在抗肿瘤、抗氧化以及抗衰老等方面表现出了很好的生物活性，近年来被研究人员所关注。

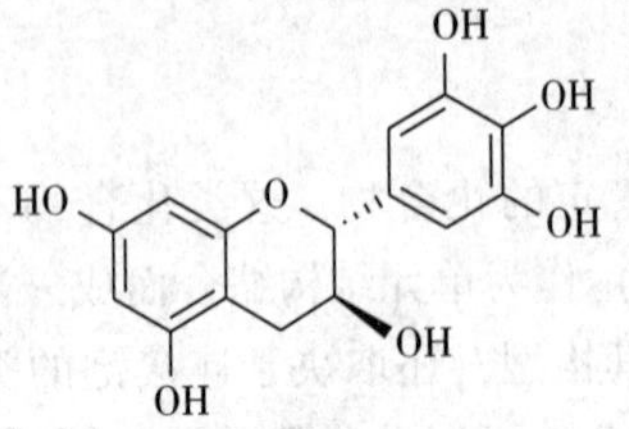

(+)-棓儿茶素 (+)-gallocatechin 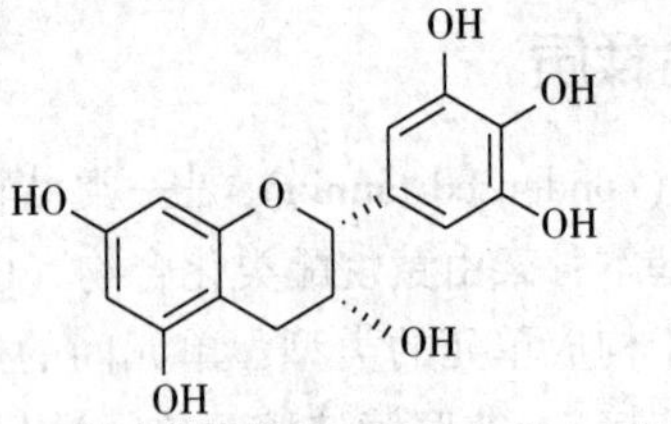　　(-)-表棓儿茶素 (-)-epigallocatechin

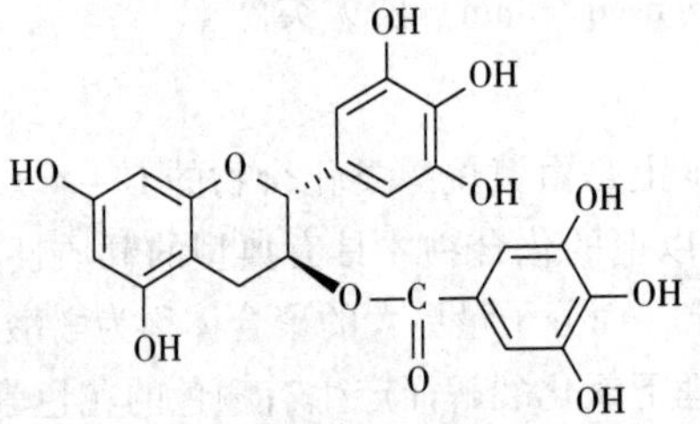

(+)-gallocatechin-3-O-gallate 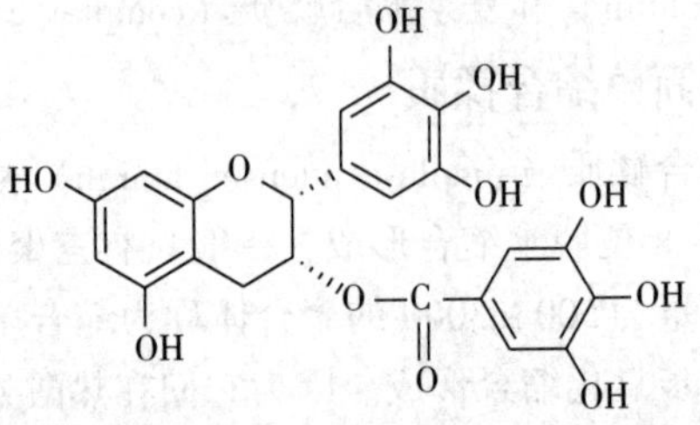　　EGCg (-)-epigallocatechin-3-O-gallate

此外还有B环只有一个羟基取代的单元结构，一般羟基在2位连接的对位形成取代，典型的化合物如阿福豆素和表阿福豆素，结构如下：

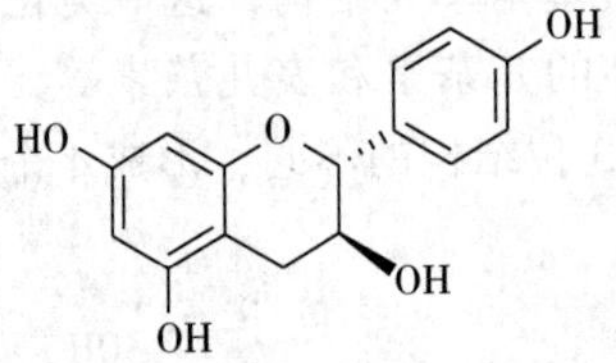

(+)-阿福豆素 (+)-afzelechin 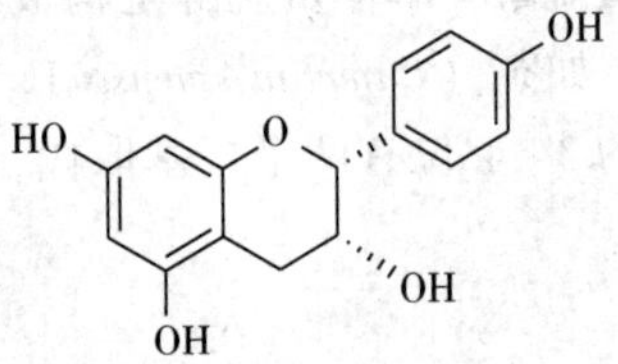　　(-)-表阿福豆素 (-)-afzelechin

2. 原花青素二聚体　常见的二聚体简单缩合鞣质主要为原花青素二聚体（Proanthocyanidin dimer）类化合物，主要由黄烷醇类单体结构通过脱水缩合形成，根据链接类型的不同主要分为A型、B型原花青素两种。

（1）B型原花青素　B型原花青素（Procyanidin B）的结构特征是单体黄烷醇单元通过C4－C8′或C4－C6′键进行连接，通过C4－C8′键连接的原花青素被称为B1～4型、通过C4－C6′键进行连接的原花青素被称为B5～8型。以由（＋）－儿茶素和（－）－表儿茶素组成的原花青素二聚体为例，根据连接方式不同可以形成八个异构体，B型原花青素主要分布于中药大黄、何首乌、儿茶、桂皮以及茶和葡萄籽中，例如从葡萄籽中分离得到如下结构：

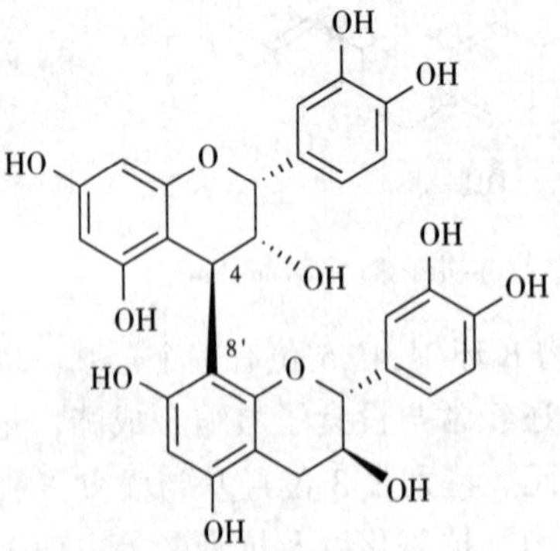

Procyanidin B1
epicatechin-(4β-8')-catechin

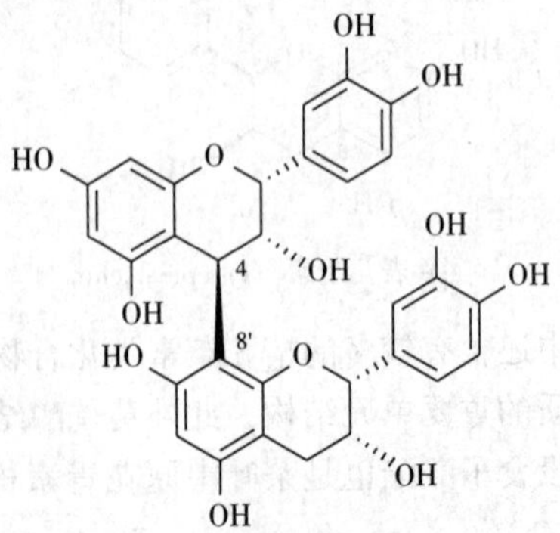

Procyanidin B2
epicatechin-(4β-8')-epicatechin

Procyanidin B3
catechin-(4α-8')-catechin

Procyanidin B4
catechin-(4α-8')-epicatechin

Procyanidin B5
epicatechin-(4β-6')-epicatechin

Procyanidin B6
epicatechin-(4β-6')-catechin

Procyanidin B7
atechin-(4α-6')-catechin

Procyanidin B8
catechin-(4α-6')-epicatechin

（2）A 型原花青素　A 型花青素（Procyanidin A）结构的各组成单元除 B 型中的 C－C 单键连接外，还常在 C－2 与另一单元的 C－7 或 C－5 间再形成醚键 C－*O*－C，成为双连接键型，其中通过 C4－C8′和 C2－*O*－C7′键连接的原花青素被称为 A1 型，通过 C4－C6′和 C2－*O*－C7′键连接的原花青素被称为 A2 型，通过 C4－C8′和 C2－*O*－C5′键连接的原花青素被称为 A3 型，如从桂皮中分离得到的原花青素 A2（Procyanidin A2）、从麻黄中分离得到的原花青素 A6（Procyanidin A6）等结构如下：

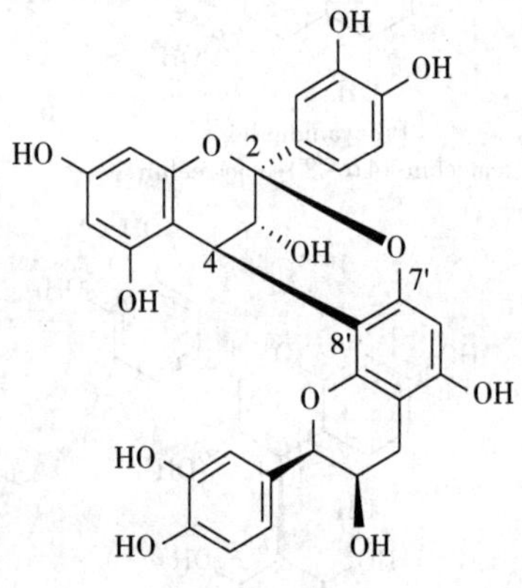

Procyanidin A2
epicatechin-(2β-7′,4β-8′)-epicatechin

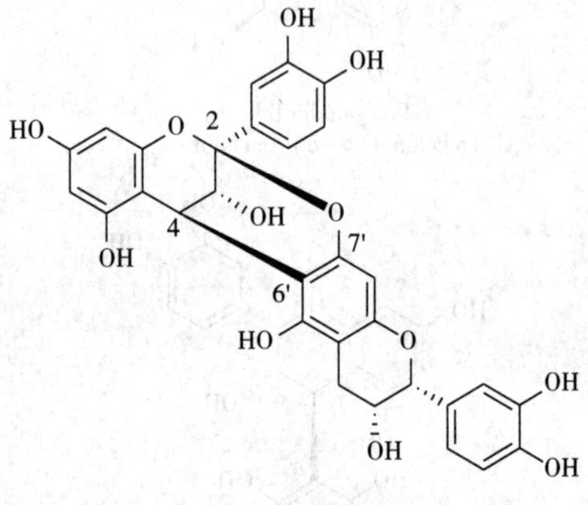

Procyanidin A6
epicatechin-(2β-7′,4β-6′)-epicatechin

（3）其他简单缩合鞣质二聚体　除了原花青素二聚体以外，还有一些特殊结构的简单缩合鞣质二聚体，如从发酵茶中分离得到的 theasinensin 类化合物，这类化合物被认为是儿茶素在茶叶加工过程中被多酚氧化酶氧化，发生氧化聚合反应生成的一类化合物，在发酵类茶叶中含量较高。

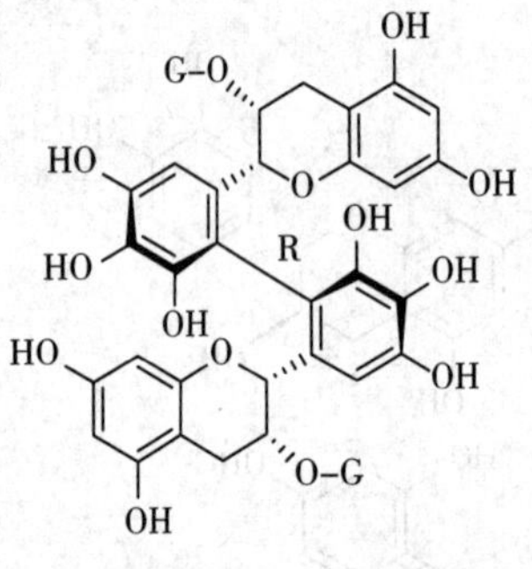

theasinensin A

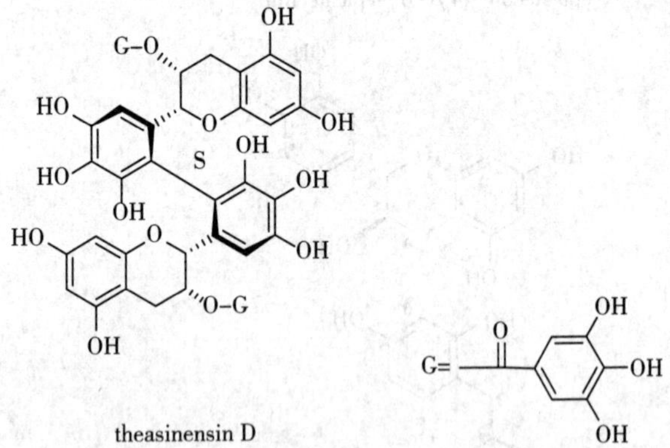

theasinensin D

3. 三聚体以上的原花青素　三聚体以上的原花青素依照组成单元排列方式不同，可分为直链型、支链型两种。前者黄烷醇各单元顺次排列形成直链状，而支链型原花青素的中间单元除与上下单元连接外，还通过其他位点再连接另一单元。A、B 型原花青素均有直链与支链型两种连接方式。实际上在原花青素多聚体中，很多时候 A、B 型两种连接方式共同存在。如化合物 Procyanidin C1（B 型）和 aesculitannins A（A、B 型共存），结构如下：

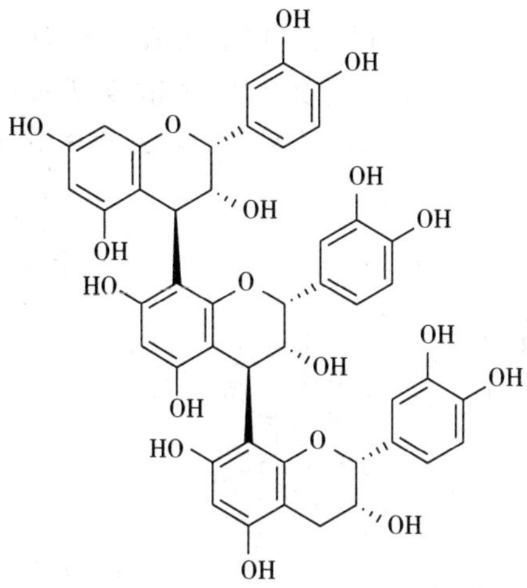

Procyanidin C1

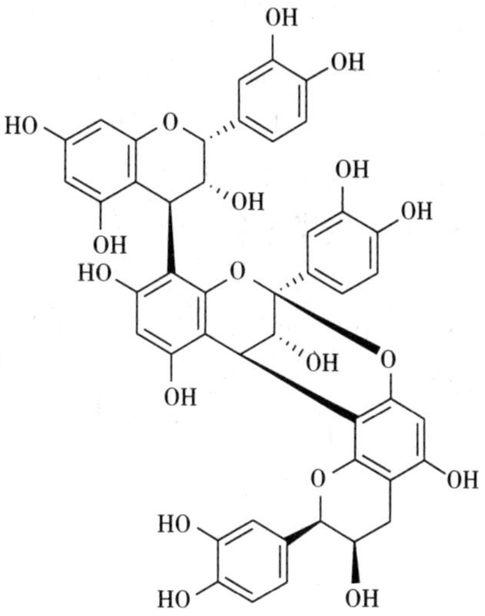

aesculitannins A

四聚体以上原花青素类化合物自然界分布相对较少，植物中含量也较低。比较有代表性的是从中药桂皮中分离得到的 cinnamtannin A3、cinnamtannin B3，结构如下：

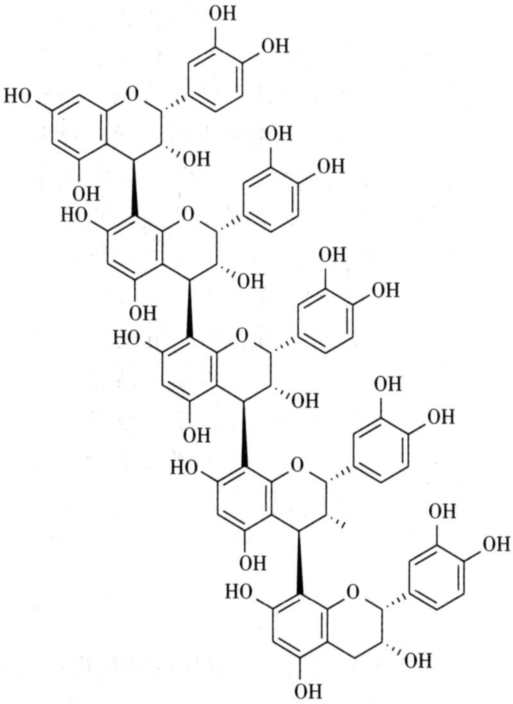

cinnamtannin A3

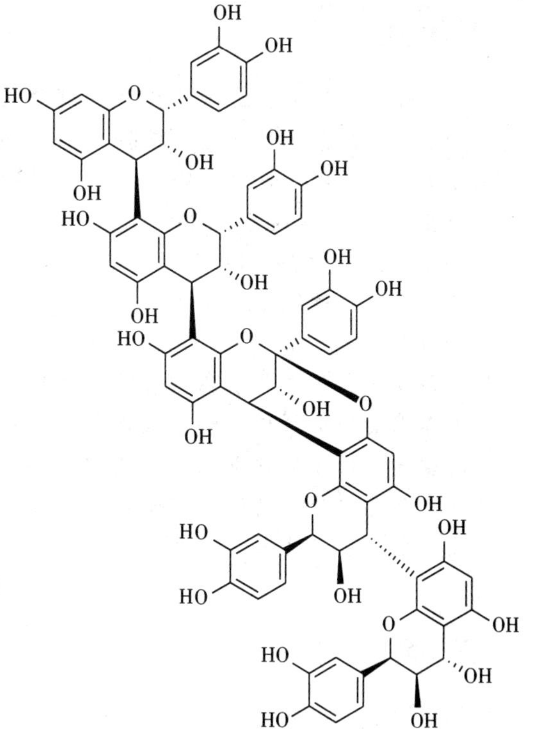

cinnamtannin B3

（二）复杂缩合鞣质

复杂缩合鞣质（complex condensed tannin）主要是由黄烷醇衍生物单元结构为基础构成，在自然界分布较广，构成单元结构包括含异戊二烯基黄烷醇类、羧甲基黄烷醇类等黄烷醇衍生物。从中药儿茶、地榆中分离得到的 gambiriin 类化合物，从阿萨姆茶的新鲜叶片中分离得到的 assamicain 类化合物都属于复杂缩合鞣质，结构如图所示：

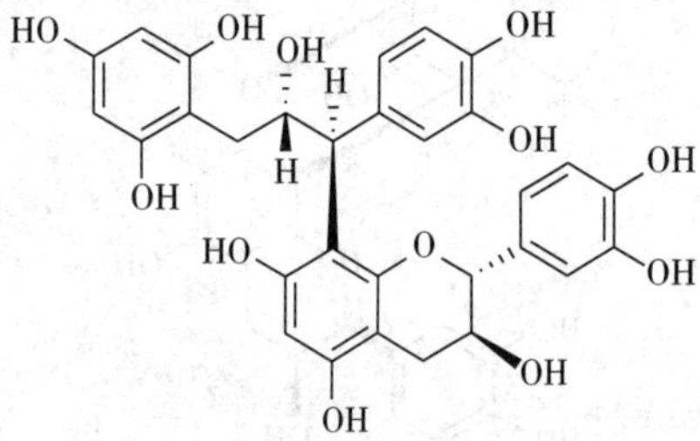

gambiriin A1 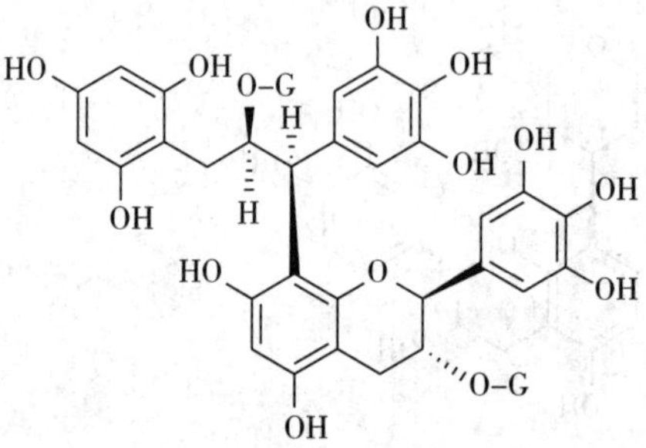 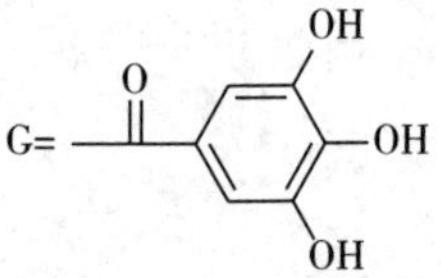　　assamicain A

此外从乌龙茶中分离得到的 oolongtheanin 类、红茶中分离得到的 theaflavonin 和 theogallinin 都属于复杂缩合鞣质。

知识拓展

茶叶根据加工制造方法以及发酵程度的不同，通常可分为绿茶、白茶、乌龙茶、红茶、黑茶几种类型。绿茶（green tea）的加工处理方法是在叶片采摘后短时间内加热处理即所说的“杀青”，使新鲜叶片中所含的多酚氧化酶失活，所以绿茶所含主要鞣质类成分是茶叶片中原有的黄烷醇类儿茶素单体结构。以乌龙茶（oolong tea）和红茶（black tea）为代表的发酵茶所含鞣质类化合物则主要是由儿茶素类化合物经过氧化聚合反应而生成，发酵茶制作过程较绿茶多了“揉捻”程序，在“揉捻”的过程中植物细胞破碎，释放出多酚氧化酶参与黄烷醇类化合物的氧化聚合反应，其主成分多为儿茶素类化合物的氧化聚合物。因为其发酵过程中各种外界因素的干预与影响，氧化聚合反应也复杂多样，所以从发酵茶中的分离得到的鞣质类化合物种类较多，其中一部分具有较新颖的化学结构。近年来研究发现从发酵茶中分离得到的部分鞣质类化合物在抑制肿瘤细胞生长及降低血脂血糖方面表现出很好的生物活性。

三、复合鞣质

复合鞣质（complex tannin）是指分子中同时含有可水解鞣质与缩合鞣质两种结构单元的一类化合物。其结构特征为分子中核心部分的糖的 C－1 与黄烷醇单元结构的 C－6 或 C－8 结合成碳苷存在，形成结构中同时含有缩合鞣质和鞣花酸鞣质的复杂化合物。从制作红酒木桶所使用的橡木木材中分离得到的化合物 acutissmin A 就属于此类化合物，经研究发现其具有抗肿瘤等生物活性。结构如下：

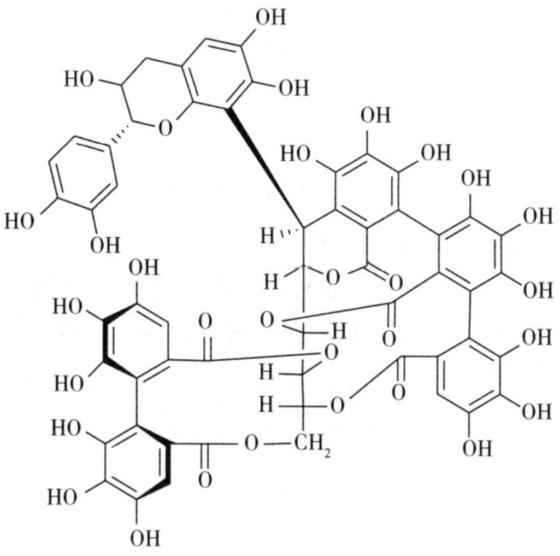

acutissimin A

第三节　鞣质的理化性质

一、物理性质

（一）性状

大多数鞣质为无定形粉末，分子量在 500 ~ 3000 之间，只有少数小分子化合物能形成晶体。由于化合物中含有较多的羟基，在空气中很容易被氧化变色，多呈淡黄色、棕色甚至褐色粉末。

（二）溶解性

鞣质因为含有较多的羟基，极性相对较大，大多数可以溶于水、乙醇、甲醇、丙酮等极性较大的溶剂，部分小分子鞣质也可以溶于乙酸乙酯，但是不溶于石油醚、乙醚、三氯甲烷等极性较小的溶剂。鞣花酸鞣质水解后生成的鞣花酸在水和醇中溶解性较差，但易溶于吡啶及碱性溶液中。根据鞣质极性的不同，通常采用含水有机溶剂进行溶解，可在有机溶剂加入微量的水增加其在有机溶剂中的溶解度。

（三）酸性

鞣质结构中存在较多酚羟基，故其水溶液呈弱酸性，通常对鞣质类化合物进行分离分析时可加入少量有机酸使其处于游离态，易于分析分离。

（四）沉淀反应

1. 鞣质与蛋白质结合生成难溶于水的复合物是其特征性反应之一，鞣质作为皮革鞣制剂最初应用于皮革制造，也是利用了鞣质的这一特殊性质。鞣质与蛋白质结合是一种多点交联结合模式，鞣质类化合物中的酚羟基与蛋白质中的不同位点发生了氢键、盐键、疏水键、范德华力等结合方式，通常认为氢键是最主要的结合方式。在某些外界因素影响下，如金属离子和酸，接近的两个分子可能会产生共价键连接，形成不可逆结合。某些鞣质与蛋白质形成的复合物在丙酮、碱性溶液条件下也可以使复合物分解为原来的鞣质和蛋白质。中药中鞣质成分的性质被称为收敛性或涩性，如五倍子和地榆中的鞣质类化合物具有收敛止泻和止血等作用都与其沉淀性质有关。

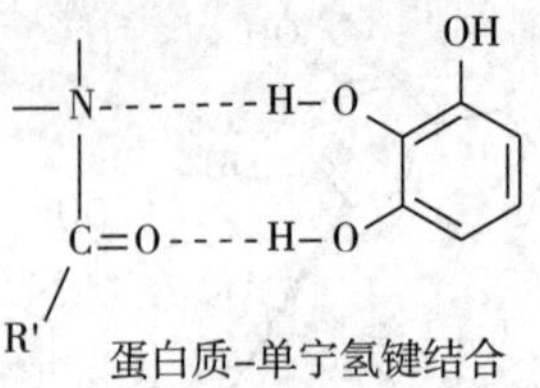

蛋白质-单宁氢键结合

2. 鞣质中存在的邻二酚羟基可与金属离子发生络合，如 Ca^{2+}、Mn^{2+}、Zn^{2+}、Cu^{2+}、Fe^{2+}等，形成络合物通常难溶或不溶于水，形成有色沉淀，可用于鞣质的提取、分离或除去鞣质。这些反应具有特征性的颜色变化，可用于单宁的定性、定量分析。此外，鞣质还可以与生物碱、花色苷等多种天然产物发生复合反应，通过氢键-疏水键形成复合物，弱酸性的鞣质可与生物碱相结合形成不溶于水或难溶于水的沉淀，作为检出生物碱的沉淀试剂。

二、化学反应

（一）鞣质的水解

1. 可水解鞣质的降解　可水解鞣质在酸、碱以及酶的作用下可以被水解，生成多元醇和多元酚类化合物，水解程度与反应条件有关。强碱条件下水解比较完全；弱酸及中性条件下发生部分水解；在酶催化条件下一般为选择性水解。在对鞣质进行化学结构研究时，特别是对构成单元结构复杂、聚合度较高的鞣质类化合物，通常采用酸性条件下进行部分水解，通过测定得到的水解产物化学结构变化来推测构成鞣质多元醇及多元酚类的种类和连接方式。例如从榄榄树（*Termininalia catappa*）中得到的可水解鞣质 terflavin A 和 terflavin B 在不同条件下进行酸水解生成水解产物不同，通过酶水解可以进行选择性水解脱去结构中的没食子酸基。反应条件如下：

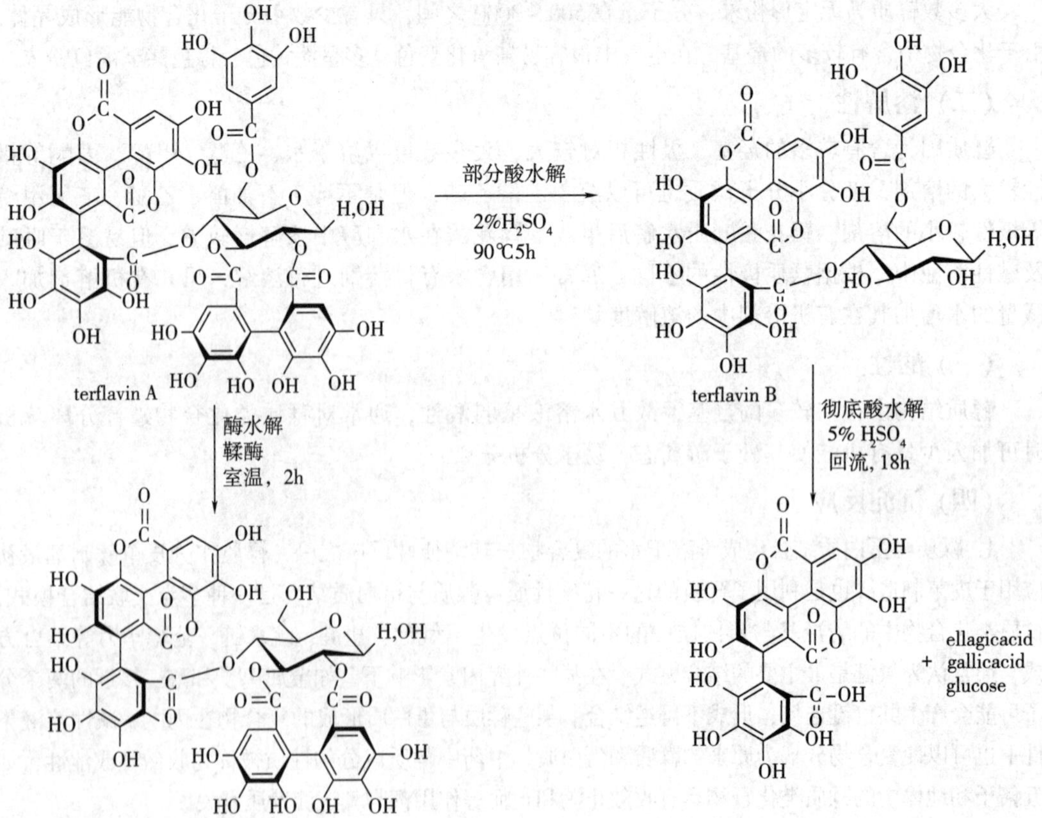

terflavin A —部分酸水解，2%H_2SO_4，90℃ 5h→ terflavin B

terflavin A —酶水解，鞣酶，室温，2h→

terflavin B —彻底酸水解，5% H_2SO_4，回流，18h→ + ellagicacid gallicacid glucose

2. 缩合鞣质的降解 缩合鞣质分子中的碳-碳连接键一般不能被酸、碱或酶催化裂解，对于聚合度较高的缩合鞣质进行结构研究时，可以采用苄硫醇试剂进行裂解，得到构成缩合鞣质的黄烷醇单元结构，这一化学降解方法是研究缩合鞣质结构的重要方法。

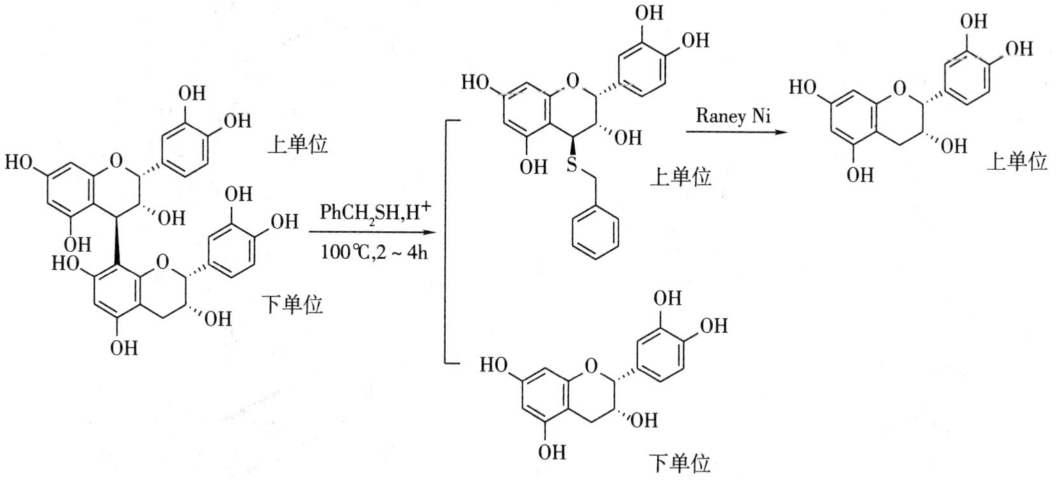

上单位 下单位 $PhCH_2SH,H^+$ 100℃,2～4h Raney Ni 上单位 上单位 下单位

（二）缩合鞣质的聚合

植物中含有的某些特殊的缩合鞣质二聚体结构是通过氧化聚合、酸化聚合或者甲醛聚合等反应得到的，如发酵茶中分离得到的缩合鞣质二聚体 theasinensin 类化合物是茶叶中含有的黄烷醇单体在多酚氧化酶作用下发生氧化聚合反应，形成的一种 B 环以 C-C 连接的化合物。从乌龙茶中分离得到的 oolonghomobisflavan A 是一种 C 环以亚甲基相连接的化合物，可用儿茶素与甲醛、盐酸共沸反应得到。

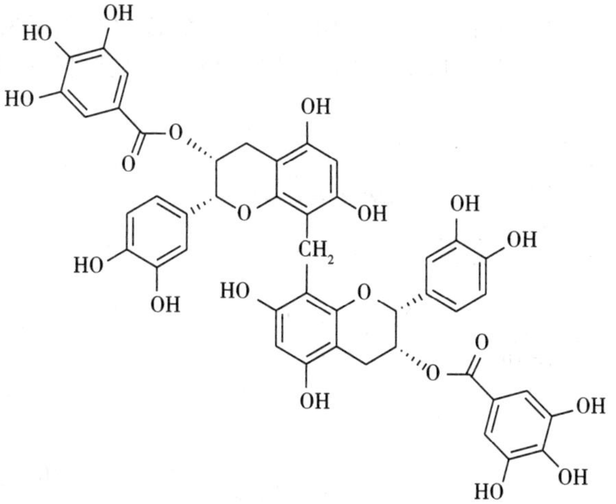

oolonghomobisflavan A

（三）醚键形成反应

在 A 型原花青素中除了与 B 型原花青素相同的 C4-C8′或 C4-C6′碳-碳相连接外，还存在有 C2-C7′或 C2-C5′间相连接醚键，这种醚键结构可由 B 型原花青素结构经氧化和转化形成。

Procyanidin B5

$NaHCO_3$

H_2O_2

Procyanidin A6

Procyanidin A7

(四) 氧化重排

在含有单体黄烷醇单元结构较多的植物中，经常可以分离得到一些 B 环经过氧化重排得到的缩合鞣质聚合物，如从乌龙茶中分离得到的茶黄素（theaflavin）类化合物是一类含有苯骈草酚酮七元环结构的缩合鞣质色素。其结构与典型的缩合鞣质氧化聚合方式有所不同，被认为是黄烷醇单元 B 环羟基被氧化后重排生成的聚合物。推测其可能的生物合成途径如下：

EGC 氧化 重排 重排 重排

EC

重排 氧化 重排

theaflavin

theaflavin可能的生物合成途径

由上述鞣质的化学反应可知，在对鞣质的研究过程中，可水解鞣质和缩合鞣质在酸、碱、氧化剂以及酶的作用下很容易发生降解、聚合、氧化重排等化学反应，使鞣质结构不稳定发生变化，这也是研究鞣质类化合物结构难度较大的原因之一，所以我们在对鞣质进行提取分离时要充分考虑提取分离条件对化合物结构的影响。

第四节　鞣质的提取与分离

一、鞣质的提取

鞣质结构中含有多个酚羟基，分子量和极性较大，不易形成结晶，通常采用溶剂法进行提取，对于结构稳定、加热条件下相对比较稳定的鞣质类化合物可以采用煎煮法进行提取，对于分子量较低、易于被氧化、受热不稳定的鞣质类化合物可以采用冷浸法或超声提取。可以根据不同类型鞣质在不同显色剂下的特征进行初步的判断，然后根据其结构特点选用相应的提取溶剂。检验鞣质类化合物最常用显色剂为三氯化铁，根据羟基数量位置的不同，分别呈现浅蓝色或深蓝色。此外还可以用茴香醛－硫酸试剂来进行鉴别，根据结构的不同呈现黄色到橙黄色。

鞣质由于结构中含有羟基数目多，极性相对较大，在对鞣质提取时可以选择极性较大的乙醇、甲醇、丙酮等有机溶剂及其水溶液作为提取溶剂。鞣质呈弱酸性，在进行提取分离尽量避免使用强酸、强碱以及含有金属离子的溶剂，以免破坏鞣质的结构或生成金属络合物。对于采集的新鲜植物要及时进行处理，多数植物体含有多酚氧化酶，在短时间内干燥或通过加热等方法使植物中的多酚氧化酶失活，防止鞣质类化合物进一步被多酚氧化酶氧化形成聚合物。另外要避免长期存放使植物中鞣质类成分含量下降。实验室通常采用有机溶剂和水的复合溶剂来对鞣质进行提取，根据鞣质种类的不同，通常选择 50%～80% 丙酮或乙醇溶液进行提取，对于高度聚合的鞣质适当增加含水比例。

二、鞣质的分离纯化

（一）溶剂法

对于鞣质中极性相对较小的黄烷醇类及缩合鞣质二聚体可以选择中等极性试剂进行萃取，把通过丙酮或乙醇溶液提取得到的粗提物浓缩后，先用乙醚等低极性溶剂进行萃取，除去低极性成分，然后用中等极性的乙酸乙酯进行萃取，可以得到大多数黄烷醇类和缩合鞣质二聚体。

（二）沉淀法

鞣质在溶液中可与蛋白质及金属离子形成复合物产生沉淀，如碳酸铅、醋酸铅、醋酸铜等能与鞣质形成不溶于水的沉淀，利用其这一性质在鞣质水溶液中加入沉淀剂，除去滤液后将其悬浮于水中，通入硫化氢气体后滤去沉淀物，即可得到含有鞣质的溶液。同理在鞣质溶液中加入含蛋白质溶液如明胶也可使鞣质产生沉淀，鞣质与蛋白质的沉淀反应在一定条件下是可逆的，将沉淀复合物与丙酮回流，鞣质可溶于丙酮而与蛋白质分离。此外对于某些具有特殊性质的鞣质如鞣花酸可以采用改变溶液 pH 值的方法，使其沉淀进行分离。

（三）色谱法

1. 柱色谱　柱色谱是实验室最常用的分离手段，对样品初步处理可以选择大孔吸附树脂系列 D101、AB－8 等填料，采用水－醇－丙酮洗脱系统，大孔吸附树脂填料的特点是对中等极性及极性相对较小的鞣质有很好的吸附富集作用，同时价格较低、洗脱速度快，适合样品的初步处理。进一步分离鞣质的柱层析填料主要有分子筛原理的葡聚糖凝胶 Sephadex LH－20、ToyoPearl HW－40 C、F 系列，极性吸附原理的 Diaion HP－20SS、MCI－gel CHP 20P，以及反向 ODS 填料。其中 Sephadex LH－20 及 ToyoPearl HW－40 除了分子筛原理以外，填料中的基团分子还对酚羟基具有一定的吸附作用，根据待分离化合物的极性大小可以选择正相或反相洗脱溶剂系统洗脱。正相系统所使用的洗脱溶剂为甲醇、乙醇、丙酮和三氯甲烷，其洗脱速度由快到慢，常用三氯甲烷－甲醇系统，反相系统常用的溶剂为水－甲醇－丙酮系统。

Sephadex LH－20 是分离鞣质常用的一种柱层析填料，主要分离原理为分子筛原理，可按照化合物分子量大小进行分离，同时其对化合物中的酚羟基还具有一定的吸附作用。采用这种分离材料对药材中的鞣质类化合物进行分离时，首先使用 80% 丙酮水溶液对药材进行提取，减压浓缩后使用乙醚进行萃取，除去叶绿素等低极性不溶于水的脂溶性化合物。水溶液使用 Sephadex LH－20 材料柱层析，流动相为水－甲醇－丙酮系统，先被水洗脱的是不能被葡聚糖凝胶吸附的糖、氨基酸以及非酚性苷类，然后分别用 10%～30%、40%～60%、80%～100% 比例的甲醇水溶液进行梯度洗脱，10%～30% 甲醇水溶液洗脱主要得到酚性苷类如黄酮苷，40%～80% 甲醇水溶液洗脱可以得到分子量为 300～700 的鞣质化合物，80%～100% 甲醇水溶液洗脱可以得到分子量为 800～1000 的鞣质二聚体。在水－甲醇－丙酮系统中逐渐增加水和丙酮的比例，最后用 50% 丙酮水溶液洗脱，可以得到分子量大于 1000 的三聚体及三聚体以上鞣质：

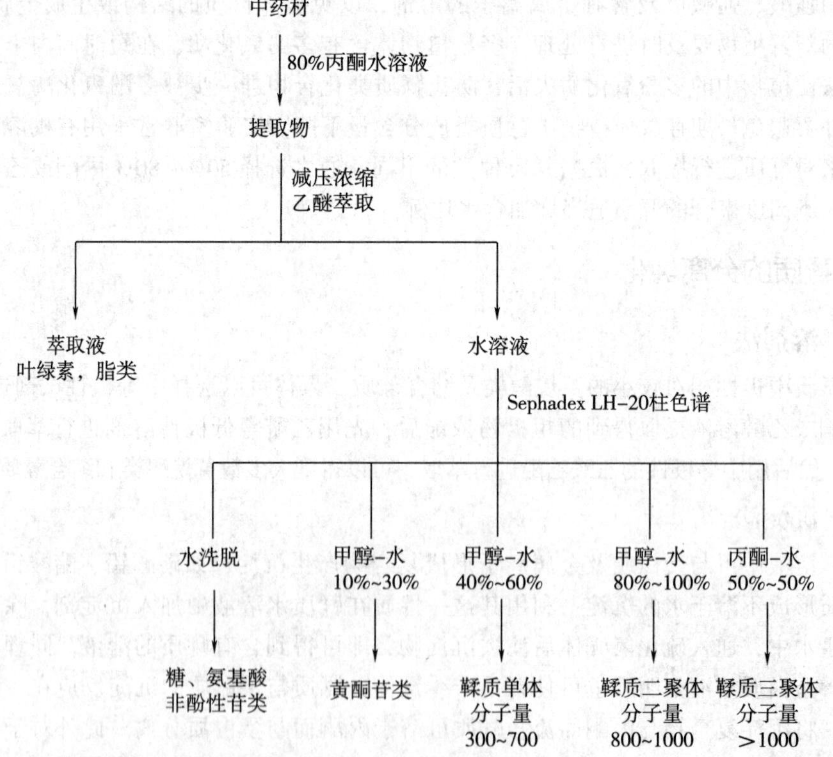

Diaion HP－20SS、MCI－gel CHP 20P、ToyoPearl HW－40 C、F 系列以及 ODS 反相填料可以与 Sephadex LH－20 结合交替使用进行精细分离。对于某些不易分离的分子量或结构相近的鞣质类化合物还可以采用中压制备色谱或高压半制备色谱系统进行分离。在实际分离实验中，几种分离材料交替使用往往可获得满意的分离效果。

案例解析

案例：将乌龙茶（5.0kg）用80%丙酮水溶液进行提取，浓缩处理后分别采用Sephadex LH－20、MCI－gel CHP 20P、Bondapak C_{18}、Fuji gel等分离材料进行柱层析纯化，从提取物中分离得到32个鞣质类化合物，分离流程如下：

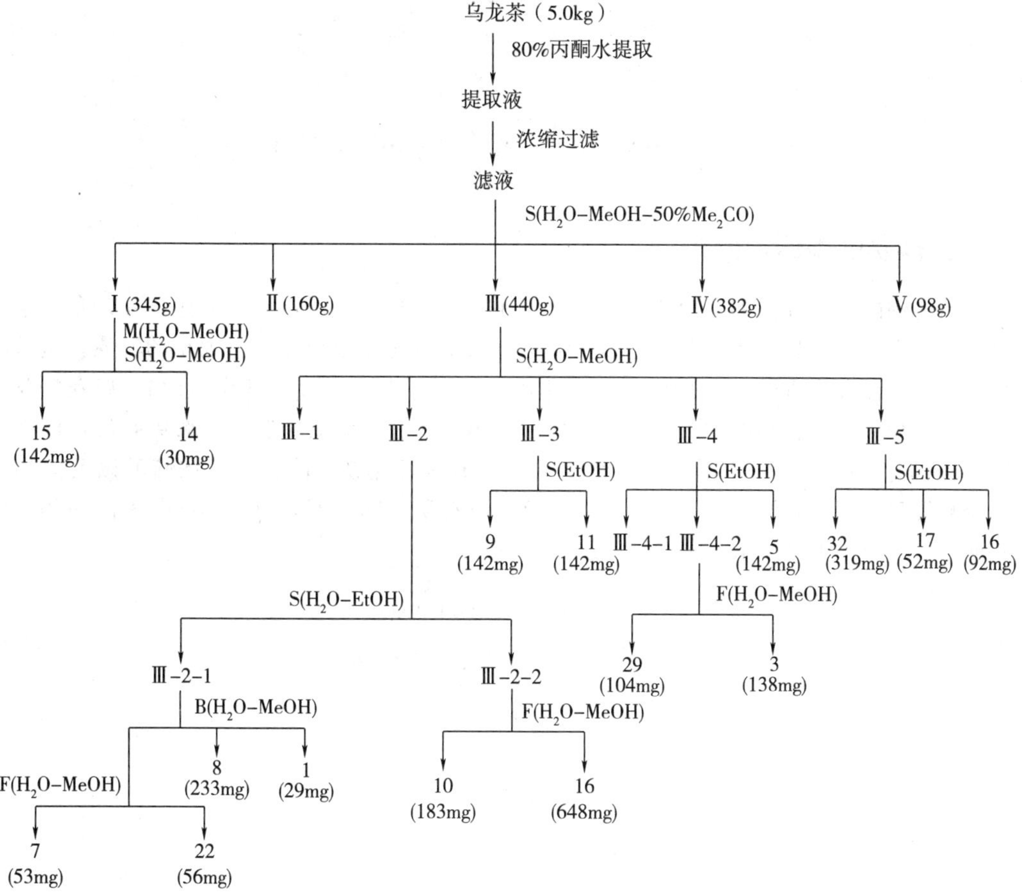

所得部分鞣质化合物如下：

1. Procyanidin B2
3. epigallocatechin－（4β－8）－epicatechin 3－O－gallate
5. epigallocatechin－（4β－8）－epigallocatechin 3－O－gallate
6. epigallocatechin 3－O－gallate－（4β－8）－epicatechin 3－O－gallate
7. Procyanidin B3
8. Procyanidin B4
9. catechin－（4α－8）－epigallocatechin
10. gallocatechin－（4α－8）－epicatechin
11. gallocatechin－（4α－8）－epigallocatechin
14. theogallin
15. β－glucogallin

16. strictinin
17. epitheaflagallin 3 – *O* – gallate
22. 8 – C – Ascorbyl （–）– epigallocatechin 3 – *O* – gallate
29. epicatechin –（4β – 8）– epigallocatechin 3 – *O* – gallate
32. Procyanidin B4 3 – *O* – gallate

第五节 鞣质类化合物的结构研究

一、鞣质的检识与分析

鞣质呈弱酸性，进行TLC分析时在展开剂中加入微量的酸可以防止发生拖尾现象，常用展开系统为甲苯 – 甲酸乙酯 – 甲酸，不同比例应用于不同类型和分子量大小的鞣质。黄烷醇单体、二聚体缩合鞣质用2∶7∶1比例，三聚体以上的缩合鞣质用1∶7∶1或1∶5∶1，鞣花酸鞣质可用1∶5∶2或者二氧环己烷 – 甲酸乙酯 – 甲酸2∶10∶3，三氯甲烷 – 甲醇 – 水9∶1∶0.1或7∶3∶0.5，纤维素板展开剂为2%醋酸。显色剂常用的有三氯化铁、茴香醛 – 浓硫酸以及亚硝酸钠 – 醋酸等显色剂，它们对不同类型鞣质显色现象有所不同，可以根据不同分离阶段的产物进行使用，现象如下（图14 – 1）。

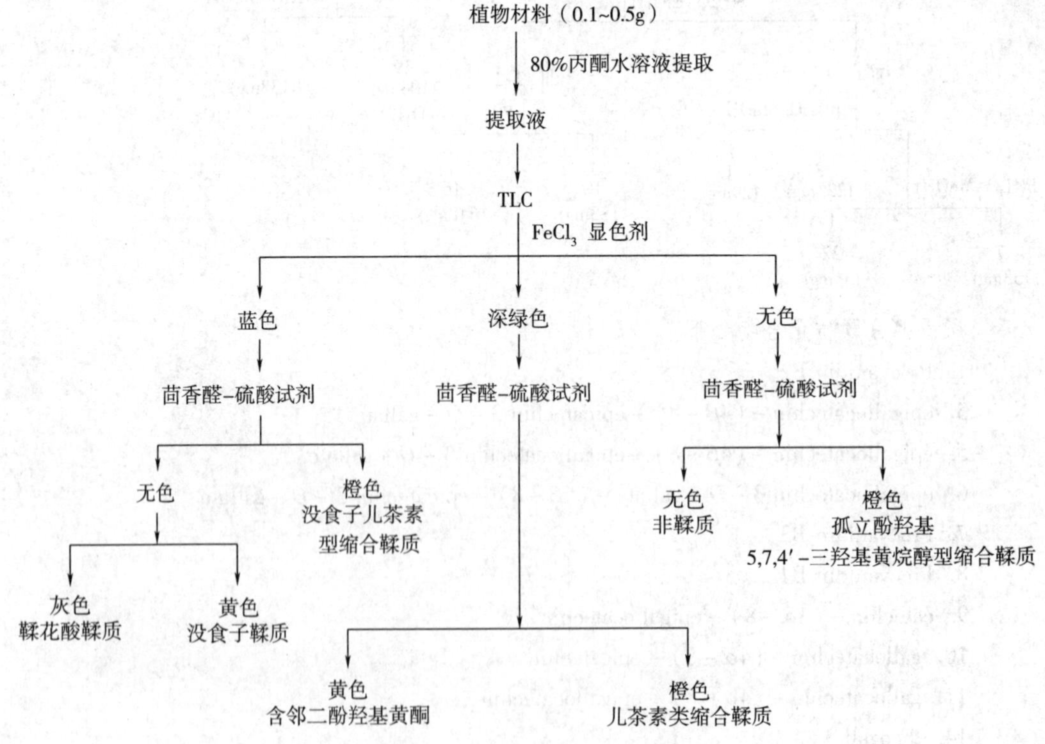

图14 – 1 鞣质的提取分离及显色剂

鞣质类化合物极性较大，对于聚合度较高的鞣质薄层色谱很难检测，常规 TLC 方法也很难检测，使用高效液相色谱（HPLC）是一种有效的分析方法。根据不同的化合物可以选择正相 HPLC 或者反相 HPLC，正相系统可选用 TSKgel Silica－60 填料或者 Superspher Si 60 色谱柱，用正己烷－甲醇－四氢呋喃－甲酸（45∶40∶13.5∶1.5）作为流动相，该系统可将桂皮中的缩合鞣质的 2～5 聚体进行分析。反相 HPLC 一般选用 C18 填料色谱柱，用含 0.5% 磷酸水－乙腈做流动相可以对缩合鞣质的二聚体进行有效的分析。

鞣质因含有较多酚羟基，很容易被氧化具有还原性，可以与一些金属离子和盐等发生氧化还原反应，如 Fe^{3+}、高锰酸钾、重铬酸钾、钨酸钠等。利用这一性质也可以作为鞣质的定量方法，如 Folin 酚法根据碱性条件下多酚类化合物将钨钼酸还原生成蓝色化合物，在 760nm 处有较强吸收进行测定，可对鞣质定量。此外普鲁士蓝法也可用于鞣质类化合物的定量，其原理是在酸性溶液中多酚类物质将 Fe^{3+} 还原成 Fe^{2+}，后者能与 K_3FeCN_6 生成深蓝色配位化合物，在 695nm 处产生强吸收，可用于测定多酚类物质总含量。

二、鞣质波谱学特征

鞣质类化合物的波谱学特征，可以根据核磁波谱数据推断其结构单位，借助质谱推测其分子量，判断其聚合度，然后分析各信号特征，借助衍生化、降解等手段辅助解析。这类化合物因为存在结构类似的多酚结构单元，而且存在异构旋转现象，信号在核磁谱重叠现象比较严重，但是可根据关键部位信号的积分来判断聚合度，具有一定的规律性。

（一）可水解鞣质的波谱特征

可水解鞣质类化合物波谱学特征相对比较简单，氢谱主要由多元醇与酚羧酸两个单元部分构成，复杂之处在于重复出现的没食子酰基单位的信号，其特点是在氢谱上可以观察到多个重叠的没食子酰基芳香环 C－2,6 位上氢的信号，化学位移一般在 δ7.1～7.3 之间，多元醇结构中氢的信号通常在 δ 小于 7 的相对高场区域被观察到。在碳谱上可以观察到化学位移在 δ 165～170 附近多个羰基信号以及化学位移在 δ 110～150 之间芳香环上碳的信号，多元醇结构中碳的信号主要出现在小于 δ105 的相对高场区域，因具体存在环境不同而略有差异。典型碳氢核磁信号如下：

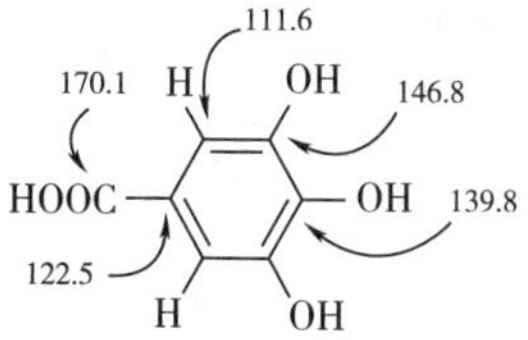

没食子酸

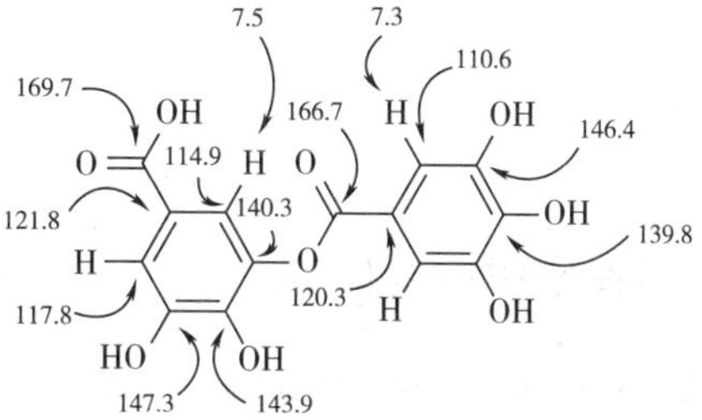

间-双没食子酸

典型的鞣花酸鞣质结构中除了没食子酰基单元和多元醇以外，还存在 HHDP 基结构，通常在氢谱和碳谱中除了前述存在的没食子酰基的信号以外，在氢谱上还可以观察到化学位移为 δ6.2～6.5 的 HHDP 基团上氢（S 峰）的特征信号。

（二）缩合鞣质的波谱特征

单体黄烷醇类的核磁信号根据氢谱、碳谱信息以及 HMBC 图谱，可以区分 A、B、C 环的信号，A 环与 B 环在不饱和区，C 环的 2,3,4 位饱和键区域处于相对高场区。特别是 C 环 4 位的化学位移一般处于高场区域，氢谱在 δ2.5 ~ 3.2、碳谱在 δ25 ~ 30 之间，易于辨认。在化学位移 δ4 ~ 5 区域可以观察到黄烷醇结构中 C 环 2,3 位氢的信号，碳谱中 C 环 2,3 位碳的信号通常出现在 δ65 ~ 85 之间，A 环和 B 环上的氢一般出现在 δ5.5 ~ 7.5 之间。可以通过 $^1H-^1H$ COSY 谱图及耦合常数推断芳环的取代情况及 C 环 2,3 - 位的顺反结构，C 环 2,3 位由于碳原子连接基团不同具有一定差异，相对于 C 环 4 位处于较低场处。由于 C 环 4 位相对易于辨认，可以通过 C4 信号积分判断聚合度，然后以 C 环 4 位为基点进行与 2,3 位的远程相关性分析，进一步确定聚合度，连接出黄烷醇母核的结构单位。在缩合鞣质二聚体以上的化合物中 4 位氢被芳香环取代，4 位氢通常向低场发生位移至 δ4.5 ~ 4.8，而且构成多聚体不同单元的 C - 4 位连接键总是与 C - 3 的羟基成反式存在，这可能与化合物形成时空间位阻的影响有关。C - 4 位的连接键还可以用圆二色谱方法来进行测试，如果 4 位为 4β 构型，在 210 ~ 240nm 处有正 cotton 峰，4α 构型则出现负峰。碳氢波谱数据如下：

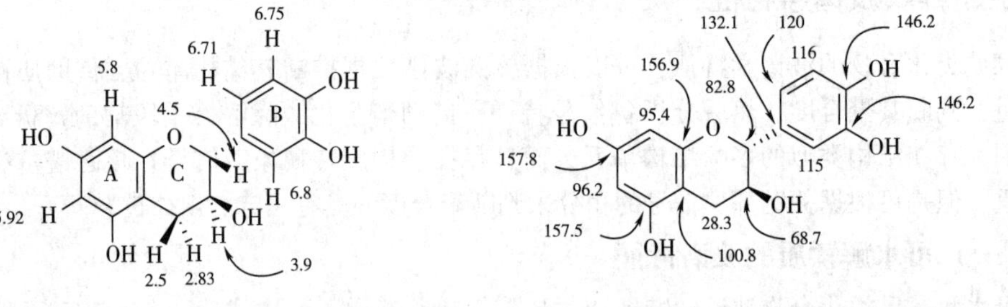

(+)–儿茶素(2R,3S)　(+)–catechin

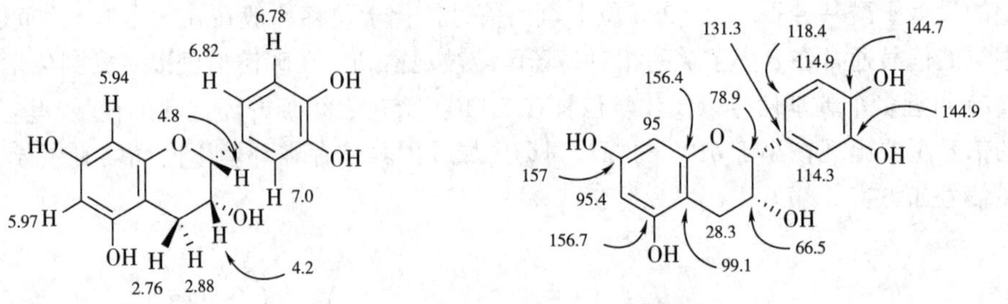

(+)–表儿茶素(2R,3R)　(+)–epicatechin

三、鞣质结构研究实例解析

化合物 Rubusuaviin A 的结构研究

从蔷薇科植物甜茶（*Rubus suavissimus* S. Lee）分离得到一个化合物，呈褐色粉末，在薄层板上展开喷涂 $FeCl_3$ 试剂呈现蓝紫色反应，质谱 MALDI - TOF - MS 实验给出 $[M+Na]^+$ 峰 *m/z* 1127，结合元素分析实验给出化合物分子式为 $C_{48}H_{32}O_{31}$。核磁测定结果在 ^1H - NMR 谱中观察到 4 个芳香环上 singlet 信号（δ 7.12,2H）、（δ 6.34,6.35,6.72,1H），2 个芳香环上 doublet 信号（δ 7.13,7.17,each *J* = 2.0 Hz），除此以外还观察到一个糖所属氢的信号 δ 5.91（d, *J* = 8.3 Hz）、5.05（t, *J* = 8.8 Hz）、4.88（t, *J* = 10.0 Hz）、4.93（t, *J* = 9.9 Hz）、3.94（dd, *J* = 6.5, 9.9 Hz）、3.82（d, *J* = 13.5 Hz）、5.58（dd, *J* = 6.5, 13.5 Hz）。在 ^{13}C - NMR 谱中观察到

在δ 165～170 区域有 6 个羧基碳的信号与 6 个连苯三酚形成的典型类没食子酸基的信号，还观察到一个糖所属碳的信号δ 91.9、75.6、76.8、69.4、73.9、62.7。通过与已知鞣质化合物 sanguiin H－2 的核磁数据进行比较，推测这个化合物为含有 1 个没食子酸基、一个 HHDP 基以及一个地榆酰基的鞣花酸鞣质（ellagitannin）类化合物。糖的类型根据氢谱和碳谱数据结合酸水解后用 L－cysteine 和 *o*－tolylisothiocyanate 处理得到水解产物，并使用 HPLC 方法与标准品进行比对确定为 D－glucose。

根据糖 6 位的两个氢δ 5.58（dd, J＝6.5, 13.5 Hz）和 3.82（br d, J＝13.5 Hz）的J＝13.5 的特征，说明此化合物是糖的 2、3 和 4、6 位分别与 HHDP 基和地榆酰基相链接的鞣花酸单宁。^{1}H－NMR 中显示糖的 1,3,5 位氢的化学位移与链接类型相同的已知鞣质化合物 1（β）－*O*－galloyl pedunculagin 相比向低场发生位移［Δδ －0.25(H－1)，－0.1(H－2)，－0.51(H－3)，－0.18(H－4)，－0.51(H－5)，0.29(H－6)，－0.03(H－6)］，说明糖的一部分可能被位于下方地榆酰基的芳香环部分遮蔽而产生遮蔽化效应（表 14－1）。根据以上数据结果分析，推测此化合物没食子酸基连接在糖的 1 位，HHDP 基连接在糖的 2,3 位，地榆酰基连接在糖的 4,6 位。以上结合位置通过 HMBC 二维谱相关特征进一步得到证实。HHDP 基和地榆酰基的绝对构型通过圆二色光谱（CD）实验进行测定，测定结果显示化合物最大正 cotton 效应为 237nm、最大负 cotton 效应为 264nm，说明 HHDP 基和地榆酰基为 *S* 构型。根据以上波谱分析结果最终确定化合物结构如下：

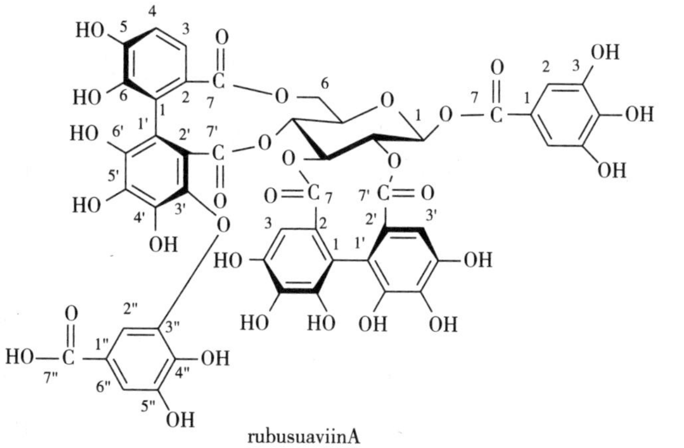

rubusuaviinA

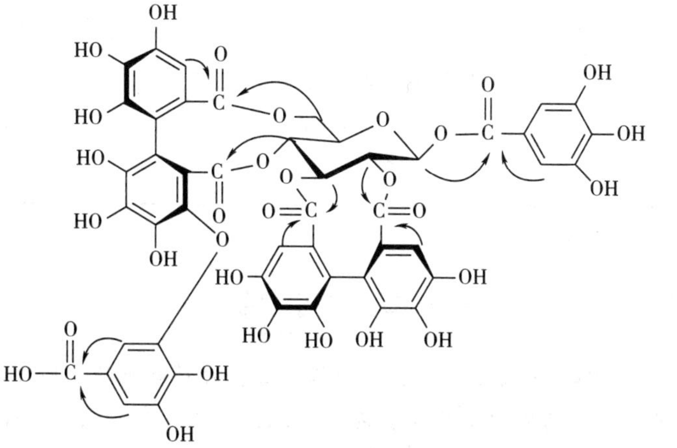

HMBCcorrelationsofrubusuaviinA

表 14-1 ^{1}H (500 MHz) and ^{13}C(125 MHz) NMR spectral data of rubusuaviin A (in acetone-d_6)

	^{1}H	^{13}C
glucose		
1	5. 91(d, J=8. 3 Hz)	91. 9
2	5. 05(t, J=8. 8 Hz)	75. 6
3	4. 88(t, J=10. 0 Hz)	76. 8
4	4. 93(t, J=9. 9 Hz)	69. 4
5	3. 94(dd, J=6. 5, 9. 9 Hz)	73. 9
6	3. 82(d, J=13. 5 Hz)	62. 7
	5. 58(dd, J=6. 5, 13. 5 Hz)	
galloyl		
1		119. 7
2, 6	7. 12(2H, s)	110. 0
3, 5		146. 1
4		147. 9
7		164. 9
HHDP		
3	6. 35(1H, s)	107. 1
3′	6. 34(1H, s)	107. 9
7		168. 4
7′		168. 1
sanguisorbyl		
3	6. 72(1H, s)	108. 0
7		167. 8
7′		165. 8
2"	7. 17(d, J=2. 0 Hz)	111. 9
6"	7. 13(d, J=2. 0 Hz)	110. 5
7"		167. 9

本章小结

1. 鞣质的分类，掌握可水解鞣质、缩合鞣质、复杂鞣质的化学结构特点。

2. 构成鞣质基本单元的化学结构及其连接方式，包括没食子酸基、HHDP 基、黄烷醇类化合物的结构特点，缩合鞣质二聚体、三聚体的连接方式。

3. 鞣质常见的理化性质，掌握溶解性、沉淀反应、水解反应，熟悉氧化聚合反应，分子重排。

4. 提取分离常用溶剂、分离材料及使用方法，重点掌握 Sephadex LH－20、MCI gel、ODS 等分离材料的应用。

5. 不同类型鞣质的波谱特征和化学结构解析方法。

练 习 题

一、单项选择题

1. 鞣质不能与哪类成分生成沉淀（　　）
   A. 蛋白质　B. 醋酸铅　C. 生物碱　D. 碳酸铜　E. 氯化钠
2. 下列哪类化合物是构成缩合鞣质的主要单元结构（　　）
   A. 没食子酸　B. 鞣花酸　C. D-葡萄糖　D. 奎宁酸　E. 儿茶素
3. 下列哪一项是鞣质不具有的性质（　　）
   A. 酸性　B. 可溶于水　C. 具有还原性
   D. 与生物碱生成复合物　E. 具有氧化性
4. 中药五倍子中的主要成分五倍子单宁属于（　　）
   A. 没食子酸鞣质　B. 鞣花酸鞣质　C. 简单缩合鞣质
   D. 复杂缩合鞣质　E. 复杂鞣质
5. 从中药水提取液中除去鞣质可用（　　）
   A. 硅胶柱色谱法　B. 明胶沉淀法　C. 雷氏盐沉淀法
   D. 碱溶酸沉淀法　E. 活性炭柱色谱法
6. 实验室中提纯鞣质可采用的试剂是（　　）
   A. $FeCl_3$　B. 碳酸钠　C. 明胶　D. 斐林试剂　E. 乙醇沉淀
7. 分离药材中的鞣质类化合物不能使用以下哪种分离材料（　　）
   A. Sephadex LH-20　B. MCI gel　C. ODS
   D. 大孔吸附树脂　E. 碱性氧化铝
8. 中药地榆中的地榆素 H-6 属于（　　）
   A. 没食子酸鞣质　B. 鞣花酸鞣质　C. 简单缩合鞣质
   D. 复杂缩合鞣质　E. 复杂鞣质
9. 无酯键、不可被水解的鞣质是（　　）
   A. 没食子酸鞣质　B. 鞣花酸鞣质　C. 缩合鞣质
   D. 复杂鞣质　E. 以上都是

二、多项选择题

10. 对鞣质进行化学检识常用的显色剂有（　　）
    A. 三氯化铁　B. 茴香醛-浓硫酸　C. 亚硝酸钠-醋酸
    D. 碘化铋钾　E. 雷氏铵盐
11. 可与鞣质生成沉淀的是（　　）
    A. 蛋白质　B. 生物碱　C. 醋酸铅　D. 三氯化铁　E. 皂苷

12. 以下为可水解鞣质与酸作用生成的产物是（　　）

A. 没食子酸　B. 儿茶素　C. 表儿茶素　D. 糖　E. 鞣花酸

13. 可用于提取鞣质的有机溶剂是（　　）

A. 乙醚　B. 石油醚　C. 三氯甲烷　D. 乙醇　E. 丙酮

三、简答题

14. 鞣质从化学结构上分为几大类？其结构特征是什么？
15. 什么是缩合鞣质？它由那些结构部分构成？
16. 简述鞣质化合物分离纯化常用的分离材料及其应用流程。

（李　岩）

第十五章　海 洋 药 物

学习导引

1. **掌握**　海洋药物的研究特点。

2. **熟悉**　常见海洋天然产物的主要结构类型及其特点。

3. **了解**　海洋药物的发展历史和来源；海洋天然产物的生物活性及其在拓展药源方面的意义；海洋药物的一般研究方法。

第一节　概　　述

海洋药物（marine drugs）是指由来源于海洋生物的天然产物所开发的药物。海洋药物学是应用现代化学和生物学技术从海洋生物中研究和开发新的药物的一门新兴的交叉应用学科，是药学研究和新药开发的一个新的领域。海洋药物学历经半个多世纪的发展，已逐渐发展成为一个较完整的学科体系，研究领域在不断拓展，研究水平在迅速提高。其研究领域涉及药物化学、药理学、分子生物学、基因工程、遗传学、生物资源学、临床医学等众多相关学科。海洋药物学的发展既得益于上述各学科的研究方法和技术的进步，同时也促进了各学科的相互融合和相互渗透。对海洋药物的研究，不仅可以发现新的海洋生物种类，发现新颖结构的化合物，发现生物活性独特的化合物以促进新药开发，发现新的生物作用机制，而且推动了提取分离技术的发展，促进了化学结构鉴定技术的提高，推动了有机合成化学和有机化学理论的发展，推动了生物技术和生命科学的发展。本节仅从海洋药物的发展历史、研究特点和来源 3 个方面对其加以介绍。

一、海洋药物的发展历史

海洋约占地球表面积的 71.2%，占生物圈（biosphere）体积的 95%，是迄今所知最大的生命栖息地。多种多样的海洋生态环境造就了海洋生物的多样性、复杂性和特殊性，生物种类达 30 多门，生物总量占地球总生物量（biomass）的 87%，生物种类超过 40 万种。但与对陆生植物的研究相比，人们对海洋生物的认识还相当有限，利用率仅在 1% 左右。

海洋药物学的发展大致可分为 4 个阶段：①1960 年以前为孕育期；②1960 ~ 1980 年为形成期；③1980 年进入快速发展期；④2000 年以后为成熟期。海洋药物的研究可以追溯到 20 世纪 30 年代，少数科学家如 Emerson 和 Bergman 等注意到了海洋天然产物的潜力，但由于当时正值合成药物和抗生素的黄金时代，海洋药物的研究一直没有引起科学界的重视。随着合成药物暴露出来的问题，特别是"反应停事件"的出现，在世界范围内掀起了回归自然的热潮。20世纪60年代初，河豚毒素（tetrodotoxin，TTX）的结构鉴定完成，以从海绵中分离的尿嘧啶核苷 spongothymidine 为模板合成的阿糖胞苷被批准在临床用于治疗各种白血病；60年代末，从柳珊瑚中得到高含量前列腺素（15*R*）-PGA_2，改变了以往人们认为前列腺素只存在于哺乳动物的传统认识。这些发现提高了人们对海洋天然产物的认识水平，特别是在1967年举办的第一届海洋天然产物会议上提出了"向海洋要药（Drugs from the sea）"的口号，从而全面揭开了海洋药物研究与开发的帷幕。20世纪60年代末至70年代初，出现了研究海洋药物的一个小高潮。70年代以后，众多天然含卤化合物的发现改变了对卤代有机化合物的片面认识。特别是进入80年代，随着分离技术的进步、结构鉴定技术如二维核磁技术和软电离质谱技术等的应用，海洋药物的研究迅速发展起来，大大地加快了研究进程。一些结构比较复杂的海洋天然产物如短裸甲藻毒素（brevetoxin,1981）、大田软海绵酸（okadaic acid,1981）、苔藓虫素（bryostatin,1982）、岩沙海葵毒素（palytoxin,1982）、软海绵素（halichondrin,1985）以及 cephalostatin 1（1988）等相继被分离并完成结构鉴定。进入20世纪90年代，代表着现代结构鉴定技术在天然药物化学结构研究最高应用水平的刺尾鱼毒素（maitotoxin,1993）完成了结构鉴定。进入21世纪，海洋药物研究经过近数十年的积累取得了令人瞩目的成绩，特别在新药开发方面已逐步进入收获期，已有7种创新药物经 FDA 或 EMA（European Medicine Agency，欧洲药品管理局）批准上市用于肿瘤、慢性疼痛等多种疾病的治疗，有数十种化合物处于各期临床研究中，有上千个海洋活性化合物处于成药性评价和临床前研究中。目前每年有上千篇海洋天然产物的文献报道，新结构的海洋天然产物以超过1000个/年的速度递增，并不断发现具有新型化学结构和显著生物活性的先导化合物，为海洋新药的研制提供了坚实的物质基础，对海洋药物的研究热度持续升温。当前国内外海洋药物研究的热点领域主要包括：扩大海洋生物的化学研究仍将是海洋活性物质研究的主要课题，并形成新一轮热潮；组合化学技术以及基因工程、细胞工程、蛋白质工程、发酵工程等生物技术与海洋药物研究紧密结合，从多方面解决海洋创新药物研制中遇到的难题；对海洋微生物资源的研发形成热潮；逐步对深海、极地海洋生物开展探索性研究。

我国是一个海洋大国，也是最早将海洋生物用作药物的国家之一，应用海洋药物的历史可追溯到2000多年前。早在公元前3世纪的《黄帝内经》中就记载了以乌贼骨为丸、饮以鲍鱼汁治疗血枯（贫血）；《神农本草经》、《本草纲目》、《本草纲目拾遗》等早期医药学文献共收录海洋药物110种；现代的《中华海洋本草》（2009）记载了我国海洋药用生物物种1479种、海洋中药材613种；《中华人民共和国药典》一部收载海洋中药材11种、含海洋中药材的中成药100余种。现代意义的海洋药物研究始于20世纪70年代末中山大学龙康侯教授对南海珊瑚成分的研究，1978年3月全国科学大会上"向海洋要药"的提案被国家科委、卫生部采纳，以及后来提出的"开发海洋湖沼资源，创建中国蓝色药业"的战略设想，促进了我国海洋药物研究的繁荣，到21世纪进入了高速发展期。目前我国研究者已从各类海洋药源生物中发现了3000余个结构新颖的小分子化合物和500余个海洋多糖（寡糖）类化合物，特别是管华诗院士等在海洋多糖的研发中取得了丰硕的成果，上市了藻酸双酯钠、甘糖酯、岩藻糖硫酸酯、海力特、烟酸甘露醇等一系列海洋药物，处于临床研究阶段的有络通（玉足海参多糖）、K-001、D-聚甘酯、HSH971和几丁糖酯（916）等，初步奠定了我国海洋药物产业化的基础。当然，这些药物品种单一，均属多糖类，未见化学药或基因工程蛋白质/多肽药物进入临床研究或批准上市，从一个侧面反映出我国海洋药物总体创新能力尚待加强。

二、海洋药物的研究特点

海洋药物研究与开发拥有三大优势：海洋生物的多样性、海洋天然产物的化学多样性和这些天然产物的生物活性多样性。当然，也存在较多困难因素，相比起陆地来源的天然药物研发来说，主要概括为三大劣势：药源难以解决、提取分离困难、结构鉴定困难，其中以药源问题为主要瓶颈。

（一）研究优势

1. 生物多样性 据不完全统计，在生物医学中可能具有重要开发潜力的海洋生物多达15万种以上，生物多样性远远超过陆地生物。而且，海洋生物生活在具有一定水压、较高盐度、较小温差、有限溶解氧、有限光照和低营养的海水化学缓冲体系中，生长环境与陆生生物迥然不同，造成其生存繁殖方式、适应机制和新陈代谢等的复杂性和特殊性。比如，海洋生物间存在各种共生现象，并广泛存在着生存竞争，海洋生物具有很强的再生能力、防御能力和识别能力，以防范天敌的进攻和有害微生物的附着，并维持物种之间的信息传递，而这些独特的功能往往与其体内的次生代谢产物密不可分。

2. 化学多样性 海洋生物的多样性、复杂性和特殊性决定了海洋天然产物的化学多样性以及结构复杂性和新颖性。海洋生物体内存在的代谢产物结构类型丰富，不仅包含了陆地生物天然产物几乎所有的类型，还包含许多与陆地生物生源不同、结构特殊、生理活性明显的海洋天然产物，包括大环内酯类、聚醚类、特殊肽类（直链肽、环肽、肽类毒素等）、C_{15}乙酸原化合物、前列腺素类似物、皂苷类、有机卤化合物（特别是溴化物）等。

3. 生物活性多样性 海洋天然产物的多样性、复杂性和新颖性造成其生物活性的多样性，包括抗肿瘤、治疗心脑血管疾病、抗菌、抗病毒、神经系统活性、抗炎、抗过敏等。而且，由于海洋生物物种之间的生态作用远比陆生生物复杂和广泛，而这些作用多通过物种间的化学作用物质如信息素、种间激素、拒食剂等来实现，导致这些生物活性物质的活性常比陆生生物活性物质要强，并常产生一些独特的生理和药理作用。因此，海洋生物资源已成为拓展天然药用资源的新空间和创新药物发现的重要源泉。

（二）研究劣势

1. 药源问题 海洋药物开发的一个重要瓶颈是药源问题。造成海洋药物药源难以解决的原因主要包括：①海洋生物分布范围广泛，从潮间带到水深数千米的深海均有存在，且种类繁多，某些品种的分布密度极低，目前对海洋生物的认识和研究仍相当有限，大量采集非常困难，或会造成对海洋生态不可逆的破坏；②海洋生物活性物质的含量大多较低，在经人工采集、处理、运输、贮存过程中又会损失部分有效成分，因此对样品的采集量又有较高要求；③目前研究较广泛的多为海洋动物，动物样品采集后易腐败变质，会影响活性成分的研究；④海洋活性化合物的结构大多比较复杂，全合成困难或成本过高，难以通过化学手段解决药源问题；⑤海洋生物特别是一些低等海洋生物的养殖非常困难，多数在目前条件下无法实现。

目前各国科学家正积极研究海洋药物药源问题的解决办法，各种探索途径包括：海水养殖（如草苔虫的养殖）、细胞培养（如海绵细胞的培养）、基因工程技术（用于一些海洋微生物以及肽类、蛋白质活性成分的研究）、化学合成（如一些活性甾体、肽类的合成和修饰）

等。但是，距离问题的完全解决尚需时日。

2. 提取分离问题 海洋药物提取分离的困难在于：①许多活性成分在生物体内含量极微（例如，西加毒素在鱼体内的含量只有 $1\times10^{-9}\sim10\times10^{-9}$，因此，既使能够完全提取也只能从1000kg鱼肉中获得几个毫克的西加毒素样品）；②结构和理化性质极其类似的化合物常共存于同一生物体内，难以分开；③海洋生物研究较多的为动物样品，与植物样品相比，杂质多，分离程序差异大，分离困难。目前的解决办法主要依赖于多种先进的色谱分离手段，但成本较高。此外，也可直接制备活性部位用于新药开发，而不分离成单体，但创新度不足，较难获得国际公认。

知识链接

海洋生物生长在海水中，许多还栖息于深海中，因而原料的采集常需使用船只，离岸远的则要使用大船，采集深水生物甚至需要使用潜水器。常用的样品采集方式主要有潜水采集和拖网采集两种。前者由经过科研潜水培训且有生物学知识的潜水员或有丰富实践经验的渔民完成，一般限制在浅水海域，而应用人工操作潜水器则可在深水甚至在水下1000m采集样品。渔民在拖网作业时可网罗到多种多样的海洋生物，研究者随船进行辨识、捡拾，可获得所需的研究样品。除此外，依据所要研究样品的不同，还有其他一些采集方式。

3. 结构鉴定问题 海洋天然产物大多结构极其复杂，结构鉴定较为困难。但随着各种先进波谱技术，如FAB－MS、ESI－MS、1D－NMR、2D－NMR、3D－NMR、CD、X－ray单晶衍射等以及化学沟通技术的日新月异，目前结构鉴定问题已难以阻滞海洋药物的研发进程。

三、海洋药物的来源

几乎所有海洋生物都能够产生具有生物活性的次生代谢产物。其中，海洋植物主要为除微藻之外的各种藻类，而生长于潮间带的红树林植物也是较有特色的海洋植物，其代谢产物具有较丰富的结构多样性和生物活性多样性；海洋动物一直以来都是海洋药物学研究的主要对象，特别是多孔动物门（海绵动物门，Porifera）、腔肠动物门（Coelenterata）、软体动物门（Mollusca）、棘皮动物门（Echinodermata）、苔藓动物门（Bryozoa）等海洋低等无脊椎动物以及脊索动物门的被囊动物亚门（Tunicata）等目前依然是海洋天然产物的主要来源；海洋微生物则是近年来海洋药物研究领域的热点之一。从海洋药物开发的角度对目前研究较多的海洋生物类别简介如下。

知识链接

红树林是生长于热带和亚热带大约在南北纬32°之间海岸的一种特有的植被类型，由红树科及一些其他不同科属但具有相同生长环境要求的种类组成，目前已知有24科、38属、84种。红树林及其内生菌的次级代谢产物包括三萜和三萜皂苷、倍半萜、二萜、甾体、生物碱、鞣质、环硫醚等。许多红树林植物长期在民间作为药用，治疗范围很广，目前研究较多的生物活性如抗菌、抗病毒、降压、鱼毒、昆虫拒食等。

（一）藻类（algae，seaweeds）

海洋藻类是低等隐花植物，按生活习性可分为漂浮生活和附着生活两大类，是海洋中的初级生产者，承担着食物链的基础环节，海洋动物的许多活性物质直接或者间接地来源于藻类。藻类资源丰富，全世界藻类约有30000余种，根据其光合色素的类型分为绿藻、褐藻和红藻等。多数海藻的代谢产物相对于其他海洋生物较为简单，以萜类为主，最大特点是富含卤素；但也有一些附着生活的红藻和褐藻的次生代谢产物具有丰富的结构多样性，如网地藻科（Dictyotaceae）的褐藻。此外，卤素取代的酚类化合物也是藻类的一类特征成分，特别是溴酚类。

（二）海绵（sponge）

海绵是一类原始而奇特的最简单的多细胞生物。海绵种类繁多，资源极为丰富，约占海洋生物总量的1/15，已知有15000多种，分布极为广泛。与海藻、珊瑚及其他无脊椎动物相比，海绵孕育着结构新颖的次生代谢产物，是发现新化合物的主要原料，其中萜类化合物约占37%，含氮化合物约占41%。海绵与微生物在长期的进化过程中形成了密切的共生关系（symbiosis），海绵中的微生物可占海绵本体干重的30%~70%，因此，许多从海绵中获得的天然产物可能是其共生的微生物，如共生菌（symbiotic bacteria）的次生代谢产物。

（三）腔肠动物（coelenterate）

包括海葵、珊瑚和水母等，研究较多的是珊瑚（coral）。珊瑚是海洋低等无脊椎动物，全球约有7000多种，有"海洋中的热带雨林"之称。其代谢产物主要有脂类、萜类、甾体和前列腺素类化合物，其中萜类化合物约占85%，且多具有抗肿瘤活性。

（四）软体动物（molluscs）

研究较多的是海兔（sea hare），它以海藻为食并可以储藏海藻中的化学成分。对海兔中生物活性物质的研究已导致多个创新药物的上市或进入临床试验。

（五）被囊动物（tunicate，ascidian）

被囊动物在进化地位上十分特殊，位于脊椎动物和无脊椎动物之间，约有2000种。其中海鞘类占绝大多数，从中发现了许多功能独特的新结构化合物，特别是含氮化合物约占89%。如从加勒比海被囊动物红树海鞘中分离出来的ecteinascidin 743（Et－743）是一个广受关注的抗癌药物，目前已经上市用于软组织肉瘤和卵巢癌的治疗。

（六）棘皮动物（echinoderm）

是具有特殊水管系统的一大类无脊椎动物，已知约7000种，常见的有海参、海星、海胆等。棘皮动物产生的甾体或三萜皂苷是其体内常见的毒素，多具有抗肿瘤活性。

（七）海洋苔藓动物（marine bryozoan）

俗称苔藓虫，约4000余种。从草苔虫中分离的bryostatins大环内酯类抗癌活性成分是苔藓动物具有代表性的代谢产物，其他的代谢产物还包括生物碱、甾醇和脑苷脂等。

（八）海洋微生物（marine microorganism）

包括细菌、真菌、放线菌等，微藻也常被看作海洋微生物。海洋微生物产生结构特殊的大环内酯类、肽类、聚醚类和生物碱类等代谢产物。海洋微生物由于其次生代谢产物丰富、可重复发酵、采集中对海洋生态环境破坏小等特点，被认为是人类最可能开发利用的海洋药物资源的一大明星，已成为海洋新天然产物的重要来源；目前约1/3的海洋新化合物来源于海洋微生物，是海洋生物活性物质研究的热点之一。

知识链接

关于微藻的概念和分类尚存在较大争议，如蓝藻门、绿藻门、褐藻门、红藻门、金藻门、甲藻门、裸藻门和隐藻门的许多藻类均被不同研究者归属为微藻，涵盖了原核生物（严格讲应是细菌或称蓝菌）、植物和原生动物。鉴于微藻的生物活性筛选和代谢产物研究方式与细菌、真菌等一致，故在研究中常被看作微生物。目前研究较多的微藻主要归属于蓝藻门、甲藻纲（腰鞭毛虫）和硅藻纲。

当前，从海洋生物中发现的天然产物超过30000种，仅2013年就有1163个新的海洋天然产物被发现。海洋天然产物结构千差万别，按照化学结构分类主要有：大环内酯类、聚醚类、肽类、生物碱类、C_{15}乙酸原类、前列腺素类、萜类、甾体及其苷类、多糖类等。下面仅就海洋天然产物中结构特殊、生理活性明显的几种类型加以介绍。

知识拓展

多年来，新西兰坎特伯雷大学的Blunt教授等持续在Natural Products Reports杂志发表有关海洋天然产物的综述：Marine natural products，每年综述前年发表的所有来自于洋生物的新化合物。该综述得到研究者的广泛认可，是了解海洋天然产物研究新进展的经典文章。

第二节　海洋天然产物的结构类型

一、大环内酯类

大环内酯类（macrolides）是海洋生物中常见的一类具有多种生物活性特别是抗肿瘤活性的化合物，结构中含有内酯环，环的大小差别较大，从十元环到六十元环均有。根据结构类型不同可以分为简单大环内酯化合物、内酯环含有氧环的大环内酯、多聚内酯和其他大环内酯类。

（一）简单大环内酯化合物

简单大环内酯是由长链脂肪酸形成的环状内酯，环的大小各异，但环上常有羟基或烷基取代，多数仅有一个内酯环。如从海洋软体动物 *Aplysia depilans* 的皮中分离得到的 alplyolides A（1）、B（2）和 D（3），为长链多不饱和脂肪酸的内酯。该类化合物具有强的毒鱼活性，为自身的化学防御物质。

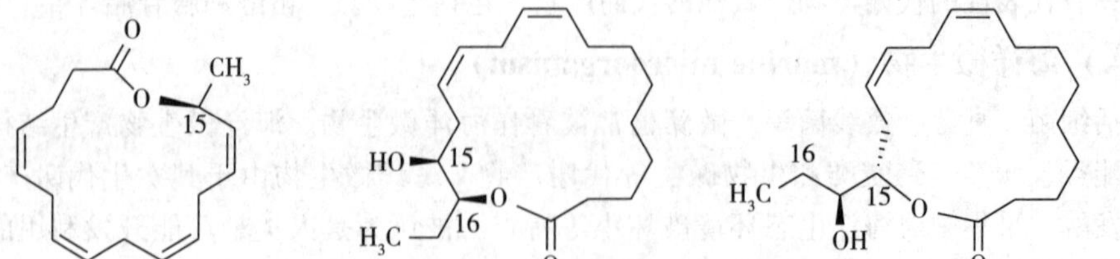

O　CH_3　15　1

HO　15　O　H_3C　16　O　2

16　H_3C　15　O　OH　O　3

从海洋微生物 *Streptomyce* 属细菌的代谢物中分离到的大环内酯类化合物 anthracimycin（4）具有显著的抗炭疽杆菌活性（MIC = 0.031μg/ml），对耐甲氧西林金黄色葡萄球菌（MRSA）也有一定的抑制作用。Palmyrolide A（5）是从蓝藻的代谢物中分离到的一种大环内酯类化合物，可抑制小鼠大脑皮层神经元自发的钙离子流（IC_{50} = 3.7μmol/L），并具有潜在的钠离子通道抑制活性，保护小鼠神经细胞免受藜芦碱和乌本苷引起的钠离子超载的伤害（IC_{50} = 5.2μmol/L）。

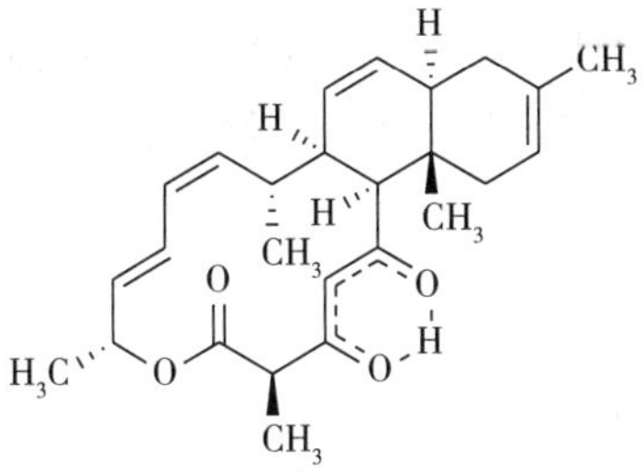

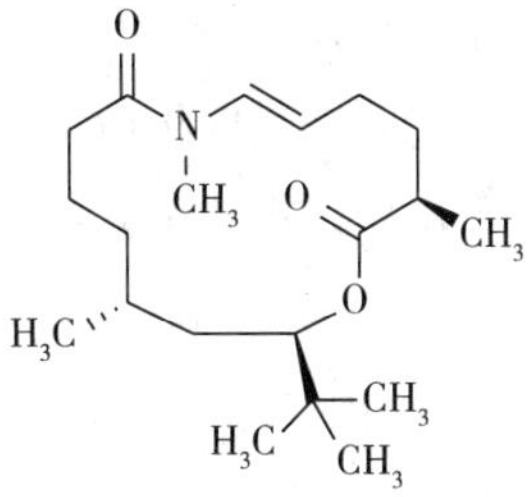

（二）内酯环含有氧环的大环内酯

大环内酯化合物由于环结构上常含有双键、羟基等，在次生代谢过程中氧化、脱水，可形成含氧环的大环内酯类化合物，氧环的大小有三元氧环、五元氧环、六元氧环等。从 *Amphidinium* 属不同的菌株培养液中分离得到 45 个含 12～26 元环不等的大环内酯类化合物 amphidinolides，在其环上存在不同大小的含氧环，如 amphidinolides B（6）、C（7）、G（8）、H（9）、N（10）和 B4（11）。它们大多具有很强的细胞毒性，对 L－1210 和 KB 细胞的 IC_{50} 最低分别可达到 0.14ng/ml 和 0.06ng/ml。

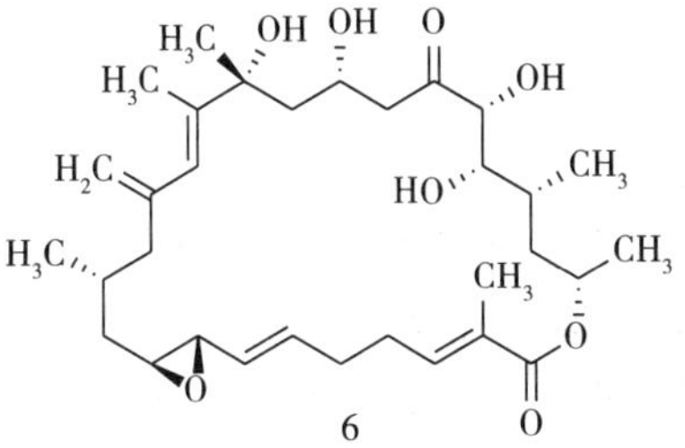

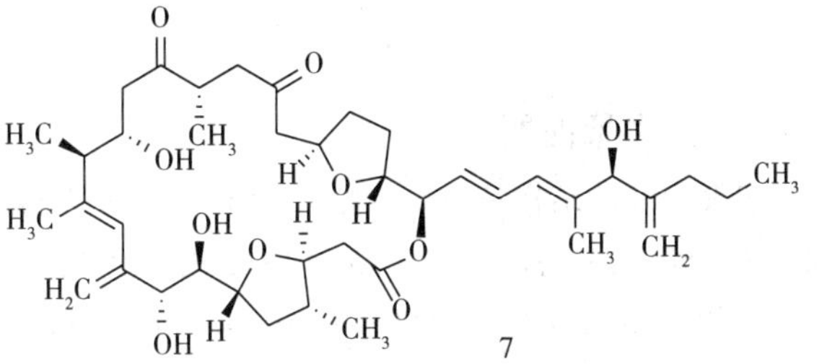

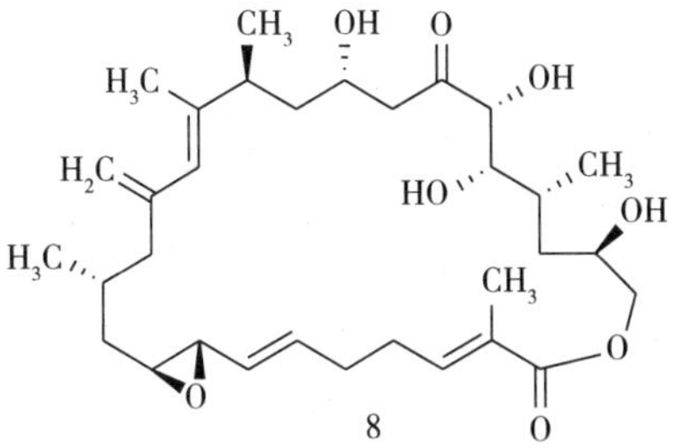

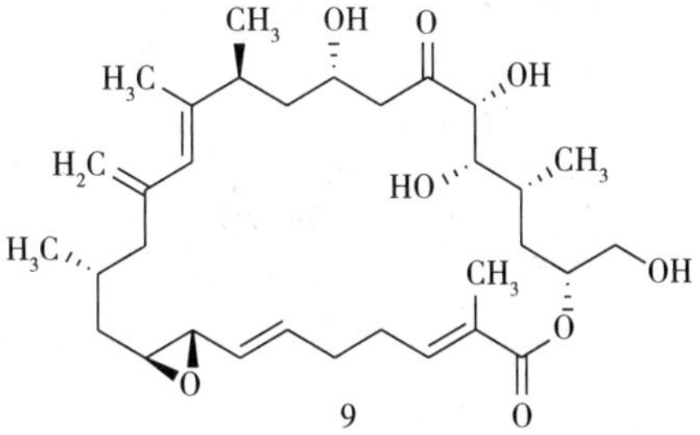

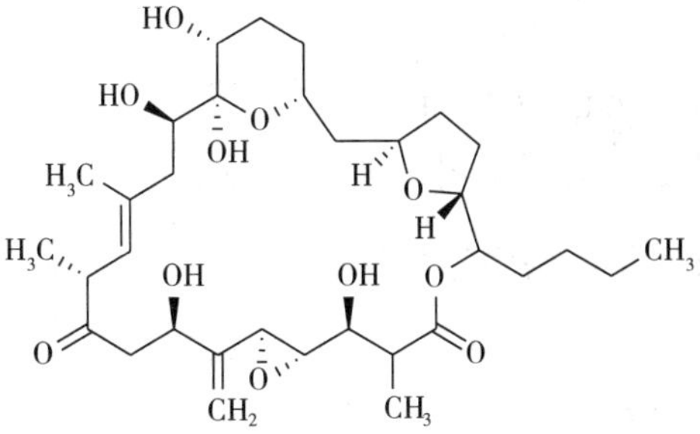

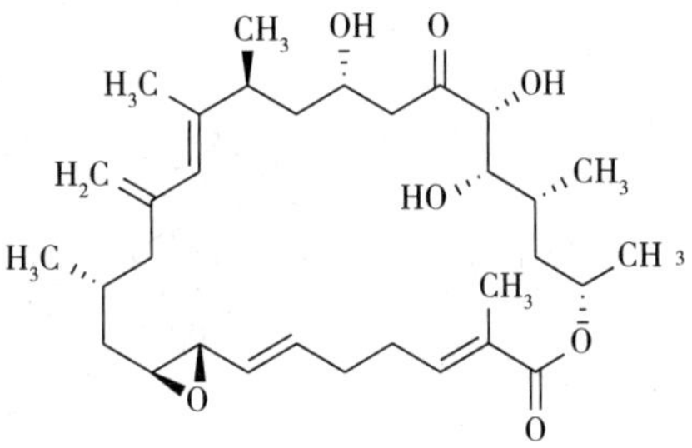

从海绵 *Cinachyrella enigmatica* 中分离得到的 enigmazole A（12）是第一个源于海洋生物的磷酸化大环内酯类化合物，通过美国国立癌症研究所（National Cancer Institute，NCI）60 种人肿瘤细胞株的细胞毒性筛选，表明其具有显著的广谱抗肿瘤活性，GI_{50} 达 1.7μmol/L。从美国南加州的海洋苔藓动物总合草苔虫 *Bugula neritina* 中分离得到的 bryostatins 类化合物，为内酯环高度氧化成分，对治疗白血病、淋巴癌、黑色素瘤及其他肿瘤具有较好的疗效，目前已经确定结构的该类化合物达 24 个。由于该类化合物具有较高的抗肿瘤活性和较低的毒性，是较有发展前途的一类抗肿瘤活性物质。Bryostatin 1（13）还具有免疫增强、诱导分化、增强其他细胞毒药物活性等作用，正处于Ⅱ期临床研究阶段。

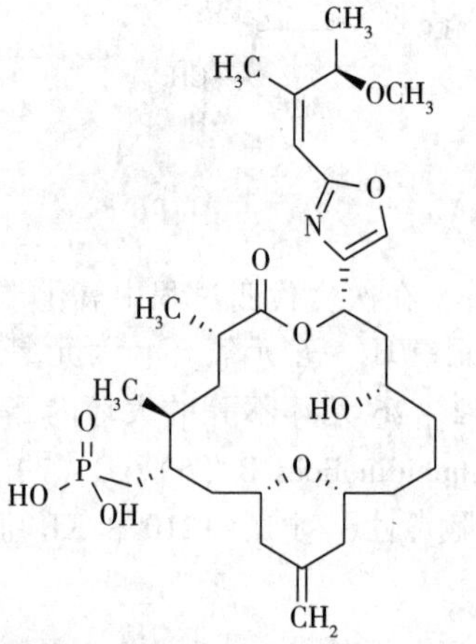

12

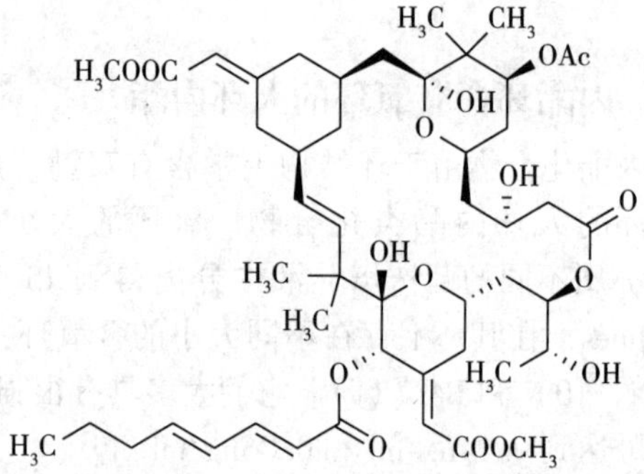

13

（三）多聚内酯

多聚内酯的结构特点是内酯环上有超过一个酯键存在，生物活性多以抗真菌作用为主。例如从红藻 *Varicosporina ramulosa* 中分离得到的 colletodiol 异构体（14 和 15）和 colletoketol（16），以及从海洋微生物 *Hypoxylon oceanicum* LL－15G256 中分离得到的 15G236γ（17）和 15G256δ（18）均具有抗真菌活性。

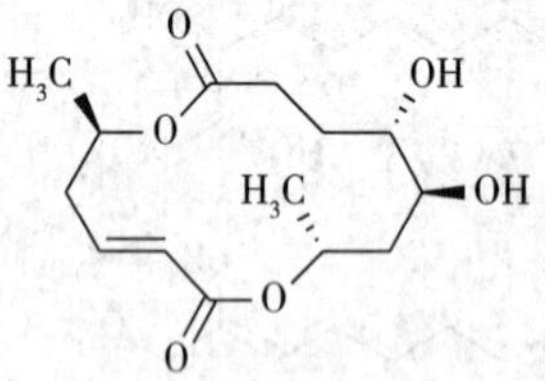

14 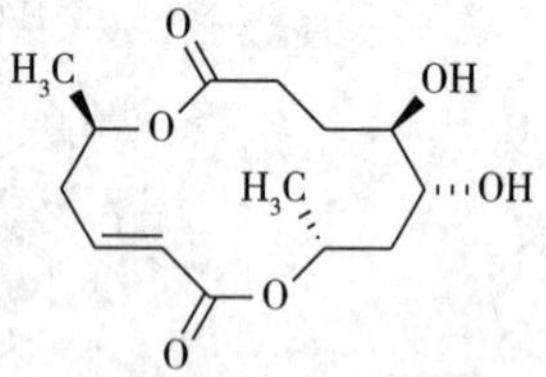　15 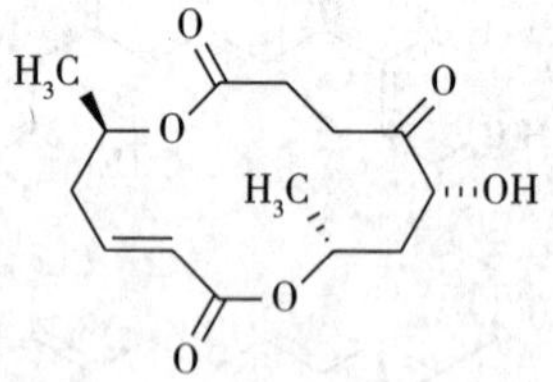　16

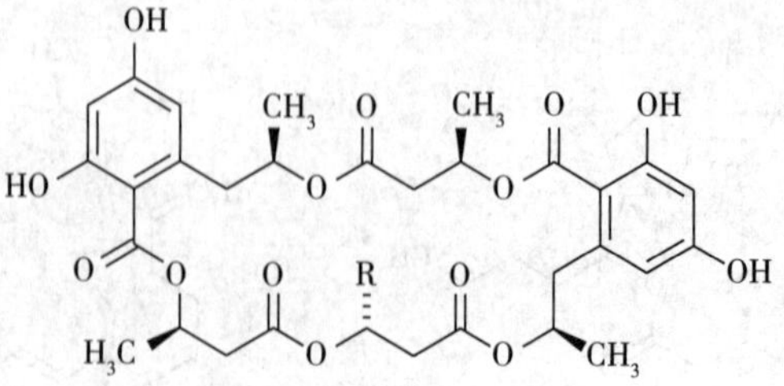

17 R=CH_2OH
18 R=CH_3

(四) 其他大环内酯类

海洋中的大环内酯类化合物是活性最广的化合物类型之一，结构特征也复杂多样。除上述介绍的化合物外，在海洋天然产物中经常可以见到内酯环含有氢化吡喃螺环的化合物，如从海绵 *Hyrtios altum* 中分离得到的 altohyrtins A（19）、B（20）和 C（21），从海绵 *Cinachyra* sp. 中分离获得的 cinachyrolide A（22）等。经 NCI 研究证明该类化合物抗肿瘤谱特殊，细胞毒活性高，IC_{50}值可达 0.03 nmol/L，是目前发现的细胞毒活性最强的类别之一。Thiomycalolides A（23）和 B（24）则是含有噻唑环的一类内酯；从 *Ircinia* 属海绵中分离得到的 chondropsin A（25）、73 – deoxychondropsin A（26）和 chondropsin C（27）则是新型内酯酰胺化合物，具有抗细胞增殖和较强的细胞毒活性。大环内酯 23 ~ 27 的绝对构型尚待进一步确认。

19 X=Cl, R_1=R_2=Ac
20 X=Br, R_1=R_2=Ac
21 X=H, R_1=R_2=H
22 X=Cl, R_1=Ac, R_2=H

23 R=O
24 R=HOCOCH(OCH_3)CH_2OCH_3

R= (3-羟基-4-羧基丁酰基: –CO–CH₂–CH(OH)–COOH)

25 R_1=OH, R_2=$COOCH_3$
26 R_1=H, R_2=$COOCH_3$
27 R_1=H, R_2=H

从被囊动物红树海鞘（*Ecteinascidia turbinata*）中分离得到的 etceinascidin 743（Et-743，28）其作用机制与一般烷化剂不同，该化合物作用于DNA双螺旋间的沟槽，与组成DNA的鸟嘌呤结合，使DNA构象发生变化，Et-743的第三个环又与蛋白结合，从而表现出特殊的抗肿瘤作用机制。目前该化合物完成Ⅲ期临床试验，对晚期软组织肿瘤如直肠癌、乳腺癌、肺癌、黑色素瘤、间皮癌等显示有好的疗效，已经上市。Et-743 能够抑制产生多药耐药基因 *MDR*1，因此，与一般化疗药物比较不易产生多药耐药。

此外，从海洋微生物 *Nostoc linckia* 中分离得到的 borophycin（29）是含有硼原子的大环内酯化合物，对人KB细胞和LoVo肿瘤具有明显的抑制作用。抗疟霉素 aplasmomycin（30）也是从海洋微生物灰色链球菌中分离得到的含有硼原子的化合物。

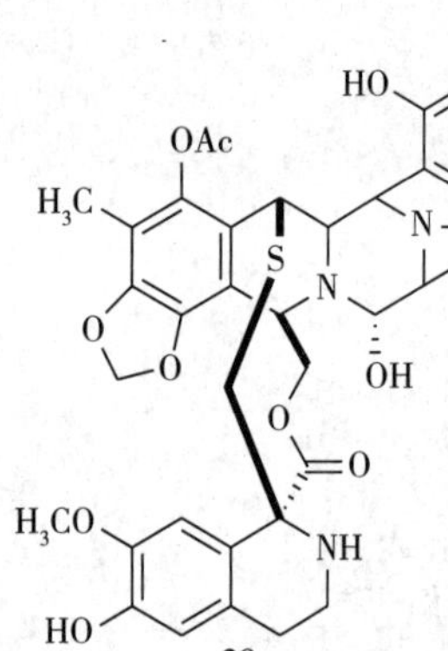

28 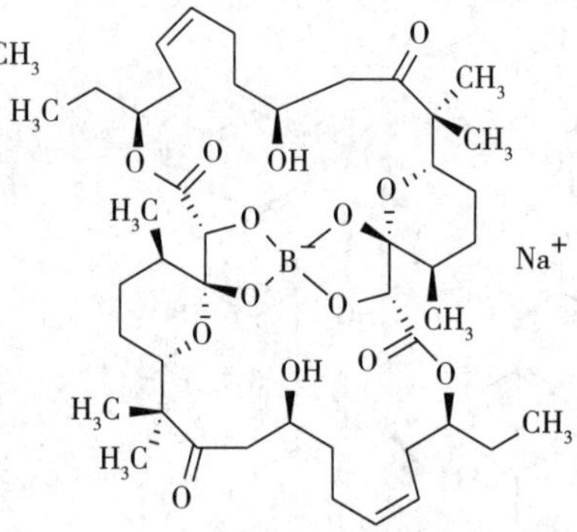　　29 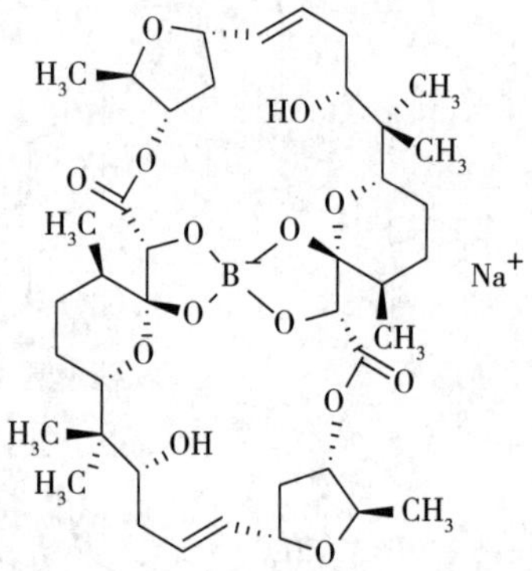　　30

二、聚醚类化合物

聚醚类化合物（polyethers）是海洋生物中的一类特有的毒性成分，一些是沿海赤潮产生毒鱼作用的主要化学作用物质。根据结构类型不同可以分为梯形稠环聚醚、线形聚醚、大环内酯聚醚和聚醚三萜等。

（一）梯形稠环聚醚

该类聚醚化合物的特点是结构中含有多个以六元环为主的醚环，醚环间反式骈合，骈合后聚醚的同侧为顺式结构，氧原子相间排列，形成一个梯子状结构，又称“聚醚梯”（polyether ladder），聚醚梯上有无规则取代的甲基等。这类化合物极性低，为脂溶性毒素。这些毒性成分能够兴奋钠通道，在16 ng/ml浓度即显示毒鱼作用。该类毒素能被贝壳类食用蓄积，当人误食这种贝壳后，往往产生神经毒性或胃肠道反应，严重者危及生命。

如从形成赤潮的涡鞭毛藻（短裸甲藻 *Ptychodiscus brevis*）中分离得到的毒性成分短裸甲藻毒素B（brevetoxin B,31），是引起大量鱼类死亡的主要毒素。扇贝毒素（虾夷扇贝毒素，yessotoxin,32）是由一些微藻（如具刺膝沟藻 *Gonyaulax spinifera*）产生并在双壳类扇贝动物中分离到的梯形稠环类聚醚，具有多种生物活性，如细胞毒性、免疫抑制等。从一些泥鳗或其他微藻（如岗比毒甲藻 *Gambierdiscus toxicus*）中分离到的西加毒素（cigatoxin,33）等都属于该类聚醚化合物。

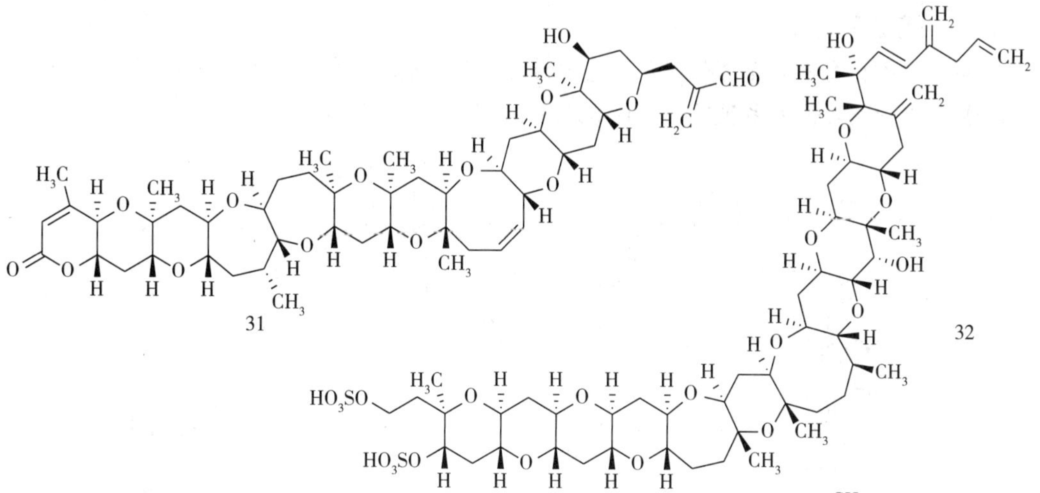

从微藻岗比毒甲藻中分离得到的刺尾鱼毒素（maitotoxin，34）是目前分离得到的结构最大的聚醚类化合物，该化合物的结构通过 3D－NMR 技术、化学降解、并与已知合成小分子化合物比较，于 1993 年得以确定。该化合物是目前被明确鉴定结构的相对分子质量最大的非聚合物天然产物（分子式 $C_{164}H_{256}O_{68}S_2Na_2$），亦被认为是目前发现的非蛋白质类毒性最大的化合物之一，对小鼠的 LD_{50} 为 50ng/kg。

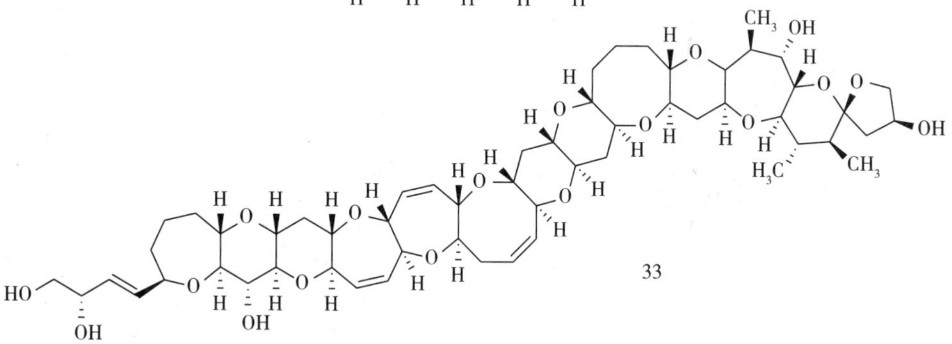

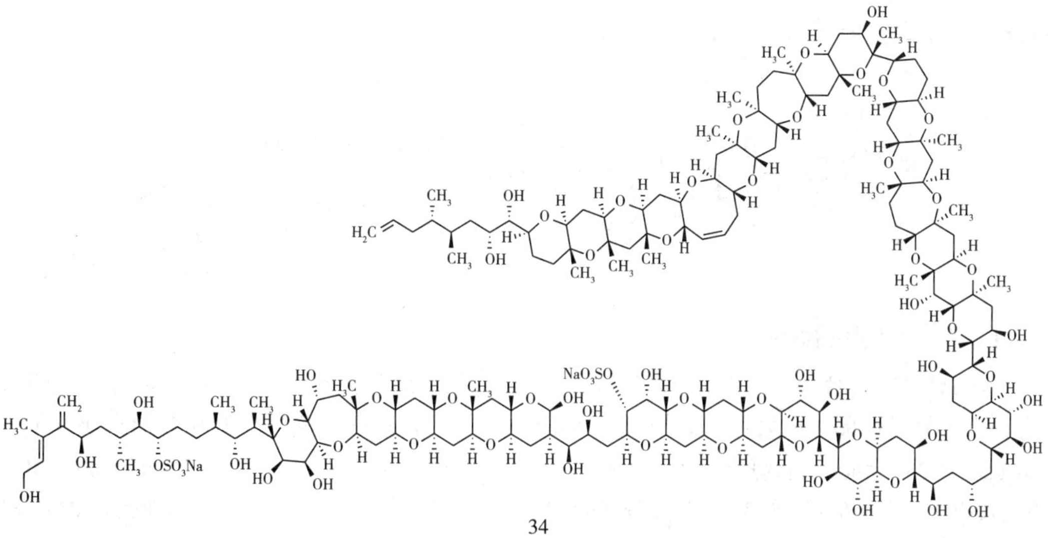

（二）线形聚醚

线形聚醚类化合物同样含有高度氧化的碳链，但与聚醚梯类化合物不同的是其结构中仅有部分羟基形成醚环，因多数羟基游离而具有水溶性。

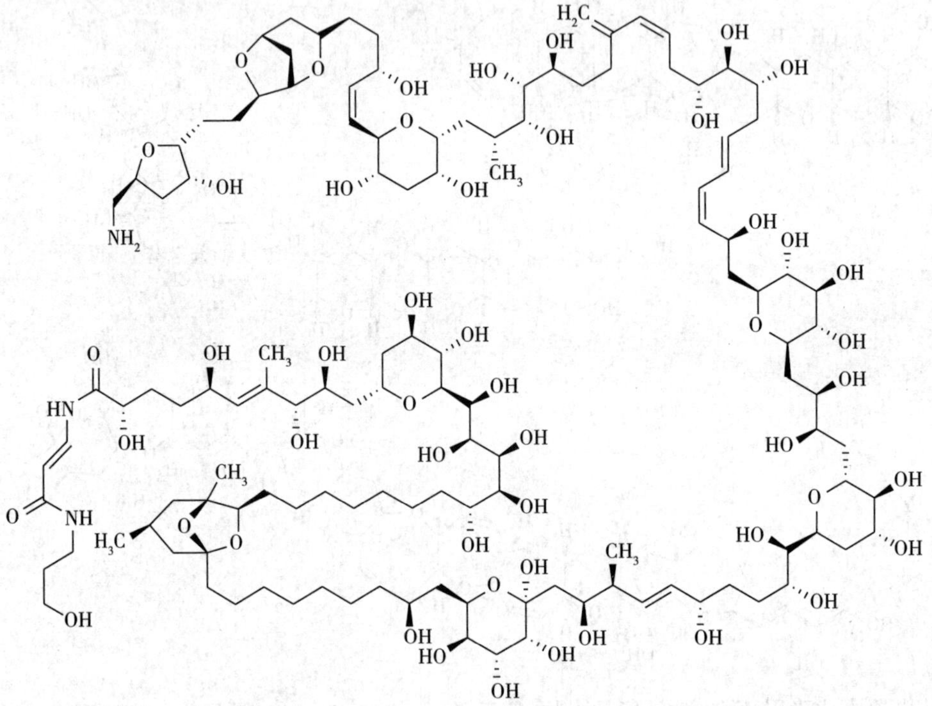

35

例如，从多种岩沙海葵 *Palythoa* spp. 中分离的岩沙海葵毒素（palytoxin，35）含有 129 个碳原子，64 个手性中心。利用^{1}H - NMR、^{13}C - NMR 和^{15}N - NMR 等核磁共振技术对该化合物的信号进行了完全归属。岩沙葵毒素对小鼠的 LD_{50} 为 0.15 μg/kg，对兔的 LD_{50} 为 25 ng/kg，可与 Na/K 泵结合，抑制 ATP 酶活性。再如大田软海绵酸（okadaik acid，36）也属于线型聚醚，极性介于刺尾鱼毒素和岩沙海葵毒素之间。

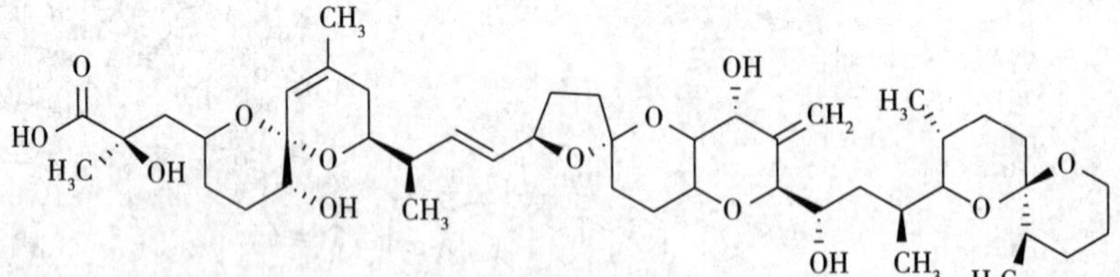

36

（三）大环内酯聚醚

有的聚醚类化合物可以首尾相连，形成大环内酯，如扇贝毒素 2（pectenotoxin 2，PTX2，37）；有的聚醚局部形成大环，如从海绵 *Halichondrai okadai* 中分离得到的软海绵素 B（halichondrin B，38）和异高软海绵素 B（isohalichodrin B，39），它们对 B - 16 黑色素瘤细胞的 IC_{50} 均为 0.093 ng/ml 左右，5.0 μg/kg 剂量的软海绵素 B 对接种了 B - 16 黑色素瘤细胞和 P388 白血病细胞小鼠的生命延长率（T/C）分别高达 244% 和 236%。

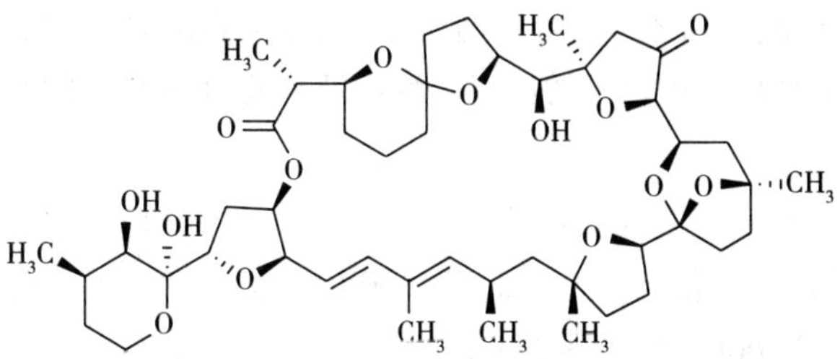

37

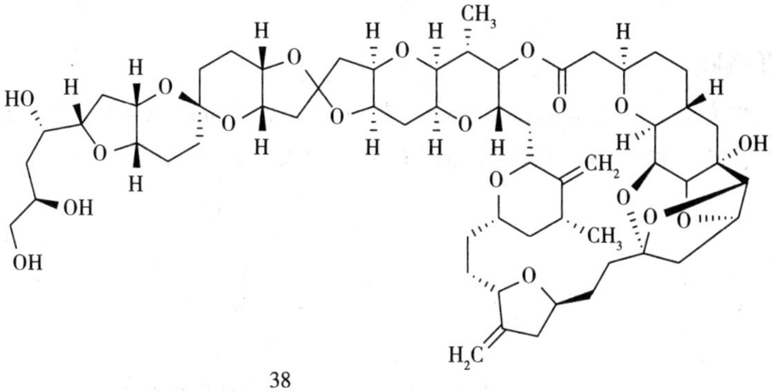

38

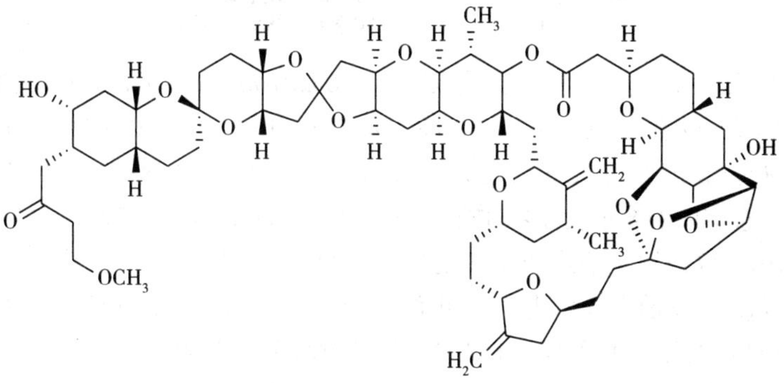

39

(四) 聚醚三萜

聚醚三萜为红藻和一些海绵中所含有的一类化合物，该类化合物氧化度较高，含有多个醚环，但生源过程则是由角鲨烯衍生而来，亦可归属于三萜类化合物，如从红藻 *Laurencia intricata* 中分离得到的 teurilene（40）。

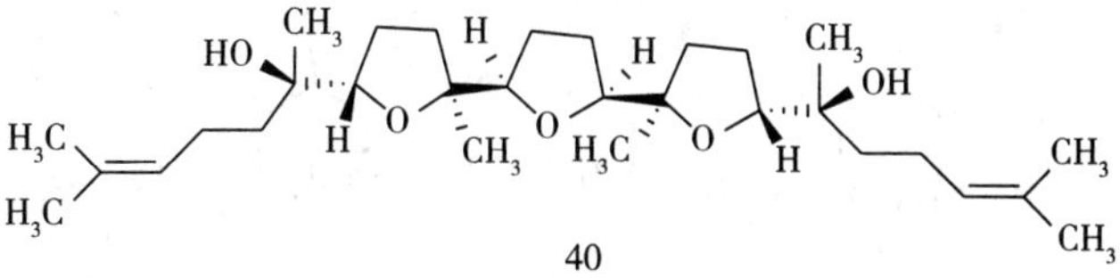

40

三、肽类化合物

自 1902 年第一个生物活性多肽促胰液素（secretin）问世以来，至今已有数万种生物活性多肽被发现，其中，海洋生物已成为此类生物活性物质的一个重要来源。由于海洋特殊环境的影响，组成海洋多肽化合物的氨基酸除常见的氨基酸外，还有大量的特殊氨基酸，如 β－氨基异丁酸（41）、L－baikiain（42）、海人酸（α－kainic acid,43）、软骨藻酸（domoic acid，44）等。有些氨基酸本身具有多种生物活性。海洋肽类化合物常见的有直链肽、环肽、肽类毒素和其他肽类等。

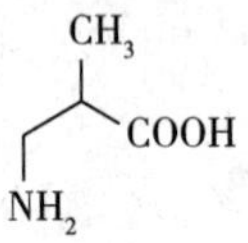

41 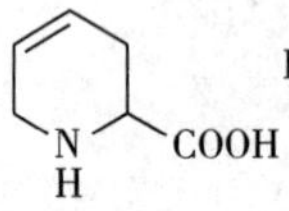　42 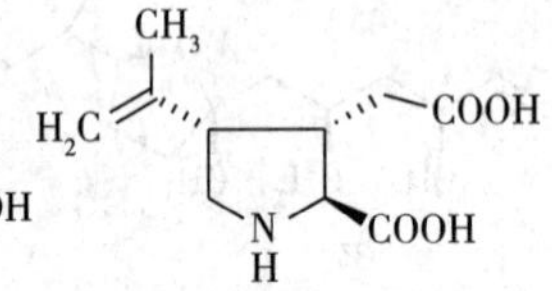　43 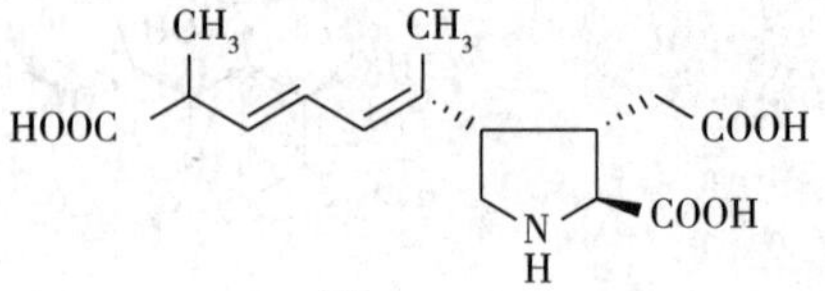　44

（一）直链肽

从被囊动物 *Didemnum rodriguesi* 中分离得到的 minalemines A～F（45～50）为含有胍基的直链肽，其中，48～50 因含有磺酸基而具有很高的水溶解性。

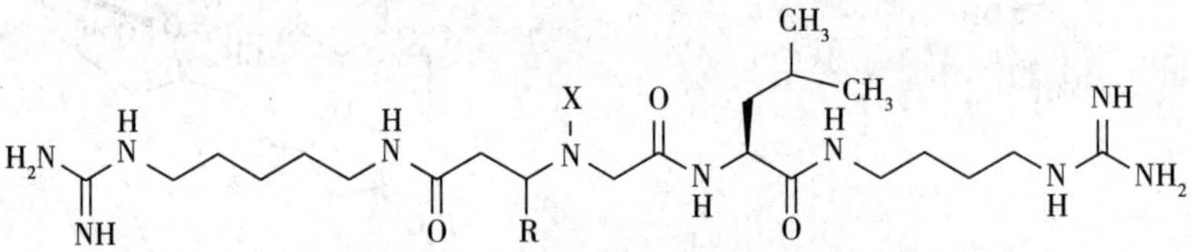

45 X=H, $R=C_7H_{15}$　48 $X=SO_3H$, $R=C_7H_{15}$
46 X=H, $R=C_8H_{17}$　49 $X=SO_3H$, $R=C_8H_{17}$
47 X=H, $R=C_9H_{19}$　50 $X=SO_3H$, $R=C_9H_{19}$

海兔毒素（dolastatins）是一类从耳状截尾海兔（*Dolabella auricularia*）中分离到的抗癌活性肽，主要是直链肽，也有少数环肽（如 dolastain 3）。Dolastatin 10（51）和 dolastatin 15（52）即是具有较强肿瘤细胞毒性的直链肽，如 dolastatin 10 对 P388 白血病细胞的 IC_{50} 为 0.04 ng/ml。这 2 种直链肽的合成衍生物 TZT－1027 和 tasidotin（synthadotin，ILX－651）分别进入Ⅲ期和Ⅱ期临床试验，用于治疗非小细胞肺癌等肿瘤，但因严重毒副作用等原因而使临床研究处于停滞状态，开发前景尚需进一步明确。此外，对 dolastatin 15 的另一种合成衍生物 cemadotin（LU103793）也开展了Ⅱ期临床试验，但其对转移性胸腺癌和非小细胞肺癌的治疗率较低并易产生严重的毒副作用。不过，以 dolastatin 10 的衍生物 monomethyl auristatin E（53）为主要成分的免疫偶联物制剂泊仁妥西布凡多汀（brentuximab vedotin，SGN－35）已于 2011 年被 FDA 批准上市（商品名 Adcetris®），用于间变性大 T 细胞系统性恶性淋巴瘤和霍奇金淋巴瘤的治疗。同样以 dolastatins 类直链肽为主要成分的免疫偶联物制剂还有 glembatumumab vedotin（CDX－011）和 SGN－75，分别处于 II 期和 I 期临床研究阶段。

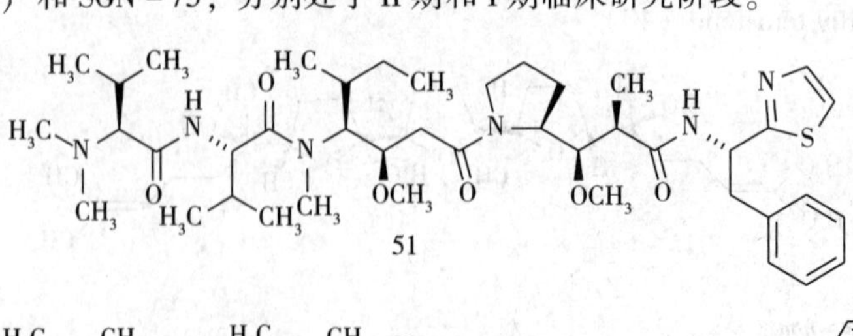

51

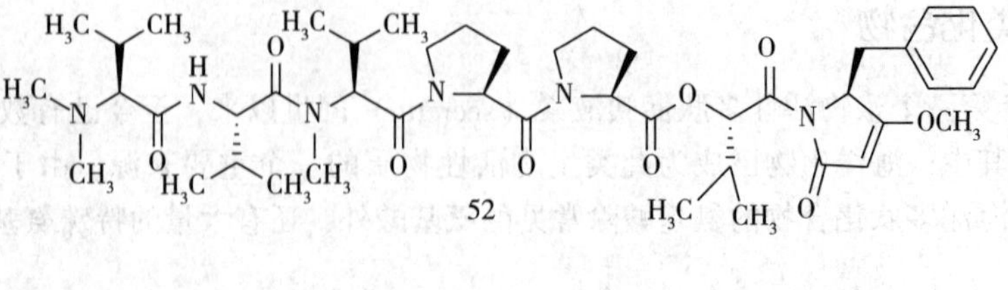

52

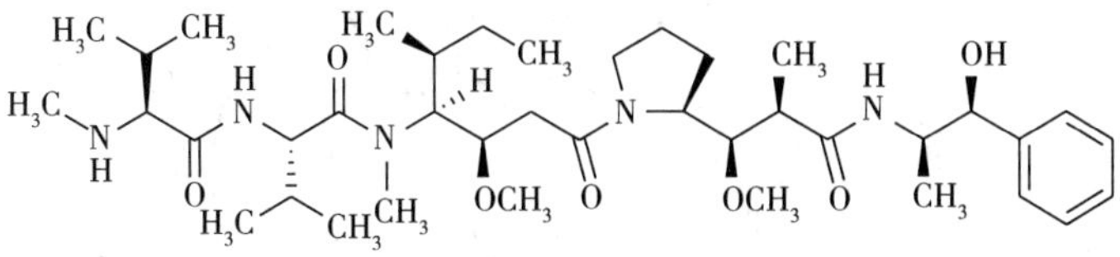

53

从蓝细菌 *Nostoc ellipsosporum* 中分离得到的 cynanovirin（54）是一个含 101 个氨基酸的蛋白质，对多种类型的 AIDS 病毒有抑制作用，目前已进入临床研究。

```
H2N— L G K F S Q T C N
     S A I Q G S V L S
     T C E R T N G G N
     T S S I D L N S I
     E N V D G S L K Q
     P S N F T E T C N
     T Q L A G S S E A
     A E C K T R A Q F
     V S T K T N L D H
     A N I D G T L Y E — COOH
```

54

（二）环肽

海洋环肽类化合物主要来源于海鞘、海兔、海绵和海藻（主要是微藻）等类海洋生物，较之于陆地生物来源的环肽，其结构更为独特和丰富。

膜海鞘素 B（didemnin B,55）是 1984 年经 FDA 批准进入临床研究的一个环肽化合物，从加勒比海膜海鞘 *Trididemnum solidum* 中分离得到，但未能开发成功。从该种海鞘中发现的脱氢膜海鞘素 B（dehydrodidemnin B）亦从另一种地中海海鞘 *Aplidium albicans* 中分离得到，又命名为 plitidepsin 或 Aplidine®（56），在分子结构上与膜海鞘素 B 仅相差 2 个氢原子，对多种肿瘤有效并部分克服了膜海鞘素 B 的较强毒副作用。该环肽被欧委会（European Commission，EC）和 FDA 作为孤儿药用于多发性骨髓瘤的治疗，已于 2012 年 12 月由西班牙 PharmaMar 公司启动 III 期临床研究。从海鞘 *Didemnum cuculiferum* 中分离得到的 vitilevuamide（57）则为双环肽，其绝对构型尚未完全确定，对多种肿瘤细胞具有强的杀伤作用，IC_{50} 为 6 ~ 111ng/ml，其作用机制是抑制细胞微管的聚合。

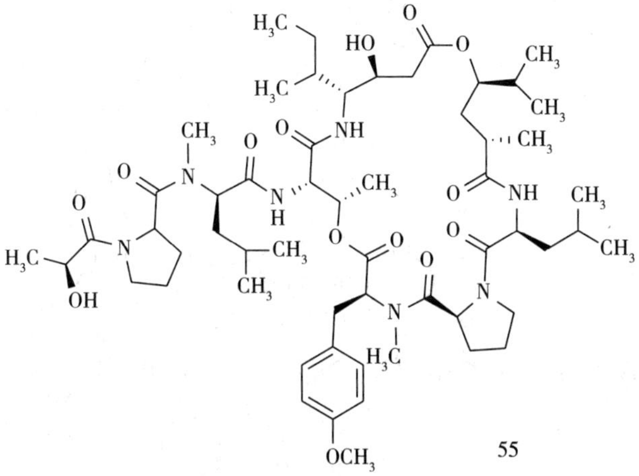

55

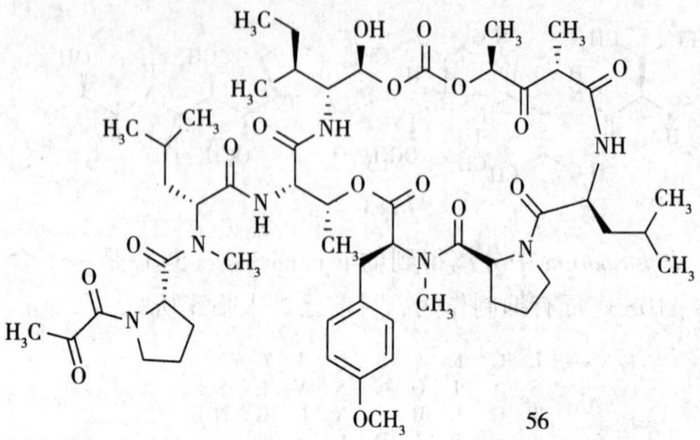

56

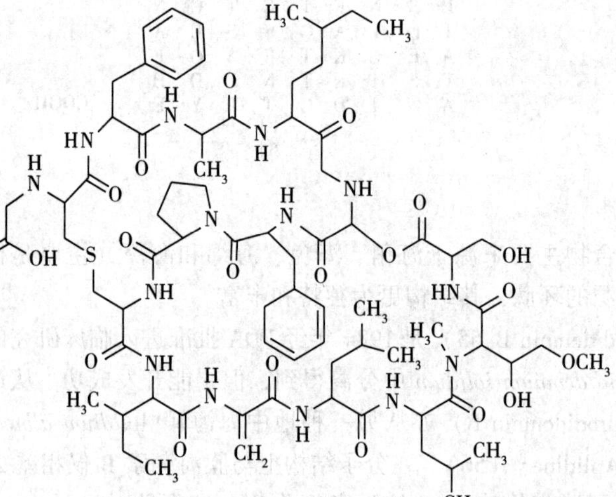

57

从海兔 *Elysia rufescens* 中分离得到的环肽 kahalalide F（58）对结核杆菌具有较高的抑制活性。PharmaMar 公司合成了该化合物的类似物 elisidepsin（PM02734），已作为抗癌药物进入Ⅱ期临床试验。

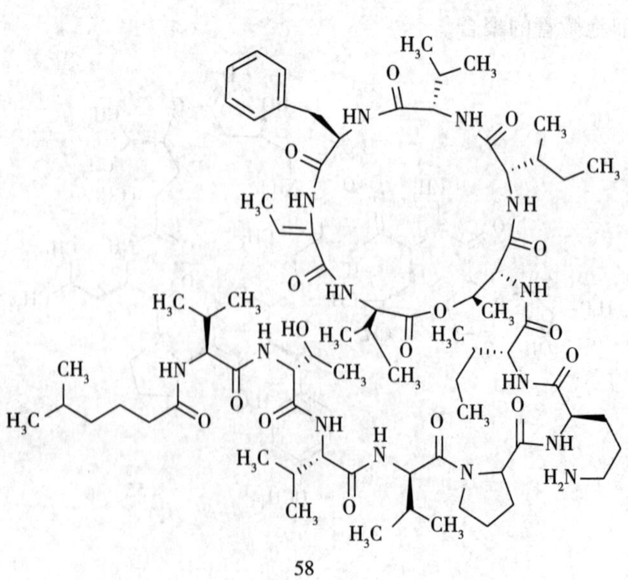

58

Theopalauamide（59）则是从海绵 *Theonella swinhoei* 中分离得到的双环糖肽，该化合物从其寄生的微生物中亦分离得到。Celebesides A 和 C（60 和 61）是从海绵 *Siliquariaspongia mirabilis* 中分离到的环肽类化合物，均含有 N－甲基缬氨酸结构，前者的丝氨酸残基被磷酸化。Celebeside A 对 HIV－1 病毒和 HCT－116 肿瘤细胞均有较好的抑制作用，IC_{50}分别为 1.9±0.4μg/ml和 8.8±3.0μg/ml，但 celebeside C 却无活性，说明前者分子中的磷酸化丝氨酸是活性必需结构。

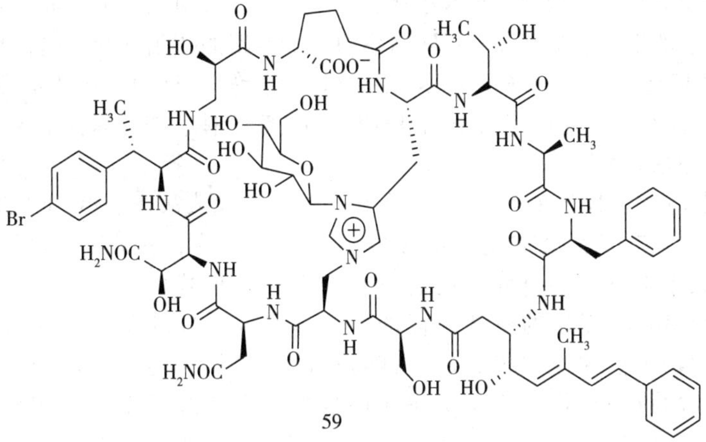

59

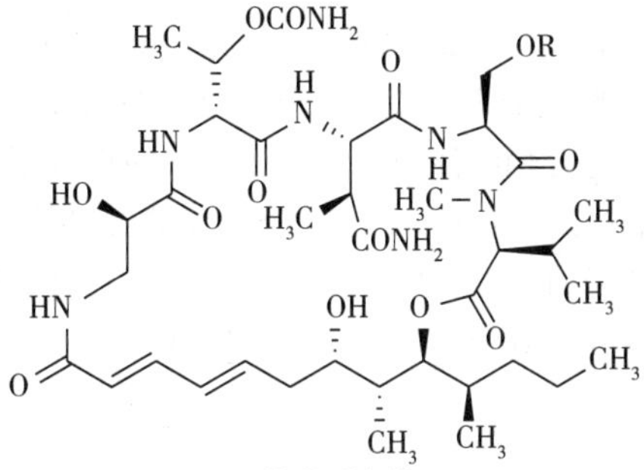

60 $R=PO_3H_2$
61 R=H

Massetolide A（62）和 viscosin（63）是从 *Pseudomonas* 属微藻中分离得到的环肽化合物，具有较强的抗结核杆菌活性，MIC 值分别为 5～10μg/ml 和 10～20μg/ml。

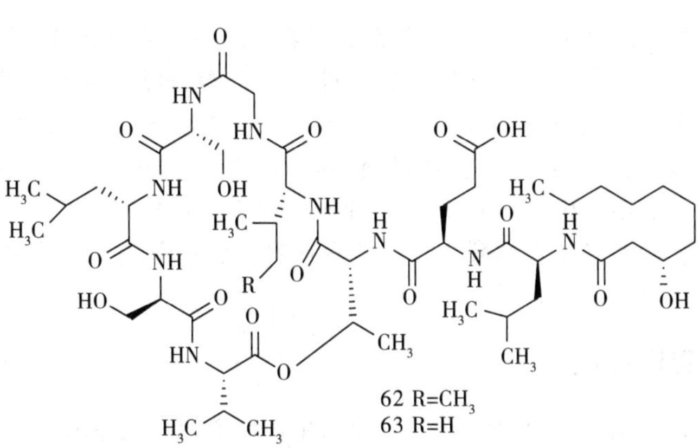

62 $R=CH_3$
63 R=H

(三) 肽类毒素

一些具有显著神经系统或心脑血管系统毒性的多肽和蛋白质成分常被统称为肽类毒素，如芋螺毒素、海葵毒素、海蛇毒素、水母毒素、章鱼毒素、海胆毒素等。

芋螺毒素（conotoxins）作为一类具有神经药理活性的多肽，存在于芋螺属（*Conus*）软体动物分泌的毒液中，被认为是其“捕食武器”。此类毒素一般含有7～41个氨基酸，同源芋螺毒素的分子多样性是芋螺毒素的显著特征，据估计在已知的数百种芋螺中可能存在数万种甚至十几万种结构不同的芋螺毒素，具有镇痛、神经保护、抗惊厥、镇咳等方面的巨大应用潜力，成为新药开发的重要潜在资源。不同结构的芋螺毒素的作用靶标不同，有的作用于配体门控离子通道（烟碱受体、5 - HT_3受体、NMDA受体等），有的作用于电压门控离子通道（Ca^{2+}通道、Na^+通道、K^+通道等），有的作用于加压素受体、神经紧张素受体、磷脂等，据此可以根据作用靶标分类。

对芋螺毒素药理多样性的发现是科学史上的一个经典故事：20世纪80年代初，美国犹他大学Olivera教授实验室允许本科生参与科研工作，一批18岁左右的大学新生积极介入了芋螺毒素毒性的研究。他们没有固有科研模式的束缚，抛开当时该实验室乃至大多数实验室长期惯用的所谓的标准方法即腹腔内膜注射法，而直接将芋螺毒组分注射到哺乳动物中枢神经系统。这一创新性的实验结果显示：用颅腔注射法引发了大量的小鼠不同的行为症状反应，从而才逐步揭开了芋螺毒素药理多样性的面纱。在此基础上这些学生继续开展深入的研究，Clark发现了“睡虫肽”（sleeper），Griffin发现了“懒虫肽”（sluggisher），McIntosh发现了“摇荡肽”（shaker），目前这些毒素多数已进入临床研究阶段。特别是从“摇荡肽”中分离出的μ - 芋螺毒素MVIIA（ziconotide，齐考诺肽，64）已完成Ⅲ期临床试验，分别于2004年和2005年获得美国和欧洲授权上市，商品名Prialt®，用于治疗适合鞘内注射并且对全身镇痛药等不能耐受或无效的严重慢性疼痛患者。该化合物来自幻芋螺*Conus magus*，是含有25个氨基酸的线性多肽，结构中的6个半胱氨酸通过3个二硫键连接形成稳定的三维结构。μ - 芋螺毒素MVIIA为钙离子通道抑制剂，具有极强的镇痛作用，ED_{50}为49nmol/L，其镇痛作用和持续时间均强于吗啡。

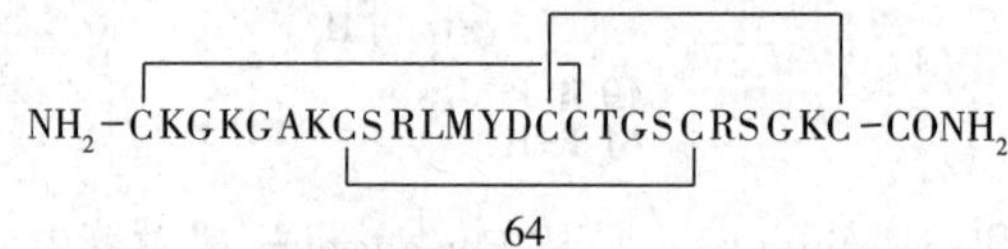

64

(四) 其他肽类

随着对海洋中存在的肽类化合物的研究日益深入，一些结构新颖、活性广泛的新肽不断被发现。已从海藻、腔肠动物、软体动物、被囊动物等海洋生物及寄生或共生在这些生物体内的微生物中发现了大量肽类化合物。有相对分子质量较小的二肽、寡肽，也有相对分子质量较大的多肽、蛋白质，它们是活性化合物的重要来源。这些肽类成分不仅可作为新药进行开发，也常被用于生物工程等其他领域的研究。研究较多的肽类化合物包括海藻凝集素、藻胆蛋白、鲎素、麝香蛸素、鲨鱼软骨血管形成抑制因子、降钙素、海洋生物酶、抗冻蛋白等。

四、生物碱类化合物

生物碱（alkaloids）是海洋生物的第二大类次生代谢产物，主要来自海绵，其次是海鞘和海洋微生物等，大多有抗肿瘤、抗菌、抗病毒、抗炎等活性，而且结构复杂多变。根据生物碱类化合物的结构，可分为由氨基酸衍化而成的生物碱、甾体和萜类生物碱、肽类生物碱、含有喹啉环的生物碱、含有异喹啉环的生物碱和其他类型的生物碱。

（一）由氨基酸衍化而成的生物碱

由氨基酸衍化而成的生物碱是海洋来源生物碱的主要组成部分。作为生物碱前体的氨基酸有芳香族氨基酸（苯丙氨酸、酪氨酸、色氨酸）和二氨基酸（鸟氨酸、赖氨酸）等。如从海绵 *Rhaphisia pallida* 中得到的 pallidin（65）是含有色氨酸的哌嗪醌类生物碱；来源于一种海绵的 xestospongin C（66）是 2 个氧杂喹诺里西啶环由两串锯齿状亚甲基链构成的大环化合物，结构奇特；从珊瑚 *Tubastrea aurea* 中分离到的 tubastrine（67）则含有胍基结构。这些海洋生物碱的生源均为氨基酸。

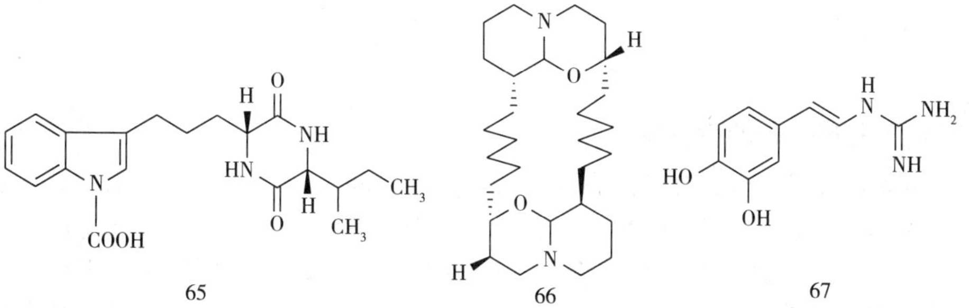

65　　66　　67

（二）甾体和萜类生物碱

甾体和萜类生物碱在海洋生物中也有存在。如从白斑角鲨 *Squalus acanthias* 中获得的一种甾体生物碱 squalamine（68），为有效的内皮细胞增殖抑制剂，目前作为治疗老年性黄斑变性药物已进入Ⅱ期临床试验，作为新生血管抑制剂类抗癌药物已完成Ⅱ期临床研究。Ageloxime B（69）是从海绵 *Agelas mauritiana* 中分离到的二萜生物碱，对新型隐球菌和耐甲氧西林金黄色葡萄球菌均具有一定的抑制作用，IC_{50} 分别为 4.96μg/ml 和 9.20μg/ml。

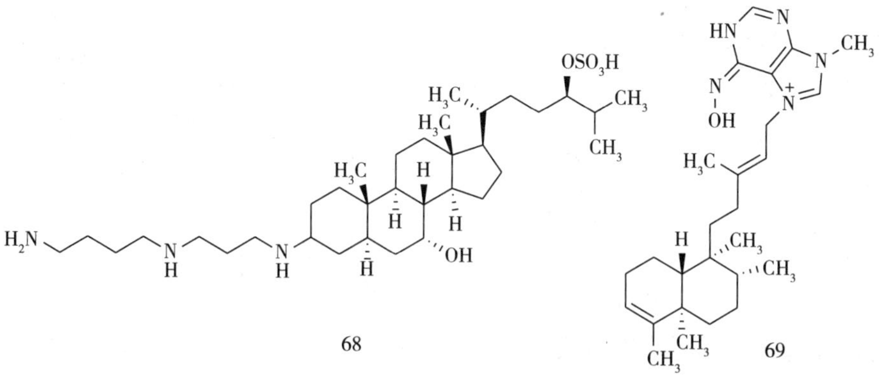

68　　69

（三）肽类生物碱

从海绵 *Geodia baretti* 中分离到溴代脱氢色氨酸和脯氨酸构成的环状二肽（70），是典型的肽类生物碱。从被囊动物 *Lissoclinum patella* 中获得的含有噻唑环的亲脂性环肽 ulithiacyclamide（71）对 L－1210 和人 T 细胞白血病 ALL 细胞的 ED_{50} 分别为 0.35μg/ml 和 0.01μg/ml。

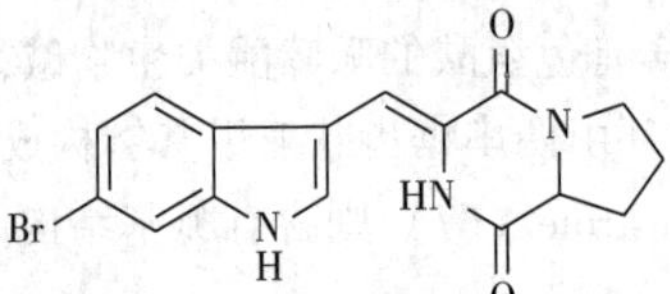

70

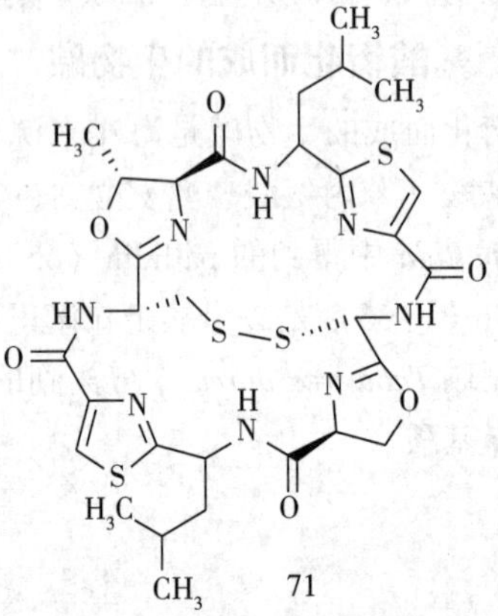

71

（四）含有喹啉环的生物碱

从 *Eudistoma* 属被囊动物中得到的喹啉类生物碱 eudistone A（72）具有抗病毒和抗菌活性。从海鞘 *Cystodytes dellechiajei* 中分离到的喹啉类生物碱 cystodimine A（73）也具有抗菌活性，对大肠杆菌和藤黄微球菌的 MIC 分别为 1.2μmol/L 和 2.4μmol/L。从 *Leptoclinides* 属被囊动物中得到的 2－bromoleptoclinidinone（74）和 eilatine（75）具有细胞毒活性。Methyl－penicinoline（76）和 penicinoline（77）是从海洋真菌 *Penicillium* sp. 的代谢物中分离到的生物碱，也具有一定的细胞毒性，抑制肝癌细胞的 IC_{50} 分别为 11.3μmol/L 和 13.2μmol/L。

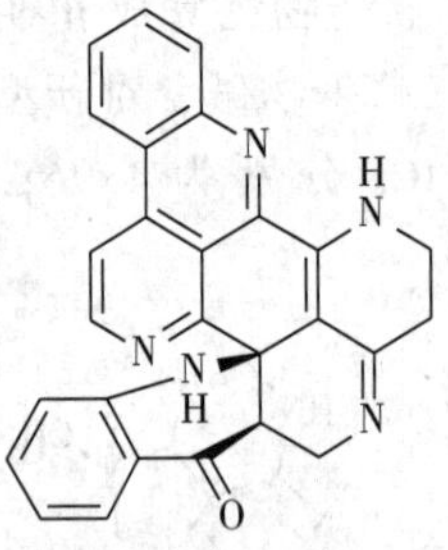

72

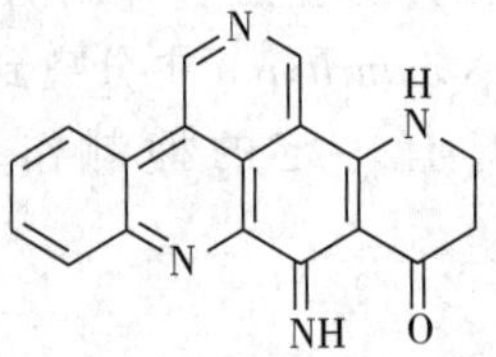

73

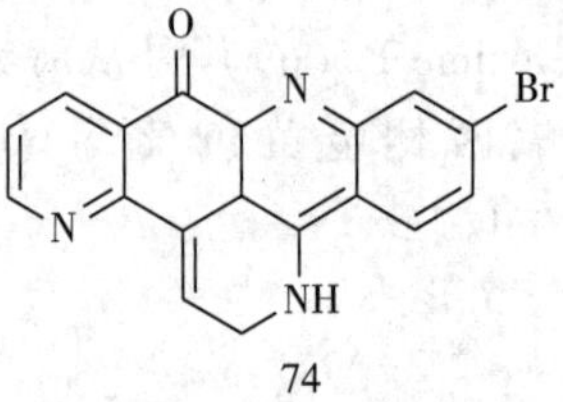

74

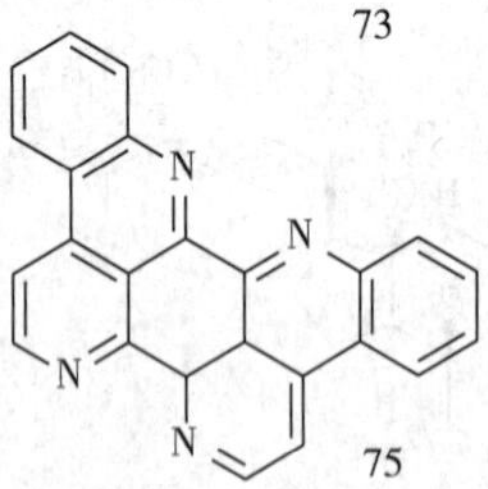

75

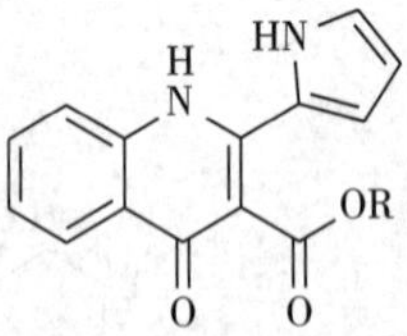

76 R=CH_3
77 R=H

（五）含有异喹啉环的生物碱

前文所述从红树海鞘中分离到的大环内酯化合物 Et－743（28）含有四氢异喹啉结构，也是一种生物碱，具有显著的抗肿瘤活性。从裸鳃类 *Jorunna funebris* 中得到的 jorumycin（78）具有抗肿瘤和抗菌的活性。从海洋细菌中得到的含有异喹啉环的生物碱 saframycin C（79）亦具有抗肿瘤活性。

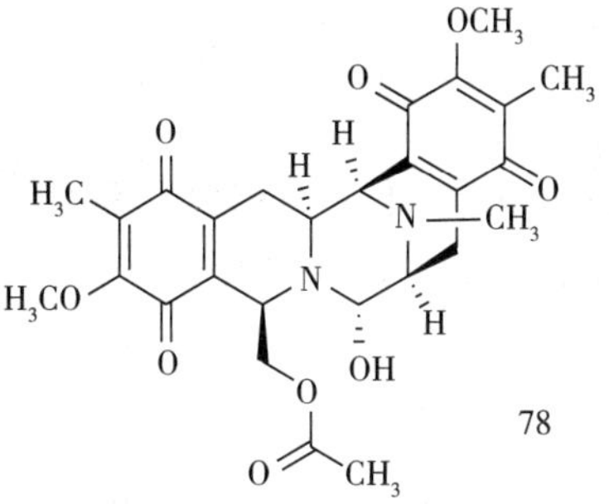

78 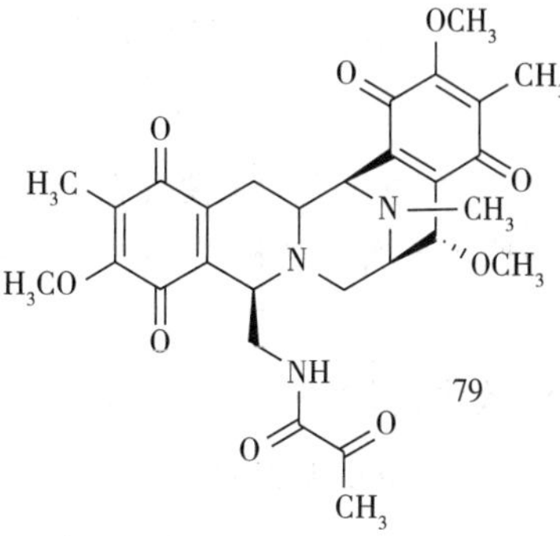　　79

（六）其他类型的生物碱

其他类型的生物碱还包括嘌呤苷、脒苷、核苷、脑苷脂以及各种杂环生物碱，当然，因为生物碱的定义至今尚无一个令人满意的表述，对其中的部分类别是否归属于生物碱尚存争议。从 *Mycale* 属海绵中分离得到的 mycalisine A（80）为一种修饰的核苷，可强烈抑制海星受精卵的分裂，ED_{50}为 0.5μg/ml。从日本群海绵 *Agelas mauritiamus* 中分离得到一类神经酰胺苷（脑苷脂）类化合物 agelasphins，体外试验无细胞毒性，但对荷瘤小鼠的体内试验表明其为有效的抗肿瘤剂，可激活巨噬细胞和 NK 细胞，从而发挥抗肿瘤作用。其合成的衍生物 KRN 7000（81）目前已进入Ⅱ期临床研究。

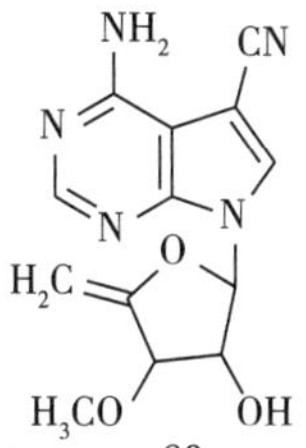

80 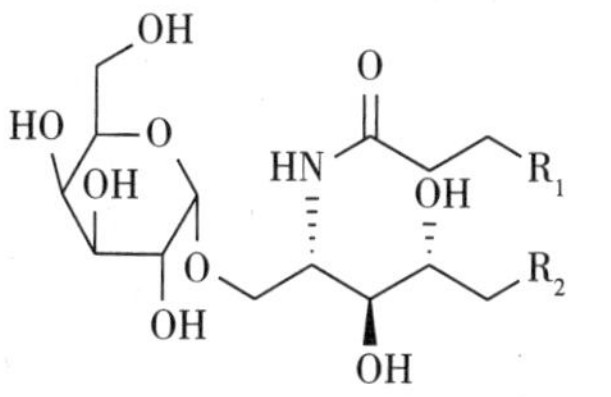　　81 $R_1=(CH_2)_{21}CH_3$; $R_2=(CH_2)_{11}CH_3$

从海绵 *Stelletta* sp. 中提取得到的吡啶－吡咯杂环生物碱（*S*）－stellettamide A（82）和（*S*）－stellettamide B（83）具有诱导海鞘类动物幼虫变态的作用。

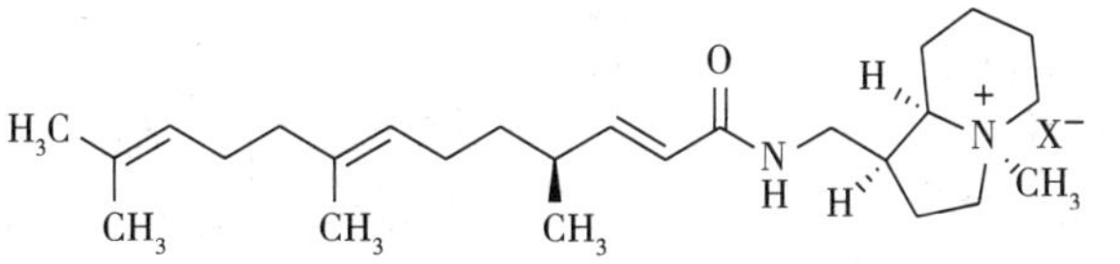

82

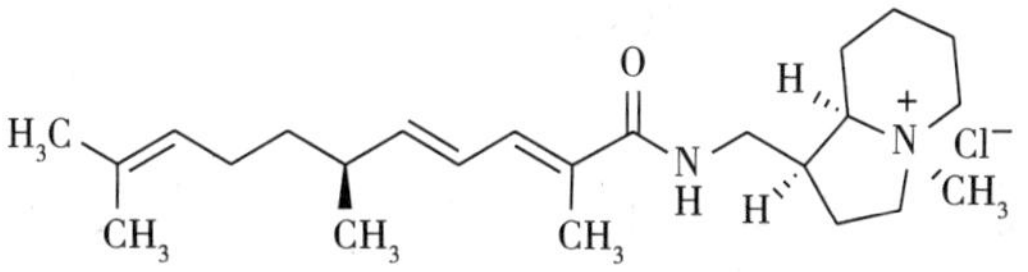

83

五、C_{15}乙酸原化合物

乙酸原化合物（acetogenin）系指由乙酸乙酯或乙酰辅酶 A 生物合成的一类化合物，陆生番荔枝科（Annonaceae）植物等含有该类型化合物达 300 多个，主要为 lacceroic acid（含 32 个碳）和 ghedoic acid（含 34 个碳）的衍生物。这里主要介绍从十六碳－4,7,10,13－四烯酸（84）衍生而来的 15 个碳原子的非萜类化合物。

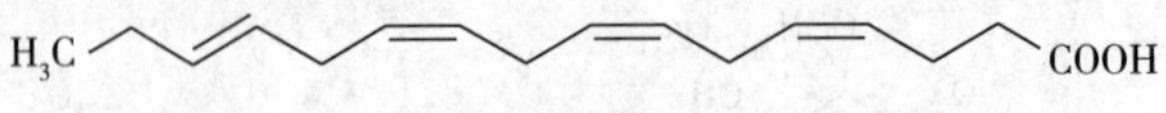

H_3C ... COOH

84

非萜类 C_{15} 乙酸原化合物主要存在于红藻属 *Laurencia* 中，包括直链型、环氧型、碳环型和其他类似乙酸原化合物等结构类型，结构相对简单，分子中往往含有氧原子或（和）卤族元素。

（一）直链化合物

无氧取代的 C_{15} 乙酸原化合物，如 laurencenyne（85）、neolaurencenyne（86）、*trans* - laurencenyne（87）和 *trans* - neolaurencenyne（88），结构中含有三键。除此之外，直链化合物可以被氧化形成含有羟基或被卤族元素所取代的衍生物。如化合物（87）和（88）双键被氧化形成相应的6,7 - 二醇衍生物（89）和（90）。

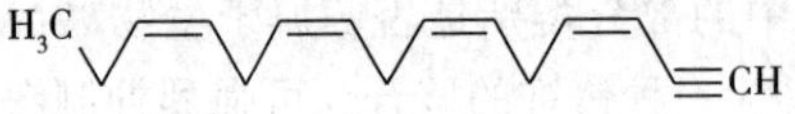

85 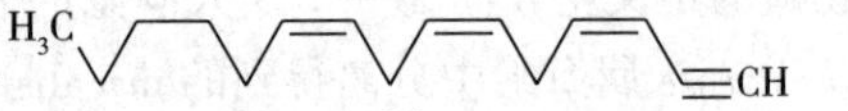 86 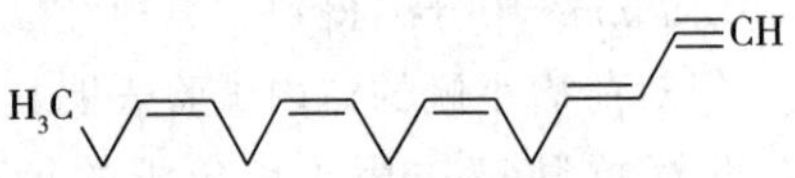 87 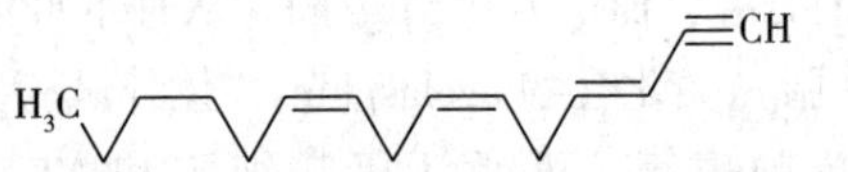 88 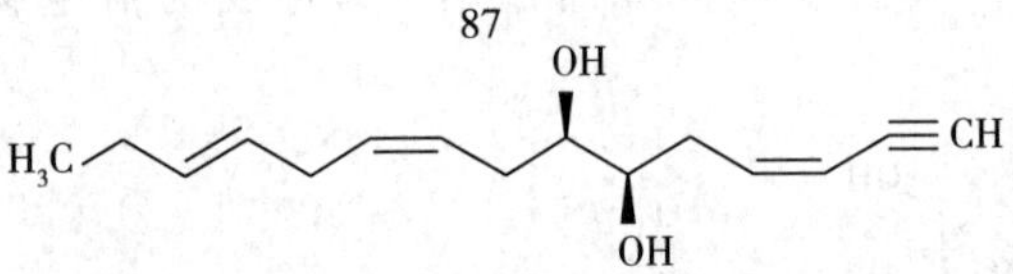 89 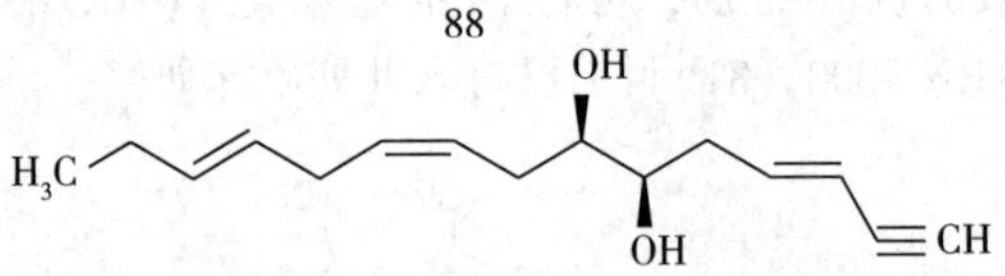 90

（二）环氧化合物

不同位置的双键被氧化后可以形成不同大小的氧环，从三元氧环到十二元氧环不等。如化合物 bisezakynes A（91）和 B（92）分别为含有五元氧环和六元氧环的 C_{15} 乙酸原化合物。从 *Laurencia japonensis* 中分离得到的 japonenynes A（93）、B（94）和 C（95）是含有五元和六元含氧环稠合的化合物，而同一生物来源的 laurenenynes A（96）和 B（97）是含有 2 个五元含氧环稠合的化合物，在结构中均有溴原子取代。

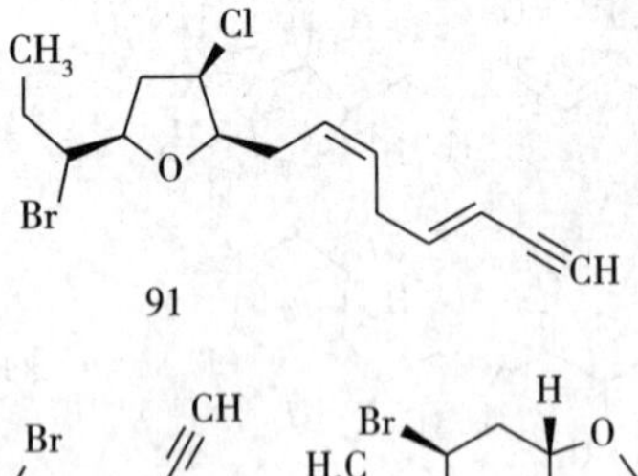

91 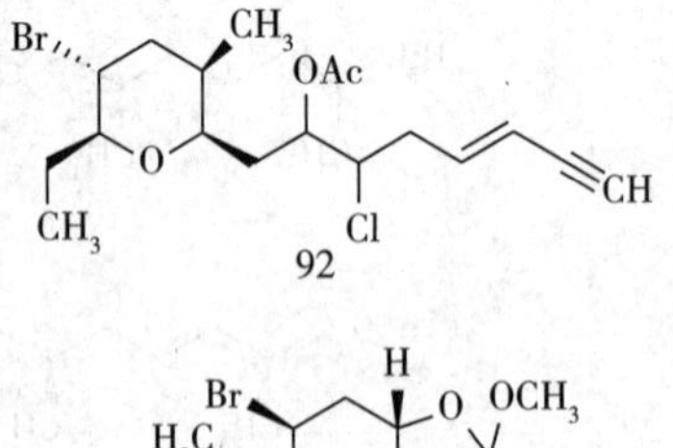 92 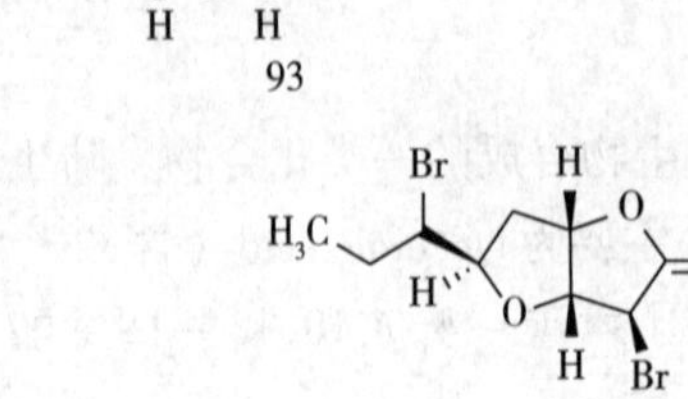 93 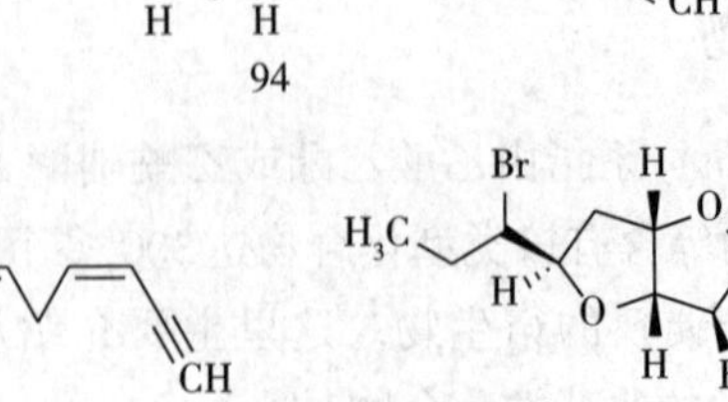 94 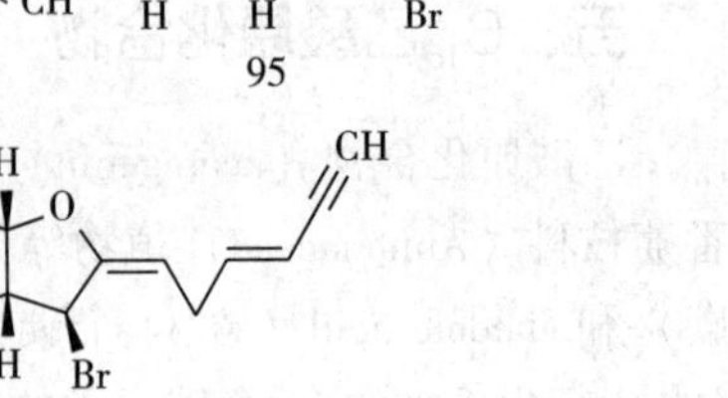 95 96 97

E - isoprelaurefucin（98）和 *Z* - isoprelaurefucin（99）为含有七元氧环的化合物，laurencienyne B（100）和（+）- laurencin（101）为含八元氧环化合物，（+）- obtusenyne（102）与 3*Z* - 和 3*E* - obtusenyne（103）的混合物为含九元氧环化合物，分别从 *Laurencia* 属不同种的红藻中分离得到。

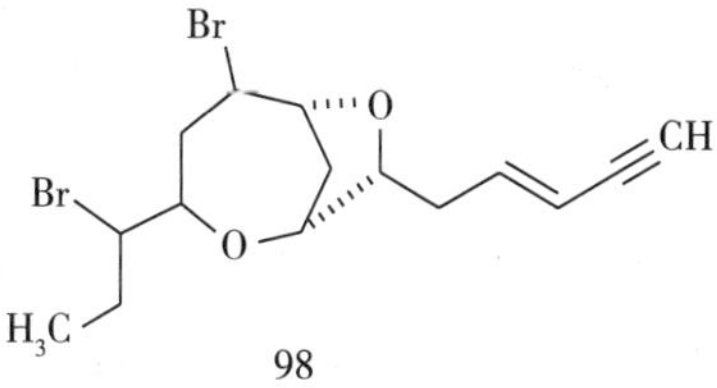

98 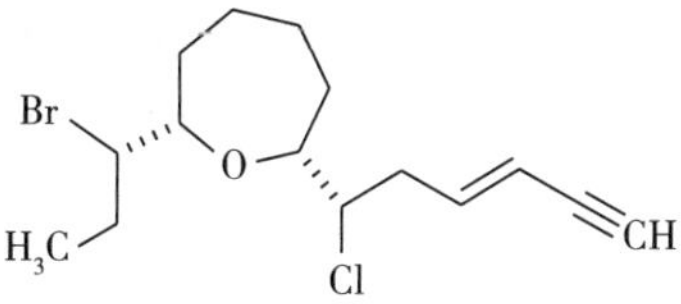　99 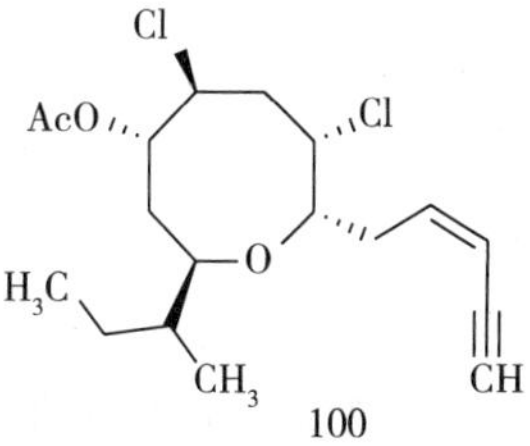　100

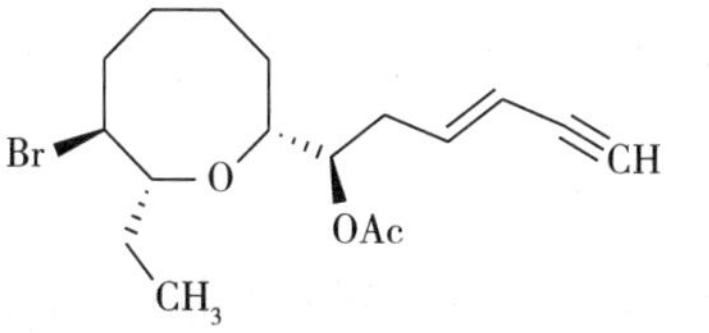

101 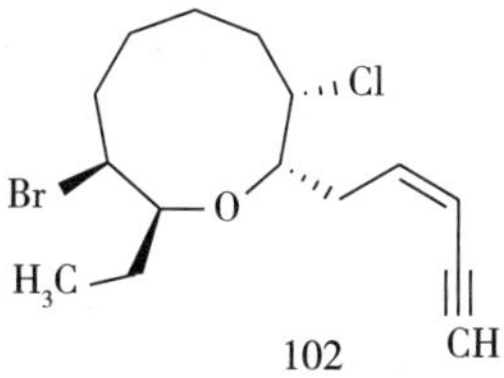　102 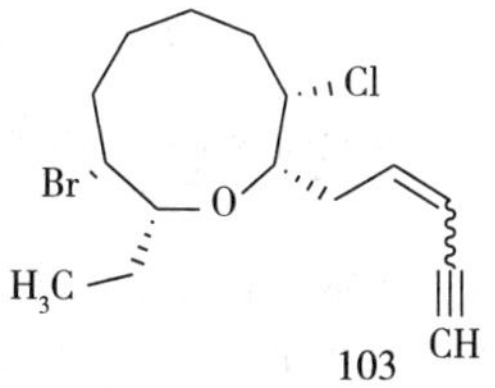　103

从 *Laurencia obtuse* 中分离得到的 obtusallene Ⅰ（104）的结构中含有十二元氧环，同时还含有六元氧环桥和丙二烯结构。从 *L. poitei* 中分离得到的 poitediene（105）则是氧化度相对较高的二溴代化合物。

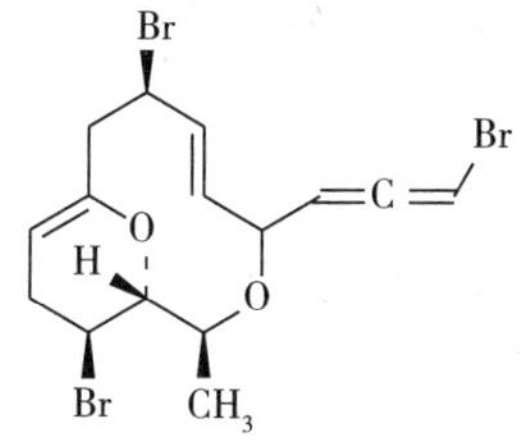

104 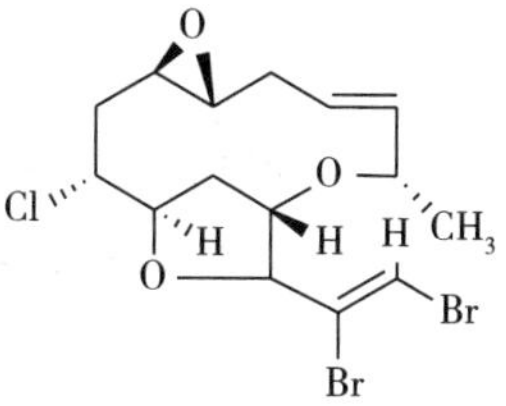　105

（三）碳环化合物

从马来西亚红藻中分离得到的 lembynes A（106）和 B（107）是分子中含有碳环的化合物，前者结构中含有 1 个六碳环，后者结构中则含有 1 个五碳环，且均含有五元氧环。

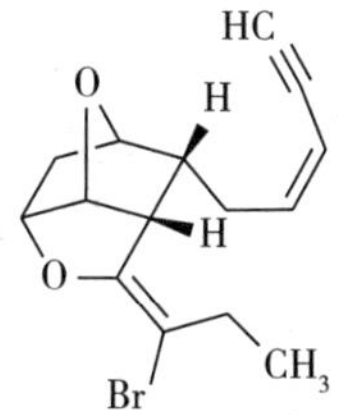

106 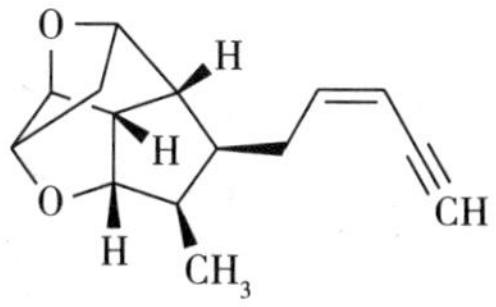　107

（四）其他类似乙酸原化合物

从海洋生物中分离得到的一些化合物在结构中含有类似的乙烯或乙炔结构，成直链或环状而无分支，其生源途径与 C_{15} 乙酸原化合物相同。如从海绵 *Xestospongia muta* 中分离得到的炔酸（108）是十六碳溴代不饱和酸，从海绵 *X. naria* 中分离到的二炔酸（109）是十八碳溴代不饱和酸，它们均属于 C_{15} 乙酸原类似化合物。

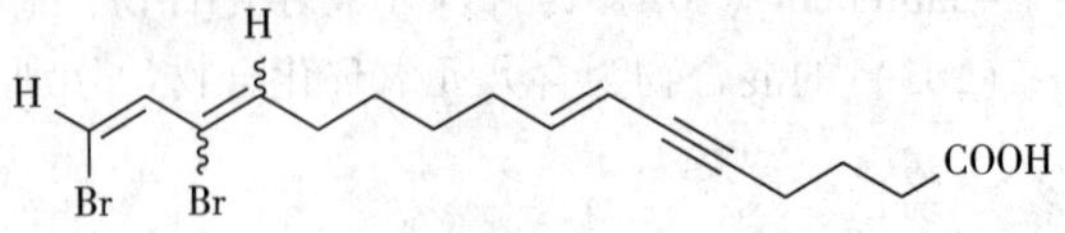

108

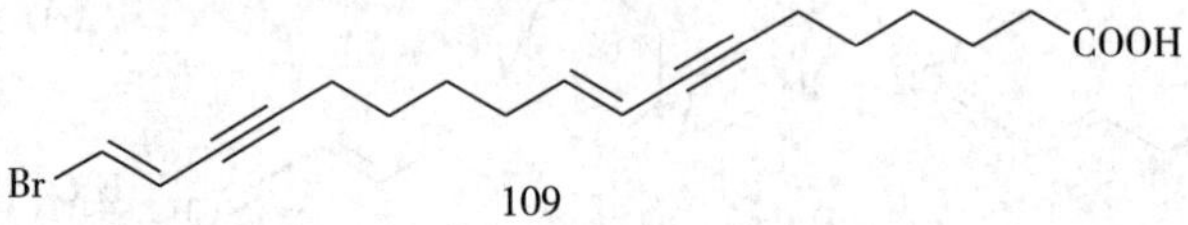

109

综上所述，目前发现的绝大多数 C_{15} 乙酸原非萜类化合物有共轭的烯炔或丙二烯侧链，通常伴有卤素取代（如氯代、溴代等），虽然结构并不复杂，但由于含有手性中心较多，且双键又存在顺反异构，给结构确定工作带来了一定困难，有些情况下需借助于X射线单晶衍射法。

六、前列腺素类似物

前列腺素（prostaglandins，PGs）是一类具有重要生物活性、含20个碳原子的非二萜不饱和脂肪酸衍生物，一般由1个环戊烷骨架与1个七碳侧链和1个八碳侧链组成。1969年Weinheimer等从海洋腔肠动物佛罗里达柳珊瑚 *Plexaura homommalla* 体内首次分离得到前列腺类似物（15*R*）-PGA_2（110）及其衍生物（111）。由于合成获得大量前列腺素类化合物比较困难，这一发现引起人们从海洋生物中寻找前列腺素的兴趣，陆续从海洋生物中分离得到多种前列腺素类似物。不过，近年来已鲜有该类型的新化合物被发现。

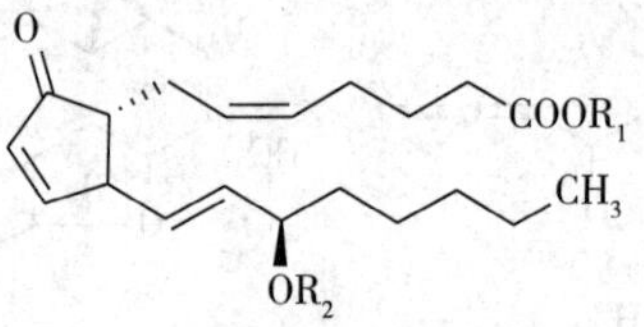

110 $R_1=R_2=H$

111 $R_1=CH_3,R_2=Ac$

从日本珊瑚 *Clavularia viridis* 中分离得到的前列腺素类似物有17,18 - dehydroclavulone Ⅰ(112)、clavulactone Ⅰ(113)、4 - epiclavulones Ⅱ(114) 和Ⅲ(115)。从海鞘中分离到 clavirins Ⅰ(116) 和Ⅱ(117)。

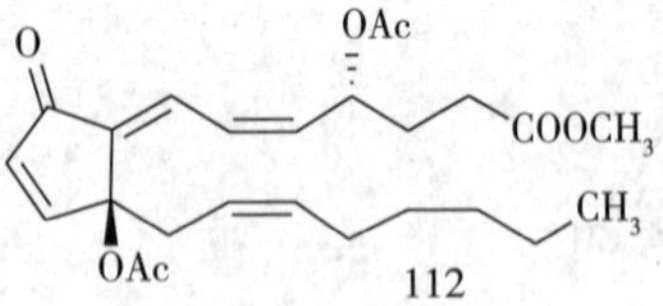

112 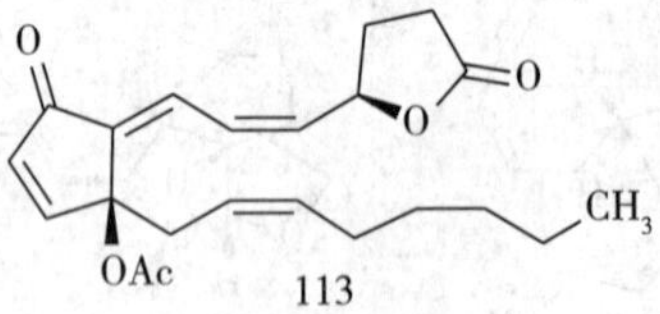 113 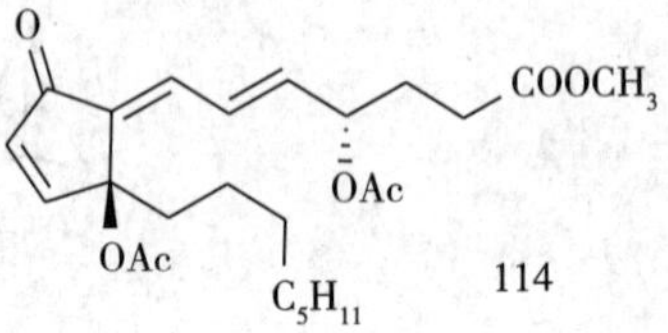 114

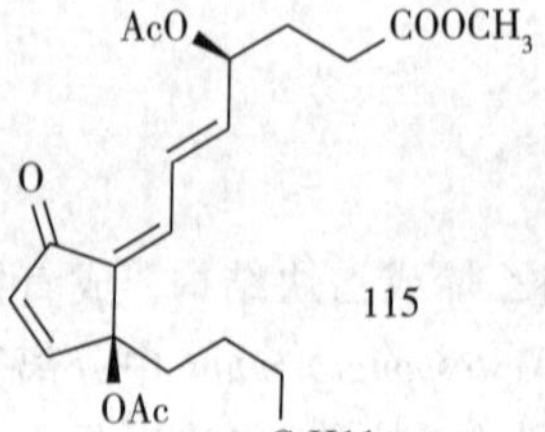

115 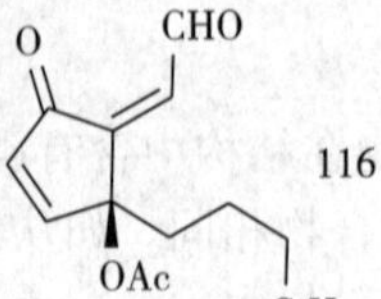 116 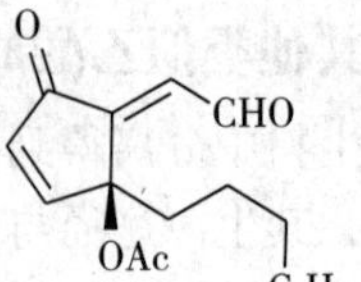 117

从印度软珊瑚 *Sarcophyton crassocaule* 中分离得到 15－酮基前列腺素（118），从软珊瑚 *Plexaura nina* 中分离得到（5*Z*,15*S*）－15－乙酰基前列腺素 B_2 甲酯（119）、（5*E*,15*S*）－15－乙酰基前列腺素 B_2 甲酯（120）和（5*Z*,13*Z*）－9－oxoprosta－5,10,13－trienoic acid methyl ester（121）等。

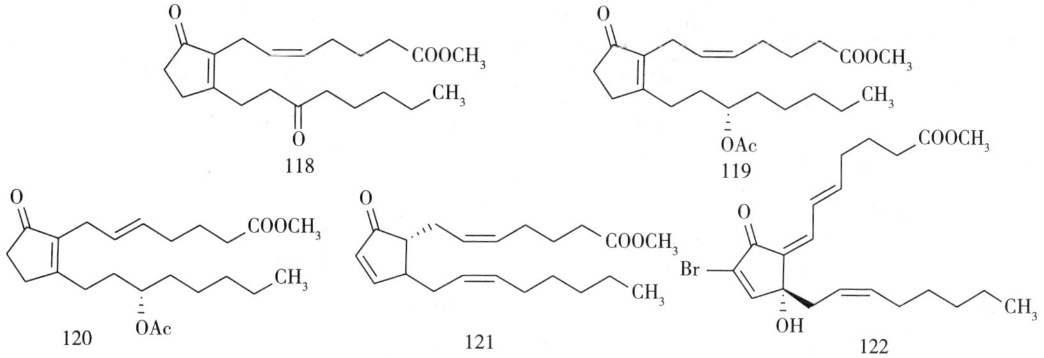

118　119　120　121　122

除表现出前列腺素样活性外，从海洋生物中分离得到的前列腺素类化合物还具有一定的抗肿瘤活性，特别是一些含卤素取代的化合物。如从八放珊瑚 *Clavularia viridis* 中分离到的含溴前列腺素 bromovulone Ⅲ（122）对前列腺癌细胞 PC－3 和结肠癌细胞 HT－29 的 IC_{50} 均为 0.5μmol/L。

七、甾体及其苷类

甾体（steroids）是海洋生物中含有的一类重要生物活性成分。与陆生植物所含甾体的结构相比，除具有基本的环戊烷骈多氢菲甾核外，海洋甾体化合物具有更为丰富的结构骨架和支链结构，如分子高度氧化且伴有碳键断裂而形成开环甾体结构等。根据其结构差异，可以分为简单甾体化合物、开环甾体化合物和甾体苷类等类型。

（一）简单甾体化合物

海洋中的简单甾体化合物具有基本的环戊烷骈多氢菲甾核，但其取代基类型和存在形式比陆生植物甾体更为新颖和多样。Agosterol A（123）是从 *Spongia* 属海绵中分离得到的多羟基乙酰化甾醇，研究表明该化合物能够完全逆转 2 种细胞膜糖蛋白过度表达引起的人肿瘤细胞多药耐药性（MDR），分子结构中各基团均为活性必需基团。从 *Axinyssa* 属海绵中分离获得的 9（11）－dehydroaxinysterol（124）对人卵巢癌、肺癌、胸腺癌、前列腺癌、胃癌、黑色素瘤等肿瘤细胞具有强的生长抑制活性，IC_{50} 均小于 1.0μg/ml。从软珊瑚 *Litophyton viridis* 中分离得到的 litosterol（125）为 19－羟基甾醇，具有显著的抗结核活性，对结核杆菌的最小抑制浓度（MIC）为 3.13μg/ml。

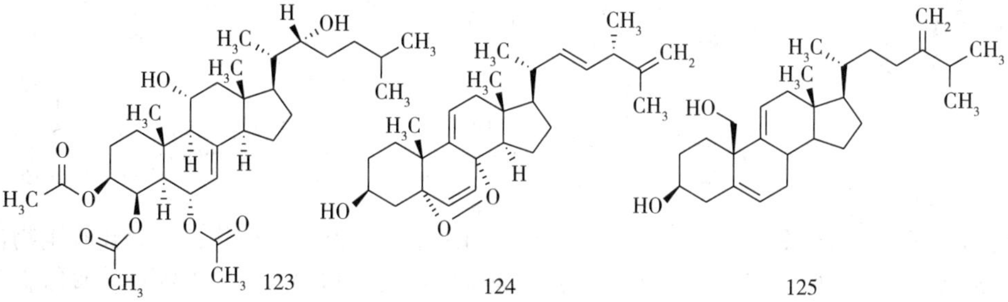

123　124　125

从软珊瑚 *Sarcophyton crassocaule* 中分离获得的 4 个甾体化合物 126～129 具有类似马尿素（hippurin）的结构，化合物 126 和 128 为 C－22 异构体。从 *Crella* 属海绵中分离得到的 crellastatin A（130）是 2 个甾醇通过侧链相互连接，结构非常罕见，具有一定的细胞毒活性。

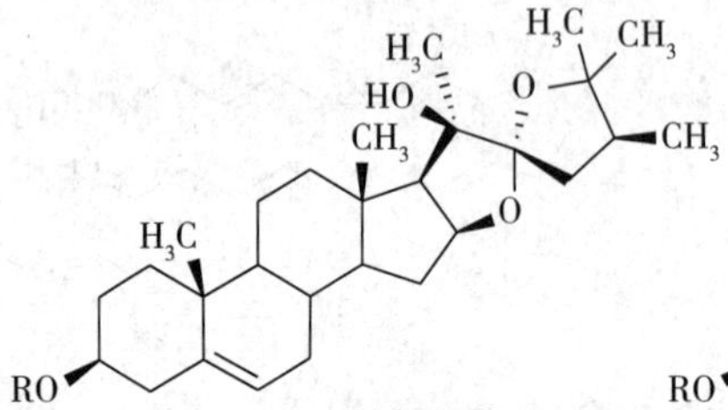

126 R=H
127 R=Ac

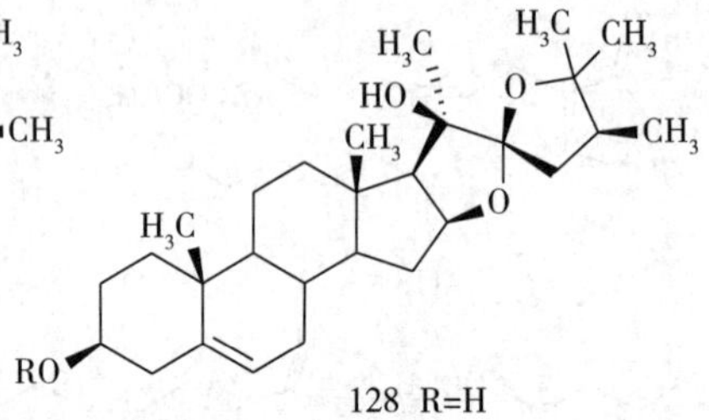

128 R=H
129 R=Ac

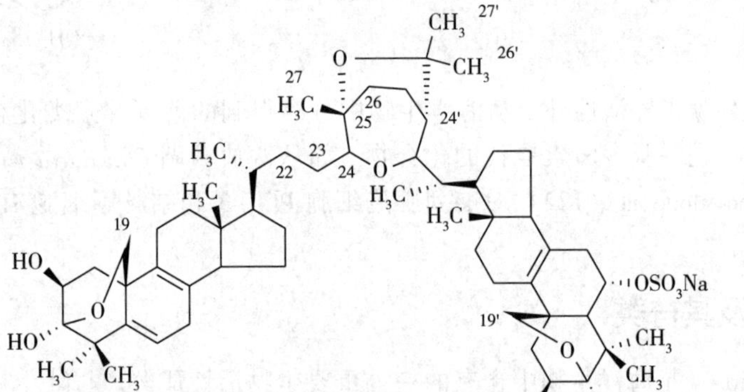

130

（二）开环甾体化合物

开环甾体化合物主要存在于海绵、柳珊瑚、软珊瑚等海洋生物中，按照开环的位置又可分为 6 类：5,6－、9,10－、8,9－、8,14－、9,11－和 13,17－开环甾体化合物，其中 9,11－开环甾体为主要结构类型。

从海绵 *Hippospongia communis* 中分离得到的 hipposterol（131）是第一个 5,6－开环甾体化合物，此后陆续从同种海绵中分离鉴定了 8 个该类型的甾体成分 132～139，其结构的差别仅在于 C－17 侧链的不同。

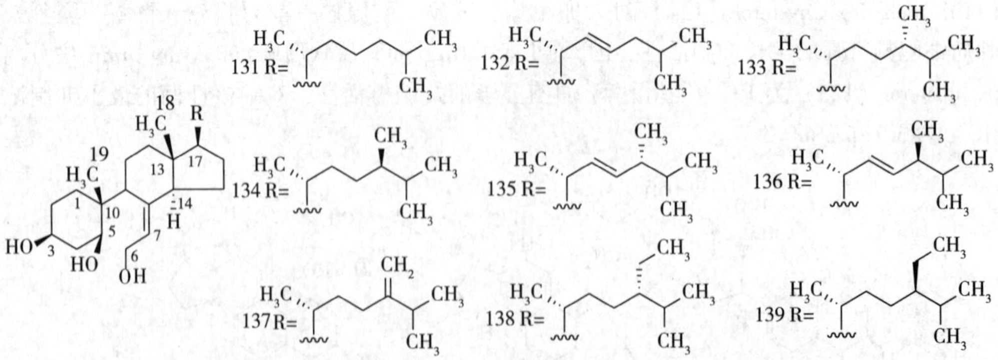

131 R=　132 R=　133 R=　134 R=　135 R=　136 R=　137 R=　138 R=　139 R=

9,10－开环的甾体具有 B 环开环结构，是一组维生素 D 结构类似物，多数具有生物活性。例如，从 *Astrogorgia* 属柳珊瑚中分离得到的 astrogorgiadiol（140）能够抑制海星卵细胞分裂；

从 *Muricella* 属柳珊瑚中分离获得的 calicoferols F ~ I（141 ~ 144）对人白血病 K562 细胞具有显著的细胞毒活性，其 LC_{50} 为 3. 2 ~ 12. 1μg/ml；此外，化合物 140、142 和 143 对磷脂酶 A_2 具有抑制作用。

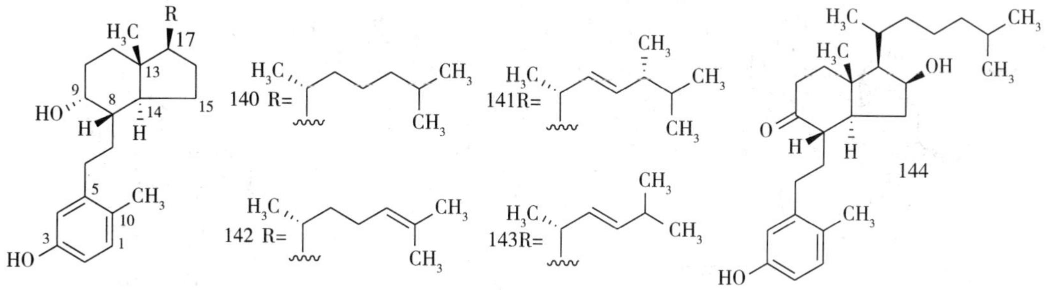

8,9 – 开环甾体具有 B/C 环开环结构，该类型化合物包括从太平洋海绵 *Jereicopsis graphidiophora* 中分离获得的 jereisterol A（145），从塞内加尔海绵 *Microscleroderma spirophora* 中获得的 2 个化合物 146 和 147 等。

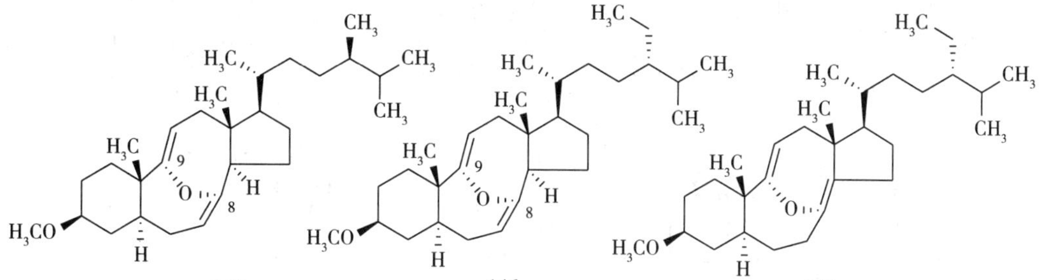

145　146　147

8,14 – 开环甾体具有 C 环开环结构，从太平洋海绵 *J. graphidiophora* 中获得的 jereisterol B（148）为此类型的第一个结构，此后陆续从海绵 *Theonella swinhoei* 中分离得到了 swinhosterols A（149）和 B（150）。

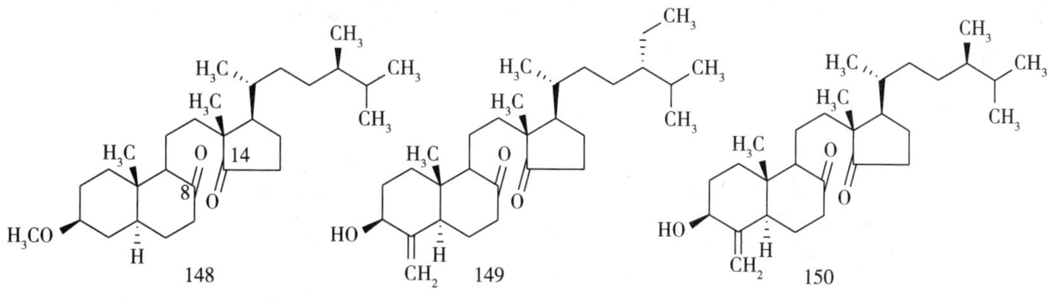

148　149　150

9,11 – 开环的甾体化合物主要存在于海绵、海鞘和肠腔动物（水母纲、珊瑚纲等）体内。该类化合物分子中 C 环开环，并且 C – 9 位均含有羰基基团。Blancasterol（151）从 *Pleraplysilla* 属海绵中分离获得，对小鼠白血病细胞、敏感和耐药的人胸腺癌细胞有较强的细胞毒活性，EC_{50} 均小于 10μg/ml。从海绵 *Spongia agaricina* 中分离得到 2 个该类化合物 152 和 153，其分子中含有 5,6 – 环氧基团，对小鼠白血病 P388、人肺癌 A549、人结肠癌 HT29 和人黑色素瘤 MEL28 等 4 种细胞株有显著的细胞毒活性。从 *Pseudopterogorgia* 属柳珊瑚中分离得到 3 个 9,11 – 开环甾体化合物 154 ~ 156，能够抑制蛋白激酶 C 的活性。其他 9,11 – 开环甾体包括从

Sclerophytum 属软珊瑚中分离获得的 nicobarsterol（157），从海绵 *Euryspongia arenaria* 中获得的 stellattasterenol（158）等，它们分子中都有通过醚键形成的七元环。

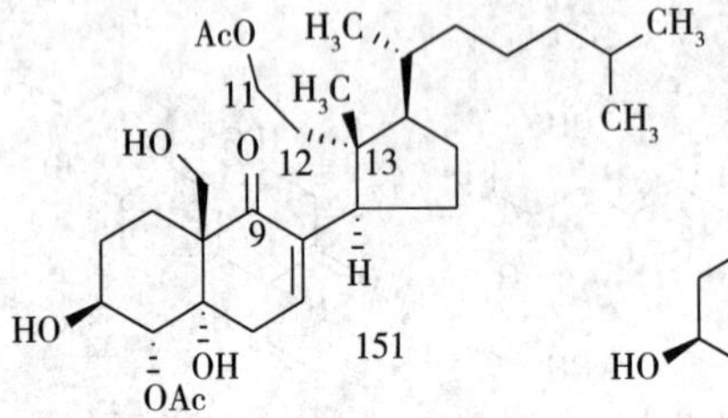

151

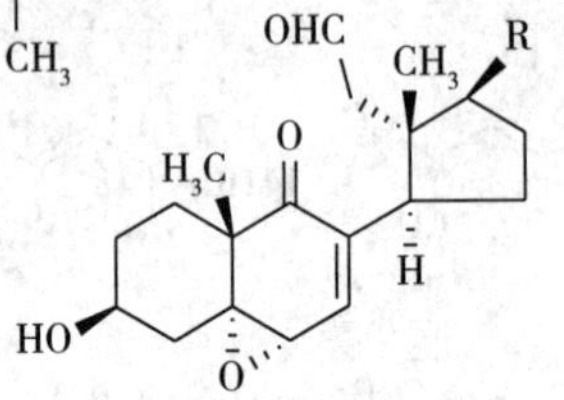

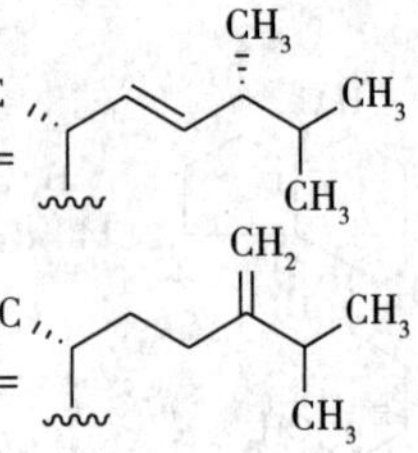

152 R=

153 R=

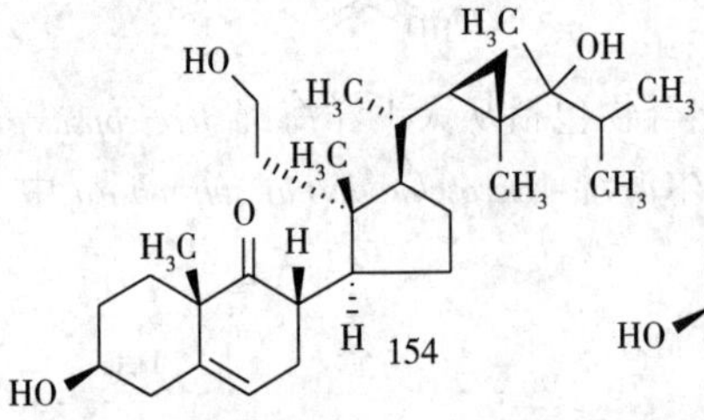

154

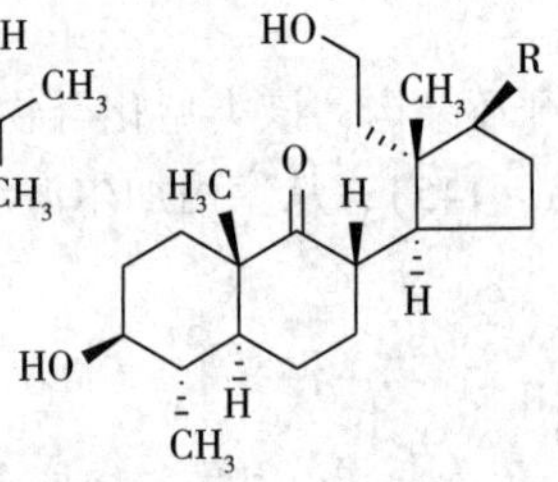

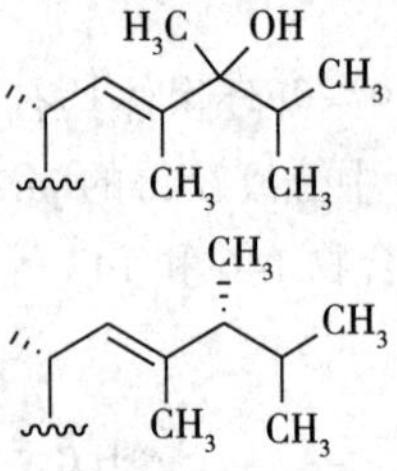

155 R=

156 R=

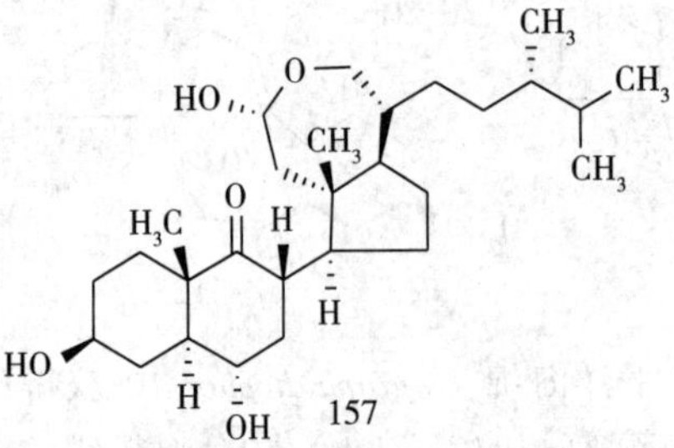

157

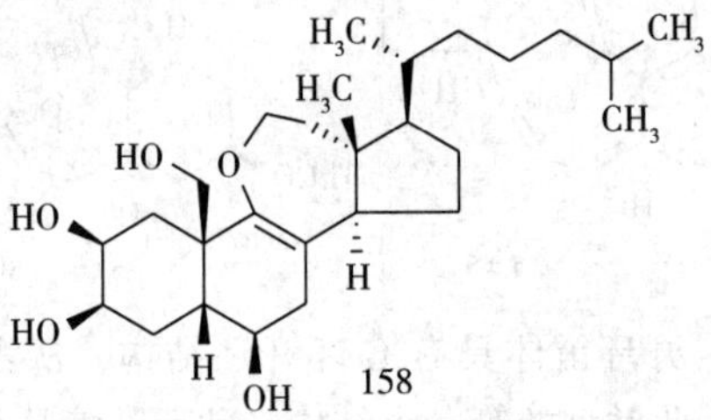

158

从 *Dendronephthya* 属八放珊瑚中分离得到 isogosterones A ~ D（159 ~ 162），其分子高度氧化，D 环断裂，属于 13,17 - 开环甾体化合物。这 4 个化合物能够抑制海洋生物纹藤壶（*Balanus amphitrite*）的生长，EC_{50} 为 2.2μg/ml。

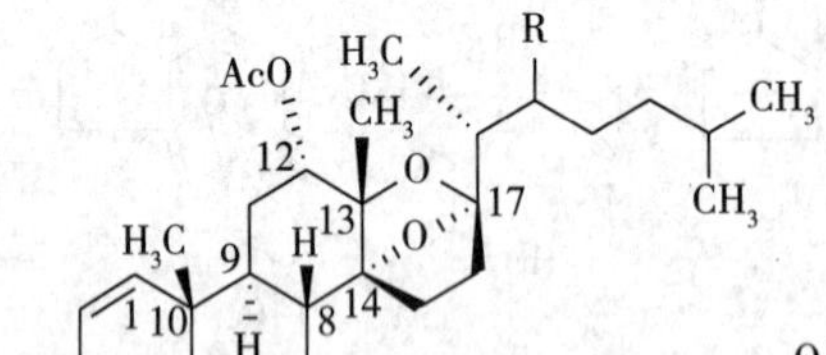

159 R=H
162 R=OAc

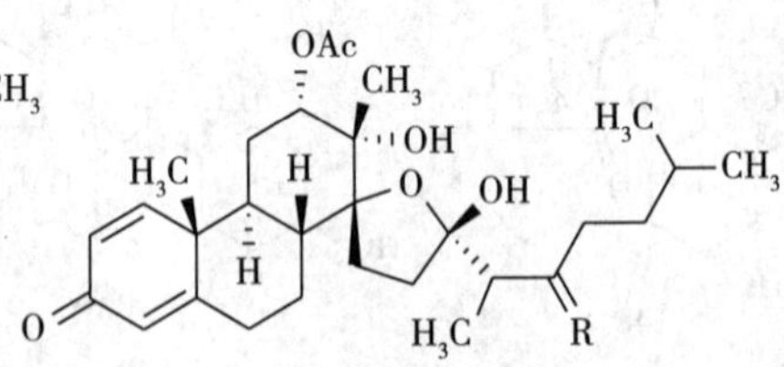

160 R=H, OAc
161 R=O

（三）甾体苷类

尽管从其他海洋生物得到的甾体化合物中也发现少数以糖苷的形式存在，但海星（starfish）无疑是甾体苷类化合物最丰富的来源。海星甾体苷按照结构特点可分为 3 类：环式甾体皂苷、多羟基甾体苷和海星皂苷（asterosaponin）。近 40 年来已从海星纲 3 个主要目（瓣海星目、桩海星目、钳棘目）的 70 余种海星中至少分离获得 500 种以上的甾体化合物，基本为后

2 类成分。从 *Echinaster* 属海星中发现的 sepositoside A（163）为环式甾体皂苷，在化学分类学上被认为是该属的特征成分。从海星 *Anasterias minuta* 中分离得到的 minutoside A（164）则属于多羟基甾体苷类成分，具有一定的抗真菌活性。该类成分具有多样化的药理活性，如抗肿瘤、神经保护和诱导神经细胞生长作用等。海星皂苷专指具有 $\Delta^{9(11)}$ －3β,6α－二羟基甾体母核，并在 3 位硫酸化、6 位糖基化的一类特定的大分子甾体化合物，如从至少 15 种海星中发现的 thornasteroside A（165）。海星皂苷已被证实具有多种生理和药理活性：溶血活性、肿瘤细胞毒性、抗病毒作用、抗革兰氏阳性菌活性、阻断哺乳动物神经肌肉传导作用、Na^+－K^+－ATP 酶抑制作用、抗溃疡作用以及抗炎、麻醉和降血压活性等。

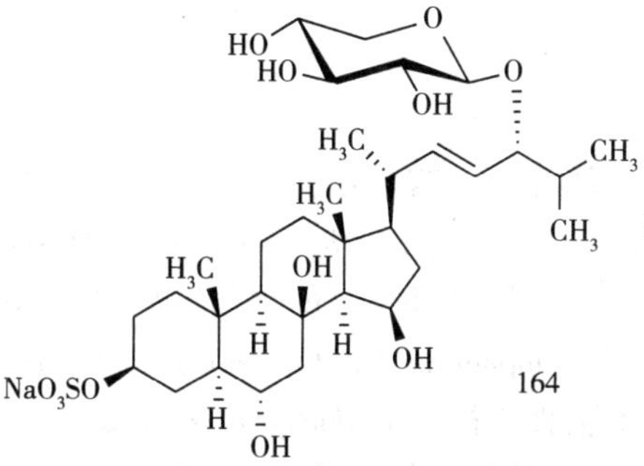

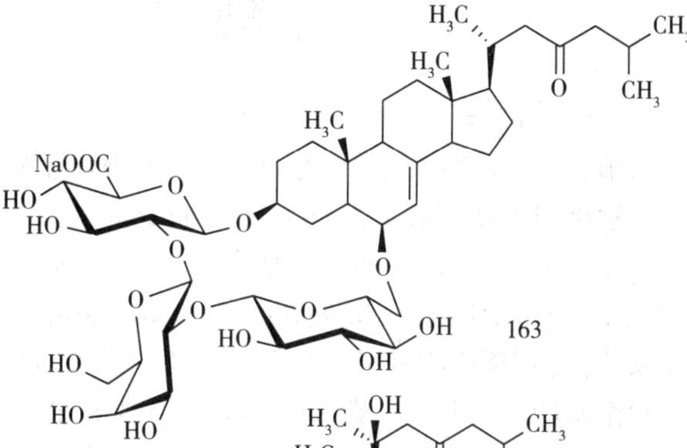

八、萜类化合物

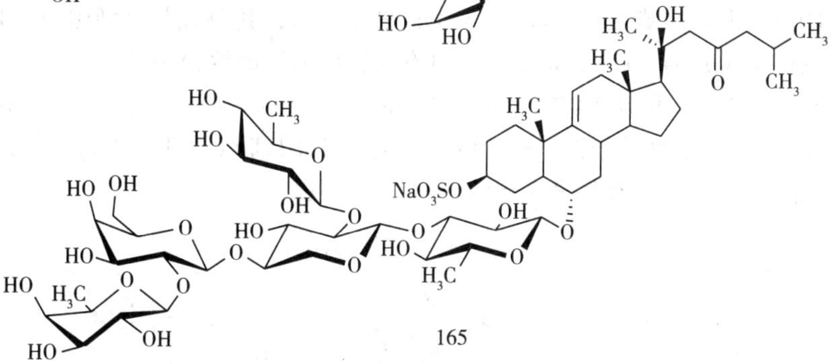

萜类（terpenoids）是海洋生物活性物质的重要组成部分，广泛分布于海藻、珊瑚、海绵、软体动物等海洋生物中。海洋来源的萜类化合物以单萜、倍半萜、二萜、二倍半萜为主，三萜和四萜的种类和数量都较少。例如，红藻中的凹顶藻含有多种类型的含卤单萜和倍半萜；珊瑚次生代谢产物中以倍半萜和二萜为主等。由于海洋生物的生存环境与陆地生物显著不同，海洋生物次生代谢产物中含有许多陆地生物中未曾发现过的具有新结构类型和特殊生物活性的萜类化合物。

（一）单萜和倍半萜类

从红藻 *Plocamium cartilagineum* 与 *Laurencia nidifica* 中分离得到多个卤素取代的开链或成环单萜及倍半萜，代表化合物如 166～168。海绵中的倍半萜数量和种类都很多，新的碳骨架层出不穷。例如从一种 *Hyrtios* 海绵中得到的 15－oxopuupehenol（169），具有显著的抗肿瘤和抗疟疾活性。

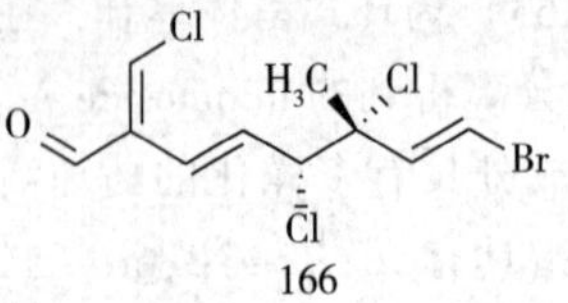

166

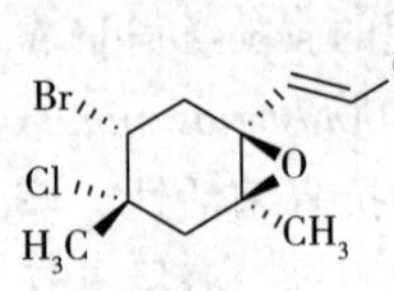

167

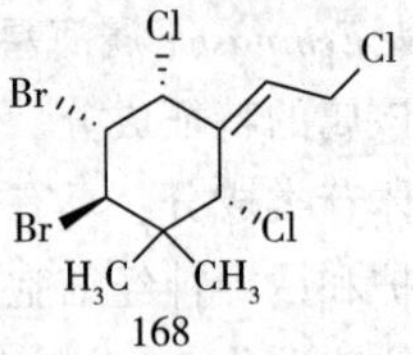

168

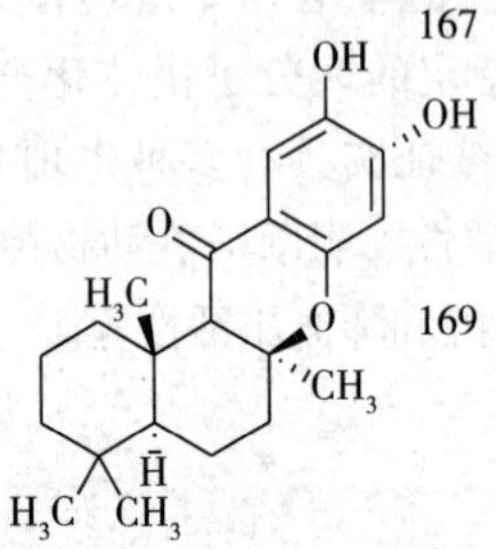

169

(二) 二萜类

海绵、腔肠动物、红藻、绿藻、褐藻类海洋生物等都含有二萜类化合物，结构比较独特的如：边缘列子藻 *Stoechospermum marginnatum* 中的 spatane 型二萜 17,18 - epoxy - 5*R*,16 - dihydroxyspata - 13 - ene（170）；厚缘藻 *Dilophus okamurai* 中的开环 spatane 型二萜 dilkamural（171）；同属舌形厚缘藻 *D. ligulatu* 中的 xenicane 型二萜 dilopholide（172），xenicane 型二萜是褐藻次生代谢产物的特征化合物类型，不少具有抗肿瘤活性；褐藻 *Callophycus serratus* 中的含有苯甲酰基的溴代大环内酯二萜 bromophycolide H（173），其对乳腺癌细胞 DU4475 有较强的抑制作用；软珊瑚 *Sarcophyton crassocaule* 中具有细胞毒活性的西松烷型（cembrane）大环二萜 sarcocrassolides A（174）和 B（175）；柳珊瑚 *Dichotella gemmacea* 中的 briarane 型二萜 gemmacolide Y（176），对肿瘤细胞 A549 和 MG63 具有显著的细胞毒性，IC_{50} 均小于 0.3μmol/L，briarane型二萜的结构特殊，近年来在珊瑚中有大量发现。

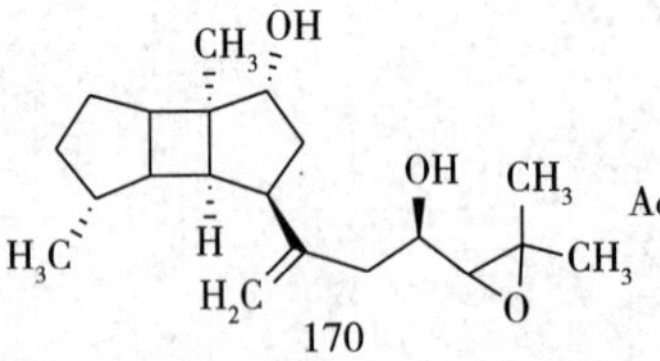

170

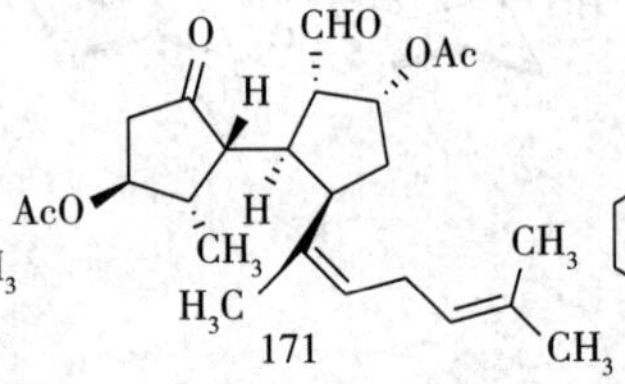

171

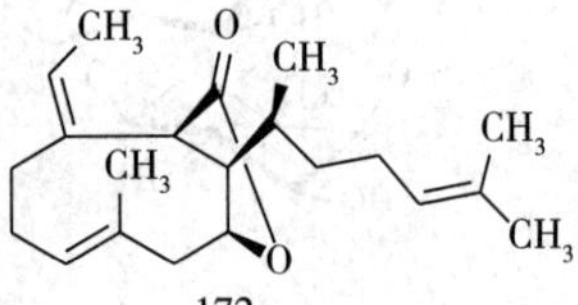

172

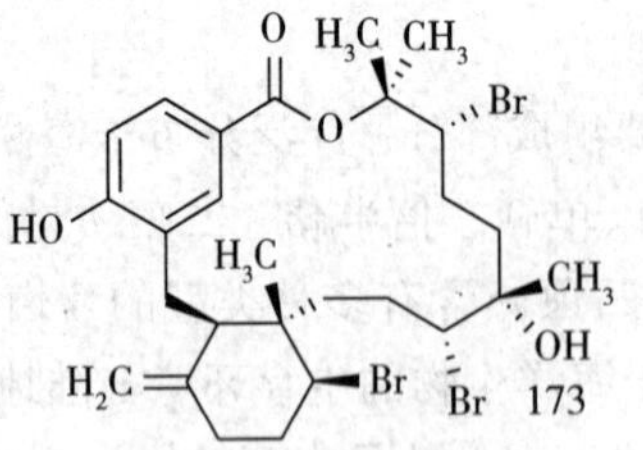

173

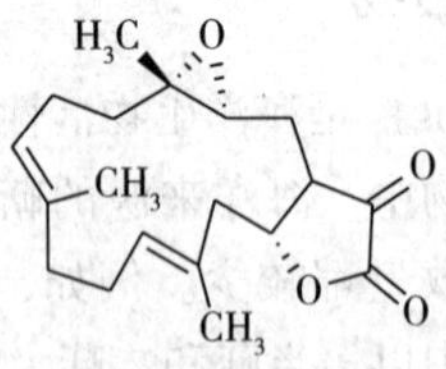

174

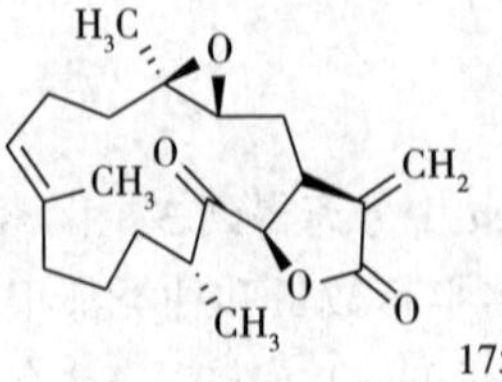

175

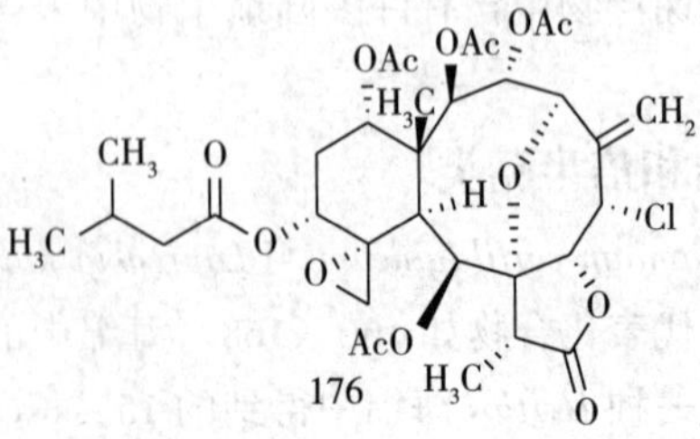

176

（三）二倍半萜类

二倍半萜类化合物在海洋生物中比陆地生物中少，但在海绵中有较多发现，多有抗菌活性，如从 *Ircinia variabilis* 中分离得到的 variabilin（177）等。从 *Fasciosciongia cavernosa* 中分离得到的 cacospongionolide F（178）则具有强的细胞毒性。从红海海绵 *Diacarnus erythraeanus* 中分离得到的 13,14 - epoxymuqublin A（179）含有一个六元过氧环，对多种胶质瘤细胞和恶性上皮肿瘤细胞具有显著抑制作用。Alotaketals A 和 B（180 和 181）从海绵 *Hamigera* sp. 中分离得到，具有独特的 alotane 结构，能够激活 cAMP 分子信号通路，EC_{50} 分别为 18nmol/L 和 240nmol/L。从 *Spongia officinalis* 中分离得到的双呋喃型 21 碳萜类内酯 182，从生源合成的角度考虑亦应为二倍半萜的衍生物。

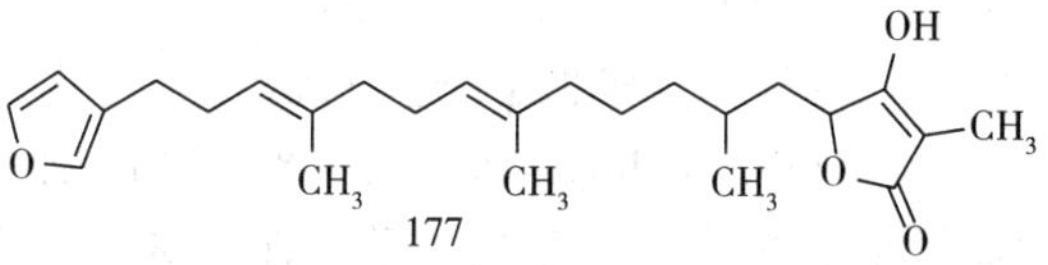

177 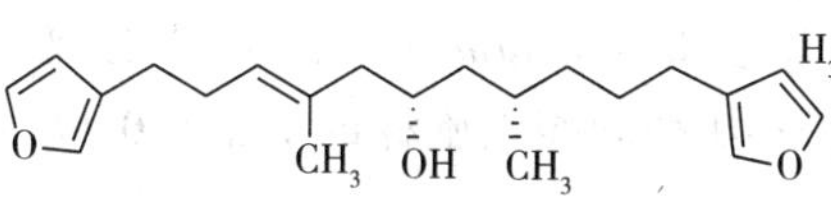　178　179　180　181　182

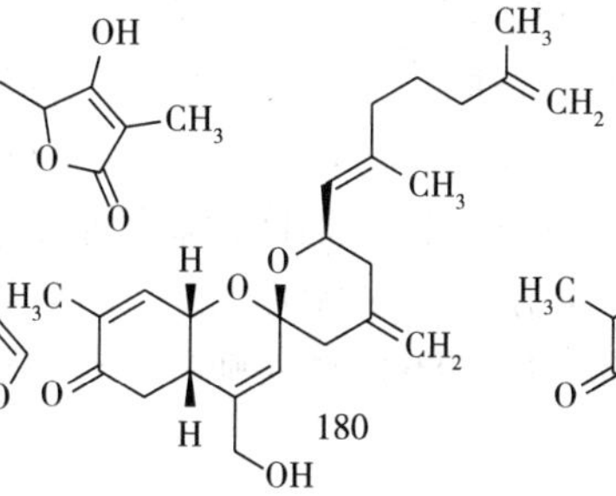

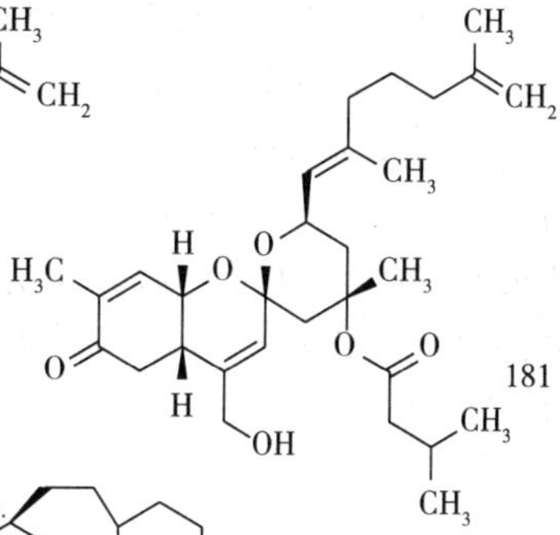

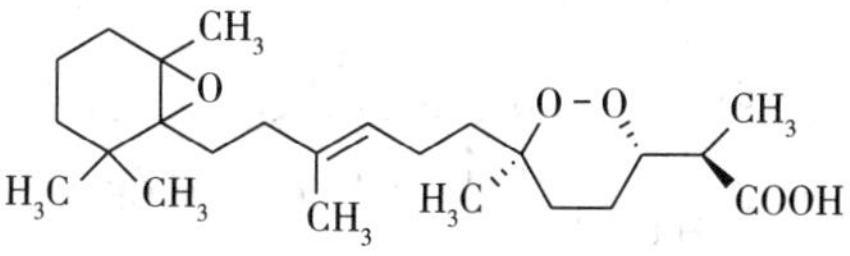

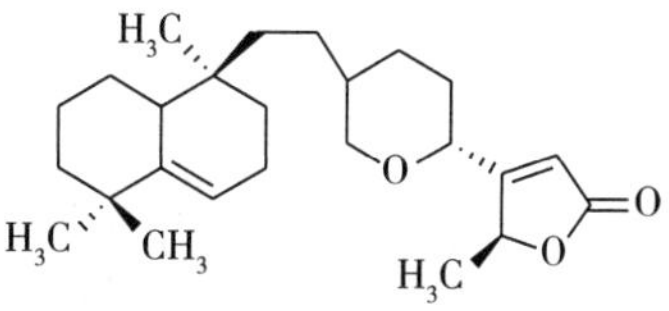

（四）三萜类

从海洋生物中分离到的游离三萜化合物并不多，仅部分海藻和海绵中含有，属于角鲨烯衍生物的聚醚类化合物，即前文所述聚醚三萜。多数情况下含两个环系，即环氧庚烷 - 环烷烃骨架。Auriol（183）、teurilene（40）和 intricatetraol（184）等化合物是从红藻 *Laurencia intricata* 中分离得到的聚醚三萜，表现出较强的细胞毒活性，对 Hella S_3 细胞的 IC_{50} 为 4.3μg/ml。化合物 sipholenone B（185）、sipholenol（186）和 sipholenone A（187）则是从海绵 *Siphonochalina siphonella* 中分离得到，具有抗结核作用。

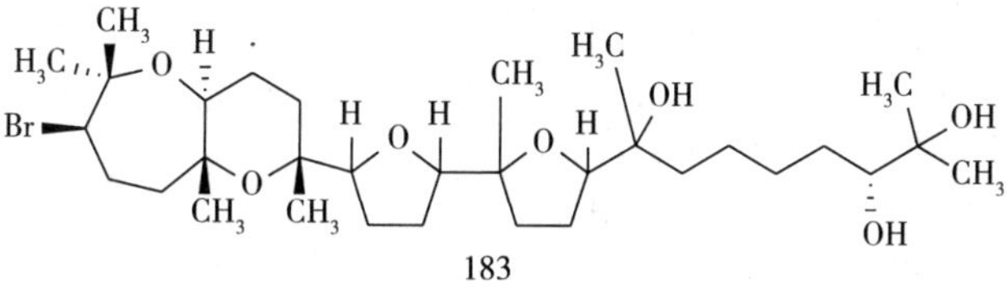

183

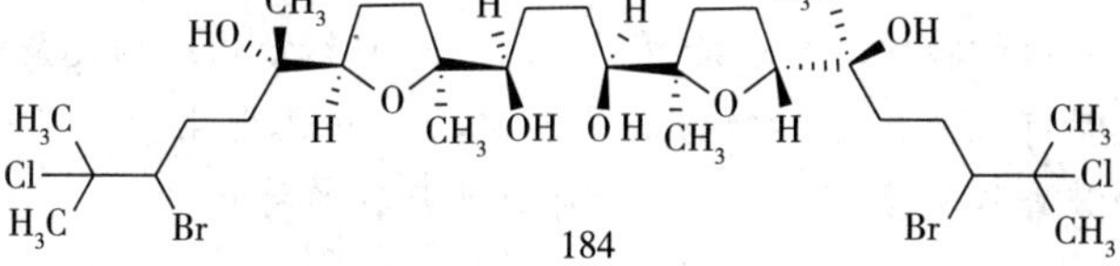

184

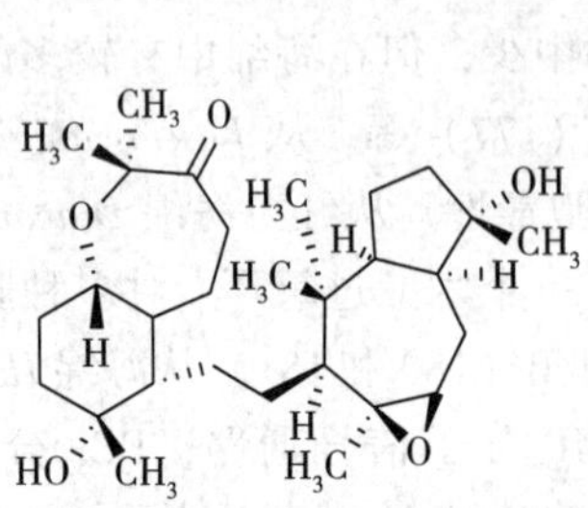

185

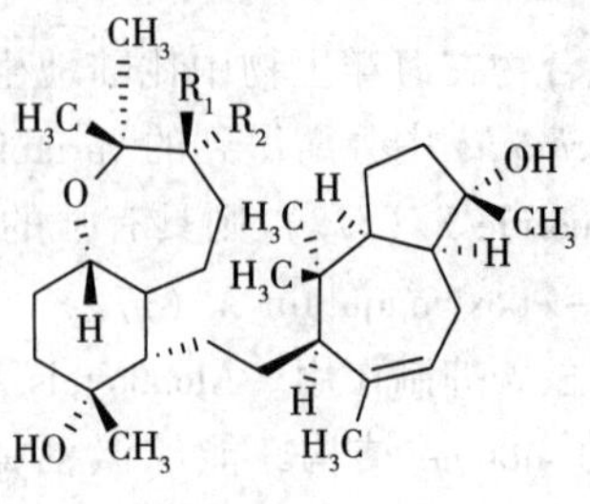

186 R_1=H, R_2=OH

187 R_1, R_2=O

另外，从海绵和海参中发现有羊毛脂烷型三萜皂苷。其中，以海参皂苷的存在更为广泛，目前已分离到近300种，具有抗肿瘤、抗真菌、抗病毒和溶血等多种生理和药理活性。如：从方柱五角瓜参 *Pentacta quadrangulasis* 中分离得到的海参皂苷 philinopside A（188）对11种人肿瘤细胞显示显著的细胞毒活性，同时还能抑制肿瘤新生血管的生成，动物体内试验结果表明其对小鼠 S180 肉瘤的抑制率为 59.4%；从二色桌片参 *Mensamaria intercedens* 中分离得到的海参皂苷 intercendenside A（189）对人肺癌 A549 等 10 种肿瘤细胞株的 IC_{50} 为 0.96 ~ 4.0μg/ml。

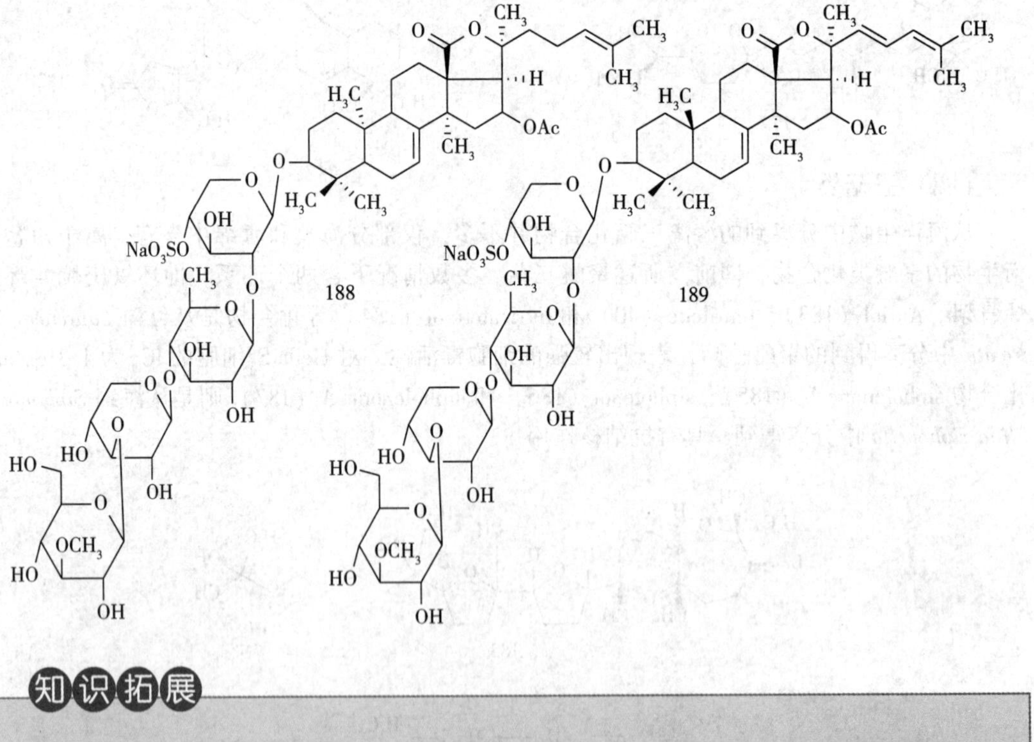

188

189

知识拓展

除上述所介绍的结构特殊、生理活性明显的海洋天然产物结构类型外，在许多海洋生物中还分离到大量有机卤化合物（特别是溴化物）和胍衍生物，在一些海洋生物中还获得多种类型的芳香族化合物，这也是海洋天然产物的特点之一。

第三节 海洋药物的生物活性

海洋生物活性物质是指海洋生物体内含有的对生命现象具有影响的微量或少量物质，包括海洋药用物质、生物信息物质、海洋生物毒素和生物功能材料等。海洋天然产物的研究是探寻海洋药用物质的重要手段，目前主要集中在以下几个方面：①新结构的发现，即对新的海洋生物或已知的海洋生物进行深入研究，发现新结构；②活性化合物的研究与开发，对已发现的活性化合物进行结构修饰或化学合成，解决天然资源来源少的难题；③海洋生物工程，利用分离自海洋生物中有价值的生物基因，以可以产业化的海洋生物或陆生微生物、植物进行表达，以期大量获得高质价廉的目标化合物。下面主要介绍海洋药物的生物活性研究。

实际上，β－内酰胺类抗生素头孢菌素 C（cephalosporin C）应该是最早发现的海洋药物之一，于20世纪60年代从海洋真菌中分离得到，目前已发展成系列的头孢类抗菌药物，成为临床抗感染的主要用药之一。20世纪60年代的抗结核一线药物利福霉素（rifamycin）亦源自海洋细菌。除这2种药物以外，目前在国际上上市（FDA和EMA批准）的海洋小分子药物至少有阿糖胞苷、阿糖腺苷、齐考诺肽、曲贝替定、甲磺酸艾日布林、泊仁妥西布凡多汀和Ω－3－脂肪酸乙酯等7种，还有近30种海洋天然产物处于各期临床研究之中。表15－1列出了这些目前已上市和处于各期临床研究中的主要海洋药物。

表15－1 已上市和处于临床研究中的主要海洋药物

编号	药物名称	研发阶段	结构类型	生物来源	分子靶点	适应证
1	阿糖胞苷（cytarabine, Ara－C）	上市	核苷酸	海绵	DNA聚合酶	急、慢性淋巴细胞和髓性白血病
2	曲贝替定（trabectedin, Et－743, Yondelis®）	上市	生物碱（大环内酯）	海鞘	DNA烷基化	软组织肉瘤、卵巢癌
3	甲磺酸艾日布林（eribulin mesylate, E7389, Halaven®）	上市	大环内酯	海绵	微管	晚期难治性乳腺癌
4	泊仁妥西布凡多汀（brentuximab vedotin, SGN－35, Adcetris®）	上市	抗体－药物偶联物	海兔	CD_{30}＋微管	霍奇金淋巴瘤
5	阿糖腺苷（vidarabine, Ara－A）	上市	核苷酸	海绵	病毒DNA聚合酶	单纯病毒疱疹感染
6	齐考诺肽（ziconotide, Prialt®）	上市	多肽	芋螺	N－型钙离子通道	鞘内注射用于慢性顽固性疼痛
7	Ω－3－脂肪酸乙酯（omega－3－acid ethyl esters, Lovaza®）	上市	脂肪酸酯	海鱼	甘油三酯合成酶	高甘油三酯血症
8	普利提环肽（plitidepsin, Aplidine®）	Ⅲ期临床	环肽	海鞘	Racl和JNK激活	急性淋巴母细胞性白血病、多发性骨髓瘤
9	索博列多汀（soblidotin, TZT－1027）	Ⅲ期临床（停止）	多肽	海兔	微管	非小细胞肺癌
10	河豚毒素（tetrodotoxin）	Ⅲ期临床	生物碱	河豚	钠离子通道	慢性疼痛
11	草苔虫内酯1（bryostatin 1, NSC339555）	Ⅱ期临床	大环内酯	苔藓虫	蛋白激酶C	白血病、食管癌等

续表

编号	药物名称	研发阶段	结构类型	生物来源	分子靶点	适应证
12	glembatumumab vedotin (CDX-011)	Ⅱ期临床	抗体-药物偶联物	海兔	NMB 糖蛋白+微管	乳腺癌
13	普利纳布林(plinabulin, NPI2358)	Ⅱ期临床	二嗪哌酮(环二肽)	海洋曲霉菌	微管	小细胞肺癌
14	艾莉丝环肽(elisidepsin, PM02734, Irvalec®)	Ⅱ期临床	环肽	海兔	溶酶体膜	鼻咽癌、胃癌
15	泰斯多汀(tasidotin, synthadotin, ILX-651)	Ⅱ期临床(停止)	多肽	海兔	微管	非小细胞肺癌、黑色素瘤等
16	cemadotin (LU103793)	Ⅱ期临床	多肽	海兔	微管	胸腺癌、非小细胞肺癌
17	PM00104 (Zalypsis®)	Ⅱ期临床	生物碱	被囊类裸鳃动物	DNA 结合	宫颈癌、子宫内膜癌等
18	KRN7000	Ⅱ期临床	脑苷脂	海绵	巨噬细胞和NK 细胞	实体瘤
19	LAQ824 (NVP-LAQ824)	Ⅱ期临床	生物碱	海绵	组蛋白脱乙酰酶抑制	多发性骨髓瘤
20	squalamine lactate (MSI-1256F)	Ⅱ期临床	甾体生物碱	鲨鱼肝脏	内皮细胞增殖抑制	老年性黄斑变性、非小细胞肺癌
21	DMXBA (GTS-21)	Ⅱ期临床	生物碱	海生蠕虫	α-烟碱型乙酰胆碱受体	早老性痴呆
22	IPL576, 092	Ⅱ期临床	甾醇	海绵	炎症调控因子	抗炎平喘
23	玛丽佐米(marizomib, salinosporamide A, NPI-0052)	Ⅰ期临床	β-内酯-γ-内酰胺	海洋放线菌	20S 蛋白酶体	多发性骨髓瘤
24	HTI-286	Ⅰ期临床	多肽	海绵	微管	前列腺癌、膀胱癌等
25	哈米特林(hemiasterlin, E7974)	Ⅰ期临床	多肽	海绵	微管	鼻咽癌、前列腺癌
26	brentuximab vedotin (SGN-75)	Ⅰ期临床	抗体-药物偶联物	海兔	CD_{70}+微管	肾细胞癌、非霍奇金淋巴瘤
27	ASG-5ME	Ⅰ期临床	抗体-药物偶联物	海兔	SLC44A4+微管	胰腺癌
28	lurbinectedin (PM01183)	Ⅰ期临床	生物碱(大环内酯)	海鞘	DNA 烷基化	急性白血病等
29	spisulosine (ES-285)	Ⅰ期临床	脂肪胺	海蛤	诱导神经酰胺	实体瘤
30	discodermolide (XAA296A)	Ⅰ期临床	多羟基内酯	海绵	微管	紫杉醇抗性肿瘤
31	拟柳珊瑚素(pseudopterosins)	Ⅰ期临床*	二萜糖苷	珊瑚	花生四烯酸代谢	创伤修复

*拟柳珊瑚素因其显著的抗炎作用已被开发成多种化妆、护肤品的添加剂，如以 pseudopterosin E 为主要有效成分的 Resilience™乳膏具有减轻皮肤皱纹的功效。

一、海洋抗肿瘤活性物质

对海洋抗肿瘤活性物质的研究，主要集中在无脊椎动物如海鞘、海绵、海兔、软珊瑚等海洋生物的研究方面，化合物类型主要是大环内酯、生物碱和多肽等。半个世纪以来，从海洋生物中分离到了数千种在体外试验中显示较强肿瘤细胞毒性的化合物，其中数百种成分经动物体内试验显示显著的抗肿瘤作用，有数十种化合物已进入临床研究阶段，4 种海洋抗癌药物已经上市。表 15－1 所列出的 31 种目前已上市和处于各期临床研究中的代表性海洋药物中，就有 24 种用于肿瘤化疗。因此，诸多学者预言："今后最有前途的抗癌药物将来自海洋"。

除前文中已有论述的化合物外，普利纳布林（190）是分离自海洋曲霉菌 *Aspergillus* sp. 的低分子环二肽的合成衍生物，可选择性作用于内皮微管蛋白的秋水仙碱结合位点，抑制微管蛋白聚合，阻断微管装配；PM00104（191，Zalypsis®）来源于分离自被囊类裸鳃动物 *Joruna funebri* 的一种生物碱，是经化学合成而得到的结构类似物，它能与 DNA 形成加合物从而导致 DNA 双链断裂，使细胞分裂停止在 S 期，从而诱导肿瘤细胞死亡；玛丽佐米（192）于 2003 年分离自海洋放线菌 *Salinispora tropica*，是第二代可逆性的蛋白酶体阻滞剂；discodermolide（193）为多羟基内酯，分子中含有六元内酯环，该化合物还具有免疫抑制活性。此外，目前尚处于临床前研究的 cryptophycins 是从蓝绿藻中分离得到的一类内酯酰胺化合物，通过诱导肿瘤细胞凋亡而发挥抗癌作用，已发现的此类化合物包括 cryptophycins 1（194）、2（195）、3（196）和 4（197）；而处于临床前研究的 eleutherobin（198）来自软珊瑚，为萜类生物碱，也是一种二萜苷，通过稳定微管、抗有丝分裂而发挥抗肿瘤作用。

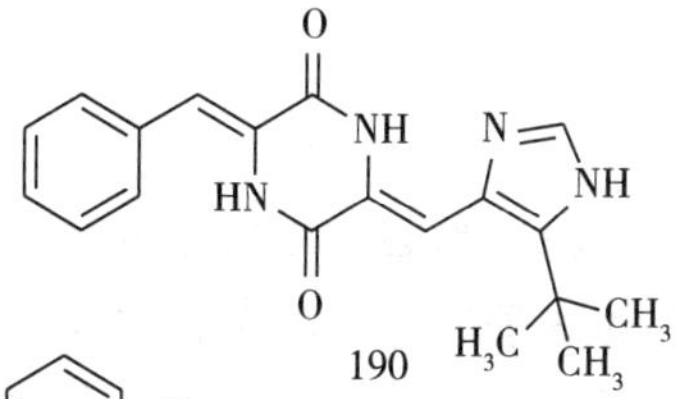

190 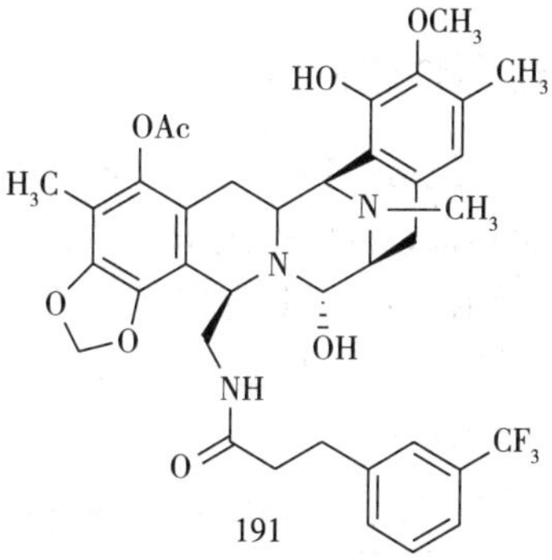　191 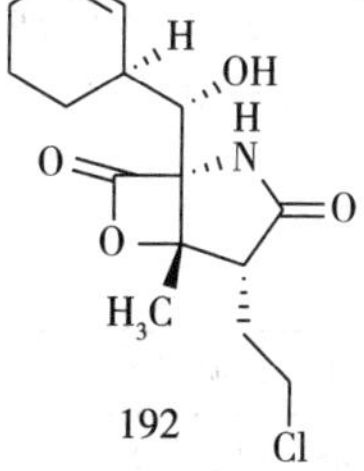　192 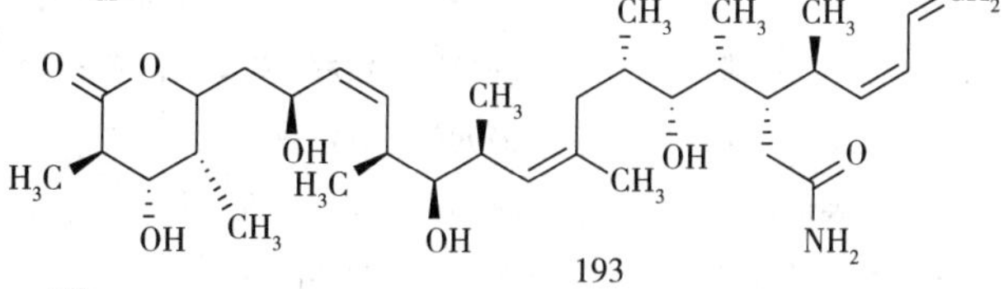　193 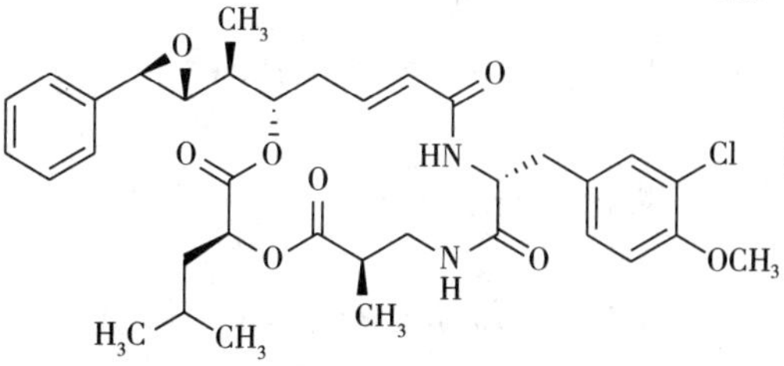　194 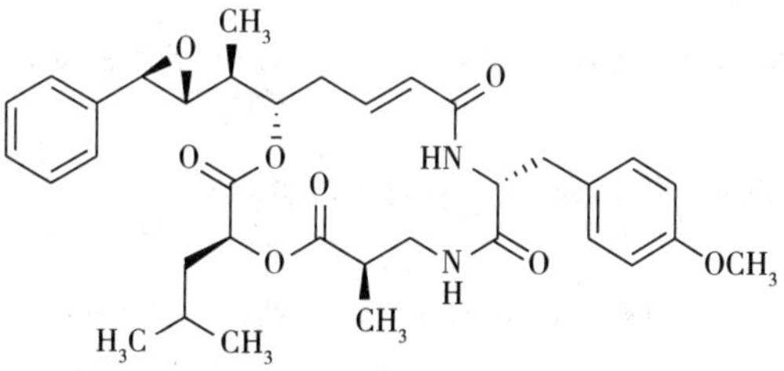　195

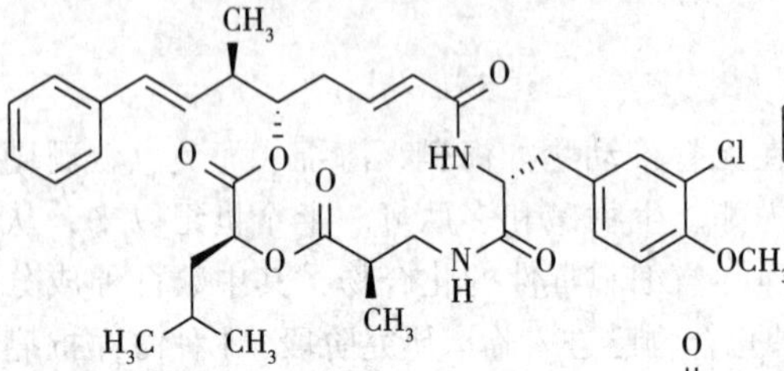

196

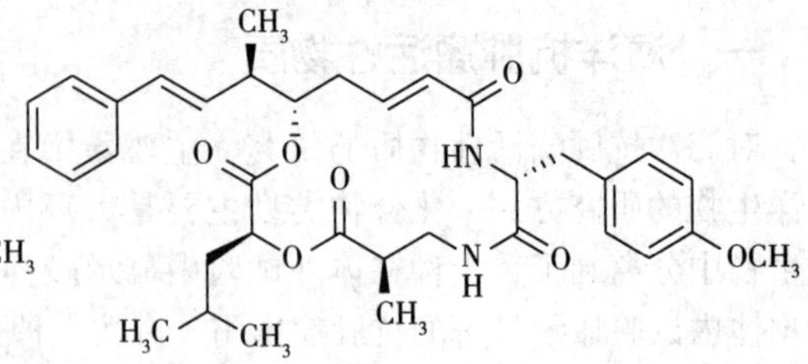

197

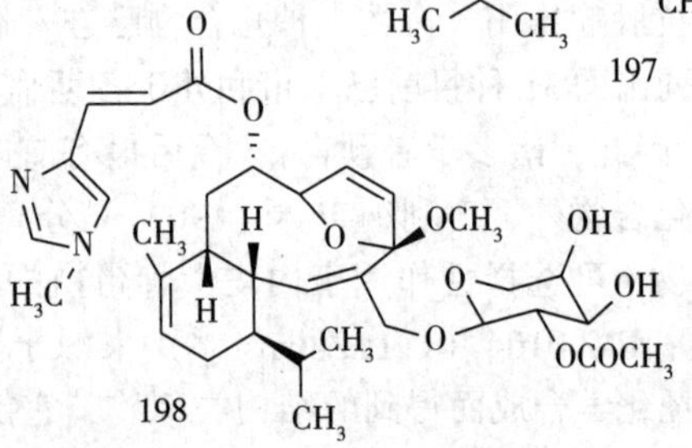

198

尽管抗肿瘤活性物质的研究是海洋药物研究的主要领域，但经过半个世纪的研发，现已开发上市的药物仍为少数，处于临床研究阶段的药物其研究进度也较为缓慢。究其原因，除了在临床试验中发现一些药物较强的毒副作用外，药源问题是最主要的限制因素，大量采集海洋生物并足量获得含量极低的活性物质非常困难，这些药物复杂的结构又限制了通过化学合成等手段来大量制备。因此，今后在海洋抗肿瘤活性物质研究、特别是新药开发中，应侧重于通过海洋生物的人工养殖、化合物的化学合成以及各种生物技术的应用等手段来解决其药源难题。

二、神经系统活性物质

源于海洋的神经系统活性物质主要为各种海洋生物毒素，结构类型主要涉及聚醚、肽类和生物碱等。海洋生物毒素特异作用于神经和肌肉细胞膜上的离子通道，从而影响与离子通道有关的一系列细胞调控活动，具有广泛的神经系统活性。表 15－2 列出了一些具有神经系统活性的海洋生物毒素，其中从河豚中得到的生物碱类化合物河豚毒素（tetrodotoxin，199）拟作为镇痛药物治疗慢性疼痛，现已进入Ⅲ期临床试验。

表 15－2　代表性的具有神经系统活性的海洋生物毒素

毒素	主要作用靶点	结构类型	主要来源
石房蛤毒素（saxitoxin，STX）	钠离子通道阻滞剂	生物碱	石房蛤、*Alexandrium* 属甲藻等
河豚毒素（tetrodotoxin，TTX）	钠离子通道阻滞剂	生物碱	河豚、蝾螈等，细菌等微生物
膝沟藻毒素（gonyautoxin，GTX）	钠离子通道阻滞剂	生物碱	膝沟藻
短裸甲藻毒素（brevetoxin，BTX）	钠离子通道激活剂	聚醚	短裸甲藻
岩沙海葵毒素（palytoxin，PTX）	Na、K 离子通道	聚醚	岩沙海葵
西加毒素（cigatoxin，CTX）	电压依赖型钠离子通道激活剂	聚醚	西加鱼类、岗比毒甲藻
刺尾鱼毒素（maitotoxin，MTX）	电压依赖型钠离子通道激活剂、钙离子通道活化	聚醚	岗比毒甲藻
虾夷扇贝毒素（yessotoxin，YTX）	钠离子通道激活剂	聚醚	*Dinophysis* 属多种甲藻、具刺膝沟藻等
海葵毒素（anthoplerin toxin，AP）	Na、K 离子通道	多肽	海葵

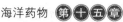

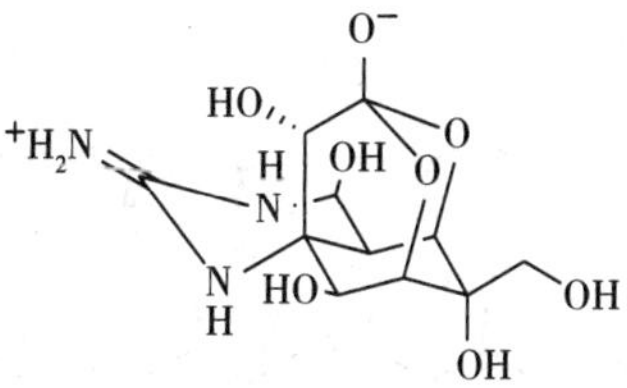

199 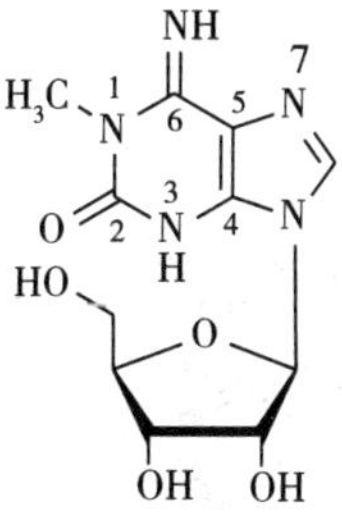　　200

三、心脑血管活性物质

海洋天然产物在心脑血管疾病方面的研究主要涉及核苷、海洋生物毒素和藻酸双酯钠等海洋多糖。比如从海洋软体动物 *Anisodoris nobilis* 中分离得到的 doridosine（200）属于核苷类药物，可以减慢心律、减弱心肌收缩力、舒张冠脉血管，具有持续降压作用；岩沙海葵毒素（35）和类水母毒素等具有降压、抗心律失常等作用；麝香蛸毒素是迄今所知最强的降压物质，效应比硝酸甘油强数千倍；一些硫酸多糖如藻酸双酯钠等具有降血脂、改善心脑供血的作用。

四、海洋抗病毒活性物质

海洋抗病毒活性物质主要存在于海绵、珊瑚、海鞘、海藻等海洋生物中，结构类型主要是萜类、核苷、硫酸多糖、生物碱和其他含氮杂环类化合物。阿糖腺苷（vidarabine，Ara - A，201）是第一个源自海洋核苷的抗病毒药物，于20 世纪70 年代被批准用于治疗单纯疱疹病毒。从海绵 *Dysidea avara* 中分离得到的 avarol（202）和 avarone（203）为萜类化合物，可抑制 HIV 逆转录酶活性，对病毒的装配和释放也有阻断作用。海藻硫酸多糖能够干扰 HIV 病毒吸附和渗入细胞，阻断病毒与靶细胞的结合，并可以与病毒结合形成无感染力的多糖病毒复合物，当其浓度为 2×10^3U/ml 时，对病毒逆转录酶的抑制率高达 92%，而对正常细胞无影响。

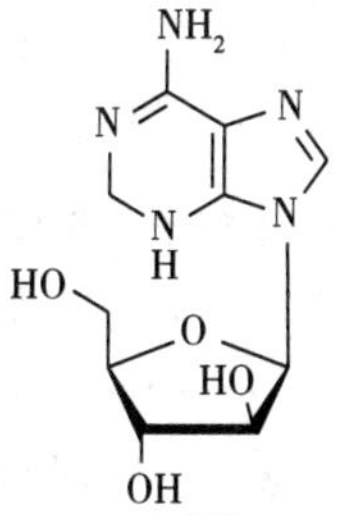

201 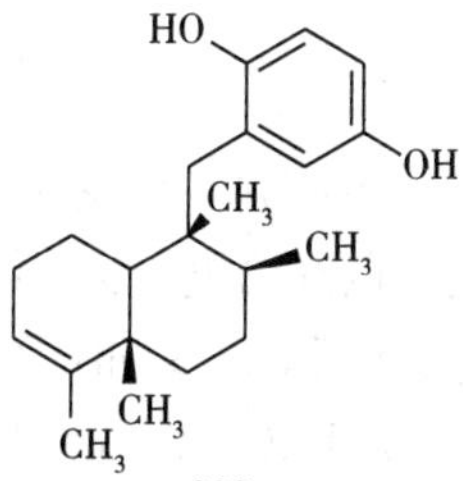　　202 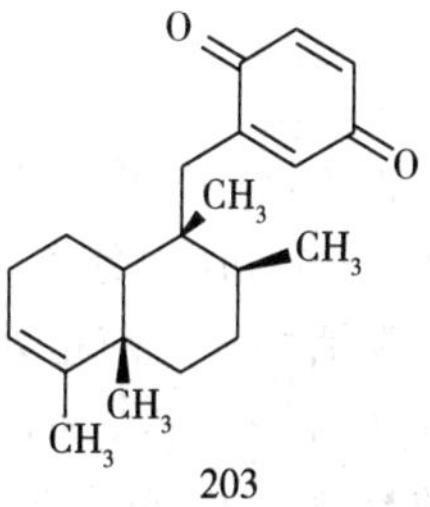　　203

五、海洋抗菌活性物质

海洋抗菌活性物质主要来自于海洋微生物所产生的次生代谢产物以及海绵和海藻等。Marinopyrrole A（204）是从 *Streptomyces* 属海洋放线菌中分离得到的含双吡咯环的卤代生物碱，对耐甲氧西林金黄色葡萄球菌具有显著的抑制活性，MIC_{90} 为 0. 31μmol/L。从一种 *Marinispora* 海洋放线菌的次生代谢产物中分离到了聚酮类化合物 marinomycins A ~ D（205 ~ 208），亦为大环内酯，均对 MRSA 显示显著的抑制活性，MIC_{90} 为 0. 13 ~ 0. 25μmol/L，marinomycin A 尚对耐万古霉素肠球菌有强的抑制作用，MIC_{90} 为 0. 13μmol/L。

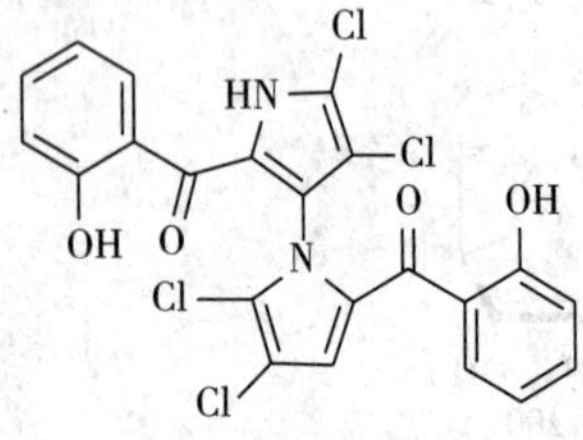

204

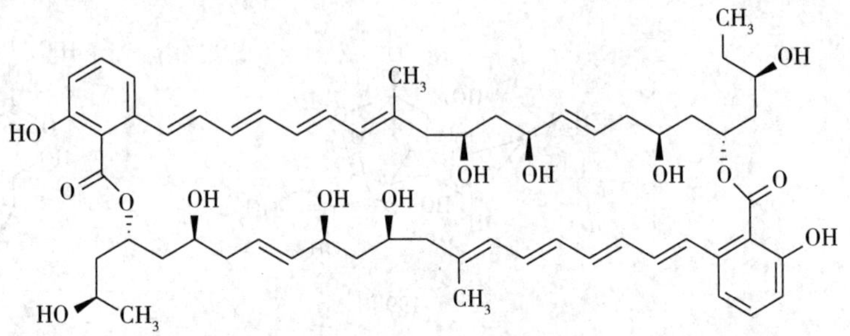

205

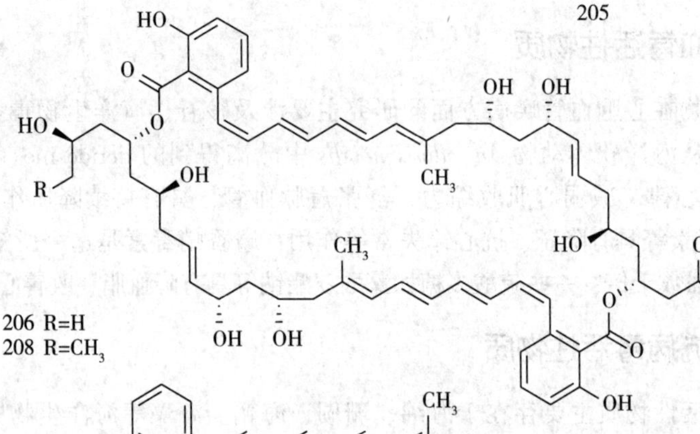

206 R=H
208 R=CH_3

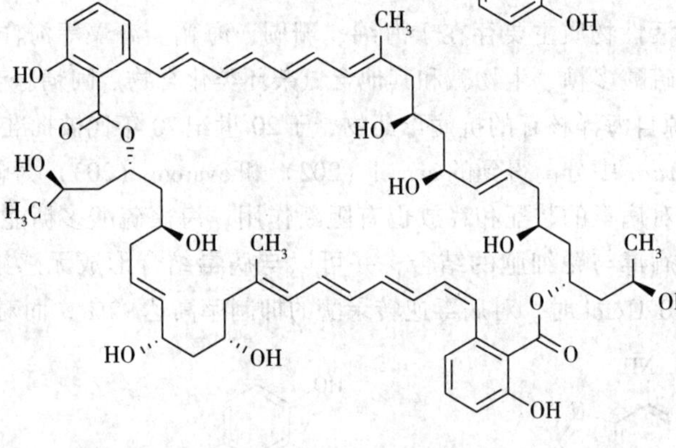

207

海洋天然产物的生物活性还包括免疫抑制、抗结核、抗炎、抗过敏等。例如从帛球海绵 *Luffariella variabilis* 中分离到的二倍半萜化合物 manoalide（209）抑制磷脂水解酶 A_2，具有良好的抗炎活性，目前正处于 I 期临床研究。又如从海绵 *Xestospongia bergquistia* 中分离得到的五环甾体 xestobergsterols A（210）和 B（211）能够抑制 anti－IgE 诱导的小鼠腹膜肥大细胞组胺的释放，IC_{50} 分别为 0.05μmol/L 和 0.1μmol/L，为临床常用抗过敏药物的数千分之一。

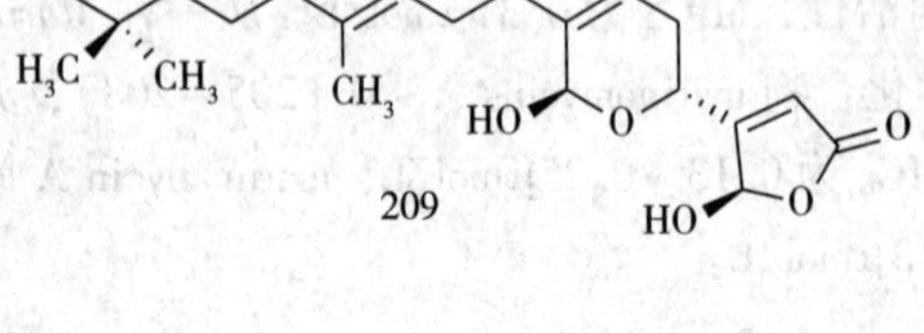

209

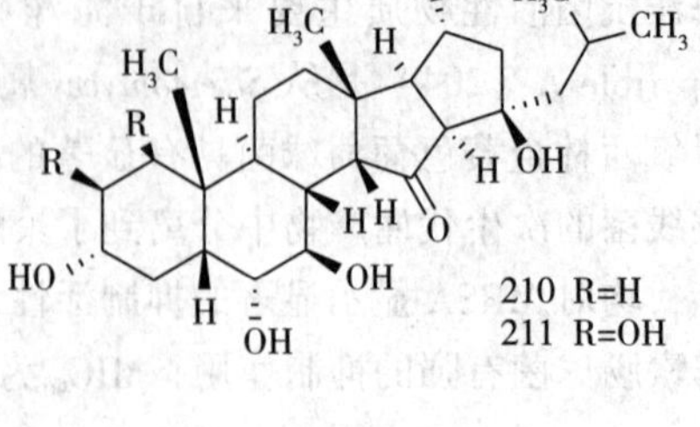

210 R=H
211 R=OH

第四节 海洋药物的研究实例

由于海洋生物生活环境的特殊性，使得海洋生物活性物质具有种类繁多、结构特异、活性强而含量少等特点。因此，从海洋中探寻药物往往要经历一个比从陆生植物中发现药物更为漫长的过程，本节仅就研究较为成熟的抗肿瘤药物为例来说明海洋药物的开发。

一、红树海鞘中的抗肿瘤物质

1972 年，美国伊利诺斯大学实验室发现加勒比海红树海鞘（*Ecteinascidia turbinate*）提取物含有抗肿瘤活性物质，随后开展了抗肿瘤活性成分的分离和结构鉴定工作，并于 1990 年发现 ecteinascidin 743（Et－743）（28）。该化合物为大环内酯四氢异喹啉类生物碱，利用 NMR 及 X 射线单晶衍射法确定了其结构，1996 年实现化合物的全合成。此后，该化合物在美国和欧洲进入Ⅱ期/Ⅲ期临床试验，而且用于乳腺癌的Ⅲ期临床研究取得了很好的结果。2007 年 9 月欧盟批准该药用于晚期软组织肿瘤的治疗，FDA 亦于 2009 年批准其用于软组织肉瘤和卵巢癌，通用名为 trabectedin（曲贝替定），由西班牙 Zeltia 公司生产的产品商品名为 Yondelis®，成为一个广受关注的现代海洋药物。

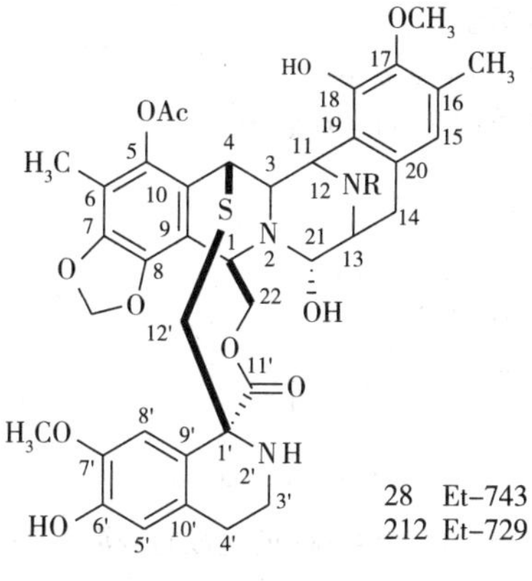

28 Et-743 R=CH_3
212 Et-729 R=H

（一）提取分离

有关 Et－743 分离的方法包括专利方法较多，其提取分离过程大体如图 15－1 所示：

说明：新鲜采集红树海鞘的样品（30.5kg），在采集地速冻，解冻后，粉碎、过滤，固体物用甲醇提取，提取液以甲苯萃取脱脂，水液用二氯甲烷萃取，浓缩回收二氯甲烷，活性跟踪进行柱色谱分离，最后经 HPLC 纯化得到 Et－743（27mg）和 Et－729（212，2.5mg）。

（二）结构确定

有关 Et－743 的结构确定过程主要依靠现代波谱技术实现，详细的推导过程不再赘述，这里仅给出主要的质谱裂解特征以及 ^{1}H－NMR 和 ^{13}C－NMR 的数据归属。

1. 质谱 FAB－MS/MS 测定，高分辨质谱显示 *m/z* 760.2522［M－H］$^+$。MS/MS 质谱的信号可以方便质谱碎片的归属，质谱碎片的形成情况见图 15－2。

2. NMR 信号归属 NMR 的信号归属通过测定 1D－和 2D－NMR 结果确定。信号归属见表 15－3。

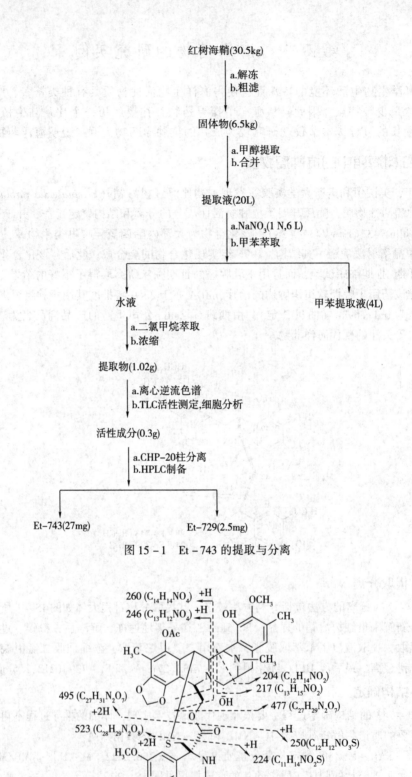

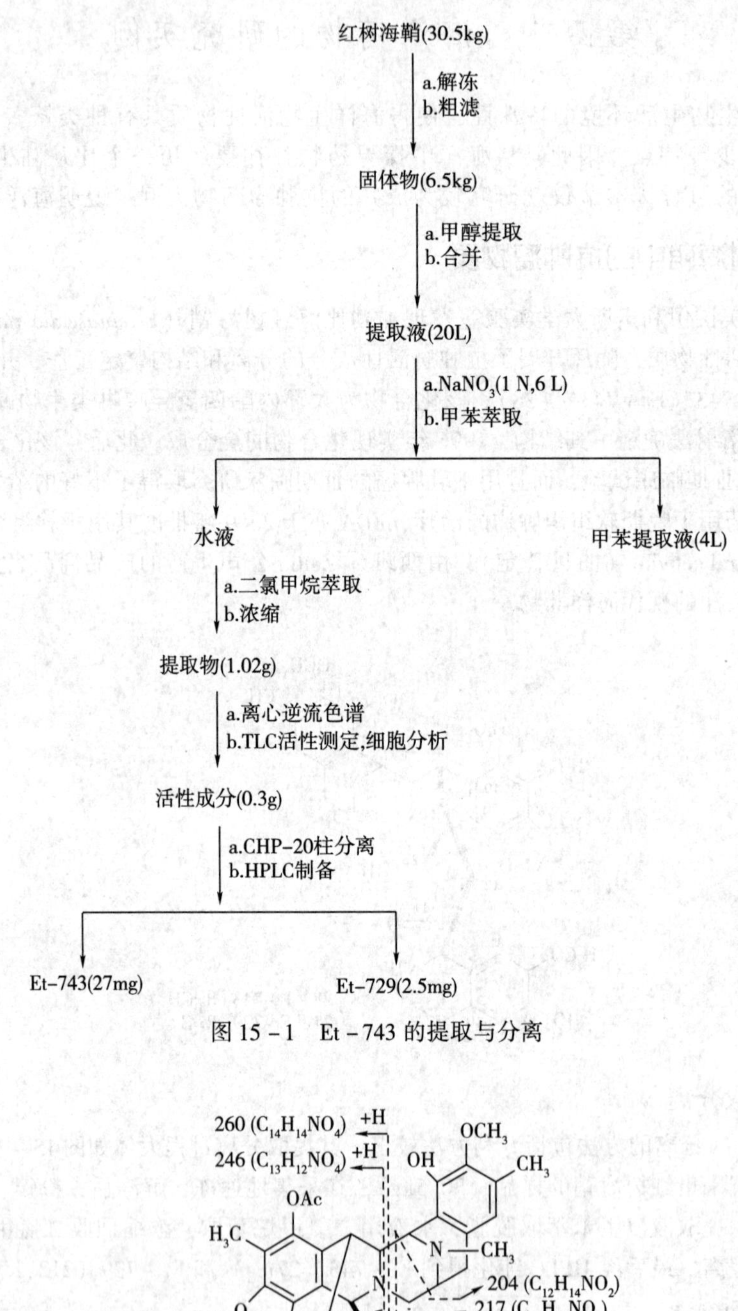

图 15－1 Et－743 的提取与分离

图 15－2 Et－743 的质谱信号对应的质谱裂解过程

表 15－3　Et－743 的^{1}H－NMR 和^{13}C－NMR 信号归属

No.	δ_C	δ_H(J in Hz)	No.	δ_C	δ_H(J in Hz)
1	56.3,d	4.78,br s	1′	65.3,s	
3	58.8,d	3.72*	3′	40.3,t	3.13,dt(4.0,11.0)
4	42.7,d	4.58,br s			2.77,ddd(3.5,5.5,11.0)
5	142.2,s		4′	28.6,t	2.60,ddd(3.5,10.5,16.0)
6	113.9,s				2.42,ddd(3.5,3.5,16.0)
7	146.5,s†		5′	115.6,d	
8	141.9,s		6′	146.4,s†	
9	116.0,s		7′	146.4,s†	
10	122.0,s		8′	111.3,d	6.42,br s
11	55.6,d	4.40,br d(3.5)	9′	125.4,s	
13	54.0,d	3.52,br s	10′	128.8,s	
14	24.5,t	2.91,2H,br d(4.5)	11′	173.1,s	
15	120.9 d	6.55,s	12′	43.1,t	3.38,br d(15.5)
16	131.2,s				2.05*
17	145.1,s		13′		
18	149.8,s		14′		
19	119.2,s		5－OAc(C＝O)	169.8,s	
20	131.5,s		(CH_3)	20.5,q	2.29,s
21	92.1,d	4.26,d(3.0)	6－CH_3	9.9,q	2.01,s
22	61.2,t	5.14,d(11.0)	16－CH_3	16.1,q	2.28,s
		4.09,dd(11.0,2.0)	17－OCH_3	60.2,q	3.72,s
OCH_2O	103.1,t	6.07,d(1.0)	7′－OCH_3	55.7,q	3.58,s
		5.98,d(1.0)	12 NCH_3	41.1,q	2.23,s

注：根据 COSY 和去偶合谱归属氢信号，碳谱根据 APT、DEPT 归属。测定溶剂为 CD_3OD: $CDCl_3$（3∶1）。＊信号与甲基信号重叠；†信号可以互换。

3. HMBC 信号归属　Et－743 的 HMBC 谱可以归属 H 与 C 间的相互关系，确定化合物中碳的连接关系，对进一步确定骨架结构非常重要。H 与 C 间的相关性见图 15－3。

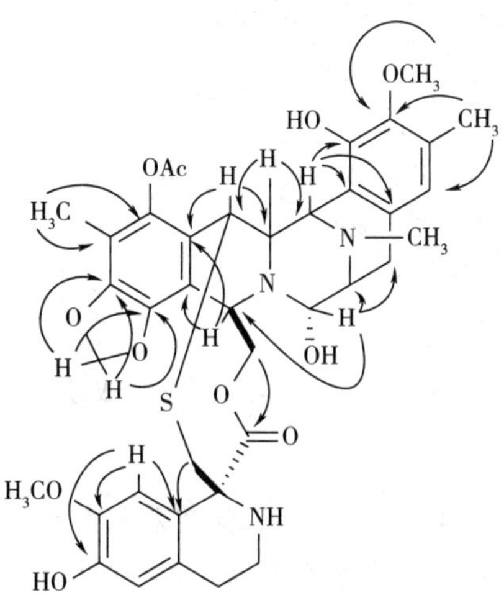

图 15－3　HMBC 确定的 Et－743 结构中 H 与 C 间的相关

（三）生源合成

Et－743 的生源合成过程符合氨基酸途径，其可能过程如图 15－4 所示。

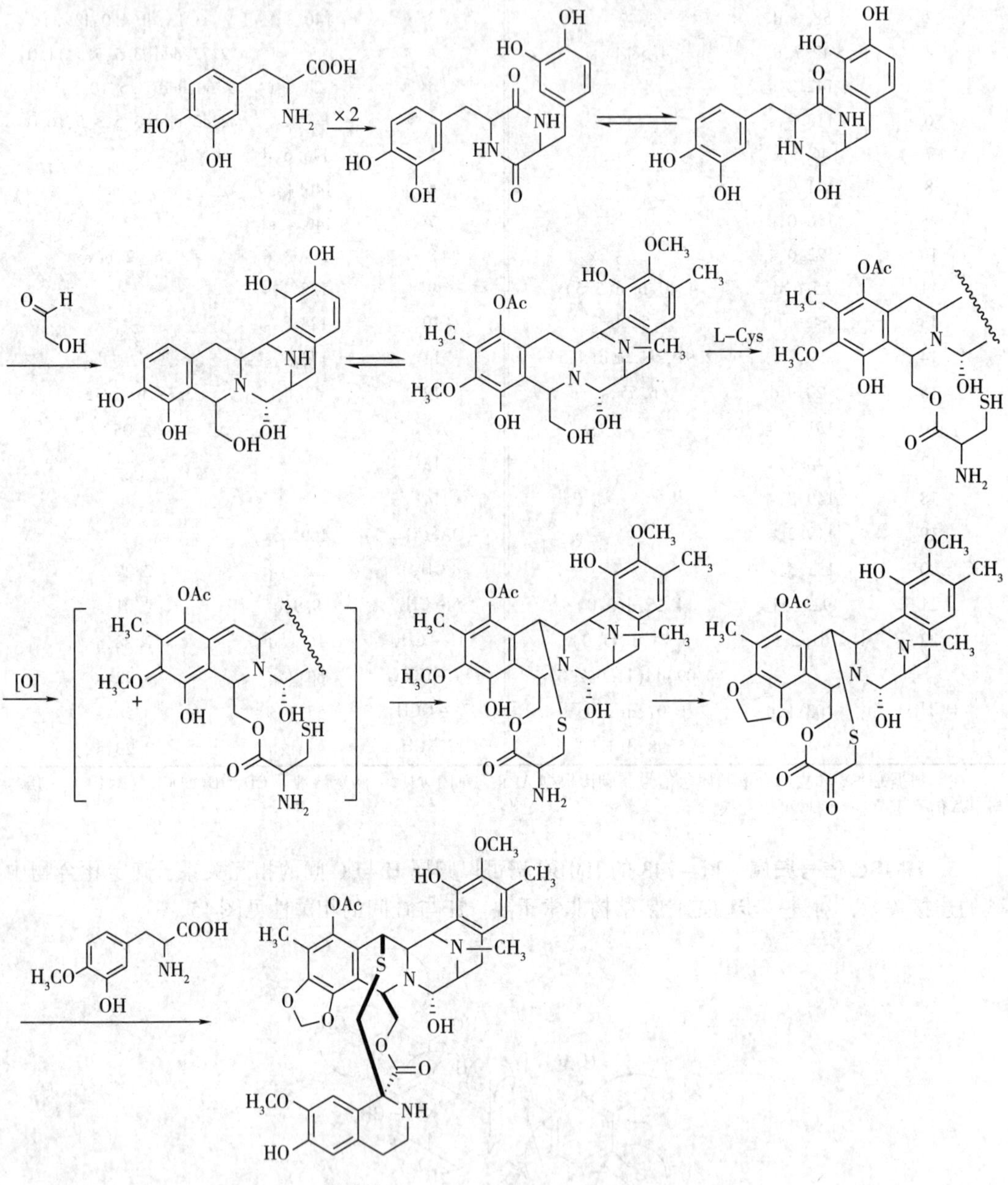

Et–743

图 15－4　Et－743 的生物合成过程

（四）抗肿瘤试验

体外抑瘤试验结果见表 15－4，体内抑瘤试验结果见表 15－5。Et－743 抗肿瘤作用机制是抑制 DNA 和 RNA 的合成；对 DNA 双螺旋中 guanine N2 选择性烷基化，抑制 RNA 聚合酶活性，对 DNA 聚合酶活性影响较小。目前临床应用：每天 2mg，静脉注射给药。

表 15－4　Et－743 的体外抑瘤试验结果

肿瘤类型	IC_{50}（pmol/L）
colon（直肠癌）	<1
CNS（中枢神经瘤）	<1
melanoma（黑色素瘤）	<1
renal（肾癌）	<1
NSCL（非小细胞肺癌）	4
SCL（小细胞肺癌）	23
breast（乳腺癌）	<100
ovarian（卵巢癌）	2020
prostate（前列腺癌）	3430
leukemia（白血病）	> 10000

表 15－5　Et－743 对裸鼠的体内抑瘤试验结果

动物模型	肿瘤类型	活性	T/C%	无肿瘤（天）
MX－1	乳腺癌	9/10 CR	<1	9/10（23）→4/10（58）†
MEXF989	黑色素瘤	6/6 CR	0.2	6/6（35）
LXFL529	非小细胞肺癌	3/4 CR	0.1	3/7（33）
HOC22	卵巢癌	5/6 CR	<1	5/6（120）
MRIH121	肾癌	5/5PR	30	－/5（39）
PC2	前列腺癌	5/5PR	44	－/5（20）

注：CR（complete response）：完全反应；PR（partial response）：部分反应；T/C%：肿瘤相对增殖率。†9/10（23）→4/10（58）：第 23 天观察时，10 只裸鼠中 9 只无肿瘤；到第 58 天观察时，10 只裸鼠中 4 只无肿瘤。

Et－743 对不同肿瘤细胞具有一定的选择性，图 15－5 列出了 Et－743 对不同肿瘤细胞的抑制作用。

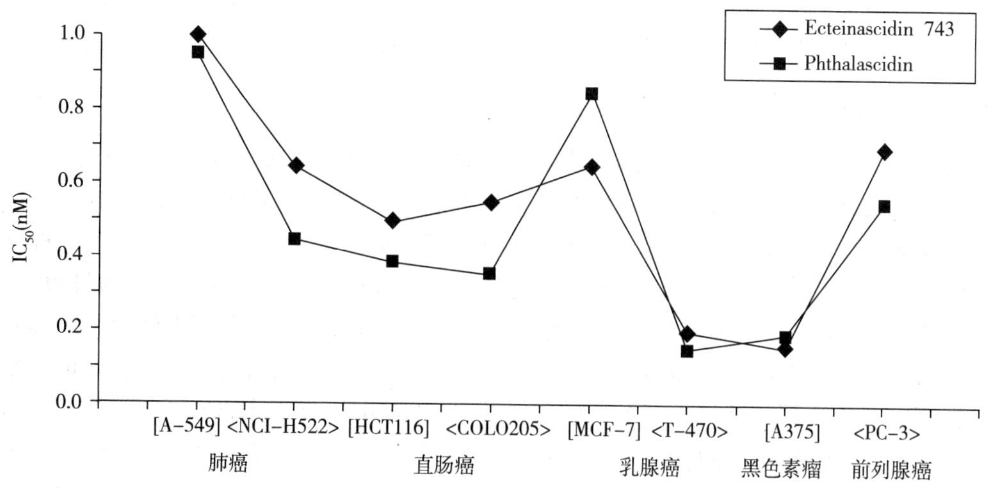

图 15－5　Et－743 对不同肿瘤细胞的杀伤作用（以 Et－743 的衍生物 phthalascidin 为对照）

（五）构效关系

通过研究 Et－743 及其衍生物与抗肿瘤活性的关系，发现结构中的关键基团对抗肿瘤的作用至关重要，如 $C_{1,4}$位的含硫的桥环打开不影响抗肿瘤作用，但 C_4位的内酯、酰胺结构对抗肿瘤作用非常关键。此外，C_{14}位的取代基 OH 或 CN 被置换，抗肿瘤作用明显下降；C_{18}位的 OH、C_5位的乙酰基、$C_{7,8}$位的亚甲二氧基对发挥抗肿瘤作用都是必需的。以 Et－743 的衍生物 phthalascidin 为例，构效关系说明如图 15－6 所示。

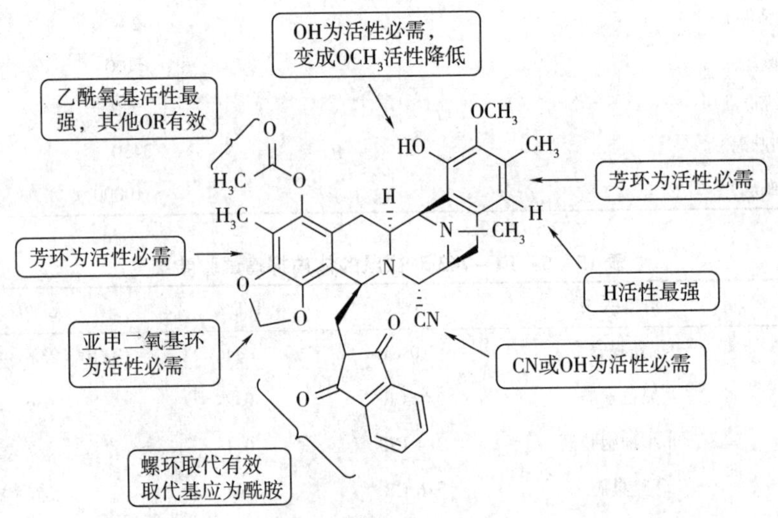

图 15－6　Et－743 衍生物 phthalascidin 的构效关系

（六）化学合成

已有几种 Et－743 的合成方案见诸报道，并合成出以克计量的 Et－743 供进一步临床试验的需要。1996 年，Corey 等首次提出了一条对映选择性全合成 Et－743 的路线。4 年后，Manzanares等又报道了以易获得的化合物氰基－safracin B 开始半合成 Et－743 的路线(图 15－7)。Safracin B 可通过细菌 *Pseudomonas fluorescens* 发酵获得，选择性控制发酵过程能得到 1 g 左右的氰基衍生物。该合成路线的步骤较 Corey 等人的合成路线简单，有一定的可行性。

二、总合草苔虫中的抗肿瘤物质

从总合草苔虫（*Bugula neritina*）中提取的抗癌活性成分苔藓虫素（bryostatins，草苔虫内酯）类大环内酯是从海洋生物中开发抗癌药物最典型的例子之一，代表着海洋药物研究的发展趋势。1968 年，美国亚利桑那州立大学 Pettit 研究小组在对海洋无脊椎动物和脊椎动物的广泛研究中，首次发现了总合草苔虫的抗癌活性。经过十多年的努力，Pettit 小组于 1982 年成功地从采集于加利福尼亚海域的总合草苔虫中分离得到第一个具有抗癌活性的大环内酯类化合物 bryostatin 1（13），并用 X 射线单晶衍射法确定了它的完整结构。目前，已从苔藓虫中得到 24 个同类的活性单体化合物，即 bryostatins 1～21 以及 9－O－methylbryostatins 4，16 和 17，其结构上的主要差别在于 C_7和 C_{20}取代基的不同。Bryostatin 1 和 bryostatin 4（213）经美国国立癌症研究所（NCI）的生物鉴定，都已进入Ⅱ期临床试验阶段。

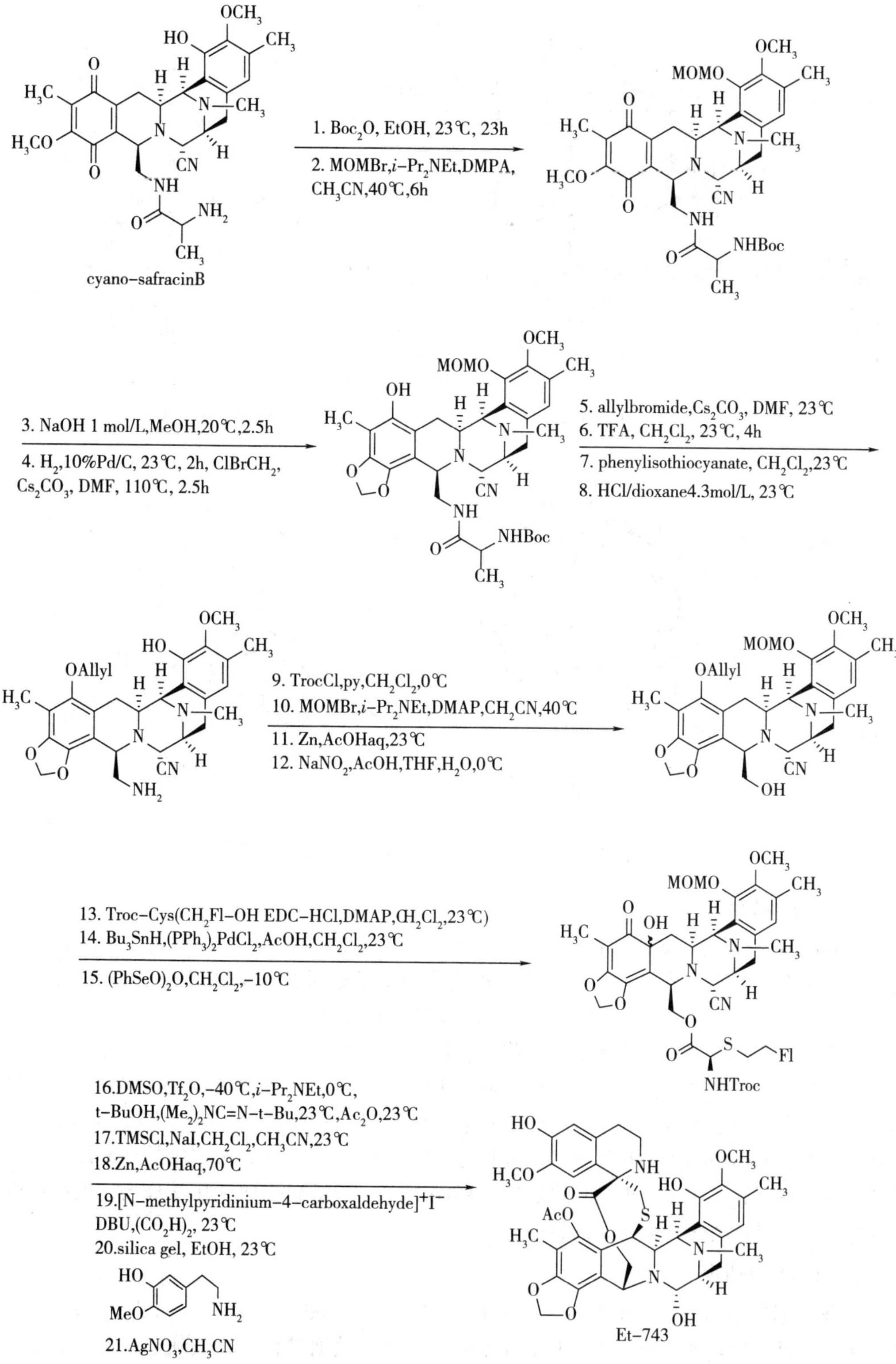

cyano-safracinB

1. Boc_2O, EtOH, 23℃, 23h

2. MOMBr, i-Pr_2NEt, DMPA, CH_3CN, 40℃, 6h

3. NaOH 1 mol/L, MeOH, 20℃, 2.5h

4. H_2, 10%Pd/C, 23℃, 2h, $ClBrCH_2$, Cs_2CO_3, DMF, 110℃, 2.5h

5. allylbromide, Cs_2CO_3, DMF, 23℃

6. TFA, CH_2Cl_2, 23℃, 4h

7. phenylisothiocyanate, CH_2Cl_2, 23℃

8. HCl/dioxane 4.3mol/L, 23℃

9. TrocCl, py, CH_2Cl_2, 0℃

10. MOMBr, i-Pr_2NEt, DMAP, CH_2CN, 40℃

11. Zn, AcOHaq, 23℃

12. $NaNO_2$, AcOH, THF, H_2O, 0℃

13. Troc-Cys(CH_2Fl-OH EDC-HCl, DMAP, CH_2Cl_2, 23℃)

14. Bu_3SnH, $(PPh_3)_2PdCl_2$, AcOH, CH_2Cl_2, 23℃

15. $(PhSeO)_2O$, CH_2Cl_2, -10℃

16. DMSO, Tf_2O, -40℃, i-Pr_2NEt, 0℃, t-BuOH, $(Me_2)_2NC$=N-t-Bu, 23℃, Ac_2O, 23℃

17. TMSCl, NaI, CH_2Cl_2, CH_3CN, 23℃

18. Zn, AcOHaq, 70℃

19. [N-methylpyridinium-4-carboxaldehyde]$^+I^-$ DBU, $(CO_2H)_2$, 23℃

20. silica gel, EtOH, 23℃

21. $AgNO_3$, CH_3CN

Et-743

图 15-7 Et-743 的半合成路线

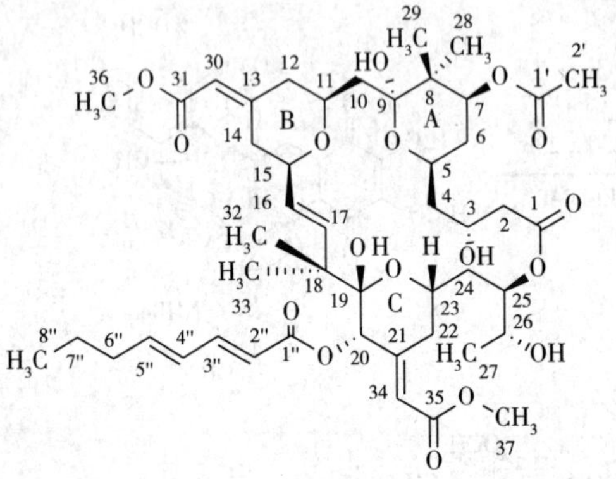

bryostatin 1 (13)

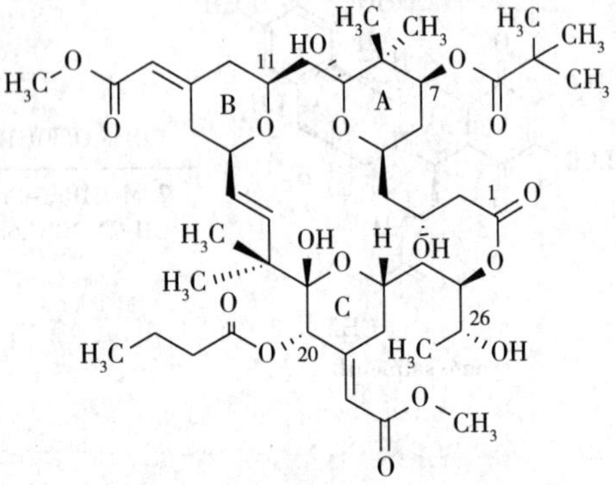

bryostatin 4 (213)

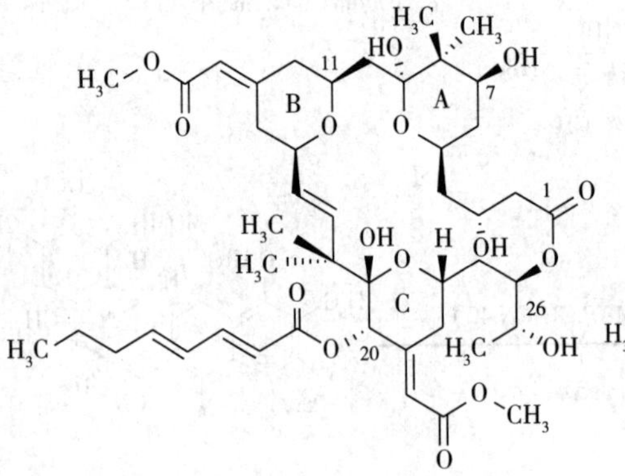

bryostatin 2 (214)

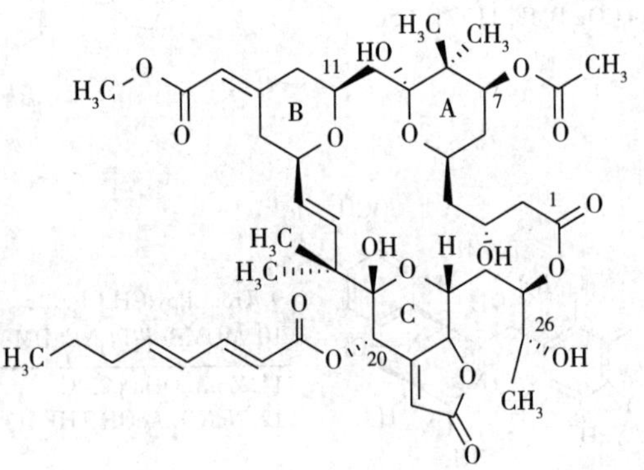

bryostatin 3 (215)

（一）提取分离

Bryostatins 类化合物属脂溶性成分，是一种具有 26 元环的大环内酯类化合物。其具体分离多采用活性追踪的方法，对于如何将粗提物中的非活性部分除去，寻找其活性最强部分，Pettit 小组摸索出了一套行之有效的方法，大体如图 15－8 所示。

按照图 15－8 的分离流程获得活性部位，进一步分离纯化，可以获得相应的单体化合物(13,214 和 215)。此类化合物定性鉴别多采用薄层色谱法，TLC 条件是以正己烷－丙酮(7:3)为展开剂，大茴香醛为显色剂［茴香醛－乙酸－硫酸（1:97:2)]，R_f值约为 0.2～0.3。通过重结晶获得的 bryostatin 1 的最终含量虽未报道，但按 1988 年 NCI 组织实施的从南加州海域采集的天然样本计算，用近 2 年的时间采集13000kg样品，经溶媒提取和化学分离，最后仅得到 18 g 样品，可见此类化合物在天然界的含量有限。

（二）结构确定

综合 X 射线单晶衍射、质谱和核磁共振谱确定了 bryostatin 1 的结构，而其他 bryostatins 类化合物主要是通过多种波谱技术并与 bryostatin 1 的波谱数据进行比较来确定结构。这里给出 bryostatin 1 的波谱数据特征，并介绍一个最近发现的大环内酯 bryostatin 21（216）的结构鉴定过程。

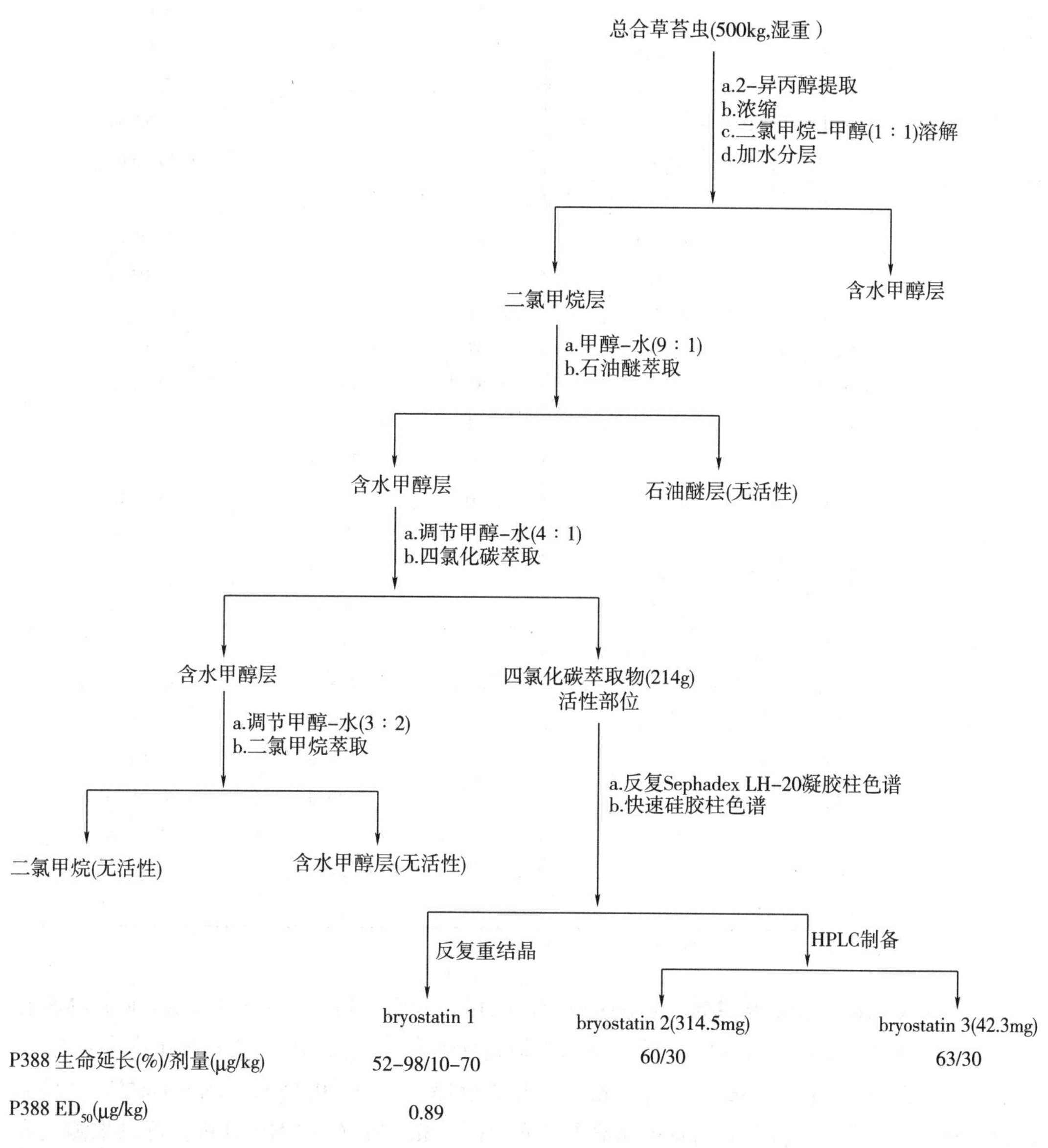

图 15－8　Bryostatins 类化合物的提取与分离

1. Bryostatin 1 的波谱特征　主要给出其质谱和核磁共振谱数据。

（1）质谱　EI－MS 测定结果显示 *m/z* 886［$M-H_2O$］$^+$，高分辨 MS 测定结果为 *m/z* 886.4376［$M-H_2O$］$^+$（calcd. for $C_{47}H_{66}O_{16}$：886.4351）；结合 FAB－MS 中的 *m/z* 904［M］$^+$与核磁数据，确定 bryostatin 1 的分子式为 $C_{47}H_{68}O_{17}$。

（2）NMR 信号归属　NMR 的信号归属通过测定 1D－NMR 和 X 射线单晶衍射结果确定。信号归属情况见表 15－6。

表 15-6　Bryostatin 1 的 ^{1}H-NMR 和 ^{13}C-NMR 信号归属

No.	δ_C	δ_H (J in Hz)	No.	δ_C	δ_H (J in Hz)
1	172.3		23	64.8	3.65, m
2	44.3	2.45, m	24	42.0	1.95, m
3	71.6	4.19, m	25	74.2	5.19, m
4	31.4	1.55, m	26	65.7	3.73, m
		1.95, m	27	21.9	1.23, d(6.3)
5	73.7	4.10, m	28	16.9	1.13, s
6	35.1	1.40, m	29	16.9	0.98, s
		1.50, m	30	114.2	5.66, s
7	73.1	5.15, m	31	167.1	
8	41.1		32	21.2†	0.98, s
9	101.9		33	19.8†	0.92, s
10	36.0	2.10-2.20, m	34	119.7	5.98, s
11	68.5	3.95, m	35	166.8	
12	36.6	2.10-2.20, m	36	51.1	3.68, s
13	157.2		37	51.1	3.65, s
14	40.0	1.90, m	1′	171.2	
		2.00, m	2′	33.4	2.05, s
15	70.2	4.08, m	1″	165.6	
16	139.2	5.30, dd(8.3, 15.9)	2″	118.7	5.60, d(15.3)
17	129.7	5.76, d(15.9)	3″	146.4	7.26, m
18	44.9		4″	128.5	6.16, m
19	99.1		5″	145.4	6.16, m
20	79.1	5.16, m	6″	35.1	2.15, m
21	152.1		7″	24.7	1.42, m
22	42.3	1.90, m	8″	13.7	0.90, t(7.3)

注：测定溶剂为 $CDCl_3$。^{1}H-NMR: 400 MHz，^{13}C-NMR: 100 MHz。

2. Bryostatin 21 的结构鉴定　Bryostatin 21（216）为白色粉末。根据其 HR-ESI-MS 在 m/z 903.4347 处显示的 $[M+Na]^+$ 峰，可以得知其分子式为 $C_{45}H_{68}O_{17}$，提示分子中含有 12 个不饱和度。UV 光谱在 225 nm 显示有吸收峰。IR 光谱提示了分子中羟基（3459 cm^{-1}）和羰基（1723 cm^{-1}）的存在。这些光谱特征结合初步的 ^{1}H-NMR 和 ^{13}C-NMR 分析，可以推测化合物为 bryostatin 类成分。COSY 谱显示分子中含有 6 个独立的结构单元：(*a*) C-2-C-3，(*b*) C-4-C-5-C-6-C-7，(*c*) C-11-C-12，(*d*) C-14-C-15-C-16-C-17-C-18-C-32，(*e*) C-22-C-23-C-24-C-25-C-26-C-27，(*f*) C-2″-C-3″-C-4″，如图 15-9所示。其核心的苔藓吡喃环（bryopyran）可以分解为 A、B 和 C 这 3 个结构片段进行解析。片段 A 包含 C-1 到 C-10。基于 H-2（δ_H2.52）到 C-1（δ_C172.4），H-4（δ_H1.58/1.94）到 C-2（δ_C42.1），H-5（δ_H4.24）到 C-3（δ_C68.3）的 HMBC 相关，可以确定 C-1 到 C-7 的连接次序。根据 H-6b（δ_H1.72）到C-8（δ_C41.3），H_3-28（δ_H1.05）和 H_3-29（δ_H0.95）到 C-7（δ_C72.5），C-8（δ_C41.3）和 C-9（δ_C101.8），H-10b（δ_H2.12）到 C-9 的 HMBC 相关，确定了 C-7 到 C-10 的连接，同时也确定了两个甲基 CH_3-28 和 CH_3-29

都连接在 C－8 位。片段 B 包含 C－11 到 C－18。结构单元 *c* 和 *d* 通过季碳 C－13 连接可以经 H_2－12（δ_H2.11/2.22）/C－13，H－14b（δ_H3.68）/C－12（δ_C44.1）以及 H－14b/C－13 的 HMBC 相关确定。片段 C 包含 C－19 到 C－27。C－19 到 C－21 的连接是基于 H－20（δ_H 4.99）与 C－19(δ_C99.5)，C－21(δ_C150.9)，C－22(δ_C31.6)，以及 H－22b（δ_H3.70）与C－20（δ_C73.2)，C－21 的 HMBC 相关确定的。从甲氧基 H_3－35（δ_H3.72）以及烯烃 H－30（δ_H5.69）到羰基 C－31（δ_C166.7），从甲氧基 H_3－36（δ_H3.69）以及烯烃 H－33（δ_H6.05）到羰基 C－34（δ_C166.7)的两组 HMBC 相关，确定了分子中 2 个丙烯酸甲酯基团的存在。这两个丙烯酸甲酯基团分别连接在 C－13 和 C－21，由 H－30/C－12，C－14(δ_C36.4)，H－33/C－20，C－21，C－22 的 HMBC 相关确定。由 H_3－3′(δ_H1.20)，H_3－4′(δ_H1.20)，H_3－5′(δ_H1.20)到 C－1′（δ_C178.0)和 C－2′（δ_C39.0）的 HMBC 相关，确定分子中存在 1 个三甲基乙酸基团，该基团经 H－7（δ_H5.11）/C－1′的 HMBC 相关，确定连接在 C－7 位上。同样的，分子中的由 COSY 和 HMBC 相关证实存在的 1 个丁酸片段连接在 C－20 位。通过与已知草苔虫内酯类化合物对比核磁数据，可以确定分子中存在 3 个六元氧环的存在，同时也确定了 4 个羟基分别连接在 C－3，C－9，C－19 和 C－26（δ_C70.2）位。从 H－10a（δ_H1.70）到 C－12，H－10a 到 C－9，C－11（δ_C71.3）的 HMBC 相关，可以将结构片段 A 和 B 经 C－10 连接到一起。结构片段 B 和 C 经 C－18－C－19 连接到一起，可由 H_3－32(δ_H0.90)与 C－18 以及 C－19 的 HMBC 相关得以证实。虽然没有观察到 H－25（δ_H5.21）与 C－1 的 HMBC 相关，但是考虑到分子中还剩余的 1 个不饱和度以及 C－25（δ_C73.5）化学位移处于较低场的特点，可以确定 C－25 与 C－1 是通过 1 个氧原子相连的。这样，bryostatin 21 的平面结构确定如图 15－9 所示。在结构方面，C－18 位缺少 1 个甲基，这与其他所有已知 bryostatin 类化合物相比明显不同。

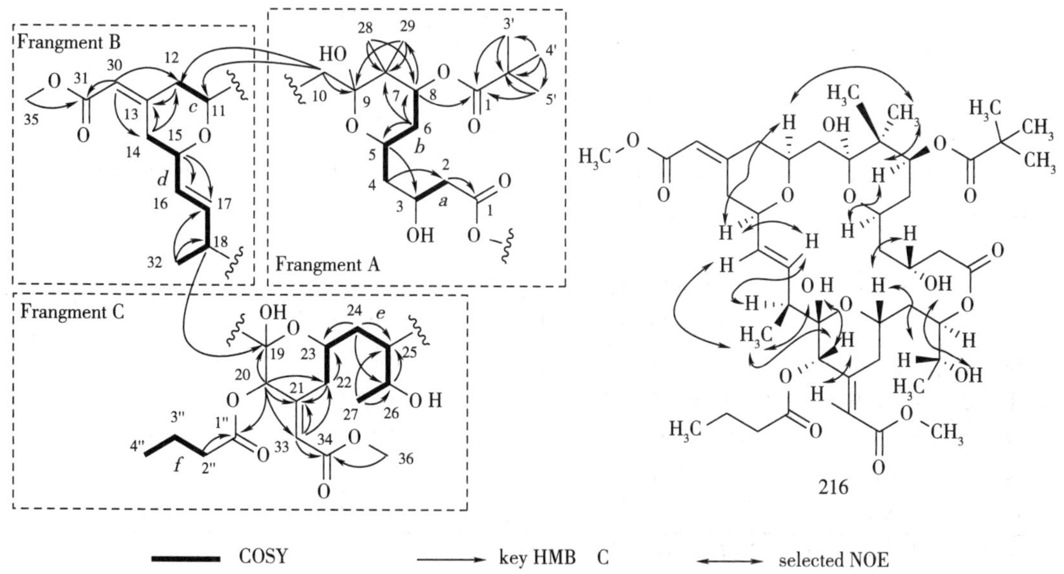

图 15－9 Bryostatin 21 的关键 COSY，HMBC 以及 NOESY 相关

Bryostatin 21 的相对构型是通过偶合常数分析和 NOESY 相关分析确定的，如表 15－7 和图 15－9 所示。近乎相同的 NMR 化学位移和偶合常数提示了 bryostatin 21 与其他所有的已知 bryostatin 类化合物具有相同的相对构型。C－16/C－17 双键的相对构型确定为反式是依据于两者氢信号较大的偶合常数（16.2Hz)。基于 H－20 与 H－33 之间存在强 NOESY 相关，并且缺少

H-33与H-22之间的NOESY相关，可以确定C-21/C-33的双键为*E*构型。H-5/H-7，H-7/H_3-29，H_3-29/H-11，H-11/H-15，H-15/H-17，H-17/H-18以及3-OH/26-OH之间存在的NOE相关信号，证实这些氢在同一平面，为α-取向。同样，H_3-32/19-OH，H_3-32/H-20，H-20/19-OH，H-23/H-26以及H-3/H-23之间的NOE相关信号，证实这些氢也在同一平面，为β-取向。因此，bryostatin 21的相对构型确定为$3R^*$，$5R^*$，$7S^*$，$9S^*$，$11S^*$，$15R^*$，$18S^*$，$19S^*$，$20S^*$，$23S^*$，$25R^*$，$26R^*$。综上所述，确定了bryostatin 21的化学结构。

表15-7　Bryostatin 21的^{1}H-NMR和^{13}C-NMR信号归属

No.	δ_C	δ_H (*J* in Hz)	No.	δ_C	δ_H (*J* in Hz)
1	172.4, C		19-OH		5.46, s
2a	42.1, CH_2	2.47, dd(12.0, 2.4)	20	73.2, CH	4.99, s
2b		2.53, d(12.0)	21	150.9, C	
3	68.3, CH	4.14, m	22a	31.6, CH_2	2.02, m
3-OH		4.24, d(12.6)	22b		3.70, m
4a	39.8, CH_2	1.58, bt(14.4, 3.6)	23	64.6, CH	4.05, m
4b		1.94, t(12.6)	24a	35.6, CH_2	1.84, m
5	65.6, CH	4.20, t(17.4)	24b		1.99, m
6a	33.1, CH_2	1.44, q(12.0)	25	73.5, CH	5.21, m
6b		1.72, m	26	70.2, CH	3.78, m
7	72.5, CH	5.11, dd(4.8, 11.4)	26-OH		3.20, br s
8	41.3, C		27	19.6, CH_3	1.23, d(6.6)
9	101.8, C		28	17.0, CH_3	1.05, s
10a	42.1, CH_2	1.70, m	29	21.0, CH_3	0.95, s
10b		2.12, m	30	114.3, CH	5.69, s
11	71.3, CH	3.96, t(8.4)	31	166.7, C	
12a	44.1, CH_2	2.22, d(8.4)	32	10.9, CH_3	0.90, d(6.6)
12b		2.11, d(8.4)	33	120.5, CH	6.05, s
13	156.5, C		34	166.7, C	
14a	36.4, CH_2	1.94, d(10.2)	35	51.1, CH_3	3.72, s
14b		3.68, d(10.2)	36	51.0, CH_3	3.69, s
15	78.7, CH	4.16, m	1′	178.0, C	
16	132.4, CH	5.41, ddd(1.2, 7.2, 15.6)	2′	39.0, C	
17	132.5, CH	5.92, dd(4.8, 16.2)	3′	27.1, CH_3	1.20, s
18	39.7, CH	2.66, m	4′	27.1, CH_3	1.20, s
19	99.5, C		5′	27.1, CH_3	1.20, s

注：测定溶剂为$CDCl_3$。^{1}H-NMR: 600 MHz，^{13}C-NMR: 150 MHz。

（三）生物合成

目前仅有一篇关于草苔虫内酯生物合成的报道：新采集到的总合草苔虫速冻后粉碎，加入放射性标记的化合物培养以产生草苔虫内酯。研究发现参与草苔虫内酯生物合成的起始物有乙酸乙酯、甘油和*S*-腺苷甲硫氨酸，而丙酸酯、正丁酸酯、异丁酸酯和琥珀酸酯并不参与该生物合成路线。

（四）生物活性

目前分离得到的24个bryostatins化合物对P388白血病细胞的体内外试验都有明显活性。其中bryostatin 1最早进入临床试验，其对鼠P388白血病和M5076网状细胞瘤作用较好，但对乳腺癌、结肠癌和肺癌无明显效果。Bryostatin 1具有广泛的生物活性，包括免疫调节、生长抑制、诱导分化，但其作用机制是相对复杂的，主要涉及蛋白激酶C（PKC）调节。Bryostatin 1还具有明显的协同治疗作用，表15－8列出了bryostatin 1与其他化疗药物的协同治疗效果。

表15－8　Bryostatin 1与其他化疗药物的协同治疗

细胞株	治疗程序†	细胞毒化合物	结果
人髓样白血病细胞 HL－60	b24/cc6	阿糖胞苷	凋亡细胞数加倍
人白血病U937	cc6/b15	紫杉醇	凋亡细胞数加倍
鼠淋巴细胞白血病P388	cc/b	Auristatin PE 星状孢子素	加入他莫西芬生长抑制增加200倍
人急性淋巴细胞白血病Reh	b24/cc	多拉司他汀10 Auristatin PE 长春新碱	Auristatin PE和长春新碱增强细胞凋亡功能比多拉司他汀10强
慢性淋巴细胞白血病WSU－CLL	b/cc	2－氯脱氧腺苷	动物实验表明，用5天bryostatin 1，接着用2－氯脱氧腺苷5天，抑制肿瘤生长从37天延长到76天
扩散性大细胞淋巴瘤WSU－DLCL2	b24/cc	长春新碱、阿糖胞苷	动物实验表明，长春新碱抑制肿瘤生长从16天延长到38天，阿糖胞苷未见变化

注：†b表示bryostatin 1，cc表示其他化疗药物；例如：b24/cc6＝bryostatin 1给药24小时后，接着用其他化疗药物6小时后观察结果。

（五）构效关系

通过bryostatin 1和其衍生物的结构与抗肿瘤活性的关系分析，表明：bryostatin 3中，因19位羟基与35位羰基形成内酯而消失的C_{21}位取代基对其生理活性并无影响；尽管bryostatin 4在C_{20}位上具有特殊结构并显示明显的抗癌活性，但研究者认为C_{20}位上的直立键（*E*,*E*）－2,4－二烯－辛酸酯取代基并不是其抗癌活性的功能基团。后来研究者通过化学结构修饰表明，草苔虫内酯上的活性位点包括C_1、C_9和C_{26}上的氧原子。

（六）结构优化

Bryostatins类化合物资源有限，天然提取过程复杂，而化学合成没有商业价值，因此通过化学方法合成简化类似物是一种极具有吸引力的解决药源问题的途径。Wender综述了草苔虫内酯类似物A～E（217～221）对PKC的作用（见表15－9），结果表明，类似物A和类似物C有很好的活性，一些试验结果甚至优于bryostatin 1。

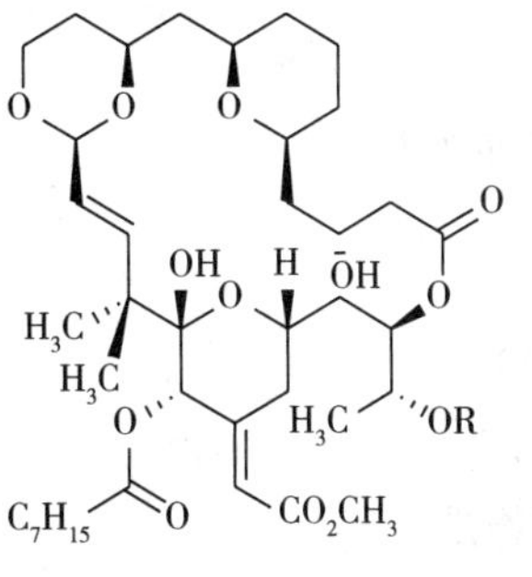

217 类似物A R=H; 218 类似物B R=Ac 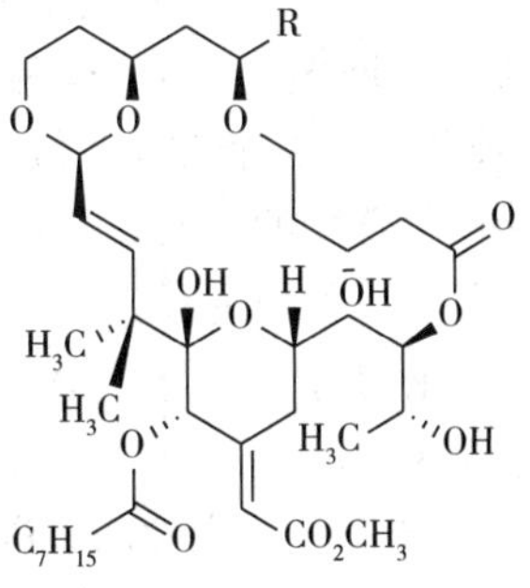　　219 类似物C R=*t*-Bu; 220 类似物D R=H 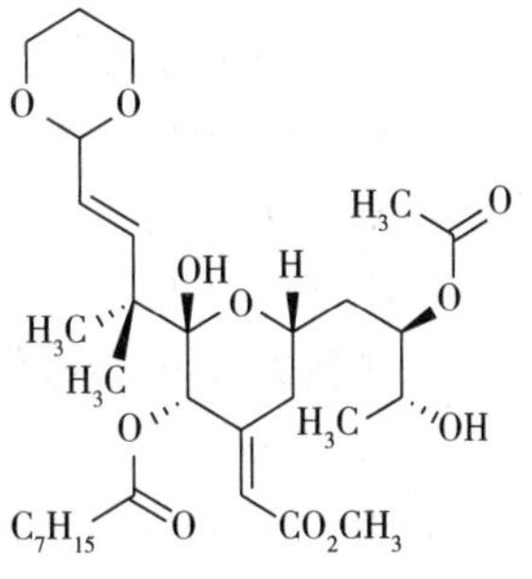　　221 类似物E

表 15-9 Bryostatins 类似物的 PKC 亲和力

同系物	K_i（$\times 10^{-9}$ mol/L）
类似物 A	3.4
类似物 B	>10000
类似物 C	8.3
类似物 D	47
类似物 E	>10000

本章小结

本章主要包括海洋药物的发展历史、研究特点、来源、海洋天然产物的主要结构类型及其生物活性等内容。

重点：海洋天然产物资源已成为拓展天然药用资源的新空间和创新药物发现的重要源泉；海洋药物学是应用现代化学和生物学技术从海洋生物中研究和开发新药的一门新兴的交叉应用学科；海洋药物研究与开发拥有海洋生物的多样性、海洋天然产物的化学多样性和生物活性多样性等三大优势，也存在药源难以解决、提取分离困难、结构鉴定困难等三大劣势；海洋药物的来源比较广泛，主要有藻类、海绵、腔肠动物、软体动物、被囊动物、棘皮动物、海洋苔藓动物和海洋微生物等；常见的海洋天然产物结构类型有大环内酯类、聚醚类、肽类、生物碱类、C_{15}乙酸原类、前列腺素类、甾体及其苷类、萜类等；海洋活性成分的研究主要集中在抗肿瘤、神经系统活性、心脑血管活性、抗病毒和抗菌等方面，以抗肿瘤活性物质的研究为主；从海洋中探寻药物往往要经历比从陆生植物中发现药物更为漫长的过程，在逐步解决药源等难题以后，目前至少有7种海洋小分子药物在国际上市，还有近30种海洋天然产物处于各期临床研究之中；海洋药物学的发展已逐步进入成熟期。

难点：海洋天然产物的主要结构类型及其特点。

练习题

一、单项选择题

1. 目前分离得到并鉴定的结构最大的聚醚类化合物是（　　）

A. 短裸甲藻毒素　B. 西加毒素　C. 刺尾鱼毒素　D. 岩沙海葵毒素

2. 以下结构中不属于常见的海洋天然产物结构类型的是（　　）

A. 大环内酯类　B. 环烯醚萜类　C. 聚醚类　D. 肽类

3. 目前对海洋药物的研究主要集中在三个方面，做的工作较少的是（　　）

A. 新结构的发现　B. 活性化合物的研究与开发

C. 海洋生物工程　D. 生物合成的研究

4. 非萜类 C_{15} 乙酸原化合物主要存在于（　　）海洋生物中

A. 红藻属　B. 芋螺属　C. 海绵　D. 棘皮动物

5. 20 世纪 60 年代初被鉴定结构的一种代表性的海洋天然产物是（　　）

A. 抗疟霉素　B. 西加毒素　C. 扇贝毒素　D. 河豚毒素

6. 现代意义的海洋药物研究可以追溯到（　　）

A. 20 世纪 30 年代　B. 20 世纪 50 年代　C. 20 世纪 60 年代　D. 20 世纪 70 年代

7. 以下不属于海洋天然产物主要类型的化合物是（　　）

A. 聚醚类　B. 大环内酯类　C. 肽类　D. 多元醇类

8. 下列关于海洋药物开发所面临的问题叙述错误的是（　　）

A. 海洋生物分布范围广泛，种类繁多，某些品种的分布密度极低

B. 海洋生物活性物质的含量大多较高

C. 目前研究较广泛的多为海洋动物，动物样品采集后易腐败变质

D. 海洋活性化合物结构复杂，全合成困难

9. 海藻的代谢产物相对于其他海洋生物较为简单，以萜类为主，最大特点是富含（　　）元素

A. 氮　B. 磷　C. 卤族　D. 硅

10. 关于海绵下列叙述正确的是（　　）

A. 海绵是一类原始的最简单的单细胞生物

B. 资源极为丰富，约占海洋生物总量的 1/5

C. 海绵孕育着结构新颖的次生代谢产物，其中以萜类化合物和含氮化合物居多

D. 海绵中的微生物可占海绵本体干重的 1% ~10%

11. 被囊动物在进化地位上十分特殊，位于脊椎动物和无脊椎动物之间，约有 2000 种，其中（　　）类占绝大多数

A. 海兔　B. 海鞘　C. 海星　D. 海参

12. 由（　　）衍化而成的生物碱是海洋来源生物碱的主要组成部分

A. 甾体　B. 萜类　C. 嘌呤　D. 氨基酸

13. 开环甾体化合物主要存在于海绵、柳珊瑚、软珊瑚等海洋生物中，按照开环的位置又可分为六类，其中主要结构类型为（　　）

A. 5,6 - 开环甾体　B. 8,14 - 开环甾体　C. 9,11 - 开环甾体　D. 13,17 - 开环甾体

14. 海洋来源的萜类化合物种类和数量较少的是（　　）

A. 单萜和倍半萜　B. 二萜　C. 二倍半萜　D. 三萜和四萜

15. 目前从海参中分离的主要生物活性成分是（　　）

A. 多糖和皂苷　B. 单萜和倍半萜　C. 生物碱和皂苷　D. 大环内酯和多糖

16. 海洋生物量占地球总生物量约（　　）

A. 47%　B. 57%　C. 67%　D. 87%

17. 已知从海洋生物中分离提取的分子结构与毒性均属最大的非蛋白类细胞毒性物质的结构类型应该归为（　　）

A. 大环内酯类　B. 聚醚类

C. C_{15}乙酸原类化合物　D. 前列腺素类似物

18. 关于芋螺毒素，下列叙述错误的是（　　）

A. 同源芋螺毒素的分子多样性是芋螺毒素的显著特征

B. 首次揭示芋螺毒素真实的药理多样性的是犹他大学的 Olivera 教授

C. μ-芋螺毒素 MVIIA 作为镇痛药已经上市

D. 芋螺毒素一般含有 7 ~41 个氨基酸

19. 从海洋生物 *Gambierdiscus toxicus* 中分离得到的刺尾鱼毒素（maitotoxin）是目前发现的非蛋白质类毒性最大的化合物之一，它的结构类型属于（　　）

A. 大环内酯类　　　　B. 聚醚类化合物

C. C_{15} 乙酸原化合物　　　　D. 前列腺素类似物

20. 关于 Et-743，下列说法不正确的是（　　）

A. 是一种四氢异喹啉类生物碱

B. 其相对分子量为 743

C. 发现自加勒比海红树海鞘

D. 正在美国和欧洲处于临床试验期

二、简答题

1. 简述海洋药物研究的特点。
2. 简述海洋药物提取分离困难的原因及解决方法。
3. 目前研究较多的海洋生物类别主要有那些？
4. 试述海洋来源大环内酯类化合物的结构特征和分类。
5. 试述海洋药物的来源。
6. 目前研究较多的海洋生物活性物质其结构类型主要有哪些？按生物活性分类。
7. 试述造成海洋药物开发瓶颈的药源问题产生的原因。
8. 下列海洋来源的天然产物分别属于何种结构类型？

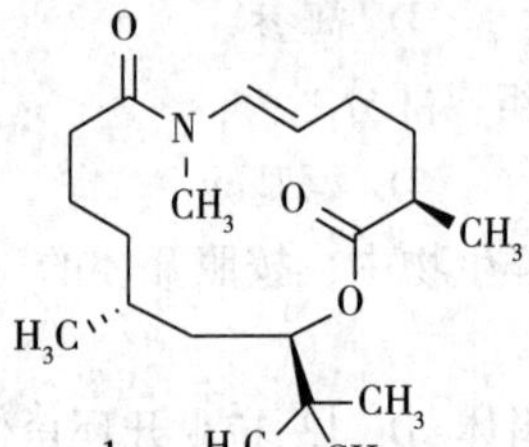

1 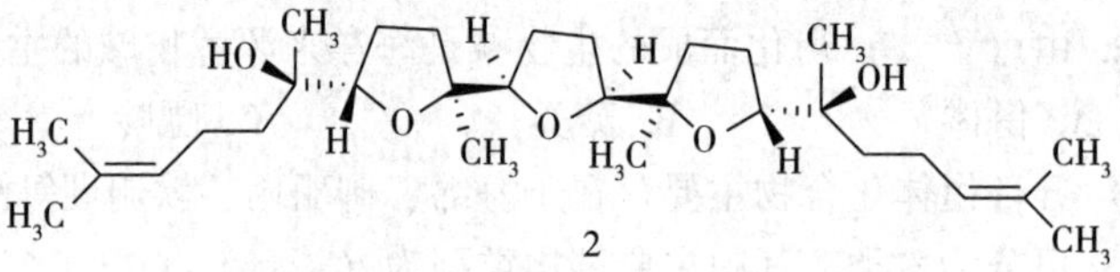　2 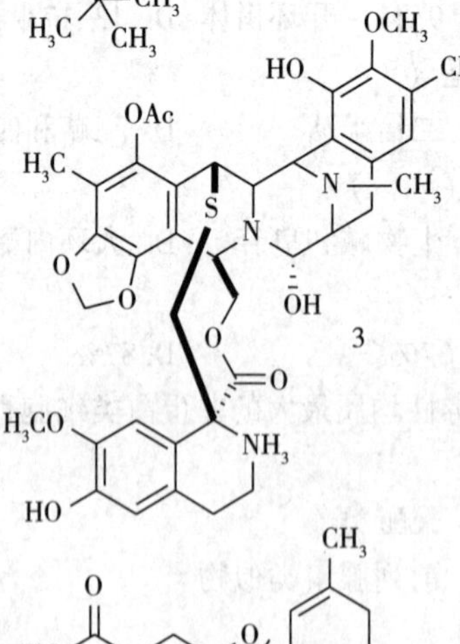　3 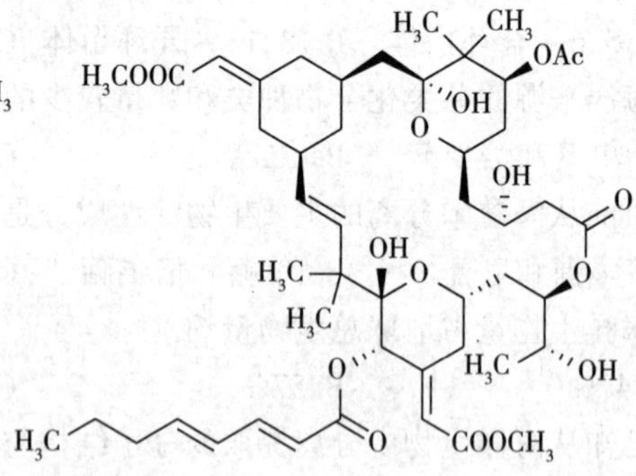　4 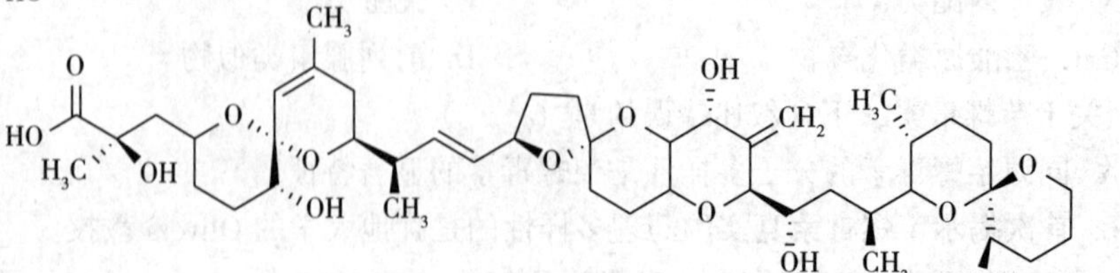　5

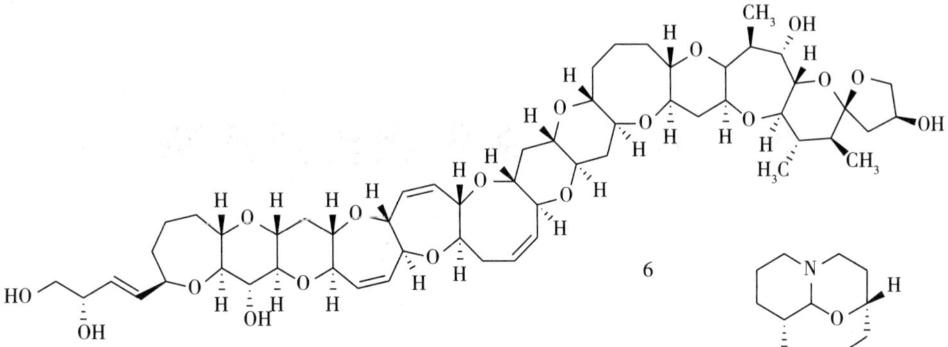

6

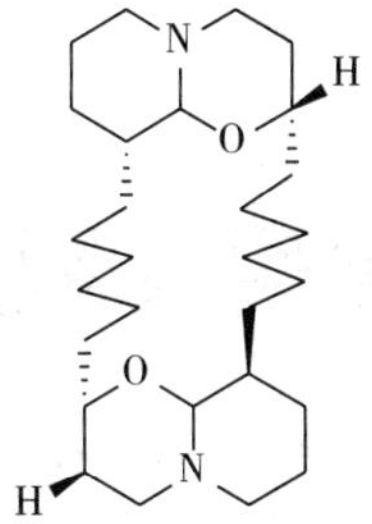

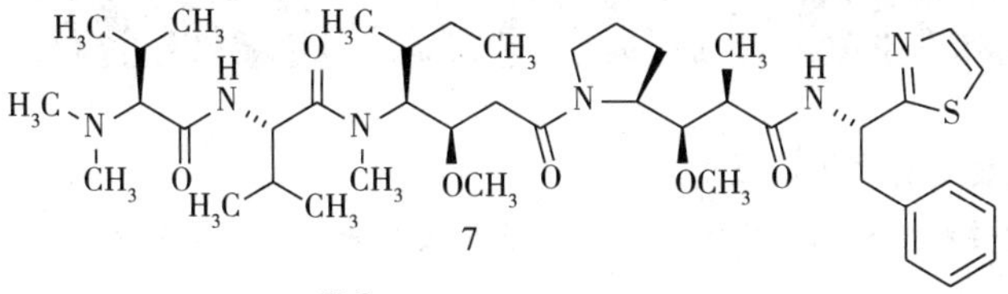

7

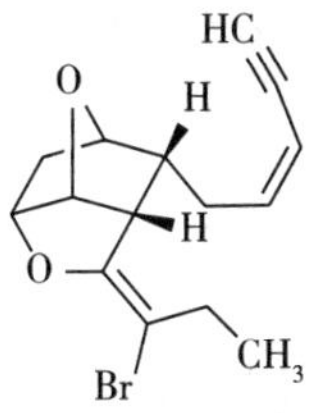

8

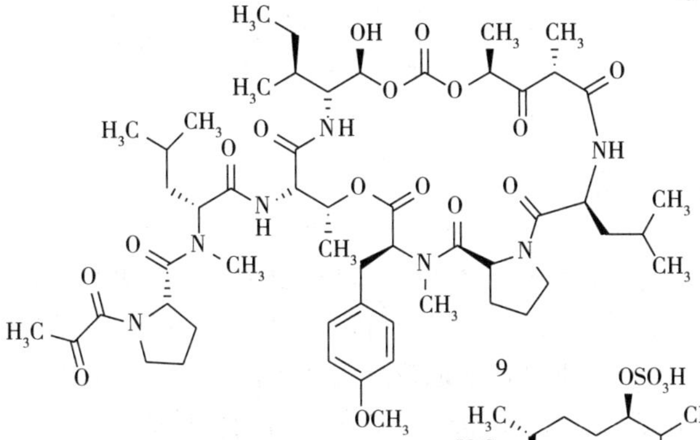

9

10

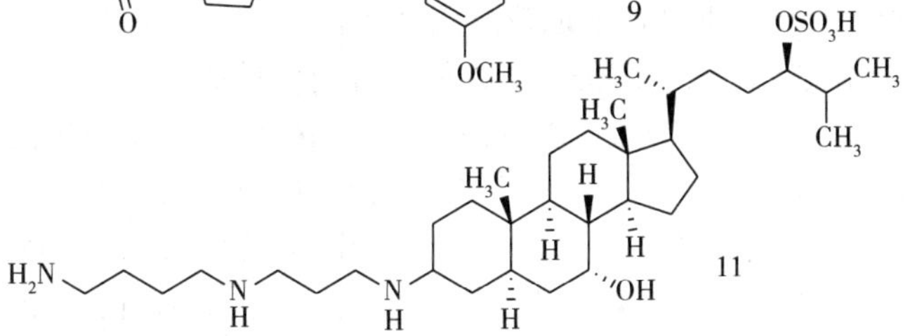

11

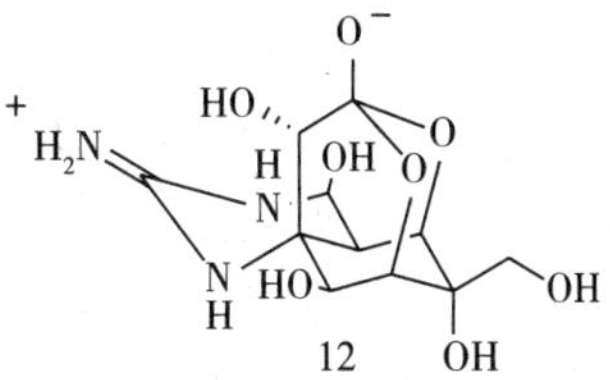

12

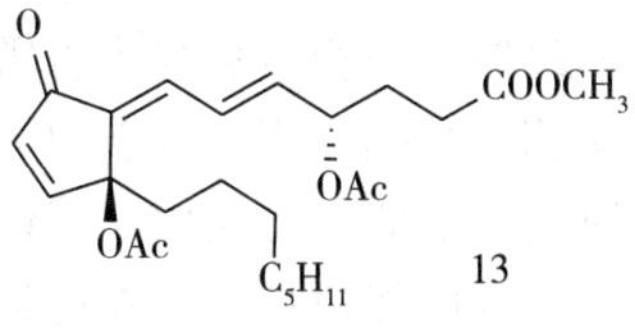

13

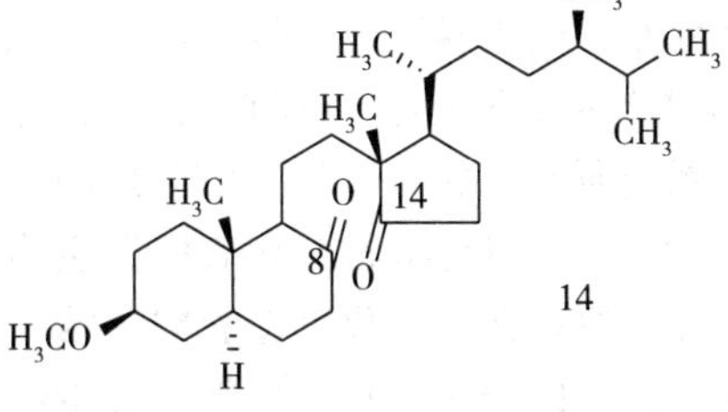

14

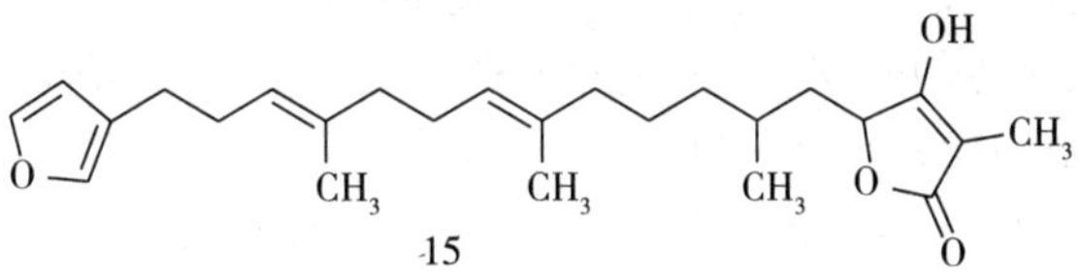

15

（汤海峰）

第十六章 微生物代谢产物

学习导引

1. **熟悉** 微生物代谢产物的定义与结构分类。

2. **了解** 微生物毒素的种类及其应用，微生物代谢产物的提取分离与结构鉴定方法以及微生物代谢产物的研究趋势。

第一节 概 述

人类应用微生物代谢产物治疗疾病已有几千年的历史。早在2500年前，我国就已经有利用豆腐上生长的霉菌来治疗痈、疮等疾病的记载。《本草纲目》记载神曲可以“消食下气，除痰逆、霍乱、泻痢、胀满”。明朝的《天工开物》则记载应用“丹曲”治疗赤白痢疾、湿热痢疾，以及用于食品的保存。几百年前的欧洲和南美洲，人们也曾用发霉的面包和玉米来治疗化脓创伤、溃疡和肠道感染等疾病。这些朴素的疗法正是人类应用微生物代谢产物治疗疾病的开端。到了近代，1876~1877年间，人们相继发现了霉菌与细菌以及细菌与细菌之间的拮抗现象，科学家们由此推断这种拮抗现象必定是某种特殊物质作用的结果。到了1896年Gsio发现了由青霉菌产生的可以抑制炭疽杆菌的霉酚酸（mycophenolic acid），1899年Emmerich和Low从绿脓杆菌培养液中分离出具有抗细菌作用的绿脓菌酶（pyocynase），1929年弗莱明在实验过程中偶然发现了青霉的抗菌作用，并将产生此现象的物质命名为青霉素。青霉素经过十多年的系统研发之后，于20世纪40年代被广泛应用于临床，从此人类进入到现代化学药物治疗的医学时代。以青霉素为代表的微生物来源的抗生素的广泛应用，不仅影响了当时的整个医药工业，更是在一定程度上影响了第二次世界大战的战争进程，在此期间，众多的大制药公司纷纷制定以天然产物，特别是微生物来源的代谢产物为中心的一大批新药研发计划。大量微生物来源的药物在这一时期被研发出来，有很多现在仍然被广泛应用于临床。

迄今为止，人们已从微生物中发现至少50000种代谢产物，其中超过20000种具有生物活性，100余种已应用于临床。由微生物发酵获得的药物在2011年已经约占全球医药生产总值的50%。除了医药领域，微生物代谢产物在农业、食品发酵和制革工业等领域也有广泛应用。

微生物代谢产物的来源具有多样性。人们从最初的主要从土壤微生物中寻找抗生素，发展扩大为从海洋环境中的微生物、生长在植物中的内生菌，以及生长在极端环境下的微生物的代谢产物中寻找活性化合物。从产生代谢产物的微生物种类来看，原核的单细胞细菌、真核的真菌以及所有的丝状放线菌是几类最为重要和普遍的代谢产物产生菌。其中以放线菌中发现的活性代谢产物为最多，特别是其中的链霉菌。此外，细菌中的枯草杆菌和假单胞菌，真菌中的不完全真菌、子囊菌、几种其他丝状真菌以及内生真菌都是较为重要的活性代谢产物产生菌。

微生物代谢产物包括初级代谢产物和次级代谢产物，初级代谢产物是微生物自身生长、繁殖所必须的或是与其物质、能量代谢有关的物质，如氨基酸、蛋白质、核苷酸、辅酶、维生素、有机酸、醇类等化合物。初级代谢产物作为药品应用的较少，而是多作为辅助和营养药物或食品应用。微生物次级代谢产物是由初级代谢产物经过一系列的生物合成途径进一步衍化而来，与微生物的基本生命活动无关。次级代谢产物是微生物生物活性物质的重要来源，具有很强的成药性，这一章主要针对次级代谢产物，介绍微生物代谢产物的结构分类、理化性质、提取分离与结构鉴定等内容。

人们对活性微生物次级代谢产物的最初认识主要集中在“抗生素”类药物，如青霉素、链霉素、四环素等，这些都是“微生物在其代谢过程中所产生的、具有抑制其他种类微生物生长及活动甚至杀灭其他种类微生物性能的化学物质”。由于基础生命科学的不断发展和现代生物技术的广泛应用，由微生物产生的除控制感染之外的生理活性物质的报道也在日益增多，如肿瘤抑制剂，酶抑制剂与诱导剂、免疫调节剂、细胞功能调节剂、受体拮抗剂与激动剂以及抗氧化剂等。

微生物次级代谢产物结构千差万别，骨架复杂多变，大多在实验室难以合成，且在其他生物体中也很少被发现。到目前为止，尚没有一个被公认且统一的结构分类方法可以囊括大部分已被发现的微生物次级代谢产物的结构类型。下面仅就常见的且生物活性明显的几种化合物类型进行简要介绍。

第二节　来源于微生物的次级代谢产物的结构类型

一、β-内酰胺类化合物

该类代谢产物是抗生素类药物的最重要化合物类型之一。这一类化合物分子内含有 β-内酰胺结构，可以与细菌青霉素结合蛋白（PBPs）结合，抑制细胞壁的合成，具有非常好的选择性。青霉素是该类化合物中最具代表性的化合物，自被发现以来，已经历了近一个世纪，至今仍被广泛应用，而且还取得了许多重要的进展。

早期生产青霉素的菌株从弗莱明发现青霉素时的青霉 *Penicillum rubrum*，到后来的 *Penicillum notatum* 及 *Penicillum chrysogenum*，培养方式在不断改变，青霉素的产量也在飞跃增长。从早期的青霉素发酵液中分离出青霉素 F（1）、青霉素 G（2）、青霉素 K（3）、青霉素 X（4）、双氢青霉素 F（5）与 flavacidin（6）等多种天然青霉素。其中青霉素 K 的活性最高，但稳定性非常差，而青霉素 G 的含量则最多，且较其他组分稳定，更适用于医疗。

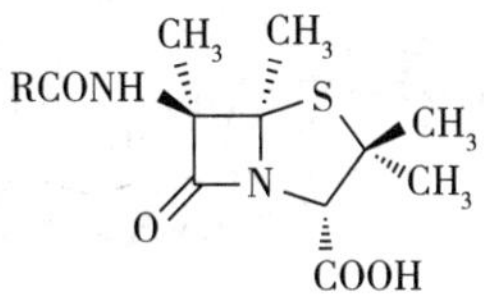

1 $R=CH_3CH_2CH=CHCH_2-$
2 $R=C_6N_5CH_2-$
3 $R=CH_3(CH_2)_6-$
4 $R=p-HOC_6H_4CH_2-$
5 $R=CH_3(CH_2)_4-$
6 $R=CH_3CH=CHCH_2CH_2-$

1955 年 Newton 与 Abraham 从头孢子菌 *Acremonium chrysogenym* 中分离得到头孢菌素C（7），该化合物对酸的稳定性要强于青霉素，抗菌作用虽然不强，但毒性明显低于青霉素 G。

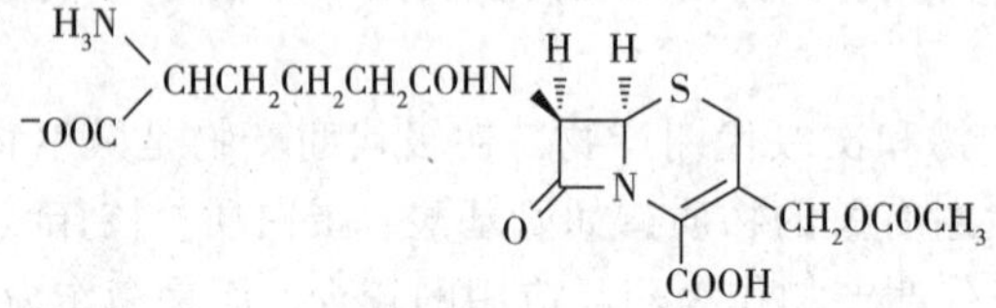

7

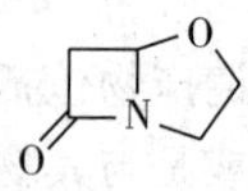

氧青霉烷(oxapenam)

青霉素和头孢菌素作为最主要的 β－内酰胺类抗生素，其产生菌逐渐由真菌扩展到放线菌乃至细菌，同时经历了生物合成、半合成与全合成等多种研发过程，其化合物类型丰富多样，临床可选择性强，头孢菌素更是已经发展到了第四代。从仅对革兰氏阳性细菌与少数革兰氏阴性球菌有效，发展到对绝大多数细菌都有较强作用。此外，在 β－内酰胺类化合物中，还发现一些具有抗细菌以外功能的活性物质。如 3－羟甲基、3－羟乙基氧青霉烷等具有抗真菌活性。张维西等发现的抗生素 G－0069A 与 G－0069C 是 3 位连接有缬氨酸酰丝氨酸与丙氨酰丝氨酸侧链的氧青霉烷衍生物，具有较强的抗肿瘤作用。

二、氨基糖苷类化合物

氨基糖苷类是一类由环已醇型的配基，以糖苷键与氨基糖或中性糖相结合的化合物。该类型化合物结构中含有多个氨基和羟基，易溶解于水，性状较为稳定。其抗菌能力强，作用范围广，是临床上重要的抗感染类药物，也是重要的牲畜和植物用抗生素。这类抗生素主要由链霉菌、小单孢菌及细菌产生。氨基糖苷类化合物临床应用时由于对耳、肾有较大的毒副作用，在一定程度上限制了它们的使用。该类化合物可根据氨基环醇与氨基糖的种类与结合方式的不同分为多种类型。代表性的化合物有链霉素（8）、新霉素 A（9）、卡那霉素 A（10）、庆大霉素 C1a（11）等。

链霉素（streptomycin）由 Waksman 等于 1944 年首次发现，主要由链霉菌 *Streptomyces griseus* 等产生，是最具代表性的氨基糖苷类化合物，对结核病具有卓越的疗效，已挽救了无数患者的生命。

庆大霉素 C1a 是临床上广泛使用的庆大霉素（gentamicin，GM）的主要组分之一，它具有抗菌谱广，抗菌活性强，毒性相对较低等特点，且对绿脓杆菌具有较强的抑制作用。

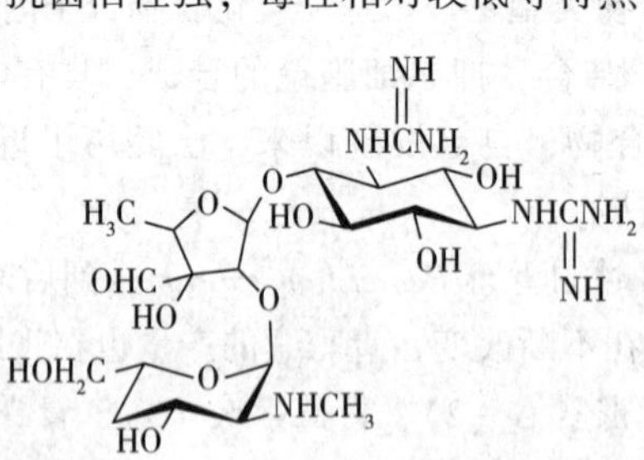

8

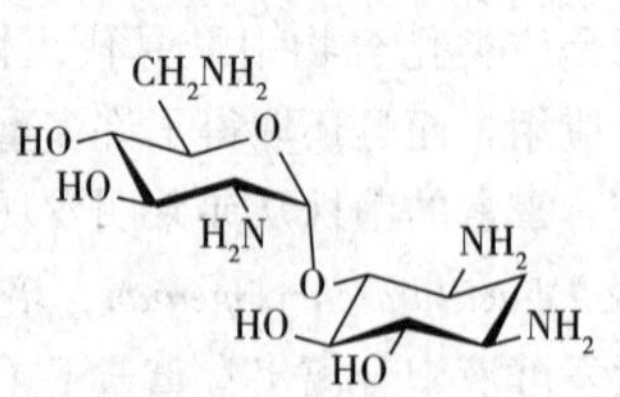

9

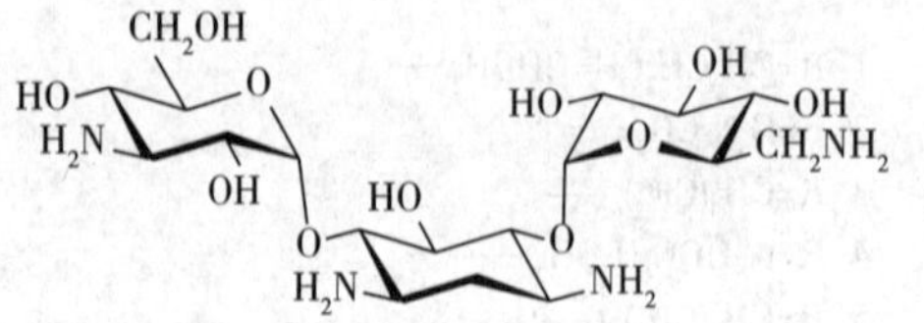

10

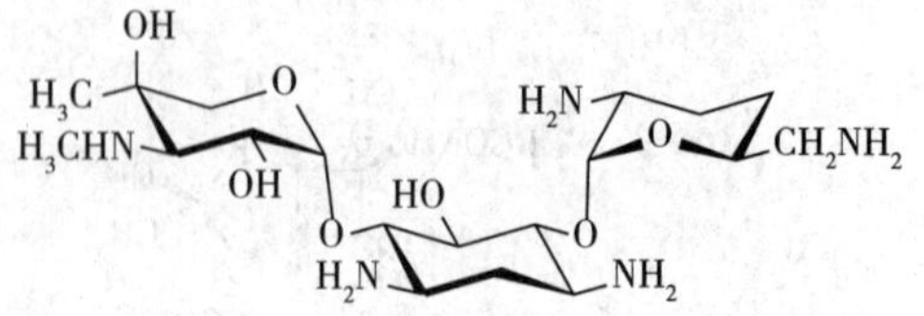

11

三、萜类化合物

微生物来源的萜类化合物以真菌来源为主，主要集中在倍半萜、二萜和三萜等几种类型。

如 stachyflin（12）是从真菌 *Stachybotrys* sp. 中分离得到的一个倍半萜类化合物，分子中具有顺式稠合的萘烷环结构，该化合物显示具有抗 A 型流感病毒（H1N1）的活性。从海绵 *Myxilla incrustans* 中分离得到的真菌中得到一个具有抗微生物活性的雅槛蓝烷类倍半萜化合物 microsphaeropsisin（13）。从南海真菌的代谢产物中也分离得到一个具有内酯结构的雅槛蓝烷型倍半萜类化合物，其结构为 8－羟基－9－酮－7(11)雅槛蓝烯－12,8－交酯（14）。从加利福尼亚索诺兰沙漠地区的侧柏中分离得到的内生真菌 *Phyllosticta spinarum* 中分离到 tauranin（15），该化合物对于多种癌细胞都显示出细胞毒活性。

Periconicin B（16）是从巴西塞拉多地区的一种植物 *Xylopia aromatica* 的内生真菌 *Periconia atropurpurea* 中分离得到的壳梭孢烷型（fusicoccane）二萜。该化合物显示出与铂制剂相似的抗肿瘤活性。

紫杉醇（paclitaxel）（17）是具有卓越治疗效果的癌症化疗药物，是 20 世纪抗肿瘤药物的重大发现之一。主要从红豆杉属植物的茎皮中分离得到。后来人们从太平洋红豆杉的针叶中的内生真菌 *Taxomyces andreanae* 的代谢产物中也分离得到了紫杉醇，随后，又从多种来源的内生真菌中发现了该化合物。

采集于日本 Fukui prefecture 海岸的蟹 *Chionoecetes opilio* 的贝壳中分离得到担子菌 *Phoma* sp.，从该菌的发酵物中陆续分到一系列的具有血小板活化因子拮抗作用的二萜类化合物，其中化合物 phomactin D（18）拮抗效应最强。

真菌的次生代谢产物中也发现了众多的三萜类化合物，其中不乏具有较好的细胞毒活性的三萜类成分。如从茯苓的菌核中分离得到的 poricoic acid G（19）对白血病细胞显示出较强的生长抑制作用。

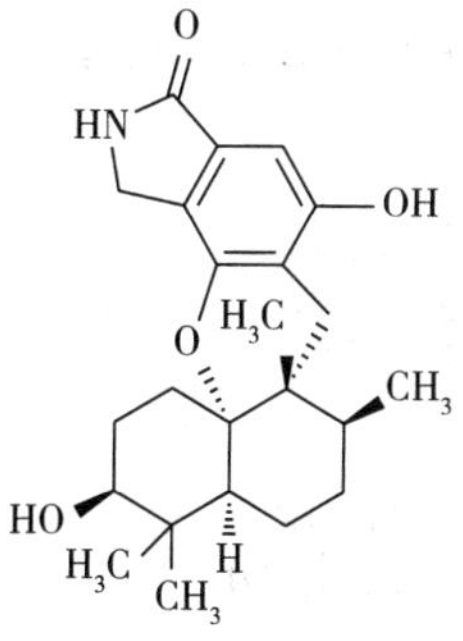

12

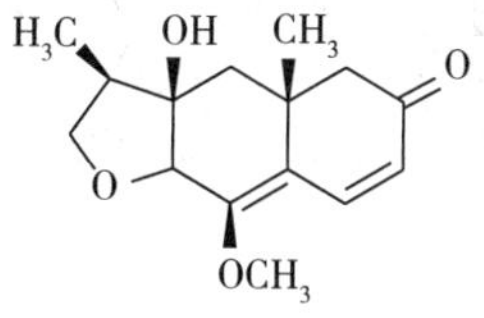

13

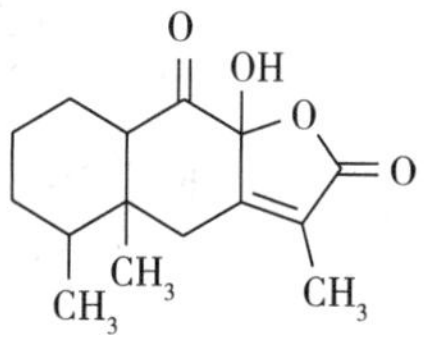

14

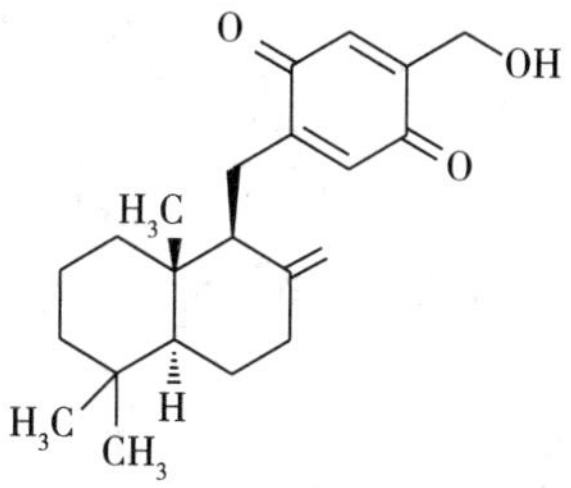

15

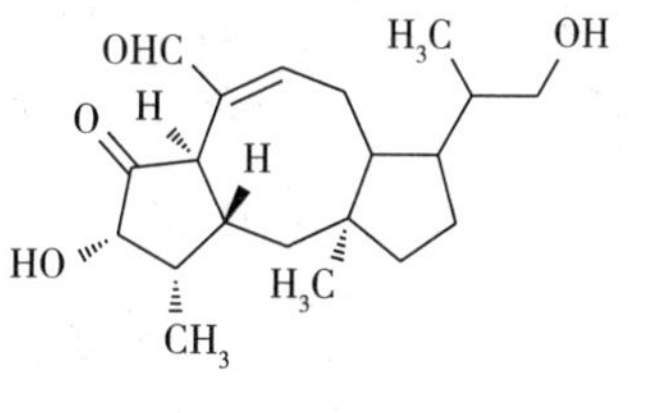

16

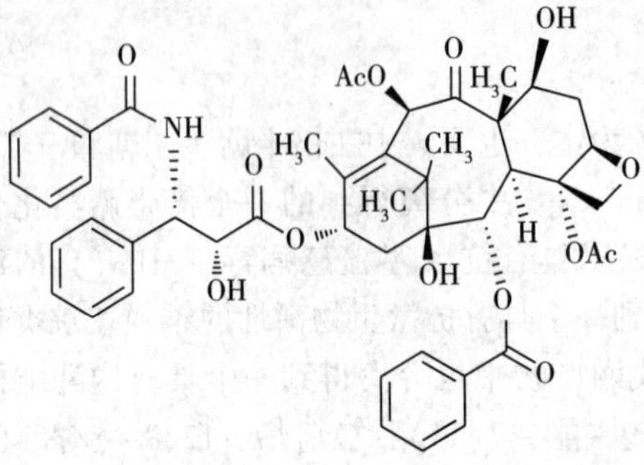

17

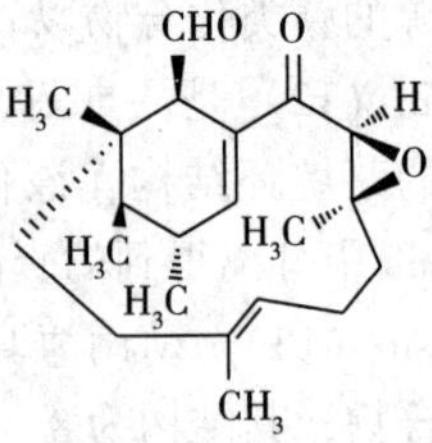

18

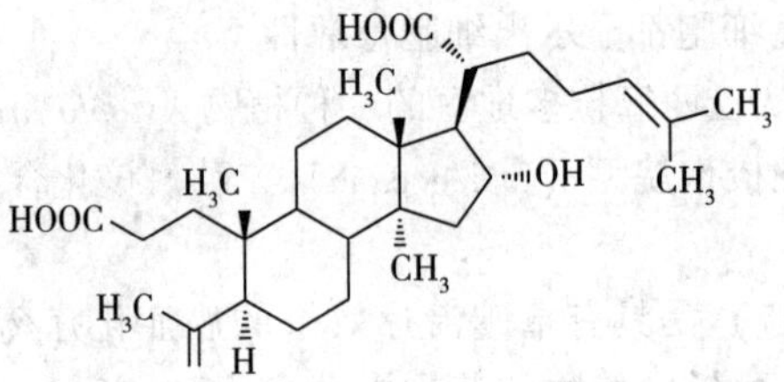

19

四、甾体类化合物

与植物来源的甾体类化合物相比，微生物来源的甾体类化合物往往具有更为丰富多样的骨架和支链。

如从水生昆虫的共生细菌中分离得到了具有孕甾烷骨架的甾体类化合物（20～22）。

从安第斯山脉出产的雪莲果 *Smallanthus sonchifolius*（Poepp. and Endl.）H. Robinson 的内生真菌 *Nigrospora sphaerica* 中分离得到 aphidicolin（23），从 *Papulospora immersa* 中分离得到（22*E*,24*R*）- ergosta - 4,6,8(14),22 - tetraen - 3 - one(24),(22*E*,24*R*) - 8,14 - epox - yergosta - 4,22 - diene - 3,6 - dione（25）。这三种甾体化合物对多种癌细胞均显示出细胞毒活性。

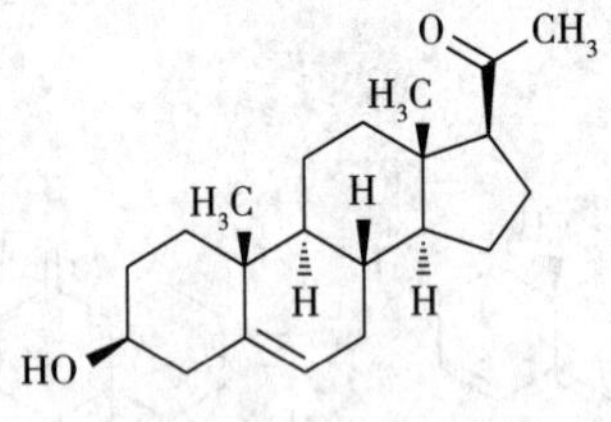

20

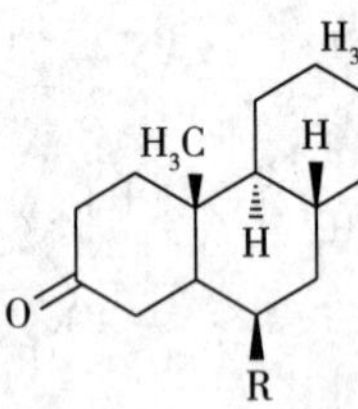

21 R=H
22 R=OH

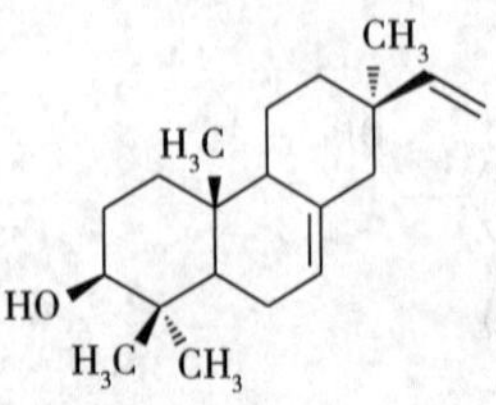

23

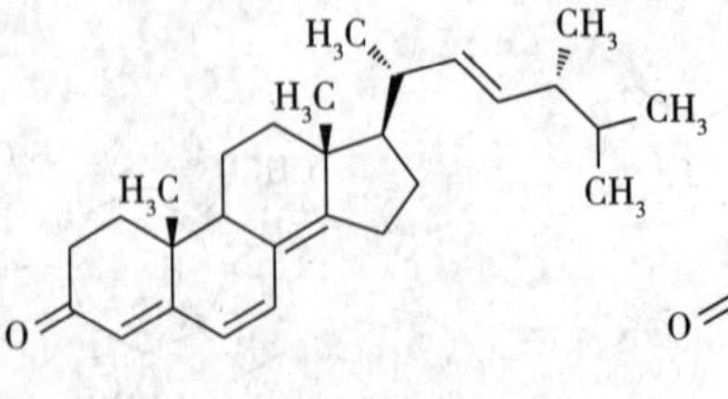

24

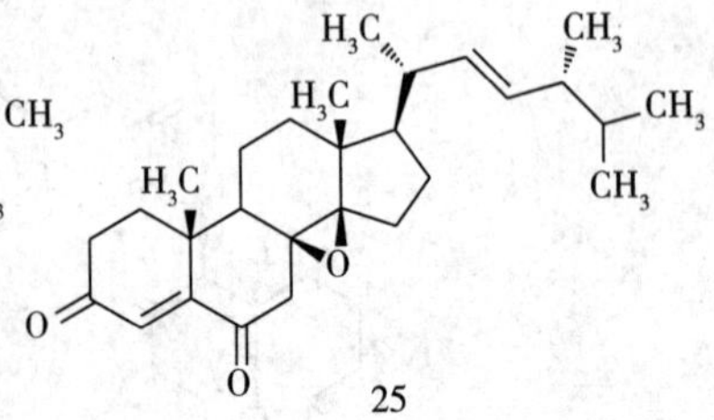

25

Zhankuic acid A（26）是从台湾常绿乔木沉水樟 *Cinnamomum micranthum* 的芯材中寄生的多孔菌 *Antrodia cinnamomea* 中分离得到的，对鼠白血病细胞 P - 388 显示细胞毒活性（IC_{50} =

1.8 μg/ml)。Favolon（27）是一个 B/C 环反式稠合的麦角甾酮类化合物，分离自来源于埃塞俄比亚的真菌 *Favolaschia species*。该化合物显示出强烈的抗真菌活性。

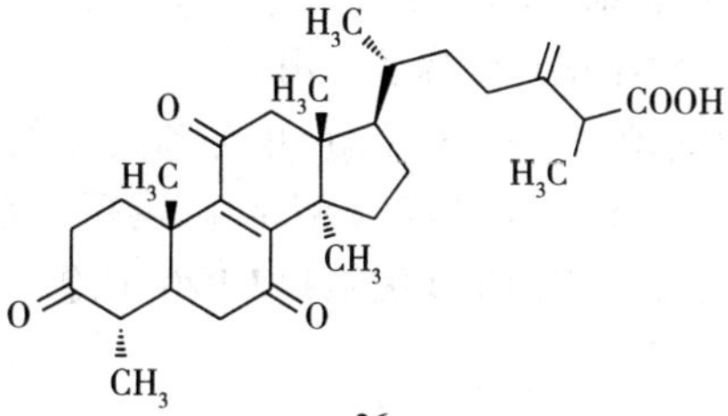

26 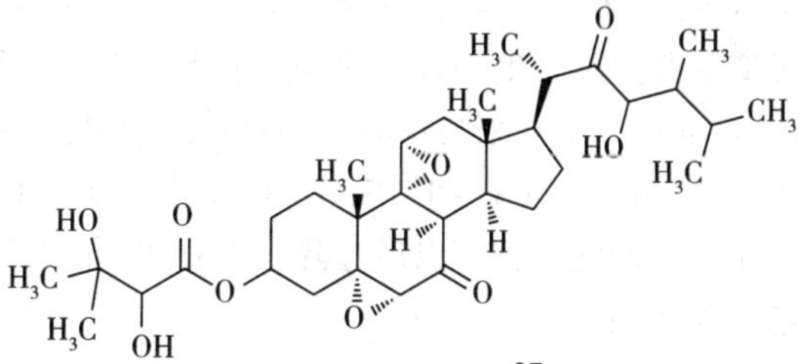　　27

从巴西东北部海岸线的海洋沉积物中分离得到的细菌 *Pseudoalteromonas* sp. 中分离得到了 deoxycholic acid（28）以及 cholic acid（29）两个甾体类化合物。

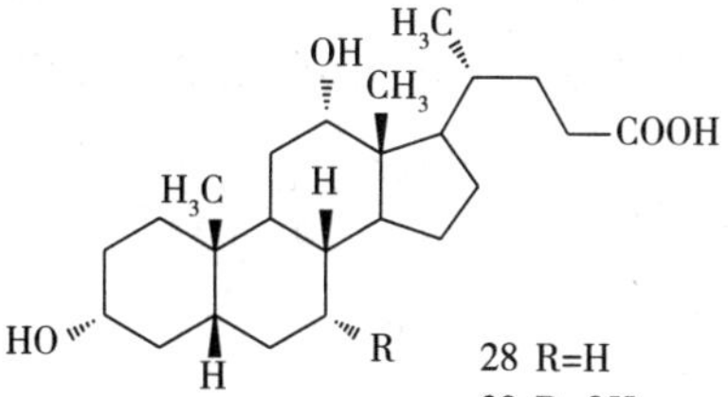

28 R=H
29 R=OH

五、聚酮类化合物

聚酮类化合物单纯从生物合成角度来讲是一类非常大的天然产物结构类型，也是一类十分重要的微生物次级代谢产物。如很多的芳香类化合物、醌类化合物、脂肪酸、大环内酯类、聚乙炔类化合物等。在这里我们将重点介绍前两类化合物，聚乙炔和大环内酯类将单独进行介绍。Acremolactone A（30）为一具有γ-内酯结构的聚酮类化合物，分离自真菌 *Acremonium roseum*，是一种强效的除草剂。Saintopin（31）是一种分离自真菌 *Paecilomyces* sp. 的红紫色染料，可以通过其拓扑异构酶Ⅱ依赖的 DNA 裂解活性发挥抗肿瘤作用。该化合物体外实验显示对人宫颈癌细胞 S3 有较强的细胞毒活性（IC_{50} = 0.35 μg/ml）。(2′*S*)-2-(propan-2′-ol)-5-hydroxybenzopyran-4-one（32）, 2-methyl-5-methoxy-benzopyran-4-one（33）是从樟科植物 *Ocotea corymbosa* 叶中的内生真菌 *Curvularia* sp. 中分离得到的两个化合物，均显示出微弱的抗真菌活性。

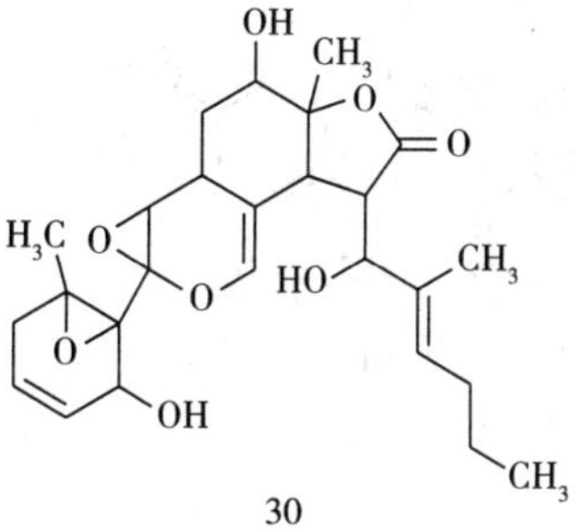

30 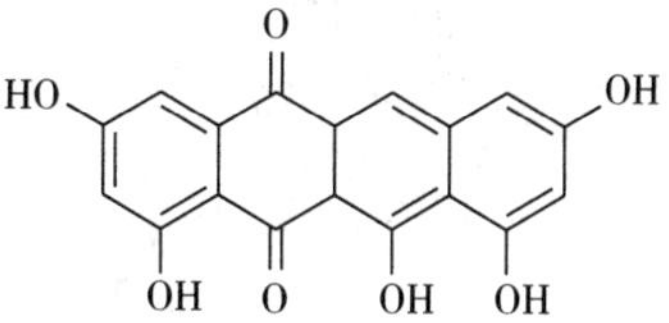　　31

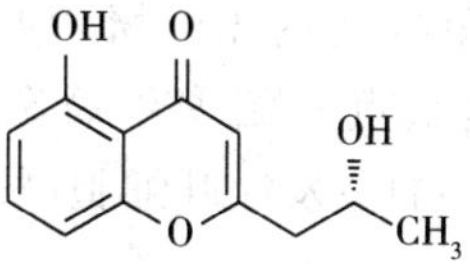

32 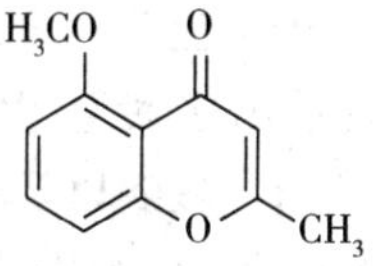　　33

日本学者从日本 Sagami Bay 浅海海泥中分离到放线菌 *Chainia* sp. SS－228，该菌株采用常规的酵母膏培养基稀释至1/8或1/6，再将 NaCl 的含量增加至3%，能产生一种 benzanthraquinone 类抗生素 SS－228Y（34），该化合物能够抑制革兰氏阳性细菌和小鼠艾氏实体瘤细胞，还可以通过抑制肾上腺素生物合成途径里的多巴胺水解酶，对小鼠产生降压作用。

Davidon 研究组从来自深海沉积物样品分离到的放线菌 *Streptomyces* sp. 中分离到多色霉素类抗生素 rubiflavinone C－1（35）和 rubiflavinone C－2（36），均具有蒽醌－γ吡喃酮的骨架。这两个化合物的混合物可以通过降低 DNA 的合成能力，进而对 CHO 细胞和 UV20 细胞显示不同的细胞毒作用。

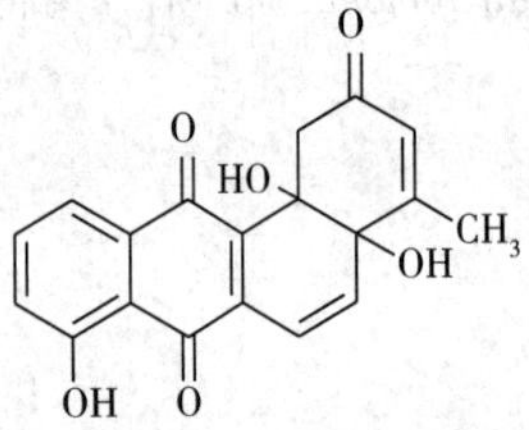

34 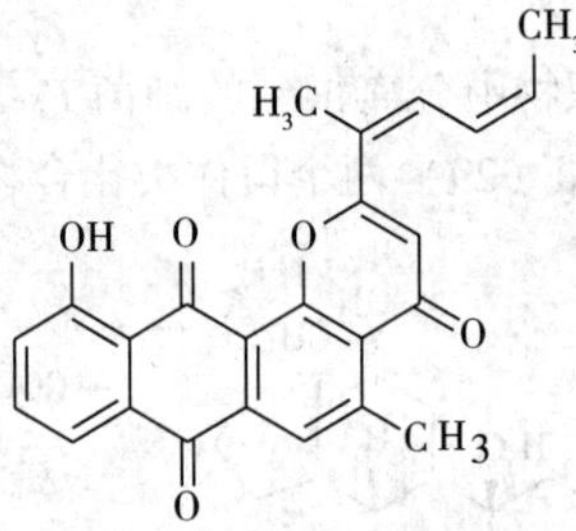　　35 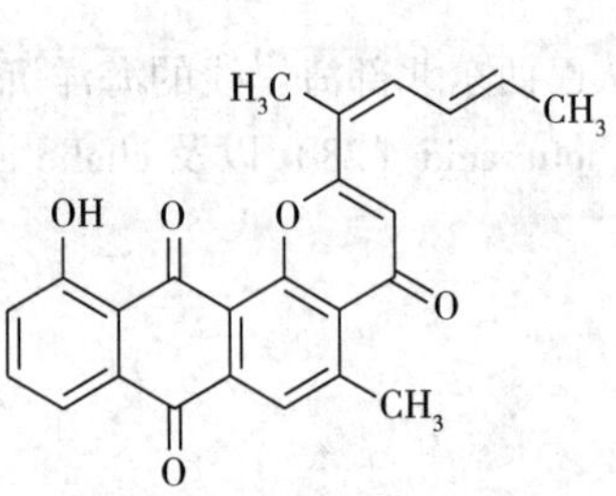　　36

从埃及的传统药用植物 *Polygonum senegalense* 的交链孢属内生真菌 *Alternaria* sp. 中分离得到三环内酯类聚酮化合物 alternariol，alternariol 5－*O*－sulfate 以及 alternariol 5－*O*－methyl ether（37～39），这些化合物对 L5178Y 鼠淋巴瘤细胞的 EC_{50} 值分别为1.7，4.5 和7.8 μg/ml。

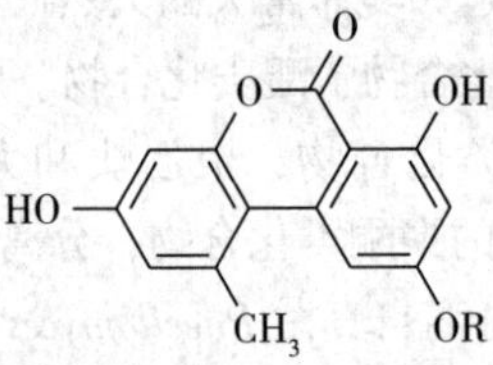

37　R=H
38　R=SO_3H
39　R=CH_3

从红树林植物 *Aegiceras corniculatum* 的内生真菌 *Penicillium* sp. JP－1 中分离得到两个聚酮类化合物 leptosphaerone C（40）和 penicillenone（41），其中化合物 leptosphaerone C 显示对人肺泡上皮腺癌细胞 A549 具有细胞毒活性，IC_{50} 值为1.45 μM；化合物 penicillenone 对白血病 P388 细胞显示具有细胞毒活性，IC_{50} 值为1.38 μM。

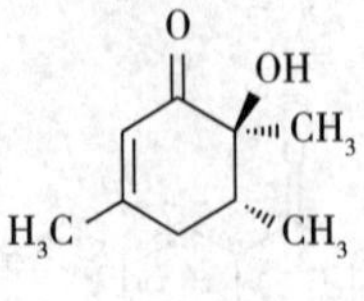

40 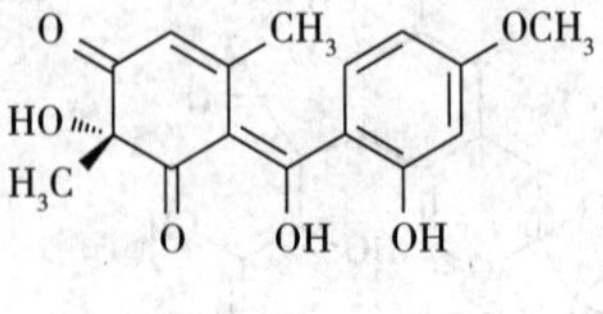　　41

六、炔类化合物

炔类化合物是一类分子中包含一个或多个不饱和三键的化合物。从微生物代谢产物中陆续发现的该类化合物显示出多种生物活性。这里重点介绍聚乙炔和环烯二炔类化合物。Mycomycin（42）被用做治疗结核病以及晚期无法手术的原发性肝细胞肝癌，该化合物1950年被首次从真菌 LL－07F275 的发酵液中分离得到。

化合物 10 - hydroxyundeca - 2,4,6,8 - tetraynamide（43）被从真菌 *Mycena viridimarginata* 的发酵液中分离出来，显示出令人鼓舞的抗细菌、酵母菌、丝状真菌以及艾氏腹水癌的活性。

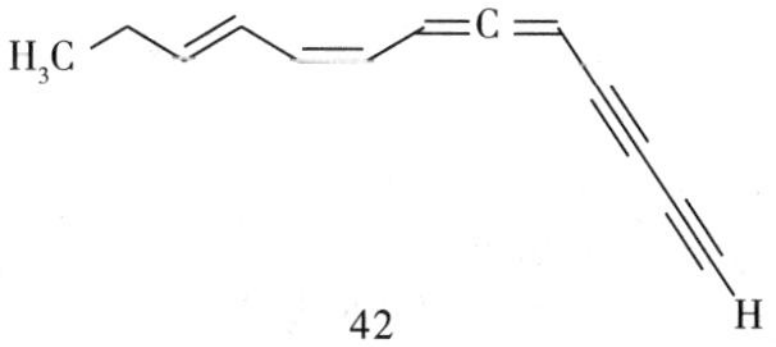

42 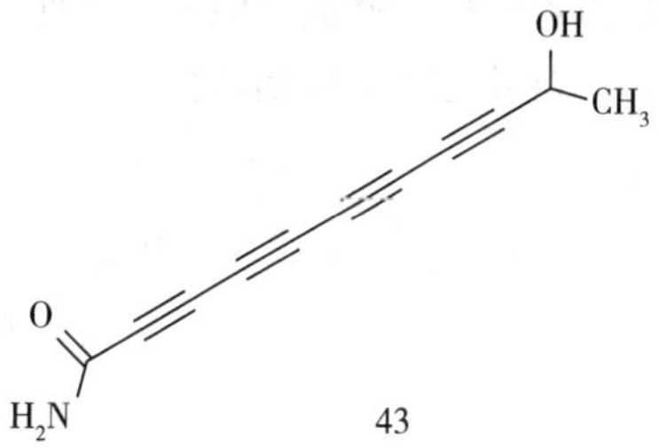　　43

化合物 tricholomenyns A（44）和 B（45）是从真菌 *Tricholoma acerbum* 的子实体中分离出来，对 T 淋巴细胞的有丝分裂显示出抑制作用。

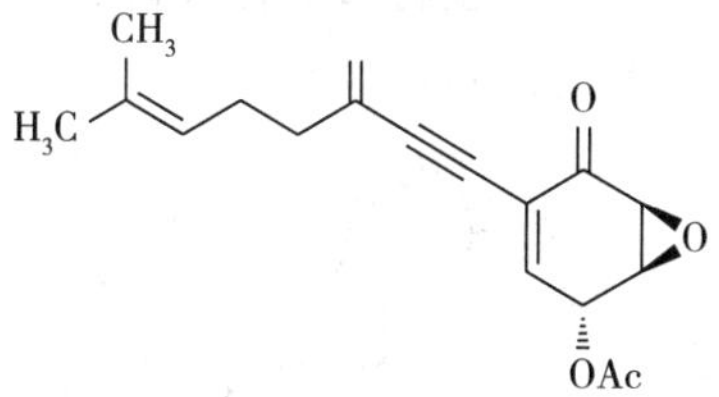

44 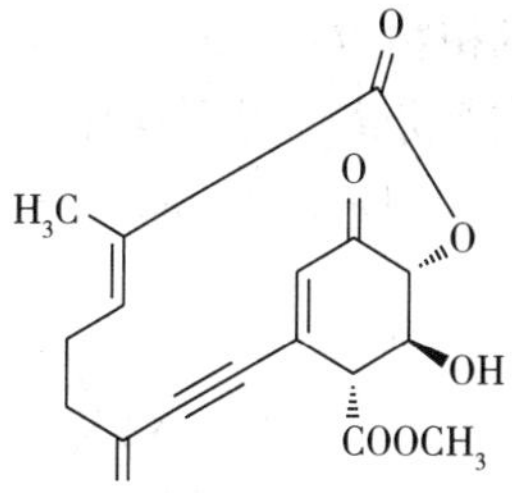　　45

在微生物抗肿瘤活性代谢产物的研究历史中，1985 年前后相继发现的卡利霉素（calicheamicin）（46）、依斯帕霉素（esperamicin）（47）以及新制癌菌素（neocarzinostatin，NCS）（48）等具有环状烯二炔结构的化合物是最引人注目的成果之一。

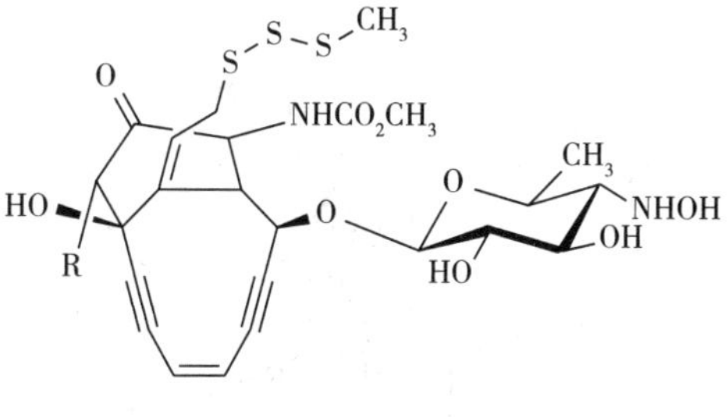

46 R=H
47 R=OH

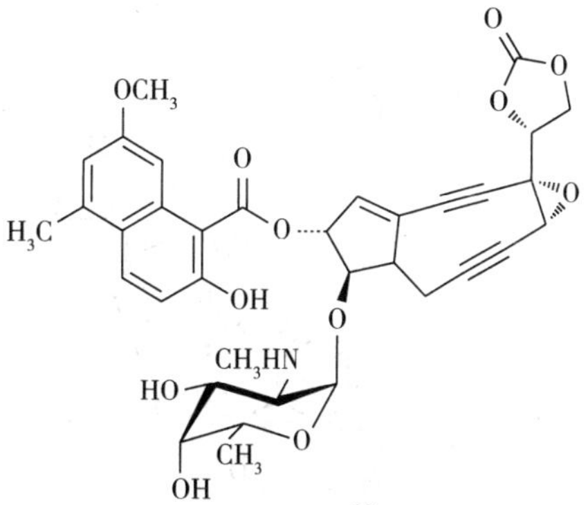

48

七、生物碱类化合物

生物碱类化合物是重要的微生物次生代谢产物类型，往往具有十分显著的生物活性特征。严格意义来讲，按照生物碱的定义，β - 内酰胺类微生物次级代谢产物也属于生物碱类化合物。

喜树碱（camptothecin）（49）是一个五元环的喹啉类生物碱，是一种 DNA 拓扑异构酶 I 的特异性抑制剂。它可以通过抑制复制过程中 DNA - 拓扑异构酶 I 复合体的裂解，进而发挥它的细胞毒活性。该化合物的多种改造产物已经广泛应用于临床，用于治疗多种癌症。该化合物最初分离自蓝果树科植物喜树 *Camptotheca acuminata* 的木质部，后来人们从假柴龙树

Nothapodytes foetida 的内皮层分离得到的内生真菌 *Entrophosphora infrequens* 的发酵物中也分离得到该化合物。然后，人们又陆续从喜树的内生真菌 *Fusarium solani* 中分离得到 9－甲氧基喜树碱（50）和 10－羟基喜树碱（51），这两个化合物和喜树碱相比，具有更好的水溶性，以及更好的 DNA 拓扑异构酶 I 抑制活性。

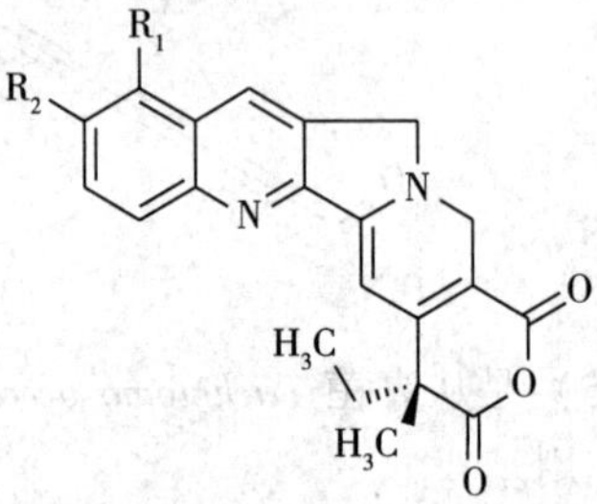

49 R_1, R_2=H
50 R_2=H, R_1=OCH_3
51 R_1=H, R_1=OH

从产自巴西的植物 *Murraya paniculata* 的叶片中分离得到内生真菌 *Eupenicillium* sp.，对该真菌的发酵产物进行分离，得到具有一系列相似结构的生物碱类化合物 alantrypinene B（52），alantryleunone（53），alantryphenone（54）和 alanditrypinone（55）。

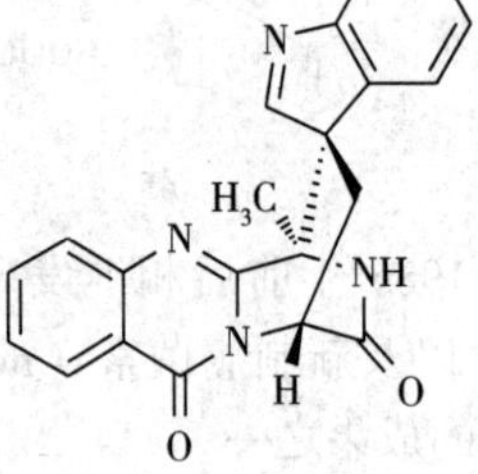

52 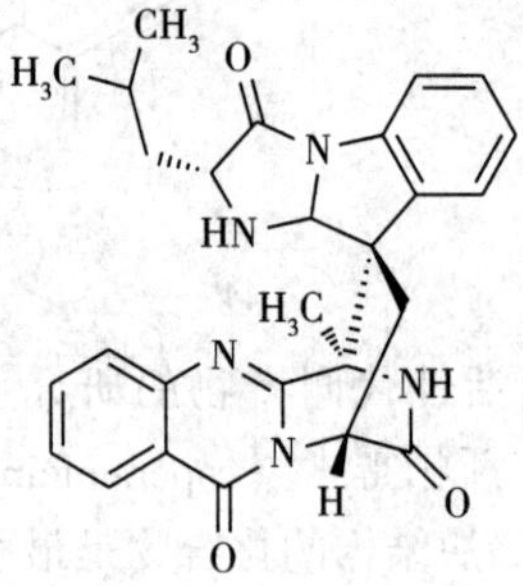　　53

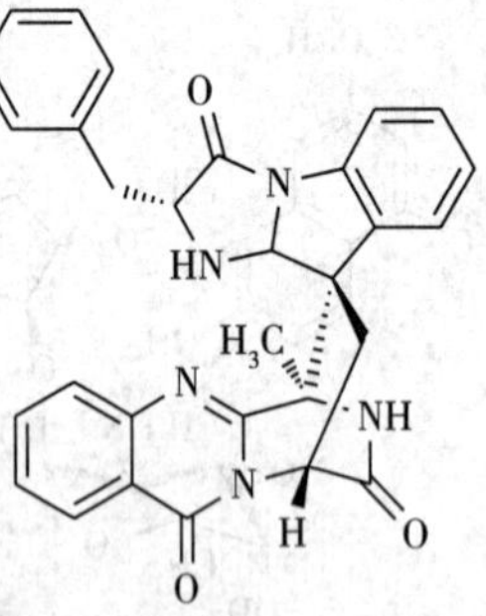

54 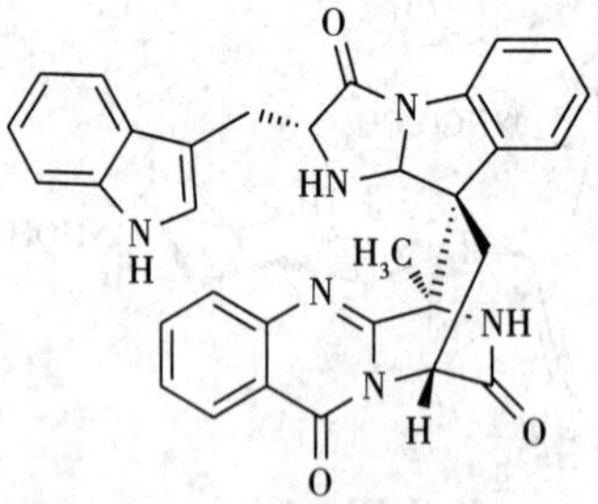　　55

菌株 *Agrobacterium* sp. ALET－304 是从西班牙海域的一种海洋被囊动物 *Ecteinascidia turbinata* 中分离出来的一种细菌，Riguera 等对该菌株进行了深入研究，从中分离得到化合物 agrochelin（56）。体外实验表明，该化合物对鼠（P388）和人类肿瘤细胞（A－549，HT－29，MEL－28）均显示出较强的细胞毒活性（IC_{50} 值为 0.05～0.2 μg/ml）。化合物 bis［6－formyl－4－hydroxy－2－（2′－*n*－pentyloxazol－4′－yl）－disulfide（57）是从海洋细菌 *Blastobacter* sp. SANK 71894 的培养液中分离出来的生物碱类化合物，结构中具有吡啶酮和噁唑的特殊骨架，该化合物显示出对人类的内皮肽转化酶 ECES（h－ECE）的抑制能力（IC_{50} 值为 1.0 μmol/L）与磷酰胺（IC_{50} 值为 0.9 μmol/L）接近，构效关系研究表明，醛基是该化合物发挥 h－ECE 抑制活性的重要官能团。

1986 年，Takahashi 等从土壤放线菌 *Streptomyces luteogriseus* DO－86 的次级代谢产物中分离得到两个吩嗪类化合物 DC－86－Y（58）和 DC－86－M（59），其中 DC－86－M 具有抑制革兰氏阳性和革兰氏阴性细菌及黑色素瘤细胞的活性。

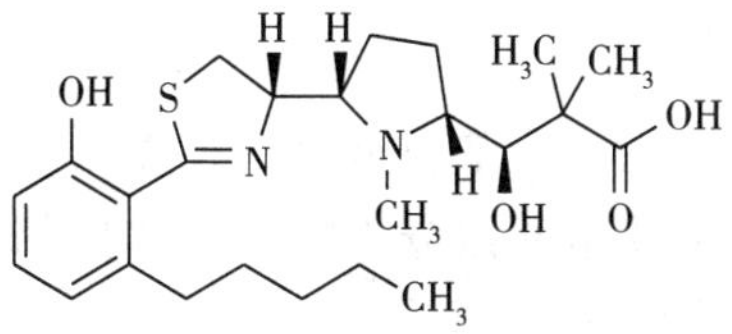

56 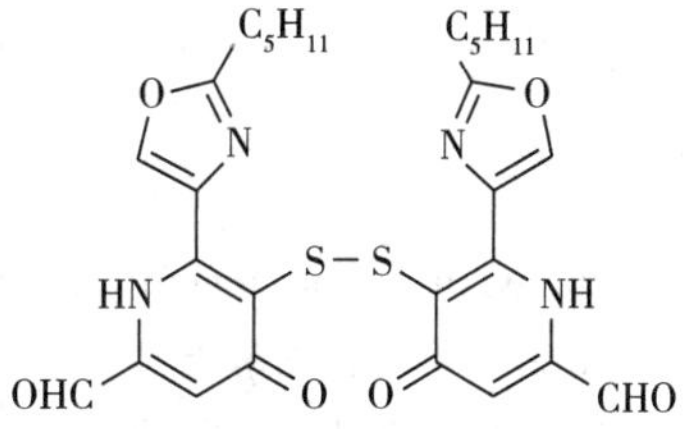　　　57

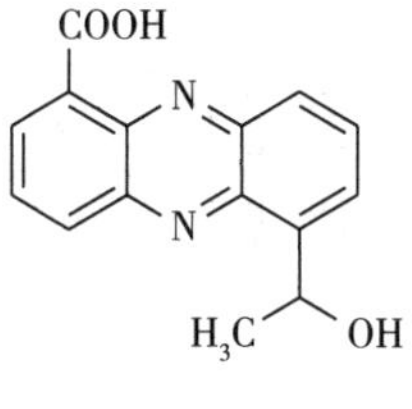

58 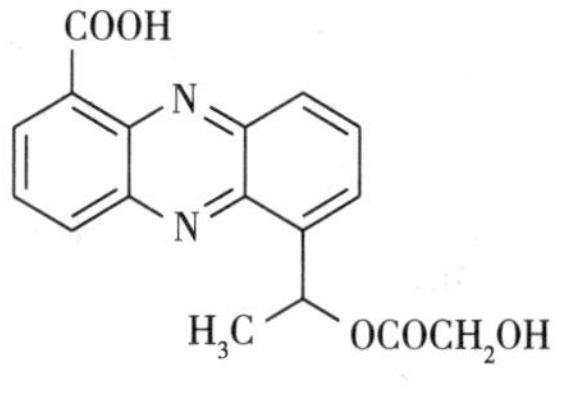　　　59

八、大环内酯类

大环内酯类是微生物代谢物的常见类型，其内酯环有大有小，通常陆源微生物的大环内酯比较常见是 14～16 元环，而海洋微生物的大环内酯环的大小差异较大。大多数大环内酯类化合物具有抗肿瘤、抗菌等生物活性，许多被开发成临床药物。

红色链霉菌 *Streptomyces erythreus* 能产生大环内酯 macrolide 系的代表性的抗菌素——红霉素 erythromycin，其包括 erythromycin A（60）、B（61）、C（62）三种结构。erythromycin A 为抗菌主要成分。临床上主要用于耐青霉素的金黄色葡萄球菌感染及青霉素过敏的金黄色葡萄球菌感染。

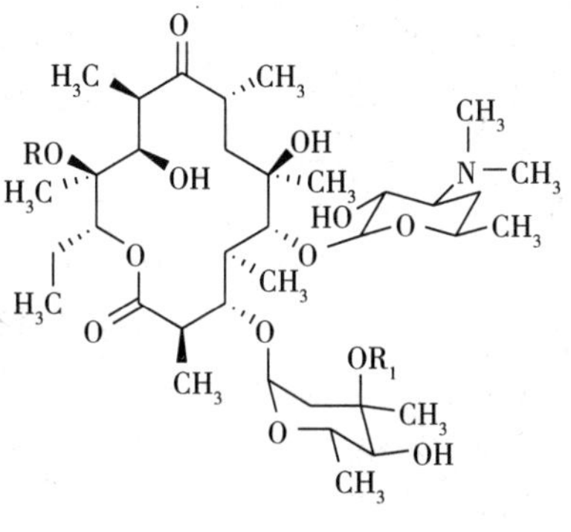

60　R=OH, R_1=CH_3
61　R=H,　R_1=CH_3
62　R=OH, R_1=H

米加链霉菌 *Streptomyces mycasofaciens* 能产生麦迪霉素 midecamycin，含 midecamycin A_1（63），A_2（64），A_3（65），A_4（66）四种成分，其中 midecamycin A_1 为主要成分。其对肺炎球菌、革兰氏阳性菌如金葡菌等以及某些革兰氏阴性菌如奈瑟菌等具有较强的抗菌活性，且不易产生耐药性。

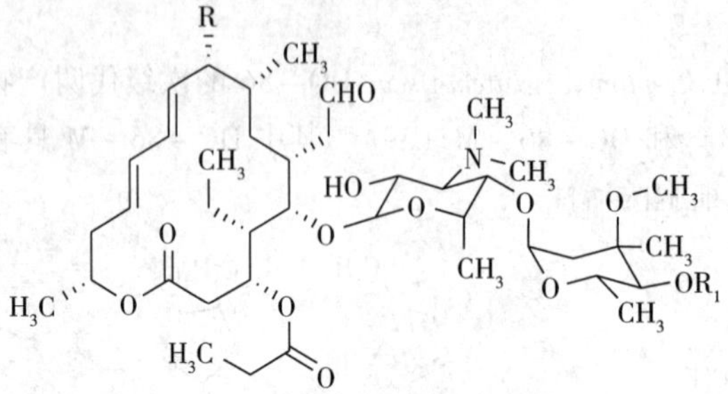

63	R=OH	$R_1=CH_3CH_2CO$
64	R=OH	$R_1=CH_3CH_2CH_2CO$
65	R==O	$R_1=CH_3CH_2CO$
66	R==O	$R_1=CH_3CH_2CH_2CO$

螺旋霉素 Spiramycin 有 spiramycin Ⅰ（67）、Ⅱ（68）、Ⅲ（69）三种成分，是由螺旋杆菌新种 *Streptomyces spiramyceticus nsp* 产生的抗生素，以Ⅱ和Ⅲ成分为主。可用于治疗由革兰氏阳性菌和某些革兰氏阴性菌引起的耳、鼻、喉和呼吸道感染。

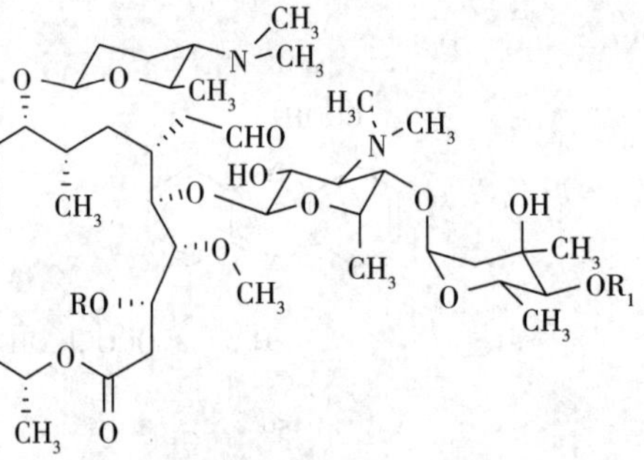

67	R=H	R_1=H
68	$R=CH_3CO$	R_1=H
69	$R=CH_3CH_2CO$	R_1=H

从灰色链霉菌 *Streptomyces avermitilis* 发酵液中分离得到的阿维菌素 avermectin，由 avermectin B1a 和 avermectin B1b 混合组成，其中 avermectin B1b（70）为主要成分。该化合物含有一个十六元大环内酯，对螨类和昆虫具有胃毒和触杀作用，是一种被广泛使用的农用或兽用杀虫、杀螨剂。后来，以阿维菌素为基础，合成了伊维菌素 Ivermectin，用于治疗人和家畜的丝虫、线虫等寄生虫病，效果显著。

从深海细菌（C－237）中分离得到 24 元环的大环内酯 macrolactins A（71），该化合物对 $B_{16}-F_{16}$ 海洋黑素瘤（$IC_{50}=3.5\mu g/ml$），单纯孢疹病毒（$IC_{50}=5\mu g/ml$）和 HIV 病毒（$IC_{50}=10\mu g/ml$）均具有体外抑制作用。

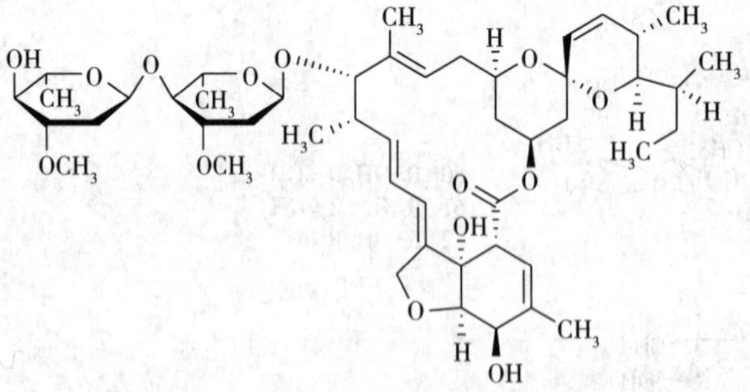

70

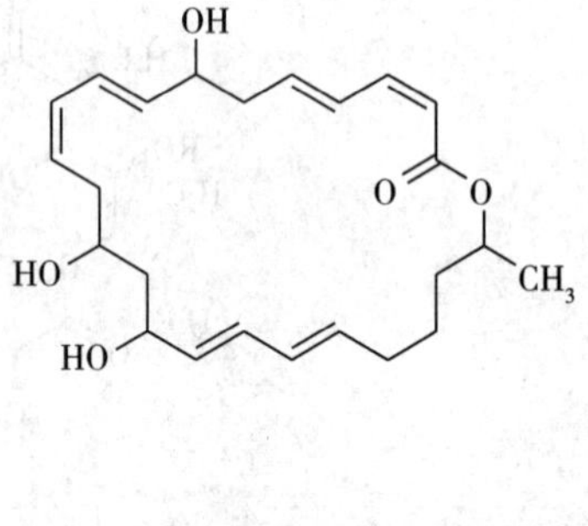

71

从海洋蓝细菌 *Lyngbya bouillonii* 中分离得到 laingolide（72）。来自于甲藻 *Alexandrium hiranoi* 的 goniodomin A（73）是一个 25 元环的大环内酯，具有显著抗真菌活性，并且能诱导小鼠肝脏坏死。从甲藻 *Prorocentrum lima* 中还分离得到具有环状亚胺结构的 prorocentrolide A（74），该化合物具有毒素作用，腹膜内注射小鼠具有致死性。

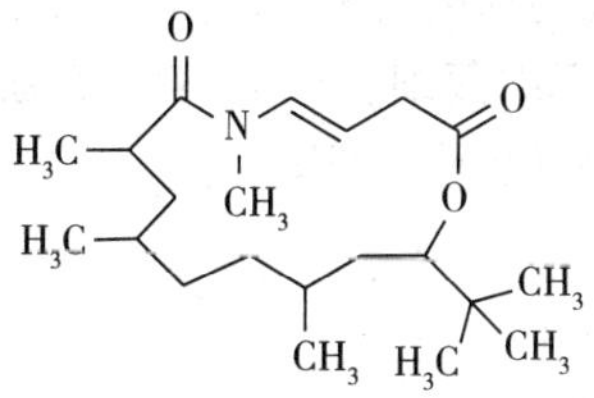

72

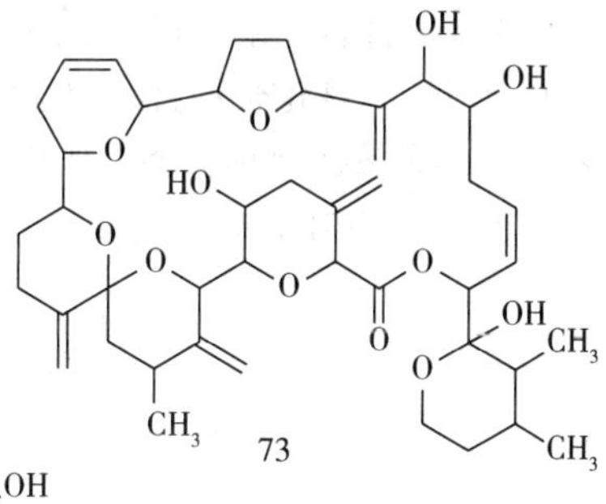

73

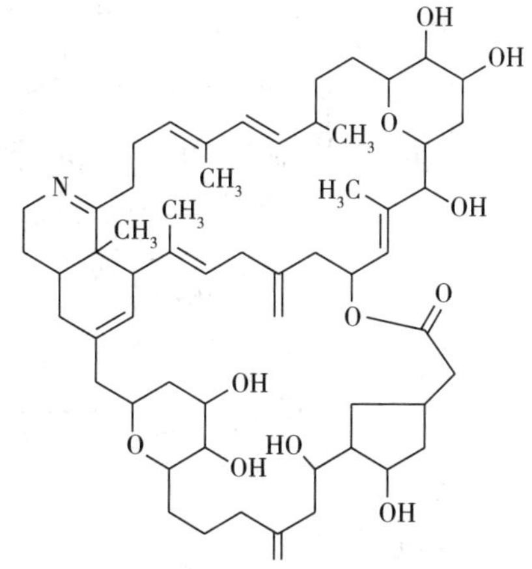

74

九、肽类、二酮哌嗪类、缩肽类

肽类化合物是氨基酸通过肽键缩合而成的一类化合物。微生物能产生简单和复杂肽类结构。按照结构特征可分为：线状肽、环状肽、环状线状肽、酯肽、含内酯环的肽、糖肽、高分子肽等。

万古霉素 Vancomycin（75）属于糖肽类代谢物，是由东方拟无枝酸菌（*A. orientalis*）产生。1958 年 FDA 获准上市，主要用于葡萄球菌（包括耐青霉素和耐新青霉素株）、难辨梭状芽胞杆菌等所致的系统感染和肠道感染。其活性强，在其他抗生素无效时会被使用。但由于抗生素滥用，已出现了可抵抗万古霉素的细菌，如万古霉素抗药性肠球菌（VRE）。

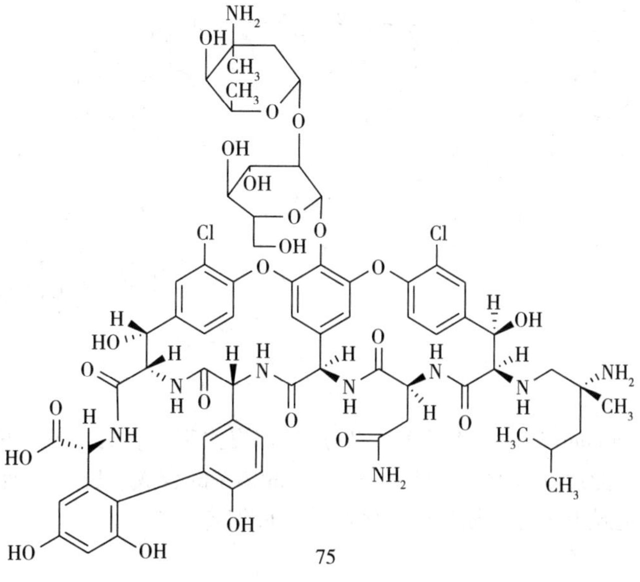

75

2015 年，《自然》杂志报道了一个土壤微生物 *Eleftheria terrae* 产生的含内酯环肽类抗菌素 teixobactin（76）。该化合物具有超强的抗菌效力，对结核菌、葡萄球菌的抗药性菌株、炭疽杆菌和梭菌等多种致病菌具有杀灭作用。其抗菌机制是通过作用于细菌细胞壁上不易突变的脂质肽聚糖前体 lipid II 和磷壁酸前体 lipid III 而杀死细菌，且不易产生耐药性。

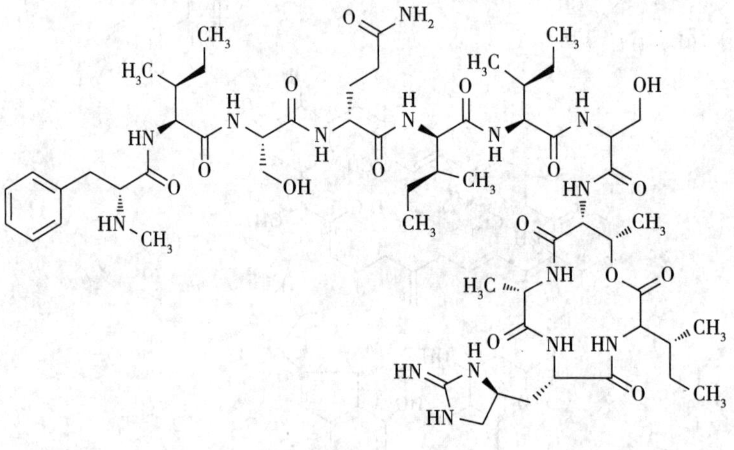

76

Lactococcus lactis 和 *Kluyveromyces marxianus* 的混合培养可有效地生成乳酸菌素 nisin（77）。这是一种由乳酸菌属菌株产生的抗生肽类，可抑制多种革兰氏阳性菌的生长，已被广泛用作食品保鲜剂。

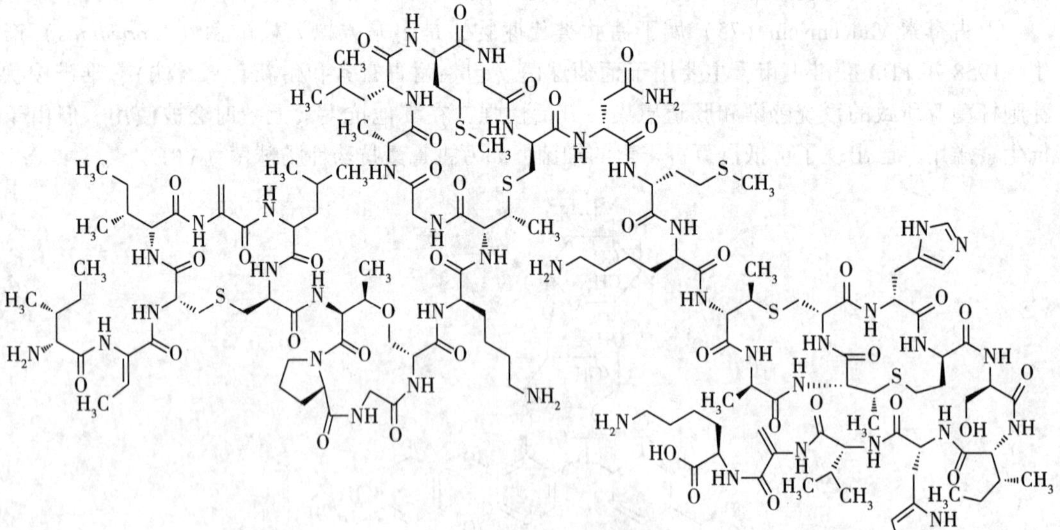

77

放线菌素 D（actinomycin D，ACTD）（78）又称更生霉素，是由放线菌 *Str. parvullus* 产生的多肽类代谢产物，能抑制 RNA 的合成，特别是 mRNA 的合成。属于周期非特异性药物。用于肾母细胞瘤、绒毛膜上皮癌、横纹肌肉瘤和神经母细胞瘤等。

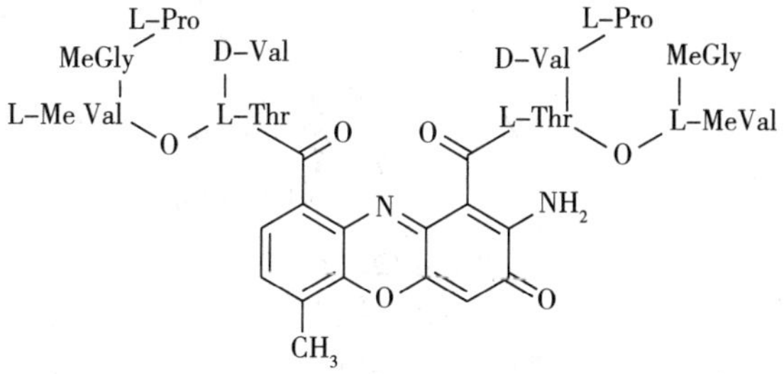

78

二酮哌嗪类化合物（diketopiperazines，DKPs）其特征结构是由两个氨基酸通过肽键缩合而成的环二肽（cyclic dipeptides），稳定的六元环骨架结构使 DKPs 在药物化学中成为一个重要的药效团，表现出多种生物活性与药理活性。

在 GluPY 培养基中，海星 *Acanthaster planci* 的内生真菌 *Neosartorya pseudofischeri* 能产生丰富的二酮哌嗪类代谢产物，其中含二硫键的木霉素 gliotoxin（79）和其二硫键断裂衍生物（80）具有良好的抗肿瘤活性，对人肾胚胎上皮细胞（HEK）293，肠肿瘤株 HCT－116、RKO 具有良好的细胞毒性。

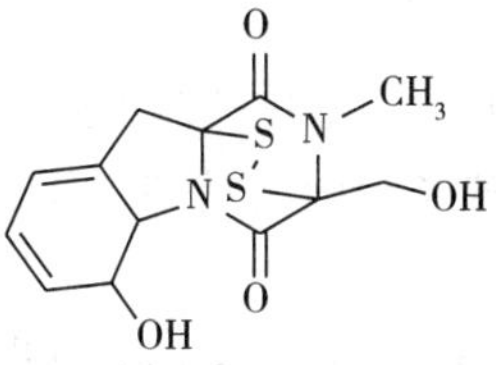

79 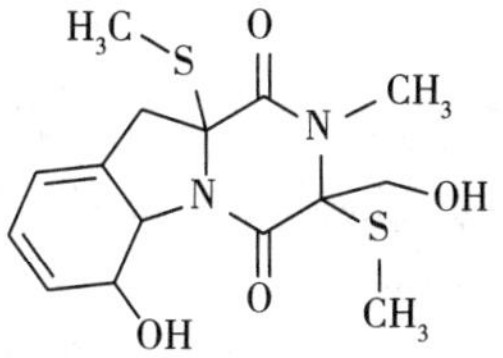　　　　80

从南中国海珊瑚内生细菌 *Brevibacterium sp.* 中分离得到一个新的环四肽（81），其化学结构由酪氨酸－丙氨酸－亮氨酸－丝氨酸链接而成。

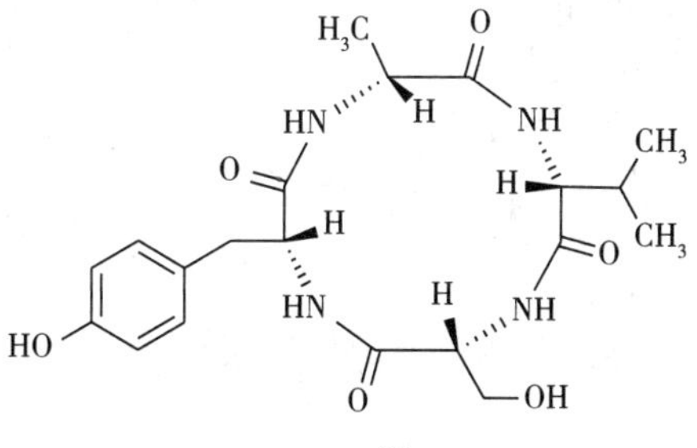

81

十、含卤素化合物

微生物可以利用环境中的卤素资源产生含卤素的代谢产物。无论是从陆地微生物，还是海洋微生物中都有大量的氯代、溴代产物报道。尤其是海洋环境中含有大量的卤盐，为微生物产生卤代物提供了丰富的原料。

1947 年，从南美洲委内瑞拉的土壤内的委内瑞拉链霉菌 *Streptomyces venezuelae* 成功分离氯霉素（chloramphenicol，chloromycetin）（82）。它是世界上首次完全由合成方法大量制造的广谱抗生素，其副作用主要是引起致命的再生不良性贫血，主要用于细菌性结膜炎的眼药水或药膏上。

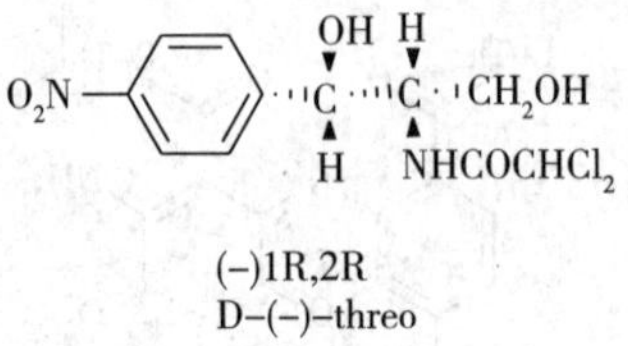

(-)1R,2R
D-(-)-threo

82

从加勒比海草 *Thalassia* 表面分离细菌 *Pseudomonas bromoutilis* 的代谢物中分离得到一种五溴化合物 pentabromopseudilin（83）。这是一个罕见的高溴代化合物，其溴含量高达 70%，具有抗肿瘤活性和高效植物毒性。

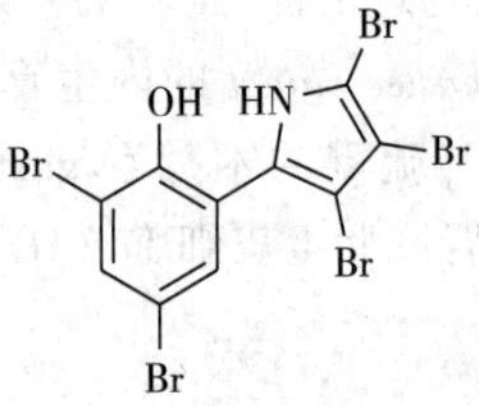

83

从海绵 J*aspisaff johustoni* 中分离的一株未鉴定真菌 *Hyphomycete* 分离得到独特结构的三环卤代倍半萜类化合物 chloriolin B（84），对人乳腺瘤和成神经细胞瘤具抑制作用，IC_{50}值分别为 0. 7μg/ml 和 0. 5μg/ml。

海洋蓝细菌 *Lyngbya majuscula* 能产生新型多氯化合物 pseudodysidenin（85），该化合物对 P－388，A－549，HT－29 和 MEL－28 肿瘤株具有细胞毒性（IC_{50} >1μg/ml）。

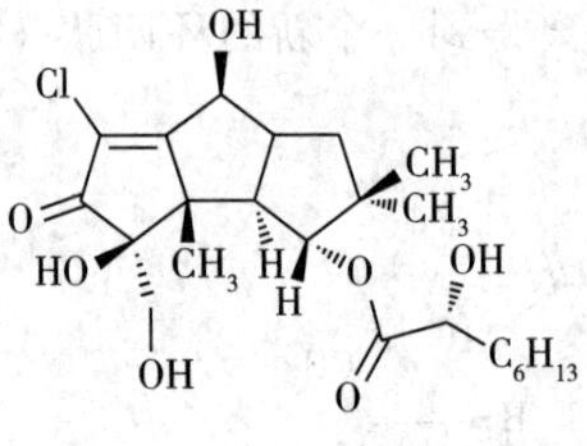

84 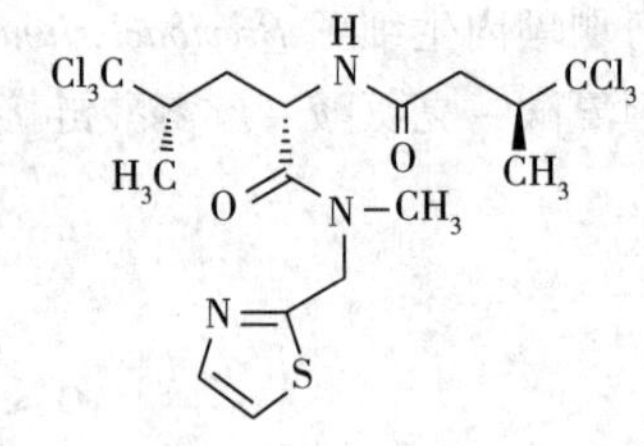　　85

第三节　微生物毒素

微生物毒素（microbial toxin）是指微生物在其生长繁殖过程中或在一定条件下产生的对其他生物物种（微生物除外）有毒害作用的代谢产物，但不包括抗生素，属生物毒素类。它对于医学、药学、化学生物学、化学生态学以及等诸多生命科学的研究有着十分重要的意义。

微生物毒素的科学研究始于 19 世纪后期。1888 年 Roux Emil 和 Yersin Alexandre 分离出白喉毒素，它是人类发现的第一个细菌毒素。1959 年，发现霍乱的致病因子是为一种不耐热肠毒素。17 年后，分离和提纯出了霍乱肠毒素（CT），并鉴定了其结构。1960 年，第一个真菌毒素（myctotoxin）——黄曲霉素被发现，其毒性是氰化钠毒性的 10 倍，由此开启了真菌毒素的研究热潮。20 世纪 60 年代，鉴定了河豚毒素的结构，后来发现河豚毒素实际上是由海洋微生物产生，这一认识极大推动了海洋微生物毒素的研究。

微生物毒素主要按产毒微生物的来源和种类分类。依产生毒素微生物来源地的不同，可分为陆源微生物毒素和海洋微生物毒素。陆源微生物毒素有细菌毒素和真菌毒素。细菌毒素由病原性细菌产生，分内毒素（endotoxin）和外毒素（exotoxin），外毒素是菌合成释放到介质中的毒素，而内毒素则是菌体内的毒素。结构类型主要有双组分蛋白类和脂多糖类。重要的代表有肉毒毒素（botulinum toxin, AX）、霍乱毒素、肠毒素（staphylococcal enterotoxins, SE）和内毒素（endotoxin）。真菌毒素主要由真菌产生，其化学结构主要是一类环系有机化合物。典型代表性化合物有黄曲霉毒素（aflatoxins，AFT）［黄曲霉素毒素 B1(86), B2(87), G1(88), G2(89)］、杂色曲霉毒素（sterigmatocystin, ST）（90）、单端孢霉烯毒素和 T－2 毒素。

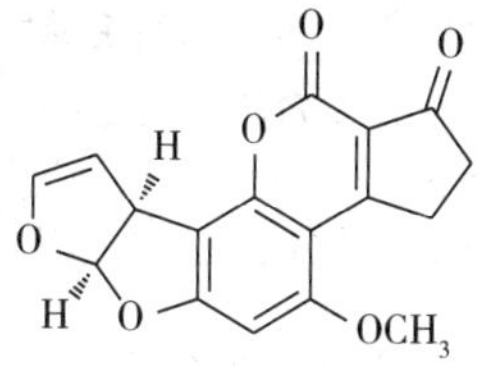

86 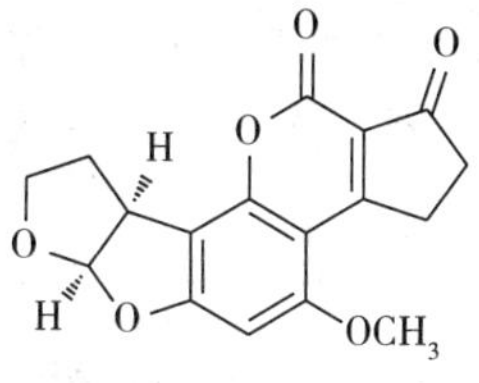　　87 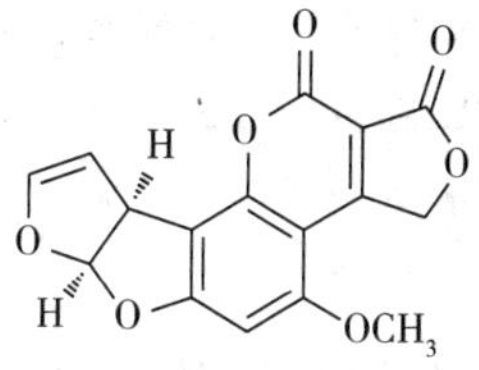　　88

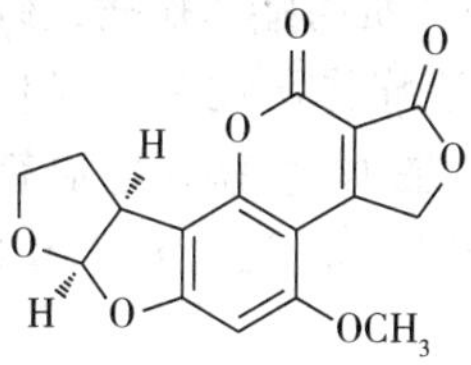

89 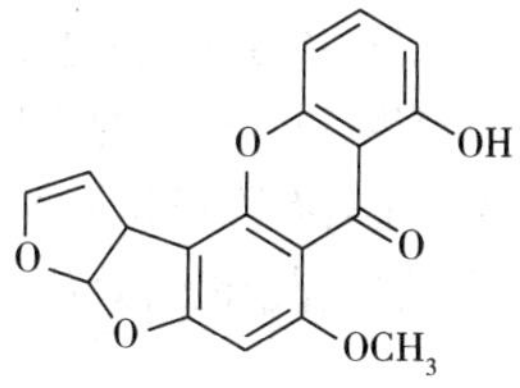　　90

海洋微生物毒素是海洋微生物产生的生物活性成分之一（参见第 15 章海洋药物）。该类物质主要由海洋细菌、真菌、放线菌以及微藻产生。由于海洋高盐、高压等独特的生态环境，海洋微生物具有种类和代谢的特殊性，造就了海洋微生物毒素的化学结构复杂性。其结构主要有三类：生物碱、聚醚类和肽类毒素。海洋细菌、真菌、放线菌、微藻均可产生生物碱类毒素，如河豚毒素（tetrodotoxin, TTX）、石房蛤毒素（saxitoxin, STX）（91）等。这类毒素属于神经系统钠离子阻断剂，毒性强烈，河豚毒素毒性为氰化物的 1000 倍，石房蛤毒素的对人的致死量 0.3mg；海洋微藻可以产生聚醚类毒素，如西加鱼毒素（ciguatoxin, CTX），这类毒素结构极其复杂，毒性为河豚毒素的 100 倍，属神经系统钠离子通道激活剂。海洋细菌、微藻还可以产生肽类毒素，如海洋蓝细菌能产生具有肝毒性的微囊藻素 microcystin；硅藻能产生肽类神经毒素软骨藻酸。由于海洋生态环境独特，海洋微生物素毒素与其他海洋生物毒素有着密切的关联。如河豚毒素，实际上是由细菌等微生物产生，而贝毒素则来源于海洋微藻，通过食物链积累。

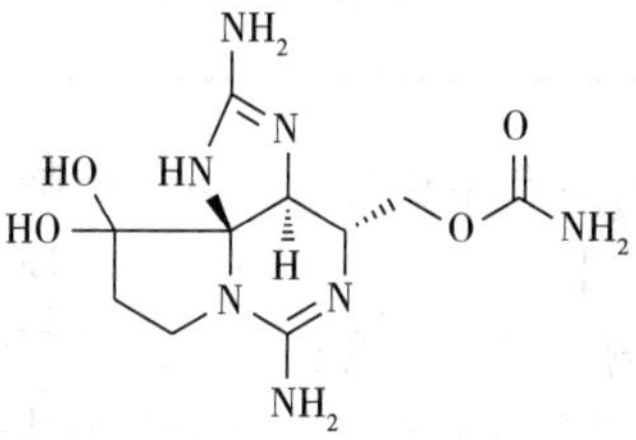

91

知识链接

河豚毒素（tetrodotoxin, TTX），无色棱柱状晶体，分子式 $C_{11}H_{17}N_3O_8$，分子量为 319，属胍基类生物碱。难溶于水，可溶于弱酸的水溶液。河豚毒素对热稳定，一般烹调手段难以破坏。但在碱性溶液中易分解，在强酸溶液中也不稳定。河豚毒素主要存在于河豚内脏器官，如肝脏、卵巢、肠、精巢、血液、胆囊和肾等部位。研究表明，河豚毒素实际上由海洋微生物产生，通过食物链积累在河豚体内。河豚毒素属神经毒类，其毒性强烈，腹腔注射对小鼠的 LD_{50} 为 8μg/kg，其作用机制是选择性地抑制钠离子通过神经细胞膜而使神经麻痹。实际应用中，河豚毒素可作为神经生理学和肌肉生理学研究的工具药，极微量的河豚毒素还可用于脑外伤、脑神经疾病及心血管疾病的治疗，也可以镇痛和帮助有效戒毒。

微生物毒素带给人类的危害和损失极大，但是随着对其药理作用机制认识的深入，其在医药领域的潜在应用价值巨大。例如：肉毒素能抑制神经末梢释放乙酰胆碱，阻断神经和肌肉之间的“信息传导”，使过度收缩的肌肉放松舒展，用于治疗神经肌肉痉挛疾病，微量的注射可用于美容除皱。剧毒的石房蛤毒素可以开发成镇痛药物，其镇痛作用比鲁卡因和可卡因强 10 万倍，还具有降压作用；极微量的河豚毒素可用于脑外伤、脑神经疾病及心血管病的治疗，也可以镇痛和帮助有效戒毒；西加鱼毒素具有强心功效，可以开发成强心剂（表 16－1）。

表 16－1　典型的微生物毒素

毒素名称	结构类型	来源微生物	药理作用	应用
肉毒素	150kD 的多肽，有 A、B、Cα、Cβ、D、E、F、G 八种类型	肉毒杆菌	抑制乙酰胆碱释放，A 型毒性最强	治疗神经肌肉痉挛、美容除皱
黄曲霉毒素	二氢呋喃香豆素，有 B1，B2，G1，G2，M1 等类型	黄曲霉	致癌，B1 型毒性最强	
杂色曲霉毒素	呫吨酮类	霉菌	主要影响肝、肾等脏器，有强致癌作用	
河豚毒素	胍基生物碱类	海洋细菌、真菌、放线菌、微藻	神经系统钠离子通道阻滞剂	镇痛、戒毒、脑损伤治疗
石房蛤毒素	生物碱类	海洋微藻	阻断钠离子通道，不影响钾离子通道	镇痛、降压
西加鱼毒素	聚醚类	海洋微藻	神经系统钠离子通道激活剂	强心作用

微生物毒素的有效检测是其有效利用和防范的重要保障。目前的检测技术有常规技术和新型检测技术。常规技术主要有生物、理化检测技术。生物检测属于经典常规方法，主要是根据毒素的毒性作用做定性的检测。理化检测利用毒素的理化性质特点结合现代仪器分析方法（如 HPLC－MS 等）进行定性和定量分析。新型检测技术是在化学、生理学、毒理学和分子生物学等角度发展起来的技术，如细胞毒性检测技术、神经受体检测技术、酶学检测技术和免疫检测技术等。简单、快速、准确的定性和定量检测是毒素检测方法的发展方向。

第四节 微生物代谢物的提取、分离和结构研究

微生物代谢物研究，通常是先将微生物分离纯化得到单一菌株，然后选择单菌或者多菌株混合在合适的培养条件下规模化发酵，待发酵完毕对菌丝体和发酵液进行提取、分离，从中获得单一化合物后进行结构研究。

一、微生物的分离培养和发酵

在无菌操作平台上，将采集的土壤，江湖海洋水体、淤泥、沉积物，动植物等样本进行处理可以获得所需的微生物单菌。主要的分离纯化技术有稀释法和选择培养法。稀释法（包括倾注平板、涂布平板、平板划线等）是在液体中或在固体表面上高度稀释微生物群体，使单位体积或单位面积仅存留一个单细胞，并使此单细胞增殖为一个新的群体。但如果所要分离的微生物在混杂的微生物群体中数量极少或者增殖过慢而难以稀释分离时，需要结合使用选择培养法，即选用仅适合于所要分离的微生物生长繁殖的特殊培养条件来培养混杂菌体，改变群体中各类微生物的比例，以达到分离的目的。得到单菌后，通常采用分子生物学技术如 16SrDNA、ITS 测序等对所得微生物进行种属鉴定。经鉴定后的菌种可以保存或接种进行大规模发酵培养。

微生物发酵须选择合适的培养基。培养基对菌体的生长繁殖、产物的生物合成、产品的分离精制等具有重要的影响。按照物理状态分培养基有固体、半固体和液体培养基三类。固体培养基常用于微生物分离、鉴定、计数和菌种保存。液体培养基的培养效率高，主要用于大规模发酵。

按照微生物的种类分细菌培养基、真菌培养基、霉菌培养基和酵母培养基等。营养肉汤和营养琼脂是常用的细菌培养基；高氏 1 号培养基常用于放线菌的培养；常用霉菌培养基有马铃薯蔗糖培养基和豆芽葡萄糖琼脂培养基；马铃薯蔗糖培养基和麦芽培养基是酵母培养常用培养基。

相对与陆地微生物，海洋微生物生长环境更为复杂，绝大多数海洋微生物不能在目前应用的培养基上生长繁殖，需要根据微生物生活的海洋生态环境、海水的营养组成、生态环境的理化条件等，设计不同的培养基和培养条件。

二、提取

通常将微生物发酵后离心处理分出菌丝体和培养液。对于发酵液，选择合适溶剂（如乙酸乙酯、正丁醇等）直接进行萃取，或先浓缩至一定体积后萃取，或经减压蒸馏或冷冻干燥除去水分之后用甲醇或乙醇等溶剂提取。对于菌丝体，用溶剂法提取，考虑到代谢物对热的稳定性，可选择浸渍、回流等不同提取方式。由于长时间的加热会影响到化合物的稳定性，常采用室温浸渍提取方法。

三、分离

微生物代谢物的结构类型具有复杂性和多样性，其分离是一个复杂的过程。一般经粗分和精细分离两个阶段。粗分可采用传统的溶剂萃取或溶剂沉淀法进行分离得到不同极性的组分，或利用一些特殊的官能团（如酸性基团羧基、酚羟基，碱性基团胺基）性质将其转化成

相应的盐进行分离，或经常规柱色谱、中压色谱（可选用硅胶、凝胶、聚酰胺、离子交换树脂等填料）分离得到不同的流份。精细分离是在粗分离的基础上，利用各种色谱填料（常用凝胶、ODS等）进行反复的层析，最后还可采用更高分离效率的高效液相色谱（HPLC）进行制备分离。

在实际分离过程中，单一的分离方法常常难以达到分离纯化目的，往往是上述各种方法的混合使用或重复使用。

如真菌 *Neosartorya pseudofischeri*，在 GluPY 培养基中能产生丰富的含硫代谢产物：木霉素（gliotoxin）及其类似物，其分离过程包含乙酸乙酯溶剂对发酵液的提取，硅胶色谱粗分离和制备高效液相法的精细分离组合完成，具体流程如下：

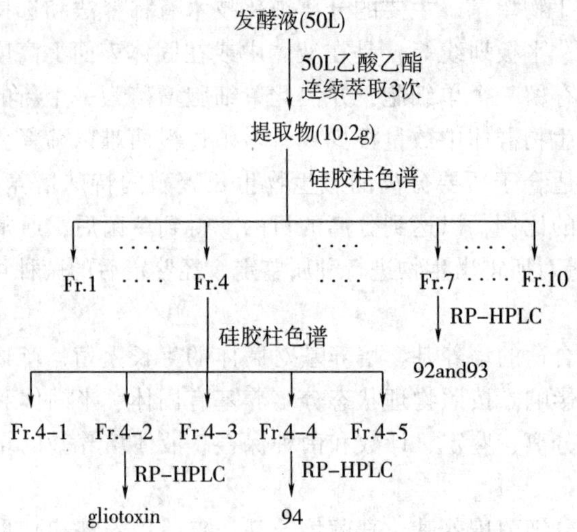

92　　93　　94

四、结构研究实例：

Teixobactin（76）是土壤微生物 *Eleftheria terrae* 产生的超级抗菌素。其化学结构基于 MS、氨基酸分析和 1D、2D-NMR 数据综合解析确定。

Teixobactin 的 MS 显示其分子量为 1242，表明其为一大分子化合物。化合物的 ^{1}H-NMR 显示低场处有多个活泼氢信号（δ 8.43, 7.88, 7.85, 7.70, 7.78, 8.37, 8.05, 8.32, 7.95, 8.01）；结合 ^{13}C-NMR 低场碳信号（δ 167.1, 170.5, 170.2, 170.9, 171.4, 171.6, 171.7, 168.9, 173.1, 171.8）综合分析，可推测分子中含有一系列酰胺基团。这是多肽的结构特征，推测 teixobactin 为多肽类化合物。

通过氨基酸分析获知 teixobactin 的氨基酸种类及连接次序，结果表明其结构是由 11 个氨基酸组成的肽。其结构的特殊之处是在 8 – 苏氨酸（Thr）和 11 – 异亮氨酸（lle）的 C 端以内酯环链接形成一个缩酚酸环四肽。

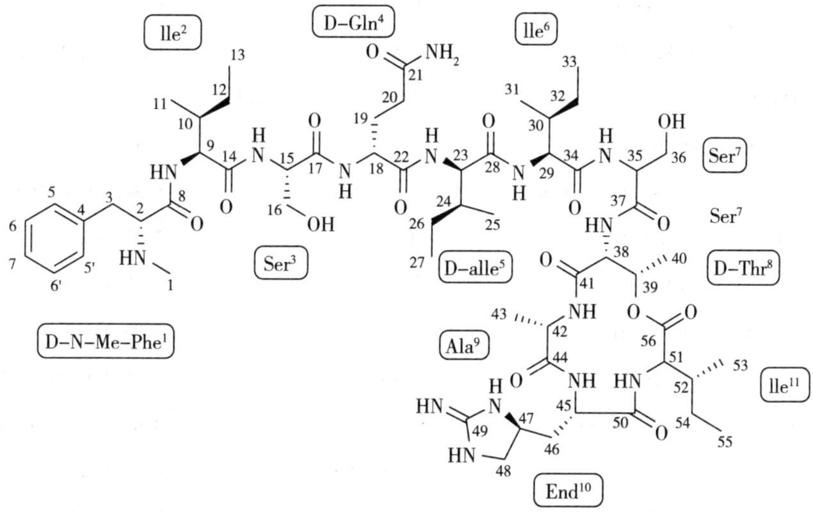

Teixobactin 的核磁共振波谱数据归属由 1D 结合 2D – NMR 技术（HMBC，HSQC，COSY）确定（解析过程从略），见表 16 – 2。

表 16 – 2　Teixobactin 的 ^{1}H – 和 ^{13}C – NMR 信号归属

Position	δ_C	δ_H(mult, J in Hz)	Position	δ_C	δ_H(mult, J in Hz)
1	31.9	2.5(3H, brs)	15 – NH		7.88(1H, d, 7.9)
2	61.9	4.21(1H, dd, 9.4, 5.3)	16	62.4	3.57(1H,dd, 10.8, 5.6)
2 – NH #		(2H, brs , 9.3, 9.0,)			3.63(1H,dd, m)
3	36.4	3.00(1H, dd, 13.2, 9.4)	16 – OH		exchanged
		3.15(1H, dd, 13.2, 5.3)	17	170.2	
4	135.0		18	52.7	4.33(1H, m)
5,5′	129.7	7.24(2H, m)	18 – NH		7.85(1H, d, 7.9)
6,6′	128.9	7.31(2H, m)	19	31.9	2.10(2H, m)
7	127.5	7.27(1H, m)	20	28.4	1.74(1H, m)
8	167.1				1.92(1H, m)
9	57.9	4.12(1H, dd, 7.8, 7.2)			
9 – NH		8.43(1H, d, 7.2)	21 – NH_2		6.63(1H, brs)
10	36.5	1.56(1H, m)			7.11(1H, brs)
11	15.5	0.62(1H, d, 6.7)	22	170.9 *	
12	24.4	0.76(1H, m)	23	56.8	4.36(1H, m)
		1.07(1H, m)	23 – NH		7.70(1H, d, 8.8)
13	11.3	0.66(3H, t, 7.1)	24	37.4	1.80(2H, m)
14	170.5		25	14.7 **	0.82(3H, m)
15	55.6	4.34(1H, m)	26	26.2	1.09(1H, m)

续表

Position	δ_C	δ_H(mult, J in Hz)	Position	δ_C	δ_H(mult, J in Hz)
27	10.6***	1.32(1H, m)	42-NH		8.05(1H, d, 5.1)
		0.82(3H, m)	43	17.1	1.34(3H, d, 7.5)
28	171.4*		44	173.1	
29	57.3	4.29(1H, m)	45	52.2	4.38(1H, m)
29-NH		7.78(1H, d, 8.8)	45-NH		8.32(1H, d, 9.1)
30	36.9	1.83(1H, m)	46	37.2	2.03(2H, m)
31	15.4**	0.84(3H, m)	47	53.5	3.90(1H, m)
32	25.3	1.11(1H, m)	47-NH		7.95(1H, brs)
		1.42(1H, m)	48	48.3	3.36(1H, dd, 9.4, 7.7)
33	11.2***	0.85(3H, m)			3.66(1H, t, 9.4)
34	171.6*		48-NH		8.1 (1H, brs)
35	56.5	4.47(1H, dt, 5.0, 5.2)	49	160.0	
35-NH		8.37(1H, d, 5.2)	49-NH		7.76(2H, brs)
36	62.7	3.64(1H, m)	50	171.8*	
		3.80(1H, dd, 10.8, 5.0)	51	57.8	4.03(1H, t, 9.4)
36-OH		exchanged	51-NH		8.01(1H, d, 9.4)
37	171.7*		52	36.3	1.77(1H, m)
38	56.2	4.64(1H, dd, 9.5, 2.2)	53	16.0**	0.81(3H, m)
38	71.2	5.36(1H, dq, 2.2, 6.4)	54	24.5	0.77(1H, m)
40	15.9	1.13(3H, d, 6.4)	55	11.8***	1.07(1H, m)
41	168.9				0.82(3H, m)
42	52.2	3.97(1H, dq, 5.1, 7.5)	56	169.3	

注：测定溶剂为 DMSO-d_6，*信号重叠可调换，**信号重叠可调换，***信号重叠可调换，#在铵盐中出现。

第五节　展　　望

1929 年，Fleming（费莱明）从真菌中发现青霉素以来，开启了人类认识微生物代谢产物的新纪元。过往 80 多年以来，数以万计的微生物代谢产物被认识，极大地丰富了天然产物宝库，还开辟了药物发现的新领域，除传统的抗生素外，微生物抗肿瘤制剂、微生物农药、微生物酶制剂等得到了极大发展。微生物药物已经成为当今医药制药的重要组成部分，对人类的医疗健康及医药经济发挥着重要的作用。

然而，随着人类疾病谱系的变化，相应疾病治疗新药的研发进展缓慢，急需结构新颖的化合物作为创新药物的源头；另一方面传染性病菌耐药性的日益扩大严重威胁着人类的健康。满足这些新情况的需要，对微生物代谢物的研究提出了更高的要求。当前，微生物代谢研究出现了一些新特点和趋势。

其一，研究用微生物资源的扩大。①海洋微生物（包括红树林微生物）资源的利用。尽管陆地土壤微生物的代谢物仍被广泛研究，但一个明显的事实是从中发现新的代谢产物的速度正在减慢，而且已被分离到的所有细菌代谢产物大部分是已知化合物。海洋有着比陆地更为丰富的微生物资源，加上高压、高盐、高温等生态条件使得海洋微生物具有更为特殊的遗传背景和代谢方式，可能产生功能和结构更为特殊的活性代谢物。伴随海洋微生物培养技术的进步和分子生物学鉴定技术在海洋微生物种属鉴定上的应用，海洋微生物代谢产物的研究成为可能，并已成为微生物代谢物研究的热点领域。目前，从海洋微生物的代谢物中分离得到大量结构特殊、新颖，有别于陆源微生物中发现的活性物质，从中开发海洋微生物药物极具潜力。②极端环境下的微生物资源利用。如高温（火山口）、高盐（盐碱地）、高压（深海）、高酸及严寒（极地）等极端环境下生长的微生物，其生理机制及基因类型均较为独特，代谢产物也比较特殊。随着探测技术的进步，人类能够涉足这些地域并获取极端环境下的微生物，使这类微生物资源的利用成为可能。

其二，混合培养模式的研究与调控。纯种培养能够排除微生物之间的相互作用，但是许多重要的生化反应需要多菌种的协同完成，因而能产生一些单菌株培养不能产生的代谢产物。利用微生物混合培养产生结构新颖的代谢产物日益受到重视，已有部分成果成功用于实践中。但由于缺乏理论指导，大多数菌株筛选与组合是随机过程，菌株之间的相互作用关系了解不深，阻碍了混合培养的发展和应用。未来应加强混合菌之间生理、代谢和遗传关系和协同作用机制的深入研究。同时，结合现代生物工程技术的成果，如固定化细胞技术、细胞融合技术和基因工程等相关技术，使混合培养体系代谢稳定，易于调控，可重复使用，从而降低混合培养的成本、增加效率，可实现产业化。

其三，现代生物技术在微生物代谢物中的应用。随着对微生物产生特殊代谢物的功能基因的深入认识，可以通过基因技术将这些特殊功能基因组合或转录，进而对微生物的代谢过程进行调控，从而稳定地生产一些特殊结构的代谢产物。

其四，微生物毒素的认识和利用。尽管微生物毒素给人类健康和经济活动带来极大的危害。如黄霉菌感染食物可导致肝癌，每年均有服食含有西甲加鱼毒素的鱼类和食用河豚后导致死亡情况发生；每年赤潮产生的毒素给滨海养殖业界带来巨大损失。但随着毒素机理的认识深入，一些毒素的医疗价值得到挖掘。如肉毒菌可用于美容除皱，河豚毒素可以开发镇痛、戒毒产品；与此同时围绕毒素特殊的化学结构的合成及结构修饰受到药物化学家的关注。

其五，重视“不可培养微生物”的研究。自然界中广泛存在着“活的但不可培养微生物”，也就是说在各种生境中仅有小部分的微生物可用实验室方法分离培养，而未被培养的种类却代表了巨大的多样性。盘活这些“沉睡”的基因具有巨大科学和应用价值。2015 年《自然》杂志报道了一种利用新方法将土壤中的难以培养的微生物进行“驯化”，并从其代谢物中分离到一种“超级抗菌素”——teixobactin，该化合物对多种抗生素耐药株具有杀灭作用，且不产生耐药性。由此可见不可培养微生物的“活化”意义重大。

微生物是大自然赋予的宝贵自然生物资源，然而已经被认识或利用的微生物不足总微生物资源的 3%。微生物资源的多样性和可培养性更使其具有可持续利用的巨大优势。随着微生物资源认识的拓宽，微生物培养、物种鉴定技术的创新以及现代生物技术的成果在微生物领域的应用，可以预见微生物代谢产物研究将会开启新的篇章。

本章小结

本章主要内容包括微生物代谢产物的研究历史和现状；微生物代谢产物的来源、定义；微生物次级代谢产物的主要应用、结构类型，发酵、提取、分离及结构鉴定方法等，最后对微生物代谢产物的研究趋势进行了展望。

重点：微生物代谢产物的产生菌主要为原核的单细胞细菌、真核的真菌以及所有的丝状放线菌。微生物代谢产物包括初级代谢产物和次级代谢产物，次级代谢产物是微生物生物活性物质的重要来源。常见的且生物活性明显的微生物次级代谢产物的结构类型包括：β－内酰胺类化合物，氨基糖苷类化合物，萜类化合物，甾体类化合物，聚酮类化合物，炔类化合物，生物碱类化合物，大环内酯类化合物，肽类、二酮哌嗪类、缩肽类以及含卤素化合物等。微生物发酵产物通过离心分离出菌丝体和发酵液，发酵液通常可采用溶剂萃取进行提取，菌丝体可选择浸渍、回流等提取方式。微生物代谢产物的结构类型复杂、多样，分离过程往往需要各种分离方法混合使用或重复使用。

难点：微生物菌种的分离、发酵方法及复杂代谢产物的结构鉴定方法。

练　习　题

1. 微生物代谢产物的主要化学结构类型有哪些？列举出已成为临床药物的代表性化合物。
2. 常见微生物毒素有哪些？并举例说明其危害或应用。
3. 怎样检测微生物毒素？
4. 培养基对微生物代谢产物研究有何意义？其主要种类有哪些？
5. 如何进行微生物代谢产物研究？
6. 简述微生物代谢产物的提取分离过程及结构研究方法。
7. 微生物代谢产物研究有何意义，其未来发展趋势如何？
8. 海洋微生物代谢产物研究有何特点？
9. 简述人类认识、利用和研究微生物代谢产物的基本概况。

（刘　涛，何细新）

第十七章　其他成分

学习导引

1. 掌握　有机酸的结构与分类，理化性质，鉴别与提取。
2. 熟悉　有机含氮化合物的分类。
3. 了解　一些其他类型的化合物。

第一节　有　机　酸

一、有机酸的结构与分类

有机酸（organic acid）是一类含羧基的化合物（不包括氨基酸），广泛分布在植物界，多数与金属离子或生物碱结合成盐的形式存在，也有结合成酯的形式存在。世界上最早制得的有机酸是我国明代李梴的《医学入门》中记载的没食子酸。由此可见，有机酸的应用十分久远。

有机酸按其结构特点可分为芳香族和脂肪族有机酸两类。

（一）芳香族有机酸（Aromatic organic acid）

芳香酸广泛存在于植物界，常见的有桂皮酸（cinnamic acid）、咖啡酸（coffee acid）、阿魏酸（ferulic acid）等。水杨酸以其二乙胺盐或镁盐的形式作为消炎镇痛非甾体抗感染药应用于临床，有些桂皮酸衍生物以酯的形式存在于植物中，如咖啡酸与奎宁酸结合成的酯，3-咖啡酰奎宁酸（3-caffeoylquinic acid），又称绿原酸（chlorogenic acid），是茵陈的有效成分，3，4-二咖啡酰奎宁酸是金银花抗菌有效成分。

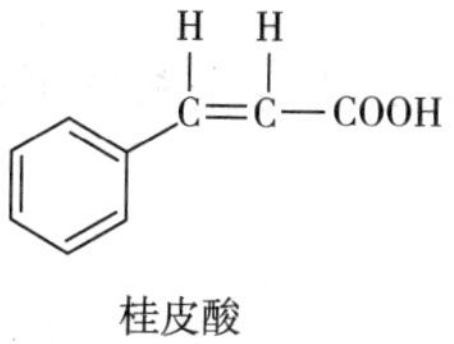

桂皮酸 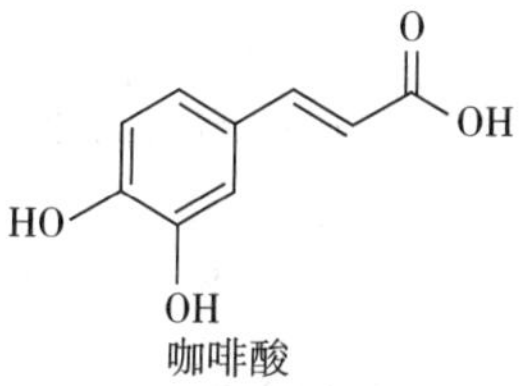　　咖啡酸 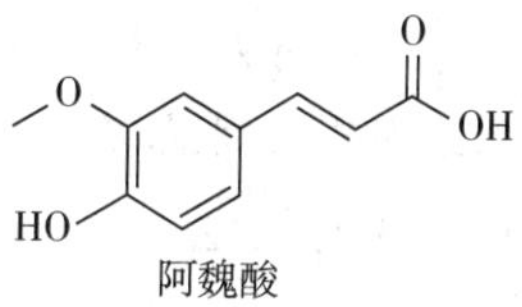　　阿魏酸

（二）脂肪族有机酸（aliphaticorganic acid）

按结构中羧酸的数目不同又可分为一元酸、二元酸和多元酸。脂肪酸也广泛存在于植物

界，如当归酸（angelic acid）、琥珀酸（succinic acid）、乌头酸（aconitic acid）等。

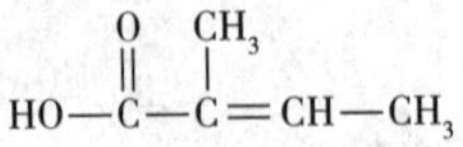

$$HO-\overset{O}{\overset{\|}{C}}-\overset{CH_3}{\overset{|}{C}}=CH-CH_3$$

当归酸

$$HO-\overset{O}{\overset{\|}{C}}-H_2C-CH_2-\overset{O}{\overset{\|}{C}}-OH$$

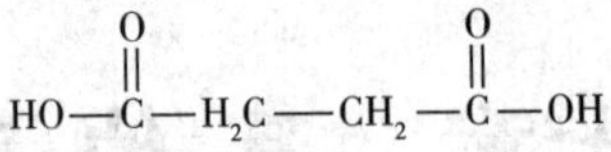

琥珀酸

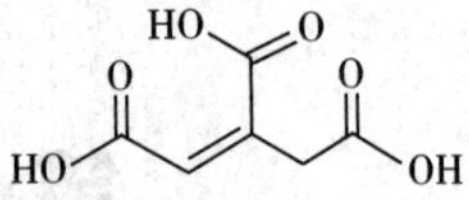

乌头酸

二、有机酸的理化性质

（一）性状

含8个碳原子以下的低级和不饱和脂肪酸在常温时多为液体，高级脂肪酸和芳香酸多为固体。

（二）溶解性

小分子脂肪酸和含极性基团较多的脂肪酸易溶于水，难溶于亲脂性有机溶剂；大分子脂肪酸和芳香酸大多为亲脂性化合物，易溶于亲脂性有机溶剂而难溶于水，有机酸均能溶于碱水。

（三）酸性

因分子中含羧基而呈较强的酸性，能与碱金属、碱土金属结合成盐。

三、有机酸的检识

（一）pH试纸实验

有机酸可使pH试纸显酸性反应

（二）溴酚蓝实验

将含有机酸的提取液滴在滤纸上，在滴加0.1%溴酚蓝试剂，立即在蓝色的背景上显黄色斑点。

（三）色谱检识

在色谱分离过程中，可通过调节pH值改善分离效果，如在展开剂中加入甲酸或乙酸抑制有机酸的解离，加入浓氨水使有机酸在铵盐状态展开。用纸色谱法检识时可用正丁醇－冰乙酸－水（BAW4∶1∶5上层）为展开剂，用0.05%溴酚蓝乙醇溶液喷雾，在蓝色背景上显黄色斑点；用薄层色谱检识时，用95%乙醇作展开剂，显色剂用0.05%溴酚蓝水溶液。

四、有机酸的提取与分离

（一）有机溶剂提取法

除小分子有机酸外，大多数有机酸易溶于有机溶剂而难溶于水，所以有机酸可先酸化游离，再用合适有机溶剂提取。

（二）离子交换法

利用有机酸在碱性条件下成盐，将水提取药液碱化后先通过强碱性阴离子交换树脂，使有机酸根离子交换在树脂上，除去碱和中性杂质，用稀酸洗脱可得游离有机酸。

有机酸结晶色谱法分离可得单体。

第二节　有机含氮化合物

一、氨基酸

氨基酸（amino acid）是分子中含有氨基和羧基的化合物，广泛存在于动植物内。由蛋白质水解而来约 20 多种都是 α - 氨基酸。这类氨基酸大部分已应用于临床，如精氨酸（arginine）与脱氧胆酸（deoxycholic acid）制成的复合制剂（明诺芬）是主治梅毒、病毒性黄疸等病的有效药物，组氨酸（histidine）可用于治疗心脏病，贫血，风湿性关节炎，赖氨酸（lysine）大量用于强化食品和饲料。非蛋白氨基酸称天然氨基酸（natural amino acids），这类氨基酸目前已发现 300 余种，如使君子中使君子氨酸（quisqualic acid）是驱蛔虫的有效成分，南瓜子中的南瓜子氨酸（cucurbitin）有抑制血吸虫和绦虫的作用，天冬、棉根皮中提出的天门冬素（asparagine）有较好的镇咳作用。因此，氨基酸的研究也是天然药物研究不可忽视的内容之一。

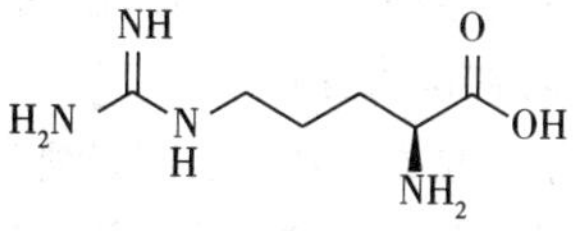

精氨酸 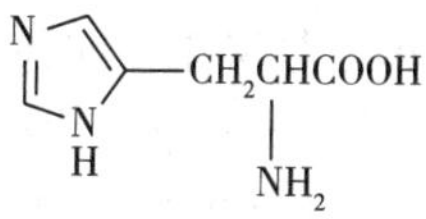　　组氨酸 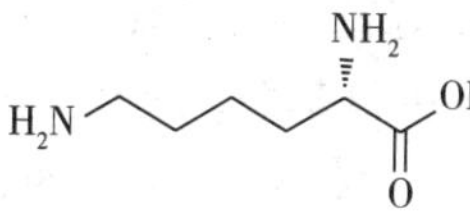　　赖氨酸

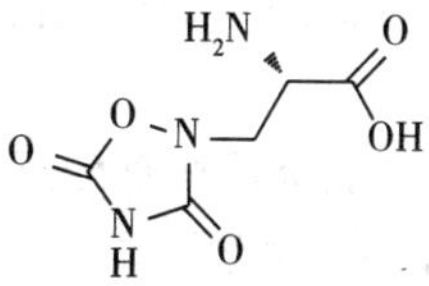

使君子氨酸 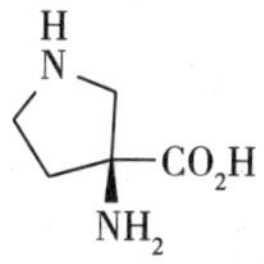　　南瓜子氨酸 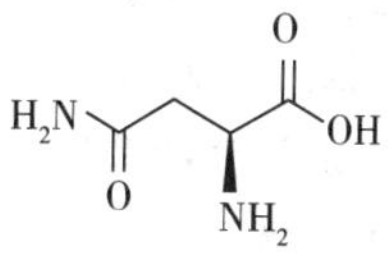　　天门冬素

（一）性质

都是无色结晶。熔点约在 230℃以上，大多没有确切的熔点，熔融时分解并放出 CO_2；都能溶于强酸和强碱溶液中，除胱氨酸、酪氨酸、二碘甲状腺素外，均溶于水；除脯氨酸和羟脯氨酸外，均难溶于乙醇和乙醚。

（二）成盐

氨基酸既有碱性又有酸性，为两性化合物，可与强酸、强碱成盐，分子内的氨基和羧基可相互作用生成内盐

（三）等电点

将氨基酸调至某一特定 pH 值，氨基酸分子中羧基电离和氨基电离的趋势恰好相等，这时溶液的 pH 值称为该氨基酸的等电点。不同的氨基酸具有不同的等电点，在氨基酸等电点时，分子以内盐的形式存在，因而其溶解度最小。

（四）氨基酸的检识

供试液的制备：中药粗粉 1 ~ 2g，加水 10ml，温浸 1 小时，滤过，取滤液即得。

1. Ninhydrin 反应　取供试液 1ml，加 2% 茚三酮 2 ~ 3 滴，摇匀，水浴加热 5 分钟，冷

却，显蓝色或蓝紫色，表明含有氨基酸、多肽或蛋白质。此反应亦可作色谱检识，但有的氨基酸产生黄色斑点，易受杂质干扰。

2. Isatin 反应 取供试液滴于试纸上，晾干，喷以吲哚醌试液，加热5分钟，不同的氨基酸显不同的颜色。

3. Folin 试剂 取1,2－萘醌－4－磺酸钠0.02g，溶于5%碳酸钠溶液100ml中，临时用现配，不同的氨基酸显不同的颜色。

4. 纸色谱 展开剂：①正丁醇－醋酸－乙醇－水（4:1:1:2）；②甲醇－水－吡啶（20:20:4）；③水饱和的酚。

5. 薄层色谱 展开剂：①正丁醇－醋酸－水（4:1:5,上层）；②三氯甲烷－甲醇－17%氨水（2:2:1）；③96%乙醇－26%氨水（77:23）；④酚－水（3:1）。可用单向色谱法或双向色谱法，较好的双向展开系统是正丁醇－醋酸－水（3:1:1）与酚－水（3:1）。

氨基酸通用的显色剂有：①茚三酮试剂，灵敏度高，最为常用；②吲哚醌试剂和1,2－萘醌－4－磺酸试剂（Folin 试剂），对不同的氨基酸显示不同的颜色。

（五）氨基酸的提取和分离

1. 氨基酸的提取方法 组成蛋白质的氨基酸的提取是将蛋白质经酸、碱或酶水解后分离得到各种氨基酸。天然游离氨基酸的提取是采用水或稀醇等极性溶剂进行提取。

（1）水提取法 中药粗粉，加水浸泡，滤过，浓缩，加乙醇，滤过，浓缩至无醇味，通过强酸型阳离子交换树脂，用1mol/L氢氧化钠或2mol/L氨水溶液洗脱，收集对茚三酮呈阳性的馏分，浓缩，得总氨基酸。

（2）乙醇提取法 中药粗粉，加70%乙醇回流提取，滤过，滤液减压浓缩至无醇味，然后按水提取法通过阳离子交换树脂即得总氨基酸。

2. 氨基酸的分离方法 一般先通过色谱法检查含有几种氨基酸，然后选择适宜分离方法。

（1）溶剂法 根据各种氨基酸在水和乙醇等溶剂中的溶解度不同，将氨基酸彼此分离。例如胱氨酸和酪氨酸在冷水中极难溶解，而其他氨基酸易溶；酪氨酸在热水中溶解度大，而胱氨酸在冷、热水中溶解度均大，故借此分离。

（2）成盐法 氨基酸与某些有机酸或无机酸结合，生成难溶性的氨基酸盐。例如南瓜子氨酸能与高氯酸形成结晶性盐。

（3）电泳法 氨基酸的电泳速度，与氨基酸本身所带电荷、缓冲液离子性质、pH值等有关。溶液的pH越接近等电点，氨基酸净电荷越低，离子移动速度越慢；反之，则加快。

（4）离子交换树脂法 在阳离子交换树脂上，酸性氨基酸和羟基氨基酸吸附力最弱，中性氨基酸较强，含芳环的氨基酸更强，碱性氨基酸最强。常用洗脱液为柠檬酸钠和醋酸钠缓冲液。

二、蛋白质和酶

蛋白质（protein）是氨基酸通过肽键结合而成的一类高分子化合物，大量存在于中草药中，大多数情况将其作为杂质除去。但近几十年来，随着对中药化学成分的深入研究，陆续发现某些中草药的蛋白质具有一定的生物活性。如来自凤梨的凤梨酶又称菠萝酶（bromelin），可以消化蛋白质，并作为除肠虫和抗水肿及抗炎症药；天花粉蛋白（trichosanthin）具有引产和抗病毒作用，对艾滋病病毒也有抑制作用。

酶（enzyme）是活性蛋白中最重要的一类，大多数的酶可以将其催化的反应之速率提高上百万倍。事实上，酶是提供另一条活化能需求较低的途径，使更多反应粒子能拥有不少于活化能的动能，从而加快反应速率。酶作为催化剂，本身在反应过程中不被消耗，也不影响反应的化学平衡。酶有正催化作用也有负催化作用，不只是加快反应速率，也有减低反应速率。与其他非生物催化剂不同的是，酶具有高度的专一性，只催化特定的反应或产生特定的构型，如蛋白酶只能催化蛋白质分解成氨基酸，脂肪酶只能水解脂肪成为脂肪酸和甘油。

（一）性质

（1）溶解性　大多数的蛋白质能溶于水，有些需要在弱酸或弱碱性溶液中才能溶解，不溶于甲醇、乙醇、丙酮等有机溶剂，只有少数蛋白质溶于稀乙醇中。

（2）两性和等电点　蛋白质是由α－氨基酸通过肽键构成的高分子化合物，在蛋白质分子中存在着氨基和羧基，因此跟氨基酸相似，蛋白质也是两性物质，也具有等电点。可用电泳法来制备和鉴定蛋白质，也可利用调节等电点的方法来沉淀蛋白质。

（3）蛋白质的变性　在热、酸、碱、重金属盐、紫外线等作用下，蛋白质会发生性质上的改变而凝结起来。这种凝结是不可逆的，不能再使它们恢复成原来的蛋白质。蛋白质的这种变化叫做变性。蛋白质变性后，就失去了原有的可溶性，也就失去了它们生理上的作用。因此蛋白质的变性凝固是个不可逆过程。

（4）蛋白质的盐析　少量的盐（如硫酸铵、硫酸钠等）能促进蛋白质的溶解，如向蛋白质水溶液中加入浓的无机盐溶液，可使蛋白质的溶解度降低，而从溶液中析出，这种作用叫做盐析。这样盐析出的蛋白质仍旧可以溶解在水中，而不影响原来蛋白质的性质，因此盐析是个可逆过程。利用这个性质，采用盐析方法可以分离提纯蛋白质。

（5）溶水具有胶体的性质　有些蛋白质能够溶解在水里形成溶液。具有胶体性质。蛋白质的分子直径达到了胶体微粒的大小（10^{-9}～10^{-7}m）时，所以蛋白质具有胶体的性质。

（二）检识

（1）沉淀实验　蛋白质可与重金属盐如硫酸铜，酸性试剂如三氯乙酸等产生沉淀。

（2）双缩脲实验　蛋白质在碱性溶液中与稀硫酸铜作用，生成紫红色。

（3）灼烧　蛋白质在灼烧分解时，可以产生一种烧焦羽毛的特殊气味。

（三）提取与分离

蛋白质和酶一般用水冷浸提取，再加入等量的乙醇或丙酮，使蛋白质和酶沉淀，操作在低温下进行，析出的蛋白质还可能存在有一部分杂质，经离心后分出沉淀，以水溶解，再用部分分级沉淀法、透析法、色谱法、凝胶过滤法等纯化分离。

三、环肽

环肽类化合物（cyclic peptides）是一类结构特殊、生物活性广泛、作用机制独特的环状化合物，在天然产物中具有十分重要的地位。环肽可分为两类，一类为纯环肽，氨基酸之间均以酰胺键相连；另一类为杂环肽，结构中除酰胺键外还有酯键、醚键、硫酯键和二硫键等。环肽在自然界中分布广泛，植物、动物、低等海洋生物、微生物、细菌和病菌等都含有微量的环肽。这些环肽的含量虽然低，但其中不少具有明显的生理活性。因此受到国内外许多化学家、生物学家和药学家的重视。他们从自然界中提取到各种各样有生理活性的环肽。早在1944年，Gause从细菌中分离出环十肽短杆菌GS（gramicidins），GS对革兰阳性菌有很强的抗菌能力。脑下垂体后叶激素中催产素（oxytocin）与加压素（vasopressin）均为最早研究的杂环肽，它们的结构中均含硫—硫键。已报道的环肽类化合物具有多方面的生物活性，包括抗肿瘤、抗 HIV、抗菌、抗疟、安眠、抑制血小板聚集、降压、抑制酪氨酸酶、抑制环氧化酶、抑制脂质过氧化酶、雌性激素样、免疫抑制等生物活性。因此，环肽类药物正受到人们越来越多的关注。

肿瘤特别是癌症是当前严重威胁人类健康的疾病之一。许多化学研究表明环肽类化合物具有有效的抗癌、抗肿瘤活性，该类化合物作为抗癌药物具有可开发潜力。Trunkamide 是一类来自海洋动物海鞘 Ascidina Lissoclinum patella 和一些海绵类生物的六元杂环，研究表明，它们具有温和的细胞毒性和抗肿瘤活性。鬼笔环肽是一种双环肽，属于从致命性毒鹅膏（“致命菌盖”蘑菇）中分离得到的毒素类产品系列，鬼笔环肽（phalloidine）可以与聚合的微丝结合的特殊性质使得它具有一个颇富前景的用途：通过让这种毒素吸附于荧光染料上面，研究人员可以研究细胞的内部工作机制，窥视细胞如何分裂。通过这些观察，他们可以揭开癌症工作机制和组织生长之谜。

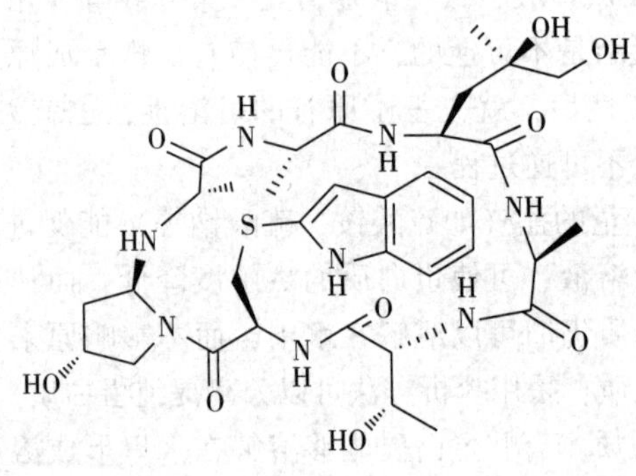

鬼笔环肽

（一）环肽的理化性质

（1）性状　一般为结晶，熔点多高于 260℃，有旋光性。

（2）溶解性　可溶于甲醇、乙醇、乙酸乙酯、三氯甲烷及石油醚等有机溶剂。

（二）环肽的提取和分离

（1）酸碱法　酸水提取液，经中和、浓缩、碱化后，硅胶柱色谱分离，以三氯甲烷－甲醇（99∶1~70∶30）洗脱。

（2）溶剂法　甲醇或乙醇提取液，回收溶剂，用乙酸乙酯分离，通过硅胶柱色谱、高效液相色谱、制备薄层色谱以及制备衍生物等方法进一步分离。

（三）环肽的检识

硅胶 G 薄层，以三氯甲烷－甲醇（9∶1）展开，0.2% 茚三酮溶液显色。

由于环肽类化合物的良好生物活性，环肽类抗菌、抗真菌化合物，环肽类酶抑制剂等的研究也越来越受到重视。

第三节　其他类型化合物

一、联苄类化合物

联苄类化合物（benzyl compounds）是指两个苯甲基单元通过甲基的 C－C 单键相连而成

的一类化合物，具体分为简单联苄类和双联苄两大类。简单联苄大多数是苯环和连接苯环的链桥上有简单的取代基，如甲基、甲氧基、羟基，氯等，或接有异戊烯单元和糖基。双联苄化合物是联苄化合物的二聚体，由于苯环间连接方式（C—C 或C—O）和连接位置的不同，结构类型多样。联苄类化合物广泛存在于多种植物中，尤其是苔藓植物，此外在蕨类植物、被子植物，如兰科植物、百部科植物、使君子科植物和紫葳科植物中也常可得到联苄类化合物。此类化合物结构新颖且具有抗肿瘤、抗氧化、抗真菌及昆虫拒食等多样的生物活性。

毛兰素（erianin）是从兰科植物鼓槌石斛中分离得到的一个联苄类小分子天然产物，前期研究表明：毛兰素在体内外有较好的抗肿瘤活性，但其研究停留在肿瘤细胞毒的传统方向。

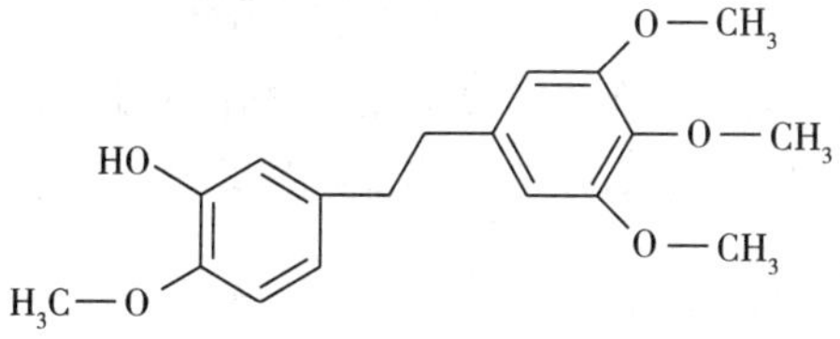

毛兰素

二、脑苷类化合物

脑苷类化合物（cerebrosides）是存在于动物、植物、真菌和海洋生物中的一类含量很低，活性很强的内源性物质。它又称神经节糖苷，是神经鞘脂类的一种，后者还包括神经髓磷脂它由神经酰胺和糖基组成。由于分离纯化和结构测定的困难到目前为止，发现的单糖脑苷类化合物不足百种。随着其抗肿瘤、抗病毒、免疫调节等多种活性的发现，可望开发成为防治慢性疾病的新药。

脑苷类化合物是动植物细胞膜的组成部分，更重要的是脑苷及其代谢产物具有化学信息物质的传递作用。鞘氨醇（sphingosine）作为脑苷的组成的一部分，具有细胞信息物质的传递作用。1987 年，Bell 和 Hannun 发现，鞘氨醇可以竞争性的抑制二酰基甘油（DG）和佛波醇酯对蛋白激酶 C（PKC）的括化作用，马上引发了对鞘脂和神经酰胺的广泛兴趣，越来越多的实验结果显示，它们起着一类十分重要的细胞识别、跨膜信号传导和第二信使的作用，涉及蛋白质的磷酰化、蛋白激酶的调控、磷脂酶 A_2 的活化等有关细胞生长、分化和凋亡等过程。

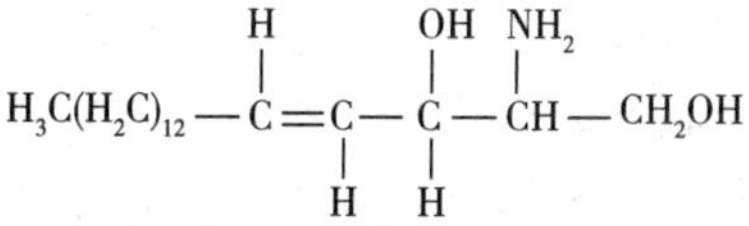

$$H_3C(H_2C)_{12}-\underset{}{\overset{H}{C}}=\underset{H}{C}-\underset{H}{\overset{OH}{C}}-\overset{NH_2}{CH}-CH_2OH$$

鞘氨醇

三、有机含硫化合物

有机硫化合物（organosulfurcompound）指含碳硫键的有机化合物，是所有生物的必需元素。例如在维生素、辅酶 A、含硫氨基酸以及含硫氨基酸组成的多肽、蛋白质等一次代谢产物中，硫都扮演着重要的角色。青霉素、磺胺药、头孢也均含有硫元素。从数量上说，有机硫化合物仅次于含氧或含氮的有机化合物。有机硫化合物可分为含二价硫的有机化合物和含高价（四价或六价）硫的有机化合物两大类 。

其一是异硫氰酸盐（isothiocyanates，ITC），以葡萄糖异硫酸盐缀合物形式存在于十字花科蔬菜中，如西兰花、卷心菜、菜花、球茎甘蓝、荠菜和小萝卜。有多种，但饮食中常接触并证明具有抗癌作用的有：莱菔硫烷（sulforaphane）、苯基异硫氰酸盐（phenyl isothiocyanate），异硫氰酸烯丙酯（allyl isothiocyanate）等。

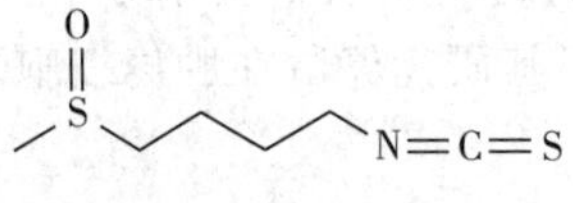

莱菔硫烷 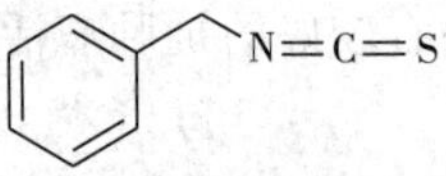　　苯基异硫氰酸盐 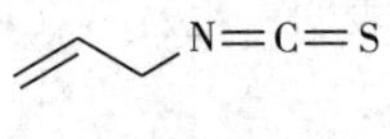　　异硫氰酸烯丙酯

其二是葱蒜中的有机硫化合物，例如，大蒜是二烯丙基硫化物的主要来源，大蒜精油含有一系列的含硫化合物，如大蒜素（garlicin）、二烯丙基三硫化合物（diallyl trisulfide）、二烯丙基二硫化合物（diallyl disulfide）等。

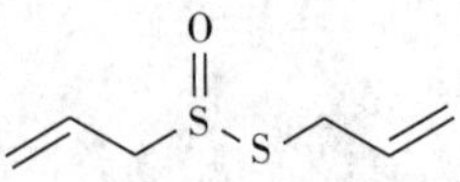

大蒜素 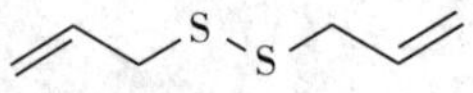　　二烯丙基二硫化合物 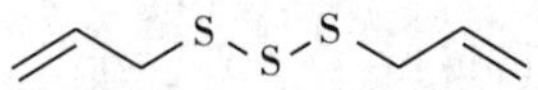　　二烯丙基三硫化合物

有机硫化合物的生物学作用主要是抑癌和杀菌。例如异硫氰酸盐能阻止实验动物肺、乳腺、食管、肝、小肠、结肠和膀胱等组织癌症的发生。一般情况下，异硫氰酸盐的抑癌作用是在接触致癌物前或同时给予才能发挥其应有的效能。大蒜可以阻断体内亚硝胺合成、抑制肿瘤细胞生长。大蒜汁对革兰阳性菌和格兰阴性菌都有抑菌或灭菌作用，因此大蒜素具有广谱杀菌作用。在磺胺、抗生素出现之前，大蒜曾广泛用于防治急性胃肠道传染病以及白喉、肺结核、流感和脊髓灰质炎。此外，文献报道大蒜还具有增强机体免疫力、降血脂、减少脑血栓和冠心病发生等多种生物学作用。

本章小结

本章主要包括有机酸、有机含氮化合物以及其他类型化合物的结构与分类，理化性质，提取分离与鉴别等内容。

有机酸可分为芳香族和脂肪族有机酸两类。有机酸显酸性，可用 pH 试纸溴酚蓝实验和色谱方法来检测。有机酸的分离可以根据酸的特性选择适当的方法分离，也可以采用离子交换的方法。有机含氮化合物可分为氨基酸、蛋白质和酶、环肽。氨基酸具有等电点，在等电点时溶解性最低，可应用来提取和分离氨基酸。酶大部分都属于蛋白质，蛋白质具有两性和等电点，可用沉淀、双缩脲实验和灼烧的方法来检识。环肽化合物具有多方面的生理活性，正在受着越来越广关注。此外，自然界中还存在联苄类化合物、脑苷类化合物、有机含硫化合物等其他类型的化合物，这些化合物具有很高的生理活性，在自然界存在广泛，会使人类受益颇多。

重点：有机酸的结构与分类，理化性质，鉴别与提取。

练 习 题

一、单项选择题

1. 世界上最早制得的有机酸是我国明代李梴的《医学入门》中记载的（　　）
   A. 乳酸　B. 苯甲酸　C. 苹果酸　D. 没食子酸
2. 酸性物质的酸性越强，则其（　　）
   A. K_a 大　B. pK_a 大　C. K_a 小　D. K_b 大
3. 人体蛋白质的组成氨基酸都是（　　）
   A. L-α-氨基酸　B. 必需氨基酸　C. δ-氨基酸　D. D-氨基酸
4. 绿原酸的结构是（　　）
   A. 3-咖啡酰奎宁酸　B. 5-咖啡酰奎宁酸
   C. 4,5－二咖啡酰奎宁酸　D. 3,5－二咖啡酰奎宁酸
5. 天花粉引产的有效成分是（　　）
   A. 生物碱　B. 淀粉　C. 多糖　D. 蛋白质
6. 咖啡酸是（　　）的衍生物
   A. 苯甲酸　B. 水杨酸　C. 桂皮酸　D. 奎宁酸
7. 用离子交换树脂法分离有机酸时，宜用（　　）
   A. 强酸性阳离子交换树脂　B. 弱酸性阳离子交换树脂
   C. 强碱性阴离子交换树脂　D. 弱碱性阴离子交换树
8. 能与醋酸铅产生沉淀的是（　　）
   A. 淀粉　B. 蛋白质　C. 果糖　D. 葡萄糖
9. 提取中药材中有机酸是将原料酸化后用乙醚提取，提取液用碱水萃取有机酸，所用的是（　　）
   A. 氢氧化钾　B. 氢氧化钠　C. 碳酸氢钠　D. 以上均可以
10. 脑苷脂是一种（　　）类型物质
    A. 磷脂　B. 甘油酯　C. 鞘糖脂　D. 鞘磷脂

二、多项选择题

1. 下列哪些成分可溶于水（　　）
   A. 氨基酸　B. 甾醇　C. 蛋白质　D. 酶
2. 下列属桂皮酸的衍生物的是（　　）
   A. 咖啡酸　B. 阿魏酸　C. 芥子酸　D. 绿原酸
3. 中药中存在较普遍的芳香族有机酸有（　　）
   A. 琥珀酸　B. 咖啡酸　C. 阿魏酸　D. 对羟基桂皮酸
4. 提取蛋白质和酶不能用（　　）
   A. 水煎煮液进行盐析　B. 水煎煮液加乙醇沉淀
   C. 冷水浸渍液加乙醇沉淀　D. 75% 乙醇提
5. 氨基酸的检识试剂有（　　）
   A. 茚三酮试剂　B. 吲哚醌试剂
   C. 1,2-萘醌-4-磺酸试剂　D. β-萘酚试剂

6. 脑苷类化合物的生物活性有（　　）

A. 抗肿瘤　　B. 抗病毒　　C. 免疫调节　　D. 抗溃疡

7. 环肽中可能含有（　　）

A. 酯键　　B. 醚键　　C. 硫酯键　　D. 二硫键

8. 有机硫化合物的生物学作用主要是（　　）

A. 抑癌　　B. 杀菌　　C. 抗氧化　　D. 抗溃疡

三、简答题

1. 酶有什么特性？
2. 应用离子交换法分离有机酸的原理是什么？
3. 简述总蛋白质的一般提取方法及注意事项。
4. 简述联苄类化合物结构特征。

（张延萍）

参考文献

1. 国家药典委员会．中华人民共和国药典（2015 年版）．北京：中国医药科技出版社．2015.
2. 吴继洲．天然药物化学．北京：中国医药科技出版社．2008.
3. 孔令义．天然药物化学．北京：中国医药科技出版社．2015.
4. 三橋 博，等．天然物化学，改訂第 4 版，南江堂，1992.
5. 難波恒雄，他．生藥学概論．改訂第 3 版．南江堂．1998.
6. Holmes H. L. The morphine alkaloids. The Alkaloids 2 1954；1 –160.
7. 孔令义．天然药物化学．第二版．北京：中国医药科技出版社，2015.
8. 保罗·戴维克．译者：娄红祥．药用天然产物的生物合成（原著第二版）．北京：化学工业出版社，2008.
9. Holmes HL. The morphine alkaloids. In：Manske RHF，Holmes HL（eds）The alkaloids：chemistry and physiology Vol II，New York：Academic Press，1952，P1 –60.
10. 難波 恒雄，等．生藥学概論，改訂第 3 版，南江堂，1998.
11. Woodward RB，Bader FE，Bickel H，et al. The total synthesis of reserpine. Tetrahedron 1958，2，1 –57.
12. Wani MC，Taylor HL，Wall ME，et al. Plant antitumor agents VI. Isolation and structure of taxol，a novel antileukemic and antitumor agent from *Taxus brevifolia*. J. Am. Chem. Soc. 1971，93，2325 –2327.
13. Neman DJ，Cragg GM. Natural products as sources of new drugs over the 30 years from 1981 to 2010. J. Nat. Prod. 2012，75，311 –335.
14. 吴继洲，孔令义．天然药物化学．北京：中国医药科技出版社，2008.
15. 北京医学院，北京中医学院．中草药成分化学．北京：人民卫生出版社，1982.
16. 吴立军．天然药物化学．北京：人民卫生出版社，2003.
17. 中科院上海药物所抗疟研究组．青蒿素衍生物的化学合成和药理研究．医药工业 1979，1，30 –32.
18. 青蒿素研究协作组．抗疟新药青蒿素的研究．药学通报，1979，14，49 –53.
19. 李英，俞佩林，陈一心，等．青蒿素类似物的研究 I. 还原青蒿素的醚类、羧酸酯类及碳酸酯类衍生物的合成．药学学报，1981，16，429 –439.
20. Dewick P. Medicinal natural products. Chichester：John Wiley & Sons Ltd.，2002.
21. Harborne JB. Recent advances in chemical ecology. Nat. Prod. Rep. 1989，6，85 –109.
22. Cos P，Maes L，Berghe DV，et al. Plant substances as anti-HIV agents selected according to their putative mechanism of action. J. Nat. Prod. 2004，67，284 –293.
23. 胡立宏，徐吉庆．基于经典天然产物的药物发现研究．药学学报，2009，44，11 –18.
24. Wall ME，Wani MC，Cook CE，et al. Plant antitumor agents. I. The isolation and structure of

camptothecin, a novel alkaloid leukemia and tumor inhibitor from *Camptotheca acuminate*. J. Am. Chem. Soc. 1966, 88, 3888 – 3890.

25. Hsiang YH, Hertzberg R, Hecht S, et al. Camptothecin induces protein-linked DNA breaks via mammalian DNA topoisomerase I. J. Biol. Chem. 1985, 260, 14873 – 14878.
26. 石建功，王素娟，杨永春，等．高通量技术在天然药物和中药现代化研究中的应用。世界科学技术：中医药现代化，2003，5，18 – 51.
27. 胡金锋，Eldridge GR，余亦华，等．高通量天然产物化学和毛细管核磁共振探头技术的应用．化学通报，2008，20，429 – 440.
28. Hu JF, Yoo HD, Williams CT, et al. Application of capillary-scale NMR for the structure determination of phytochemicals. Phytochem. Anal. 2005, 16, 127 – 133.
29. 吴继洲．天然药物化学．北京：高等教育出版社，2010.
30. Harvey A. Strategies for discovering drugs from previously unexplored natural products. Drug Discover. Today 2000, 5, 294 – 299.
31. Stierle A, Strobel G, Stierle D. Taxol and taxane production by *Taxomyces andreanae*, an endophytic fungus of Pacific Yew. Science 1993, 260, 214 – 216.
32. 姚新生 主编．天然药物化学．第3版．北京：人民卫生出版社，2001
33. 丛浦珠．质谱在天然产物中的应用．北京：科学出版社，1987，818.
34. 徐任生主编．天然产物化学．第2版．北京：科学出版社，2004.
35. Michael W. Biochemistry of plant secondary metabolism. Sheffield: Sheffield Academic Press Ltd. 1999.
36. 吴继洲，孔令仪．天然药物化学．北京：中国医药科技出版社，2009.
37. 匡海学．中药化学．第2版．北京：中国中医药出版社，2011.
38. 吴立军．天然药物化学．第6版．北京：人民卫生出版社，2011.
39. 林启寿．植物药品化学．北京：人民卫生出版社，1956.
40. Maldenova, K. et al., Planta Medica, 1987, 53: 118.
41. 邱峰．天然药物化学．北京：清华大学出版社，2013.
42. 宋晓凯．天然药物化学．北京：化学工业出版社，2004.
43. 杨峻山．天然有化合物核磁共振碳谱集．北京：化学工业出版社，2011.
44. 周荣汉，段金廒．植物化学分类学．上海：上海科学科技出版社，2005.
45. 周维善，庄治平．甾体化学进展．北京：科学出版社，2002.
46. 王锋鹏．生物碱化学．北京：化学工业出版社，2008.
47. Hashimoto F, et al. Chem. Pharm. Bull, 1989, 37 (12): 3255.
48. Li H, et al. Chem. Pharm. Bull, 2007, 55: 1325 – 1331.
49. 邱峰．天然药物化学．北京：清华大学出版社，2013.
50. 易杨华，焦炳华．现代海洋药物学．北京：科学出版社，2006.
51. 易杨华．海洋药物导论．上海：上海科学技术出版社，2004.
52. 刘宸畅，徐雪莲，孙延龙，等．海洋小分子药物临床研究进展．中国海洋药物，2015，34 (1)：73 – 89.
53. 张书军，焦炳华．世界海洋药物现状与发展趋势．中国海洋药物杂志，2012，31

(2): 58 -60.
54. Mayer AMS, Glaser KB, Cuevas C, et al. The odyssey of marine pharmaceuticals: a current pipeline perspective. Trends Pharmacol Sci, 2010, 31 (6): 255 -265.
55. Blunt JW, Copp BR, Keyzers RA, et al. Marine natural products. Nat Prod Rep, 2015, 32: 116 -211.
56. Newman DJ, Cragg GM. Marine-sourced anti-cancer and cancer pain control agents in clinical and late preclinical development. Mar Drugs, 2014, 12: 255 -278.
57. 刘宸畅, 徐雪莲, 孙延龙, 等. 海洋小分子药物临床研究进展. 中国海洋药物, 2015, 34 (1): 73 -89.
58. Mayer AMS, Glaser KB, Cuevas C, et al. The odyssey of marine pharmaceuticals: a current pipeline perspective. Trends Pharmacol Sci, 2010, 31 (6): 255 -265.
59. Blunt JW, Copp BR, Keyzers RA, et al. Marine natural products. Nat Prod Rep, 2015, 32: 116 -211.
60. Newman DJ, Cragg GM. Marine-sourced anti-cancer and cancer pain control agents in clinical and late preclinical development. Mar Drugs, 2014, 12: 255 -278.
61. 林永成, 周世宁. 海洋微生物及其代谢产物. 北京: 化学工业出版社, 200 陈代66 杰. 微生物药物学. 北京: 化学工业出版社, 2008.
62. 张致平. 微生物药物学. 北京: 化学工业出版社, 2003.
63. Bérdy J. Bioactive microbial metabolites. J. Antibiot (Tokyo). 2005, 58 (1): 1 -26.
64. 司书毅, 姜威, 白硕可. 中国医药生物技术, 2011, 6 (2): 81 -83.
65. Xu R. S. , Ye Y. , Zhao W. M. Introduction to Natural Products Chemistry. 2012
66. Kharwar R. N. , Mishra A. , Gond S. K. , *et al.* Anticancer compounds derived from fungal endophytes: their importance and future challenges. Nat. Prod. Rep. 2011, 28 (7): 1208 -1228.
67. Piel J. Metabolites from symbiotic bacteria. Nat. Prod. Rep. 2009, 26 (3): 338 -362
68. Ióca L. P. , Allard P. M. Berlinck R. G. Thinking big about small beings-the (yet) underdeveloped microbial natural products chemistry in Brazil. Nat. Prod. Rep. 2014, 31 (5): 646 -675.
69. Gallo M. B. , Chagas F. O. Almeida M. O. *et al.* Endophytic fungi found in association with *Smallanthus sonchifolius* (Asteraceae) as resourceful producers of cytotoxic bioactive natural products. J. Basic. Microbiol. 2009, 49 (2): 142 -151.
70. 郑虎. 药物化学. 北京: 人民卫生出版社, 2007.
71. 孔令义. 天然药物化学. 第 2 版. 北京: 中国医药科技出版社, 2015.
72. Ling L. L. , Schneider T. , Peoples A. J. , *et al.* A new antibiotic kills pathogens without detectable resistance. Nature, 2015, 517 (22): 456 -459.
73. 冯树, 周樱桥, 张忠泽. 微生物混合培养及其应用. 微生物学通报, 2001, 28 (3): 92 -95.
74. Liang, W. L. , Le X. , Li H. J. , *et al.* Exploring the chemodiversity and biological activities of the secondary metabolites from the marine fungus *Neosartorya pseudofischeri*. Mar. Drugs,

2014, 12 (11): 5657 -5676.

75. Liu, B. X. , Guo Q. , Peng G. T. , *et al.* New cyclic tetrapeptide from the coral-derived endophytic bacteria *Brevibacterium sp.* L -4 collected from the South China Sea. Nat. Prod. Res, 2015, 1 -6.

76. 王新，郑天凌，胡忠，等．海洋微生物毒素研究进展．海洋科学，2006，30 (7): 76 -81.

77. 陈红霞．生物毒素的医药应用研究进展．生物技术，2006，16 (1): 84 -86.